第 19 版

哈里森内科学——消化系统疾病分册

19th Edition

HARRISON’S PRINCIPLES OF INTERNAL MEDICINE

注　意

医学是一门不断探索的学科。随着新的研究和临床试验不断拓宽我们现有的知识，医学手段和药物治疗也在不断更新。这本书是作者和出版商通过不懈努力、查阅多方资料，为读者提供的完整且符合出版时标准的内容。然而，鉴于难以避免的人为错误或医学科学的多变性，本书作者、出版商或其他参与本书准备和出版的工作人员均无法保证本书的每一方面都是准确和完整的，当然他们对本书中所有错误、纰漏或引用信息所产生的后果也难以承担所有的责任。我们鼓励读者参阅其他资料来验证本书的内容。例如，我们特别建议读者在使用每一种药物时查阅相关产品信息以确保本书内容的信息准确性，确认本书推荐的剂量或使用的禁忌证有无变化，尤其是涉及新的或不常用的药物时。

第 19 版

哈里森内科学——消化系统疾病分册

19th Edition

HARRISON'S PRINCIPLES OF INTERNAL MEDICINE

原　著　Dennis L. Kasper
Anthony S. Fauci
Stephen L. Hauser
Dan L. Longo
J. Larry Jameson
Joseph Loscalzo
主　译　周丽雅

北京大学医学出版社

HALISEN NEIKEXUE（DI 19 BAN）——XIAOHUA XITONG JIBING FENCE
图书在版编目（CIP）数据

哈里森内科学：第 19 版. 消化系统疾病分册/（美）凯斯珀等原著；周丽雅译. —北京：北京大学医学出版社，2016.10（2019.10 重印）
书名原文：Harrison's Principles of Internal Medicine，19/E
ISBN 978-7-5659-1396-9

Ⅰ. ①哈…　Ⅱ. ①凯… ②福… ③奥… ④周…
Ⅲ. ①内科学②消化系统疾病—诊疗　Ⅳ. ①R5

中国版本图书馆 CIP 数据核字（2016）第 107694 号
北京市版权局著作权合同登记号：图字：01-2016-2115

Dennis L. Kasper，Anthony S. Fauci，Stephen L. Hauser，Dan L. Longo，J. Larry Jameson，Joseph Loscalzo
HARRISON'S PRINCIPLES OF INTERNAL MEDICINE，19th Edition
ISBN 9780071802154

哈里森内科学（第 19 版）——消化系统疾病分册

主　　译：周丽雅
出版发行：北京大学医学出版社
地　　址：（100191）北京市海淀区学院路 38 号　北京大学医学部院内
电　　话：发行部 010-82802230；图书邮购 010-82802495
网　　址：http://www.pumpress.com.cn
E - mail：booksale@bjmu.edu.cn
印　　刷：北京信彩瑞禾印刷厂
经　　销：新华书店
责任编辑：高　瑾　畅晓燕　**责任校对**：金彤文　**责任印制**：李　啸
开　　本：889mm×1194mm　1/16　**印张**：20.75　**插页**：14　**字数**：721 千字
版　　次：2016 年 10 月第 1 版　2019 年 10 月第 2 次印刷
书　　号：ISBN 978-7-5659-1396-9
定　　价：139.00 元

译者名单（按姓名汉语拼音排序）

白　鹏（北京大学第三医院）
常　虹（北京大学第三医院）
丁士刚（北京大学第三医院）
高　敏（天津市第二人民医院）
顾　芳（北京大学第三医院）
李传凤（北京大学第三医院）
李　嘉（天津市第二人民医院）
李　军（北京大学第三医院）
李　柯（北京大学第三医院）
李　渊（北京大学第三医院）
林三仁（北京大学第三医院）
刘　珣（北京大学第三医院）
陆京京（北京大学第三医院）
陆　伟（天津市第一中心医院）
孟灵梅（北京大学第三医院）
牛占岳（北京大学第三医院）
宋志强（北京大学第三医院）
索宝军（北京大学第三医院）
田雪丽（北京大学第三医院）
王　琨（北京大学第三医院）
王　丽（北京大学第三医院）
王　晔（北京大学第三医院）
王迎春（北京大学第三医院）
夏志伟（北京大学第三医院）
徐志洁（北京大学第三医院）
薛　艳（北京大学第三医院）
闫秀娥（北京大学第三医院）
姚　炜（北京大学第三医院）
张　静（北京大学第三医院）
张　莉（北京大学第三医院）
周丽雅（北京大学第三医院）
周　莉（天津市第二人民医院）

译者前言

消化系统疾病在内科疾病中占有重要位置。近半个世纪以来，消化系统疾病的研究有了迅猛的发展。随着对其认识的不断深入，消化系统疾病的发病学、诊断学及治疗学均有了极大进展，诊疗水平不断提高。

作为临床医生和医学生，如何在知识日新月异的时代高效、快捷地获得权威的医学知识是个重要的问题。《哈里森内科学（第19版）——消化系统疾病分册》的诞生满足了大家的需求。《哈里森内科学》是全世界最具影响力的经典教科书，在全球享有盛誉，此次《哈里森内科学（第19版）——消化系统疾病分册》部分由我担任主译甚感荣幸，能把消化系统疾病领域的最新观点呈现给大家，对大家的临床工作和学习有所助益是我们所希望的。

《哈里森内科学（第19版）——消化系统疾病分册》内容广泛，涉及消化系统各个专业领域疾病的诊断、临床表现和治疗要点，以及消化内镜的知识，条理清楚、图文并茂，能为广大医务工作者的临床诊疗和学习提供有力的指导，对消化系统疾病专科医师有重要的参考价值。

本书的出版是我科全体医务人员共同努力的结果，翻译过程中力争做到“忠于原著、精益求精”，经过数次校对终成此书，在此对全体译者表示衷心的感谢。

非常感谢北京大学医学出版社全体同仁对本书出版的倾力支持，在此向他们表示由衷的谢意。

受水平所限和表达习惯的差异，译作中难免有所疏漏，敬请各位读者朋友们不吝指正。

周丽雅

2016年7月6日

原著序

我们非常荣幸地向读者呈现《哈里森内科学（第19版）》。自从第1版于65年前问世以来，医学的各个领域和医学教育有了突飞猛进的进展，并衍生了许多新的学科。

在保留本书主旨的同时，本版在修订时进行了大范围的修改，以满足读者的不同需求，并使其能够以不同的方法和形式获取和应用知识。目前全球医学教育的焦点已经从经典的结构、功能、疾病转变为整合性的、常常是以病例为基础的学习方法——将基础医学和流行病学与疾病的诊断和治疗实践有机地结合起来。本书的许多更新和改进都体现了现代的医学教育与临床医疗理念。

本版本进行了全面的更新以展现临床医学的经典病理生理基础，并详述了目前可以获得的现代医疗模式下评估症状及有效治疗疾病的前沿方法和工具。同时新增补了丰富的照片、放射影像图、示意图、患者诊治流程图、表格等，使得最新版本同时具有使用的高效性和灵活性。

自《哈里森内科学》第1版于1949年出版以来，医学科学经历了惊人的进展。第1版出版之时，消化性溃疡被认为由应激引起，几乎所有的未切除肿瘤的癌症患者均会死亡，风湿性心脏瓣膜疾病发病广泛，乙型病毒性肝炎和人类免疫缺陷病毒（HIV）感染都是未知的。经过此后的数十年，消化性溃疡的感染性病因和治疗方法都已明确；诊断和治疗方法的进展使得2/3的癌症可以获得治愈；风湿性心脏瓣膜疾病已经消失；冠状动脉粥样硬化性疾病逐渐流行发展——并至少在一定程度上通过危险因素的控制可使其有所减少；乙型病毒性肝炎和其所致的肝硬化和细胞性肝癌成为通过疫苗可以预防的疾病；HIV，这一最初被认为是致命性的世界范围内的灾难，变成了一种可以治愈的慢性疾病。值得注意的是，新兴与复现的疾病成为医学研究与实践的挑战，同时一种新的对于系统概念的理解，如微生物群系，提供了一种全新的令人兴奋的可用于理解和管理健康与疾病状态的可能方法。

我们要感谢很多人对于本书出版所做出的贡献。首先作者团队进行了卓越的工作，整合大量科学临床数据，创作出一个个对于内科医学临床疾病富于艺术性的权威描述的章节。在当今这样一个信息爆炸、快速更新的环境下，我们保证本书中所提供的信息都是当前最新的。专家在撰写时还给予了有益的建议和关键点的提示，使得本书重点突出，层次清晰。我们还要对创作团队中的编校人员表示感谢，他们在不同的创作时期时刻关注工作动态并与作者、麦克劳希尔教育集团保持联系，这些编校人员是：Patricia Conrad，Patricia L. Duffey，Gregory K. Folkers，Julie B. McCoy，Elizabeth Robbins，Anita Rodriguez，Stephanie Tribuna。

麦克劳希尔教育集团在本书的出版过程中给予了持续的支持和专业意见。James Shanahan，麦克劳希尔教育集团专业图书出版部的出版副总监，是创作团队的杰出而富有洞察力的伙伴，指导本书的进展。Kim Davis，本书的副总编辑，熟练地确保有多个作者参与的章节中各部分顺畅而高效的整合。Dominik Pucek管理新的视频资源。Jeffrey Herzich精干地承担起本书的产品经理职责。

总之，我们无比荣幸能够编著《哈里森内科学（第19版）》，并且富有热忱地将本书推荐给读者们。我们在编写本书的过程中学习到了很多，也希望读者能够发现其独一无二的教育价值。

作者团队

目 录

第一部分 胃肠道疾病

第二部分 肝脏和胆道疾病

第三部分 胰腺疾病

第四部分 消化系统感染性疾病

第一部分　胃肠道疾病
SECTION 1　DISORDERS OF THE ALIMENTARY TRACT

第一章　胃肠道疾病总论
Approach to the Patient with Gastrointestinal Disease

William L. Hasler，Chung Owyang
（闫秀娥　译　周丽雅　校）

解剖因素

胃肠道从口腔至肛门，由多种不同功能的器官组成。特殊单独增厚的括约肌将胃肠道这些器官分离为相互独立的器官。每一部分的消化管腔形成具有功能活性的层次清楚的管壁。黏膜是其与腔内容物的屏障，液体或营养物质在此处交换。消化道平滑肌与肠神经系统共同介导消化道从一个部位向另一个部位蠕动。许多消化器官具有浆膜层，为脏器提供支撑的基础，但也会导致外源性物质进入。

与其他器官系统的相互作用同时满足了胃肠道和全身的需要。胰胆管系统将胆汁和酶输入十二指肠。其丰富血供由胃肠道运动所调控。淋巴管与胃肠免疫活性有关。胃肠壁内神经对胃肠蠕动和液体分泌进行基本调控。壁外神经在一定程度上对每一胃肠器官进行自主或不自主调控。

胃肠道的功能

胃肠道有两大主要功能——吸收营养和排出废物。胃肠道的解剖可以满足这些功能。食物在口腔中进行加工，与唾液淀粉酶混合后进入消化道。食管将食团推入胃内。下食管括约肌阻止胃内容物向口侧反流。食管黏膜为具有保护性的鳞状上皮，不具备明显的弥散或吸收功能。当食物离开口腔，进行吞咽动作的同时，食管开始推动食团，并伴随上食管括约肌和下食管括约肌的松弛。

胃进一步将食团磨碎，并与胃蛋白酶和胃酸混合。胃酸同时也保持上消化道的无菌状态。近端胃通过适应性松弛具有储存食物的作用。远端胃阶段性收缩，将固体食物残渣推向幽门，在食物进入十二指肠之前，将食物反复向近端胃推送，以达到充分混合。最后，胃分泌内因子协助维生素 B_{12} 吸收。

小肠为消化道主要吸收器官。小肠黏膜表面的绒毛结构提供具有吸收功能的最大面积，并具有特殊的酶和转运器。胃内磨碎的食物在十二指肠中与胰液和胆汁混合后更有助于进一步消化。胰液中含有消化碳水化合物、蛋白质和脂肪的主要酶，并含有重碳酸盐，后者中和 pH 值后将这些酶活化。胆汁由肝分泌，储存在胆囊中，对肠道消化脂肪非常重要。近端小肠用于营养物质分解产物和多数矿物质的快速吸收，回肠则更适合吸收维生素 B_{12} 和胆汁酸。小肠也辅助废物的排出。胆汁中含有红细胞降解产物、毒素、代谢或未代谢的药物以及胆固醇。小肠的蠕动功能将未消化的食物残渣和脱落的肠细胞推入结肠进一步处理。小肠终止于回盲交界，带有括约肌功能的回盲瓣结构阻止结肠回肠反流，保证了小肠的无菌性。

结肠将废物转化为可控的排泄物。结肠黏膜吸收粪便中的水分，将从回肠排出的 1000～1500 ml 粪质转为 100～200 ml，从直肠排出。结肠腔内有大量细菌定植，发酵未消化的碳水化合物和短链脂肪酸。食物顺序通过食管需要几秒时间，在胃内的时间则是其数倍，小肠中的时间从数分钟至数小时不等，通过结肠则多数人需要超过 1 天。结肠运动以前后反复为特点，从而使粪质充分脱水。近端结肠主要混合和吸收液体，而远端结肠则以蠕动收缩和大幅运动为主，推送粪便进入直肠。结肠终止于直肠，以主观和不自主意志控制保留粪球，直至在合适的环境中将其排出。

胃肠功能的外部调节

胃肠道功能受胃肠外因素调节。与其他器官系统不同，胃肠道与外界环境相通。因此，保护机制需要对抗食物中的有害物质、药物、毒物和病原菌。黏膜免疫机制包括上皮层和固有层分布慢性淋巴细胞和浆细胞，之后有淋巴结作为后盾，以阻止毒物进入血循环。肠黏膜上的潘氏细胞分泌抗微生物肽，进一步对抗腔内病原体，提供防御机制。所有吸收入血的物质均通过门静脉系统到达肝过滤。许多药物和毒物在肝中通过各种机制解毒。尽管壁内神经控制胃肠道的多数基本运动，但壁外神经调控许多功能。自主神经控制的两项运动是吞咽和排便。许多正常的胃肠反射包括了外在迷走或内脏神经通路。脑肠轴进一步改变非自主调控区域的功能。例如，压力对于胃肠动力、分泌和感知功能有潜在影响。

胃肠道疾病概述

胃肠道疾病可以是胃肠道或胃肠外异常的结果，程度从轻微症状和短期发病到顽固症状或严重后果不等。疾病可以局限于一个器官或多部位弥漫性受累。

胃肠道疾病的分类

胃肠道疾病表现为营养物质吸收或废物排泄改变，或支持以上主要功能活性的改变。

消化吸收障碍 胃、小肠、胆道和胰腺的疾病可以破坏消化和吸收。最常见的小肠消化吸收不良综合征，缺乏乳糖酶，进食乳制品后出现排气增多和腹泻，并无不良后果。其他肠道酶缺乏在食用其他单糖后可以产生类似的症状。相反，乳糜泻、细菌过度生长、感染性肠炎、克罗恩回肠炎以及影响消化和（或）吸收范围更为广泛的放射性肠炎，则可引起贫血、电解质紊乱或营养不良。高胃酸分泌状态如卓-艾综合征破坏肠道黏膜和胰酶活性，由于胃酸过度分泌，加快排空。由于狭窄或肿瘤导致的胆道梗阻影响脂肪消化。慢性胰腺炎或胰腺癌破坏胰酶释放，肠腔内消化减少导致营养不良。

分泌功能改变 源于胃肠分泌功能失调的胃肠道疾病不多。胃酸分泌亢进见于佐林格-埃利森综合征（卓-艾）综合征、G 细胞增生、残窦综合征和某些十二指肠溃疡患者。相反，萎缩性胃炎或恶性贫血胃酸分泌很少或无胃酸分泌。小肠和结肠炎症和感染性疾病由于吸收功能障碍或分泌增加导致液体丢失。常见的小肠和结肠分泌亢进导致腹泻的情况包括急性细菌或病毒感染、慢性贾第鞭毛虫或隐孢子虫感染、小肠细菌过度生长、胆盐性腹泻、显微镜性肠炎、糖尿病性腹泻、滥用泻药。少见原因包括大肠绒毛腺瘤和内分泌肿瘤、肿瘤产生分泌递质（如血管活性肠肽）过多。

胃肠动力改变 胃肠动力改变可能继发于机械性梗阻。食管梗阻常由于酸相关狭窄或肿瘤。胃出口梗阻可能由于消化性溃疡或胃癌所致。小肠梗阻多由于粘连，但也可能见于克罗恩病、放疗或药物诱发的狭窄，恶性疾病所致可能性不大。结肠梗阻最常见的原因是结肠癌，尽管也见于一些炎症性肠病所致的炎性狭窄、特殊感染如憩室炎或药物因素。

动力障碍也可以导致蠕动减慢。贲门失弛缓以食管体部蠕动障碍和下食管括约肌不完全松弛为特点。胃轻瘫是由于胃动力障碍出现食物胃内排空延迟症状。假性肠梗阻是由于肠道神经或平滑肌损伤后引起的明显小肠传输延迟。慢传输性便秘由结肠弥漫性传输障碍引起。便秘也可以由出口异常导致，如直肠脱垂、肠套叠或协同排便障碍——主动排便过程中直肠或耻骨直肠肌无法松弛。

肠道蠕动增快疾病不如传输延迟疾病常见。胃排空加快见于伴随胃酸高分泌的迷走神经切除术后倾倒综合征，以及某些功能性消化不良和周期性呕吐综合征。腹泻型肠易激综合征可能与小肠或结肠动力异常亢进有关。伴随排便次数增加的肠道传输加速在甲状腺功能亢进症（甲亢）中更为明显。

免疫失调 许多胃肠道炎症是肠道免疫功能改变的结果。乳糜泻的黏膜炎症是由于对含麦胶的谷类食物消化不良所致。食物过敏的一些患者也表现为免疫状态的改变。嗜酸性食管炎和嗜酸性胃肠炎是黏膜嗜酸细胞明显浸润的炎症性疾病。溃疡性结肠炎和克罗恩病是一种不明病因主要引起下消化道黏膜损伤的疾病。显微镜下结肠炎、淋巴细胞性和胶原性结肠炎，表现为结肠上皮下浸润，不伴有明显的黏膜改变。细菌、病毒和原虫可能在特定人群中引起回肠炎或结肠炎。

胃肠道供血障碍 消化道不同部位对于血运障碍所引起的缺血性损伤风险不同。很少出现由于空肠和肠系膜上动脉阻塞引起的胃轻瘫。更多见的是小肠和结肠缺血，常由于动脉栓塞、动脉血栓、静脉血栓或脱水、感染、出血以及心排血量减少所致的低灌注。这可能引起黏膜损伤、出血，甚至穿孔。慢性缺血可导致肠腔狭窄。一些放射性肠炎也表现为黏膜血流减少。

肿瘤形成 胃肠道所有部位均容易发生各种程度的恶性肿瘤。在美国，结直肠癌最常见，常见于 50 岁以上人群。世界范围内，胃癌尤其多见于某些亚洲地区。食管癌则见于慢性酸反流或长期大量饮酒或吸烟患者。小肠肿瘤少见，常发生于炎症性疾病中。在肛门局部感染或炎症后可发生肛门癌。胰胆管癌表现为严重的疼痛、消瘦和黄疸，预后差。肝细胞癌常见于慢性病毒性肝炎或继发于其他原因的肝硬化。多数胃肠道癌为实体瘤，然而，也可发生淋巴瘤和其他细胞类型肿瘤。

不存在明显器质性异常的疾病 最常见的无明显

生化或结构异常的胃肠道疾病包括肠易激综合征、功能性消化不良、功能性胸痛、功能性烧心。这些疾病表现为胃肠动力改变；然而，这些疾病的病理机制不明确。对某些刺激的内脏感觉反应过度可能引起这些患者的不适。其他一些症状则可能源于中枢神经系统内脏疼痛感觉改变。存在严重症状的功能性肠病患者可能在进行精神测试时伴有明显的情感障碍。微小的免疫缺陷可能也与功能性疾病症状有关。

基因的影响 尽管多数胃肠道疾病源于环境因素，但有些疾病则有遗传因素参与。炎症性肠病的家庭成员有一定的患病基因易感性。在特定的遗传性疾病中结肠和食管恶性肿瘤发病率增加。少有遗传性动力障碍综合征报道。在有些功能性肠病中可观察到家族聚集现象，但这有可能继发于家族致病性的生活习惯而非遗传因素。

胃肠道疾病的症状

最常见的消化道症状是腹痛、烧心、恶心、呕吐、排便习惯改变、消化道出血和黄疸（表 1-1）。其他包括吞咽困难、厌食、消瘦、乏力和胃肠外症状。

腹痛 腹痛可由于胃肠道疾病和胃肠外疾病所致，后者包括泌尿生殖系统、腹壁、胸腔或脊柱疾病。内脏性疼痛通常位于中线，但定位模糊，而累及壁层腹膜的疼痛则定位明确。常见的引起疼痛的炎症性疾病包括消化性溃疡、阑尾炎、憩室炎、炎症性肠病和感染性肠炎。其他引起腹痛的腹部疾病包括胆石症和胰腺炎。非炎症性内脏疾病包括肠系膜缺血和肿瘤。最常见的引起腹痛的原因是肠易激综合征和功能性消化不良。

烧心 即胸骨后烧灼感，报道至少有 40%的人群曾短暂出现此症状。一般情况下，烧心是由于胃酸过度反流至食管内。然而，有些患者显示食管酸暴露正常，这可能是由于非酸性物质反流或食管黏膜神经敏感性增加。

恶心和呕吐 恶心和呕吐可以由胃肠道疾病、药物、毒物、急性和慢性感染、内分泌疾病、迷路疾病和中枢神经系统疾病所致。最有特征的胃肠道疾病是上消化道机械性梗阻；然而，动力性疾病包括胃轻瘫和假性肠梗阻也引起明显症状。恶心和呕吐也常见于肠易激综合征和上消化道功能性疾病（包括慢性特发性恶心和功能性呕吐）。

排便习惯改变 排便习惯改变是胃肠道疾病患者的常见主诉。便秘定义为排便次数减少、排便困难、排出硬结大便或一种排便不尽感。便秘的原因包括梗阻、结肠动力障碍、药物、内分泌疾病如甲状腺功能减退（甲减）和甲亢。腹泻定义为排便频繁、排出稀便或水样便、大便紧迫感或排便不尽感。腹泻需要鉴别的疾病很多，包括感染、炎症原因、吸收不良和药物。肠易激综合征可以引起便秘、腹泻或两种形式交替出现。便中带有黏液在肠易激综合征中常见，而便中带脓则是炎症性疾病的特征。脂肪泻常提示吸收不良。

消化道出血 消化道任何器官均可出血。最常见的是上消化道出血，表现为黑便或呕血，而下消化道出血则表现为排鲜红色或暗红色血便。然而，上消化道急剧大量出血也可出现排血便，升结肠慢性失血也可以出现黑便。消化道慢性失血可能出现缺铁性贫血。最常见的引起出血的上消化道疾病包括溃疡病、胃十二指肠炎和食管炎。其他原因包括门静脉高压、恶性肿瘤、胃食管交界处撕裂和血管病变。最常见的下消化道疾病包括痔疮、肛裂、憩室病、缺血性肠炎和动静脉畸形。其他原因包括肿瘤、炎症性肠病、感染性肠炎、药物诱发的结肠炎和其他血管病变。

表 1-1 常见消化道症状的常见原因

腹痛	恶心和呕吐	腹泻	消化道出血	梗阻性黄疸
阑尾炎	药物	感染	溃疡病	胆道结石
胆石症	胃肠道梗阻	糖吸收障碍	食管炎	胆管癌
胰腺炎	动力疾病	炎症性肠病	静脉曲张	胆管炎
憩室炎	功能性肠病	显微镜结肠炎	血管病变	硬化性胆管炎
溃疡病	肠道感染	功能性肠病	肿瘤	乳头狭窄
食管炎	妊娠	乳糜泻	憩室	乳头癌
胃肠道梗阻	内分泌疾病	胰腺功能不全	痔疮	胰腺炎
炎症性肠病	晕动症	甲状腺功能亢进	肛裂	胰腺肿瘤
功能性肠病	中枢神经系统疾病	缺血	炎症性肠病	
血管疾病		内分泌肿瘤	感染性结肠炎	
妇科疾病				
肾结石				

黄疸 黄疸见于肝前性、肝内或肝后性疾病。引起黄疸的肝后性疾病包括①胆道疾病如胆石症、急性胆管炎、原发性硬化性胆管炎、其他狭窄和肿瘤性疾病，②胰腺疾病如急性和慢性胰腺炎、狭窄和恶性肿瘤。

其他症状 其他症状也是消化道疾病的表现。吞咽困难、吞咽疼痛和不明原因胸痛提示食管疾病。异物感常见于食管咽喉反流，但也见于功能性胃肠病。消瘦、厌食和乏力是肿瘤、炎症、胃肠动力障碍、胰腺、小肠黏膜疾病和精神心理疾病的非特异性症状。发热常见于炎症性疾病，但肿瘤也可出现发热反应。胃肠道疾病也可出现胃肠外症状。炎症性肠病可以出现肝胆功能障碍、皮肤和眼睛病变以及关节炎。乳糜泻可以出现疱疹样皮炎。黄疸可以产生瘙痒。相反，全身系统疾病也可出现消化道症状。系统性红斑狼疮可以引起消化道缺血，表现为疼痛或出血。精神应激或严重烧伤可以导致胃溃疡形成。

胃肠道疾病患者的评估

评估胃肠道疾病患者首先需要详细询问病史和进行查体。在某些病例中进一步用各种方法进行消化道结构和功能的检测。有些患者在诊断性试验中结果正常，那么这些患者的症状则可以用于诊断功能性胃肠病。

病史

可疑胃肠道疾病的患者其病史包括多个部分。症状的时效性提示特殊病因。持续时间较短的症状常源于急性感染、毒物接触或暴发性炎症或缺血。长期症状则倾向于存在慢性炎症或肿瘤疾病，或功能性胃肠病。机械性梗阻、缺血、炎症性肠病和功能性胃肠病的症状随进食而加重。相反，溃疡症状则随进食或服用抗酸药而缓解。症状的发作形式和持续时间可能提示潜在的病因。溃疡性疼痛在过去几周至几个月内常间断发作，而胆绞痛则突然发作，持续数小时。来源于诸如急性胰腺炎的急性炎症性疼痛非常剧烈，持续数天至数周。某些炎症性肠病或肠易激综合征患者进食可以诱发腹泻，排便后腹部不适减轻。压力可以使功能性胃肠病症状加重。从熟睡中惊醒常提示器质性疾病，而非功能性疾病。吸收不良的腹泻常常在禁食后改善，分泌性腹泻则持续存在。

了解伴随症状可缩小诊断范围。腹部手术史伴随梗阻症状更提示为粘连，而胃切除或胆囊切除后稀便提示倾倒综合征或胆囊切除后腹泻。旅行后出现的腹泻提示需要寻找肠源性感染的证据。药物可以引起腹痛、排便习惯改变或消化道出血。下消化道出血在老年人中可能来源于肿瘤、憩室或血管病变，年轻人中则可能是肛门直肠异常或炎症性肠病。北欧人中乳糜泻常见，某些犹太人中则炎症性肠病更常见。冶游史则更应该关注性传播疾病或免疫缺陷疾病。

各个工作组用超过 20 年的时间致力于提高将症状作为功能性胃肠病诊断的有效性，最大限度地减少进行不必要的诊断试验。最广为人知的基于症状的诊断标准是罗马标准。当检测结构异常的结果显示为正常时，罗马标准对于功能性胃肠病的诊断特异性超过 90%。

体格检查

体格检查是病史的补充。生命体征异常为诊断提供线索，需要进行紧急处理。发热提示炎症或肿瘤。直立性低血压见于大量失血、脱水、脓毒血症或自主神经病变。皮肤、眼睛或关节体征可能提示特殊诊断。吞咽时进行颈部检查用于评估吞咽困难。心肺疾病可以表现为腹痛或恶心；因此肺和心脏查体很重要。盆腔检查用于评估腹痛是否来源于妇科。直肠检查可检测是否指套染血，此种情况常提示肠道黏膜损伤或肿瘤，也用于探测阑尾炎时可触及的炎性包块。代谢性疾病或胃肠动力障碍常伴随外周神经病变。

腹部望诊可能发现梗阻和肿瘤导致的腹部膨隆，或肝脏疾病所致的腹水或血管异常。瘀斑常见于重症胰腺炎。听诊可能发现肝脏肿瘤或血管疾病所致的杂音或摩擦音。肠鸣音消失和高调亢进的肠鸣音均是肠梗阻的特征。叩诊可以评估肝脏大小以及检测腹水时的移动性浊音。触诊用于评估肝脾肿大、肿瘤或炎症性包块。腹部查体有助于评估不明原因腹痛。肠缺血时表现为严重腹痛，但压痛轻微。内脏性疼痛的患者可以表现为全腹不适，而累及壁层腹膜的疼痛或腹膜炎则疼痛固定，常伴有肌紧张、板状腹或反跳痛。累及肌肉骨骼的腹壁疼痛在患者做 Valsalva 动作或直腿抬高时压痛加重。

辅助检查方法

实验室检查、影像学检查和功能检查可以辅助胃肠道疾病的诊断，也可以用胃镜和肠镜来检查胃肠道以及对腔内容物进行检查。胃肠道组织学检查则为内镜的补充方法。

实验室检查 适当的实验室检查可以帮助确诊消化道疾病。缺铁性贫血提示黏膜血液丢失，而维生素 B_{12} 缺乏则由于小肠、胃或胰腺疾病所致。也可由于摄入不足所导致。白细胞、中性粒细胞比例和C反应蛋白水平升高见于炎症，而白细胞减少则见于病毒感染性疾病。严重呕吐或腹泻可以导致电解质紊乱，酸碱平衡失调和血尿素氮升高。胰酶或肝酶异常提示胰胆管或肝脏疾病。甲状腺功能、类固醇和血钙则用于排除内分泌疾病所致消化道症状。育龄期妇女不明原因恶心需进行妊娠试验。血清学试验可以用于检测乳糜泻、炎症性肠病、风湿免疫性疾病如狼疮或硬皮病以及副肿瘤动力障碍综合征。对于可疑内分泌肿瘤者需进行激素水平检测。腹腔内恶性肿瘤可以产生其他肿瘤标记物包括CA19-9和甲胎蛋白。血液检测也用于某些疾病的用药监测，如炎症性肠病中巯基嘌呤代谢水平的检测。特殊情况下还需进行其他体液的化验。腹水检测用于区分感染、恶性肿瘤还是门脉高压所致。怀疑中枢神经系统所致呕吐时需化验脑脊液。类癌、卟啉病和重金属中毒时则需要检测尿液。

腔内容物检测 腔内容物检测为诊断提供线索。粪便标本用于培养细菌性病原体，检查有无白细胞和寄生虫或贾第鞭毛虫。十二指肠液用于检测寄生虫或进行细菌培养以排除细菌过度生长。粪便中出现脂肪则提示可能存在吸收不良。腹泻时可以检测大便电解质。当怀疑滥用泻药时应进行相应检测。胃酸定量用于排除卓-艾综合征。对于有顽固性酸反流症状者，需行食管pH值监测，非酸反流则用阻抗来监测。分析胰液中的胰酶或重碳酸盐可用于排除胰源性外分泌功能不全。

内镜 消化道可以用内镜进行检查，提供出血、疼痛、恶心/呕吐、消瘦、肠道功能改变和发热的原因。表1-2列出了内镜检查的主要适应证。上消化道内镜评估食管、胃和十二指肠，而结肠镜则检查大肠和远端回肠。胃镜可以一目了然，并对异常所见进行活检，因此在可疑溃疡病、食管炎、肿瘤、吸收不良和Barrett食管的患者中，用胃镜来评估是否存在结构改变。结肠镜则可以作为结肠癌筛查和监测的手段，同样也用于诊断继发于感染、缺血、放射和炎症性肠病的结肠炎。乙状结肠镜检查至脾曲，目前用于在结肠癌发病率不高的年轻人中排除远端结肠炎症或梗阻。对于继发于动静脉畸形或表浅溃疡的不明原因的消化道出血，可以用推进式小肠镜、胶囊内镜或双气囊小肠镜来进行小肠检查。胶囊内镜也可以发现钡剂造影阴性的小肠克罗恩病。内镜逆行胰胆管造影（endoscopic retrograde cholangiopancreaticography，ERCP）为胰腺和胆管疾病诊断提供依据。超声内镜用于评估胃肠道恶性肿瘤的浸润范围，也可以排除胆石症以及评估胰腺炎、胰腺假性囊肿引流和肛门失禁。

影像学/核医学检查 影像学检查用于检测胃肠道和腔外结构的异常。口服或经肛门注入对比剂如钡剂可以看到从食管至直肠黏膜层的改变，同时也可以评估胃肠传输和盆底功能失调。口服钡剂造影是评估吞咽困难患者的初步检查，可排除食管环或狭窄以及贲门失弛缓，而小肠造影则为小肠肿瘤和克罗恩病的诊断提供可靠依据。当结肠镜失败或有禁忌时，可以进行钡灌肠检查。超声和计算机化断层显像（CT）用于

表1-2 内镜的常见适应证

上消化道内镜	结肠镜	内镜下逆行胰胆管造影	超声内镜	胶囊内镜	双气囊小肠镜
治疗后仍有消化不良	肿瘤筛查	黄疸	恶性肿瘤分期	不明原因消化道出血	小肠出血病变的止血治疗
伴有器质性疾病征象的消化不良	下消化道出血	胆道术后不适	黏膜下肿瘤定性和活检	可疑小肠克罗恩病	可疑小肠肿瘤/溃疡活检
难治性呕吐	贫血	胆管炎	胆管结石		
吞咽困难	腹泻	胆源性胰腺炎	慢性胰腺炎		
上消化道出血	息肉切除	胰腺/胆管/乳头肿瘤	假性囊肿引流		
贫血	梗阻	不明原因胰腺炎	肛门失禁		
消瘦	影像学异常活检	胰腺炎持续疼痛			
吸收不良	肿瘤监测：息肉/癌家族史，结肠炎	瘘管			
对影像学异常进行活检	肿瘤姑息治疗	影像学异常活检			
息肉切除	取异物	胰胆管引流			
胃造瘘管置入	狭窄处放置支架	获取胆汁标本			
Barrett食管监测		Oddi括约肌测压			
肿瘤姑息治疗					
获取十二指肠组织或十二指肠液标本					
取异物					
异型增生Barrett食管内镜黏膜切除或剥离					
狭窄处放置支架					

评估内镜或造影检查无法查到的部位，包括肝、胰腺、胆囊、肾和腹膜后。这些检查对于诊断包块病变、液体积聚、器官肿大很有用，超声则对胆囊结石更为有效。CT 和磁共振成像（MRI）结肠成像可以作为结肠镜筛查结肠癌的替代方法。MRI 成像评估胰胆管系统以排除肿瘤、结石、硬化性胆管炎，评估肝脏肿瘤是良性或是恶性。特殊 CT 或 MRI 肠道成像可以评估炎症性肠病的严重程度。血管造影用于排除肠缺血，评估恶性病变浸润范围，在梗阻性黄疸患者中评估胆道情况。CT 和 MRI 可以用于筛查肠系膜动脉阻塞，因此不需要进行血管造影。正电子成像术可以区分多个器官系统的良恶性病变。

闪烁扫描可以同时评估结构异常和量化胃肠传输。核素扫描可以明确消化道出血的部位，为进一步内镜、血管造影或外科治疗定位。放射性标记的白细胞扫描可以寻找 CT 未显示的腹腔内脓肿。胆道闪烁扫描可以作为超声诊断胆石症的补充。闪烁扫描量化食管和胃排空已经得到广泛应用，但小肠或结肠传输则还未广泛应用。

组织学　内镜活检获得胃肠道黏膜用于评估炎症、感染和肿瘤性疾病。直肠深凿活检辅助诊断先天性巨结肠（Hirschsprung 病）或淀粉样变性。肝活检可以在以下患者中进行，包括：肝酶异常、肝移植术后不明原因黄疸以排除排异反应、慢性病毒性肝炎抗病毒治疗之前评估炎症程度。CT 或超声获得的活检标本还可用于评估内镜无法明确的其他腹腔内病变。

功能检测　当结构检查结果不能诊断时，胃肠功能检查则为诊断提供重要数据。除了胃酸和胰腺功能检查外，可以用压力测定检查动力功能。可疑贲门失弛缓时需进行食管测压，假性肠梗阻时则进行小肠压力测定。无线动力胶囊可以在一次检查中评价胃肠传输和胃、小肠以及结肠的收缩活动。用球囊驱逐试验进行肛门直肠测压，用于检测不明原因便失禁或出口功能障碍型便秘。肛门直肠测压和肌电图也用于在便失禁患者中评估肛门的功能。胆道压力测定用于评估不明原因胆源性疼痛患者是否存在 Oddi 括约肌功能障碍。禁食及口服单或寡糖后进行氢呼气试验可以筛查糖耐量不耐受和小肠细菌过度生长患者。

治疗　胃肠道疾病的治疗

如何治疗胃肠道疾病取决于其原因。目前现有的治疗包括饮食调整、药物、介入性内镜或放射方法、外科手术和针对胃肠外原因的治疗。

营养调整

胃肠道疾病的饮食调整包括可以减轻症状的治疗、纠正病理性改变的治疗、用肠内或肠外营养代替正常饮食摄入的评估。改善症状但并不能逆转器质性改变的治疗包括乳糖不耐受患者限制乳糖摄入，胃轻瘫患者给予流食，倾倒综合征患者限制碳水化合物摄入，肠易激综合征患者应用低-FODMAP（fermentable oligodi-monosaccharides and polyols，发酵寡-单糖多元醇）饮食。乳糜泻患者应用无麦胶饮食减轻黏膜炎症是饮食调整治疗的典型例子。短肠综合征或严重回肠疾病患者用肠内中链三酰甘油（甘油三酯）代替正常脂肪摄入。对于无法吞咽的患者可通过胃造瘘给予流食。对于胃动力障碍者可通过空肠造瘘给予肠内营养。静脉内高营养用于弥漫性肠道功能障碍无法耐受或无法持续进行肠内营养者。

药物治疗

很多药物用于治疗胃肠道疾病。大量卫生保健费用用于非处方药。胃肠道疾病治疗的药物可以分为短期或持续治疗两大类。传统治疗无法完全缓解时，还有多种药物可选择。

非处方药　非处方药用于治疗轻度胃肠道症状。抗酸剂和 H_2 受体阻滞剂减轻胃食管反流病和消化不良的症状，而消胀剂和吸附剂减轻排气症状。越来越多的抑酸剂如质子泵抑制剂作为非处方药治疗慢性胃食管反流病（chronic gastroesophageal reflux disease，GERD）。膳食纤维、软化大便药物、灌肠和泻药用于治疗便秘。泻药分为刺激性泻药、渗透性泻药（包括等渗性肠道准备药物，含聚乙二醇）以及不吸收糖泻药。非处方止泻药包括水杨酸铋、高岭土果胶复合剂和洛哌丁胺。酶补充制剂包括治疗乳糖不耐受的乳糖酶，细菌 α-半乳糖苷治疗排气过多。总之，对于慢性持续症状且非短期应用非处方药时，需要在医生指导下进行。

处方药　胃肠道疾病处方药治疗是制药公司主要关注领域。有效的抑酸剂包括质子泵抑制剂，用于非处方药控制不满意的酸反流。细胞保护药物很少用于上消化道溃疡。促动力药物促进胃轻瘫和假性肠梗阻时的胃肠蠕动。刺激性泻剂（prosecretory）用于治疗其他药物无效的顽固性便秘。止泻剂包括阿片类药物、抗胆碱类解痉药、三环类抗抑郁药、胆汁酸结合剂、5-羟色胺拮抗剂。解痉药和抗抑郁药对功能性腹痛也有效，麻醉药则用于控制器质性疼痛如播散性恶性肿瘤和慢性胰腺炎。很多种类的止吐剂减轻恶心和呕吐。胰酶制剂减轻胰源性疾病所致吸收不良和疼痛。抗分泌药物如生长抑素类似物奥曲肽用于治疗高分泌状态。抗生素用于治疗继发于幽门螺杆菌感染的溃疡、感染性腹泻、憩室炎、小肠细菌过度生长和克罗恩病。一些肠易激综合征病例（尤其是腹泻型）对于非吸收性抗生素治疗有效。抗炎和免疫抑制药物用于治疗溃疡性结肠炎、克罗恩病、显微镜下结肠炎、难治性乳糜泻和消化道血管炎。化疗或合并放疗用于胃肠道恶性肿瘤。多数胃肠恶性肿瘤对此类治疗反应差，但淋巴瘤则可能治愈。

其他治疗方法 其他方法用于治疗特殊胃肠症状颇为有效。姜、按摩或穴位刺激用于治疗恶心，而维生素 B_6用于治疗早期妊娠恶心。含有活菌的益生菌用于某些感染性腹泻和肠易激综合征的辅助治疗。选择性滋养有益共生菌的益生菌可能最终在功能性疾病中发挥作用。胰酶含量低的药物可用于辅助消化，但很少有证据支持其有效性。

肠道疗法/介入性内窥镜和放射疗法

简单腔道介入治疗常用于胃肠道疾病。鼻胃管负压吸引用于减轻回肠或机械性梗阻时上消化道压力。上消化道出血患者鼻胃管生理盐水或蒸馏水灌洗可以判断出血速度以及帮助在进行内镜前排出胃内血液。肠内营养可以通过鼻胃管或鼻肠管实施。灌肠可以缓解粪便嵌塞或辅助急性结肠假性肠梗阻患者排气。在结肠性假性肠梗阻和其他结肠膨胀性疾病中可以在远端直肠放置肛管。

除了诊断作用外，内镜在特定情况下发挥治疗作用。烧灼技术可以对溃疡病、血管畸形和肿瘤所致的出血止血。血管收缩剂或硬化剂注射治疗用于溃疡病、血管畸形、静脉曲张和痔疮所致出血。内镜下用套扎环对曲张静脉或痔静脉进行套扎可以治疗这些部位的出血，而 Dieulafoy 动脉出血部位则通过放置血管夹来止血。内镜下可以切除息肉或对造成腔道狭窄的恶性肿瘤进行减瘤手术。内镜黏膜切除术和射频技术用于治疗某些出现吞咽困难的 Barrett 食管患者。内镜下 Vater 壶腹括约肌切开术可以缓解胆石症症状。内镜下扩张治疗或放置塑料或膨胀性金属支架可以缓解肠腔和胰胆管梗阻。急性假性结肠梗阻患者，可以用结肠镜来吸出肠腔内气体。最后，内镜常用于插入喂养管。

放射治疗也用于治疗胃肠道疾病。血管造影栓塞或血管收缩剂可缓解内镜不易到达部位的出血。X 线透视引导下扩张术或支架置入术可以减轻腔内狭窄。钡剂灌肠可以减轻肠扭转和急性假性结肠梗阻时排出气体。CT 和超声可以帮助许多拟行手术的患者引流腹水。当 ERCP 为禁忌时，经皮经肝胆管引流可以减轻胆道梗阻。对于不适合手术的患者可以进行胆囊碎石。某些情况下，在胃肠吻合中，放射方法比内镜更有优势。最后，对于肠外营养的患者可应用放射方法进行中心静脉置管。

手术

手术用于治愈疾病、控制症状、维持营养或不能切除肿瘤的姑息治疗。对药物反应不良的溃疡性结肠炎、憩室炎、胆石症、阑尾炎和腹腔内脓肿可以通过手术治愈，但克罗恩病则只能通过手术缓解症状，不能治愈。在溃疡病并发症如出血、梗阻或穿孔以及肠梗阻中，经过保守治疗无效时，需要进行手术治疗。胃底折叠术用于治疗严重的溃疡性食管炎和药物难治性酸反流症状。贲门失弛缓通过手术可以降低食管下括约肌压力。对于动力障碍性疾病也开始开展手术，包括胃轻瘫患者植入电刺激器，对于便失禁患者植入电子人工括约肌。手术也可以进行空肠造瘘以进行长期肠内营养。手术指征的掌握取决于临床医生。在所有的病例中，手术获益必须高于手术后并发症的潜在风险。

胃肠外治疗

在一些情况下，胃肠道症状对胃肠外治疗有效。心理学治疗包括心理治疗、行为纠正、催眠和生物反馈治疗，后者在功能性胃肠病中有效。那些具有明显心理异常和对针对胃肠道治疗反应甚微的患者可能会从心理治疗中获益。

第二章 胃肠道内镜

Gastrointestinal Endoscopy

Louis Michel Wong Kee Song，
Mark Topazian
李渊 译 周丽雅 校

胃肠道内镜的使用历史已历经 200 多年，但直到 20 世纪中叶半屈曲内镜的开展，才标志着现代内镜时代的开端。从那时起，内镜技术的快速发展使得许多消化道疾病的诊断和治疗取得突飞猛进的进展。内镜设备的革新和新的内镜治疗方式的出现不断地拓展了内镜在临床治疗方面的应用领域。

通过内镜顶端的电荷偶联装置，目前的屈曲内镜可以提供电子图像。操作部可以使内镜的顶端偏转；光纤束和发光二极管将光传送到内镜顶端，通过工作钳道还可以进行清洗、抽吸，并插入器械。内镜的口径和硬度的改进使内镜操作更容易，并使患者更容易耐受。

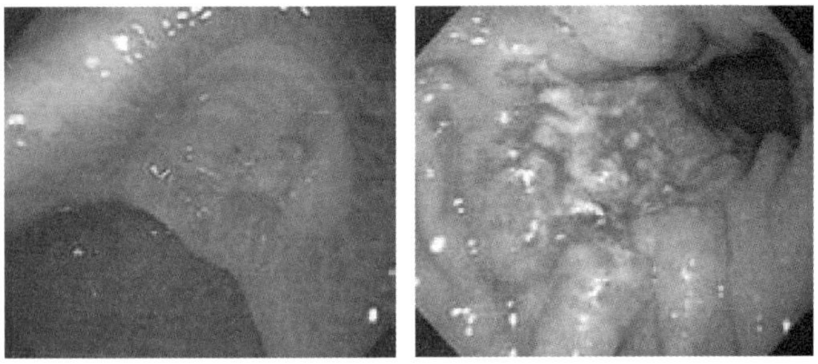
A　　B

图 2-2（见书后彩图）　胃溃疡。A. 良性胃溃疡；**B.** 累及胃大弯侧的恶性胃溃疡

内镜检查

上消化道内镜检查

上消化道内镜检查，也被称为食管-胃-十二指肠镜检查（EGD），是通过一个屈曲内镜经口进入食管、胃、十二指肠。它是检查上消化道黏膜的最佳方法。虽然与上消化道造影相比，两者对于十二指肠溃疡的诊断准确性类似（图 2-1），而对于胃溃疡（图 2-2）和平坦型黏膜病变，例如 Barrett 食管（图 2-3）的检测来说，EGD 更为优越。而且使用内镜可以进行定向活检和内镜下治疗。虽然在很多国家进行常规 EGD 前仅用局部咽部麻醉，在美国，大多数患者采用静脉镇静麻醉来缓解操作过程中的焦虑和不适感。使用改进的超细、5 mm 直径的内镜，可以提高非镇静 EGD 患者的耐受性，这种内镜可以通过经口或鼻进行操作。

结肠镜检查

结肠镜检查是通过一个屈曲的内镜，从肛门插入直肠和结肠。>95%的病例能达到盲肠，并能检查回肠末端。结肠镜检查是结肠黏膜成像的金标准。结肠镜检查对结肠炎（图 2-4）、息肉（图 2-5），和癌（图 2-6）的敏感性大于钡灌肠。CT 是一种新兴的技术，它对某些息肉和癌的检查准确性堪比结肠镜检查，但它对检测平坦病变，例如锯齿状息肉（图 2-7）可能不敏感。在美国，结肠镜检查之前通常给予镇静麻醉，但在许多情况下，碰到自愿的患者和熟练的检查者时，可以不用镇静完成操作。

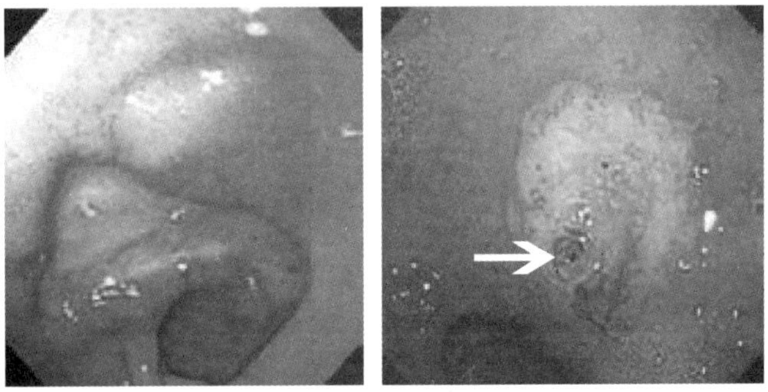
A　　B

图 2-1（见书后彩图）　十二指肠溃疡。A. 基底洁净的溃疡；**B.** 近期出血患者的一个有可见血管（箭头）的溃疡

屈曲式乙状结肠镜检查

屈曲式乙状结肠镜与结肠镜检查相似，但只观察直肠和左半结肠的一部分，通常到达距肛门边缘 60 cm 处。本操作能引起腹部绞痛，但时间短暂，通常无需麻醉进行操作。屈曲式乙状结肠镜主要用于腹泻和直肠出口出血的评估检查。

小肠镜检查

目前使用三种内镜技术来评估小肠，最常用于怀疑小肠出血的患者。胶囊内镜是患者吞咽一种一次性胶囊，这种胶囊含有一个配套的金属氧化物硅（CMOS）芯片的摄像头。它获得的彩色静止图像（图 2-8）以每秒几帧的速度无线传输至外部接收器，直到胶囊的电池用尽或是被排出体外后终止。胶囊内镜可以观察全小肠黏膜，在这一点上优于传统内镜。但目前它仅能用于诊断。

推进式小肠镜使用的是与上消化道内镜设计相似的长镜。肠镜被推送进入小肠，有时在加强外套管的帮助下从口进入小肠。通常能到达近段和中段空肠，通过内镜的器械通道可以进行活检或内镜治疗。

单或双气囊小肠镜或螺旋式小肠镜（图 2-9）可以更深入地插入小肠。这些工具可以使小肠打褶并套在外套管上（见视频 3e-1）。使用球囊辅助小肠镜，并通过经口和经肛途径插入，我们可以观察一些患者的整

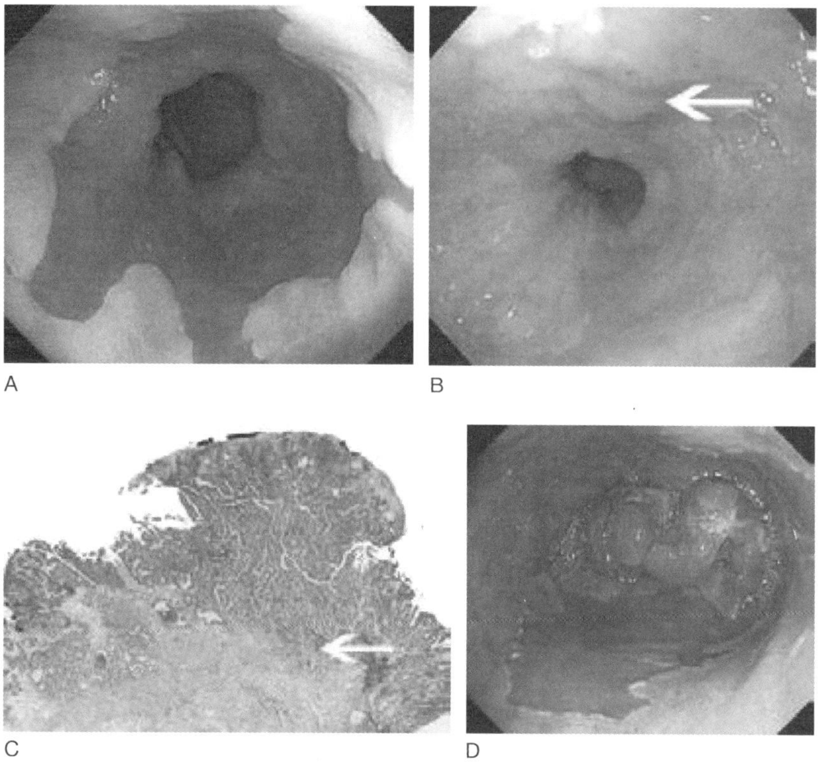

图 2-3（见书后彩图） **Barrett 食管**。**A.** 从胃食管交界处向近端舌样延伸的粉红色 Barrett 黏膜；**B.** 内镜检查时发现可疑结节（箭头）的 Barrett 食管；**C.** 组织学发现，内镜下切除的结节中存在黏膜内腺癌，肿瘤延伸至食管黏膜下层（箭头）；**D.** Barrett 食管与局部进展期腺癌

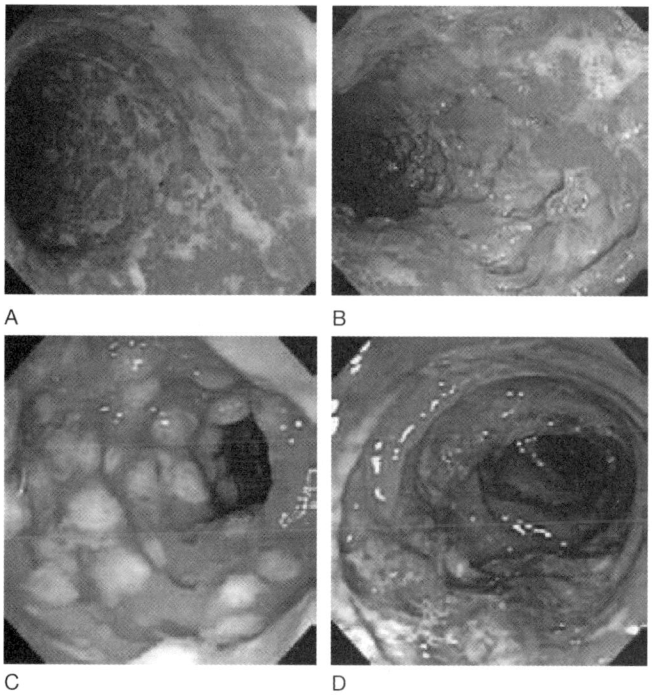

图 2-4（见书后彩图） **结肠炎的病因**。**A.** 慢性溃疡性结肠炎伴有弥漫性溃疡和渗出物；**B.** 伴有深溃疡的严重克罗恩病肠炎；**C.** 伪膜性结肠炎的黄色假膜；**D.** 缺血性结肠炎的片状黏膜水肿，上皮下出血、发紫

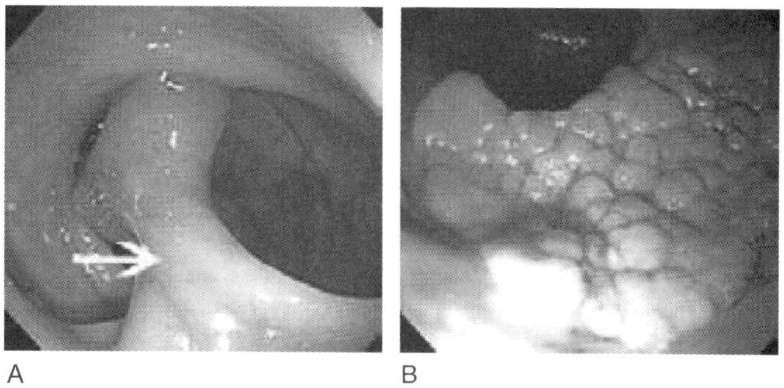

图 2-5（见书后彩图） **结肠息肉**。**A.** 带蒂结肠息肉，它的粗蒂上覆盖正常黏膜（箭头）；**B.** 无蒂直肠息肉

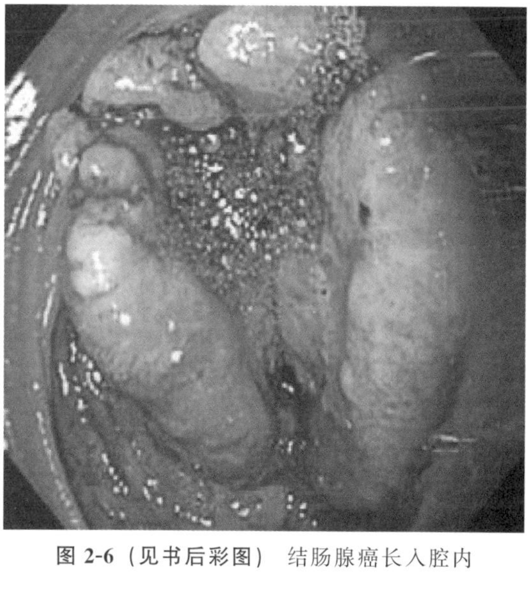

图 2-6（见书后彩图） 结肠腺癌长入腔内

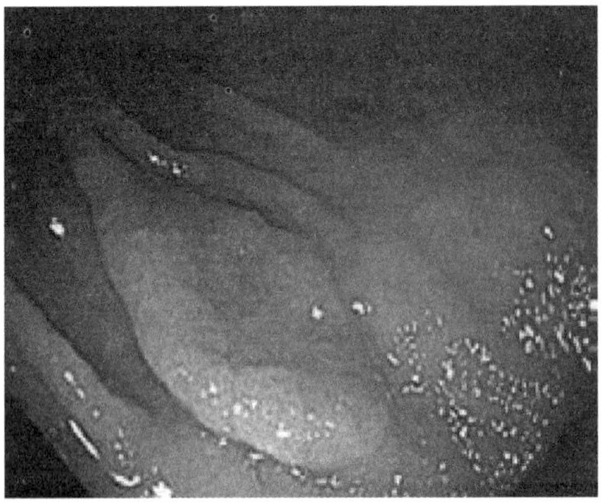

A

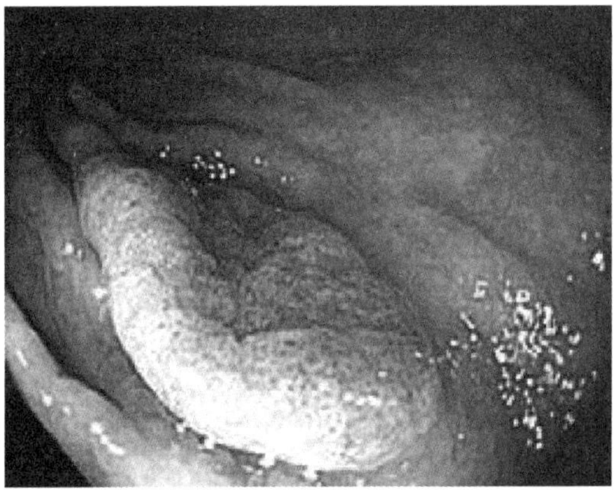

B

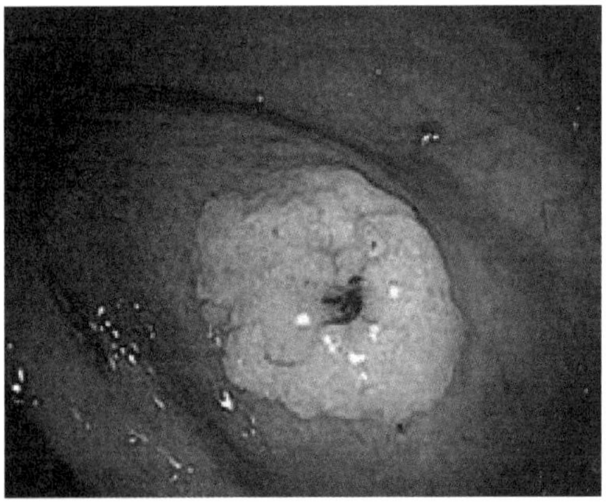

C

图 2-7（见书后彩图） 盲肠的扁平锯齿状息肉。A. 传统白光成像下的病变表现；**B.** 使用窄带成像增强后，病灶黏膜表现和边界；**C.** 在切除前，注射染料（亚甲蓝）后，病变的黏膜下层抬举

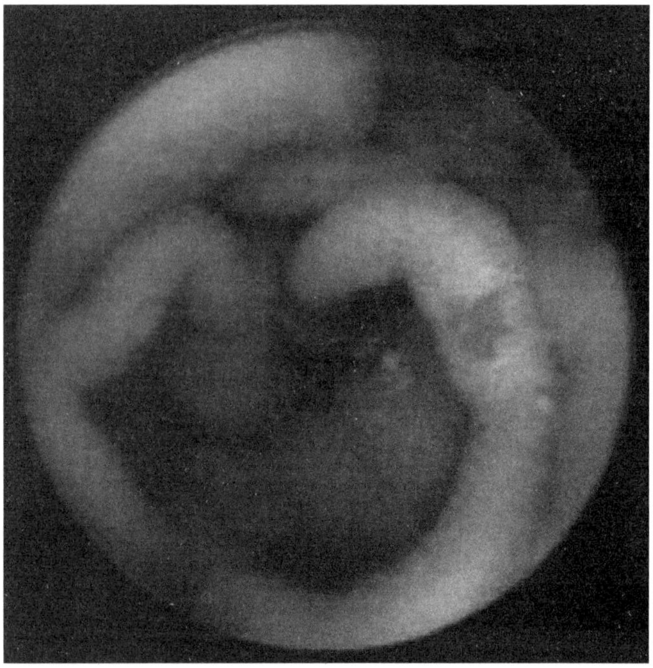

图 2-8（见书后彩图） 胶囊内镜显示空肠血管扩张

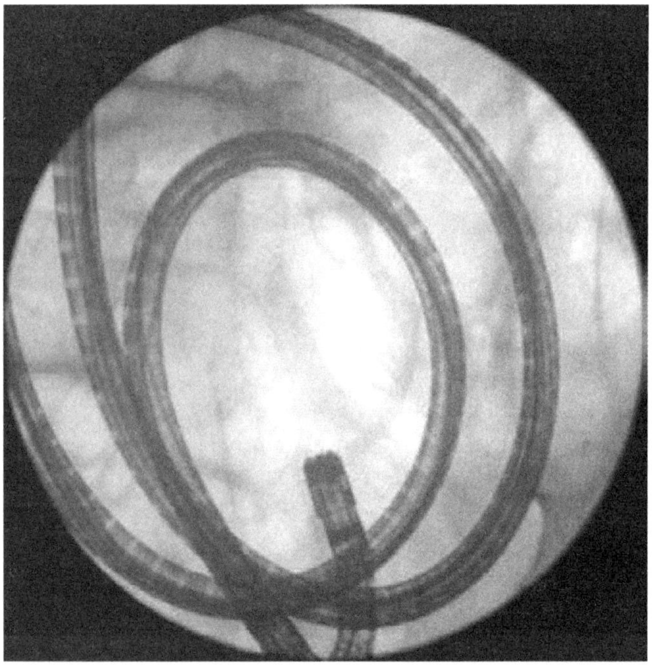

图 2-9 双气囊小肠镜在小肠中的影像

个小肠。在直接观察小肠时，可以进行活检和内镜治疗（图 2-10）。

内镜逆行胰胆管造影（ERCP）

在 ERCP 操作过程中，使用侧视内镜通过口腔进入十二指肠，发现十二指肠壶腹部后，使用一个细的塑料导管插管，在透视指示下将放射线造影剂注入胆管和胰管（图 2-11）。当有适应证时，可采用内镜下十二指肠乳头括约肌切开术切开 Oddi 括约肌（图 2-12）。可以从管道中取石（见视频 3e-15）、活检，可扩张狭窄部和（或）放置支架（图 2-13），放置支架堵塞瘘管（图 2-14）。目前 ERCP 经常用于治疗，但仍然是重要的诊断手段，特别是用于诊断 Oddi 括约肌功能紊乱和

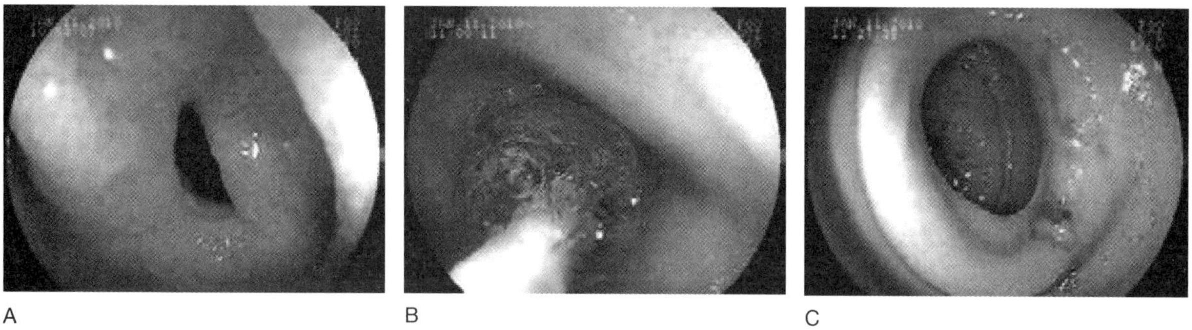

图 2-10（见书后彩图） 非甾体抗炎药（NSAID）导致的近端回肠狭窄，经双气囊小肠镜诊断。A. 回肠狭窄引起梗阻症状；**B.** 回肠狭窄的球囊扩张术；**C.** 扩张后狭窄的外观

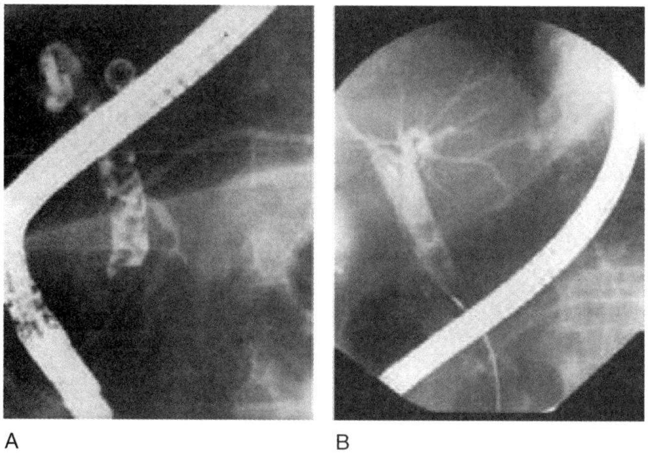

图 2-11 内镜逆行胰胆管造影术（ERCP）治疗伴有胆管炎的胆管结石。A. 在胆总管中显示小块状胆管结石；**B.** 内镜下乳头括约肌切开取石后，用 Dormia 网篮取出结石，小脓肿与左肝管相通

管腔狭窄的组织取样。

超声内镜（EUS）

EUS 将高频的超声转换器安装在屈曲的内镜前端。可以获得胃肠道壁及邻近器官、血管和淋巴结的超声图像。如果忽略超声穿透深度，通过内镜将超声转换器靠近感兴趣区域，可以获得高清晰图像。EUS 可以提供食管、胰腺和直肠恶性肿瘤最准确的术前局部分期（图 2-15），但它无法检测到最远处转移情况。EUS 也用于诊断胆道结石、胆囊疾病、消化道黏膜下病变和慢性胰腺炎。后纵隔、腹部、胰腺、腹膜后和骨盆等部位的肿块和淋巴结可以在 EUS 引导下进行细针抽吸和活检（图 2-16）。EUS 引导下治疗手段越来越多，包括通过胃肠腔引流脓肿、假性囊肿和胰腺坏死（见视频 3e-2），腹腔神经丛阻滞治疗胰源性疼痛，胰腺神经内分泌肿瘤的乙醇消融术，消化道出血的治疗及胆管和胰管梗阻的引流。

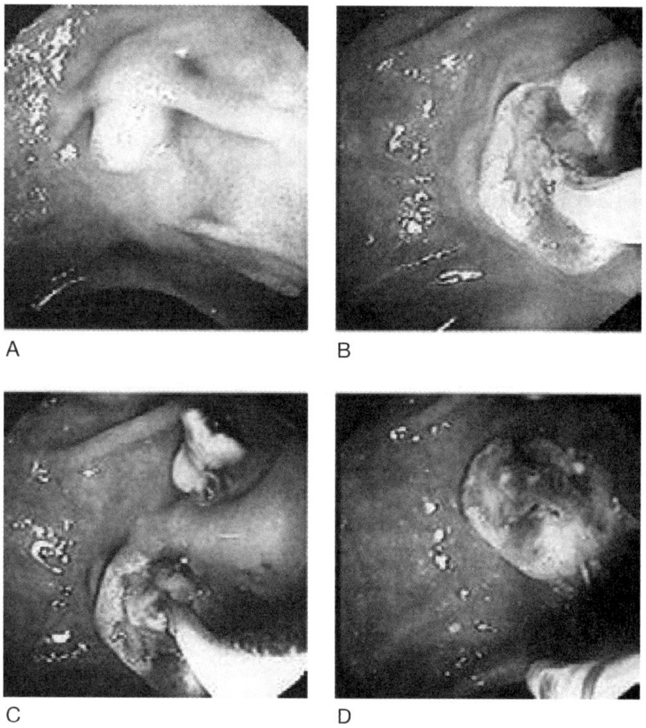

图 2-12（见书后彩图） 内镜下括约肌切开术。A. 正常的 Vater 壶腹；**B.** 用电烧灼行十二指肠乳头括约肌切开术；**C.** 用球囊导管取出胆总管结石；**D.** 括约肌切开术的最终表现

经自然腔道内镜手术（NOTES）

NOTES 是一个发展日新月异的内镜方法的总和，它是内镜或其附件在胃肠道壁内，或通过胃肠道壁来进行诊断或治疗干预的技术。一些操作过程，如经皮内镜下胃造瘘术（PEG）或胰腺坏死的内镜下坏死组织清除术，是行之有效的临床操作（见视频 3e-2）；其他操作，如经口内镜下肌切开术（POEM）和内镜下胃肠壁全层切开术切除胃肠壁内病灶（图 2-17，见视频 3e-3），正在成为可行的临床治疗选择。还有其他操

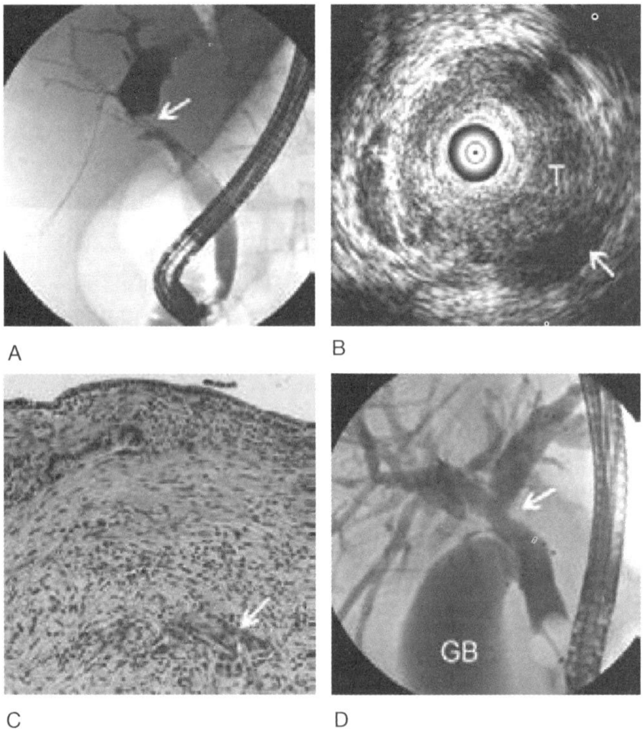

图 2-13（见书后彩图） 肝门部胆管癌的内镜下诊断、分期和姑息治疗。A. 对一例阻塞性黄疸患者行内镜下逆行胰胆管造影术（ERCP）显示胆管汇合处的恶性狭窄一直延伸到左、右肝内胆管；**B.** 胆管狭窄处行导管内超声证实：由于肿瘤导致的胆管壁增厚（T），并部分包绕肝动脉（箭头）；**C.** 在 ERCP 过程中行导管内活检，证实了恶性肿瘤细胞浸润至胆管壁黏膜下层（箭头）；**D.** 内镜下放置双侧自膨式金属支架（箭头）解除胆道梗阻。GB：胆囊（Image C courtesy of Dr. Thomas Smyrk；with permission.）

作，如内镜下阑尾切除术、胆囊切除术与输卵管结扎术正在发展，其最终临床应用目前还不清楚。NOTES 是一个目前突飞猛进的内镜研究领域。

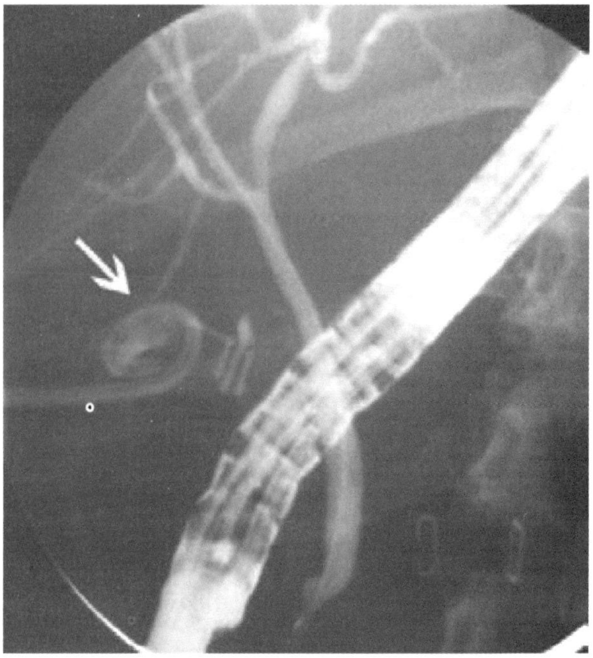

图 2-14 腹腔镜胆囊切除术后，从 Luschka 管发生胆漏（箭头）。对比造影剂从一个小的右肝管泄漏到胆囊窝，然后流入经皮引流的猪尾导管中

内镜下切除与缝合技术

内镜下黏膜切除术（EMR）（见视频 3e-4）和内镜黏膜下剥离术（ESD）（图 2-18，见视频 3e-5）是两种常用的良性和早期恶性胃肠道肿瘤切除技术。此外，这些技术为更准确的病理诊断评估提供较大的标本，还可能治疗累及食管、胃、结肠的某些癌前病变及局灶性黏膜内癌。一些工具也可用于闭合 EMR 和 ESD 导致的黏膜缺损，以及胃肠道瘘管和穿孔。通过内镜

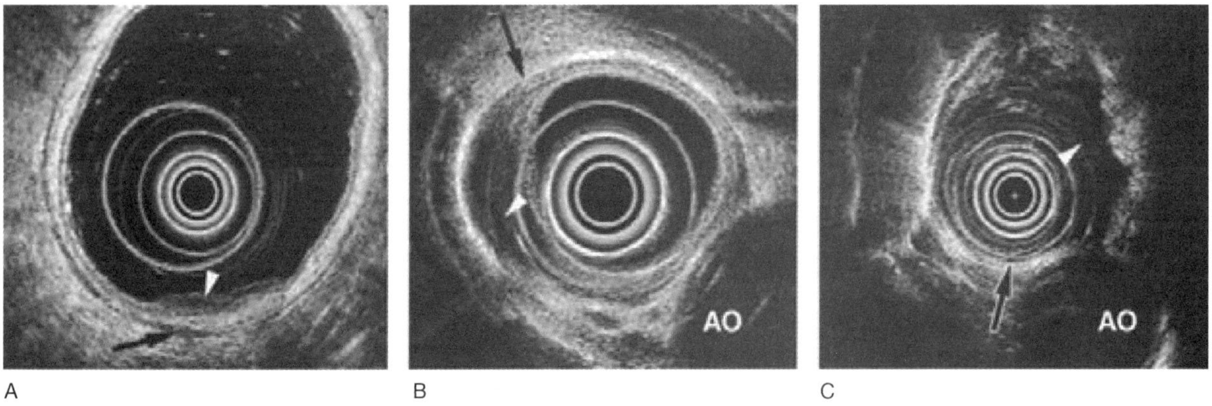

图 2-15 超声内镜对消化道肿瘤的局部分期。在每例中，白色箭头表示原发肿瘤，黑色箭头表示肠壁固有肌层。**A.** T1 期胃癌，肿瘤未侵及固有肌层；**B.** T2 期食管癌，肿瘤侵犯固有肌层；**C.** T3 期食管癌，肿瘤穿透固有肌层，侵及周围组织，局部毗邻主动脉。AO，主动脉

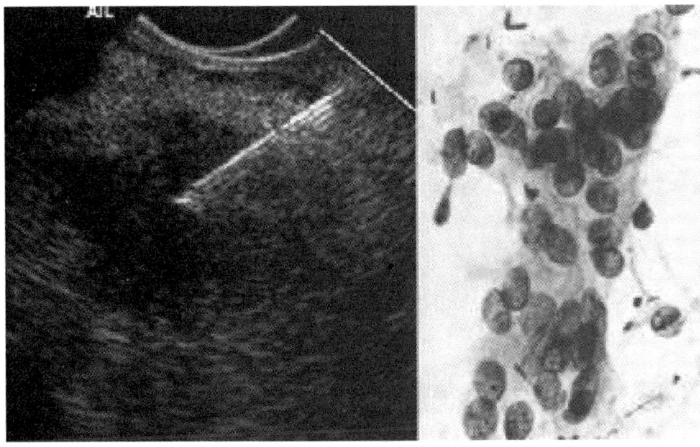

图 2-16（见书后彩图） 超声内镜（EUS）引导下细针穿刺（FNA）。A. 使用 22 号标准穿刺针通过十二指肠壁穿刺位于胰头的低回声肿块的超声图像。**B.** 穿刺出恶性细胞的显微图像。（Image B courtesy of Dr. Michael R. Henry; with permission.）

的工作钳道放置钛夹来治疗出血性病变已经使用了很多年，而力量更强、口径更大的钛夹的应用，改良了以前不适合内镜治疗的胃肠道瘘和穿孔的内镜缝合（见视频 3e-6）。内镜下缝合也是可行的，这项技术可用来闭合穿孔和大的缺口（图 2-19，见视频 3e-7）、吻合口瘘和瘘管。有关内镜下缝合术其他潜在的适应证包括固定支架防止其移位（图 2-20），内镜减肥治疗。这些技术很可能在治疗患者的过程中发挥广泛的作用。

内镜检查风险

在镇静麻醉时，使用的药物可能会导致呼吸系统抑制或过敏反应。所有内镜检查都有出血和胃肠道穿孔的风险。诊断性上消化道内镜和肠镜检查风险很小（<1∶1000 次操作），但内镜治疗时，如 EMR 和 ESD、控制出血或狭窄扩张术时，并发症发生率则升高到 0.5%～5%。出血和穿孔是屈曲式乙状结肠镜检查的罕见不良事件。诊断性 EUS 的不良事件风险（不针吸活检）与诊断性上消化道内镜相似。

感染是大多数内镜操作的罕见并发症。一些操作发生术后菌血症的概率较高，可以预防性使用抗生素（表 2-1）。内镜手术前使用抗血栓药物应考虑到出血的风险、药物与患者的病情，总结见表 2-2。

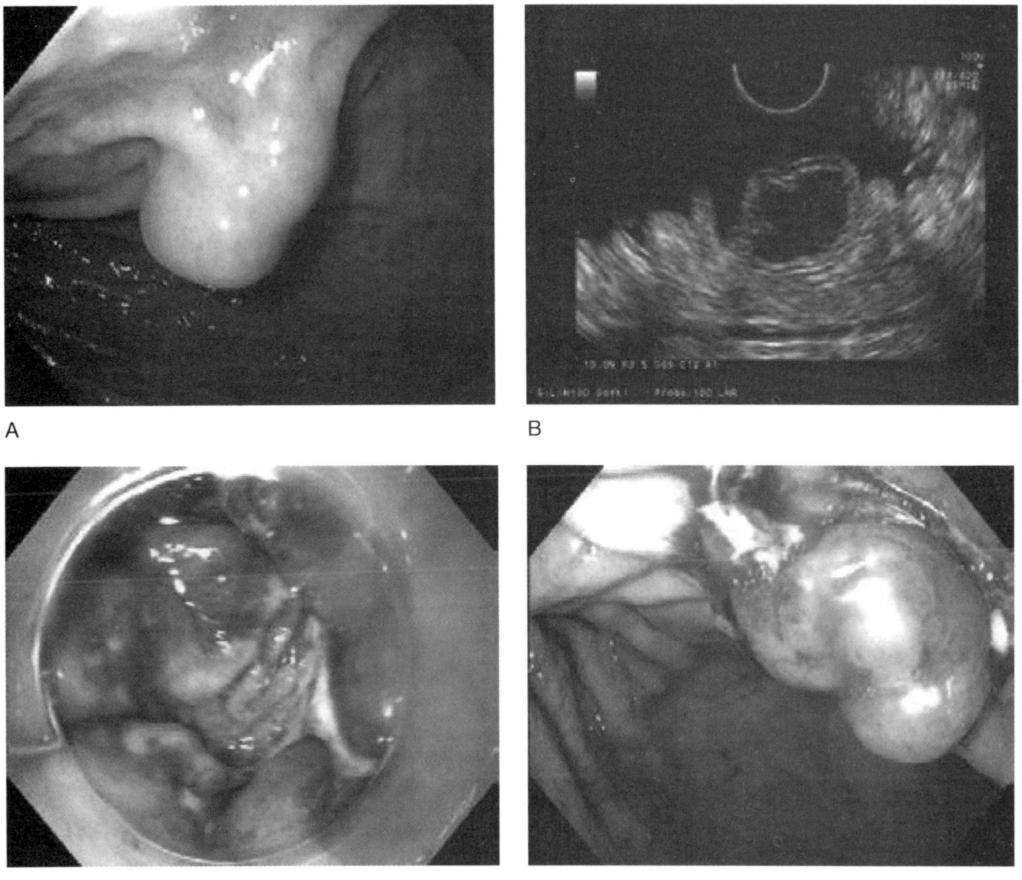

图 2-17（见书后彩图） 内镜下全层切除胃肠道间质瘤。A. 近端胃的上皮下病变；**B.** EUS 显示起源于第四层（固有肌层）的低回声病灶；**C.** 全层切除后的缺损；**D.** 使用大口径钛夹闭合缺损

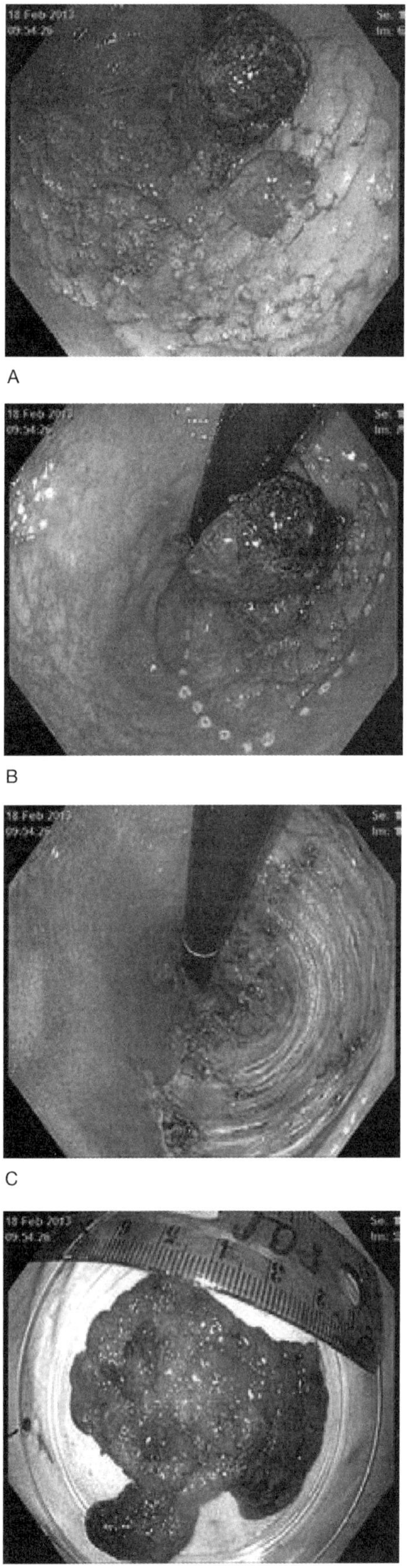

A

B

C

D

图 2-18（见书后彩图）　内镜黏膜下剥离术。A. 远端直肠的大扁平腺瘤，中央有分叶；B. 使用电凝固点状标记病灶周边；C. 内镜黏膜下剥离术后直肠缺损；D. 标本整块切除

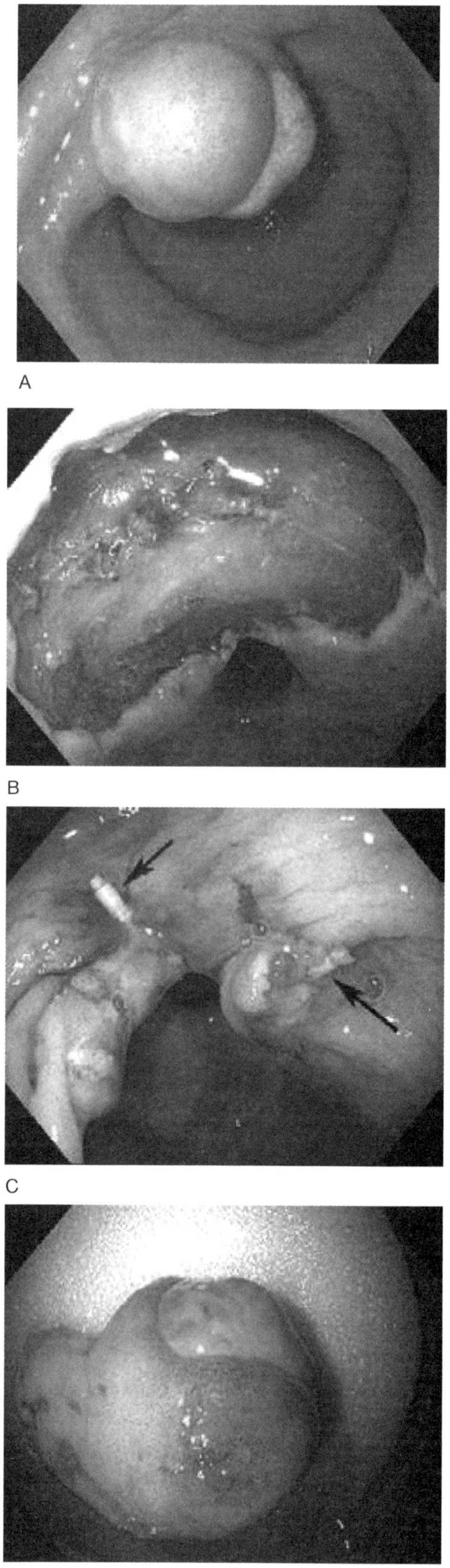

A

B

C

D

图 2-19（见书后彩图）　使用内镜缝合装置闭合大的缺损。A. 胃窦的溃疡性炎性纤维性息肉；B. 内镜黏膜下剥离术后形成大的缺损；C. 使用内镜缝合闭合缺损（箭头）；D. 切除下的标本

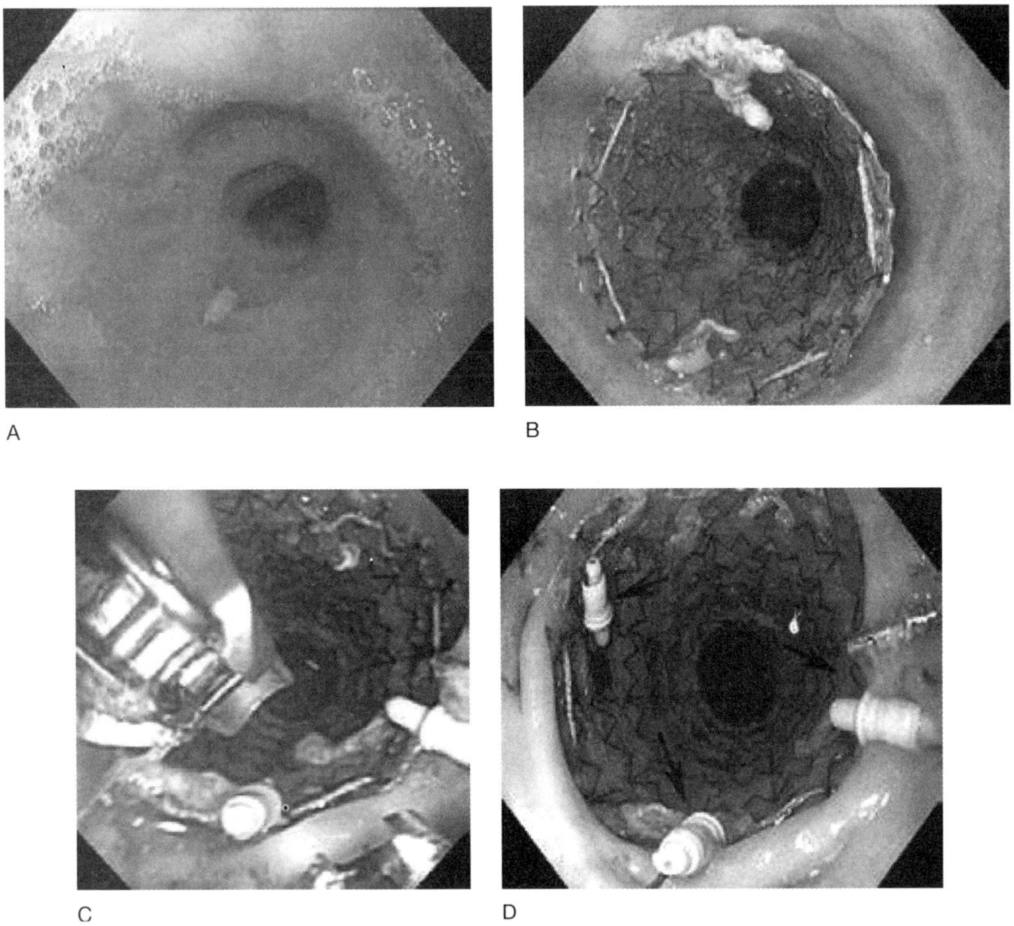

图 2-20（见书后彩图） 使用内镜缝合术预防支架移位。**A.** 球囊扩张术难以治疗的食管-胃吻合口狭窄；**B.** 临时放置覆膜食管支架；**C.** 内镜缝合术将支架固定在食管壁；**D.** 内镜下缝合术固定支架（箭头）

表 2-1 内镜操作的抗生素预防

患者情况	详细操作过程	预防目的	围操作期抗生素预防
所有心脏问题	任何内镜操作	预防感染性心内膜炎	无指征
无胆管炎的胆管梗阻	ERCP 完全引流	预防胆管炎	不推荐
无胆管炎的胆管梗阻	ERCP 预期不能完全引流（例如硬化性胆管炎、肝门部狭窄）	预防胆管炎	建议术后持续使用抗生素
无菌的胰液收集（例如假性囊肿、坏死），与胰管连通	ERCP	预防囊肿感染	建议术后持续使用抗生素
无菌的胰液收集	经腹壁引流	预防囊肿感染	推荐
上消化道的实性病变	EUS-FNA	预防局部感染	不推荐[a]
下消化道的实性病变	EUS-FNA	预防局部感染	确定推荐的证据不足[b]
消化道（包括纵隔）的囊性病变	EUS-FNA	预防囊肿感染	推荐
所有患者	经皮内镜下营养管置入术	预防伤口周围感染	推荐
肝硬化伴急性消化道出血	对所有患者，无论有无内镜操作	预防感染并发症，降低死亡率	推荐，入院时[c]
人造血管移植和其他非瓣膜心血管装置	任何内镜操作	预防移植物和装置感染	不推荐[d]
人工关节	任何内镜操作	预防脓毒性关节炎	不推荐[e]

[a] 菌血症和局部感染的概率低。[b] 内镜医生可以根据个案基础选择。[c] 已明确肝硬化合并消化道出血会增加相关的细菌感染风险。[d] 没有与内镜相关的感染病例的报道。[e] 非常低的感染率。

缩写：ERCP，内镜逆行胰胆管造影；EUS-FNA，超声内镜引导下细针穿刺活检。

来源：Adapted from S Banerjee et al：Gastrointest Endosc 67：719，2008；with permission from Elsevier.

表 2-2 内镜操作前抗血栓药物的管理

药物	操作出血的风险	处理	最后一次服药到操作的间隔	评价
华法林	低[a]	继续	无	确保 INR 不超出治疗所需范围
	高[b]	中断	3～7 天（通常为 5 天），INR≤1.5	应考虑使用肝素进行过渡治疗[c]
新型口服抗凝药（达比加群、利伐沙班、阿哌沙班）	低[a]	继续	无	
	高[b]	中断	1～5 天，根据不同的药物和患者的肾功能	过渡治疗通常不需要
肝素	低[a]	继续	无	
	高[b]	中断	普通肝素为 4～6 h	如果使用低分子肝素则停一次
阿司匹林	任何	继续	无	低剂量的阿司匹林并不增加内镜操作的出血风险
阿司匹林＋双嘧达莫	低[a]	继续	无	
	高[b]	中断	2～7 天	可考虑继续使用阿司匹林单药治疗
噻吩并吡啶类	低[a]	继续	无	
	高[b]	中断	5 天（氯吡格雷或替卡格雷），7 天（普拉格雷），10～14 天（噻氯匹定）	可考虑使用阿司匹林过渡治疗

[a] 低风险的内镜操作包括无论活检与否的胃镜（EGD）或结肠镜，没有细针穿刺（FNA）的超声内镜（EUS），内镜下逆行胰胆管造影（ERCP）与更换支架术。[b] 高风险的内镜操作包括 EGD 或结肠镜下扩张术，息肉切除术或热消融术；经皮内镜下胃造瘘术；EUS 下 FNA；和 ERCP 下括约肌切开术或假性囊肿引流术。[c] 对于血栓形成风险高的患者，停用华法林后可考虑使用肝素过渡治疗。这些患者包括：有其他危险因素的二尖瓣置换术或主动脉瓣置换术患者；有卒中病史、血栓栓塞事件、心脏血栓，或 $CHADS_2$ 评分≥4 的非瓣膜性心房颤动患者；过去 3 个月内发生静脉血栓或有严重血栓形成倾向的患者。

来源：TH Baron et al：N Engl J Med 368：2113，2013；MA Anderson et al：Gastrointest Endosc 70：1060，2009；MJ Zuckerman et al：Gastrointest Endosc 61：189，2005.

ERCP 有其他的一些风险。接受 ERCP 的患者中约 5％发生胰腺炎，而在 Oddi 括约肌功能障碍患者中发生率高达 30％。管腔正常的无黄疸的年轻患者风险增加。ERCP 术后胰腺炎通常是轻微并自限性的，但严重时可能会导致住院时间延长、手术、糖尿病或死亡。内镜下十二指肠乳头切开时，1％的患者发生出血。ERCP 时还可能发生上行性胆管炎、假性囊肿感染、腹膜后穿孔和脓肿形成。

EGD 过程中行经皮胃造瘘置管的相关不良事件发生率为 10％～15％，最常见的是伤口感染。筋膜炎、肺炎、出血、缓冲垫埋藏综合征，以及结肠损伤等并发症可能也与放置胃造瘘管有关。

急诊胃镜

急性上消化道出血

内镜是急性上消化道出血患者的一种重要的诊断和治疗技术。虽然大多数情况下，胃肠道出血会自发停止，但一些患者会有持续性或复发性出血，可能危及生命。关于再出血的临床预测有助于确定哪些患者最有可能从急诊内镜检查或内镜下止血、血管造影下止血或手术止血中获益。

初步评估 出血患者的初步评估重点是出血的严重程度，包括体位性生命体征、呕血或黑便的频率，和（在某些病例）鼻胃管灌洗物表现。血细胞比容和血红蛋白降低较临床过程滞后，是急性出血量不可靠的指标。在确定出血部位之前完成初步评估，它指导患者的即刻支持治疗，并决定安排至病房还是重症监护病房，确定内镜检查的时机。最初出血的严重程度是急诊内镜的最重要指征，原因是最初出血量大增加了持续出血或再出血的可能性。患者如出现静息低血压或生命体征随体位变化、反复呕血、大量灌洗后鼻胃管引流物仍为血性且不清亮，或需要输血时，应考虑急诊胃镜检查。此外，肝硬化患者、凝血功能障碍、呼吸衰竭或肾衰竭和 70 岁以上的人更有可能出现大量出血。

床边评估也可提示大多数患者出血的来源为上或下消化道。超过 90％出现黑便的患者出血的部位位于 Treitz 韧带近端，85％便血患者为结肠出血。黑便可由小肠或右半结肠出血导致，特别是在结肠传输缓慢的老年患者中。相反，由于肠道传输速度快，有些大量便血的患者出血部位可能位于上消化道，如胃 Dieulafoy 病或十二指肠溃疡。对于此类患者应考虑尽早行内镜检查。

内镜检查应在患者已经接受静脉输液和输血后进

行。显著的凝血功能异常或血小板减少通常是在内镜检查前治疗，这是由于纠正这些异常可能会解决出血问题，而对这些患者行内镜下止血操作可能作用有限。患者如出现代谢紊乱也应处理。对最近反复的呕血、脑病或怀疑静脉曲张出血患者，在行胃镜前应考虑气管插管以保护呼吸道。

对严重便血患者，可以在聚乙二醇溶液快速清洁肠道后进行结肠镜检查；肠道准备的液体可经鼻胃管注入。在下消化道出血方面，结肠镜检查比放射性核素出血扫描或血管造影检查有更高的诊断率。在某些情况下可使用内镜治疗。在少数情况下，由于持续猛烈的出血，以及反复血流动力学不稳定，内镜诊断的视觉效果不佳，这时必须使用其他技术（如血管造影术或急诊结肠次全切除术）。对这样的患者，我们也应考虑来源于上消化道大量出血的可能性，并行胃镜排除。在直肠大量出血时，应尽早行内镜检查肛门直肠黏膜，因为肛管或接近肛管的出血性病变一旦被确认就可以考虑内镜下或手术经肛门止血治疗。

消化性溃疡 内镜下消化性溃疡的表现为预后提供了有用的信息，并确定了针对急性出血患者实施内镜治疗的必要性（图 2-21）。基底洁净的溃疡再出血的风险低（3%～5%）；如果一个患者出现黑便，溃疡基底干净，同时这是一个年轻、值得信赖、而且健康的患者，可以允许他从急诊室或内镜室直接出院回家。覆盖溃疡基底的扁平的色素斑块和附着性血凝块分别有 10%和 20%的再出血风险。有附着性血凝块的溃疡通常应考虑内镜治疗。当在溃疡的基底上出现一个突出于血管壁的纤维蛋白栓（所谓的哨兵血凝块或可见血管），溃疡再出血的风险为 40%。这种表现通常需要内镜治疗以降低再出血率。偶尔会发现溃疡活动性喷血，如果不加以治疗，持续出血的风险>90%。

应用内镜治疗出血征象明显的溃疡，通常可将再出血率降低至 5%～10%。几种止血技术是可行的，包括向血管内和周围注射肾上腺素或硬化剂；使用热探头压在出血的部位，电凝溃疡基底的血管；放置止血夹（图 2-22）；或联合使用这些治疗方式（见视频 3e-8）。质子泵抑制剂与内镜联合治疗，可以降低出血风险和改善患者预后。

静脉曲张 指导静脉曲张破裂出血治疗的两种互补的策略：局部治疗静脉曲张破裂出血和治疗潜在的

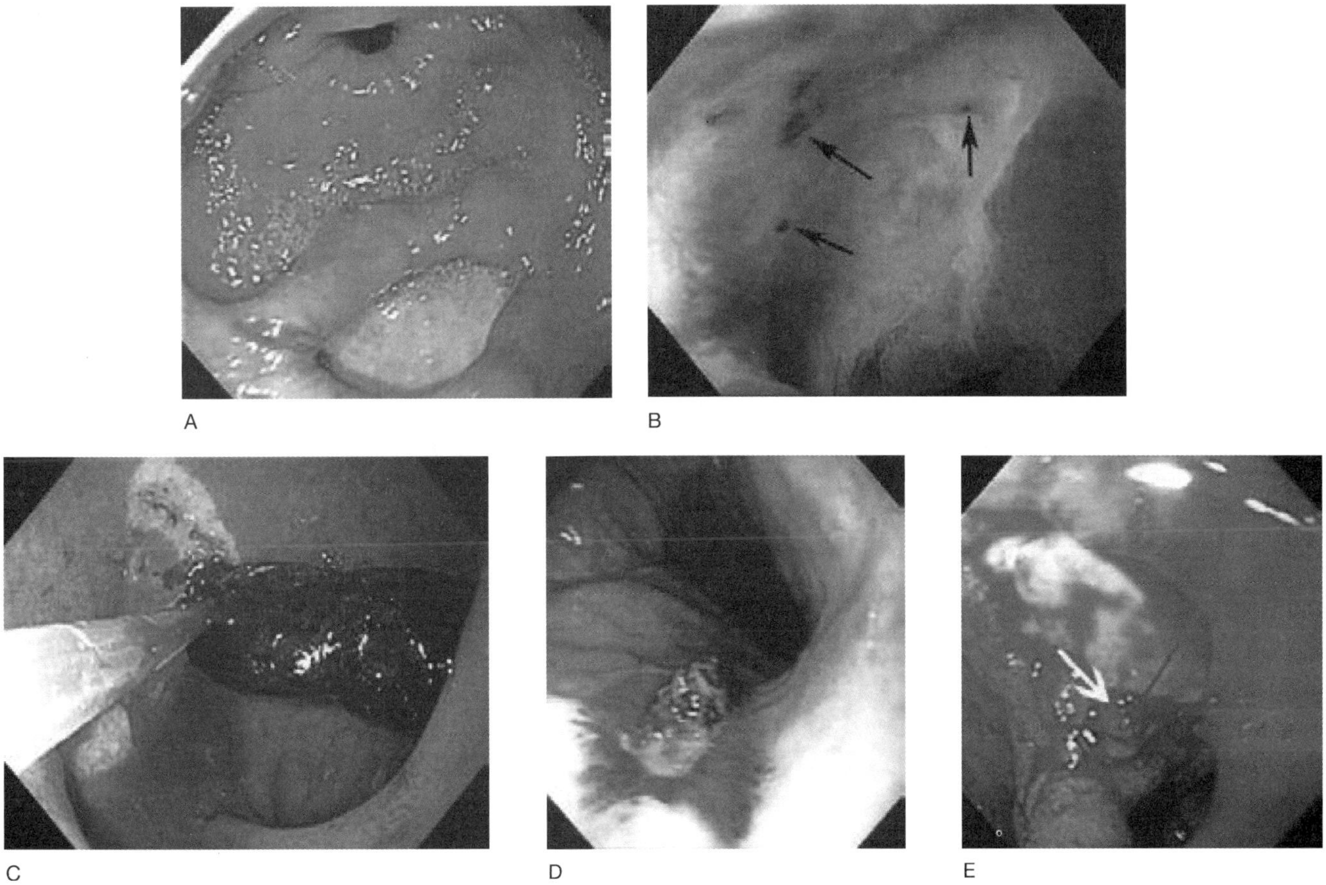

图 2-21（见书后彩图） 消化性溃疡出血征象。A. 基底洁净的胃窦溃疡；B. 有平坦的色素斑块的十二指肠溃疡（箭头）；C. 有紧密黏附血块的十二指肠溃疡；D. 胃溃疡伴突起/可见血管；E. 十二指肠溃疡活动性喷血（箭头）

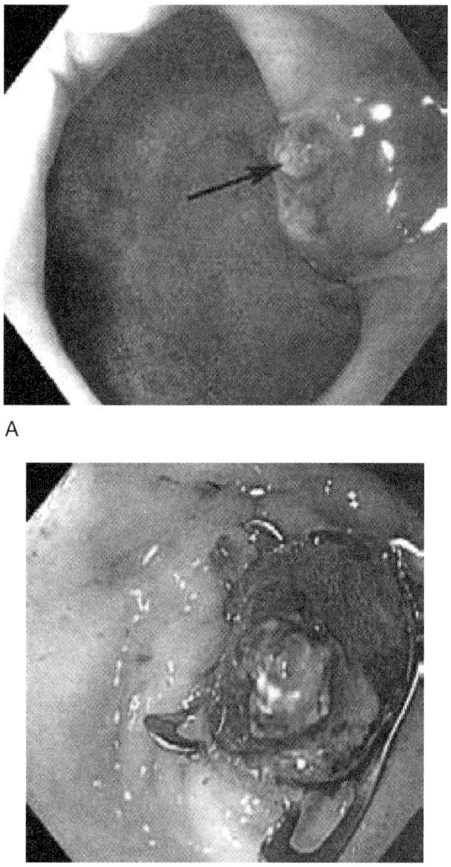

A

B

图 2-22（见书后彩图） 溃疡出血的内镜下止血治疗。A. 有可见血管的幽门管溃疡（箭头）；B. 放置大口径钛夹进行溃疡止血

门静脉高压症。局部疗法，包括内镜下静脉曲张套扎术，内镜下静脉曲张硬化术，和使用三腔二囊管气囊压迫术，这些治疗能有效控制多数患者的急性出血，但是降低门静脉压力的治疗方法（药物治疗、外科手术，或放射线下肝内门体分流术）也发挥着重要作用。

内镜下食管静脉曲张套扎术（EVL）可用于预防大的食管曲张静脉的首次出血（一级预防）（图 2-23 和图 2-24），尤其是在患者对 β 受体阻滞剂存在禁忌或不能耐受时。EVL 也是控制食管曲张静脉活动性出血，以及后续消除食管曲张静脉（二级预防）的首选内镜治疗。在 EVL 过程中，一条曲张静脉被抽吸到安放在内镜前端的透明帽内，一个橡皮圈从帽上释放，套扎曲张静脉（图 2-24，见视频 3e-9）。EVL 控制急性出血的有效率高达 90%。EVL 的并发症，如套扎后溃疡出血和食管狭窄并不常见。内镜下静脉曲张硬化治疗（EVS）是向食管曲张静脉内或静脉旁注射一种能硬化并形成血栓的溶液。EVS 也能控制大多数患者的急性出血，但相比 EVL，其并发症的发生率更高，因此一般都是作为套扎术失败的补救治疗。这些技术

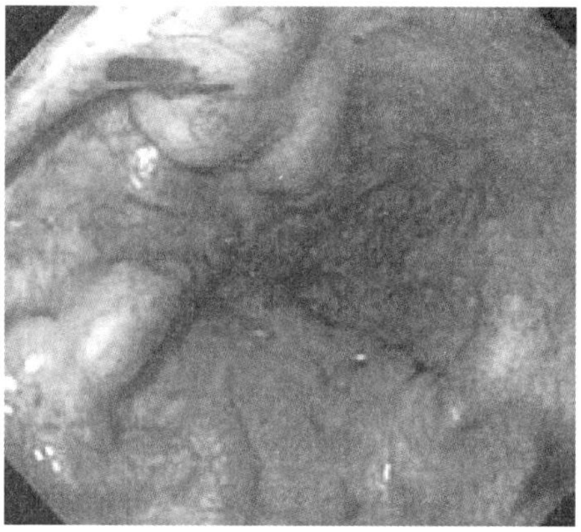

图 2-23（见书后彩图） 食管静脉曲张

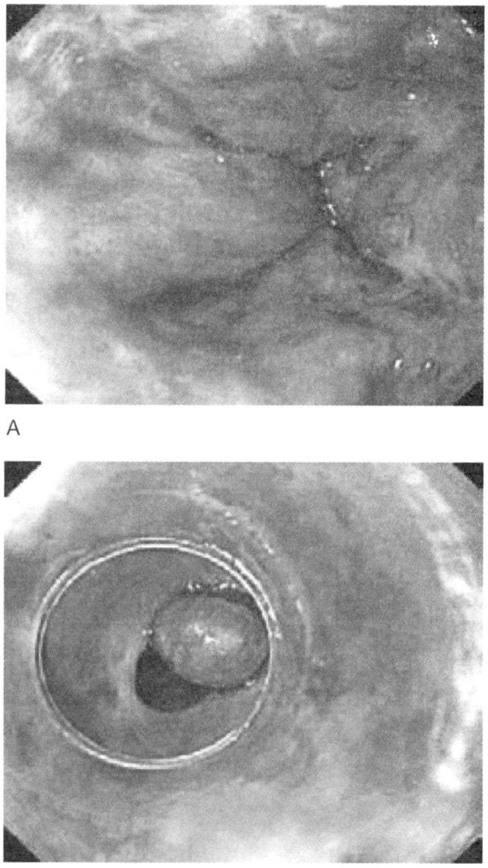

A

B

图 2-24（见书后彩图） 内镜下套扎治疗食管静脉曲张。A. 有近期出血表现的大的食管静脉曲张；B. 食管静脉曲张套扎术

用于胃镜下食管静脉曲张出现活动性出血，或（更为常见的是）静脉曲张是急性出血唯一可确定的原因时。大的胃底静脉曲张出血（图 2-25）最好的治疗是内镜下氰基丙烯酸盐黏合剂（“胶”）注射（见视频 3e-10），因为使用 EVL 或 EVS 治疗这些曲张静脉时再出血率高。氰基丙烯酸盐黏合剂注射的并发症包括感染和其他器官（如肺、脑和脾）的栓塞。

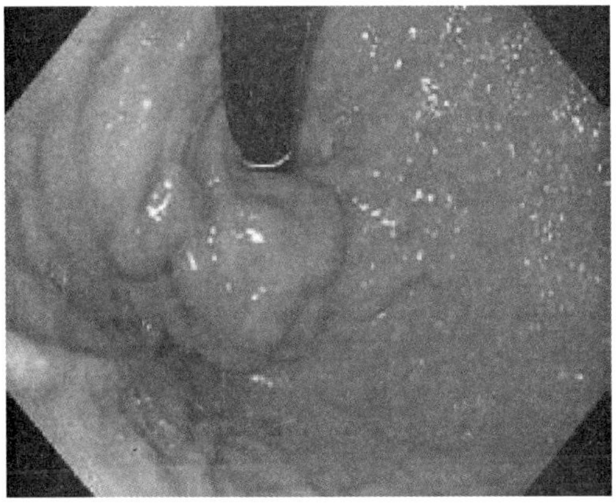

A

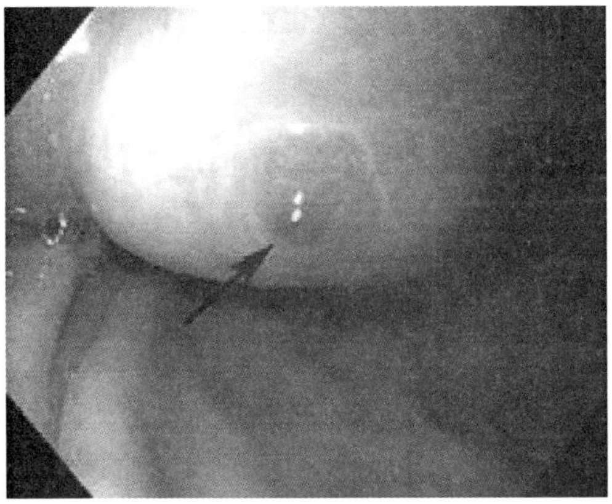

B

图 2-25（见书后彩图） 胃静脉曲张。A. 大的胃底静脉曲张；**B.** 同一胃底静脉曲张破裂出血的近期出血征象（箭头）

急性出血治疗之后，可以实施不同的内镜治疗手段来清除曲张静脉，并预防随后数月内或数年内再出血。但是，这些慢性治疗并不十分奏效，仅能预防50%患者长期再出血。降低门静脉压力的药物治疗同样有效。两种治疗可以相结合。

Dieulafoy 病变 该病变又称为恒径动脉，是一种沿消化道黏膜下走行的大口径动脉，通过针尖状黏膜糜烂引起出血（图 2-26）。Dieulafoy 病变最常见部位是位于近端胃小弯侧，造成显著的动脉出血，可能很难诊断；它往往只有经过反复的胃镜检查才能发现出血部位。病变一旦被发现，内镜治疗如热凝固或套圈结扎，用于控制出血和消融潜在血管通常是有效的（见视频 3e-11）。补救治疗，如血管造影栓塞或外科缝合，在内镜治疗失败的情况下应予以考虑。

Mallory-Weiss 撕裂 贲门黏膜撕裂是在胃食管交界附近或跨越该处的一个线性黏膜裂缝，通常与恶心或呕吐相关（图 2-27）。当撕裂损伤黏膜下小动脉时，可能导致活动性出血。内镜是最好的诊断方法，活动性的出血撕裂口可以在内镜下使用注射肾上腺素、电凝固、圈套结扎或止血夹（见视频 3e-12）等方式治疗。与消化性溃疡不同的是，贲门黏膜撕裂在其基底有未出血的“哨兵样”血凝块时，很少发生再出血，因而不需要内镜治疗。

血管扩张 血管扩张是平坦型黏膜血管畸形，内镜检查是最好的诊断方法。它通常会导致缓慢的肠道出血，呈散发分布或明显分布［例如，胃窦血管扩张（GAVE）或“西瓜胃”］（图 2-28）。内镜下局部消融治疗，如氩离子凝固术，往往可以治疗盲肠血管扩张症、GAVE 和放射性直肠血管扩张（见视频 3e-13）。尽管常规内镜可以治疗容易接近的病变，弥漫性小肠血管扩张症患者（与慢性肾衰竭和遗传性出血性毛细血管扩张症有关）仍可能继续出血。这些患者可能从更深入的小肠镜下内镜治疗、奥曲肽或雌激素/孕激素的药物治疗或术中肠镜的治疗中获益。

结肠憩室 憩室形成于营养动脉血管穿透结肠肠壁的肌层至肠黏膜层的过程中（图 2-29）。憩室基底出现的动脉可能出血，导致无痛性大量便血。患者出现便血并怀疑存在憩室出血时，应行结肠镜检查，因为

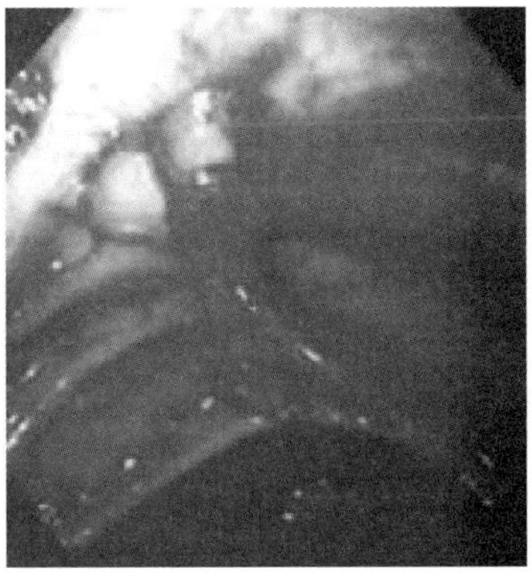

A

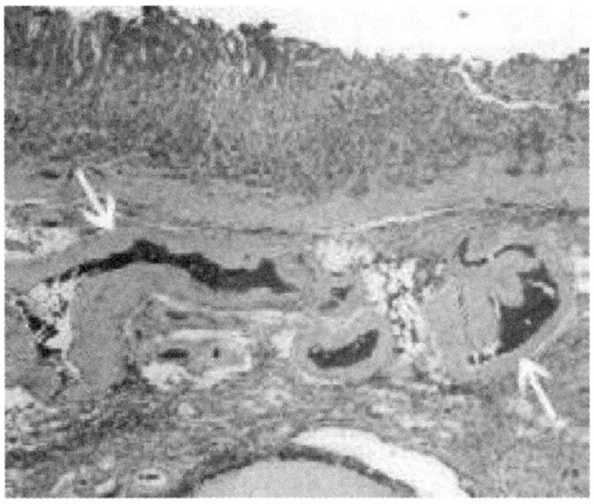

B

图 2-26（见书后彩图） Dieulafoy 病变。A. 活动性喷血的空肠 Dieulafoy 病变，没有潜在的黏膜病变；**B.** 胃的 Dieulafoy 病变组织学表现，在胃黏膜下层有一个恒径动脉（箭头），位于黏膜下

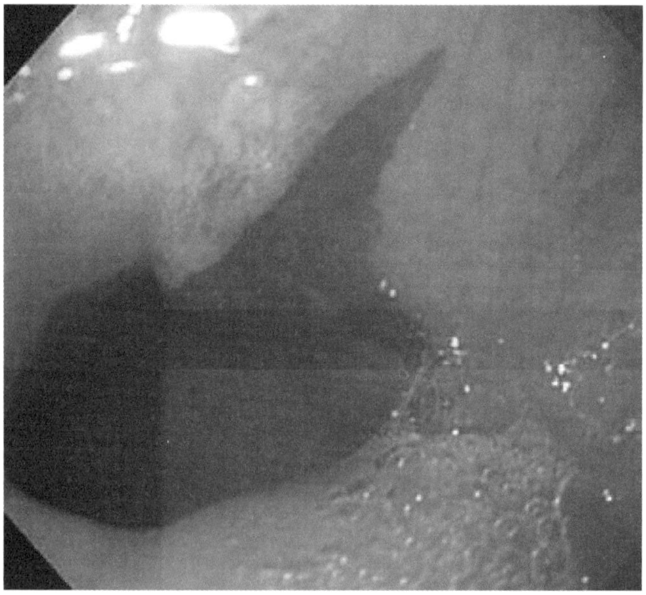

图 2-27（见书后彩图） 胃食管交界处 Mallory-Weiss 撕裂

出血的其他原因（如血管扩张、结肠炎和结肠癌）必须排除。此外，在结肠镜检查时，可能发现和治疗有活动性出血的憩室（图 2-30，见视频 3e-14）。

胃肠道梗阻和假性梗阻

内镜检查对评价和治疗某些胃肠道梗阻是有用的。由于手术粘连形成的小肠梗阻是一个重要的例外，这种情况一般不通过内镜诊断或治疗。食管、胃和十二指肠，以及结肠梗阻或假性梗阻均可通过内镜诊断和治疗。

急性食管梗阻

食管梗阻是由食物嵌塞（图 2-31）或摄入异物导致，是一种潜在威胁生命的急症，需要急诊内镜治疗。未经治疗的患者，可发展为食管溃疡、缺血、穿孔。持续性食管梗阻常有唾液分泌过多，通常无法吞咽水；内镜是这些患者最佳的首选检查，因为常能通过内镜移除梗阻物，并往往可以确定潜在的食管病变。出现发热、梗阻≥24 h 或吞咽尖锐异物，如鱼骨的患者，内镜检查之前应行胸部和颈部 X 线片检查。放射线对比造影检查会干扰后续的内镜检查，对大多数临床表现为食管梗阻的患者是不可取的。少量饮用碳酸饮料、舌下含服硝苯地平或硝酸盐，或静脉内使用胰高血糖素可能解决食管某个食物嵌塞，但对于大多数存在潜在的食管蹼、环或狭窄的患者，需要内镜移除阻塞性的食物团。

胃出口梗阻 胃出口梗阻常为胃、十二指肠、胰腺恶性肿瘤或慢性消化性溃疡伴幽门狭窄所导致的（图 2-32）。患者进食数小时后呕吐部分已消化的食物。使用鼻胃管行胃减压，随后灌洗去除潴留物是治疗的第一步。如果需要，可以用生理盐水负荷实验来确诊。内镜检查对于诊断和治疗都是有用的。对幽门良性狭窄患者可能使用内镜下气囊扩张治疗，一个疗程的内镜下扩张可以使 50%患者的症状长期缓解。对于不能手术的恶性肿瘤患者，内镜下放置支架可以缓解恶性胃出口梗阻（图 2-33）。

结肠梗阻与假性梗阻 两者均可表现为腹胀不适、鼓气，腹部 X 线平片检查均可发现扩张充气的结肠。在特定的条件下，影像学表现可以是特征性的，如乙状结肠扭转（图 2-34）。如果不及时治疗结构性梗阻和假性梗阻，可能会导致结肠穿孔。急性结肠假性梗阻是结肠梗阻的一种形式，通常是由于电解质紊乱、使用麻醉和抗胆碱能药物、结肠动力差（术后）、腹膜后出血或肿块导致的。致病因素多种多样。可用结肠镜检查、水溶性造影剂灌肠或 CT 评估梗阻病变，来与假性梗阻相鉴别。如果患者没有明确的假性梗阻的危险因素，影像学没有显示直肠内充气，或假性梗阻的潜在原因已得到解决，而患者病情未改善时，应着重考虑上述诊断方法之一。当盲肠直径增宽超过 12 cm 时，由假性梗阻所致盲肠穿孔的风险增加，应使用静脉注射新斯的明或通过结肠镜下减压来实现结肠的减

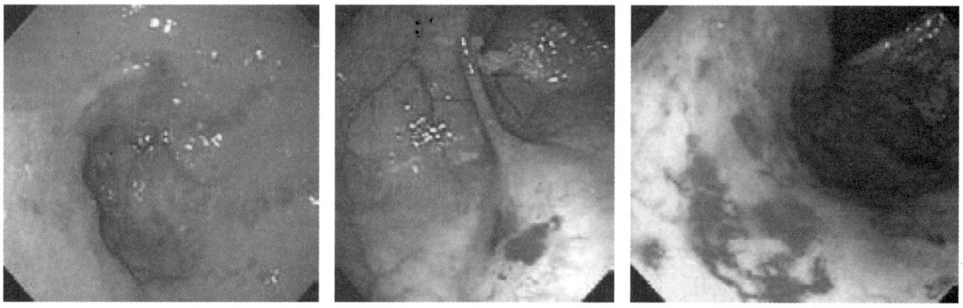

图 2-28（见书后彩图） **胃肠血管扩张。A.** 胃窦血管扩张（“西瓜胃”）的特征是明显的扁平或凸起的血管扩张的条纹；**B.** 盲肠血管扩张；**C.** 前列腺癌患者既往接受放射治疗后形成的直肠血管扩张

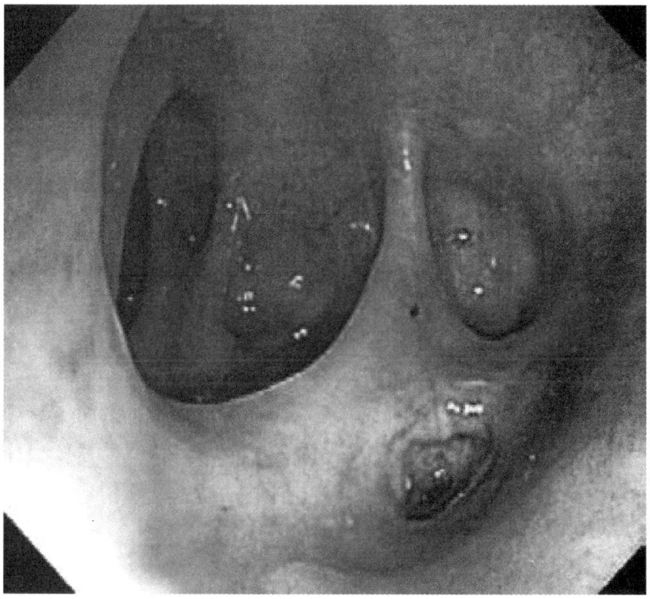

图 2-29（见书后彩图） 结肠憩室

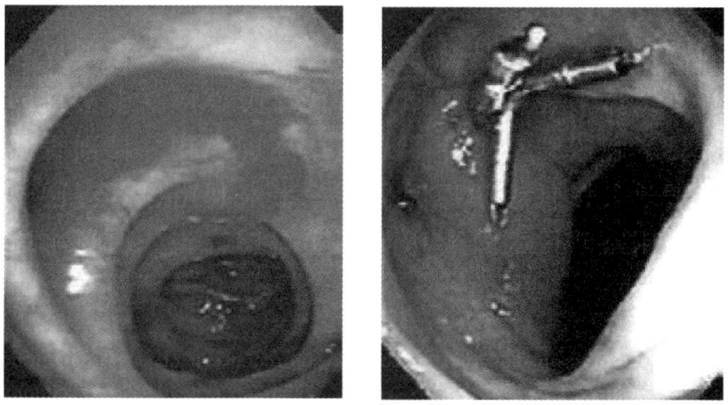

A　　B

图 2-30（见书后彩图） 憩室出血。A. 乙状结肠憩室活动性出血；B. 内镜下使用止血夹止血

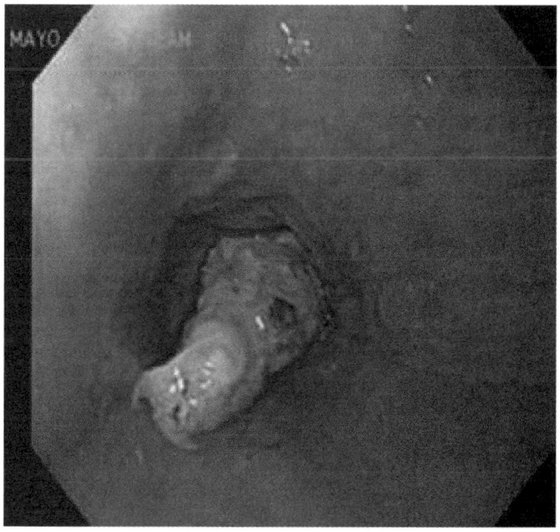

图 2-31（见书后彩图） 食管食物（肉）嵌塞

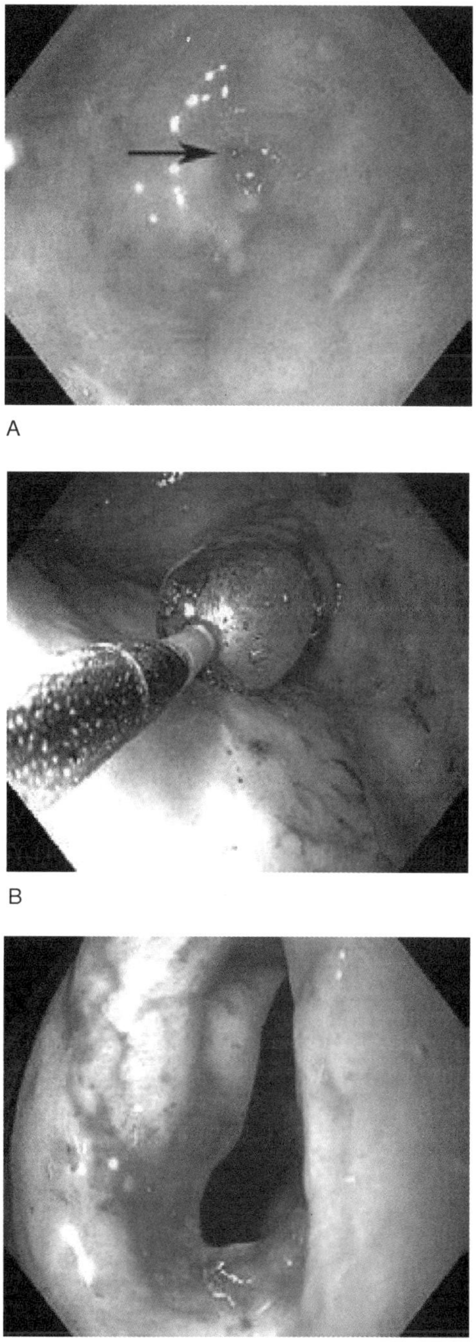

A

B

C

图 2-32（见书后彩图） 幽门狭窄引起的胃出口梗阻。A. 非甾体抗炎药（NSAID）引起的后遗症——溃疡病伴发严重幽门狭窄（箭头）；B. 气囊扩张狭窄；C. 扩张后幽门环的外观

压（图 2-35）。大多数患者在接受侵入性的结肠假性梗阻减压手术之前，应接受保守治疗（如纠正电解质紊乱、清除有害药物、增加动力）。

结肠梗阻是紧急干预的一个标志。在过去，通常先行急诊结肠分流造口术，之后在肠道准备后行二次手术解决梗阻的潜在原因。结肠镜下放置可膨胀的支架是一种目前广泛使用的替代治疗，它可以缓解恶性

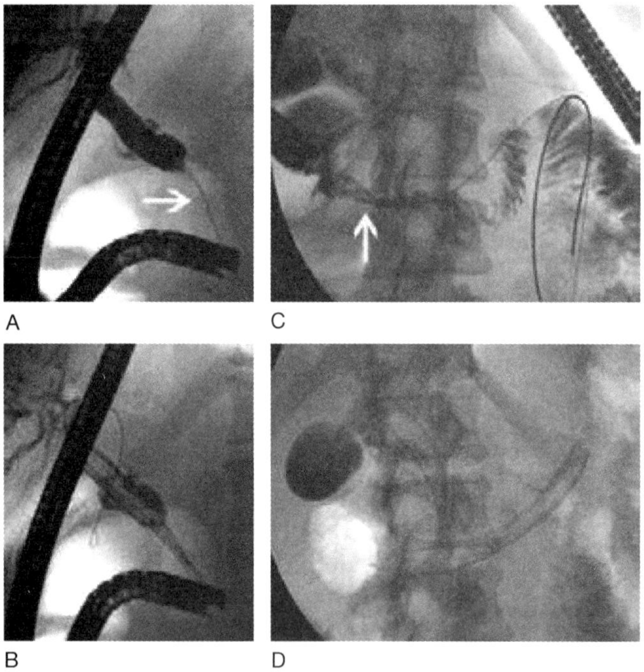

图 2-33 治疗胰腺癌引起梗阻的胆道和十二指肠自膨式支架(SEMS)。A. 内镜下逆行胰胆管造影（ERCP）证实的远端胆管狭窄（箭头）；**B.** 放置胆道 SEMS；**C.** 注射造影剂显示十二指肠狭窄（箭头）；**D.** 胆道和十二指肠放置 SEMS

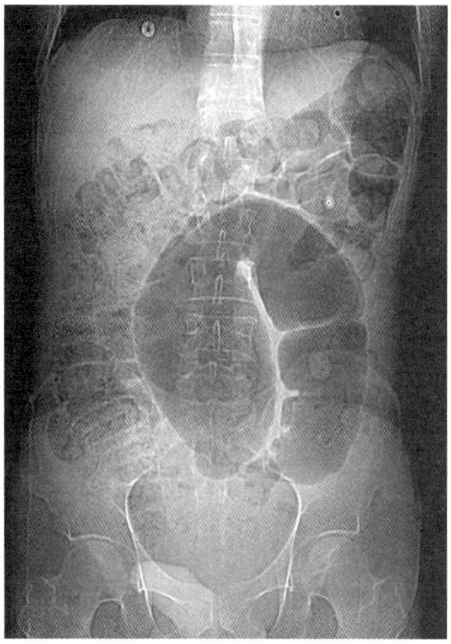

图 2-34 乙状结肠扭转的特征性影像学表现："弯曲的内管"

结肠梗阻，而无需急诊手术治疗，并可在肠道准备后行择期手术（图 2-36，见视频 3e-15）。

急性胆道梗阻

当胆结石急性阻塞胆总管时，会出现稳定、剧烈的疼痛，患者往往到医院就诊。当患者有黄疸，或当

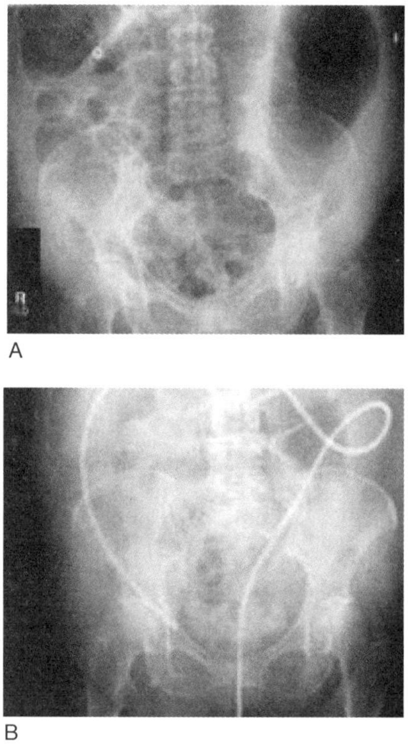

图 2-35 急性结肠假性梗阻。A. 膝关节手术后患者出现的急性结肠扩张；**B.** 结肠镜下放置减压管明显地改善了结肠扩张

血清肝功能或胰酶水平升高时，应怀疑患者有胆管结石；而经 EUS、磁共振胰胆管造影（MRCP）或直接胆道造影（经内镜、经皮或在外科手术中）可以确诊。美国大多数医院中，ERCP 是目前诊断和治疗胆总管结石的主要手段（图 2-11 和 2-12）。

胆管成像 经腹超声只能诊断少数胆总管结石，MRCP 检查和 EUS 的准确性>90%，在诊断中有重要作用。这些操作的示例见图 2-37。

如果怀疑为胆管结石的可能性很大，则需要急诊治疗（如梗阻性黄疸及胆道脓毒症患者），ERCP 是可选择的手段，因为它仍然是诊断的金标准，并能立即处理（见视频 3e-16）。如果胆管结石的可能性不大（如胆源性胰腺炎患者），ERCP 可以被创伤小的成像技术取代，如 EUS、MRCP 或在胆囊切除术中行胆道造影，这样可以减少患者行 ERCP 的风险和不适。

上行性胆管炎 约 70%的上行性胆管炎和胆道脓毒症患者出现 Charcot 三联征——黄疸、腹痛、发热。这些患者最初的处理是液体复苏和静脉注射抗生素。腹部超声检查经常用来诊断胆囊结石与胆管扩张。不过在急性胆道梗阻的早期，胆管可能不扩张。药物治疗通常能改善患者的临床状况，提供约 24 h 的窗口期来建立胆道引流（通常通过 ERCP 完成）。过度延误会导致明显的脓毒症复发，以及发病率和死亡率的增

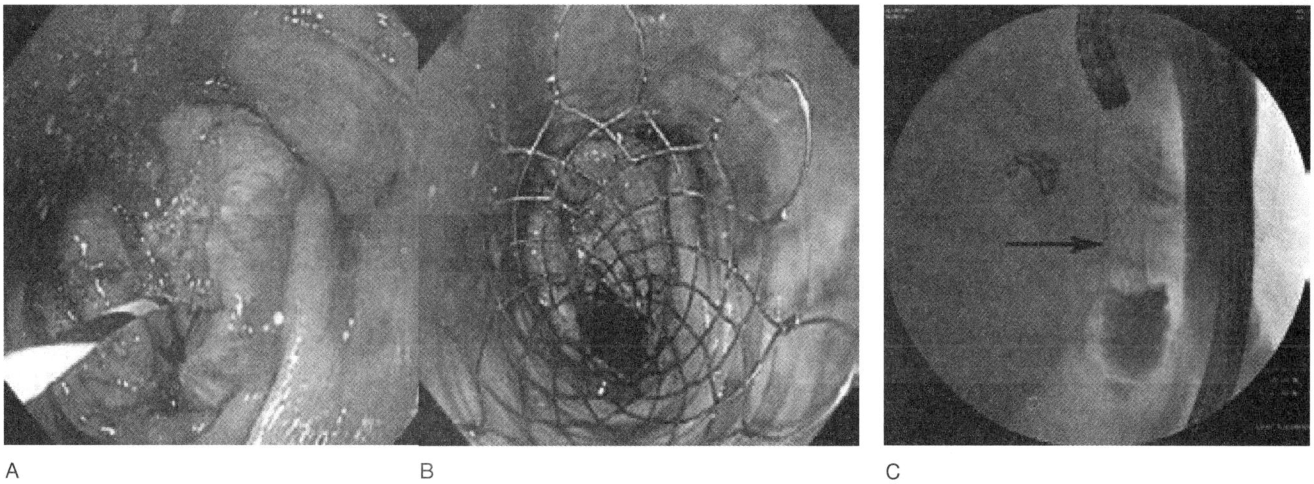

图 2-36（见书后彩图） 结肠癌引起的梗阻。A. 结肠腺癌引起的远侧横结肠肠腔显著狭窄；B. 内镜置入自膨式金属支架；C. 放射影像显示膨胀支架跨越肿瘤梗阻部位残留的“腰部”（箭头）

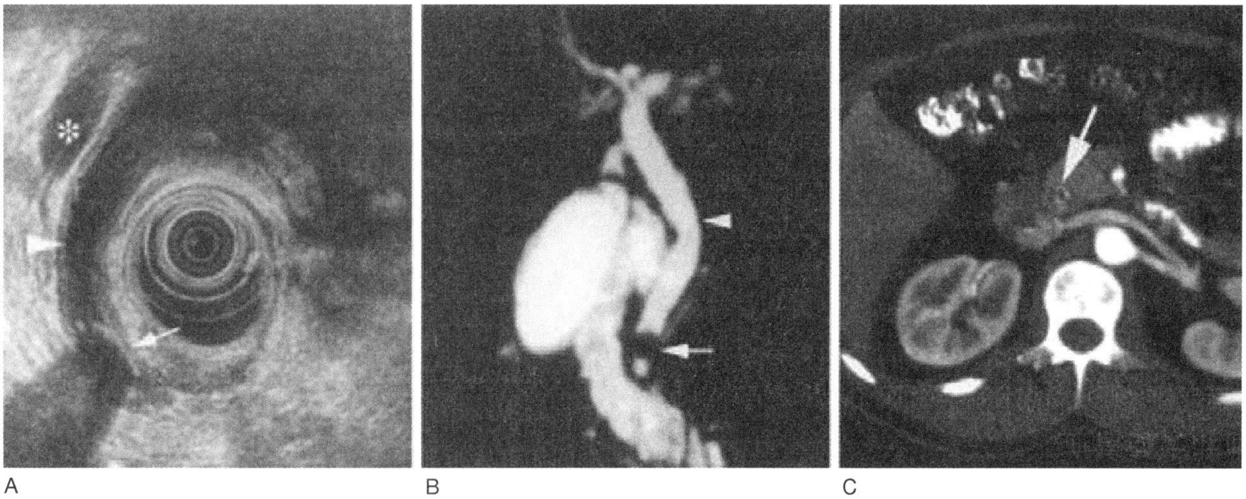

图 2-37 胆管成像方法。箭头标记胆管结石。三角箭头示胆总管，星号标记门静脉。A. 超声内镜（EUS）；B. 磁共振胰胆管造影（MRCP）；C. 螺旋型 CT

加。除了 Charcot 三联征外，其他表现如休克和意识障碍的存在（Reynolds 五联征）与高死亡率相关，应及时进行急诊干预，以恢复胆管引流。

胆源性胰腺炎 胆结石通过 Vater 壶腹时可能引起急性胰腺炎。胆源性胰腺炎的发生通常指的是胆石进入十二指肠导致的，只有约 20％患者的结石持续堵在壶腹或胆总管。结石残留更常见于伴有黄疸、入院后血清肝功能升高、严重胰腺炎，或合并上行性胆管炎的患者。

对于残留胆管结石的一部分患者，急诊 ERCP 可以降低胆源性胰腺炎的发病率。目前还不清楚 ERCP 的益处是否主要是治疗和预防上行性胆管炎，抑或缓解胰管阻塞。如果怀疑为上行性胆管炎，在胆源性胰腺炎的早期行 ERCP 是必要的，尤其对有黄疸的患者。对于使用临床严重性指数评分如 Glasgow 或 Ranson 评分为重症胰腺炎的患者，行急诊 ERCP 也可能使之受益。由于 ERCP 的好处限于胆管残留结石患者，对于胆源性胰腺炎，最初使用磁共振胰胆管造影（MRCP）或 EUS 作为诊断方法的策略减少了 ERCP 的使用，并通过限制 ERCP 相关不良事件的发生，提高了临床疗效。

选择性内镜检查

消化不良

消化不良是一种上腹部慢性或反复发作的烧灼样不适或疼痛，它可能是由不同的病理过程，如胃食管反流、消化性溃疡、与“非溃疡性消化不良”导致，这些不同种类的疾病包括了动力、感觉和躯体化疾病。

胃和食管恶性肿瘤是消化不良的少见原因。只有约一半的消化不良患者是通过仔细询问病史而得到确切的鉴别诊断的。对于其余的患者，内镜检查是一个有用的诊断工具，特别是在患者的症状经对症经验治疗没有缓解时。对于有消化不良和报警征象，如体重减轻或缺铁性贫血的患者，在一开始就应该进行内镜检查。

胃食管反流病（GERD）

当经典的胃食管反流症状，如胃灼热和胸骨后烧心出现时，推断 GERD 的诊断和经验性治疗往往是足够的。胃镜检查是诊断食管炎的敏感方法（图 2-38），但会遗漏非糜烂性胃食管反流病（NERD）。因为一些患者有症状性反流，但没有食管炎。诊断胃食管反流病最敏感的试验是 24 h 动态食管 pH 值监测。有反流症状而抑酸治疗效果不好的患者；有报警症状，如吞咽困难、体重减轻或胃肠道出血的患者；或者治疗后复发的消化不良患者，在临床上不太清楚这些症状是否是反流所致时，内镜检查是需要的。长期存在（≥10 年）胃食管反流症状的患者要考虑内镜检查，因为与反流症状小于 1 年的患者相比，他们发生 Barrett 食管的风险增加了 6 倍。患有 Barrett 食管（图 2-3）的患者一般应定期接受胃镜检查与活组织切片检查，监测并发现不典型增生或早期癌。

Barrett 食管 Barrett 食管是指在一些胃食管反流病患者中，食管远端黏膜的正常鳞状上皮被特殊的柱状上皮化生替代的疾病。Barrett 上皮是食管腺癌的主要危险因素，内镜检查可以发现鳞柱交界处向近端移位（图 2-3）。对有 GERD 症状的慢性病史（≥10 年）的患者，应考虑使用胃镜筛查 Barrett 食管。内镜活检是确定 Barrett 食管及起源自 Barrett 黏膜的不典型增生或癌的金标准。

消化性溃疡

消化性溃疡的典型症状为胃脘区不适或烧灼感，经常发生在夜间，通过食物或抗酸剂能及时缓解。虽然胃镜检查是消化性溃疡最敏感的诊断方法，但在有溃疡样消化不良症状的年轻患者中，这不是一个符合成本效益的策略，除非内镜成本很低。怀疑消化性溃疡的患者应检测幽门螺杆菌。血清学（过去或现在感染）、尿素呼气试验（现症感染）以及粪便检查是无创的，成本较胃镜活检低。有报警症状的患者和经过治疗仍有持续性症状的患者，应进行内镜检查以排除胃恶性肿瘤等病因。

非溃疡性消化不良

非溃疡性消化不良可能与腹胀相关，它不同于消

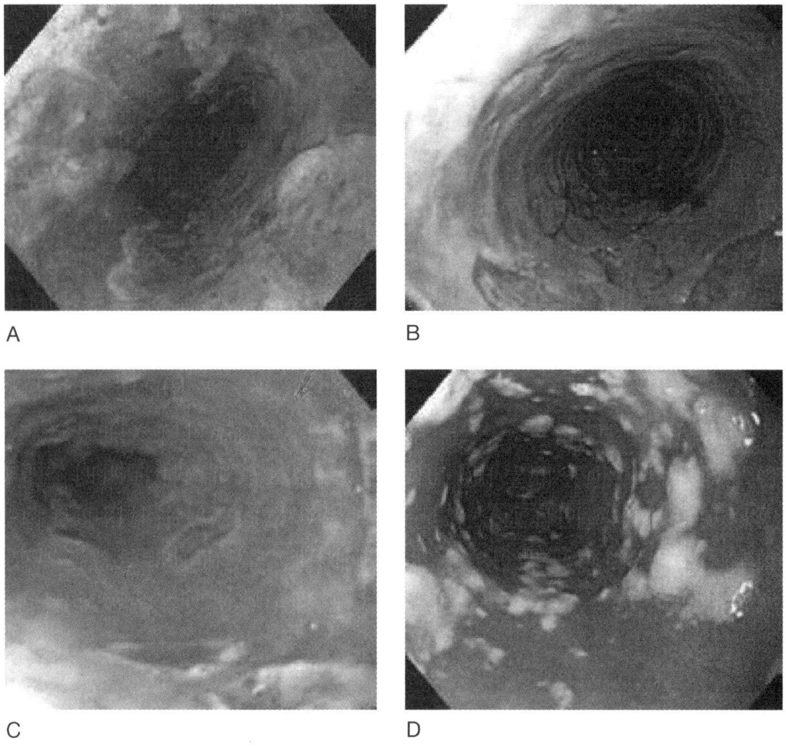

图 2-38（见书后彩图） **食管炎的原因。A.** 重度反流性食管炎伴有黏膜溃疡和变脆；**B.** 巨细胞病毒性食管炎；**C.** 单纯疱疹病毒性食管炎伴有靶样浅溃疡；**D.** 念珠菌性食管炎伴黏附于食管黏膜的白色斑块

化性溃疡，无反复缓解或发作的特点。大多数患者描述抑酸、促动力剂或根除幽门螺杆菌治疗部分缓解。医生往往建议患者行胃镜检查以排除顽固性溃疡并评估其他原因。虽然胃镜检查对排除其他诊断有用，但对非溃疡性消化不良患者治疗的影响有限。

吞咽困难

约50％有吞咽困难的患者存在机械性梗阻；其余的有动力障碍，例如贲门失弛缓症或弥漫性食管痉挛。详细询问病史经常能做出假定诊断，并可以选择合适的诊断试验。食管狭窄（图2-39）通常导致进行性吞咽困难，首先为固体，然后为液体；动力障碍常导致对固体和液体的间歇性吞咽困难。一些潜在的疾病具有特征性的病史：Schatzki环（图2-40）引起吞咽固体时出现间歇性吞咽困难，通常在进餐的开始时发生；口咽动力障碍通常导致吞咽起始时的困难（转移性吞咽困难），吞咽时伴有鼻反流或咳嗽；贲门失弛缓症可能导致夜间反流未消化的食物。

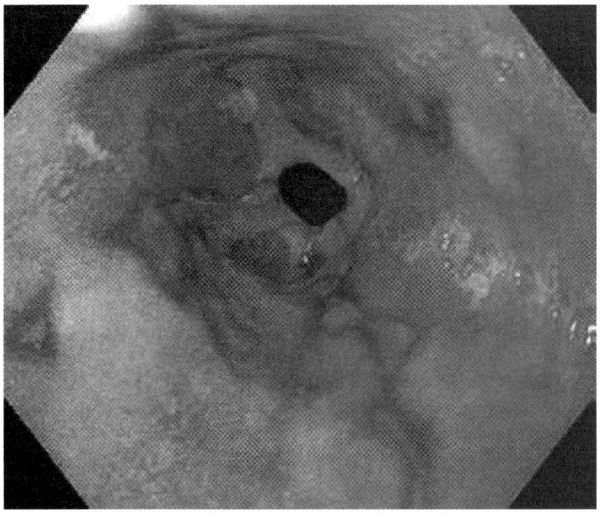

图2-39（见书后彩图） 与食管炎相关的**消化性食管狭窄**

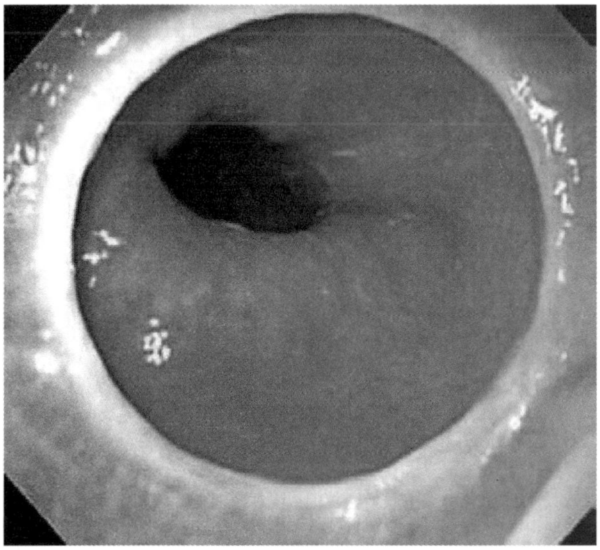

图2-40（见书后彩图） 胃食管交界处的**Schatzki环**

当怀疑机械性梗阻时，胃镜检查是有用的初步诊断手段，因为可以立即对狭窄、肿块或环进行活检和（或）扩张。狭窄的食管内出现线状凹沟和多个波纹环（猫食管），应怀疑为嗜酸细胞性食管炎，目前越来越多地发现该病是复发性吞咽困难和食物嵌塞的原因（图2-41）。盲目或用力插入内镜可能会导致有颈段食管狭窄或Zenker憩室患者发生穿孔，直视下轻柔插入内镜是安全合理的。有些患者行内镜检查时可能会错过一个细微的狭窄或环。

当转移性吞咽困难明显，或是怀疑食管运动障碍时，食管造影和（或）视频吞咽研究是最好的初步诊断方法。针对口咽吞咽机制，食管蠕动和食管下括约肌都可以进行评估。对于某些疾病，随后的食管测压也可能是重要的诊断方法。

恶性肿瘤的治疗

内镜在胃肠道恶性肿瘤的治疗中发挥着重要的作用。早期恶性肿瘤仅限于胃肠道黏膜的浅层，使用内镜下黏膜切除术（EMR）（见视频3e-4）或内镜黏膜下剥离术（ESD）（见视频3e-5）可以切除。光动力疗法（PDT）和射频消融（RFA）是Barrett食管的重度异型增生和黏膜内癌的有效切除方式。胃肠间质肿瘤可以通过内镜全层切除术完整切除（见视频3e-3）。

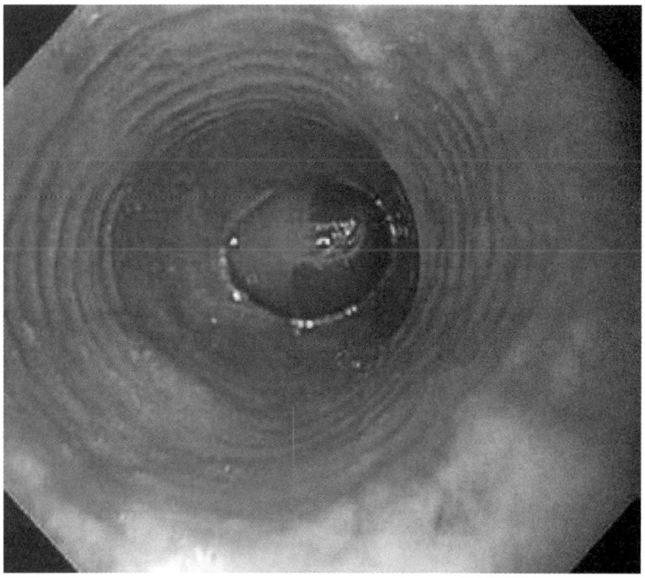

图2-41（见书后彩图） 嗜酸细胞性食管炎食管内出现多发圆环，形成波纹外观，在缩窄的胃食管交界处可见葡萄嵌塞。诊断需要活检组织学检查证实每高倍视野>15～20个嗜酸性粒细胞

一般而言，内镜治疗的优势是微创，但需依靠其他成像技术［如CT、MRI、正电子发射断层扫描（PET）和EUS］来排除远隔转移或局部进展期肿瘤，而这些情况的治疗最好是手术或其他方式。决定早期胃肠道肿瘤进行内镜下治疗，经常需要内镜医生与外科医生和（或）肿瘤科医生合作。

内镜治疗可以缓解胃肠道恶性肿瘤的症状，在许多情况下可以延长生存期。内镜下放置支架可缓解恶性梗阻（图2-13、2-33和2-36；见视频3e-15），恶性疾病导致的胃肠道出血往往也可以通过内镜治疗减轻。EUS引导下腹腔神经丛阻滞术可缓解胰腺癌引起的疼痛。

贫血和大便潜血

缺铁性贫血可以由铁吸收不良（如乳糜泻）引起，更常见的是由慢性失血引起。在男性和绝经后妇女出现缺铁性贫血时，即使没有检测到便潜血，也应重点怀疑肠道出血，并行结肠镜检查。这样的患者中约30%有大的结肠息肉，10%有结直肠癌，另外一些患者有结肠血管病变。当在结肠中没有找到令人信服的失血来源时，应考虑上消化道内镜检查；如果仍未发现病变，应行十二指肠活检排除乳糜泻（图2-42）。如果胃镜和结肠镜检查并无异常，应行小肠检查如胶囊内镜（图2-43）、CT或磁共振（MR）肠道成像、球囊辅助小肠镜检查。

检测粪便中的血红蛋白或血红素的潜血检查是结肠出血最敏感的试验，尽管该试验也能检查出大量的上消化道出血。50岁以上的患者大便外观正常而潜血阳性时，应接受结肠镜检查诊断或排除结肠直肠肿瘤。

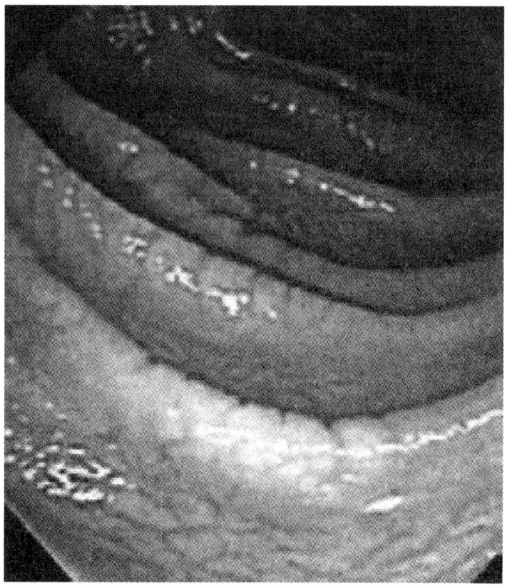

图2-42（见书后彩图） 乳糜泻患者出现十二指肠扇形皱襞

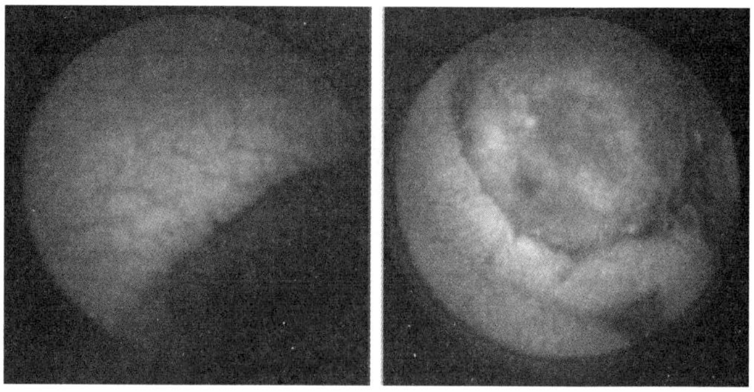

图2-43（见书后彩图） **胶囊内镜图像显示乳糜泻患者的轻度扇形空肠皱襞（左）和回肠肿瘤（右）。**（Images courtesy of Dr. Elizabeth Rajan; with permission.）

诊断阳性率低于缺铁性贫血。是否还需要上消化道内镜检查取决于患者的症状。

小肠可能是慢性肠道出血的来源，特别是当结肠镜和上消化道内镜检查不能诊断时。小肠检查的价值随临床情况的变化而变化，在出血导致的慢性或复发性贫血患者中，这点很重要。小肠造影诊断率较低，在可疑小肠出血的患者中，有50%～70%是通过胶囊内镜检查发现了阳性结果。最常见的是黏膜血管扩张。CT或MR可以准确检查小肠肿块和炎症，也可用于小肠的初步评估。根据胶囊内镜结果，可以插入深的小肠镜进行病变活检，或进行特殊的治疗如血管扩张的氩离子凝固术（图2-44）。

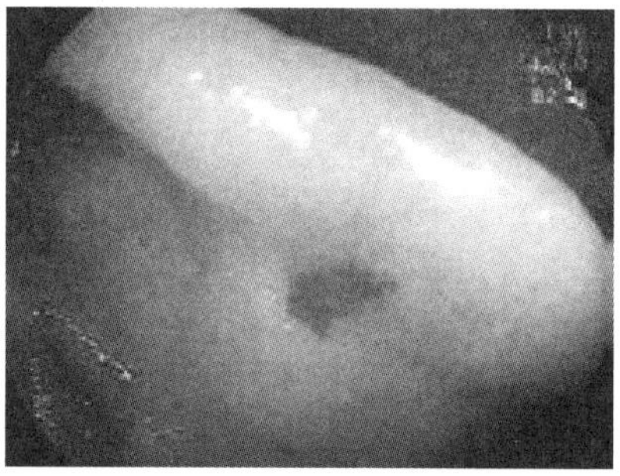

A

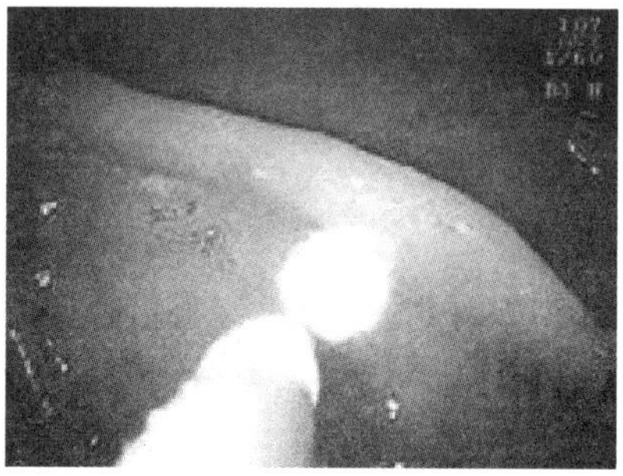

B

图2-44（见书后彩图） **A.** 双气囊小肠镜发现的空肠中段血管扩张；**B.** 用氩离子凝固术消融扩张血管

结直肠癌筛查

大多数结肠癌是从先前存在的结肠腺瘤发展而来的，检测和切除腺瘤性息肉可以在很大程度上预防大肠癌（见视频 3e-17）。选择一个无症状者的筛查策略取决于个人及家族史。存在炎症性肠病、结直肠息肉或癌病史、家庭成员有腺瘤性息肉或癌，或有某些家族性癌症综合征（图 2-45）的患者结直肠癌的风险增加。一般认为，没有这些因素的人发病风险属于平均水平。

筛查策略总结见表 2-3。虽然已证明粪便潜血筛查降低结直肠癌死亡率，但不能直接发现某些癌症和许多息肉，直接观察结肠是一种更有效的筛查策略。乙状结肠镜或结肠镜检查也可用于无症状的平均风险人群的癌症筛查。使用乙状结肠镜筛查是基于大多数既往研究发现多数的结直肠癌发生在直肠和左半结肠，

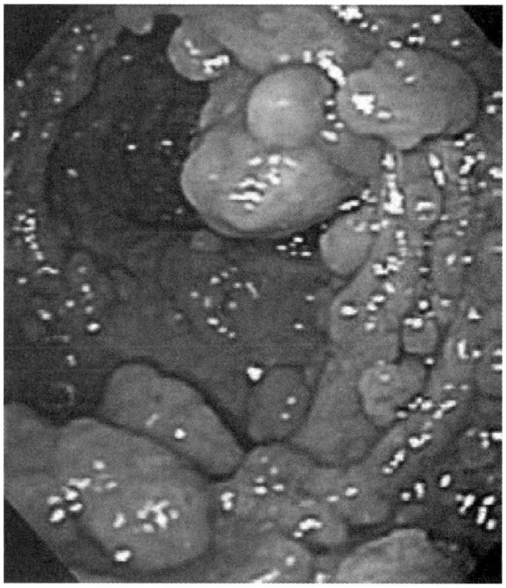

图 2-45（见书后彩图） **家族性腺瘤性息肉综合征**患者的结肠内无数大小不等的息肉

表 2-3　结直肠癌筛查策略

	选择/建议	评价
风险为平均水平的患者		
无症状个体≥50 岁（非洲裔美国人≥45 岁）	每 10 年一次结肠镜检查[a]	首选癌症预防策略
	每年行粪便免疫化学试验（FIT）或粪便潜血试验（FOBT），提供多种带回家的标本卡	癌症检测策略；未能检出大部分息肉；如果结果为阳性，应行结肠镜检查
	CT 检查每 5 年 1 次	如果结果为阳性，应行结肠镜检查
	屈曲式乙状结肠镜检查每 5 年 1 次	无法检出近端结肠息肉和癌
	钡灌肠双重对比造影每 5 年 1 次	不如结肠镜或 CT 结肠成像敏感；漏掉一些癌和息肉
息肉或结直肠癌的个人史		
1 或 2 个小的（<1 cm）低级别不典型增生的腺瘤	5～10 年内复查结肠镜	假设息肉完全切除；间隔期根据既往史、家族史
3～9 个腺瘤，或任何高风险的腺瘤[b]	3 年复查结肠镜，随后的结肠镜检查根据结果而定	假设息肉完全切除
≥10 个腺瘤	根据临床情况来判断，3 年内复查结肠镜	应评估 FAP 或 HNPCC 的可能性；参见下面建议
分片切除一个无蒂息肉	2～6 个月内检查证实完整切除	
乙状结肠和直肠小的（<1 cm）增生性息肉	10 年复查结肠镜	那些患增生性息肉综合征的患者应更频繁地随访
<10 mm 的无蒂锯齿状腺瘤/息肉，无不典型增生	5 年复查结肠镜	
无蒂锯齿状腺瘤/息肉≥10 mm，或伴不典型增生	3 年复查结肠镜	锯齿状息肉综合征的患者应更频繁地随访
或≥2 个锯齿状息肉		
不完全切除的≥1 cm 的锯齿状腺瘤	2～6 个月内检查证实完整切除	
结肠癌	在行切除术时评价全结肠，然后 1 年复查结肠镜	如果 1 年结肠镜复查正常，其后 3 年复查结肠镜
炎症性肠病		
长期（>8 年）的溃疡性全结肠炎或克罗恩病结肠炎，或左半溃疡性结肠炎>15 年	每 1～3 年行结肠镜检查＋活检	

表 2-3 结直肠癌筛查策略（续）

	选择/建议	评价
息肉或结直肠癌家族史		
一级亲属只有小的管状腺瘤	危险因素属平均水平	
单一的一级亲属在≥60 岁时出现 CRC 或高级别腺瘤	40 岁开始结肠镜检查每 10 年 1 次	
单一的一级亲属在＜60 岁时出现 CRC 或高级别腺瘤，或两个一级亲属在任何年龄出现 CRC 或高级别腺瘤	40 岁开始结肠镜检查每 5 年 1 次，或比患病最年轻的亲属诊断时的年龄提前 10 岁，以两者中较早的为准	
FAP	乙状结肠镜或结肠镜检查每年一次，从 10～12 岁开始	应考虑遗传咨询和检查
HNPCC	从 20～25 岁开始，结肠镜检查每 2 年 1 次（或比患病最年轻的亲属诊断时的年龄提前 10 岁）直到 40 岁，然后每年 1 次	对满足 Bethesda 标准的患者应取肿瘤样本，行组织学检测微卫星不稳定灶；考虑遗传咨询和检查

[a] 假定为结肠准备良好，并完整检查结肠直至盲肠。[b] 高风险腺瘤：任何≥1 cm 的腺瘤或含有重度不典型增生或绒毛成分。

缩写：CRC，结直肠癌；FAP，家族性腺瘤性息肉病；HNPCC，遗传性非息肉病性结直肠癌。

来源：取自 DA Lieberman 等：Gastroenterology 143：844，2012；B Levin 等：CA Cancer J Clin 58：130，2008；American Cancer Society Guidelines（http://www. cancer. org/cancer/colonandrectumcancer/moreinformation/colonandrectumcancerearlydetection/colorectal-cancer-early-detection-acs-recommendations），2013 年 11 月 15 日访问。

且右侧结肠癌患者多伴有左半结肠息肉。然而，在过去的几十年中，美国结肠癌的分布发生了改变，直肠和左半结肠肿瘤的比例比过去减少。美国的大型研究通过对平均风险个体行结肠镜检查发现，癌在左、右结肠分布大致相等，有一半的右半结肠病变的患者在左半结肠并无息肉。因而，观察整个结肠似乎是最佳的大肠癌筛查及预防策略。

仿真结肠镜（VC）是在直肠充气使肠腔扩张，然后应用 CT 成像的一种放射学技术。计算机绘制的 CT 图像是沿结肠腔生成一个仿真的“飞行”电子显像，可以模拟结肠镜检查（图 2-46）。仿真与常规结肠镜

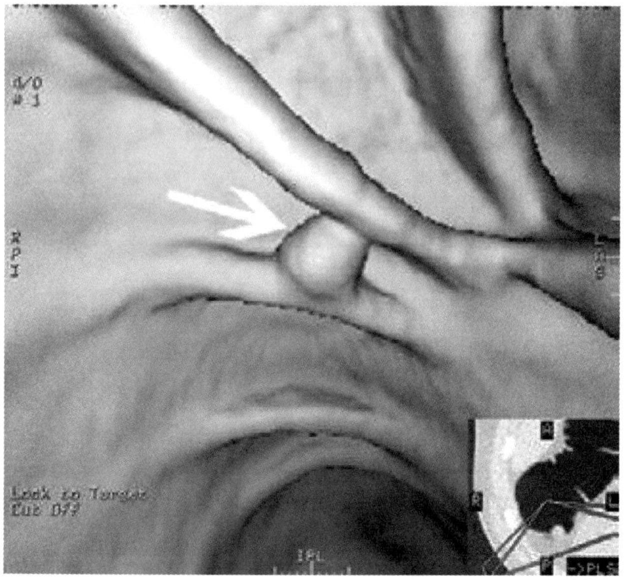

图 2-46 仿真结肠镜检查显示的结肠息肉图像（箭头）。（Image courtesy of Dr. Jeff Fidler；with permission.）

的对比研究已经显示出相互矛盾的结果，但技术改进提高了仿真结肠镜的性能。未来利用仿真结肠镜进行大肠癌筛查可能会有更广泛的应用，特别是在具备该技术条件的机构。仿真结肠镜检查中发现的问题往往需要随后的常规结肠镜检查进一步确认和治疗。

腹泻

大多数腹泻是急性的、自限性的，并且是由于感染或药物引起的。慢性腹泻（持续＞6 周）更多是由于原发性炎症、吸收不良或运动障碍所致；自发缓解可能性小，一般需要诊断评估。如果粪便的病原体检查并无异常，患有慢性腹泻或严重的不明原因的急性腹泻患者经常需要进行内镜检查。内镜检查的选择取决于临床情况。

有结肠症状和表现，如血性腹泻、里急后重、发热或大便内发现白细胞的患者，一般需要进行乙状结肠镜检查或结肠镜检查评估结肠炎（图 2-4）。乙状结肠镜检查对大多数患者来说，是一种适宜的初步检查。相反，如果患者的症状和体征提示小肠疾病，如大量水样便，体重显著减轻，和铁、钙或脂肪的吸收不良，可能会进行胃镜与十二指肠液抽吸，用于诊断细菌过度生长；以及活检评估黏膜疾病，如乳糜泻。

许多慢性腹泻的患者不属于这些情况。他们从成年初期开始出现长期便秘和腹泻交替，没有其他表现，如大便带血或贫血，在没有直接观察肠道的情况下可能被诊断为肠易激综合征。患者出现脂肪泻和上腹部

疼痛时，应及时评估胰腺而不是肠道。当患者的慢性腹泻不容易分类时，常常进行初次结肠镜检查，检查整个结肠和回肠末端，以发现炎性或肿瘤性病变（图2-47）。

少量便血

排鲜血或鲜血覆在成形的棕色粪便表面，通常提示出血来源于直肠、肛门或乙状结肠远端（图2-48）。即使患者便血量很少，也应采用屈曲式乙状结肠镜和肛门镜检查排除远端结肠息肉或肿瘤。患者描述在便纸上带鲜血，而马桶内或大便上没有血，一般是位于肛管的病变出血。在大多数情况下，仔细检查肛门外部、指诊以及直肠肛门镜检查足以诊断。

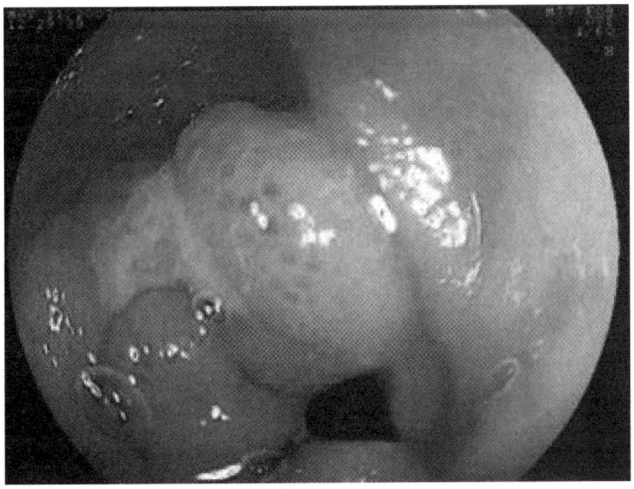

图 2-47（见书后彩图） 溃疡型回肠类癌

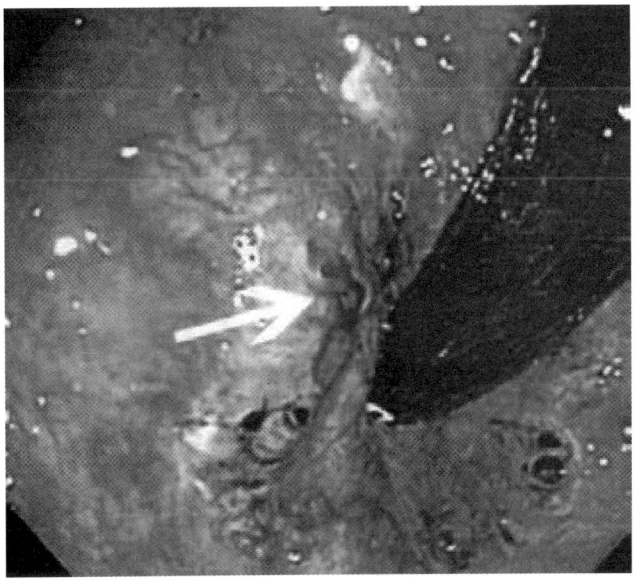

图 2-48（见书后彩图） 翻转内镜下观察直肠见内痔出血（箭头）

胰腺炎

经过常规临床检查［包括回顾用药史和饮酒史，血清三酰甘油（甘油三酯）和钙水平的测定，腹部超声检查和CT检查］，约20%的胰腺炎患者没有明确的原因。大多数此类患者经过内镜检查能获得特殊诊断，临床处理过程往往也随之改变。内镜检查特别适合于超过1次的胰腺炎发作的患者。

微结石，或胆汁中微小晶体的存在，是一个既往无法解释的急性胰腺炎的首要病因，有时是在腹部超声时看到胆囊内分层的泥沙、浮动的斑点或有回声的物质。在胃镜检查时给予胆囊收缩素类似物引起胆囊收缩，获得胆囊内胆汁，再通过显微镜分析。胆汁从十二指肠乳头流出后，经十二指肠吸出，选择其中最黑的部分来检查胆固醇晶体或胆红素颗粒。结合胆囊EUS和显微镜胆汁分析可能是诊断微结石的最敏感方法。

可以通过ERCP和EUS诊断以前未被发现的慢性胰腺炎、胰腺恶性肿瘤或胰腺分裂。Oddi括约肌功能障碍或狭窄是胰腺炎的一个潜在原因，可在ERCP时行测压证实。自身免疫性胰腺炎可能需要EUS引导下胰腺活检组织学诊断。

重症胰腺炎常导致胰腺液体积聚。利用经十二指肠乳头或经胃肠道壁的技术，假性囊肿和有壁的胰腺坏死可以经内镜从胃或十二指肠引流。胰腺坏死可以直接通过内镜下坏死组织清除术治疗（见视频3e-2）。

肿瘤分期

可以通过EUS进行食管、胃、胰腺、胆管、直肠癌的局部分期（图2-15）。目前EUS引导下细针穿刺（图2-16）可以提供术前局部肿瘤和淋巴结分期的最准确评估，但大多不能发现远处转移。局部肿瘤分期的详细信息可以指导治疗，包括手术切除的可能性和是否需要新辅助化疗。EUS引导下经食管的细针穿刺活检也可用于评估纵隔淋巴结中是否存在非小细胞肺癌。

及时内镜检查

初级保健医师在没有咨询消化专科医师时，直接安排内镜检查，或及时内镜检查是很常见的。当内镜检查指征是明确和合适的、操作风险低、患者了解预期结果时，及时内镜检查使患者诊治过程顺畅，并降低成本。

做及时内镜检查的患者应该有一个近期的病史、体格检查和用药史。当患者来到内镜中心时，应携带一份含有这样内容的复印件。有不稳定的心血管疾病或呼吸系统疾病的患者不应直接被推荐做及时内镜检查。有特殊情况和接受某些操作的患者在内镜检查前应预防性使用抗生素（表 2-1）。此外，在内镜检查前，服用抗凝剂和（或）抗血小板药物治疗的患者可能需要调整这些药物，应基于操作过程出血的风险和血栓栓塞事件的风险而决定（表 2-2）。

及时 EGD 的常见指征包括采用常规治疗但疗效不佳的消化不良、吞咽困难、消化道出血、持续的厌食或早饱。男性或绝经后妇女出现缺铁性贫血、50 岁以上患者大便中有潜血、患者既往有结直肠腺瘤性息肉或癌病史，以及结直肠癌筛查时，经常选择及时结肠镜检查。屈曲式乙状结肠镜检查通常作为一个及时检查。

当推荐患者进行及时结肠镜检查时，初级保健提供者可能需要选择结肠准备药物。常用的口服制剂包括含或不含枸橼酸的聚乙二醇灌洗液。“分次剂量”方案提高结肠准备的质量。磷酸钠泻剂可引起体液和电解质紊乱及肾毒性，特别是对于有肾衰竭或充血性心力衰竭以及年龄大于 70 岁以上的患者。

第三章　消化道内镜视频图谱

Video Atlas of Gastrointestinal Endoscopy

Louis Michel Wong Kee Song，Mark Topazian
（田雪丽　译　徐志洁　校）

消化道内镜检查逐渐成为诊断和治疗消化系统疾病的重要方法。本图谱展示了各种胃肠道感染、炎症、血管和肿瘤性疾病的内镜检查结果。消化道内镜检查常见指征是癌症筛查和预防，包括癌前状态：Barrett 食管和结肠息肉等。剪辑视频展示了内镜下治疗消化道出血、息肉和胆管结石。本图谱显示的图片也见于本书的第二章。

视频 3e-1　小肠镜的操作方法（视频动画由 Mark Stark 医生和 Jonathan Leighton 医生提供，并同意发表）

视频 3e-1

视频 3e-2　胰腺坏死，经十二指肠内镜引流及坏死组织清除术

视频 3e-2

视频 3e-3　内镜全层切除，治疗胃黏膜下病变

视频 3e-3

视频 3e-4　内镜黏膜下剥离术，治疗直肠腺瘤

视频 3e-4

视频 3e-5　内镜下金属钛夹夹闭术，缝合自发性食管穿孔

视频 3e-5

视频 3e-6　内镜下缝合术，为固定支架

视频 3e-6

视频 3e-7　十二指肠溃疡活动性出血，注射稀释的肾上腺素、热探针以及止血夹联合治疗（视频经 Navtej Buttar 医生同意发表）

视频 3e-7

视频 3e-8　食管静脉曲张活动性出血，内镜下套扎治疗

视频 3e-8

视频 3e-9　胃底静脉曲张大出血，内镜下注射氰基丙烯酸盐黏合剂治疗

视频 3e-9

视频 3e-10　Dieulafoy 病变，内镜下治疗

视频 3e-10

视频 3e-11　Mallory-Weiss 撕裂（即贲门黏膜撕裂）出血，内镜下放置钛夹治疗

视频 3e-11

视频 3e-12　放射性直肠炎，氩离子凝固术治疗

视频 3e-12

视频 3e-13　结肠憩室活动性出血，注射稀释的肾上腺素和套扎治疗

视频 3e-13

视频 3e-14　支架置入术，姑息性治疗结肠恶性梗阻

视频 3e-14

视频 3e-15　胆管结石，内镜下括约肌切开取石术

视频 3e-15

视频 3e-16　Barrett 食管合并重度不典型增生，内镜下黏膜切除治疗

视频 3e-16

视频 3e-17　有蒂和无蒂结肠息肉，结肠镜下圈套器套扎烧灼切除治疗

视频 3e-17

第四章　食管疾病

Diseases of the Esophagus

Peter J. Kahrilas，Ikuo Hirano
（王琨　译　夏志伟　校）

食管的结构与功能

食管是一个中空的肌性管道，穿过后纵隔，连接下咽部与胃。食管的上下两端各有一个括约肌，食管的功

能就是将两个括约肌中间的食物和液体输送出去，从而保持自身的中空状态。吞咽生理、食管动力、口咽性吞咽困难方面的内容详见《哈里森内科学（第19版）》其他部分。食管疾病可以表现为功能异常或疼痛。食管核心功能受损的表现包括吞咽障碍和过多的胃食管反流。疼痛可以源于食管的炎症、感染、动力异常或肿瘤性病变，而食管源性胸痛有时难以与心源性胸痛鉴别。

食管疾病的症状

临床病史在评估食管症状中至关重要。全面采集病史常可推进诊治进程。重要的病史细节应包括体重增加或下降，胃肠道出血，饮食习惯包括进餐时间、吸烟及饮酒情况。食管疾病相关的主要症状是烧心、反流、胸痛、吞咽困难、吞咽痛及癔球感。

烧心（灼热感）是最常见的食管症状，是指胸骨后不适或烧灼感自上腹部上升，有时可放射至颈部。烧心的症状往往间断出现，餐后、运动时及卧位时最易发生，饮水或服用抗酸药后可缓解；频繁发生则会干扰正常生活，包括睡眠。烧心与胃食管反流病（GERD）之间关系密切，因此针对GERD的经验性治疗已被认为可用于治疗烧心。不过，“烧心”这一名词常被误用，有时会被用来表达“消化不良”或“反刍”，因此，清晰地阐述这一名词的涵义非常重要。

反流是指在没有恶心或干呕的情况下，食物或液体毫不费力地回流到咽部。患者会主诉咽喉部或口腔中有酸性或带烧灼感的液体，有时还会有未消化的食物。弯腰、嗳气或增加腹腔压力的动作都能诱发反流。临床医生需要区分反流、呕吐及反刍的差异。呕吐时先恶心，并伴干呕。反刍则是指近期吞咽的食物反入口中，咀嚼后重复吞咽的行为，这一动作常可反复超过1 h。虽然反刍与智力发育不全有一定相关性，但正常人也会出现这种行为，并从中体验到愉悦感。

胸痛是常见的食管疾病症状，与心源性胸痛特点相似，因此，有时两者难于鉴别。食管源性疼痛常表现为胸部正中的一种受压感，可以放射到后背中部、手臂或下颌。支配食管与心脏的神经丛中，有一个神经丛是两者共用的，而食管壁的神经末梢对刺激的分辨能力较差，因而食管源性胸痛的症状与心源性胸痛症状相似。食管扩张或甚至化学刺激（如酸刺激）常表现为胸痛。胃食管反流是食管源性胸痛最常见的原因。

食管性吞咽困难常被描述为食物黏附甚至堵塞在胸部的感觉。鉴别病因的重要依据如下：单纯对固体食物吞咽困难还是对液体及固体均觉困难；吞咽困难是偶尔还是经常发生；是进行性加重还是程度无明显变化。如果对液体和固体都存在吞咽困难，提示为动力障碍性疾病，如贲门失弛缓症。相反，如果单纯对固体食物存在吞咽困难，提示存在食管狭窄、食管环或肿瘤。需要注意的是，食物在食管中受阻时，患者常常不能准确定位。大约30%的远端食管梗阻被感觉成口咽性吞咽困难。如缺乏口咽性吞咽困难的伴随症状如误吸、鼻咽反流、咳嗽、流口水或明显的神经肌肉症状等，则提示症状为食管源性吞咽困难。

吞咽痛是由吞咽引起的或于吞咽时加重的疼痛感觉。典型的吞咽痛与吞咽困难有差异，但吞咽痛常与吞咽困难伴随出现。相对于反流性食管炎，吞服药丸或存在感染性食管炎更容易出现吞咽痛。因此，出现吞咽痛时应该注意检查有无上述两种情况。如果胃食管反流病（GERD）患者确实出现了吞咽痛症状，常提示存在食管溃疡或较深层次的糜烂。

癔球感，也被称为“梅核气”，是发生于喉部的一种与吞咽无关的团块物堵塞感或充满感。虽然这类患者经常需要进行吞咽困难的评估，但这种感觉通常会在吞咽动作时缓解。正如其另外一个名称（梅核气）的涵义，癔球感常发生在存在焦虑或强迫症患者中。临床经验还显示，癔球感的病因常常是GERD。

唾液过多是由于食管黏膜酸化后诱发迷走反射，导致唾液过度分泌，并非常见症状。受此症状困扰的患者常描述存在一种口腔很快被咸薄液体充满的不适感，这种感觉还经常与烧心相伴出现。

诊断研究

内镜

内镜，即食管胃十二指肠镜（EGD），是评估近端消化道最有价值的检查方法。现代的内镜设备可以提供食管、胃、十二指肠腔的高质量彩色图像。内镜具有活检孔道，经由此孔道可使用活检钳、输送治疗药物的注射管路、球囊扩张器以及止血器材。与钡剂造影相比，内镜的突出优势在于：①对黏膜病损观察的敏感性增加；②极大地提高了那些主要依靠颜色变化来进行识别的病变的诊断敏感性，如Barrett食管肠化生或血管病变；③可对可疑病变活检，并进行病理组织学检查；④检查过程中可以扩张狭窄病变。内镜的主要缺点是价格昂贵，另外需要镇静或麻醉。

X线

食管、胃及十二指肠对比造影可以显示造影剂反流、裂孔疝、黏膜颗粒不平、糜烂、溃疡及狭窄。报道显示，与内镜相比，X线造影检查对反流性食管炎的诊断敏感度在22%～95%，如食管炎级别加重（如溃疡或狭窄），X线造影的检出率也随之提高。相反，钡剂造影对食管狭窄的诊断敏感性高于内镜，尤其是结合使用钡剂浸泡过的面包或一种13 mm钡片时，更可提高诊断敏感性。钡剂造影也可评估内镜无法明确的某些食管功能和形态异常。对气管食管瘘、术后解剖改变、食管外压迫等情况，X线造影均为内镜检查的有益补充。X线造影对下咽部疾病及环咽肌异常的评估效果优于内镜，采用快速序列摄片或透视下视频记录的效果尤佳。钡剂造影主要的不足是可能需要进一步行内镜检查。不管钡剂检查结果为阴性还是阳性，通常需随后进行内镜检查以获得活检标本，进行内镜治疗，进一步验证钡剂检查阳性结果或阴性检查结果的可靠性。

超声内镜

超声内镜（EUS）设备将超声传感器和内镜结合，超声传感器可生成内镜顶端周围组织黏膜下结构的图像。EUS优于放射影像技术的关键之处在于超声传感器可以接近待查的部位从而获得高分辨率图像。现有的EUS设备有两种主要成像方式：生成辐射状图像（360°横断面），或生成线状图像以引导细针对成像结构（如淋巴结或肿瘤）进行穿刺。EUS在食管中应用最多的情况是对食管癌进行分期，评估Barrett食管的肠化生及食管黏膜下病变。

食管压力测定

食管压力测定或称动力检测，是将一根压力感受导管放置在食管内，观察吞咽后食管收缩情况。上、下食管括约肌表现为高压区域，吞咽时松弛，而两个括约肌之间的食管则呈蠕动性收缩。食管压力测定用于诊断动力障碍性疾病（贲门失弛缓、弥漫性食管痉挛），也可用于反流性疾病术前食管蠕动完整性的评估。随着技术的进步，现已采用高分辨率食管压力地形图来进行食管测压（图4-1）。压力测定还可结合食管腔内阻抗监测。阻抗记录采用一根带有多对电极的导管进行。食管腔内容物接触到电极时，可导致阻抗信号降低（液体）或升高（气体），从而检测食管腔内的食团是顺向还是逆向传输。

反流监测

虽然内镜下见到食管炎可诊断胃食管反流病（GERD），但GERD患者经常缺乏内镜可见的食管炎症。内镜检查阴性也常见于接受过部分治疗的GERD患者、食管黏膜异常敏感者，甚至部分无明确原因患者。对这些情况，食管反流监测可以明确食管是否暴露于过度反流的胃液，以及是否其他GERD相关的生理异常。采用24 h或48 h便携式pH值检测仪可进行反流监测。检测仪可配备无线pH值感受电极，使用时，将电极固定于食管黏膜；也可用有线电极，经鼻插管并将电极导管定位于食管远段。无论是哪种方法，得到的结果均以监测日pH值小于4（提示酸反流）的百分比来判断，超过5%则提示为GERD。反流监测对缺乏典型症状或治疗效果不佳的患者有重要意义。腔内阻抗监测可联合pH值监测，用以检测各种反流事件（无论是否为酸反流），从而有可能增加监测的敏感性。

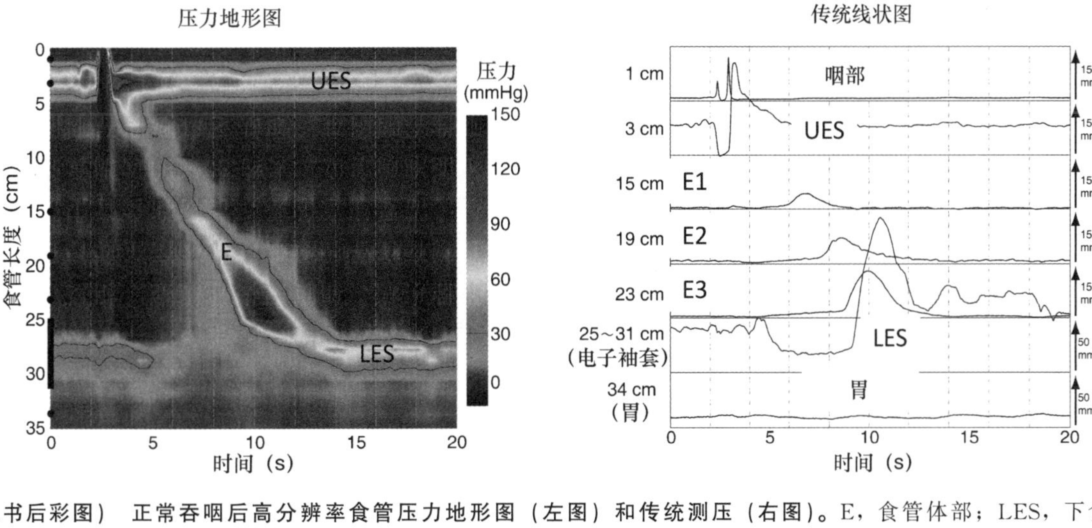

图4-1（见书后彩图） 正常吞咽后高分辨率食管压力地形图（左图）和传统测压（右图）。E，食管体部；LES，下食管括约肌；UES，上食管括约肌

结构异常

裂孔疝

裂孔疝是内脏形成的疝，最常见的是胃通过膈的食管裂孔进入胸腔。裂孔疝可分为四种类型，Ⅰ型，或称滑动型裂孔疝，占所有类型裂孔疝的95%。滑动型裂孔疝是由于膈裂孔处连接胃食管交界部和膈的膈食管韧带松弛以及膈裂孔扩大，胃食管交界部及贲门通过膈裂孔进入胸腔而形成的。滑动型裂孔疝随年龄增长发生率增高。正如其名，在腹腔压力增加、吞咽、呼吸时滑动型裂孔疝会变大。从概念上说，滑动疝是一些因素长期作用的结果：腹型肥胖、妊娠等导致腹腔压力增加，加上遗传因素，使个体容易出现这一现象。滑动疝的重要意义在于该类患者易出现GERD。

Ⅱ、Ⅲ、Ⅳ型裂孔疝均为食管旁疝的亚型，这三型中，疝入纵隔的并非贲门，而是其他的内脏结构。Ⅱ型食管旁疝的特点是胃底疝入纵隔，胃食管交界部则固定在裂孔处；Ⅲ型同时存在滑动疝和食管旁疝。Ⅳ型裂孔疝中，疝入纵隔的内脏并非胃，而是其他器官，最常见的是结肠。Ⅱ型及Ⅲ型食管旁疝中，胃疝入纵隔，巨大的食管旁疝可能导致胃倒挂、胃扭转甚至绞窄。由于存在这些风险，一般推荐巨大的食管旁疝患者实施外科修补手术。

食管环与食管蹼

食管下段的黏膜环，也称为B环，是位于鳞柱上皮交界处的一层薄薄的膜性狭窄结构（图4-2）。其起源并不明确，但有10%～15%的普通人存在B环，且通常并无症状。如果远端食管环的存在使食管腔直径小于13 mm，常可导致患者出现固体食物吞咽困难，这种食管环被称为Schatzki环。患者多为40岁以上，具有后天获得性的特点，而非先天来源。Schatzki环是间断性食物阻塞的常见原因，也被称为“牛排餐厅综合征”，因为对肉类的吞咽困难较为常见。有症状的食管环采用扩张法很易获治。

食管上段的蹼状收缩可能为先天性或因炎症导致。约10%普通人群存在无症状颈段食管蹼，典型的病变多发生于食管前壁侧。当呈环周分布时，可出现类似Schatzki环的间断性固体吞咽困难症状，同样，通过扩张治疗可以使之缓解。中年妇女中，同时出现有症状的上段食管蹼和缺铁性贫血，即为Plummer-Vinson综合征。

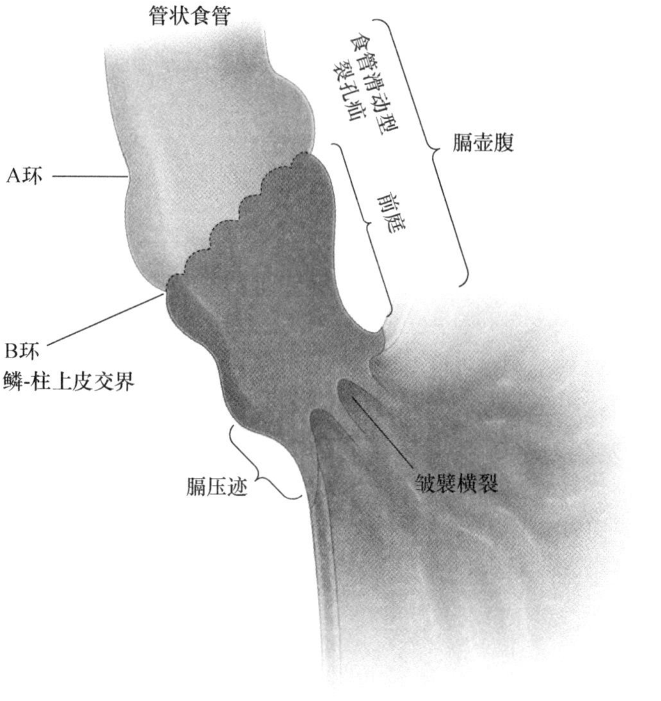

图 4-2 胃食管交界部影像学解剖

憩室

食管憩室依据其所在位置进行分类，最常见的是膈上、下咽（Zenker憩室）及食管中段的憩室。膈上及Zenker憩室为假性憩室，突出的盲袋只包括食管黏膜及黏膜下层。这种异常是由于远端梗阻、食管腔内压力增高所导致的。Zenker憩室的病例中，狭窄的环咽肌（上食管括约肌）可导致梗阻，盲袋最常发生的位置是环咽部上方称为Killian三角的生理性薄弱区域（图4-3）。小的Zenker憩室通常没有症状，但当其增大，有食物或唾液潴留时，就可能发生吞咽困难、口臭及误吸。需采取外科憩室切除术和环咽肌切开术，或通过内镜设备分离环咽肌，缝合盲袋。

膈上憩室通常与贲门失弛缓症或远端食管狭窄相关。食管中段憩室可能由于周围炎症病变（常见为结核）牵拉导致，这种憩室为真性憩室，盲袋包括食管壁全层；或由食管动力疾病推挤所致。食管中段憩室和膈上憩室通常没有症状，除非憩室巨大使食物潴留，引起吞咽困难和反流。憩室相关的症状与其潜在的病因关系更为密切，而与憩室大小无明显相关性。大憩室可通过外科手术切除，如果憩室的根源为贲门失弛缓症，通常会同时进行肌切开术。食管内弥漫性憩室是一种少见情况，由食管黏膜下腺体的分泌导管扩张所致（图4-4）。食管念珠菌感染和近端食管狭窄常与此病相关。

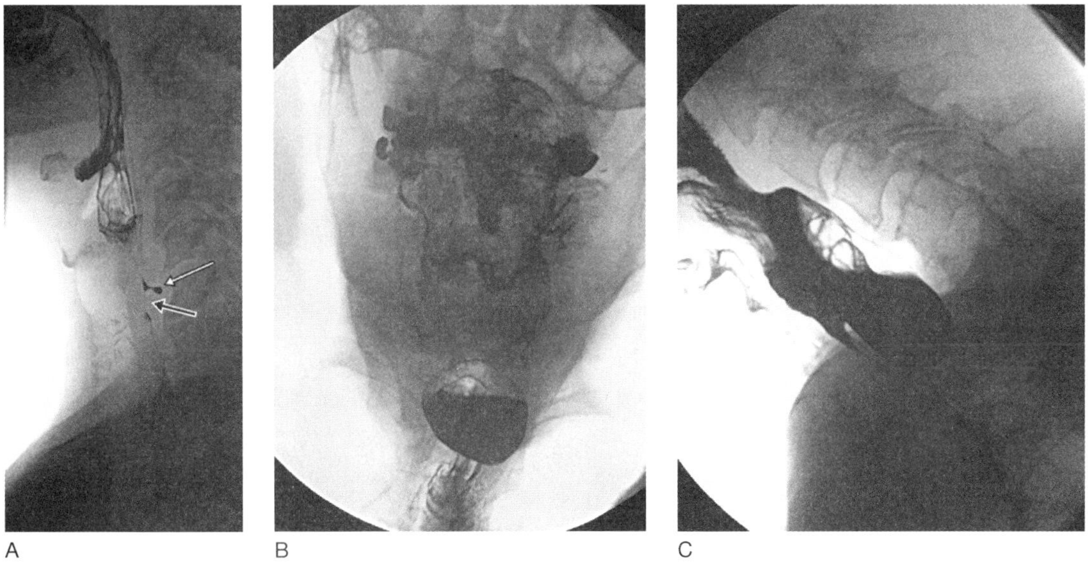

图 4-3　下咽部远端 Killian 三角出现小 Zenker 憩室（A）及大 Zenker 憩室（B、C）。小憩室只有在吞咽时才比较明显，大憩室易潴留食物和液体

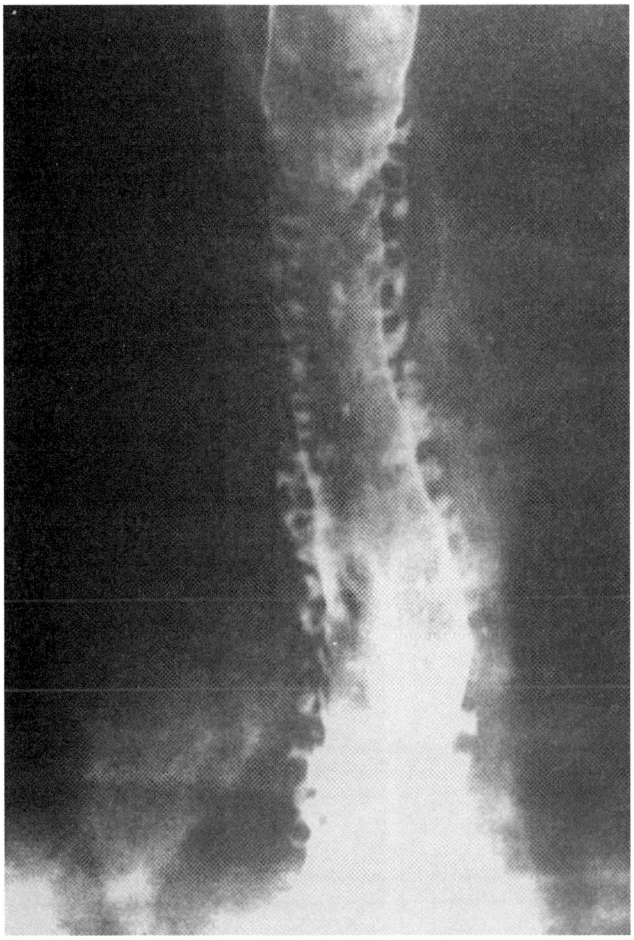

图 4-4　食管肌壁间假性憩室通常与慢性梗阻相关。造影剂进入食管壁显示深层食管腺体界限

肿瘤

美国食管癌的发生率约为 4.5∶100 000，而死亡率也达 4.4∶100 000。食管癌发病率比结肠癌低 10 倍，但死于该病者可达结肠癌死亡人数的 1/4。上述数据显示，食管癌的发病率低但病死率高。一个需要注意的趋势是食管癌的病理类型正从鳞状细胞癌（鳞癌）向腺癌转化，后者与反流性食管炎及 Barrett 食管的肠化生相关。两种不同细胞类型的食管癌区别还包括：腺癌易发生在白人男性的远端食管，而鳞癌则更多见于黑人男性的近端食管。吸烟、饮酒、食管腐蚀性损伤及人乳头瘤病毒感染均可增加鳞癌的风险。

食管癌的典型表现是进行性加重的固体食物吞咽困难及体重下降。相关症状包括吞咽痛、缺铁性贫血。如果为食管中段肿瘤，由于左侧喉返神经受损可出现声音嘶哑。通常，出现局部侵犯或甚至远处转移后，会表现为气管食管瘘和声带麻痹。有时，尽管癌灶很小，但生存率仍很低，因为食管有丰富的淋巴系统，可导致区域淋巴结转移。

食管良性肿瘤并不常见，多为意外发现。按发病率的多少，常见的细胞类型有平滑肌瘤、纤维血管性息肉、鳞状细胞乳头状瘤、颗粒细胞瘤、脂肪瘤、神经纤维瘤、炎性纤维性息肉。当良性肿瘤出现吞咽困难症状时，才进行切除。

先天异常

最常见的食管先天异常是食管闭锁，在活产婴儿中的发生率约为1∶5000。食管闭锁可以表现为几种形式。常见类型是发育过程中食管近端与远端融合失败并合并气管食管瘘，一般不发生在食管远段。另外还有一种H型闭锁，食管已经融合，但出现了气管食管瘘。食管闭锁通常在出生后数日即可被发现，并可通过外科手术矫正。术后并发症包括吻合口狭窄或食管缺乏蠕动所致的吞咽困难，还可出现程度很重的反流。其他少见的发育异常包括先天性食管狭窄、食管蹼、双食管畸形。

先天异常导致的吞咽困难也可能是由于食管外疾病压迫所致。在食管受压性吞咽困难中，异常的右侧锁骨下动脉从降主动脉分支出来，在食管后方通过，并挤压食管。另一种情况是血管环可能包绕并压迫食管。

胃黏膜异位，也称为食管入口红斑，是指颈段食管近端片状的胃型上皮，患病率约为4.5%。一般认为，食管入口处红斑是胚胎发育时期鳞状上皮未能完全取代柱状上皮所致。大部分入口处红斑是无症状的，如果红斑中还残留了含壁细胞的胃底型上皮，则可能产生胃酸。

食管动力障碍

食管动力障碍是由于食管神经肌肉功能异常所致的疾病，常存在吞咽困难、胸痛或烧心。主要疾病有贲门失弛缓症、弥漫性食管痉挛（DES）及GERD。动力障碍也可能继发于全身性疾病如假性贲门失弛缓、南美锥虫病和硬皮病。本文未将咽部及近端食管相关的动力障碍纳入讨论，因为这两种异常绝大部分是全身性神经肌肉疾病病程中的部分表现。

贲门失弛缓症

贲门失弛缓症是食管肌间神经丛神经节细胞丢失引起的一种少见疾病，人群中发病率约1∶100 000，高发年龄在25～60岁间。在漫长的病程中，大量神经节细胞丧失。此病包括兴奋性（胆碱能）神经元和抑制性（一氧化氮）神经元的变化。从功能上来说，抑制性神经元介导下食管括约肌（LES）松弛及蠕动的顺序推进。抑制性神经元缺失导致吞咽时LES松弛障碍及食管蠕动缺失。越来越多的证据显示，贲门失弛缓症神经节细胞退化的根本原因是基因易感者感染了Ⅰ型人类单纯疱疹病毒，并介导某种自身免疫反应所致。

长期的贲门失弛缓症具有LES肥厚及食管进行性扩张呈乙状结肠样改变等特点。临床表现包括吞咽困难、反流、胸痛和体重下降。大部分患者会主诉固体及液体食物吞咽困难。当食物、液体及分泌物潴留在扩张的食管中，则会发生反流。进展期的贲门失弛缓症患者由于慢性反流和误吸，存在气管炎、肺炎、肺脓肿的风险。在贲门失弛缓症病程早期，胸痛比较常见，一般认为与食管痉挛有关。患者常描述一种压榨样的胸骨后疼痛，有时放射至颈部、上肢、下颌及后背。有些患者则主诉为烧心，可能与胸痛相似。针对贲门失弛缓症的治疗对胸痛的缓解效果较差，对吞咽困难及反流的改善效果相对较为明显。

贲门失弛缓症的鉴别诊断包括DES、南美锥虫病及假性贲门失弛缓症。南美锥虫病是在巴西、委内瑞拉、阿根廷北部流行的一种疾病。病原体为克氏锥虫，由传播媒介猎蝽虫叮咬后传播。感染后数年疾病进入慢性期，导致全身自主神经节细胞毁坏，累及脏器包括心脏、胃肠道、泌尿道和呼吸道。肿瘤浸润，最常见的是胃底或远端食管癌浸润，可出现特发性贲门失弛缓症表现。在疑似贲门失弛缓症病例中，这类“假性贲门失弛缓症”占5%以上，常见于高龄、症状出现时间短（<1年）及体重下降者。因此，在贲门失弛缓症的评估中，内镜检查是必需的。当高度怀疑假性贲门失弛缓，但内镜检查阴性者，CT或EUS检查可进一步明确。少见的情况下，副癌综合征患者体循环中存在抗神经细胞抗体，也导致假性贲门失弛缓症。

贲门失弛缓症可通过钡剂X线造影和（或）食管压力检测确定；内镜在排除假性贲门失弛缓症方面有一定价值。钡剂X线造影的表现为食管扩张，排空差，食管腔内可见气、液平面，LES呈鸟嘴样改变（图4-5）。偶尔还可发现膈上憩室。长期贲门失弛缓症

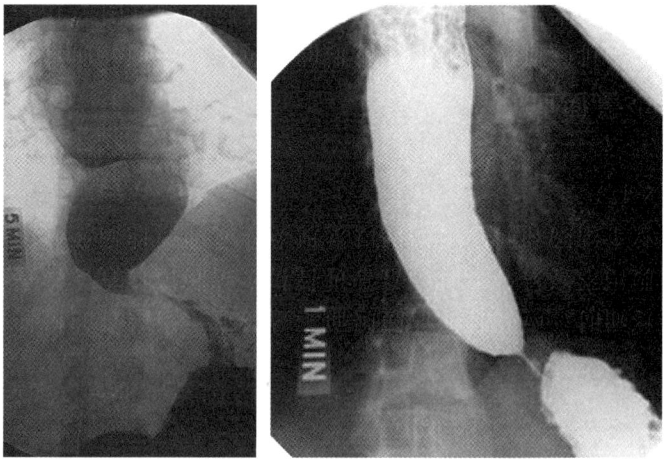

图4-5 贲门失弛缓症患者存在食管扩张，胃食管交界部变细，食管体部存在气、液平。左图显示进展期病变食管呈乙状结肠样改变

患者的食管呈乙状结肠样改变。贲门失弛缓症的测压诊断标准为 LES 松弛障碍及食管蠕动缺乏。高分辨率压力测定可提高诊断率。根据食管体部缺乏蠕动的压力模式特点，可将贲门失弛缓症分为三种类型（图 4-6）。食管测压可在食管发生扩张及食物潴留前进行早期诊断，因此，是诊断贲门失弛缓症最敏感的诊断方法。

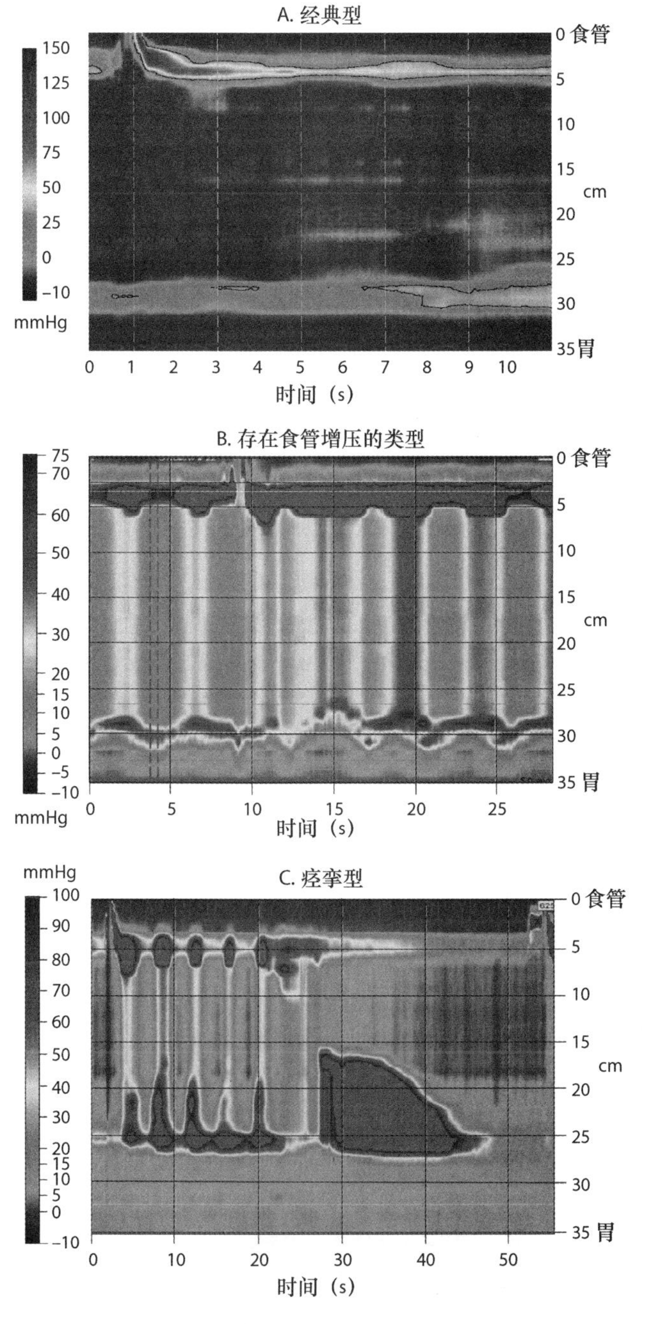

图 4-6（见书后彩图） 贲门失弛缓症的三种亚型：压力地形图上的经典型（A），存在食管增压的类型（B）及痉挛型（C）。所有类型都表现为 LES 松弛不完全及缺乏蠕动。不过，经典型贲门失弛缓症食管体部具有最低压力；有食管增压的贲门失弛缓症患者存在液体增压；痉挛性收缩则出现于痉挛性贲门失弛缓症患者

目前尚无方法可以预防或逆转贲门失弛缓症。治疗目的是降低 LES 压力，从而利用重力和食管内压力促进食管排空。食管蠕动几乎很难恢复。不过很多情况下，治疗前食管增压及扩张后存在残余蠕动者，治疗易获得较好效果。LES 压力可通过药物治疗、球囊扩张或外科肌切开治疗来进行减压。由于缺乏大型对照试验研究，究竟哪种治疗为最佳方法尚有争论。相对来讲，药物无明显效果，但常作为暂时性治疗。可在餐前口服硝酸盐类或钙通道阻滞剂，但由于这类药的降压作用，需慎重应用。内镜下于 LES 处注射肉毒毒素可以抑制神经末梢乙酰胆碱递质释放，约 66％的患者可改善吞咽困难症状，治疗效果可维持 6 个月以上。西地那非和磷酸二酯酶抑制剂可有效降低 LES 压力，但实用性低，限制了其在贲门失弛缓症中的临床应用。

能持久改善贲门失弛缓症状的治疗方法有球囊扩张和 Heller 肌切开。文献报道的球囊扩张有效率在 32％～98％，方法是在内镜下采用一种无顺应性的圆柱形球囊扩张器跨越 LES，充气至直径 3～4 cm 对 LES 进行扩张。此法最主要的并发症是穿孔，发生率约 0.5％～5％。治疗贲门失弛缓症普遍采用的外科手术是腹腔镜下 Heller 肌切开，常同时进行抗反流手术（胃底部分折叠术）；文献报道的有效及显效率达 62％～100％。一项在欧洲进行的随机对照研究显示，球囊扩张及腹腔镜下 Heller 肌切开术后 2 年随访时，有效率均在 90％左右。个别患者病情较前进展，上述两种手术治疗无效。在这些反复复发的病例中，除实施胃造瘘保证进食外，只能将食管部分切除，将胃或一段横结肠上提。

LES 肌切开的内镜治疗已开展，称为经口食管肌切开（POEM）。这项技术包括在食管壁打出一条隧道，在隧道内将 LES 及食管远端的环形肌切开。短期的研究显示此法治疗效果非常满意。与传统腹腔镜治疗相比，其优势包括可避免膈裂孔的外科损伤，且恢复时间更短。

对于未经治疗或治疗不充分的贲门失弛缓症患者，食管扩张可导致淤滞性食管炎。长期的淤滞性食管炎是导致贲门失弛缓症发生食管鳞癌的可能原因。长期贲门失弛缓症患者的肿瘤通常发生于明显扩张的食管中。这类患者发生鳞状细胞癌的风险是正常健康人的 17 倍。

弥漫性食管痉挛（DES）

DES 的表现为吞咽困难和胸痛，症状与食管的异

常收缩相关，但吞咽时 LES 可正常松弛。除此之外，关于 DES 并无太多共识。DES 的病理生理及自然病程尚不明确。X 线下，DES 的特点是存在第三收缩波或“开塞钻食管”（图 4-7）。但很多情况下，这两种动力异常也提示贲门失弛缓症的可能。从食管测压方面来说，许多表现被认为与 DES 相关，包括远端食管不协调（痉挛）运动、同步及重复收缩，或高幅收缩及长时收缩。目前的共识意见是依据高分辨率测压研究提出的，痉挛的定义是远段食管收缩发生在咽部收缩后很短的时间内，提示抑制性肌间神经元功能受损。按照这种严格的定义（图 4-8），DES 实际上比贲门失弛缓症少见。

食管源性胸痛与心绞痛非常类似。支持食管源性胸痛的表现包括疼痛为非劳力性疼痛，持续时间长，可导致睡眠中断，与进餐相关，抗酸治疗可缓解，且常伴随烧心、吞咽困难或反流。不过，所有这些表现都可能与心源性胸痛症状重叠，因此，出现上述症状必须首先除外心源性胸痛。另外，胸痛和吞咽困难属于食管疾病的常见症状，消化性或感染性食管炎也可能表现为同样症状。只有通过评估和（或）治疗排除这些更为常见的食管疾病后，才应该考虑 DES 的诊断。

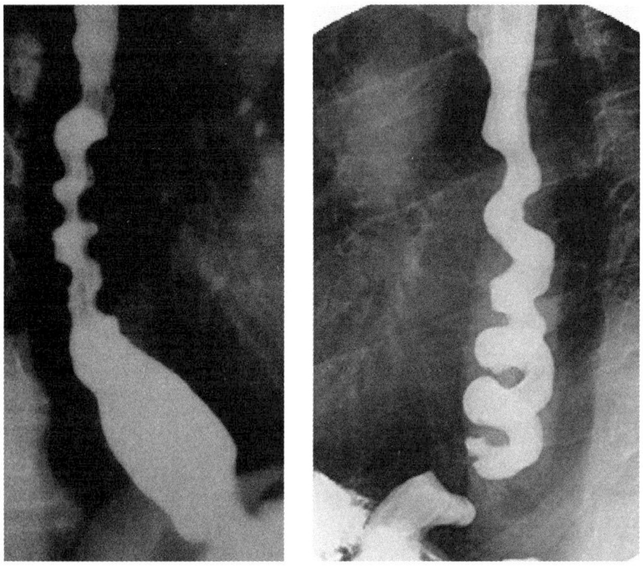

图 4-7 弥漫性食管痉挛 食管壁环形肌痉挛性收缩导致“开塞钻”食管特征表现；更准确的说法为这是由于肌肉的螺旋形排列所致。这些表现也可见于痉挛性贲门失弛缓症

虽然 DES 的定义尚不统一，但 DES 的诊断是依据食管压力测定。内镜检查是用来排除某些可能导致胸痛的结构损害及炎症性病变。X 线方面，“开塞钻食管”“串珠样食管”、假憩室或食管卷边改变等均提示 DES，但这些表现也可出现于痉挛性贲门失弛缓症。鉴于 DES 定义的多样性，纳入治疗研究的患者异质性较大，可以预期的是治疗结果并不理想。一些小型非对照试验报道了 DES 对硝酸酯类、钙通道阻滞剂、肼屈嗪、肉毒毒素及抗焦虑药的反应。仅有一项对照试验显示抗焦虑药有效。一般仅在那些出现明显体重下降或难以忍受的疼痛症状的患者中再考虑外科手术（纵行肌切开或食管切除术）。而上述表现非常少见。

非特异性测压表现

在评估胸痛和（或）吞咽困难时，食管测压结果常为轻度异常改变（如高幅或低幅蠕动，LES 压力增高），不足以诊断贲门失弛缓症或 DES。这些表现的意义尚不清楚。此类患者很多被诊断为反流或精神疾病，如焦虑和抑郁。超过一半患者存在内脏痛觉阈值降低和肠易激综合征的症状。因此，这些患者的治疗应着眼于最常见的食管疾病——GERD，或普遍合并

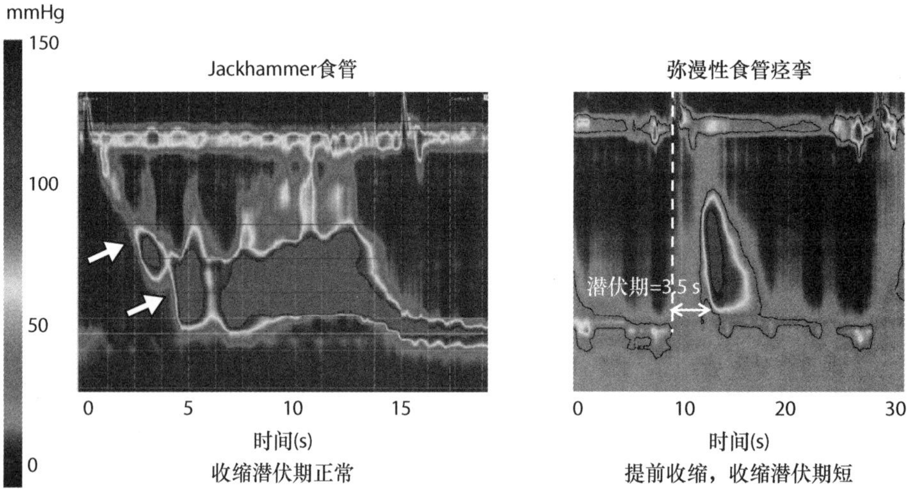

图 4-8（见书后彩图） 食管压力地形图上食管痉挛的两种主要表现：Jackhammer 食管（左）和弥漫性食管痉挛（右）。Jackhammer 食管是指蠕动启动及收缩潜伏期均正常，但存在过度强力重复收缩的情况。弥漫性食管痉挛也存在类似收缩，但收缩潜伏期短（提前收缩）

存在的全身情况如抑郁或躯体神经症。

胃食管反流病（GERD）

GERD当前的定义为由胃食管反流导致的令人不适的症状或一系列食管及食管外表现。美国成人中约15%存在GERD，不过这一概率的评估是基于人群对慢性烧心的自我报告。GERD的食管表现包括食管炎、狭窄、Barrett食管及腺癌（图4-9）。食管腺癌发病率呈现上升趋势，与GERD发病率增加的趋势同步。2013年美国的调查显示约有8000例新发食管腺癌病例（占据食管癌的一半）；在最近的20年中，食管腺癌的负担增加2～6倍。

病理生理

GERD患者中最容易明确诊断的一个亚型是食管炎，在全部GERD患者中所占比例较小。反流的胃酸和胃蛋白酶引起食管黏膜坏死，导致糜烂和溃疡，即为食管炎。需注意的是，正常情况下也会有胃食管反流，与嗳气的机制有类似之处（一过性LES松弛），但食管炎则是由于过度反流所导致的，同时还有食管对反流胃液的清除障碍。防止反流发生的生理功能依赖于食管胃交界部（EGJ）解剖及生理的完整性，此处由LES及膈脚组成了一个复杂的括约肌结构。EGJ功能异常有三个主要的机制：①一过性LES松弛（胃膨胀引起迷走反射，导致LES松弛），②LES低压，③EGJ部存在裂孔疝导致解剖改变。值得一提的是，第三种因素即EGJ解剖结构破坏，本身在发病中具有重要意义，且能与另外两种因素相互作用。在正常人和不合并食管裂孔疝的GERD患者中，90%的反流是由于一过性LES松弛所致，但在食管裂孔疝患者中，反流的发病机制则更为复杂。可能加重反流的因素包括腹型肥胖、妊娠、胃高分泌状态、胃排空延迟、食管蠕动中断或暴饮暴食。

酸反流发生后，食管产生蠕动将反流液体推回胃内，吞咽的唾液中存在碳酸氢盐并中和残余酸液，从而完成酸清除。因此，酸清除时间延长的两种原因是蠕动异常和唾液分泌减少。蠕动及清空功能受损可能是由于蠕动中断，也可能是因裂孔疝导致反流增加。在滑动型裂孔疝中，过多的反流液体潴留，继发吞咽诱发LES松弛后，反流液进入食管内。这种现象在正

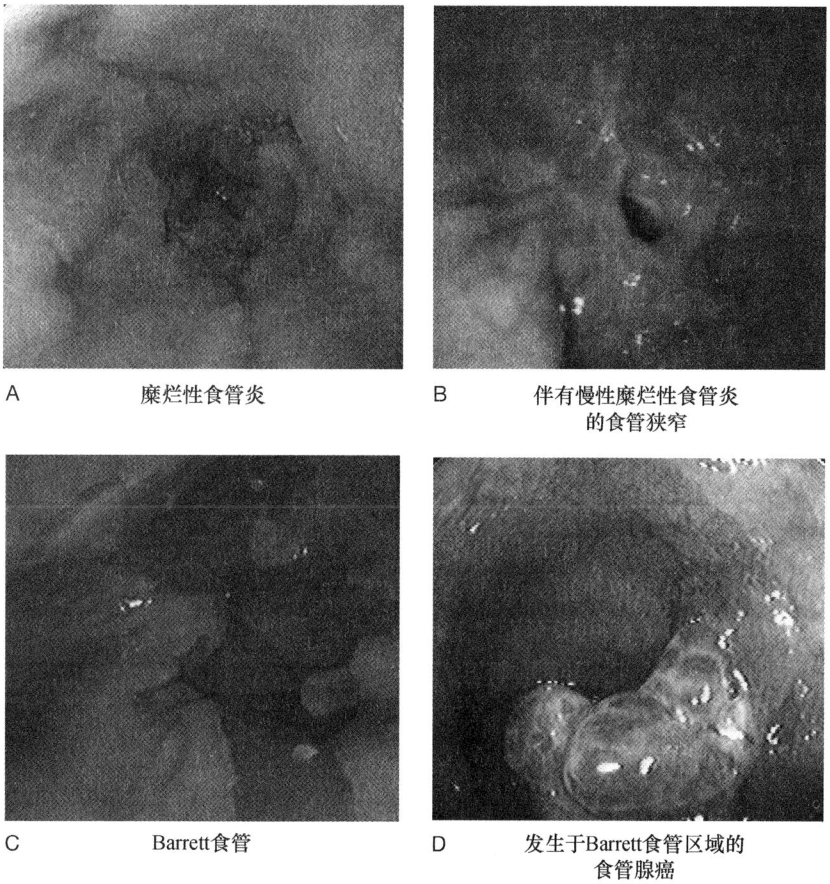

图4-9（见书后彩图） 内镜表现下的糜烂性食管炎（**A**），伴有慢性糜烂性食管炎的食管狭窄（**B**），Barrett食管（**C**），发生于Barrett食管区域的腺癌（**D**）

常人中不会发生。

GERD的内在病理生理机制是胃液对食管上皮的损害。然而，胃酸过度分泌并不是食管炎发生的主要因素。最明显的胃酸过多见于Zollinger-Ellison综合征，此病患者约50%存在严重的食管炎。另一个证据是存在慢性幽门螺杆菌感染的胃炎，通过导致萎缩性胃炎，产生低胃酸状态从而起到保护食管的作用。胃分泌的蛋白酶、胆汁和胰酶也可以损伤食管上皮，但这些损伤作用在无酸的环境中会明显降低，部分损伤因素需酸性环境激活。反流中的胆汁需引起重视，即使应用抑酸药物，其损害作用也会持续存在。胆汁可以穿透细胞膜，在弱酸环境中也可引起严重的细胞损伤，并可能是诱发Barrett食管肠化生和腺癌的共同刺激因素之一。因此，胃反流物的腐蚀作用并不单纯归因于盐酸。

症状

烧心和反流是GERD的典型症状。相对少见的症状是吞咽困难和胸痛。对每一个病例来说，除了黏膜糜烂和传入神经激活等基本的机制外，许多潜在的机制均可能参与症状的发生。越来越多的证据表明，高敏感及功能性疼痛这两个因素也是其发病因素。尽管如此，临床上主要的处置方法仍是采用抑酸剂进行经验性治疗，对治疗无反应者再行进一步评估。但是，胸痛或持续吞咽困难的患者可能存在更为严重的情况，不可依照上述措施处理。胸痛患者需仔细鉴别心脏病。对持续吞咽困难患者，慢性反流可导致消化性狭窄或腺癌，早期检查或治疗则可使患者获益。

现已证明与GERD相关的诸多食管外症状，包括慢性咳嗽、喉炎、哮喘及牙侵蚀等。此外还包括咽炎、慢性支气管炎、肺间质纤维化、慢性鼻窦炎、心律失常、睡眠障碍及复发性吸入性肺炎等，均被认为可能与GERD相关。不过，上述情况都强调GERD与之“相关”，而非“病因”。许多情况下，由于共同的病理机制，疾病间可能是共同存在，而非直接的病因与结果的关系。GERD食管外表现的潜在机制是反流导致反流物与上食管结构接触，或通过迷走反射发生，此时反流物激活食管传入神经，触发传出迷走反射，如气管痉挛、咳嗽或哮喘。

鉴别诊断

虽然GERD症状具有鲜明的特点，但仍需与其他疾病症状相鉴别，包括感染、药物性食管炎、嗜酸细胞食管炎、消化性溃疡、消化不良、胆绞痛、冠心病及食管动力障碍性疾病。特别重要的是，由于冠心病具有导致死亡的潜在风险，首先应充分排除其可能性。其他疾病的鉴别诊断可以通过完善内镜、上消化道造影或必要时行胆道造影来进行。一般而言，早期完善内镜及黏膜活检，对食管炎的病因进行分析，对于感染或嗜酸性炎症的评估是必需的。从内镜表现看，感染性食管炎一般是弥漫性的，比反流性食管炎更易累及近段食管。消化性食管炎的溃疡通常是孤立性的，位于远段食管居多；感染性溃疡则呈点状弥漫分布。嗜酸粒细胞性食管炎的特点是多发性食管环，线状裂隙或附着白色点状分泌物。药物性食管炎的溃疡通常是单发深凿的病变，位于管腔相对狭小处，尤其是靠近贲门部的远端食管。

并发症

GERD的并发症与慢性食管炎（出血和狭窄）和食管腺癌相关。不过，由于强有力的抗酸分泌药物的应用，食管炎和溃疡狭窄的发生逐渐减少。另一方面，GERD最严重的组织学发展是Barrett食管肠化生，存在食管腺癌癌变风险。而这两种并发症的发生率在应用强效酸抑制剂的情况下并未下降，反而呈现上升趋势。Barrett食管肠化生在内镜下表现为舌样红色黏膜由胃食管交界部向近端延伸（图4-9），若组织学发现特异的柱状上皮肠化，则发展为食管腺癌的风险较高。

Barrett食管肠化生经过低级别和高级别异型增生（图4-10）后可进展为腺癌。由于存在这种风险，应在Barrett食管区域尤其是黏膜不规则的区域进行深凿活检。虽然每年癌变率约为0.1%～0.3%，但是由于诊断标准的差异和Barrett食管肠化生程度的不同，对癌变风险的评估也大相径庭。60岁左右的肥胖白人男性患者癌变风险最高。在临床实践中普遍的做法是对患者进行内镜筛查和随访以期控制癌变风险，但尚未建立内镜筛查和随访流程。此外还需注意的是，是否可以通过积极的抗分泌治疗和抗反流手术逆转Barrett食管或预防腺癌，仍然缺乏高级别的证据支持。

虽然对Barrett食管的处理尚无一致的意见，但一旦发现Barrett食管异型增生，尤其是高级别异型增生，应进一步干预。因为除了进展为腺癌的概率很高，高级别异型增生的患者中其他未知类型的癌发生率也较高。然而，治疗方式仍存在争议。食管切除术、密切的内镜随访和黏膜剥离术都已获推荐。当前，在不合并其他疾病且外科手术风险较小的患者中，食管切除术是处理高级别异型增生的标准治疗。不过，食管

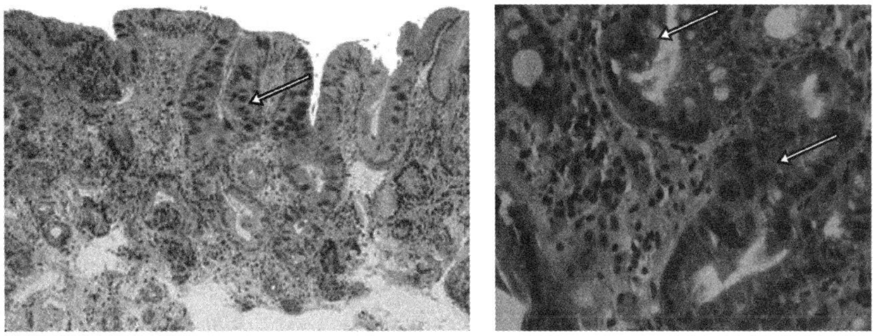

图 4-10（见书后彩图） Barrett 食管肠化生及 Barrett 食管高级别异型增生的组织病理学表现。H&E，苏木精和伊红

切除术死亡率在 3%～10%，并发症发生率较高。现在，越来越多的证据表明了内镜下射频及剥离治疗的有效性，更多人倾向于首选该类治疗方案。

治疗　胃食管反流病（GERD）

GERD 的常规治疗应包括建议患者调整生活方式。总体来说，包括以下三部分内容：①避免降低 LES 压力的“致反流”食物（这些食物包括脂肪类食物、酒精、薄荷、辣椒、西红柿及相关制品、咖啡和茶）；②避免刺激性的酸性食物；③避免诱发反流和（或）烧心的行为方式。大体上来说，很少有证据支持这些措施的效果。不过，临床实践显示有些患者能从特定的调整中获益，这取决于患者的病史和症状表现。由于夜间烧心而存在睡眠障碍的患者，高枕卧位并避免睡前进食可以获益。但这些建议对不存在夜间症状的患者并无益处。控制体重是普遍适用的建议。虽然控制体重并不能确保减轻反流，但体重指数与 GERD 之间存在很强的流行病学相关性，且控制体重能获得很多其他方面的好处，因此此项建议无可非议。

GERD 药物治疗的最大进展是抑酸剂的应用，大量数据显示了这一进展的有效性。通过药物减少胃液的酸度不能防止反流，但可以改善反流症状，并治愈食管炎。此类药物治疗效果如何取决于其抗分泌潜能。质子泵抑制剂（PPI）的效果明显优于组胺-2 受体拮抗剂（H_2RA），且两者的效果都优于安慰剂。各种 PPI 之间并无太大差异，加大剂量也仅能部分获益。

矛盾的是，烧心发生频率和严重程度与是否存在食管炎及其严重程度的相关性很差。如用烧心缓解作为指标来评估 GERD 治疗，不同药物的效果及其差异并不容易判断，应用客观的食管炎愈合做标准则清晰可判。虽然药物疗效存在整体层次差异，但观察到的药物有效率低且变异很大，似乎从另一侧面反映了患者的异质性。

无论是否存在食管炎，反流症状都倾向于慢性过程。因此，通常的治疗措施是按需应用 PPI 或 H_2RA 控制症状。PPI 的副作用非常小。治疗过程中维生素 B_{12} 及铁吸收可能会受到影响，肠道感染尤其是难辨梭状芽孢杆菌结肠炎发生率增加。人群研究也发现长期使用 PPI 者骨折的发生风险增加，提示可能存在钙吸收不良，但前瞻性研究并未证明此点。尽管如此，跟任何药物一样，PPI 的使用应根据临床需要尽量使用最小剂量。

腹腔镜 Nissen 折叠术，即将近端胃折叠包绕远端食管，制造抗反流屏障，是处理慢性 GERD 可选择的一种外科手术方式。与 PPI 治疗类似，胃底折叠术用于治疗食管炎的证据是最高级别的，对照研究显示其效果与 PPI 治疗类似。不过，胃底折叠术的益处需结合潜在的风险进行考虑，这些风险包括外科手术并发症和死亡、术后吞咽困难、手术失败需再次手术、打嗝困难及腹胀增加及术后的肠道症状。

嗜酸细胞性食管炎

成人和儿童嗜酸细胞性食管炎（EoE）在全球范围内逐渐受到重视。目前报道的患病率约为（4～6）/10 000 人，白人男性易发病。EoE 患病率的增加与其发病率增加及人们对该病的认识提高都有关系。未能完全明确但非常重要的一点是，EoE 与 GERD 重叠导致此疾病诊断的混乱。

EoE 的诊断基于典型的食管症状与黏膜活检结

果，后者可发现鳞状上皮嗜酸细胞浸润性炎症。食管嗜酸细胞增多症的原因包括GERD、药物过敏、结缔组织病、高嗜酸细胞综合征和感染。已有证据显示，EoE是易感人群抗原敏化后诱导的免疫相关疾病。饮食因素在发病机制及治疗中均起到重要作用。过敏原也可能在发病中有意义，但证据比较弱。EoE的自然病程并不明确，但长期未经治疗的患者出现食管狭窄的风险增高。

对于吞咽困难和食物嵌顿的成人和儿童，应重点考虑EoE。青春期前儿童中，EoE的症状包括胸痛或腹痛、恶心、呕吐和厌食。成人中还会有其他症状，包括不典型胸痛和烧心，尤其是对PPI治疗无效者。大部分患者有食物过敏、哮喘、湿疹或过敏性鼻炎的病史。50%以上的患者存在外周血嗜酸细胞增多，但这一现象同时存在于遗传性过敏症，其特异性存疑。内镜下的食管特征包括血管纹理减少（水肿）、多发食管环、纵向裂沟和点状渗出物（图4-11）。确诊的组织学特征为食管黏膜嗜酸细胞增多（每高倍镜视野最大密度15个嗜酸细胞）（图4-12）。EoE的并发症包括食管狭窄、食管腔狭小、食物嵌塞及食管穿孔。

EoE的治疗目的是控制症状并预防并发症。一旦食管嗜酸细胞增多症诊断成立，患者需接受PPI试验治疗，以便排除GERD导致食管黏膜炎症发生的可能性。约30%～50%疑为EoE的患者其食管嗜酸细胞增多经PPI治疗有效（特点为PPI治疗后黏膜嗜酸细胞增多现象消失）。经过PPI治疗后仍持续存在症状及嗜酸细胞炎症的患者，需要考虑针对EoE的治疗，包括消除饮食过敏因素或口服糖皮质激素。已经在儿童研究中证实，要素饮食是非常有效的治疗方法，但由于口感较差应用受限。需提出的是，过敏原测试，无论是血清IgE或皮肤针刺试验均被证明在验证诱发食管炎症反应的食物方面敏感性及特异性很低。在儿童EoE患者中，联合皮肤针刺试验和特异性斑贴试验的过敏原检测有一定意义，但需要额外的验证。依据经验去除常见的食物过敏原（牛奶、小麦、鸡蛋、黄豆、坚果和海产品），然后系统性恢复饮食，对儿童和成人EoE患者均是有效的饮食治疗方法。消除饮食的目的是为了验证食物过敏原是单一种类，还是多个种类。服用局部作用的糖皮质激素（氟替卡松丙酸酯或布地奈得）非常有效，但停止治疗后疾病常易复发。全身应用的糖皮质激素主要用于对其他治疗无效的严重患者。在发生纤维性狭窄的患者中，食管扩张对减轻吞咽困难有效。但食管扩张应该谨慎进行，因为该病的特点是食管脆弱，扩张导致食管裂伤或穿孔的风险

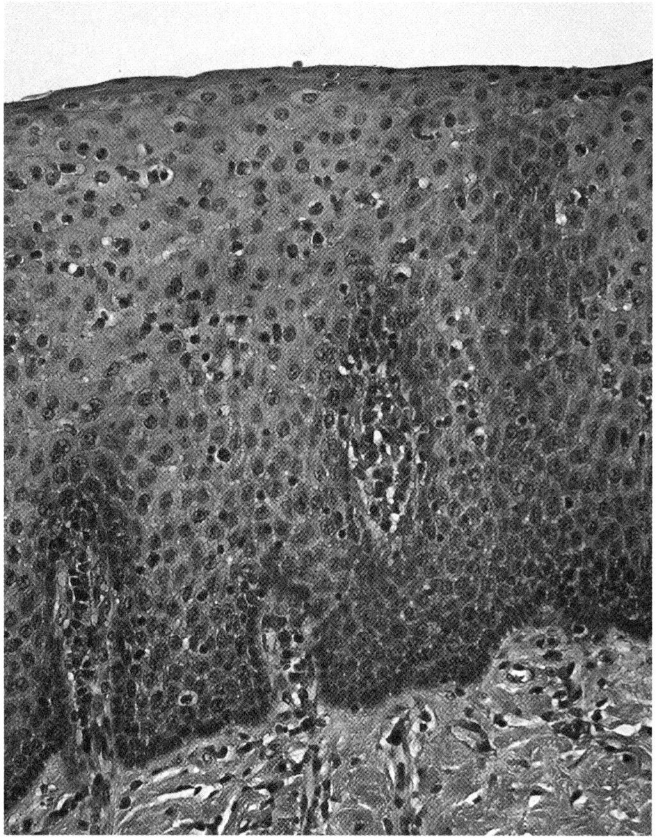

图4-12（见书后彩图） 嗜酸细胞性食管炎（EoE）组织学表现显示食管鳞状上皮存在嗜酸细胞浸润。另外还存在基底细胞增生和固有层纤维化。嗜酸细胞炎症也可见于胃食管反流病

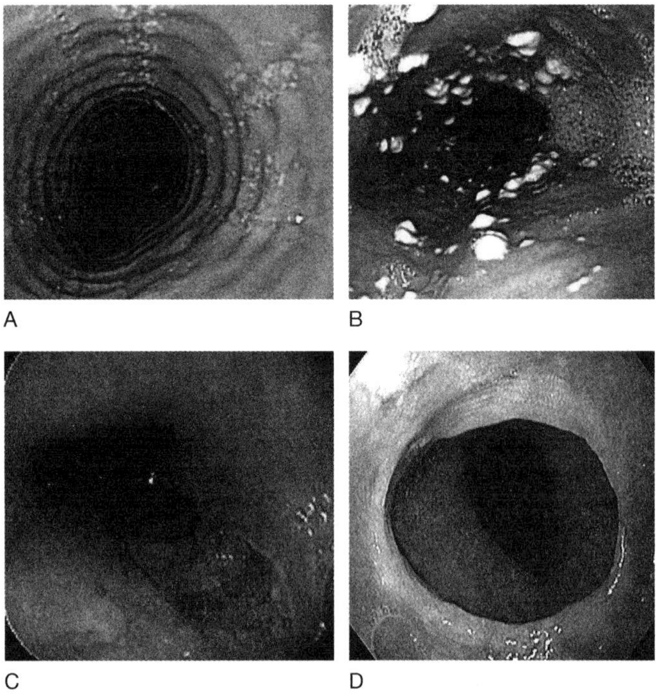

图4-11（见书后彩图） 各类食管病变的内镜表现：**A.** 嗜酸细胞性食管炎（EoE）；**B.** 念珠菌食管炎；**C.** HIV相关巨大溃疡；**D.** Schatzki环

第一部分 胃肠道疾病

较高。

感染性食管炎

随着器官移植后免疫抑制剂应用的增加，以及慢性炎症性疾病和获得性免疫缺陷综合征（AIDS）流行后进行的相关化疗，使念珠菌、疱疹病毒和巨细胞病毒感染逐渐增多。虽然相对少见，但感染性食管炎也可能发生于非免疫缺陷患者，最常见的病原体是单纯疱疹病毒和白色念珠菌。在AIDS患者中，由于CD_4数量下降，感染性食管炎较为常见；当CD_4数量＞200时，此病尚少见，但当CD_4数量＜100时，即相当普遍。HIV本身也可能与急性食管溃疡和口腔溃疡等自限性综合征以及血清转换期的斑疹性丘疹相关。另外，一些进展期HIV患者使用口服糖皮质激素或沙利度胺后可能出现深在的持续性食管溃疡。随着蛋白酶抑制剂的广泛应用，HIV的这些并发症发生率会有所下降。

无论是否存在感染源，吞咽痛都是感染性食管炎的一个特征性症状。吞咽困难、胸痛和出血均较常见。吞咽痛并不常见于反流性食管炎，所以，对于吞咽痛的患者，除了反流性食管炎外，还应考虑其他病因。

念珠菌食管炎

念珠菌可以存在于正常人喉部，但在免疫力受损宿主中可成为病原体并导致食管炎；白色念珠菌最常见。念珠菌食管炎也可发生在食管动力障碍患者或憩室患者中。如果存在鹅口疮，经验性治疗是恰当的，但合并感染比较常见，因此症状持续存在则应该进行内镜检查及活检，这是最有效的诊断评估方法。念珠菌食管炎的特征表现为食管壁覆盖松散的白斑。偶尔念珠菌食管炎会合并出血、穿孔、狭窄或全身侵袭。推荐的治疗为口服氟康唑（首日200～400 mg，之后每日100～200 mg）共14～21天。对氟康唑无效的患者可能对伊曲康唑、伏力康唑或泊沙康唑有反应。另外，如果患者对上述药物反应不佳或不能吞咽药物，可以静脉注射棘白菌素（卡泊汾静每日50 mg，共7～21天）。

疱疹性食管炎

1型或2型单纯疱疹病毒亦可以导致食管炎。鼻部和唇部可能同时存在囊泡，提示为疱疹。水痘带状疱疹病毒在患水痘的儿童及患疱疹的成人中可导致食管炎。内镜下此病的表现为囊泡及小的“穿凿状”溃疡。因为单纯疱疹病毒感染局限于鳞状上皮，从溃疡边缘取得的活检标本最易显示毛玻璃核、嗜酸细胞Cowdry A型包涵体及巨细胞等特征性改变。培养或聚合酶链反应（PCR）有助于鉴定阿昔洛韦耐药的菌株。在免疫功能正常患者中此病具有自限性，1～2周后可自行缓解，但是，也可以应用阿昔洛韦（口服200 mg每日5次，共7～10天）。免疫功能低下的患者可以采用阿昔洛韦（400 mg口服，每日5次，共14～21天），泛昔洛韦（500 mg口服，每日3次）或伐昔洛韦（1 g口服，每日3次）进行治疗。存在严重吞咽痛的患者，静脉注射阿昔洛韦，每千克体重5 mg，每8 h 1次，共7～14天，可以减少发病率。

巨细胞病毒食管炎

巨细胞病毒（CMV）食管炎主要发生在免疫功能低下的患者中，尤其是器官移植受者。CMV通常从潜伏阶段激活。内镜下，CMV病损表现为相对正常黏膜上的匐行性溃疡，尤其易出现在远端食管。溃疡基底活检最有可能发现病理性的大核细胞或胞质包涵体，从而做出诊断。针对CMV单克隆抗体的免疫组化和原位杂交实验可用于早期诊断。CMV食管炎治疗效果的数据很少。胃肠道CMV感染治疗的研究显示更昔洛韦（5 mg/kg，每12 h静脉用药）和膦甲酸钠（90 mg/kg，每12 h静脉用药）均有效。缬更昔洛韦（900 mg，每日2次）是更昔洛韦的口服剂型，也可应用。治疗应持续到病变愈合为止，大约需3～6周。反复复发的患者需要维持治疗。

机械性损伤和医源性损伤

食管穿孔

大部分食管穿孔都是源于食管内器械损伤或创伤。另外，剧烈呕吐或干呕可导致胃食管交界部自发破裂（Boerhaave综合征）。更为少见的情况下，腐蚀性食管炎或肿瘤可导致穿孔。内镜置入器械或鼻胃管留置导致的穿孔常发生在下咽部或胃食管交界部。穿孔也可发生在内镜下去除食物嵌塞的狭窄部位或进行食管扩张术的狭窄部位。食管穿孔导致的胸膜炎样胸骨后疼痛可能与纵隔气肿和皮下气肿相关。纵隔炎是食管穿孔最严重的并发症，早期诊断是获得良好治疗效果的关键。胸部CT是检查纵隔内气体最敏感的方法。食管穿孔可以采用造影法进行确诊，通常先口服泛影葡胺，然后再吞服稀钡进行显影。治疗包括鼻胃管抽吸，应用广谱抗生素并对破裂部位进行外科引流和修补。早期发现的病例，也可以不行手术仅采取禁食及抗生素保守治疗。内镜下钛夹治疗或支架置入术也可用于非手术源性穿孔或非手术病例如肿瘤穿孔等。

贲门黏膜撕裂

呕吐、干呕或剧烈咳嗽可能导致胃食管交界部非穿透性撕裂，这是上消化道出血的常见一种原因。大部分患者会表现为呕血。发病前存在呕吐是诊断的重要证据，但有时症状并不明显。出血常自行停止，但也有持续出血者，局部应用肾上腺素、灼烧、内镜钛夹或血管栓塞治疗的效果均较好。很少有患者需要外科手术治疗。

放射性食管炎

放射性食管炎常并发于胸部肿瘤放疗后，尤其是乳腺癌和肺癌，发生风险与放射剂量相关。阿霉素、博来霉素、环磷酰胺和顺铂可使其风险增加。治疗后的吞咽困难及吞咽痛可持续数周到数月。食管黏膜出现红斑、水肿及变脆。在放射暴露后数年可能发生黏膜下纤维化和组织变性及狭窄。超过 5000 cGy 放射剂量暴露导致食管狭窄的发生风险增加。急性放射性食管炎主要依靠支持治疗。慢性狭窄则通过食管扩张进行处理。

腐蚀性食管炎

企图自杀或意外误服强碱或吞服强酸可导致腐蚀性食管损伤。没有口腔损伤并不意味着能排除食管病变。因此，推荐早期内镜检查以评估食管黏膜损伤及其程度。严重的腐蚀性损伤可能导致食管穿孔、出血、狭窄甚至死亡。糖皮质激素并不能改善急性腐蚀性食管炎的临床结局，不推荐应用。腐蚀性损伤程度严重者，更容易在愈合后出现严重狭窄，通常需要反复扩张治疗。

药物性食管炎

口服药物后，药丸未能通过食管而是停留在管腔内可诱发食管炎。通常，这种问题的发生与“服药习惯”不良有关：送服药丸的水太少或服药后立即躺下。药物最容易嵌顿的位置在食管中段接近动脉弓或隆突处。这些结构的外源性压迫可以阻挡药丸或胶囊通过，使之停留在食管腔内。从 1970 年最早的一篇报道至今，已报道的药物性食管炎超过 1000 例，提示这一疾病并不少见。很多种药物都可能导致此病，最常见的是多西环素、奎尼丁、苯妥英钠、氯化钾、硫酸亚铁、非甾体抗炎药及二膦酸盐。当然，如果服用的时候不注意，任何药物都可能导致药物性食管炎。

药物性食管炎的典型症状是突发胸痛和吞咽痛。此病特点是疼痛会数小时后发作，患者可能在睡眠中疼醒。大部分患者的典型病史中有服用药物病史，因此，不必为明确诊断进行其他检查。内镜检查时，可观察到局部明显的溃疡或炎症。典型的组织学表现为急性炎症。胸部 CT 有时可显示食管增厚及透膜性炎症。部分患者的症状可在数日到数周后自行缓解，但严重病例的症状也可能持续数月，并形成狭窄。尚无特定治疗方法能加快愈合过程，但抗酸分泌药物可以改善反流，从而避免因此加重病变。如果病变愈合导致食管狭窄，则需要扩张治疗。

异物和食物嵌塞

食物或异物可能嵌塞在食管中，导致完全梗阻，分泌物（口腔的泡沫液体）不能通过，并出现严重胸痛。食物嵌塞可能由于狭窄、肿瘤、Schatzki 环、嗜酸细胞性食管炎或仅仅是进食不慎导致。如果症状不能自行缓解，可以通过内镜解除食物嵌顿。不推荐使用嫩肉酶促进肉团通过，因为这可能导致食管损伤。如果内镜解除梗阻失败，可尝试胰高糖素（1 mg，静脉注射）。急诊处理后，患者应该接受相关检查，以明确导致嵌塞的潜在病因。

系统性疾病的食管表现

硬皮病和胶原血管病

硬皮病食管（LES 低压、食管缺乏蠕动）是硬皮病或胶原血管病的一种表现，并被认为是这类疾病的特征性表现。不过，后来发现这种命名并不恰当，已被废弃，因为半数患者并不具有系统性疾病，而反流性疾病却经常是唯一的相关因素。硬皮病食管是胶原血管病的表现之一，组织病理检查可见食管黏膜固有层因胶原沉积和纤维化浸润而破坏。在非胶原血管疾病中出现食管体部无蠕动及 LES 低压的病理机制尚不明确。无论哪种病因，测压异常表现都提示患者存在 LES 屏障功能降低及食管对反流胃酸清除功能减退，从而易患严重 GERD。吞咽困难也是表现之一，但通常程度较轻，立位进餐可以缓解症状，饮水后可以帮助固体食物排空。

皮肤病

皮肤疾病（寻常天疱疮、大疱性类天疱疮、瘢痕性类天疱疮、白塞病及大疱性表皮松解症）可以影响到口咽部和食管，尤其是近段食管，出现水疱、大疱、纤维网和狭窄。糖皮质激素治疗通常有效。糜烂型扁平苔藓、Stevens-Johnson 综合征和移植物抗宿主病也可累及食管。出现食管狭窄时，可能需要食管扩张治疗。

第五章　消化性溃疡和相关疾病

Peptic Ulcer Disease and Related Disorders

John Del Valle
（王迎春　译　周丽雅　校）

消化性溃疡

空腹加重，进食后缓解的上腹烧灼样痛为消化性溃疡（peptic ulcer disease，PUD）的症状。溃疡的定义是在活动性炎症的作用下，胃和（或）十二指肠黏膜完整性遭到破坏，形成黏膜缺失或穿凿样病变。溃疡发生在胃和（或）十二指肠，多为慢性病程。胃酸相关疾病在美国发病率较高，新发及复发病例可达 400 万人·年。美国消化性溃疡的患病率，男性约为 12%，女性约为 10%。消化性溃疡显著降低了生活质量，对健康和工作出勤造成了巨大影响。此外，美国每年有接近 15 000 例患者死于消化性溃疡的并发症。同时，消化性溃疡增加了财政负担，美国每年需要支付近 60 亿美金直接或间接用于该病的诊治，其中 30 亿用于住院患者，20 亿用于门诊患者，10 亿为生产力降低和生产时间减少所造成的损失。

胃的生理

尽管胃十二指肠黏膜持续受到机体各种毒力因子（酸、胃蛋白酶、胆汁酸、胰酶、药物和细菌）的攻击，但黏膜可通过复杂的防御和修复系统来维持其完整性。

胃的解剖　胃上皮层形成皱襞，包含许多显微镜下可见的胃小凹结构，每个胃小凹进一步分支形成 4～5 个由高度分化的上皮细胞组成的胃腺体。不同的解剖部位，胃腺体的组成有所差异。贲门腺占全胃腺体的比例不到 5%，包含黏液细胞和内分泌细胞。75%以上的胃腺体位于泌酸区黏膜，由颈黏液细胞、壁细胞、主细胞、内分泌细胞、肠嗜铬细胞以及肠嗜铬样细胞（ECL）组成（图 5-1）。幽门腺由黏液细胞和内分泌细胞（包含胃泌素细胞）构成，位于胃窦。

壁细胞，又名泌酸细胞，分布于胃小凹的颈部、峡部或泌酸腺中。静息状态（或未受刺激状态）的壁细胞，含有大量沿顶面分布的细胞内小管和向细胞内突出的微管泡，二者表面分布有微绒毛（图 5-2）。H^+,K^+-ATP 酶位于微管泡膜上，当细胞受到刺激后，微管泡膜和顶膜转化为由含有较长微绒毛的细胞内小管所组成的致密网。酸分泌是一个非常耗能的过程，发生于顶端小管的表面，由大量（占细胞总体积 30%～40%）的线粒体供能。

胃十二指肠黏膜防御机制　胃上皮细胞持续受到盐酸（HCl）、胃蛋白酶原/胃蛋白酶、胆汁酸盐等一系列内源性毒力因子的攻击，同时药物、酒精、细菌等外源性物质也持续积聚于胃黏膜表面。因此，需要复杂的黏膜防御和修复机制来对抗任何可能的损伤。

黏膜防御机制可以分为三层屏障，由上皮细胞前、

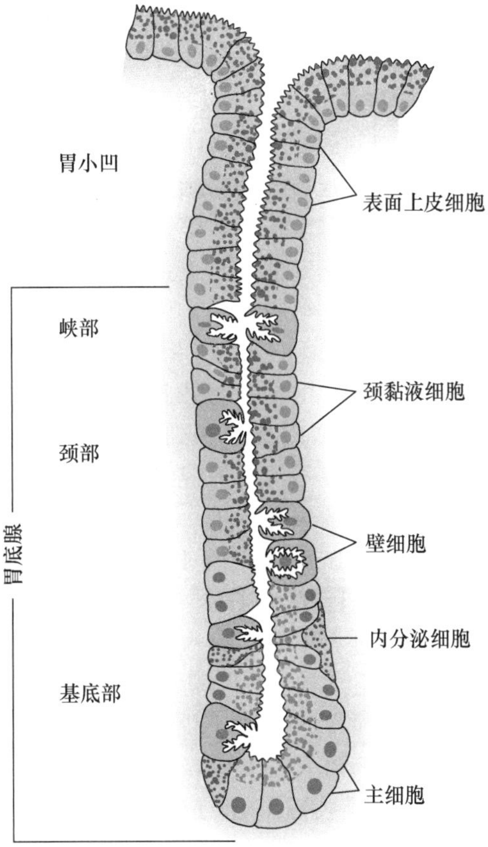

图 5-1（见书后彩图）　泌酸胃腺的结构图。（Adapted from：S Ito，RJ Winchester：J Cell Biol 16：541，1963. doi：10.1083/jcb.16.3.541. © 1963 Ito and Winchester.）

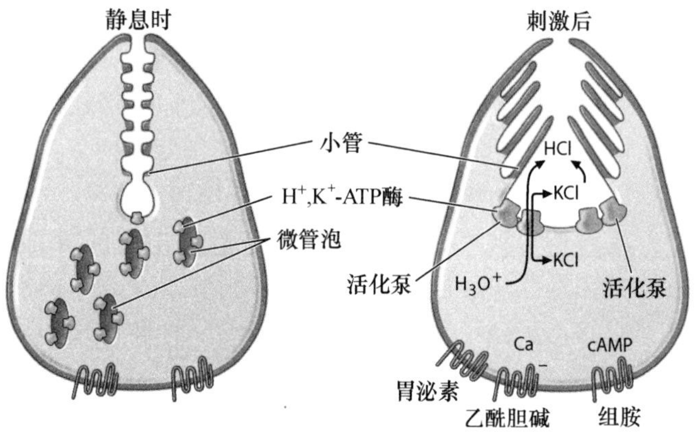

图 5-2（见书后彩图） Secretagogue 刺激后胃壁细胞的结构变化。cAMP，环磷酸腺苷。（Adapted from SJ Hersey，G Sachs：Physiol Rev 75：155，1995.）

上皮细胞和上皮细胞后的要素组成（图 5-3）。第一道防线为黏液-碳酸氢盐-磷脂屏障，是针对氢离子等多种分子的物理化学屏障。黏液分泌由胃十二指肠黏膜表面的上皮细胞调节，主要成分为水（95%），同时含有磷脂和糖蛋白（黏液素）。黏液凝胶形成物理屏障，阻碍氢离子和胃蛋白酶等分子向细胞内扩散。碳酸氢盐由胃十二指肠黏膜上皮细胞分泌至黏液凝胶中，从而形成由胃腔内 pH 值为 1～2 至上皮细胞表面 pH 值为 6～7 的 pH 值梯度。

表层上皮细胞组成第二层屏障，包括分泌黏液、上皮细胞离子转运蛋白（维持细胞内 pH 值及碳酸氢盐的产生）和细胞间紧密连接等多种因素。黏膜上皮细胞可通过表达热休克蛋白阻止蛋白降解，从而保护细胞不受温度升高、细胞毒素、氧化应激等刺激的损伤。上皮细胞还可表达三叶因子家族的多肽和抗菌肽，保护上皮细胞并使其再生。如果上皮细胞前屏障遭到破坏，邻近的健康细胞可迁移到损伤部位将其覆盖（重构）。重构过程并不需要进行细胞分裂，但是需要充足的血供和周边的碱性环境。多种生长因子，包括表皮生长因子（EGF）、转化生长因子（TGF）α、碱性成纤维细胞生长因子（FGF）等参与调节重构的过程。当黏膜损伤过大不能靠重构完全覆盖时，则需要进行细胞增殖。上皮细胞再生受前列腺素和生长因子如 EGF、TGF-α 的调节。在上皮细胞修复的同时，损伤的微血管床上同时有新生血管的生成（血管发生）。FGF 和血管内皮生长因子（VEGF）在胃黏膜血管发生中均起到重要作用。

第三层屏障为胃黏膜下层复杂的微血管系统，是上皮细胞后防御/修复系统的重要组成部分，通过分泌 $HCO3^-$ 中和壁细胞产生的酸。此外，这个微循环体系可充分供应清除毒性代谢产物时所需的微量元素和氧。

前列腺素在胃上皮防御/修复系统中起核心作用（图 5-4）。胃黏膜含有大量前列腺素，可以调节碳酸氢盐和黏液的分泌，抑制壁细胞分泌酸，并在维持黏膜血流量和上皮细胞重构中起重要作用。前列腺素来源于酯化的花生四烯酸，由细胞膜磷脂在磷脂酶 A2 作用下产生。前列腺素合成过程中的限速酶为环氧合酶（COX），COX 以 COX-1 和 COX-2 两种异构体形式存在，二者结构、组织分布及表达均不同。COX-1 广泛表达于胃、血小板、肾和内皮细胞等多个组织。COX-1 持续性表达，在维持肾功能完好、血小板聚集、胃肠黏膜（GI）完整性方面起重要作用。与之相反，COX-2 的表达受炎症刺激诱发，表达于巨噬细胞、白细胞、成纤维细胞和滑膜细胞。非甾体抗炎药（NSAID）通过抑制 COX-2 从而对组织炎症起抑制作用，而其副作用（胃肠黏膜溃疡和肾损伤）则与其抑制 COX-1 的活性有关。高选择性抑制 COX-2 的 NSAID 可以在有效抑制组织炎症反应的同时减少对胃肠道的毒性作用。选择性 COX-2 抑制剂可产生心血管系统副作用，使心肌梗死的风险增加。因此，美国食品药品监督管理局（FDA）从市场上撤回了两种该类药物：伐地考昔和罗非昔布（如下文）。

一氧化氮（NO）在维持胃黏膜完整性中起重要作用。一氧化氮合酶为其中的关键酶，在黏膜中持续表达，可以通过刺激胃黏液分泌、增加黏膜血流量、维持上皮细胞屏障功能而起到细胞保护作用。中枢神经系统（CNS）和激素因子也通过多种途径参与黏膜防御功能的调节（图 5-3）。

胃的分泌功能 在胃的各种分泌物中，造成黏膜损伤的主要是胃酸和胃蛋白酶原。胃酸和胃蛋白酶原的生理作用为消化蛋白质，吸收铁、钙、镁和维生素 B_{12}，以及杀死摄入的细菌。胃酸分泌包含基础分泌和进食后分泌两部分。基础胃酸分泌存在生理节律性，夜间分泌最高，而晨起最低。迷走神经来源的胆碱和局部胃内的组胺是控制基础胃酸分泌的两个主要物质。按照刺激信号起源的部位可将进食后胃酸分泌分为头期、胃期和肠期。头期主要为食物的视觉、嗅觉和味觉刺激，经由迷走神经刺激胃液分泌。第二期为胃期，食物进入胃后即刺激胃期的胃液分泌，氨基酸和胺类可直接刺激 G 细胞释放胃泌素，进而通过直接和间接途径激活壁细胞。胃壁扩张同样可以引起胃泌素的释放和胃酸的分泌。最后一期为肠期，起始于食物进入小肠内，通过肠腔扩张和营养物质吸收刺激胃液分泌。在胃酸分泌的三期过程中，同时有许多其他抑制途径的参与。生长抑素是一种胃肠道激素，由胃黏膜的内

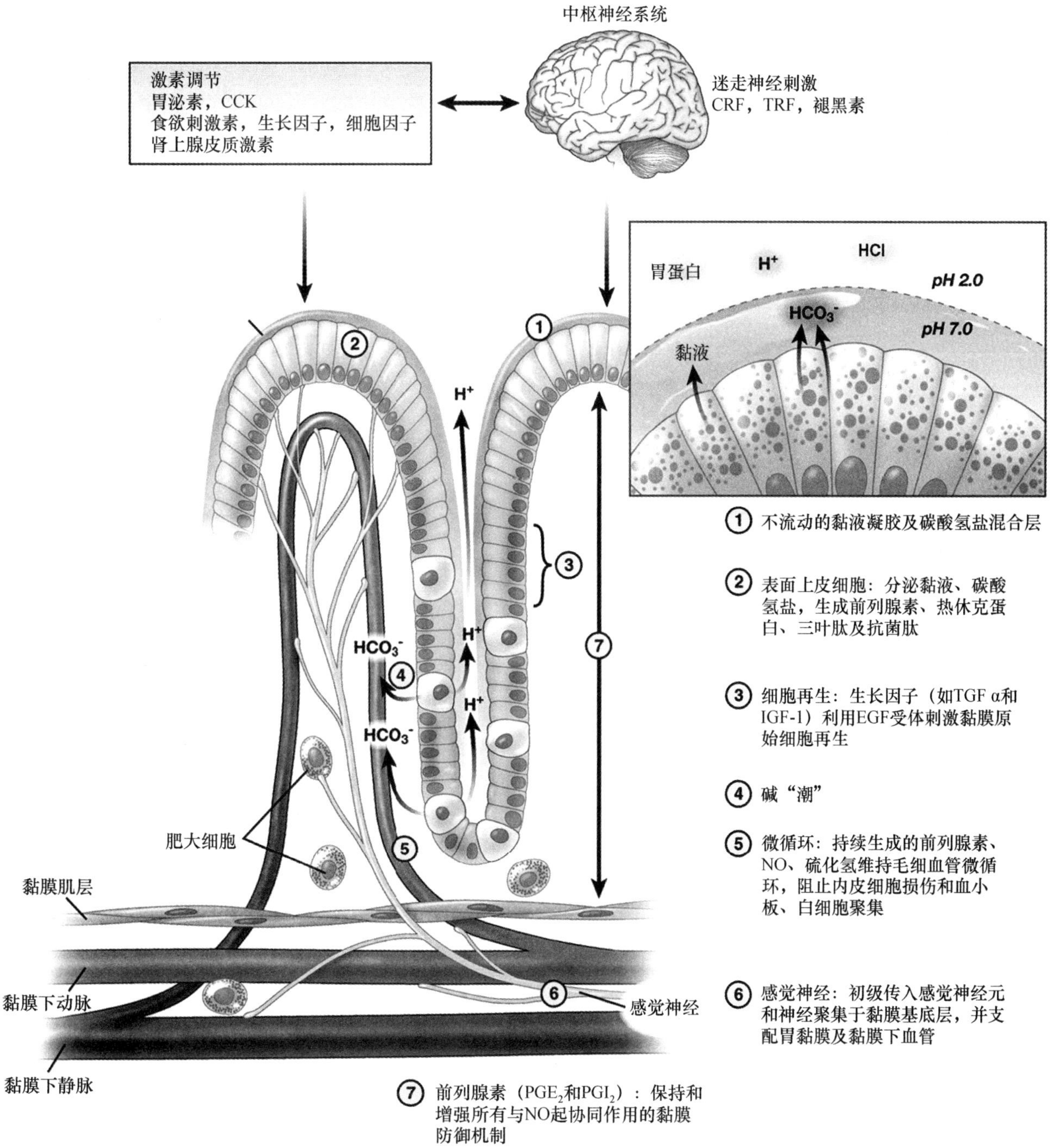

图 5-3 胃十二指肠黏膜防御及修复机制。CCK，胆囊收缩素；CRF，促肾上腺皮质素释放素；EGF，表皮生长因子；HCl，盐酸；IGF，胰岛素样生长因子；TGFα，转化生长因子 α；TRF，促甲状腺素。（Modified and updated from Tarnawski A. Cellular and molecular mechanisms of mucosal defense and repair. In：Yoshikawa T，Arakawa T. Bioregulation and Its Disorders in the Gastrointestinal Tract. Tokyo，Japan：Blackwell Science，1998：3-17.）

分泌细胞（D 细胞）在 HCl 刺激后释放。生长抑素可通过直接（抑制壁细胞泌酸）和间接（减少 ECL 细胞组胺和 G 细胞胃泌素的分泌）途径抑制胃酸分泌。其他神经（中枢和外周）和体液［糊精、心房钠尿肽（ANP）、胆囊收缩素、食欲刺激素、白细胞介素 11（IL-11）、肥胖抑制素、促胰液素、5-羟色胺］因素使胃酸分泌保持动态平衡。在生理状态下，这三期分泌同时发生。饥饿激素（ghrelin）在胃 Gr 细胞表达，可刺激食欲，通过刺激 ECL 细胞释放组胺从而增加胃酸分泌，但这种机制尚有待进一步证实。

分泌胃酸的壁细胞位于泌酸腺，与分泌胃液的其他重要细胞（ECL 细胞、D 细胞）相邻（图 5-5）。除

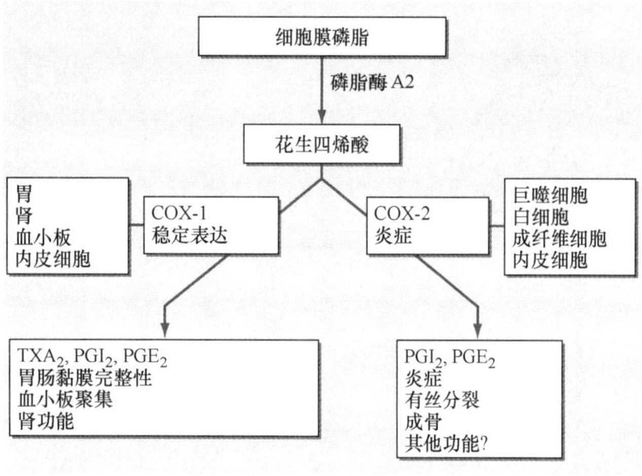

图 5-4　前列腺素 PGE_2 和前列环素 PGI_2 合成的流程图。同时展示 COX-1 和 COX-2 的特性及分布。TXA_2，血栓素 A_2

胃酸外，壁细胞还分泌内因子（IF）和 IL-11。壁细胞表达多种可刺激胃酸分泌物质的受体，如组胺（H_2），胃泌素（胆囊收缩素 B/胃泌素受体），乙酰胆碱（毒蕈碱，M_3）。组胺与细胞表面的 H_2 受体结合后，可以激活腺苷酸环化酶，增加环磷酸腺苷（c-AMP）。胃泌素和毒蕈碱受体激活后，活化蛋白酶 C/磷酸肌醇信号通路。这两个通路的活化都会调节下游一系列酶的活化，控制胃酸分泌泵，即 H^+,K^+-ATP 酶的活性。当组胺、胃泌素或乙酰胆碱同时作用时，促胃酸分泌作用相叠加，这是由于不同的配体和其相应受体结合后会激活不同的下游信号传导通路。更重要的是，这个现象解释了为什么阻断一种受体（H_2）时，激活其他信号通路的配体（胃泌素、乙酰胆碱）的胃酸分泌刺激作用亦减弱。壁细胞同时表达与抑制胃酸分泌配体（前列腺素、生长抑素和 EGF）相结合的受体。组胺还可以通过活化 D 细胞上的组胺 H_3 受体，抑制生长抑素的释放，间接促进胃酸分泌。

H^+ 的分泌主要由质子泵 H^+,K^+-ATP 酶实现。H^+,K^+-ATP 酶为一种膜结合蛋白，由 α 和 β 两个亚基组成。有活性的催化基团位于 α 亚基，目前为止 β 亚基的作用尚不明确。这种酶利用三磷酸腺苷（ATP）水解释放的化学能来对壁细胞胞质内的 H^+ 与分泌小管内的 K^+ 进行交换转运。H^+,K^+-ATP 酶位于分泌小管和非分泌胞质内的管泡中。K^+ 不能渗透至管泡，因此管泡内的 H^+,K^+-ATP 酶处于非活性状态。非分泌胞质内管泡和分泌性小管上质子泵的分布随壁细胞活性的改变而发生变化（图 5-2）。当壁细胞泌酸活性终止时，质子泵回复到非分泌性细胞质内管泡中的失活状态。有假说认为，小 G 蛋白 Rab 家族和分泌载体膜蛋白（SCAMPS）参与壁细胞膜转位。此外，壁细胞顶膜和底侧膜上的氯离子和钾离子通道亦参与胃酸分泌的过程。

主细胞主要位于胃底腺，可以合成和分泌胃蛋白酶原，后者为具有水解活性的胃蛋白酶的前体。胃内的酸性环境使无活性的前体转变为胃蛋白酶，并提供胃蛋白酶维持活性所必需的低 pH 值（<2）。当 pH 值升至 4 时胃蛋白酶活性显著降低，而当 pH 值升至 7 时胃蛋白酶不可逆性失活及变性。促进胃酸分泌的多种促分泌素同时可以刺激胃蛋白酶原的释放。胃蛋白

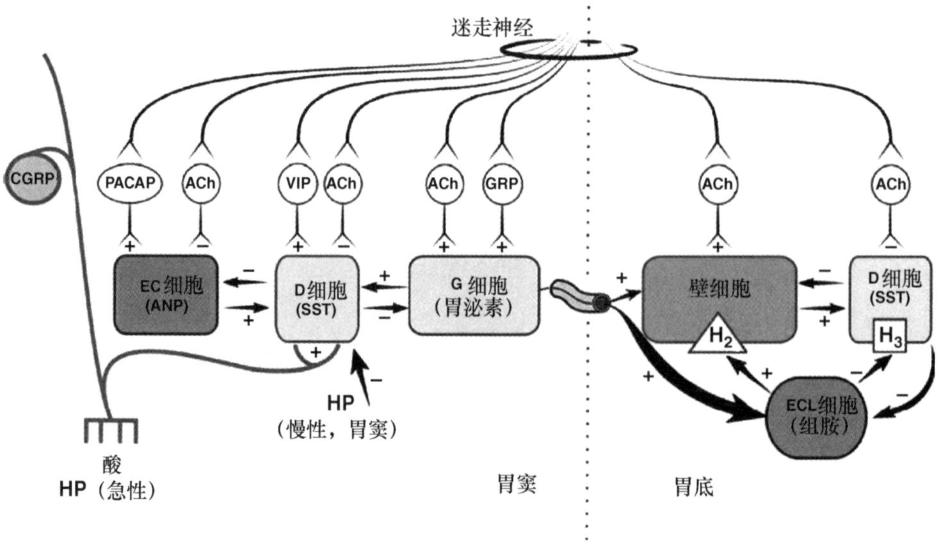

图 5-5　细胞水平的胃酸分泌调节机制。Ach，乙酰胆碱；ANP，心房钠尿肽；CGRP，降钙素基因相关肽；EC，肠嗜铬；ECL，肠嗜铬样；GRP，促胃泌素释放肽；PACAP，垂体腺苷酸环化酶活化肽；SST，生长抑素；VIP，血管活性肠肽

酶在 PUD 中的具体作用尚有待进一步研究。

消化性溃疡的病理生理基础

消化性溃疡包括胃溃疡和十二指肠溃疡两部分。溃疡的定义为黏膜表面损伤大于 5 mm，且深度到达黏膜下层。十二指肠溃疡（DU）和胃溃疡（GU）在发病机制、诊断及治疗上有很多共同之处，但同时也有很多各自的特性。幽门螺杆菌及 NSAID 是 PUD 最常见的危险因素，在美国其比值比（OR）分别为 3.7 和 3.3。除此之外，慢性阻塞性肺疾病（2.34）、慢性肾功能不全（2.29）、未戒烟（1.99）、吸烟史（1.55）、高龄（1.67）、一年内就医次数≥3 次（1.49）、冠状动脉性心脏病（1.46）、饮酒史（1.29）、非洲裔美国人（指美国黑人 1.20）、肥胖（1.18）、糖尿病（1.13）等亦是 PUD 的危险因素。下面详述溃疡的发病机制。

流行病学·十二指肠溃疡 欧洲 DU 的发病率约为 6%～15%。1960—1980 年 DU 发病率呈逐渐下降趋势，但 1980 年至今无明显变化。然而近 30 年来 DU 的死亡率、需要进行手术治疗、复诊次数均下降 50%以上。DU 发病率的下降很有可能是由于幽门螺杆菌感染率的下降。在发现幽门螺杆菌之前，DU 的疾病特点就是在首次治疗之后反复复发。根除幽门螺杆菌可以显著降低 DU 复发率。

胃溃疡 GU 发病年龄晚于十二指肠病变，峰值年龄为 50～60 岁。男性多于女性，较 DU 少见，这可能与 GU 多无明显症状，直到出现并发症时才被发现有关。尸检中 GU 和 DU 的发生率相似。

病理学·十二指肠溃疡 DU 绝大部分（95%以上）发生在十二指肠球部，约 90%位于距幽门环 3 cm 之内。DU 一般直径在 1 cm 范围之内，但偶有达到 3～6 cm（巨大溃疡）者。溃疡边界清晰，深度有时可达固有肌层。溃疡基底多有嗜酸性坏死，周边可见纤维化。恶性溃疡极少见。

胃溃疡 与 DU 相反，GU 一旦发现，必须进行活检明确是否为恶性病变。良性 GU 一般位于胃窦与泌酸区黏膜交界区的远端。良性 GU 位于胃底者很少见，其组织学表现与 DU 类似。与幽门螺杆菌感染相关的良性 GU 也与胃窦炎有关。与之相反，NSAID 相关 GU 不伴有慢性活动性胃炎，而呈现为化学性胃损伤，典型表现为小凹增生、固有层水肿、上皮细胞再生且不合并幽门螺杆菌感染，也可见到平滑肌纤维延伸至黏膜上层，但这不是 NSAID 相关 GU 的典型表现。

病理生理学·十二指肠溃疡 大部分 DU 均与幽门螺杆菌或 NSAID 有关。DU 患者多数存在酸分泌异常，其基础和夜间胃酸分泌高于对照组，但大多数情况下二组间有重叠。虽然目前造成这种酸分泌异常的机制尚不明确，但其可能与幽门螺杆菌感染有关。活动性 DU 患者十二指肠球部碳酸氢盐分泌显著低于对照组，亦可能与幽门螺杆菌感染有关（如下文）。

胃溃疡 与 DU 类似，大部分 GU 与幽门螺杆菌或 NSAID 所致的黏膜损伤相关。幽门前区溃疡或胃体溃疡同时合并十二指肠溃疡或十二指肠溃疡瘢痕时，其发病机制与 DU 类似。GU 患者其基础胃酸和进食后胃酸分泌为正常水平或减低。对于胃酸水平很低的 GU 患者，其黏膜防御因子可能存在异常。依据发病部位，GU 分为：Ⅰ型位于胃体，胃酸分泌减少；Ⅱ型位于胃窦，胃酸分泌减少或正常；Ⅲ型位于幽门 3 cm 范围内，多合并 DU，胃酸分泌正常或增多；Ⅳ型位于贲门，胃酸分泌减少。

幽门螺杆菌及胃酸相关疾病 多数消化性溃疡均与胃内幽门螺杆菌感染有关。幽门螺杆菌感染与胃黏膜相关淋巴组织淋巴瘤（MALT）、胃腺癌发病均有关系。尽管幽门螺杆菌全基因组测序工作已经完成，其定植于胃内却可以引起十二指肠溃疡的机制仍不明确，根除幽门螺杆菌是否能够减少胃癌的发生率亦不确定。

幽门螺杆菌 幽门螺杆菌最初被命名为“Campylobacter pyloridis”（幽门弯曲杆菌），为革兰氏阴性微需氧杆菌，一般位于胃黏膜表面黏液胶深层或黏液层与胃上皮细胞之间。在正常情况下，即便幽门螺杆菌附着在胃上皮细胞表面，也不会对细胞造成影响。幽门螺杆菌能够适应胃内的酸性侵蚀性环境，呈 S 形（大小在 0.5～3 μm 之间），具有多根带鞘的鞭毛。幽门螺杆菌最初定植于胃窦，之后逐渐向近端胃迁移。幽门螺杆菌在不利的环境中，可进入休眠状态，转化成球形。幽门螺杆菌的基因组（165 万碱基对）共编码约 1500 个蛋白，其中微孔蛋白（Hop 蛋白）、尿素酶、空泡毒素（Vac A）等为幽门螺杆菌致病及定植的关键蛋白。此外，大部分幽门螺杆菌菌株包含编码 cag 致病岛（cag-PAI）的基因片段。cag-PAI 中的部分基因编码Ⅳ型分泌系统，可将 CagA 移位至宿主细胞内。一旦进入细胞内，CagA 即激活与细胞生长及细胞因子生成相关的一系列细胞内事件。幽门螺杆菌具有广泛的遗传多样性，可使其致病性进一步增强。幽门螺杆菌感染的第一步是依靠其具有的活动性和分泌尿素酶的活性。尿素酶分解尿素产生氨，从而中和周边环境中的胃酸碱化周边 pH 值。除此以外，其他细菌因子还包括过氧化氢酶、脂肪酶、黏附素、血小板激活因子和 pic B（产生细胞因子）。幽门螺杆菌依据其表达这些因子（CagA、VacA 等）的特性分成不同的菌株。幽门螺杆菌感染相关的不同疾病可能是由于所感染的幽门螺杆菌菌株不同，致病机制有所差异。

流行病学 不同国家幽门螺杆菌感染率有很大差异，与当地人民平均生活水平有显著关系。在发展中国家，80%以上人群在 20 岁左右感染幽门螺杆菌，而发达国家感染率仅为 20%～50%。在美国，儿童幽门螺杆菌感染率很低，人群总体感染率近 30%，1950 年之前出生的人群其感染率高于之后的人群。美国 30 岁以下人群中，约有 10%存在幽门螺杆菌定植。近些年来，发达国家幽门螺杆菌感染率大幅度下降。高龄者幽门螺杆菌感染率高主要是由于世代效应造成的，提示在高龄者处于儿童期时，幽门螺杆菌传播率很高。利用数学模型计算显示，19 世纪中后期的卫生环境改善后，幽门螺杆菌传播率显著下降。此外，维持目前干预效果的情况下，幽门螺杆菌终将在美国完全被清除。社会经济地位低下和受教育水平低均增加幽门螺杆菌定植的易感性。美国黑人及西班牙人感染率是相同年龄段白种人的两倍，但是这种差异其实与人种的关系不大，主要是由于前面两个因素造成的。其他与幽门螺杆菌感染相关的因素包括①出生或居住在发展中国家，②居住环境拥挤，③生活环境不卫生，④不洁净的水和食物，⑤接触受感染者的胃液。

幽门螺杆菌可通过口-口或粪-口途径在人与人间传播。发展中国家的幽门螺杆菌感染率在逐渐下降。与 30 年前相比，美国幽门螺杆菌感染率下降 50%以上。

病理生理学 幽门螺杆菌感染通常伴随慢性活动性胃炎，但是仅 10%～15%感染者发展为消化性溃疡。尽管造成这种差异的原因并不明确，但可能与以下细菌及宿主双方面因素有关。早期研究显示 90%以上 DU 与幽门螺杆菌相关，但是仅 30%～60%GU，50%～70%DU 患者感染幽门螺杆菌。随着幽门螺杆菌感染率逐渐下降，特别是在西方国家，与幽门螺杆菌感染或 NSAID 使用无关的溃疡［或少见的卓-艾综合征（Zollinger-Ellison syndrome）］越来越多（如下文）。

幽门螺杆菌感染的最终表现（胃炎、PUD、胃 MALT 淋巴瘤和胃癌）是细菌和宿主非常复杂相互作用的结果（图 5-6）。

1. 细菌因素：幽门螺杆菌易于在胃内定植，可导致黏膜损伤，并逃避宿主防御机制。不同的幽门螺杆菌菌株具备不同的毒力因子。幽门螺杆菌基因组中的一个区域为致病岛（cag-PAI），编码毒力因子 cagA 和 picB。尽管 vacA 编码区并不在致病岛内，其同样参与致病机制。在这些毒力因子与其他细菌成分共同作用下，影响宿主免疫细胞功能，导致黏膜损伤。例如，vacA 抑制 CD4 T 细胞增殖，破坏 B 细胞、CD8 T 细胞、巨噬细胞和肥大细胞的功能。许多研究均显示感染 cag-PAI 阳性的幽门螺杆菌菌株与 cag-PAI 阴性的菌株相比，前者 PUD、胃癌前病变、胃癌的患病风险高。同时，幽门螺杆菌可以通过依赖 cagA 的途径直接抑制壁细胞 H^+,K^+-ATP 酶的活性，因而在细菌急性感染后可观察到胃酸分泌的减少。尿素酶可以产生 NH_3 破坏上皮细胞，从而使幽门螺杆菌可以在胃内定植。幽门螺杆菌还可以产生表面因子趋化中性粒细胞和单核细胞，造成上皮细胞损伤（如下文）。幽门螺杆菌产生蛋白酶和磷脂酶破坏黏液胶中的糖蛋白-磷脂复合物，减低胃黏膜防御机制中第一道防线的作用。幽门螺杆菌表达黏附素（OMPs，如 BabA），协助细菌黏附在胃上皮细胞。尽管脂多糖（LPS）在革兰氏阴性杆菌感染中起重要作用，但是幽门螺杆菌的 LPS 免疫活性低于其他细菌。幽门螺杆菌感染可致慢性隐匿性炎症。

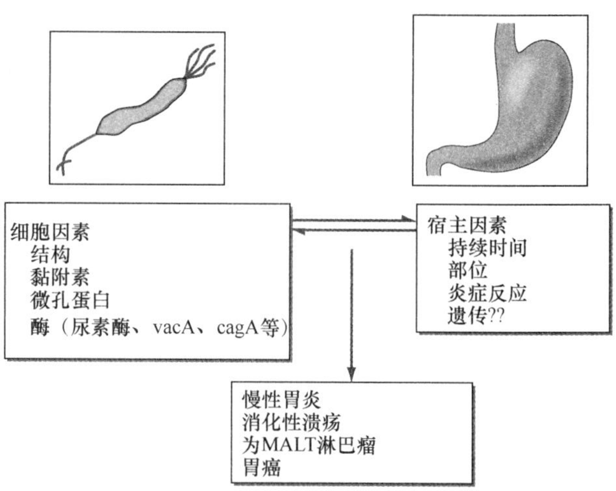

图 5-6 幽门螺杆菌导致胃肠道疾病的重要宿主及细菌因素。 MALT，黏膜相关淋巴样组织

2. 宿主因素：基于双胞胎的研究显示幽门螺杆菌感染存在遗传易感性。幽门螺杆菌所致的炎症反应表现为中性粒细胞、淋巴细胞（T 和 B）、巨噬细胞和肥大细胞的聚集。致病原通过与胃上皮细胞表面表达的主要组织相容性复合体（MHC）相结合，导致局部损伤，引发细胞凋亡（apoptosis）。在此基础上，具有 cag-PAI 编码区的菌株可使 cagA 侵入宿主细胞，导致进一步细胞损伤并激活细胞因子的产生，同时抑制抑癌基因的表达。幽门螺杆菌感染患者其胃上皮中多种

细胞因子表达均上调，包括白介素（IL）1α/β、IL-2、IL-6、IL-8、肿瘤坏死因子（TNF）α和干扰素（IFN）γ。幽门螺杆菌可引起黏膜局部和系统性体液免疫应答，这种免疫应答不能清除细菌却可以进一步加重上皮细胞损伤。其他幽门螺杆菌导致上皮细胞损伤的机制包括①活化的中性粒细胞产生活性氧和氮，加快上皮细胞更新率，②与T细胞（辅助T细胞1，Th1细胞）和IFN-γ相互作用相关的细胞凋亡。最后，宿主（人类胃内）有定植的共生菌时，可影响幽门螺杆菌所致的黏膜损伤。

幽门螺杆菌导致DU的原因目前仍不清楚。有研究显示DU相关的幽门螺杆菌菌株的毒力更强。此外，细菌表达十二指肠促发基因A（dupA）可能与发生DU相关。酸暴露过多致十二指肠球黏膜出现胃黏膜化生，使幽门螺杆菌可以在其上定植，并激发宿主反应，继发局部损伤。另一种假说提出，胃窦幽门螺杆菌感染致胃酸分泌增多，十二指肠酸暴露增多，导致黏膜损伤。幽门螺杆菌感染患者其基础和刺激后［食物、促胃泌素释放肽（GRP）］胃泌素释放增多，而分泌生长抑素的D细胞数量减少。幽门螺杆菌感染导致胃酸分泌增多是促炎细胞因子（IL-8、TNF和IL-1）在G细胞、D细胞和壁细胞上直接或间接作用的结果（图5-7）。与此相反，GU与幽门螺杆菌导致的全胃炎相关，胃酸分泌正常或减低。幽门螺杆菌感染还与十二指肠黏膜碳酸氢盐生成减少相关。支持和否定上述假说的研究数据均有所阐述。因此，胃内幽门螺杆菌感染导致十二指肠溃疡的具体机制仍有待发现。

总体而言，幽门螺杆菌对胃肠道影响多样，由细菌及宿主因素共同决定。胃和十二指肠最终病变与胃炎的类型和分布有关。胃窦为主的胃炎与DU相关，胃体为主的胃炎与GU、萎缩性胃炎和胃癌关系密切（图5-8）。

NSAID相关溃疡

流行病学 NSAID在美国应用非常广泛，每年非处方药品的使用量在300亿片以上，处方药的使用量在1亿片以上。实际上在2000年COX-2上市后，NSAID处方药的使用量达到1.11亿以上，药费约48亿美金。NSAID所致副作用和并发症是美国药物相关毒性反应的主要组成部分。NSAID不良反应包括恶心、消化不良（发生率高达50%～60%）、其他胃肠道并发症如内窥镜发现的消化性溃疡（NSAID服药者中患病率15%～30%）合并出血或穿孔（服药者中约1.5%）。据估计，美国NSAID所致上消化道出血年

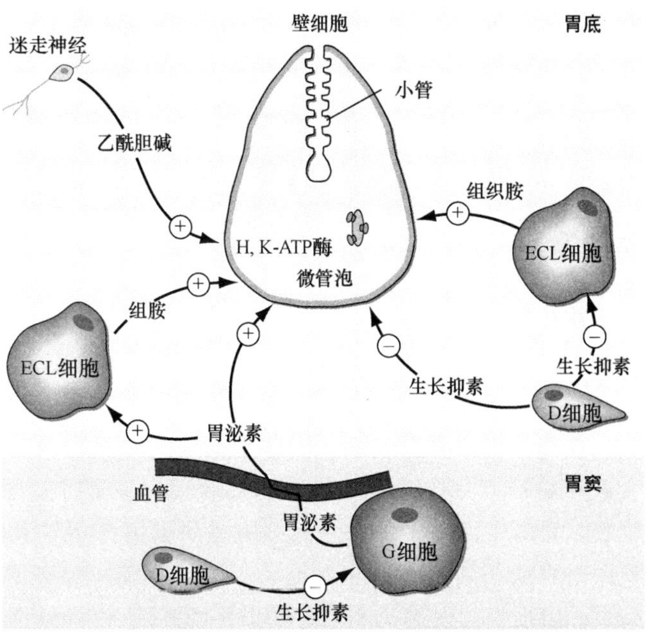

图5-7 幽门螺杆菌致胃酸分泌异常的可能作用机制。 D细胞，生长抑素产生细胞；ECL细胞，肠嗜铬样细胞。（Adapted from J Calam et al：Gastroenterology 113：543，1997）

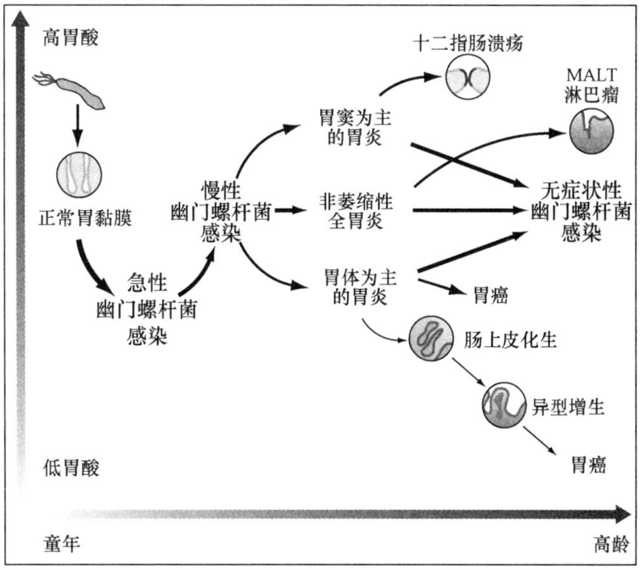

图5-8 幽门螺杆菌感染自然病程。 MALT，黏膜相关淋巴样组织。（Vsed with permission from S Suerbaum，P Michetti：N Engl J Med 347：1175，2002.）

住院患者为6～12万人，NSAID所致毒性反应相关的死亡人数每年可达1.6万。约4%～5%的患者在用药1年内出现有症状的溃疡。然而，消化不良症状与NSAID所致病变无明显相关性，80%以上出现严重NSAID相关并发症的患者发病之前并没有消化不良症状。由于缺乏预警症状，判断NSAID相关溃疡发病率和死亡率的危险因素非常重要。即使75 mg/d阿司

匹林亦可引起严重的胃肠道溃疡，因此没有一个NSAID剂量是绝对安全的。实际上，小剂量阿司匹林（75～325 mg）所致黏膜损伤（溃疡和糜烂）发生率由8%至60%不等。幽门螺杆菌感染增加长期应用小剂量阿司匹林者消化性溃疡相关上消化道出血的风险。明确的危险因素包括高龄，溃疡病史，同时应用糖皮质激素，大剂量NSAID，同时应用多种NSAID，同时应用抗凝药、氯吡格雷以及严重或多系统疾病。可能的危险因素包括感染幽门螺杆菌、吸烟及饮酒。

病理生理学 前列腺素在维持胃肠道黏膜完整性和损伤修复中起重要作用。因此干扰前列腺素合成将会破坏黏膜防御/修复机制，促进黏膜损伤。动物实验证实，胃内微循环中的中性粒细胞黏附聚集在NSAID所致黏膜损伤的启动中非常重要。全身摄取的NSAID造成黏膜损伤的发病机制及途径详见图5-9。许多基因均存在单核苷酸多态性（SNP），如编码细胞色素P450的特定亚型（见下文）、IL-1β、血管紧张素原（AGT）以及有机离子转运多肽（SLCO1B1），但这尚有待大规模试验进一步证实。

阿司匹林和许多NSAID均为弱酸，在胃内酸性环境中以非离子亲脂性形式存在，可通过接触造成局部黏膜的损伤。亲脂性特点使NSAID可穿越上皮细胞的脂质细膜，当在细胞内转换为离子形式时即可对细胞造成损伤。接触黏膜的NSAID还可改变细胞表面的黏液胶，造成H^+和胃蛋白酶逆流，进一步加重上皮细胞损伤。此外，肠溶性或pH值依赖的制剂同样会造成消化性溃疡。

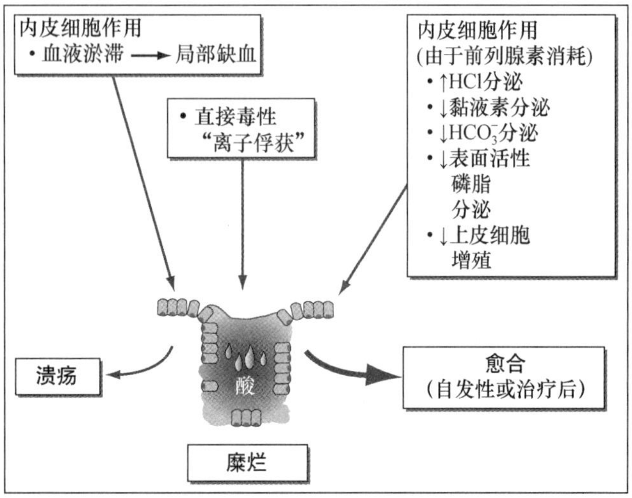

图5-9 非甾体抗炎药（NSAID）致黏膜损伤的机制。（Adapted from J Scheiman et al：J Clin Outcomes Management 3：23，1996. Copyright 2003 Turner White Communications，Inc.，www.turner-white.com. Used with permission.）

幽门螺杆菌和NSAID在消化性溃疡发病中的相互作用非常复杂。Meta分析结果显示，二者造成PUD或其并发症如消化道出血的风险是相互独立的，但同时又具有协同效应。例如，NSAID相关的消化道并发症高风险人群在根除幽门螺杆菌治疗后，其风险可降至平均水平。

幽门螺杆菌及NSAID之外的其他因素与胃酸相关疾病 吸烟可能参与PUD的发病机制。不仅吸烟人群溃疡的发生率高于不吸烟人群，同时吸烟会延缓愈合速度，降低疗效，并增加溃疡并发症如穿孔的概率。吸烟人群更易发生溃疡的机制目前尚不明确。可能的假说包括吸烟影响胃排空，减少十二指肠近端碳酸氢盐生成，增加幽门螺杆菌感染风险，致黏膜有害自由基生成增多等。遗传易感性也可能参与溃疡的发生。DU患者一级亲属溃疡的发生率较一般人群高3倍，但密切接触后幽门螺杆菌感染可能是主要的原因。O型非分泌型者溃疡的风险高，可能为遗传因素参与的结果，但是幽门螺杆菌更易与O抗原结合。其他一些遗传因素可能使PUD和（或）上消化道出血的风险增加。例如，基因编码的NSAID同化酶细胞色素P450酶2C9和2C8（CYP2C9和CYP2C8）是NSAID相关PUD的潜在易感基因，但是相关研究结果并不一致。在英国的一项研究中，白种人中有功能的CYP2C19＊17多态性与PUD发病相关，不受溃疡病因的影响。该结果有待扩大研究人群后进一步证实。心理压力可能参与PUD发病，但是相关研究结果差异很大。尽管PUD与个体特质（神经过敏症）相关，但该症亦与非溃疡性消化不良和其他功能紊乱有关。

饮食也曾被认为是溃疡病的致病因素。某些食物和饮料可以导致消化不良，但目前并没有充分证据显示溃疡和特定食物具有相关性。一些慢性病变与PUD具有很强的相关性，包括①高龄，②慢性阻塞性肺疾病，③慢性肾功能不全，④肝硬化，⑤肾结石，⑥α_1-抗胰蛋白酶缺乏症，⑦系统性肥大细胞增多症。可能有关的因素包括①甲状旁腺功能亢进，②冠状动脉性心脏病，③真性红细胞增多症，④慢性胰腺炎，⑤饮酒史，⑥肥胖，⑦非裔美国人（黑人），⑧每年就医至少3次。

PUD发病是多因素共同作用的结果，最主要的两种因素为幽门螺杆菌感染和应用NSAID。与二者均无关的PUD发生率正在逐渐上升，这些少见的致病因素总结于表5-1。随着幽门螺杆菌感染率逐渐降低，这些致病因素需要引起我们的重视。消化性溃疡是黏膜防御/修复和侵袭因素失衡的结果，与刺激和有害物质无关。胃酸是黏膜损伤的主要因素。

第一部分 胃肠道疾病

表 5-1 幽门螺杆菌及 NSAID 之外其他引起溃疡的因素
幽门螺杆菌和 NSAID 之外其他引起溃疡的致病原
感染
巨细胞病毒
单纯疱疹病毒
海尔曼螺杆菌
药物/毒素
二膦酸盐
化疗
氯吡格雷
可卡因
糖皮质激素（当与 NSAID 联用时）
吗替麦考酚酯
氯化钾
其他因素
嗜碱性粒细胞增多的骨髓增殖性疾病
十二指肠梗阻（如环状胰腺）
浸润性疾病
缺血
放疗
嗜酸性粒细胞浸润
结节病
克罗恩病
特发性高分泌状态

缩略语：NSAID，非甾体抗炎药

临床特征

病史 许多消化道疾病包括 DU 和 GU 均可表现出上腹痛，该症状并不特异。接近 10%的 NSAID 相关病变在发生消化道出血、穿孔和梗阻前并没有明显的前驱症状。尽管 PUD 与症状间的相关性并不明确，详细询问病史及仔细的体格检查对疑诊消化性溃疡的患者仍然非常重要。

GU 和 DU 均可表现为上腹部烧灼感或阵发性上腹痛，亦可表现为腹部不适感、隐痛或饥饿痛。典型的 DU 表现为进食 90 min 至 3 h 后出现的腹痛，抗酸药或进食可缓解。夜间（午夜至凌晨 3 点）于睡眠中疼醒对诊断 DU 有重要的意义，2/3 以上 DU 患者出现该症状。但是，1/3 的 NUD（功能性消化不良）患者亦可表现出该症状（详见后述）。老年人患 PUD 时一般并不出现上腹痛，而是因发生溃疡性消化道出血或穿孔才被诊断。GU 患者腹痛症状与 DU 不同，表现为进食后腹痛。恶心和体重下降在 GU 患者更常见。有消化不良症状的患者中，将近 30%行胃镜检查可发现溃疡。

消化性溃疡导致腹痛的机制仍不清楚，可能与酸激活十二指肠内化学感受器，提高十二指肠对胆汁酸和胃蛋白酶的敏感性，或改变胃十二指肠动力有关。

不同的腹痛程度、部位、伴随症状如恶心和（或）呕吐，提示存在不同的并发症。持续的、食物及抗酸药不能缓解的消化不良症状，并向后背放射提示穿透性溃疡（胰腺）。突然发作的剧烈、弥漫性全腹痛提示溃疡穿孔。进食后腹痛加重，恶心，呕吐未消化食物提示胃流出道梗阻。柏油样便或呕吐咖啡样物提示消化道出血。

体格检查 上腹部压痛是 GU 和 DU 最常见的体征，20%可出现右上腹压痛，然而该体征对 PUD 的特异性不高。体格检查对发现溃疡的并发症非常重要，心动过速和直立性低血压提示继发于呕吐或消化道出血所引起的血容量不足。明显的压痛和板状腹提示穿孔。振水音提示胃内液体潴留，表明可能存在胃流出道梗阻。

消化性溃疡相关并发症・消化道出血 消化道出血是 PUD 最常见的并发症。估计普通人群消化道出血的发生率为（19.4～57）/10 万，而 PUD 患者发生率可达 15%。60 岁以上 PUD 患者消化道出血和其他并发症发生率更高，30 天内死亡率可达 5%～10%。高龄人群发病率高可能与其幽门螺杆菌感染率高有关。此外，80%以上 PUD 相关消化道出血所导致的死亡并不是由于出血本身造成的，而是死于其他因素，例如多器官功能衰竭（24%）、肺并发症（24%）和恶性肿瘤（34%）。

接近 20%溃疡相关的出血在发病前并没有明显的报警症状或体征。

穿孔 消化性溃疡第二常见的并发症为穿孔，PUD 患者发生率为 6%～7%，30 天内死亡率在 20%以上。与消化道出血类似，高龄患者由于 NSAID 使用率增加，其穿孔的发生率更高。穿透性溃疡是穿孔的一种，表现为溃疡穿透至胃相邻器官。DU 一般穿透至十二指肠后方的胰腺引起胰腺炎，GU 一般穿透至肝左叶，继发于 GU 的胃结肠瘘亦时有报道。

胃流出道梗阻 胃流出道梗阻是溃疡最少见的并发症，发生率为 1%～2%。溃疡致幽门周围组织炎症水肿，从而导致暂时梗阻。溃疡愈合后，梗阻即可解除。幽门溃疡瘢痕亦可造成顽固性的机械性梗阻，需要内镜下（球囊扩张）或外科手术解除梗阻。机械性梗阻无明显的征象，起病隐匿。近期出现早饱、恶心、呕吐、进食后腹痛和体重下降的患者，需要警惕流出道梗阻的可能性。

鉴别诊断 许多消化道或消化道之外的疾病均可引起与胃和十二指肠溃疡相类似的表现。上腹不适最常见的病因为 NUD。NUD 又称为功能性消化不良或原发性消化不良，是存在上腹不适的症状但并没有溃疡形成的多种疾病的统称。美国消化不良的发生率可

达 30%，以消化不良症状就诊的患者中，接近 60%为明确诊断进行的各种检查评估结果为阴性。NUD 的病因尚不明确，幽门螺杆菌在 NUD 发病中的作用仍存在很大争议。

其他可出现“溃疡样”症状的疾病包括近端消化道肿瘤，胃食管反流，血管疾病，胆胰疾病（胆绞痛、慢性胰腺炎）和累及胃、十二指肠的克罗恩病。

诊断性评估 由于上腹痛症状对胃十二指肠溃疡诊断的特异性差，许多其他疾病均可表现出与溃疡类似的症状，临床医生判断是否存在溃疡有很大困难。溃疡的诊断需要依赖钡剂造影或内窥镜检查。然而很多具有典型溃疡症状的患者实际上为 NUD，对于 45 岁以下无其他疾病证据的人群，在进行诊断性检查之前建议先进行幽门螺杆菌检测及根除治疗（见下文）。

上消化道钡剂造影偶尔仍作为诊断 PUD 的首选检查。传统的单一对比钡餐造影诊断 DU 的敏感性最高为 80%，双重对比造影敏感性可提高至 90%。对小溃疡（<0.5 cm）、陈旧溃疡瘢痕以及术后患者的诊断敏感性降低。DU 表现为界限清楚的龛影，多位于十二指肠球部（图 5-10A）。GU 可为良性或恶性病变。典型的良性 GU 表现为位于轮廓外的龛影，溃疡周边有放射状黏膜皱襞集中（图 5-10B）。直径大于 3 cm 或与肿物有关的溃疡多为恶性溃疡。但是，造影提示为良性 GU 的患者中，高达 8%经内窥镜或手术后证实为恶性病变。因此，上消化道造影显示为 GU 的患者必须进行内窥镜检查并进行活检。

胃镜是诊断上消化道疾病最敏感及最特异的检查（图 5-11）。除了可以直接观察黏膜情况外，胃镜检查还可以存档黏膜损伤的内镜图片并进行组织病理学活检，从而确定有无恶性（GU）病变或幽门螺杆菌感染。内窥镜在诊断钡剂造影不能发现的极小的病变、钡剂造影表现不典型的病变、明确溃疡是否为出血的病因等方面有很大优势。

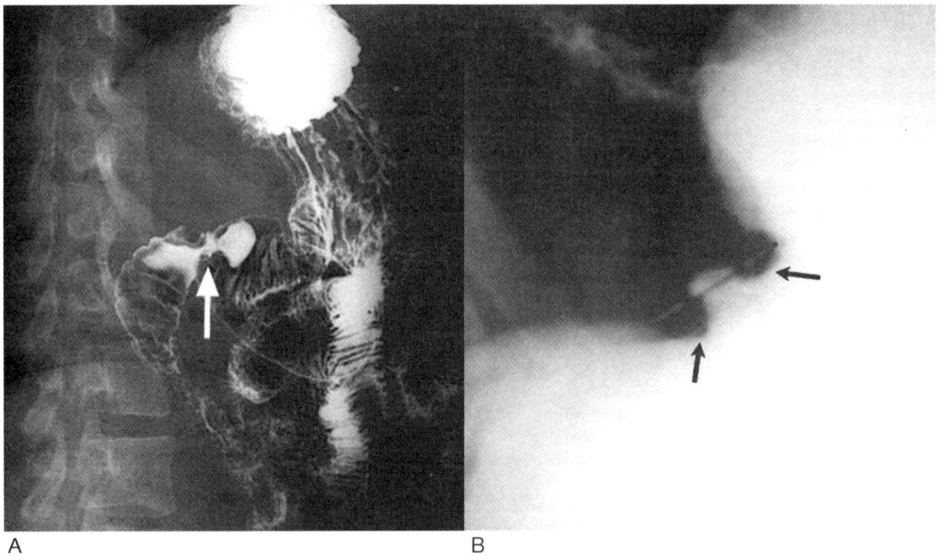

图 5-10 钡剂造影示例。**A.** 良性十二指肠溃疡；**B.** 良性胃溃疡

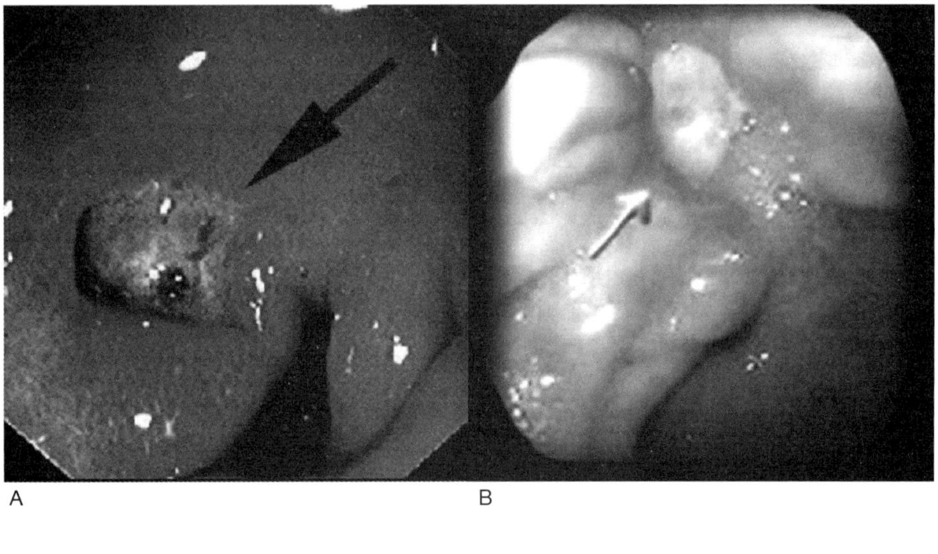

图 5-11（见书后彩图） 胃镜示例。**A.** 良性十二指肠溃疡；**B.** 良性胃溃疡

关于幽门螺杆菌的检测方法简短汇总于表 5-2。多种（PyloriTek、CLOtest、H. pylorifast 和 Pronto Dry）尿素酶实验检测幽门螺杆菌的敏感性和特异性均在 90%～95%以上。目前有多种非创伤性的检测方法，最常用的 3 种为血清学检测、^{13}C-或^{14}C-尿素呼气实验和粪便幽门螺杆菌（H. pylori）抗原检测。尿 H. pylori 抗原以及应用单克隆抗体法的粪便抗原检测，有很大的应用前景。

有些时候，对于复杂或难治性的 PUD，需要进行特殊的检查，如血清胃泌素测定、胃液分析或假饲实验（见"卓-艾综合征"）。对于幽门螺杆菌阴性的难治性 PUD 患者，也应进行血或尿阿司匹林或 NSAID 的筛查。

治疗　消化性溃疡

在幽门螺杆菌发现之前，消化性溃疡的治疗局限于 Schwartz 提出的"无酸无溃疡"理念。尽管酸分泌在溃疡病的发病中仍有重要作用，但根除幽门螺杆菌/预防 NSAID 相关溃疡是主要治疗方法。表 5-3 中列出了胃酸相关溃疡的主要治疗药物。

中和/抑制胃酸药物

抗酸剂　在认识到组胺对刺激壁细胞分泌胃酸有重要作用之前，用抗酸剂中和已分泌的胃酸是消化性溃疡治疗的主要方法。但现在抗酸剂已经很少作为治疗溃疡的一线用药，经常用于缓解消化不良症状。最常用的是氢氧化铝和氢氧化镁的混合制剂。

表 5-2　幽门螺杆菌检测方法

检测方法	敏感性/特异性%	备注
侵入性（需进行内镜/活检）		
快速尿素酶（RUT）	80～95/95～100	简单，近期应用 PPI、抗生素或铋剂会导致假阴性
组织学	80～90/>95	需要病理学处理及染色；提供组织学信息
培养	—/—	时间长、昂贵、需丰富经验；可同时得到药敏信息
非侵入性		
血清学	>80/>90	便宜和方便；不能用于早期随访
尿素呼气试验	>90/>90	简单和快速；可用于早期随访；近期治疗（见 RUT）会导致假阴性；少量的放射性^{14}C 暴露
粪便抗原	>90/>90	便宜和方便

缩略语：PPI，质子泵抑制剂

表 5-3　消化性溃疡治疗用药

药物类型/机制	常用药物举例	剂量
抑酸药物		
抗酸药	Mylanta 胃能达，Maalox 美乐事，Tums 咀嚼片，Gaviscon 盖胃平	100～140 meq/L，饭后 1 h 和 3 h，hs
H_2 受体拮抗剂	西咪替丁	400 mg bid
	雷尼替丁	300 mg hs
	法莫替丁	40 mg hs
	尼扎替丁	300 mg hs
质子泵抑制剂	奥美拉唑	20 mg/d
	兰索拉唑	30 mg/d
	雷贝拉唑	20 mg/d
	泮托拉唑	40 mg/d
	埃索美拉唑	20 mg/d
	右旋兰索拉唑	30 mg/d
黏膜保护剂		
硫糖铝	硫糖铝	1 g qid
前列腺素类似物	米索前列醇	200 μg qid
含铋制剂	水杨酸铋	见抗幽门螺杆菌治疗（表 5-4）

缩略语：hs，睡前；bid，每日两次；qid，每日 4 次

氢氧化铝可引起便秘和磷丢失，氢氧化镁则引起稀便。许多抗酸剂为了避免类似副作用，都采用氢氧化铝和氢氧化镁的复合制剂（如 Maalox、Mylanta）。慢性肾功能不全的患者禁用含镁制剂，因其可引起高镁血症，铝在这些患者中可能导致慢性中枢神经系统中毒。

碳酸钙和碳酸氢盐具有很强的抗酸作用，但也有不同程度的潜在副作用。长期应用碳酸钙（在胃内转化为氯化钙）可以引起乳-碱综合征（高血钙，高磷血症，可能引起肾钙化，并向肾功能不全进展）。碳酸氢盐可能引起全身碱血症。

H_2 受体拮抗剂　目前有四种 H_2 受体拮抗剂可用（西咪替丁、雷尼替丁、法莫替丁和尼扎替丁），它们的结构与组胺具有同源性。尽管每种药物都有不同程度的作用，但给予治疗剂量时所有药物均能显著抑制基础胃酸和食物刺激后胃酸分泌，其效果基本一致。而且，每种药物在使用合适的剂量时，都能获得类似的溃疡愈合率。目前，此类药物常用于活动性溃疡的治疗（4～6 周），并联合抗生素根除幽门螺杆菌（见下文）。

西咪替丁是用于胃酸相关溃疡病的第一代 H_2 受体拮抗剂。推荐初始剂量为 300 mg 每日 4 次。后续的研究提出睡前 800 mg 可以用于治疗活动性溃疡，4 周时愈合率达 80%。西咪替丁可能具有微弱

的抗雄激素副作用，导致可逆性的男性乳腺发育和性功能障碍，尤其是长期大剂量应用的患者（数月至数年，例如在卓-艾综合征的患者中）。鉴于西咪替丁可以抑制细胞色素 P450 的作用，对于长期应用华法林、苯妥英钠和茶碱的患者需仔细监测。其他少见的可逆性副作用包括意识混乱，血转氨酶、血肌酐和血清泌乳素水平升高。雷尼替丁、法莫替丁和尼扎替丁的 H_2 受体拮抗作用比西咪替丁更强。每种药物睡前服用一次即可预防溃疡，这在发现幽门螺杆菌和应用质子泵抑制剂（PPI）之前非常常用。在少部分应用 PPI 的患者，可能导致 H_2 受体拮抗剂耐受（见下文）。睡前等量剂量为雷尼替丁 300 mg、法莫替丁 40 mg 以及尼扎替丁 300 mg。

其他报道过的 H_2 受体拮抗剂少见的全身副作用包括全血细胞减少、中性粒细胞减少、贫血和血小板减少，发生率从 0.01%到 0.2%不等。西咪替丁和雷尼替丁可以与肝细胞色素 P450 结合，后者结合程度较低，法莫替丁和尼扎替丁则没有这一作用。

质子泵（H^+,K^+-ATP 酶）抑制剂 奥美拉唑、埃索美拉唑、兰索拉唑、雷贝拉唑和泮托拉唑均是苯并咪唑类衍生物，与 H^+,K^+-ATP 酶不可逆地共价结合。埃索美拉唑是 PPI 新药中的一种，为奥美拉唑的左旋异构体，而奥美拉唑是 S-和 R-异构体的外消旋复合物。兰索拉唑的右旋异构体——右旋兰索拉唑是最新一代应用于临床的 PPI。其优势在于双向延迟释放系统，旨在提高胃食管反流病的治疗效果。PPI 是目前最有效的抑酸剂，而奥美拉唑和兰索拉唑应用时间最长。二者都存在酸不稳定性，因此需做成含有肠衣颗粒的缓释胶囊，在 pH 值为 6 的小肠中溶解释放。兰索拉唑有口崩片剂型，可以不用水送服，对于吞咽困难的患者有明显优势，其药物吸收动力学与胶囊制剂类似。而且，兰索拉唑-萘普生复合制剂已开始生产，用于降低 NSAID 相关胃肠道损伤（见下文）。奥美拉唑与碳酸氢盐混合，制成非肠衣颗粒样复合制剂，呈粉末状，可以通过口服或胃管服用。碳酸氢盐有两个作用：①保护奥美拉唑不被酸降解，②加速胃内碱化和后续的质子泵激活，激活后使 PPI 最快发挥作用。泮托拉唑和雷贝拉唑为肠衣片，泮托拉唑也有静脉针剂。这些均是亲脂化合物，一进入壁细胞便被质子化，并锁定于微管泡系统和小管系统的酸性环境中。PPI 强效抑制所有时相的胃酸分泌，起效快，最大抑酸效果在服用后 2～6 h，抑酸效果持续 72～96 h。每日重复使用，抑酸效果更为显著，治疗 1 周后 95%以上的基础胃酸和刺激后胃酸分泌被抑制。PPI 的半衰期是 18 h，因此停药后经过 2～5 天胃酸分泌可以恢复至正常水平。由于质子泵抑制剂作用的是激活的 H^+,K^+-ATP 酶，因此在饭前服药才能最大程度发挥其药效（奥美拉唑快速释放型除外）（例如早饭前）。应用 PPI 可导致轻至中度高胃泌素血症。在动物实验中给予 PPI 可以导致类癌，但大量临床经验并没有在人类中发现胃类癌。停药 1～2 周后血清胃泌素水平即可恢复至正常。在幽门螺杆菌阴性患者中停用 PPI 后，可以出现胃酸反跳性高分泌。相对短期地应用 PPI（2 个月）也可以出现此现象，最多可持续至停药后 2 个月。其机制为胃泌素诱导分泌组胺的 ECL 细胞增生和肥大。与此机制相关的临床症状是停用 PPI 后 GERD 或消化不良症状加重。PPI 逐渐减量和过渡到 H_2 受体拮抗剂可避免此类现象。幽门螺杆菌相关炎症及其相关疾病患者的胃酸分泌减少，所以幽门螺杆菌阳性患者不会发生此种现象。PPI 应用可抑制内因子，但维生素 B_{12} 缺乏性贫血并不常见，也可能与维生素储备量大有关。与其他能够引起低氯血症的药物相同，PPI 可能影响其他药物吸收，如酮康唑、氨苄西林、铁和地高辛。肝细胞色素 P450 可以被第一代 PPI 抑制（奥美拉唑和兰索拉唑）。雷贝拉唑、泮托拉唑和埃索美拉唑与主要通过细胞色素 P450 代谢的药物之间无明显的相互作用，其临床意义尚未明确。PPI 与茶碱、华法林、地西泮、阿扎那韦或苯妥英钠联合应用时需要引起注意。长期抑酸，尤其是应用 PPI 者，社区获得性肺炎以及社区和医院获得性难辨梭状芽孢杆菌感染率增加。这些观察到的现象还需进一步确认，但应引起临床医生警惕，当建议患者尤其是老年人长期服用 PPI 时警惕发生肺炎或难辨梭状芽孢杆菌感染风险增加。一项以人群为基础的研究显示，长期应用 PPI 与老年女性髋骨骨折有关。尽管发现髋骨骨折增加与抑酸剂量和时间有关，但骨折绝对风险仍较低，其具体机制不明确。长期应用 PPI 还可能导致铁和镁缺乏，但仍需再次强调，研究结果有限，且尚未定论。PPI 有可能削弱氯吡格雷的抗血小板作用。尽管证据混杂，而且尚未定论，但早期研究中确实有报道接受 PPI 治疗的患者心血管事件的死亡率和再发率有少量增加。其后的三项 meta 分析报道了氯吡格雷和 PPI 之间的负相关性，因此这种药物相互作用对死亡率的影响尚不明确。其机制可能为 PPI 和氯吡格雷竞争性结合细胞色素 P450（CYP2C19）。这是否是 PPI 的经典作用尚不清楚，至少泮托拉唑相比其他 PPI 更具有理论上的优势，但还没有得到确认。这种药物相互作用具有重要意义，尤其在按照常规应用阿司匹林和氯吡格雷预防心血管事件，同时应用 PPI 预防这些患者消化道出血时更是如此。在等待进一步证据阐明 PPI 治疗对氯吡格雷应用的影响时，FDA 已经做出了一些建议。社区医生应该给予需要的患者继续处方氯吡格雷，但需要重新评估开始或继续 PPI 治疗的必要性。从实际角度来说，其他需要考虑的建议包括①同时服用氯吡格雷和阿司匹林的患者，尤其是那些具有其他消化道出血危险因素的患者，应接受胃肠道保护性治疗。②尽管 H_2 受体拮抗剂也是一种选择，但并不像 PPI 那样有效。③如果给予 PPI，有人建议将 PPI 和氯吡格雷分开 12 h 服用，以最大限度降低两种药物对细胞色素 P450 的竞争性结合。可以选择早饭前 30 min 服用 PPI，睡前服用氯吡格雷。④对于何种 PPI 更为合适，目前尚无足够数据说明。⑤如上文所说，65 岁或以上患者长期服用 PPI 的副作用风险更高，部分是由于伴随慢性疾病的比例较高。因此仔细甄选患者非常重要，尤其是老年人，哪些需要长期服用 PPI，哪些不需要长期服用，从而适时停药。

目前已经开发了两种新的胃酸抑制剂。泰妥拉唑利用咪唑环取代了苯并咪唑环，是不可逆的质子泵抑制剂。这种药物较其他 PPI 半衰期更长，可能对抑制夜间酸分泌更为有效，而夜间酸分泌对 GERD 患者具有重要意义。另一种新型药物是钾离子竞争性酸泵拮抗剂（potassium-competitive acid pump antagonists，P-CAB）。这种复合物通过竞争性结合 H^+,K^+-ATP 酶的钾离子位点来抑制胃酸分泌。

黏膜保护剂

硫糖铝 硫糖铝是一种蔗糖盐复合物，其中的羟基由氢氧化铝和硫酸盐取代。这种复合物不溶于水，在胃和十二指肠内成为具有黏性的膏状物，与活动性溃疡部位紧密结合。硫糖铝通过多种机制发挥作用：①作为理化屏障发挥作用，②与生长因子如 EGF 结合发挥营养黏膜作用，③增加前列腺素的合成，④刺激黏液和碳酸盐分泌，⑤增加黏膜防御和修复功能。这种药物的毒性很小，最常见的副作用是便秘（2%～3%）。禁用于慢性肾功能不全的患者，以避免铝诱导的神经毒性。低磷血症和胃石形成也有个别报道。硫糖铝的标准剂量是 1 g 每日 4 次。

铋剂 William Osler 先生将含铋复合物引入消化性溃疡的治疗。对于这种药物的再次应用则源于其抗幽门螺杆菌作用。胶体枸橼酸铋（CBS）和水杨酸铋（BSS）是应用最广的药物。这些药物使溃疡愈合的机制尚不明确。短期应用的副作用包括大便发黑、便秘、舌头发黑等。大剂量长期应用，特别是可吸收的 CBS，可能导致神经毒性。这些药物经常作为根除幽门螺杆菌治疗方案中的一种（见下文）。

前列腺素类似物 鉴于前列腺素在保持黏膜完整性和修复中的作用，稳定的前列腺素类似物可用于治疗消化性溃疡。此种药物吸收很快，通过增加黏膜防御和修复功能发挥其治疗作用。报道的最常见副作用是腹泻（发生率 10%～30%）。其他主要毒性作用包括子宫收缩和出血，在可能怀孕妇女中米索前列醇属于禁忌，育龄期妇女必须知道这种药物的潜在毒性。标准治疗剂量是 200 μg 每日 4 次。

其他药物 大量药物包括抗胆碱能药物和三环类抗抑郁药曾用于治疗酸相关性溃疡病，但由于其毒性，且目前已有更有效的抗酸药物，此类药物已经很少应用。

幽门螺杆菌治疗

消化性溃疡内科治疗的目标是缓解症状（疼痛或消化不良），促进溃疡愈合，最终预防溃疡复发和并发症的发生。研究幽门螺杆菌在消化性溃疡中的作用后，最大的改变是根除幽门螺杆菌可以预防溃疡复发。研究显示，根除幽门螺杆菌后消化性溃疡复发率明显降低，不到 10%～20%，而不根除者胃溃疡复发率为 59%，十二指肠球溃疡复发率则高达 67%。根除幽门螺杆菌可避免复发性溃疡导致的消化道出血。对于溃疡穿孔的影响则不明确。

人们做了大量的努力来明确哪些幽门螺杆菌感染者应该进行根除。全球多个共识意见的共同结论是消化性溃疡的患者必须根除幽门螺杆菌。这项结论不受时间（是否为第一次发作）、症状严重程度、是否合并损伤性因素如服用 NSAID 药物和溃疡是否缓解的限制。有人建议对有明确溃疡史的患者只要血清学或呼气试验阳性，均应行幽门螺杆菌根除治疗。大约有一半的胃 MALT 淋巴瘤患者在幽门螺杆菌根除后肿瘤完全缓解。Maastricht Ⅳ/佛罗伦萨共识提出只要本地区幽门螺杆菌感染率超过 20%，凡是有消化不良症状的患者均应采取“检到即治疗”的原则。并且，此项共识推荐准备长期应用 NSAID（包括低剂量阿司匹林）时需要根除幽门螺杆菌，尤其是既往有消化性溃疡病史者。这些患者除了根除治疗外，还需持续 PPI 治疗，因单纯根除幽门螺杆菌并不能完全消除接受长期 NSAID 治疗患者罹患消化道溃疡的风险。是否对无溃疡患者行幽门螺杆菌根除治疗以预防胃癌，或对需要长期服用 PPI 的 GERD 患者行幽门螺杆菌根除现仍存在争议。美国胃肠病协会的指南建议对早期胃癌切除术后的患者应根除幽门螺杆菌。Maastricht Ⅳ/佛罗伦萨共识也评估了根除幽门螺杆菌在预防胃癌中的作用，并推荐以下情况需要根除：①胃癌患者的一级亲属，②之前曾有胃部肿瘤行内镜下切除或手术次全切术，③有胃炎风险（严重的全胃炎或体部为主的胃炎）或严重萎缩的患者，④抑制胃酸治疗超过一年，⑤有胃癌高危因素［粉尘、煤、石英或水泥高度暴露、抽烟严重和（或）采石场工作者］，⑥幽门螺杆菌阳性且恐癌者。

已经评价了很多药物根除幽门螺杆菌的疗效。没有哪一种药物可以单一有效根除幽门螺杆菌。尽管抗生素序贯方案治疗前景看好，但 14 天伴同方案根除效果最明显（见下文）。短疗程（7～10 天）似乎很吸引人，但证实其并不如 14 天有效。最常用的药物包括阿莫西林、甲硝唑、四环素、克拉霉素和铋剂。

表 5-4 中列出了推荐的根除 H. pylori 治疗方案。每一种药物的选择都受到多种因素的影响，包括有效性、患者耐受性、抗生素耐药性和药物费用。初次治疗的目标根除率为 85%～90%。由于多项研究显示两种药物联合治疗的根除率低于 80%～85%，不推荐该方案（PPI 加阿莫西林、PPI 加克拉霉素、雷尼替丁枸橼酸铋加克拉霉素）。铋剂、甲

表 5-4　推荐的幽门螺杆菌根除治疗方案

药物	剂量
三联疗法	
1. 水杨酸铋　加	2 片 qid
甲硝唑　加	250 mg qid
四环素[a]	500 mg qid
2. 枸橼酸铋雷尼替丁　加	400 mg bid
四环素　加	500 mg bid
克拉霉素或甲硝唑	500 mg bid
3. 奥美拉唑（兰索拉唑）加	20 mg bid（30 mg bid）
克拉霉素　加	250 或 500 mg bid
甲硝唑[b]　或	500 mg bid
阿莫西林[c]	1 g bid
四联疗法	
奥美拉唑（兰索拉唑）	20 mg（30 mg）每天
水杨酸铋	2 片 qid
甲硝唑	250 mg qid
四环素	500 mg qid

[a] 替代药物：可用预包装 Helidac（见下文）；[b] 替代药物：可用预包装 Prevpac（见下文）；[c] 用甲硝唑或阿莫西林，而非二者都用。bid，每日 2 次；qid，每日 4 次

硝唑和四环素是第一个有效的根除 H. pylori 三联用药方案。两种抗生素联合 PPI、H_2 受体拮抗剂或铋剂中的一种，根除率相类似。加上抑酸剂以后，可以使症状早期得到缓解，增加细菌根除率。

三联根除方案尽管有效，但有很多弊端，包括患者依从性较低以及药物诱导的副作用。通过简化治疗方案，让患者每天服药两次，可以增加依从性。减少药物（二联治疗）或缩短疗程（7 天和 10 天）不如三联方案 14 天有效。目前有两种根除幽门螺杆菌的整体包装药物：Prevpac（兰索拉唑、克拉霉素和阿莫西林）和 Helidac（枸橼酸铋、四环素和甲硝唑）。Prevpac 每天服用两次，共 14 天，而 Helidac 则需要再加用抑酸药物（PPI 或 H_2 受体拮抗剂），每天服用 4 次，共 14 天。在克拉霉素耐药率超过 15%～20%时应避免应用含有克拉霉素的三联方案。

三联根除方案的副作用率达 20%～30%。铋剂可引起黑便、便秘或舌头发黑。阿莫西林最严重的副作用是伪膜性肠炎，但发生率低于 1%～2%。阿莫西林也可以引起抗生素相关性腹泻、恶心、呕吐、皮疹和过敏反应。同时应用益生菌有可能会减轻抗生素的副作用（见下文）。四环素可以引起皮疹、罕见肝毒性和过敏反应。

人们已经关注到对于不必要根除幽门螺杆菌的患者进行治疗是产生耐药菌株的潜在因素。世界范围内幽门螺杆菌菌株抗生素耐药发生率和分布有所不同。已经对甲硝唑、克拉霉素、阿莫西林和四环素的耐药率进行研究，后两者耐药少见。抗生素耐药是导致依从性好的患者根除治疗失败的主要原因。但遗憾的是，体外耐药实验并不能完全预测患者的治疗结果。幽门螺杆菌培养和耐药检测也不是常规检测项目。尽管甲硝唑的耐药率在北美为 30%，而在发展中国家高达 80%以上，但在感染耐药幽门螺杆菌菌株的患者中三联根除方案的成功率仍达 50%以上。克拉霉素耐药率在美国为 13%，阿莫西林耐药率低于 1%，对甲硝唑和克拉霉素同时耐药者在 5%左右。

依从性好的患者三联方案根除失败的原因主要是感染了耐药菌株。四联治疗（表 5-4）中甲硝唑代替克拉霉素（或反之）是下一步可采取的措施。泮托拉唑、阿莫西林和利福布汀 10 天疗法可成功根除耐药菌株（成功率 86%）。其他用于二线治疗的方案包括左氧氟沙星为基础的 10 天三联疗法（左氧氟沙星、阿莫西林和 PPI）和呋喃唑酮为基础的 14 天三联疗法（呋喃唑酮、阿莫西林和 PPI）。遗憾的是，目前全球范围内对于两次抗生素治疗失败的患

者仍无推荐方案。如果依从性好的患者仍不能根除，则建议进行培养和药敏试验。其他可能降低根除率的因素包括患者所在的国家（亚洲东北部高于亚洲其他地区或欧洲）和吸烟。而且，meta 分析显示即使最有效的方案（PPI、铋剂、四环素和甲硝唑的四联疗法，PPI、克拉霉素和阿莫西林的三联疗法）也有可能出现根除率低于 80%的情况，因此需要开发更有效的治疗方案。

鉴于在一线治疗后，仍有 15%～25%的患者继续存在幽门螺杆菌感染，因此已经开发出新的根除治疗方案，比如序贯治疗。该方案中包括阿莫西林和 PPI 联用 5 天，继之给予 PPI、替硝唑联合克拉霉素或左氧氟沙星 5 天。另外一种有希望的方案是疗程 5 天的伴同方案（PPI 每天两次，阿莫西林 1 g 每天 2 次，左氧氟沙星 500 mg 每天 2 次和替硝唑 500 mg 每天 2 次），主要优势为用药时间短，容易依从，且更为便宜。初步研究结果显示耐受性良好的患者根除率大于 90%。这些方案在美国的效果仍待确认，其可行性仍需评估。尽管已有专家建议在美国应摒弃克拉霉素为基础的三联疗法，代之以上文所提到的伴同或序贯疗法。

为提高幽门螺杆菌根除率，现已开发了新型非抗生素治疗方法。治疗前给予患者 N-乙酰半胱氨酸作为黏液溶解剂破坏幽门螺杆菌生物膜，从而破坏其抗生素耐药性，但仍需更多的研究来证实此方法的可行性。体外试验提示某些益生菌如乳酸菌或其代谢产物可以抑制幽门螺杆菌。许多根除幽门螺杆菌临床试验中尝试应用益生菌来提高抗生素对幽门螺杆菌的根除率，但结果却不尽相同。总之，似乎某些益生菌的应用，如乳酸菌、酵母菌、双歧杆菌和克劳芽孢杆菌，并不能改善根除率，但可以明显减少抗生素相关的副作用，包括恶心、味觉障碍、腹泻和腹部不适/腹痛等，增加了幽门螺杆菌根除治疗的依从性。尚需进一步研究来明确益生菌的潜在益处。

在美国幽门螺杆菌成功根除后其再感染率很低（每年不足 1%）。如果在治疗结束后 6 个月以内再次出现感染，则最有可能是复燃，而非再感染。

NSAID 相关胃或十二指肠损伤的治疗

对于 NSAID 相关黏膜损伤的药物治疗包括活动性溃疡的治疗和可能发生的黏膜损伤的初级预防。表 5-5 中列举了 NSAID 相关黏膜损伤的治疗和初级预防的推荐药物。理想状态下，活动性 NSAID 相关溃疡治疗的第一步就是应该停止应用致损伤药物。

表 5-5　NSAID 相关黏膜损伤的推荐治疗方案

临床情况	推荐治疗
活动性溃疡	
NSAID 停用	H_2 受体拮抗剂或 PPI
NSAID 未停用	PPI
预防性治疗	米索前列醇 PPI 选择性 COX-2 抑制剂
幽门螺杆菌感染	如果存在活动性溃疡或既往有消化性溃疡病史者，需要根除

缩略语：COX-2，环氧合酶同工酶；NSAID，非甾体抗炎药；PPI，质子泵抑制剂

如果此种情况允许，则治疗仅需一种抑酸剂即可（H_2 受体拮抗剂或 PPI）。但由于严重的基础疾病，部分患者必须继续应用 NSAID。无论 NSAID 能否停用，仅仅应用 PPI 即可以治愈胃溃疡或十二指肠溃疡。

初级预防的方法包括尽量避免损伤因素，应用最低药物剂量，应用理论上损伤最小的 NSAID，应用新型局部起效 NSAID 药物和（或）联合药物治疗以预防 NSAID 诱导的损伤。很多非选择性 NSAID 的胃肠道毒性相对较低，包括醋氯芬酸、双氯芬酸和布洛芬，但是加大剂量后其损伤作用会变大。NSAID 相关溃疡的初级预防还可以应用米索前列醇（200 μg 每日 4 次）或 PPI。大剂量 H_2 受体拮抗剂（法莫替丁 40 mg 每日 2 次）也显示了在预防内镜明确的溃疡方面的有效性，但 PPI 更有优势。高选择性 COX-2 抑制剂，如塞来昔布和罗非考昔，是普通 NSAID 选择性的 100 倍，对胃肠道黏膜的损伤与安慰剂相类似，但它们的应用增加了心血管事件，现已经从市场撤出。另外，需要引起注意的是 CLASS 研究显示塞来昔布预防胃肠道并发症的优势被同时应用的低剂量阿司匹林所抵消。因此，当患者需要同时服用塞来昔布和阿司匹林时，需要进行胃黏膜保护治疗。最后，多数研究是在普通风险患者中进行的，结果显示 COX-2 抑制剂和联合应用 PPI 能有效预防胃肠道损伤，但是否在高危人群中还能达到同样效果并不清楚。例如，同时服用华法林和 COX-2 抑制剂引起胃肠道出血的概率与服用非选择性 NSAID 药物类似。多种因素已经明显改变了应用 NSAID 期间胃黏膜保护治疗的措施，包括市场撤出了大部分的 COX-2 抑制剂，低剂量阿司匹林似乎抵消了选择性 COX-2 抑制剂的优势，为预防心血管事件阿司匹林应用的越来越多等等。表 5-6 显示了美国胃肠病协会关于 NSAID 药物应用方法的指南。

表 5-6　NSAID 用药指南

	无/低 NSAID GI 风险	具有 NSAID GI 风险
无 CV 风险（不用阿司匹林）	传统 NSAID	昔布类药物或传统 NSAID＋PPI 或米索前列醇 考虑非 NSAID 治疗
有 CV 风险（用阿司匹林）	如果存在胃肠道损伤风险，考虑传统 NSAID＋PPI 或米索前列醇进行胃肠道保护； 考虑非 NSAID 治疗	应用传统 NSAID 时必须加用胃肠道保护药物； 考虑非 NSAID 治疗

缩略语：CV，心血管；GI，胃肠道；NSAID，非甾体抗炎药；PPI，质子泵抑制剂

来源：Adapted from AM Fendrick：Am J Manag Care 10：740，2004. Reproduced with permission of INTELLISPHERE，LLC via Copyright Clearance Center.

没有心血管疾病风险，不服用阿司匹林，没有胃肠道并发症风险的患者可以使用非选择性 NSAID，且不用进行胃黏膜保护治疗。对于无心血管疾病危险因素但存在 NSAID 相关胃肠损伤高风险的患者（之前曾有胃肠道出血或多发胃肠道疾病危险因素），应谨慎使用选择性 COX-2 抑制剂，同时推荐应用米索前列醇或大剂量 PPI 治疗。中度胃肠道损伤风险且无心血管疾病高危因素者可以单独应用 COX-2 抑制剂，或非选择性 NSAID 联合米索前列醇或 PPI 中的一种。对于存在心血管疾病危险因素，需要服用低剂量阿司匹林但 NSAID 相关损伤风险低的患者，如果允许的话，应考虑应用非 NSAID 类药物，或传统 NSAID 联合保护胃黏膜治疗。最后，对于有心血管危险因素，需要服用阿司匹林，但有胃肠道损伤风险的患者，应考虑应用非 NSAID 类药物，如果必须应用 NSAID，则不论何种 NSAID 都应进行胃黏膜保护治疗。任何患者，无论是否具有危险因素，只要需要长期应用传统 NSAID 药物，就应该考虑检测幽门螺杆菌，如果阳性，即行根除治疗。但即使在高危患者，保证胃黏膜保护和 NSAID 治疗同时进行也很难。部分原因是由于不能处方合适的胃黏膜保护剂，有些时候还与患者的依从性有关。后者见于患者经常会忘记服用多种药物，或不想吃多余的药物，特别是在没有胃肠道症状时。目前市面上已经能获得多种 NSAID 和胃黏膜保护药物的复合制剂，包括双倍剂量法莫替丁和布洛芬、双氯芬酸和米索前列醇、萘普生和埃索美拉唑。尽管初步研究显示依从性有所提高，并且具有一定价格优势，但这种联合用药与分别服用两种药物的临床优势尚不明确。仍需致力于继续开发安全性更高的 NSAID，包括氧化氮释放型 NSAID、硫化氢释放型 NSAID、COX/5-LOX 双重抑制剂、NSAID 前体药物或有效隔离 NSAID 但不影响其疗效的药物。

小结：方法及治疗

目前对于以消化不良为表现的患者，最佳处理方法仍存在争议。幽门螺杆菌的发现及其在溃疡发病中的作用又增加了新的需要考虑的因素。在此之前，如果患者小于 50 岁，以消化不良为表现，没有报警症状或提示溃疡并发症或恶性疾病的症状，则常规推荐应用抑酸剂进行试验性治疗。尽管此方法在今天也有所应用，但最近批准了新的消化不良患者治疗流程（图 5-12）。必要时需转诊到胃肠道专科进行内镜检查以及当内镜检查阴性时进行下一步评估和治疗。

一旦明确有溃疡（胃溃疡或十二指肠溃疡），迫切需要了解的主要问题为是否合并幽门螺杆菌感染或是否应用 NSAID。如果存在幽门螺杆菌感染，无论是否使用 NSAID，都推荐应用三联方案 14 天根除幽门螺杆菌疗法，随后给予 4～6 周抑酸治疗（H_2 受体拮抗剂或 PPI）。确认患者幽门螺杆菌是否根除（抗生素治疗结束后至少 4 周）的方法仍有待

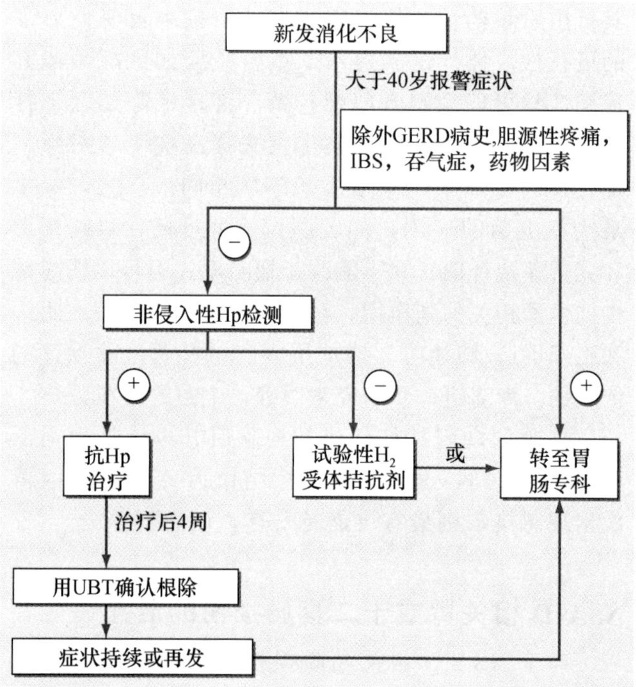

图 5-12　新发消化不良的处理。 GERD，胃食管反流病；H，幽门螺杆菌；IBS，肠易激综合征；UBT：尿素呼气试验。（Adapted from BS Anand，DY Graham：Endoscopy 31：215，1999.）

商榷。确认根除的方法是以实验室为基础的单克隆粪便抗原检测或尿素呼气试验（UBT）。当用 UBT 或粪便抗原检测患者幽门螺杆菌是否根除成功时，必须停用抑酸剂治疗。血清学不能用于检测幽门螺杆菌是否根除，因根除后其抗体滴度下降很缓慢，而且经常能够检测到。对哪类人群需检测幽门螺杆菌是否成功根除，目前存在两种说法：①仅仅在具有复合溃疡、体弱或合并多系统疾病，一旦溃疡复发无法耐受进一步治疗的患者中进行，②检测所有患者。有人建议在复合溃疡或体弱患者应进行长期抑酸治疗，因此使得检测幽门螺杆菌是否根除变得毫无实际意义。鉴于临床实践中存在的分歧，最好是和患者讨论各种不同方法的选择。

在某些问题上胃溃疡和十二指肠溃疡需要区别对待。胃溃疡，尤其是胃体和胃底部溃疡，具有恶性可能。发现时即应对胃溃疡进行多点活检；即使第一次活检无肿瘤证据，也应在治疗 8～12 周后再次复查内镜确认溃疡是否愈合，如果溃疡仍然存在，则需再次活检。大约 70%愈合良好的胃溃疡最终发现是恶性的（常常是不完全愈合的患者）。当十二指肠溃疡药物治疗后症状持续存在或可疑存在并发症时，需要再次进行内镜检查。

经过传统治疗后，多数胃溃疡和十二指肠溃疡（>90%）可以愈合，这些已在上文中阐述。胃溃疡治疗 12 周，十二指肠溃疡治疗 8 周后仍不愈合，需要考虑为难治性溃疡。当然需要排除患者依从性差、根除幽门螺杆菌失败以及应用 NSAID 药物（无论是少量还是大剂量应用），还需要排除抽烟的情况。对于胃溃疡，首先需要排除恶性病变，其次应考虑高胃酸分泌状态如卓-艾综合征（见下文的“卓-艾综合征”）或特发性，后者可以通过胃酸分析排除。尽管有很多患者存在不明原因的高胃酸分泌状态，这也可能是难治性溃疡的原因，但首先应检测禁食后胃泌素水平或进行胃泌素刺激试验（见下文）来排除卓-艾综合征。超过 90%的难治性溃疡（无论是胃溃疡还是十二指肠溃疡）应用大剂量 PPI（奥美拉唑 40 mg/d，兰索拉唑 30～60 mg/d）8 周后溃疡可以愈合。这种大剂量 PPI 治疗对于维持溃疡愈合状态也有效。难治性溃疡也可以考虑外科干预，然而在推荐外科治疗之前，必须完全排除其他导致难治性溃疡的少见原因，包括缺血、克罗恩病、淀粉样变性、肉瘤、淋巴瘤、嗜酸性胃肠炎或感染[巨细胞病毒（CMV）、结核或梅毒感染]，可以通过胃或十二指肠溃疡活检来帮助确诊。

手术治疗

外科治疗可以用于治疗药物治疗失败的难治性溃疡、急诊情况或溃疡相关并发症。在过去四十年中，由于药物和内镜技术的迅猛发展，使得溃疡及其并发症的外科手术率降低了 90%。由于难治性溃疡很少发生，手术更倾向于治疗溃疡相关并发症。

出血是最常见的溃疡相关并发症，发生在 15%～25%的患者。出血可以发生在任何年龄的人群中，但在老年人中最常见（60 岁及以上人群）。多数患者出血可自行停止，但有些需要进行内镜治疗（第 2 章）。内镜治疗后的患者静脉或口服 PPI 也可以降低溃疡再出血率。内镜治疗无效或内镜难以止血者需要外科干预（约占需要输血患者的 5%）。

2%～3%十二指肠溃疡发生腹腔游离穿孔。与出血患者类似，高达 10%患者发病之前没有溃疡症状。约 10%的出血患者可同时发生穿孔，死亡率也明显增加。消化性溃疡也可以穿透进入邻近脏器，尤其是十二指肠球后溃疡，可以穿透至胰腺、结肠、肝或胆道。

2%～3%的幽门管溃疡或十二指肠溃疡可以导致胃流出道梗阻，这可能是由于炎症和（或）伴随的幽门痉挛水肿，导致慢性瘢痕或胃动力受影响。患者可以表现为早饱、恶心、呕吐不消化食物和体重下降。保守治疗包括胃肠减压、静脉补液/高营养以及抑酸治疗 7～10 天，如果是功能性梗阻能够得以恢复。如果机械梗阻持续存在，内镜下球囊扩张可能有效。如果以上所有治疗均无效，需考虑手术治疗。

针对十二指肠溃疡的特殊手术

外科治疗最初是为了减少胃酸分泌。最常进行的手术包括①迷走神经切断术和引流术（幽门成形术、胃十二指肠吻合或胃空肠吻合），②高选择性迷走神经切断术（不需要引流手术），③迷走神经切断加胃窦切除术。是否实施特殊术式取决于以下情况：择期还是急诊手术、十二指肠溃疡的深度和范围、溃疡的病因（幽门螺杆菌、NSAID 或恶性）以及外科医生的经验。而且，目前应用外科手术治疗难治性消化性溃疡明显减少，即使需要也首选微创和保留解剖结构的手术。

迷走神经切断术必须包括在每一个手术中，旨在通过减少胃胆碱能神经而减少胃酸分泌。然而，无论是迷走神经主干切除还是选择性切除术（保留腹腔支及肝支），在成功降低基础胃酸分泌（BAO，减少 85%）和最大胃酸分泌（MAO，减少 50%）的同时均导致胃动力降低。需要进行幽门成形术或胃十二指肠吻合引流来弥补迷走神经切断术所致胃动力障碍。这项手术并发症发生率中等，溃疡复发率为 10%。为了减少胃动力障碍，发展出了高选择性迷走神经切断术（也称作壁细胞、高选择性或近端迷走神经切断术）。仅仅切断进入含有壁细胞的胃部的迷走神经纤维，从而保留了调节胃动力的重要纤维。但这项手术 BAO 和 MAO 均是中等程度下降，胃酸分泌随着时间推移会逐渐恢复。在手术后第一个 5 年内，30%的 BAO 和 50%的 MAO 恢复到手术前状态。高选择性迷走神经切断术的溃疡复发率较高（≥10%），而其总体并发症发生率是三种手术中最低的。

溃疡复发率最低（1%）但并发症发生率最高的手术方法是迷走神经切断术（主干或选择性）加胃窦切除术。切除胃窦旨在减少刺激胃酸额外分泌的胃泌素。胃窦切除后有两种基本的吻合方法：胃十二指肠吻合（毕Ⅰ式）或胃空肠吻合（毕Ⅱ式）（图 5-13）。尽管毕Ⅰ式优于毕Ⅱ式，但由于严重的十二指肠炎症或瘢痕往往阻碍了这种术式的实施。前瞻性随机研究显示，部分胃切除联合 Roux-en-Y 重建在临床、内镜和组织学预后各方面均优于毕Ⅱ式吻合。

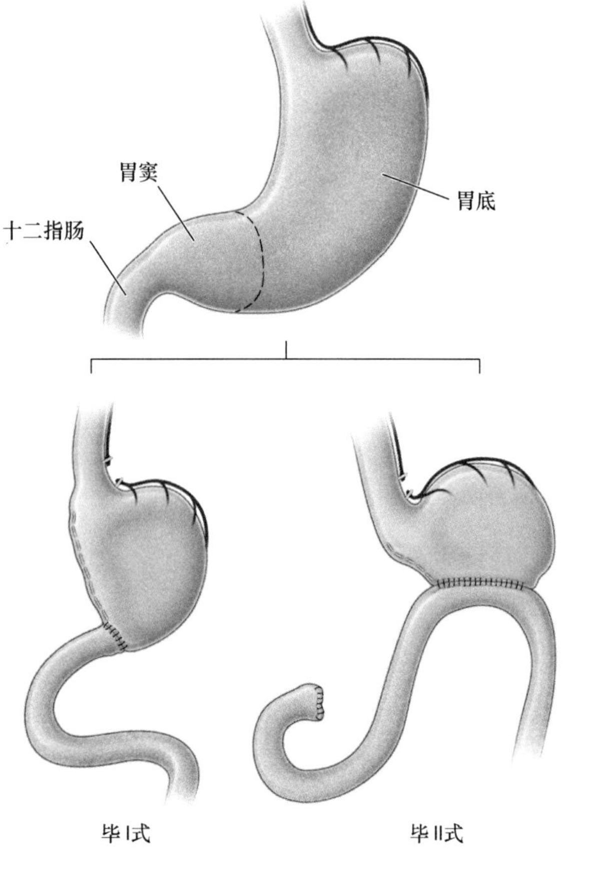

图 5-13 毕Ⅰ式和毕Ⅱ式手术示意图

在这些术式中，择期手术可采用高选择性迷走神经切断术，但复发率高的溃疡（幽门前溃疡和药物难治性溃疡）不能应用。选择性迷走神经切断术加胃窦切除术可能更适合后一种情况。

这些传统手术常规都为开腹手术。腹腔镜手术的出现使得很多外科团队可以通过这种方法成功进行高选择性迷走神经切断术、主干迷走神经切断术/幽门成形术、主干迷走神经切断术/胃窦切除术等。腹腔镜治疗消化性溃疡的比例正在逐渐上升。腹腔镜修补溃疡穿孔对于有经验的外科医师来说安全可行，术后疼痛发生率低，但其所用时间比开腹手术要长。而且，在术后并发症和住院时间上两种方法没有明显差异。

针对胃溃疡的特殊手术　胃溃疡的位置和是否合并存在十二指肠溃疡决定了胃溃疡的手术方法。胃窦溃疡可采用胃窦切除术（包括溃疡）及毕Ⅰ式吻合。迷走神经切断术仅用于合并存在十二指肠溃疡时。尽管可进行溃疡切除加迷走神经切断并引流手术，但溃疡复发率高使得对这种方法需求性并不高。位于胃食管交界处的溃疡可能需要更极端的方法，即胃次全切除加 Roux-en-Y 食管胃空肠吻合（Csendes 方法）。患有高位胃溃疡的体弱患者可以采取相对保守的方法，包括胃窦切除术、术中溃疡活检和迷走神经切断术（Kelling-Madlener 方法）。这种方法溃疡复发率高达 30%。

手术相关并发症　消化性溃疡手术后并发症与解剖结构改变的范围有关。改变范围小（高选择性迷走神经切断术）导致溃疡高复发率，但胃肠紊乱发生率低。比较激进的手术方法溃疡复发率低，但胃肠功能紊乱发生率高。总体来看，与手术相关并发症的发生率和死亡率相当低。与迷走神经切断术和胃窦切除术或幽门成形术相关并发症的发生率≤5%，死亡率约 1%。高选择性迷走神经切断术后并发症发生率和死亡率都较低，分别为 1%和 0.3%。

除了任何手术都可能发生的早期并发症（出血、感染和栓塞）外，也可见到胃轻瘫、十二指肠残端漏和输出袢梗阻。

溃疡复发　溃疡复发风险与手术操作直接相关。部分胃切除后溃疡容易在吻合口复发（吻合口或边缘溃疡）。上腹痛是最常见的主诉（>90%）。疼痛程度和持续时间比十二指肠溃疡手术前更为明显。

溃疡复发的原因很多，包括迷走神经切断不完全、引流不完全、胃窦残留以及可能性较小的幽门螺杆菌持续或反复感染。手术前应排除卓-艾综合征。术后不遵医嘱服用NSAID是溃疡复发的重要原因，特别是对于因为NSAID相关溃疡而进行手术的患者。一旦将幽门螺杆菌感染和NSAID排除在外，需要考虑迷走神经切断不完全或胃窦残留造成溃疡复发。对于后者，应检测空腹血浆胃泌素水平。如果升高，则应考虑胃窦残留或卓-艾综合征（见下文）。胃酸分析及假饲法可以排除不完全迷走神经切断。在假饲法试验中，检测患者看到、闻到和咀嚼食物（但不能吞咽）时的胃酸排出量。胃酸分泌的头相，由迷走神经介导，故可用此方法评估。假饲法试验中胃酸排泌增加，是迷走神经通路完整的证据。假饲法中30 min内血清胰多肽升高>50%也提示迷走神经未完全切断。

H_2受体拮抗剂可以使70%～90%术后溃疡复发的患者愈合。PPI的作用还没有完整评估，但可以想象，其溃疡愈合率会高于H_2受体拮抗剂。对于积极药物治疗无效的少部分患者需要再次手术（进行完全迷走神经切断，部分胃切除术）。

输入袢综合征 随着毕Ⅱ式吻合手术逐渐减少，此种情况已经很少见到，这种部分胃切除术后可以发生两种输入袢综合征，而更为常见的是继发于输入袢梗阻而导致的输入袢细菌过度生长。患者会感到餐后腹痛、饱胀以及合并脂肪和维生素B_{12}吸收不良的腹泻。对于抗生素治疗反应差的患者需要外科手术进行肠袢重排。输入袢综合征相对少见的情况是餐后20～60 min出现严重腹痛及腹胀。腹痛经常伴随恶心和呕吐含胆汁内容物。呕吐后腹痛和腹胀减轻。发生这种临床症状的理论基础是由于输入袢部分梗阻，造成输入袢中胆汁和胰液的不完全引流。对于饮食调整疗效不佳的患者需进行外科手术重排输入袢或将毕Ⅱ式吻合改为Roux-en-Y胃空肠吻合。

倾倒综合征 倾倒综合征涉及一系列血管舒缩和胃肠道体征和症状，常发生在迷走神经切断和引流术的患者中（特别是毕式手术）。早期和晚期两种形式的倾倒综合征均可发生。早期倾倒综合征发生在餐后15～30 min，伴随腹部痉挛样不适、恶心、腹泻、嗳气、心动过速、出汗和头晕，晕厥很少见。这些症状和体征的发生是由于高渗性胃内容物快速进入小肠，导致液体向肠腔内转移，伴随血容量减少和急性肠道扩张。血管活性胃肠激素的释放（血管活性肠肽、神经降压肽和胃动素）理论上也在早期倾倒综合征中发挥作用。

晚期倾倒综合征发生在餐后90 min至3 h。以血管舒缩症状（头晕、出汗、心悸、心动过速和晕厥）为主要症状。这种表现被认为是继发于大量胰岛素释放后的低血糖。

当进食富含单纯碳水化合物（尤其是蔗糖）和高渗性食物后，倾倒综合征更值得引起注意。吞咽大量液体也可以诱发倾倒综合征。在迷走神经切断加引流术后早期，高达50%的患者会经历一定程度的倾倒综合征。体征和症状随着时间推移会有所改善，但1%的患者会严重迁延。

饮食调整是倾倒综合征患者的基本治疗方法。少量多餐（6次）、避免单纯碳水化合物饮食，并在进餐中避免摄入液体食物非常重要。抗腹泻及抗胆碱能药物可作为饮食治疗的补充。瓜尔豆胶和果胶能增加肠腔内容物黏性，可能对症状明显患者有效。阿卡波糖，一种α-葡萄糖苷酶抑制剂可延长进食后碳水化合物的消化，可有效治疗晚期倾倒综合征。生长抑素类似物奥曲肽可以成功治疗饮食调整无效的难治性病例，可以皮下注射（50 μg每日3次），根据临床治疗反应调整剂量。奥曲肽长效制剂可以每28天应用一次，可以达到与短效制剂同样的缓解症状的效果，而且长效制剂对患者体重回升和生活质量改善更有优势。

迷走神经切断术后腹泻 大约10%的迷走神经切断术后腹泻患者会寻求药物治疗。这种并发症在迷走神经主干切除术后最常见，但今天这种术式已很少应用。患者可能会主诉间断腹泻，典型的是发生在餐后1～2 h。偶尔症状会严重且持续。这是由于支配肠道的迷走神经纤维破坏导致了动力障碍所致。其他参与的因素可能包括营养成分吸收减少（见下文）、胆汁排泌增加以及刺激分泌的肠道因子释放。地芬诺酯或洛哌丁胺在控制症状方面常常有效。在严重病例胆盐结合制剂考来烯胺（消胆胺）可能有效。外科手术时倒转10 cm空肠可能会明显改善排便次数。

胆汁反流性胃病 见于胃部分切除术后的患者，可能出现腹痛、早饱、恶心和呕吐的症状，残胃内黏膜红斑可能是唯一表现。胃黏膜组织学检查显示轻微炎症，但存在上皮细胞损伤。临床上表现为胆汁或碱反流性胃病/胃炎。尽管胆汁反流可能是这种疾病的原因，但其具体机制未明。促动力药、消胆胺和硫糖铝在一定程度上有效。严重的难治症状可能需要明确是否存在反流，包括^{99m}Tc-HIDA核素扫描或碱激发试验，将0.1 N氢氧化钠注入胃内观察患者能否产生症状。严重病例可采用外科Roux-en-Y胃空肠吻合术，保留50～60 cm的长

Roux 支，使胰胆管分泌液不进入残胃。这可以改善呕吐胆汁的症状，但高达 50%的患者仍持续存在早饱和腹胀。

消化不良和吸收不良 部分胃切除术后高达 60%的患者会合并体重下降。患者体重下降约 10%，在术后 3 个月达到稳定。这种明显的体重下降主要原因是进食量减少，也可能发生轻度脂肪泻。消化不良/吸收不良的原因包括胃酸产生减少、胃排空加快、胃腔变小使胃内容纳的食物减少、肠腔内胆汁浓度降低、胰腺分泌对进食和快速肠蠕动的反应减少等。

部分胃切除术后，血清维生素 B_{12} 水平下降。这常常不是由于缺乏内因子造成的，因为胃窦切除术时仅切除少量的壁细胞（内因子来源）。维生素 B_{12} 减少可能由于细菌过度生长导致维生素间竞争性吸收，或在低胃酸时维生素不能与其结合蛋白分离所致。

缺铁性贫血可能是毕Ⅱ式胃空肠吻合术后食物中铁吸收减少的结果。这些患者铁盐的吸收正常，因此，预防使用口服铁剂补充效果满意。这些患者中也可见到叶酸缺乏伴发贫血。叶酸缺乏可能继发于吸收减少或摄入减少。

维生素 D 和钙吸收不良导致骨质疏松症和骨软化症在部分胃切除术后和胃空肠吻合术后（毕Ⅱ式）常见。部分胃切除术后的患者中，高达 25%患者后期并发骨软化症。男性患者胃手术后骨折的发生率是普通人群的两倍。可能需要数年才会出现 X 线可显示的骨密度降低。骨软化症的患者中可以见到碱性磷酸酶升高、血清钙降低、骨痛和病理性骨折。术后患者中这些异常情况的发生率高，应用维生素 D 和补钙治疗是个长期的过程，对女性尤其重要。因铜在十二指肠吸收，旷置十二指肠的手术可出现铜缺乏。患者可以出现少见症状，包括共济失调、脊髓病和外周神经病。

胃腺癌 术后 15 年残胃发生胃癌的概率增加。有报道认为胃癌术后 20～25 年残胃癌风险升高 4～5 倍。目前机制不明，但可能与碱反流、细菌增殖或低胃酸有关。胃镜监测的作用并不明确，多数指南并不推荐。

其他并发症 胃次全切除术后反流性食管炎、胆结石和胆囊炎的发生率增加。后者可能与迷走神经切除和十二指肠旷置导致的餐后胆囊收缩素释放减少，使胆囊收缩减弱有关。

其他相关疾病

卓-艾综合征

卓-艾综合征（Zollinger-Ellison syndrome，ZES）的定义是由于非 β 细胞内分泌肿瘤（胃泌素瘤）释放大量胃泌素，导致胃酸分泌过多而继发的严重消化性溃疡。起初，严重的难治性溃疡只有通过全胃切除才能生存，而今 40%的患者可以通过手术切除胃泌素瘤而治愈。

流行病学 卓-艾综合征的发病率在消化性溃疡中占 0.1%～1%。男性多于女性，多数患者在 30～50 岁之间确诊。胃泌素瘤分为散发性肿瘤（更常见）和多发型内分泌肿瘤（MEN）Ⅰ型（见下文）。PPI 的广泛应用导致接受胃泌素瘤评估的患者减少，延长了确诊时间，并且使得卓-艾综合征诊断的假阳性率有所提高。实际上，当卓-艾综合征症状出现以后，诊断可能会延误 6 个月甚至多年。

病理生理学 源于自主分泌肿瘤的高胃泌素血症是卓-艾综合征临床表现的始动力量。胃泌素通过壁细胞上胃泌素受体刺激胃酸分泌，同时诱导 ECL 细胞释放组胺。胃泌素对胃上皮细胞也有营养作用。长期高胃泌素血症通过刺激壁细胞分泌和增加壁细胞数量，从而导致胃酸分泌显著增加。增加的胃酸分泌导致形成消化性溃疡、反流性食管炎和腹泻。

肿瘤分布 尽管早期研究提示大多数胃泌素瘤发生在胰腺，但很多胃泌素瘤分布于胰外。超过 80%的胃泌素瘤在假想的胃泌素瘤三角内发现（上方为胆囊和胆总管交汇处，下方为十二指肠降部及水平部，中间为胰体颈部交界处构成）。十二指肠肿瘤是最常见的胰腺外病变，大约 50%～75%的胃泌素瘤在此发现。十二指肠肿瘤较小，生长较慢，不像胰腺病变容易转移。相对少见的胰腺外病变部位包括胃、骨骼、卵巢、心脏、肝和淋巴结。超过 60%的肿瘤是恶性的，30%～50%的患者在出现症状时为多发或已有转移。组织学上，产生胃泌素的细胞看起来分化良好，特异性表达内分泌肿瘤标记物（嗜铬粒蛋白、神经元特异性烯醇化酶）。

临床表现 胃酸高分泌是造成卓-艾综合征患者症状和体征的主要原因。消化性溃疡是最常见的临床表现，见于 90%以上的胃泌素瘤患者。初始的临床表现和溃疡部位（十二指肠球部）可能与普通消化性溃疡无法区分。出现以下情况时要疑诊胃泌素瘤，包括少见部位的溃疡（十二指肠降部及其远端）、标准药物治疗效果差、外科手术后溃疡复发、以明显并发症为表现的溃疡（出血、梗阻和穿孔）或不存在幽门螺杆菌感染或 NSAID 服用史的溃疡。2/3 卓-艾综合征患者存在食管症状，表现轻重不同，可从轻度食管炎、明显溃疡伴有狭窄到 Barrett 食管。

腹泻是第二常见的临床表现，发生率高达 50%。尽管腹泻常与酸相关性消化性溃疡伴发，但也可以单独发生。腹泻的原因是多因素的，可能与小肠容量负荷过重、胃酸使胰酶失活以及胃酸破坏肠上皮表面有关。上皮破坏可能导致轻度消化不良和营养物质轻度吸收不良。腹泻也可能部分与胃泌素直接刺激肠细胞，或肿瘤同时分泌其他激素（如血管活性肠肽）有关。

胃泌素瘤可见于 25% 的 MEN 1 型综合征患者。这种常染色体显性遗传疾病主要累及三个器官：甲状旁腺（80%～90%）、胰腺（40%～80%）和垂体（30%～60%）。此综合征是由于染色体长臂 11q13 MEN 1 肿瘤抑制基因失活突变引起的。此基因编码 Menin（多发性内分泌腺瘤蛋白），后者在 DNA 复制和转录调控中起重要作用。70%～90% 的典型 MEN 1 型病例存在 MEN 1 基因突变。如果家族基因突变不明，则不太可能进行基因诊断，因此某些病例需要临床诊断，通过患者三种内分泌器官（甲状旁腺、胰腺/十二指肠或垂体）中是否有两种存在肿瘤，或是否有 MEN 1 家族史及其中一种内分泌器官存在肿瘤来确定。鉴于钙可以刺激胃酸分泌，MEN 1 型患者中的甲状旁腺功能亢进和高钙血症可以直接引起溃疡。通过甲状旁腺切除治疗高钙血症后，胃泌素瘤的患者胃泌素和胃酸分泌减少。MEN 1 型合并卓-艾综合征患者的另一个突出特征是胃类癌发生率明显增加（与散发型胃泌素瘤相比）。MEN 1 型患者中卓-艾综合征发生和确诊得更早，相比散发型胃泌素瘤，其临床进展更慢，胃泌素瘤相对更小和多发，更容易在十二指肠壁中发现。MEN 1 诊断的建立对于向患者及其家族提供基因咨询非常重要，也对决定外科手术方法至关重要。

诊断 可疑卓-艾综合征患者检测胃泌素和胃酸分泌对于诊断这种少见疾病非常重要。可疑卓-艾综合征的患者常常应用 PPI 治疗，以减轻症状和降低胃酸相关并发症的发生。PPI 的应用，在正常人中可以降低胃酸分泌，增加空腹胃泌素水平，同时也使得此种疾病的诊断在某种程度上变得更为困难。胃泌素瘤患者停用 PPI 后出现明显的消化性疾病表现，因此全面停用 PPI 后进行系统性评估是必要的（见下文）。评估一名可疑患者是否患有卓-艾综合征的第一步就是获得空腹胃泌素水平。表 5-7 中列出了需要怀疑卓-艾综合征的临床表现。应用可靠方法检测的空腹胃泌素水平常常<150 pg/ml。两次不同时间检测的空腹胃泌素水平正常，尤其是服用 PPI 时，就可以完全排除卓-艾综合征诊断。几乎所有胃泌素瘤患者的胃泌素水平>150～200 pg/ml。需要重复检查空腹胃泌素水平以确定诊断。有些血清胃泌素商业检测方法并不准确。抗体特异性的变化导致空腹胃泌素水平的假阳性和假阴性，导致无法做出卓-艾综合征的准确诊断。

表 5-7 需要检测空腹胃泌素水平的时机
多发溃疡
少见部位溃疡，合并严重食管炎的溃疡，常规治疗效果差并反复发作的溃疡，不服用 NSAID 或无幽门螺杆菌感染的溃疡
需要外科手术的溃疡
明确的消化性溃疡家族史
手术后溃疡复发
基础胃酸过多
无法解释的腹泻或脂肪泻
高钙血症
胰腺、垂体或甲状旁腺肿瘤家族史
胃或十二指肠皱襞粗大

很多原因可以导致空腹胃泌素水平升高，最常见的是低胃酸和胃酸缺乏，合并或不合并恶性贫血。胃酸能够反射性抑制胃泌素释放，当胃酸产生减少后导致反馈抑制途径失去作用，从而导致高胃泌素血症。因此应用抑酸药物治疗胃酸相关溃疡病和消化不良的患者其胃泌素水平会升高。幽门螺杆菌感染也可引起高胃泌素血症。其他引起胃泌素水平升高的原因包括保留胃窦、G 细胞增生、胃出口梗阻、肾功能不全、肿瘤性小肠梗阻以及其他疾病（如类风湿关节炎、白癜风、糖尿病和嗜铬细胞瘤）。尽管空腹胃泌素大于 10 倍正常值就高度提示卓-艾综合征，但 2/3 卓-艾综合征患者其空腹胃泌素水平与上述疾病患者有重叠，尤其是服用 PPI 的患者。PPI 对胃泌素和胃酸分泌的影响在停用 PPI 后可以持续数天，因此在检测之前至少需停用 7 天。在此期间，患者应用 H_2 受体拮抗剂，例如法莫替丁每天 2～3 次。尽管此类药物对胃泌素和胃酸分泌呈短期影响，但在复检空腹胃泌素水平以及之后的重要检测之前应停药 24 h。最后一天患者应服用抗酸剂，检测前 12 h 停药。在 PPI 停药期间应高度警惕胃酸高分泌相关并发症发生的可能性。

实验室诊断胃泌素瘤的第二步是检测胃酸分泌。未服用 PPI 时，如果胃酸分泌下降则无需进一步检查。可以测定通过胃镜或鼻胃管抽吸的胃液 pH 值，pH 值<3 提示胃泌素瘤，但 pH 值>3 不能排除诊断。如果可行的话，在 pH 值>3 的患者中应进行正规的胃酸分析。未行胃部手术患者的正常 BAO 应<5 meq/h。BAO>15 meq/h 合并高胃泌素血症即认为存在卓-艾综合征，但 12%普通消化性溃疡患者 BAO 水平也可能存在一定程度升高，与卓-艾综合征 BAO 水平可能存在重叠。为了增加胃酸分泌试验的敏感性和特异性，应用五肽胃泌素最大限度刺激胃酸分泌后，测量 BAO/MAO 比值，当比值>0.6 时高度提示卓-艾综合征。美国目前已没有五肽胃泌素，因此不能测定 MAO。目前已开发用内镜方法测量胃酸分泌量的方法，但需要进一步评估其有效性。

胃泌素激发试验可用于鉴别高胃泌素血症的原因，尤其对胃酸分泌试验检测结果不确定的患者有效。这些试验包括促胰液素刺激试验和钙灌注试验。诊断胃泌素瘤最敏感和特异的胃泌素激发试验是促胰液素刺激试验。注射促胰液素 15 min 内胃泌素水平升高≥120 pg，诊断胃泌素瘤的敏感性和特异性>90%。PPI 导致的低胃酸和胃酸缺乏可能导致促胰液素试验的假阳性，因此在检测之前必须停用 PPI 一周。

钙灌注试验敏感性和特异性不如促胰液素试验，同时因其副作用更大，更多地限制了其在临床中的应用。此方法可用于高度可疑卓-艾综合征，而促胰液素刺激试验结论又不肯定时。

肿瘤生长部位 一旦实验室检查诊断胃泌素瘤后，就需要明确肿瘤部位。已有多种影像学方法用于寻找肿瘤部位（表 5-8）。敏感性高低不同主要与不同研究团队寻找肿瘤部位成功率不同有关。超声内镜（endoscopic ultrasound，EUS）可以使胰腺高分辨率成像（<5 mm）。这种方法对排除胰腺内小肿瘤，评估周围淋巴结和血管受累非常有效，但其对发现十二指肠病变不太敏感。多种内分泌肿瘤表达生长抑素细胞表面受体。这使得通过检测稳定的生长抑素类似物[111] In-pentreotide（奥曲肽闪烁扫描术，OctreoScan）的摄取量即可定位胃泌素瘤，敏感性和特异性均高于 85%。

表 5-8 卓-艾综合征不同影像学检查方法的敏感性

影像学方法	敏感性%	
	原发胃泌素瘤	转移胃泌素瘤
超声	21～28	14
CT 扫描	55～70	>85
选择性血管造影	35～68	33～86
门静脉显影	70～90	N/A
SASI	55～78	41
MRI	55～70	>85
奥曲肽闪烁扫描术	67～86	80～100
EUS	80～100	N/A

缩略语：CT，计算机化断层显像；EUS，超声内镜；MRI，磁共振成像；N/A，未知；SASI，选择性动脉促胰液素注射

高达 50%的患者在诊断时已发生转移。治疗重点已从成功控制胃酸高分泌转向外科治愈。鉴于此种转变，寻找原发肿瘤，排除转移至关重要。一旦实验室检查确诊胃泌素瘤，患者首先需要进行腹部 CT 扫描和 MRI 或奥曲肽闪烁扫描术（如果可以进行的话）排除转移，也有应用[68] Ga 正电子标记生长抑素类似物来进行正电子体层成像术（PET）获得成功的报道。在一些中心，也可以将 CT 扫描和 PET 扫描二者结合。一旦排除转移，需要有经验的外科医生应用术中超声或术中透视进行试验性腹腔镜切除。在一些中心，在外科手术前，会应用 EUS 仔细检测胰腺周围区域，同时联合内镜探查十二指肠寻找原发肿瘤。在一些患者中，选择性动脉注射促胰液素是定位肿瘤的一项有用的辅助方法。是否需要积极手术要考虑到患者的身体状态以及胃泌素瘤生长缓慢的自然病程特点。

治疗 卓-艾综合征

功能性内分泌肿瘤治疗的目标是缓解激素过度产生所致的症状和体征，肿瘤治愈性切除，控制肿瘤转移。

PPI 是治疗的一种选择，可以降低全胃切除的概率。起始剂量要高于治疗 GERD 或消化性溃疡的剂量。奥美拉唑、兰索拉唑、雷贝拉唑或埃索美拉唑的起始剂量应该是 60 mg 每天，分次服用。在未行手术患者，PPI 所用剂量应将 BAO 控制在小于 10 meq/h（用药间隔期），对于之前曾行减少胃酸分泌手术的患者，应控制在小于 5 meq/h。尽管生长抑素类似物能有效抑制表达其受体的肿瘤释放胃泌素，可以在一定程度上抑制胃酸分泌，但 PPI 减少壁细胞活性的程度更明显。即使如此，奥曲肽也可以作为表达生长抑素受体肿瘤患者的辅助治疗，以及在高剂量 PPI 难以控制溃疡症状时作为辅助治疗。

手术的最终目标是治愈。提高对肿瘤部位分布的认识后，使得散发型胃泌素瘤手术患者即刻治愈率达 60%，10 年无症状率达 34%。预后的情况与治疗该罕见肿瘤的外科团队经验密切相关。外科治疗 MEN 1 型患者中的胃泌素瘤仍有争议，因为很难通过外科手术使患者的症状消失。与散发型胃泌素瘤外科手术后鼓舞人心的结果相比，MEN 1 型患者手术后 5 年内只有 6%可以无症状。而且，与散

发型胃泌素瘤相比，MEN 1 型患者临床过程呈良性，很少导致死亡，不建议早期手术。一些团队建议只有在影像学上提示肿瘤部位界限明确，且无转移时才可进行手术。另一些团队提出了更激进的建议，所有无肝转移的患者都应行手术探查，切除所有在十二指肠探测到的肿瘤；随之需要进行的是胰头部病变切除和远端胰腺切除。这两种方法的预后尚不明确。腹腔镜手术可能在未来大有前途，但目前来看由于其难以定位胰腺外肿瘤，而胃泌素瘤很多位于胰腺外，限制了腹腔镜手术在胃泌素瘤患者中的应用。应选择身体状况良好、能够耐受创伤更大的手术，并且从手术中能够长期获益的患者来实施手术。该病经常在 10 年后再发。

转移性内分泌肿瘤的治疗仍不理想，胃泌素瘤也不例外。鉴于目前观察到多数肿瘤生长缓慢，许多肿瘤转移的患者仍可以保持长期病情平稳，因此很多人建议暂不行针对肿瘤的全身靶向治疗，除非有肿瘤进展的证据或用 PPI 难以控制症状。药物治疗包括生物治疗（INF-α、长效生长抑素类似物、肽受体放射性核素等）、全身化疗（链脲佐菌素、5-氟尿嘧啶、阿霉素等）和肝动脉栓塞，后者可能导致明显毒副作用，但并不能提高总体生存率。[111] Inpentreotide 已用于转移性内分泌肿瘤的治疗，但仍需进一步研究评估其疗效。还有一些新的方法，包括射频治疗或肝脏病变的冷冻治疗，以及用于封闭血管内皮生长受体途径的药物（贝伐单抗或舒尼替尼）或针对哺乳动物的西罗莫司（雷帕霉素）。

外科手术包括肿瘤切除和肝转移后肝移植，其价值有限。

胃泌素瘤 5 年和 10 年生存率分别为 62%～75%和 47%～53%。整个肿瘤全部切除或剖腹探查未发现肿瘤的患者 5 年和 10 年生存率均大于 90%。肿瘤不完全切除的 5 年和 10 年生存率分别为 43%和 25%。肝转移患者 5 年生存率低于 20%。提示预后良好的指标包括原发于十二指肠壁内肿瘤、单独淋巴结肿瘤、MEN 1 以及外科手术探查未发现肿瘤。病程短，高胃泌素水平（>10 000 pg/ml），胰腺原发肿瘤>3 cm，淋巴结、肝和骨转移以及库欣（Cushing）综合征提示预后不良。肝转移灶生长迅速也是预后不良的预测指标。

应激相关黏膜损伤

休克、脓毒血症、大面积烧伤、严重创伤或头部损伤的患者可以发生急性糜烂性胃黏膜病变或形成合并出血的扁平溃疡。可分为应激相关的胃炎或溃疡，损伤常常发生在胃泌酸区域（胃底和胃体）。最常见的表现是消化道出血，常常是少量出血，但偶尔也能危及生命。呼吸衰竭需要机械通气和凝血功能障碍是出血的危险因素，常常在急性损伤后 48～72 h 之内发生。

组织学上，应激损伤不包括炎症或幽门螺杆菌感染，因此“胃炎”的描述并不恰当。尽管胃酸分泌增加可能在头部外伤和严重烧伤后的应激性溃疡（Cushing 溃疡）形成中发挥作用，但黏膜缺血、胃黏膜正常保护屏障破坏、细胞因子的释放、胃肠动力差和氧化应激在疾病的发生过程中也发挥了重要作用。鉴于应用抑酸剂预防应激性胃炎时，可明显减少出血的发生，胃酸必定在损伤形成中发挥了作用。

提高重症监护室的综合管理可以明显降低应激性溃疡所致消化道出血率（出血率从 20%～30%降至小于 5%）。这一改善导致了针对预防性治疗是否必要的讨论。应激导致的消化道出血死亡率高（>40%），药物、内镜、血管造影和外科治疗对应激性溃疡/胃炎所致血流动力学不稳定的出血，其治疗作用有限，因此有必要在高危人群（机械通气、凝血功能障碍、多器官功能衰竭或严重烧伤）中进行预防性治疗。可以选择持续输注 H_2 受体拮抗剂保持胃内 pH 值>3.5，或每 2～3 h 口服液态抗酸剂。应用 H_2 受体拮抗剂有可能出现耐药，因此使用时应仔细监测胃内 pH 值，及时调整剂量。硫糖铝混悬液（每 4～6 h 1 g）在一定程度上可以预防应激损伤，但应用时需要通过胃管注入，并且可能导致便秘和铝中毒。气管插管的患者应用硫糖铝可能导致吸入性肺炎。比较 H_2 受体拮抗剂和 PPI 在预防应激损伤和显性消化道出血方面效果的 meta 分析显示，后者具有明显优势，且不增加院内感染、死亡率和重症监护治疗病房的住院时间。因此，PPI 是预防应激损伤的首选。如果患者可以进食，则最好选择口服。对于不能口服的患者，泮托拉唑有静脉输注剂型供应。采取这些措施后仍出血，可以进行内镜下治疗、动脉内滴注血管加压素和栓塞治疗。如果以上所有处理都失败，则应考虑外科手术。尽管曾有人进行迷走神经切断术和胃窦切除，最好的方法仍是全胃切除，但死亡率很高。

胃炎

胃炎是指组织学上观察到胃黏膜炎症。胃炎并不是指胃镜下观察到的黏膜红斑，与“消化不良”不是同一概念。引起胃炎的病因非常广泛。胃炎主要依据发病时间（急性及慢性）、组织学特点、解剖位置分布或发病机制进行分类（表 5-9）。

胃炎的组织学表现、腹痛或消化不良的临床表现、内窥镜下肉眼所见的胃黏膜表现之间无显著关联性。因此，胃炎没有典型的临床表现。

急性胃炎 急性胃炎最常见的病因为感染。急性幽门螺杆菌感染可导致胃炎，然而，关于幽门螺杆菌感染导致的急性胃炎的研究并不多，可表现为突然发作的上腹痛、恶心及呕吐，有限的组织学研究资料显示可出现明显的中性粒细胞浸润伴水肿和充血。在未经治疗的情况下，这些表现将转变为慢性胃炎的一种。急性幽门螺杆菌感染后胃酸分泌过少可持续长达 1 年。

胃细菌感染或胃蜂窝织炎非常少见，可危及生命，表现为整个胃壁全层的明显弥漫性急性炎症，有时可伴有坏死，见于老年人、酗酒者和 AIDS 患者。息肉电切或黏膜内印度墨汁注射可造成医源性感染。感染的病原体为链球菌、葡萄球菌、大肠杆菌、变形杆菌和嗜血杆菌。支持治疗和抗感染治疗无效时，需行胃切除术。

其他感染性胃炎可见于免疫功能缺陷如 AIDS 的患者，还有疱疹性（单纯疱疹）或巨细胞病毒胃炎，后者组织学检查可见到核内包涵体。

表 5-9 胃炎分类

Ⅰ. 急性胃炎
- A. 急性幽门螺杆菌感染
- B. 其他急性感染性胃炎
  1. 细菌（幽门螺杆菌之外）
  2. 人胃螺旋菌
  3. 蜂窝织炎
  4. 分枝杆菌
  5. 梅毒
  6. 病毒
  7. 寄生虫
  8. 真菌

Ⅱ. 慢性萎缩性胃炎
- A. A 型：自身免疫性，胃体为主
- B. B 型：幽门螺杆菌相关，胃窦为主
- C. 未定型

Ⅲ. 少见的胃炎类型
- A. 淋巴细胞性
- B. 嗜酸粒细胞性
- C. 克罗恩病
- D. 结节病
- E. 孤立性肉芽肿性胃炎
- F. Russell 小体胃炎

慢性胃炎 慢性胃炎的组织学定义为以淋巴细胞和浆细胞为主的炎症细胞浸润，中性粒细胞很少见。炎症呈斑片状分布，最初累及胃黏膜表面及腺体。病变进展后可导致严重的腺体破坏，伴萎缩和肠化生。依据组织学特征，慢性胃炎分为浅表、萎缩改变和胃萎缩。萎缩性胃炎与胃癌的发生密切相关，使得人们开发了内镜和血清学标记物来评价其程度。可以采用标准胃镜、放大内镜、NBI（窄带成像）内镜和（或）荧光内镜下对黏膜病变进行总体观察和分类，还可以测定血清标记物，如胃蛋白酶原Ⅰ和Ⅱ、胃泌素-17 和幽门螺杆菌抗体。目前这些检测的临床意义正在研究之中。

慢性胃炎的早期阶段为浅表性胃炎。炎症改变局限于表面黏膜的固有层，伴水肿和细胞浸润，胃腺体完整。浅表性胃炎的下一阶段为萎缩性胃炎。炎症浸润至黏膜深层，胃腺体逐渐变形和破坏。慢性胃炎的最后一个阶段为胃萎缩，胃腺体结构消失，极少炎症浸润。内窥镜下可表现为黏膜变薄，黏膜下血管透见。

慢性胃炎可出现胃腺体的形态学改变。肠上皮化生是指胃腺体转化为含有杯状细胞的小肠黏膜腺体。肠化生可呈斑片状或弥漫性全胃分布。肠化生是胃癌的一个重要前驱病变。

慢性胃炎还可依据主要受累部位进行分类。A 型胃炎（自身免疫）以胃体受累为主，B 型胃炎（幽门螺杆菌相关）以胃窦受累为主。这是一种人为的分类方法，在区分两类胃炎时有一定难度。AB 型胃炎曾用于胃窦/胃体均受累的胃炎。

A 型胃炎 A 型胃炎相对少见，主要累及胃底和胃体，可延伸至胃窦。以往 A 型胃炎多与恶性贫血相关，伴有循环中针对壁细胞和内因子的自身抗体，因此又称为自身免疫性胃炎。幽门螺杆菌感染可引起类似分布的胃炎。但并不是所有的 A 型胃炎都存在自身免疫紊乱的表现。

90%以上恶性贫血患者可检测到抗壁细胞抗体，接近 50%的 A 型胃炎患者抗壁细胞抗体阳性。抗壁细胞抗体直接作用于 H^+,K^+-ATP 酶。T 细胞亦参与该型胃炎的发病过程。部分感染幽门螺杆菌的患者可以产生针对 H^+,K^+-ATP 酶的抗体，可能引起萎缩性胃炎。幽门螺杆菌脂多糖（LPS）针对 H^+,K^+-ATP 酶的分子模拟，亦是导致萎缩性胃炎的可能机制之一。

在恶性贫血患者的家族成员中，可以检测到抗壁细胞抗体和萎缩性胃炎。接近 20%的 60 岁以上人群、白癜风和 Addison 病患者抗壁细胞抗体阳性。恶性贫血患者针对甲状腺抗原的抗体阳性率约为 50%，而约

30%甲状腺疾病患者血抗壁细胞抗体为阳性。内因子抗体对A型胃炎的特异性要高于抗壁细胞抗体，恶性贫血者阳性率近40%。另外一项支持A型胃炎与自身免疫相关的证据，为特异性家族性组织相容性复合物抗原（HLA）单倍型如HLA-B8和HLA-DR3的发生率高。

A型胃炎时含有壁细胞的腺体首先受累，导致胃酸缺乏。壁细胞是内因子的来源，内因子缺乏会导致维生素 B_{12} 缺乏及其后遗症（巨幼细胞贫血和神经病变）。

胃酸在抑制G细胞释放胃泌素的负反馈调节中起重要作用，如果患者存在低胃酸血症，而胃窦黏膜（G细胞所在位置）却正常时，会导致高胃泌素血症。恶性贫血患者胃泌素水平显著升高（大于500 pg/ml）。胃泌素升高可导致ECL细胞增殖，引起胃类癌。非恶性贫血的A型患者亦可表现为高胃泌素血症和低胃酸血症。

B型胃炎 B型胃炎，或称为胃窦为主的胃炎，是慢性胃炎最常见的类型，由幽门螺杆菌感染引起。命名为“胃窦为主”并不准确，幽门螺杆菌感染后炎症可扩展至胃体和胃底。发展至全胃炎与发病时间有关，据估计大约需要15～20年。随年龄增加，B型胃炎发生率增加，在70岁以上人群患病率接近100%。根除幽门螺杆菌后，可得到组织学上的改善。随着胃黏膜萎缩，幽门螺杆菌数量明显减少，炎症程度与幽门螺杆菌数量相关。胃炎初期以胃窦受累为主，幽门螺杆菌最多，黏膜固有层可见大量慢性炎症浸润，伴有上皮细胞内多形核白细胞浸润（图5-14）。

幽门螺杆菌感染所致的慢性胃炎呈多灶性分布，表现为胃萎缩和随后的肠上皮化生，最终可导致胃腺癌（图5-8）。目前认为幽门螺杆菌是胃癌的独立危险因素。世界范围的流行病学调查显示，与对照组相比，胃腺癌患者幽门螺杆菌感染率高。血清幽门螺杆菌抗体阳性者胃癌风险增加3～6倍。老年人进行血清学检查结果不准确，进行校正后该风险可增加至9倍。幽门螺杆菌导致胃癌的机制尚不明确，可能与细菌感染导致的慢性炎症有关。根除幽门螺杆菌作为预防胃癌的常规措施目前正在评估阶段，还没有作为正式的推荐方案。

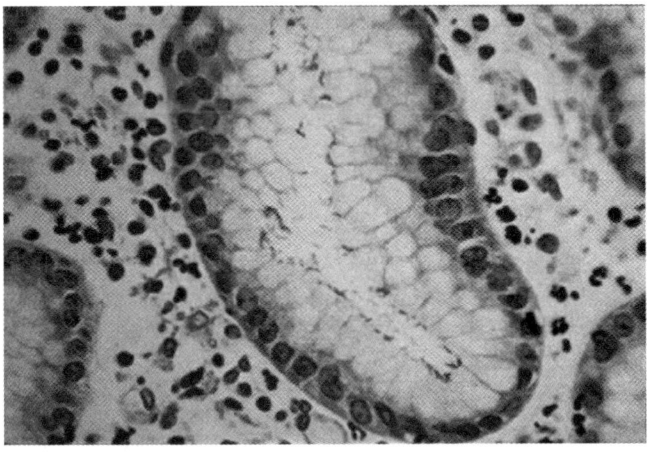

图5-14（见书后彩图） 慢性胃炎和幽门螺杆菌。浅表胃黏膜Steiner银染色显示表面上皮顶端可见大量深染的微生物。注意图中未见组织浸润

幽门螺杆菌感染还与低度恶性的B细胞淋巴瘤，胃MALT淋巴瘤相关。幽门螺杆菌感染后慢性刺激T细胞，导致细胞因子的产生，促进B细胞肿瘤发生。MALT淋巴瘤需要腹部CT及EUS进行初步分期。肿瘤的生长仍然依赖于幽门螺杆菌的存在，根除幽门螺杆菌后多可导致肿瘤完全消退，由根除成功至肿瘤衰退可能需要至少1年的时间。这些患者需要每2～3个月复查一次EUS，如果肿瘤体积不变或变小，不需要进行其他治疗，如果肿瘤体积变大，可能转变为高度恶性的B细胞淋巴瘤。当肿瘤组织学上转为高度恶性的侵袭性淋巴瘤后，根除幽门螺杆菌治疗无效。

治疗 慢性胃炎

慢性胃炎的治疗主要是针对其远期病变，而不是炎症本身。恶性贫血的患者需要长期持续补充胃肠外源性的维生素 B_{12}。即使不合并PUD或低度恶性的MALT淋巴瘤，亦推荐进行根除幽门螺杆菌治疗。

其他类型胃炎 淋巴细胞性胃炎组织学上表现为表面上皮大量淋巴细胞浸润。细胞浸润由胃体开始，包含成熟T细胞和浆细胞。目前该病的病因尚不清楚，乳糜泻的患者曾有报道合并淋巴细胞性胃炎，但二者之间是否存在相关性目前尚不明确。淋巴细胞性胃炎并没有特异的临床症状，部分患者胃镜下可见黏膜皱襞增厚。这些增粗的皱襞表面常可见到疣状隆起，中心凹陷或糜烂，称为痘疹样胃炎。幽门螺杆菌对淋巴细胞性胃炎无明显影响。糖皮质激素和色甘酸钠治疗的疗效并不明确。

嗜酸细胞性胃炎表现为胃壁任意一层（黏膜层、黏膜下层、固有肌层和浆膜层）中明显的嗜酸性粒细胞浸润。患者多表现为血嗜酸性粒细胞增多，伴全身性的过敏反应。受累范围可局限于胃内或弥漫分布于整个胃肠道。以胃窦受累为主，内镜下可见到明显的

皱襞水肿。胃窦皱襞的明显水肿可导致胃流出道梗阻。患者可表现为上腹不适、恶心和呕吐。糖皮质激素治疗有效。

许多系统性疾病与肉芽肿性胃炎相关。克罗恩病可累及胃，表现多样，可仅表现为胃活检标本中见肉芽肿浸润，也可形成明显的溃疡和狭窄。胃克罗恩病一般见于小肠受累的患者。很多少见的感染性病变亦可导致肉芽肿性胃炎，包括组织胞浆菌病、念珠菌病、梅毒和结核。其他少见的原因还有结节病、先天性肉芽肿性胃炎和胃嗜酸性肉芽肿。明确该种胃炎的特异病原体非常困难，有时需要重复进行活检和细胞学检查。偶尔甚至需要手术获得全层胃标本以除外恶性病变。

Russell 小体胃炎（RBG）是一种病因未明的黏膜病变，内镜下呈一种假肿瘤样改变。组织学上，表现为浆细胞内含有 Russell 小体（RB），RB 小体表达 κ 和 λ 轻链。目前仅报道 10 例患者，其中 7 例与幽门螺杆菌感染相关。该病变易与恶性病变相混淆，但其为良性病变，目前其发展及来源尚不清楚。有些病例根除幽门螺杆菌后病情缓解。

Ménétrier 病

Ménétrier 病（MD）极为少见，主要表现为肥大弯曲的黏膜皱襞，以男性多见，40～60 岁左右发病。需与其他可引起胃黏膜皱襞肥大的疾病进行鉴别，如 ZES、恶性病变（淋巴瘤和浸润性胃癌）、感染性疾病[巨细胞病毒（CMV）感染、组织胞浆菌病、梅毒和结核]、深层息肉样胃炎、结节病等浸润性病变等。MD 常与胃多发大息肉（长期应用 PPI）或家族性息肉病相混淆。MD 的粗大皱襞以胃底及胃体为主，胃窦少见。组织学上可见大量小凹增生（表面上皮细胞及腺细胞增生），是胃黏膜皱襞粗大的主要原因，同时伴泌酸腺、壁细胞和主细胞数量减少，胃小凹明显延长和极度迂曲扩张。尽管固有层可见轻度慢性炎症的表现，包括嗜酸性粒细胞和浆细胞浸润，但是 MD 并不是胃炎的一种。儿童 MD 最常见的病因为 CMV 感染，但成人的病因尚不明确。MD 患者可见到 TGF-α 表达水平的升高，引起表皮生长因子受体（EGFR）途径的过度活化和黏液细胞的过度增殖，最终导致小凹增生。

成年人临床表现多呈隐匿而进行性过程，上腹痛、恶心、呕吐、纳差、外周水肿和体重下降是 MD 的典型症状和体征。MD 患者可出现隐匿性消化道出血，明显的出血比较少见，一旦出现主要是由于黏膜表面糜烂所致。实际上，出血最常见于其他表现类似于 MD 的疾病，如胃息肉病。20%～100% 的 MD 患者（取决于患病时间）存在蛋白丢失性胃病，这是因为胃黏液分泌过多，常伴有低白蛋白血症和水肿。由于壁细胞数量减少导致胃酸分泌减少。上消化道造影和内窥镜检查均可见到胃黏膜皱襞肥大增粗的表现。为了明确 MD 诊断及鉴别其他疾病，内镜检查时需要进行深凿活检，黏膜圈套活检（EMR）效果更佳。当单纯活检不能确诊时，需要手术获得全层标本以除外恶性病变。尽管有人认为 MD 是癌前病变，但其癌变风险目前尚不清楚。当发现胃黏膜皱襞粗大时，需进行血常规、血胃泌素、血白蛋白、CMV、血清幽门螺杆菌抗体以及胃液 pH 值（内镜中吸取）检测来全面评估患者。

治疗 MÉNÉTRIER 病

抗胆碱药、前列腺素、PPI、泼尼松、生长抑素类似物（奥曲肽）和 H_2 受体拮抗剂治疗效果的差异很大。发现溃疡需要先进行标准充分的 PPI 治疗。自从发现 MD 与 EGFR 通路过度激活有关，EGF 抑制性抗体西妥昔单抗已经开始成功应用于 MD 的治疗。在七位患者中，有四位完成 1 个月疗程的患者观察到组织学接近完全缓解，并且症状获得改善。西妥昔单抗目前是 MD 的一线治疗用药，但用药后仍存在持续和大量蛋白丢失的患者依然需要进行全胃切除术。

第六章 吸收不良

Disorders of Absorption

Henry J. Binder
（宋志强 译 张静 校）

吸收不良（disorders of absorption）疾病谱广泛，与多种病因有关，具有各种各样的临床表现。几乎所有这些临床问题都与一种或多种膳食成分中的营养素在肠道吸收减少相关，并且通常被认为是吸收不良综合征（malabsorption syndrome）。吸收不良这一术语并不理想，因为它仅代表一种病理生理状态，并没有为分析疾病提供病因方面的解释，而且也不应该被视为证据确凿的最终诊断。与膳食成分中的营养素在肠道吸收增加相关的临床疾病仅有以下两种：即血色病（hemochromatosis）和威尔逊病（Wilson's disease），它们的病因分别是铁离子和铜离子的吸收增加。

大多数吸收不良综合征都与脂肪泻（steatorrhea）有关。脂肪泻是指粪便中的脂肪排泄量大于饮食中脂肪摄入量的6%。当然，也有一些吸收不良性疾病与脂肪泻无关，如原发性乳糖酶缺乏症（primary lactase deficiency）和恶性贫血（pernicious anemia）。原发性乳糖酶缺乏症是一种先天性的小肠黏膜刷状缘双糖酶（包括乳糖酶）缺乏，它引起的腹泻只与乳糖"吸收不良"有关。恶性贫血与肠道维生素 B_{12} 的吸收明显减少有关。这是因为胃壁细胞分泌的内因子（intrinsic factor）不足，而内因子是维生素 B_{12} 的吸收所必需的。

吸收不良必须被包括在腹泻的鉴别诊断中。原因如下：首先，腹泻经常与一种或多种膳食营养素吸收障碍有关，和（或）是这些营养素吸收不良的结果。腹泻可能继发于与脂肪泻有关的肠道病理过程，也可能继发于脂肪泻本身。因此，乳糜泻（celiac disease，见下文）既与小肠黏膜广泛的形态学变化有关，又与膳食中的一些营养素吸收减少有关；相反，脂肪泻是由于未被吸收的脂肪酸作用于肠道（通常是结肠）离子通道所致。例如，油酸和蓖麻油酸（细菌羟化脂肪酸产生的，也是蓖麻油的活性成分，一种应用广泛的轻泻药）可导致结肠 Cl^- 活跃分泌，其最有可能继发于 Ca^{2+} 内流的增加。此外，腹泻本身可表现为轻度脂肪泻（即每进食100 g脂肪，脂肪的排泄量<11 g）。其次，大多数患者认为自己有腹泻症状，但不认为自己存在脂肪吸收不良。再次，许多肠道疾病（如溃疡性结肠炎、大肠杆菌产生的肠毒素引起的旅行者腹泻）以腹泻为主要症状，但不一定伴有任何一种膳食营养成分的吸收障碍。

腹泻作为一种症状（例如，当患者用它去描述他们肠道运动的类型时），可能指大便变稀，或排便量增加，或排便次数增加，或者以上三种变化的任意组合。相反，腹泻作为一种体征，是指粪便中水分含量大量增加，或者是在进食西式饮食的情况下，每24 h排便量大于200～225 ml或大于200～225 g。然而，在摄入高纤维含量饮食时，每24 h排便量在400 g以上，也属于一种正常现象。因此，临床医生必须分清何种情况可以被视为腹泻。约有10%因不明原因的腹泻而就诊于胃肠科门诊的患者，对他们的粪便进行定量分析后发现，粪便中的水分含量并未增加。这些患者的排便量可能很少，但很频繁，有些松软，伴有排便紧迫感，而没有排便量的增加，说明存在直肠炎。

鉴别患者的腹泻是由于膳食中的一种或多种营养成分的吸收减少造成的，还是由于小肠和（或）大肠水和电解质的分泌增加造成的，同样是十分重要的。前者常被称为渗透性腹泻（osmotic diarrhea），而后者常被称为分泌性腹泻（secretory diarrhea）。遗憾的是，这两种类型的腹泻可以同时存在于同一种疾病中。因此，这种按腹泻性质进行的分类并不总是很精确。尽管如此，对粪便中电解质的含量的测定和禁食对排便量影响的观察，仍能帮助我们鉴别腹泻的性质。

通过观察长期禁食（大于24 h）对排便量的影响情况，可以有效判定膳食中的营养成分与患者腹泻之间的关系。与肠毒素（enterotoxin）诱导的旅行者腹泻（traveler's diarrhea）相关的分泌性腹泻不会受到长期禁食的影响。因为肠毒素刺激肠道水和电解质的分泌不会受到进食的影响。相反，原发性乳糖酶缺乏症患者的腹泻主要是继发于乳糖吸收不良，无疑将会在长期禁食期间停止。因此，通过收集患者禁食至少24 h期间的粪便，若患者的排便量大幅减少，则说明患者的腹泻与膳食中的营养成分吸收不良有关。若禁食期间排便量保持不变，则提示很可能是分泌性腹泻，而不是由于膳食中的营养成分吸收不良所致。无论是肠腔内的（如大肠杆菌肠毒素），还是循环中的（如血管活性肠肽）促分泌素都可能与患者长期禁食期间持续腹泻、排便量保持不变有关。通过观察禁食对腹泻造成的影响，可以比较和联系粪便中的电解质和渗透压所起的决定性作用。

测量粪便中的电解质含量以及渗透压时，需要将粪液中的 Na^+ 和 K^+ 浓度与粪便的渗透压进行比较，以便确定是否存在所谓的粪便渗透压梯度（stool osmotic gap）。可以使用下面的公式进行计算：

$$2\times(\text{粪液}[Na^+]+\text{粪液}[K^+])\leqslant\text{粪便的渗透压}$$

用粪便中阳离子浓度的2倍来估计粪便中阴离子的浓度。粪便中明显的渗透压梯度的存在表明粪液中除了钠离子、钾离子、阴离子之外，可能还存在一种（或几种）物质引起了患者的腹泻。最初测定粪便渗透压时发现，它几乎总是大于要求的290～300 mosmol/kg，说明细菌降解了不被吸收的碳水化合物，或是在排便之前，或是在大便标本位于便盒中等待化学分析时，甚至是在冷藏的过程中。因此，粪便渗透压应该被估计为300 mosmol/kg。粪便渗透压偏低（<290 mosmol/kg）说明粪液被水或尿液稀释了，意味着粪便和尿液被一同收集回来，或是所谓的人为性腹泻（factitious diarrhea），它是孟乔森综合征（Münchausen's syndrome）的一种形式。当按上述公式计算得出的数值与测量值相差大于50 mosmol/kg时，说明渗透压力梯度的存

在。它的存在表明，腹泻与那些不被吸收的膳食中的营养成分，例如，脂肪酸和（或）碳水化合物被肠道细菌降解有关。当这一差值小于25 mosmol/kg时，可以推测，膳食中的营养成分与腹泻无关。因为渗透性腹泻（例如，由于膳食中的营养成分的吸收不良）和分泌性腹泻可能同时存在，所以在日常工作中二者之间的区别有时并没有教学范例中那么明确。从理论上讲，存在一个渗透压力梯度，它与长期禁食期间排便量的显著减少有关，而在长期禁食期间排便量并没有显著减少者中并不存在这种渗透压力梯度。

营养物质的消化和吸收

小肠和结肠的长度分别约为300 cm和80 cm。然而，由于黏膜皱襞、绒毛（小肠）和微绒毛的存在，其有效功能性表面积约是空腔脏器实际表面积的600倍。小肠的功能表面积几乎比两个网球场的面积还要大。除了营养物质的消化和吸收外，肠上皮细胞还具有其他几种功能：

1. 屏障和免疫防御功能

小肠暴露于大量潜在的抗原、肠毒素和侵袭性微生物之中，肠上皮细胞可以非常有效地防止几乎所有这些物质的入侵。肠道黏膜还能合成和分泌出分泌型IgA抗体。

2. 水和电解质的吸收和分泌功能

肠道每天大约吸收7～8 L的液体，其组成成分包括饮食中的水分摄入（1～2 L/d）和唾液、胃液、胰液、胆汁以及肠液（6～7 L/d）。一些刺激物，特别是细菌和细菌肠毒素，引起水和电解质的分泌，可能会导致腹泻（第三十章）。

3. 合成和分泌某些蛋白质

肠黏膜是几种蛋白质的主要合成部位，其中包括载脂蛋白（apolipoprotein）。

4. 合成几种生物活性胺和肽类物质

肠道是人体最大的内分泌器官之一，可以合成一些胺类（如5-羟色胺）和肽类化合物，这些肽类化合物具有旁分泌和激素样调节肠道功能的作用。

小肠和大肠具有不同的解剖（小肠黏膜有绒毛结构，而结肠没有）和功能（营养物质的消化和吸收主要发生在小肠，而不是结肠）特征。尽管某些营养物质的吸收只在小肠某些特定的部位，但是并没有精确的解剖学特征来划分十二指肠、空肠和回肠。然而，小肠绒毛细胞（结肠表面的上皮细胞）和隐窝细胞间具有不同的解剖和功能特征。肠上皮细胞不断更新，隐窝底部新合成的上皮细胞不断地像坐滚梯那样用48～72 h的时间移行到小肠绒毛顶部（或结肠上皮表面）。在那里它们发育成为成熟的具有消化和吸收功能的上皮细胞。小肠黏膜高比率的更新说明腹泻和化疗期间其他消化道副作用的缓解速度相对较快的原因是，新生细胞尚未暴露于这些有毒成分。同样重要的是，绒毛细胞/表面上皮细胞和隐窝细胞都具有各自的功能。消化水解酶主要存在于小肠绒毛上皮细胞的刷状缘。吸收和分泌功能也是相对独立的：绒毛/表面上皮细胞是主要的，但不是唯一的具有吸收功能的细胞，而具有分泌功能的细胞主要位于小肠和大肠隐窝。

营养物质、矿物质和维生素的吸收需要依靠一种或多种主动转运机制。这些主动转运机制是能量依赖型的和膜转运蛋白介导的。上述主动转运过程将引起某一种物质逆或顺电化学浓度梯度运动。肠道氨基酸和单糖（如葡萄糖）的吸收也是一种特殊形式的主动转运-继发性主动转运。逆浓度梯度主动转运营养物质的运动是Na^+依赖型的转运，因为Na^+在顶端膜上具有浓度梯度。Na^+浓度梯度的维持需要依靠Na^+,K^+-ATP酶，即所谓的Na^+泵。它位于基底外侧膜，维持细胞内Na^+浓度较低以及顶端膜的Na^+浓度梯度。因此，葡萄糖主动吸收和依赖葡萄糖刺激的Na^+吸收，既需要顶端膜Na^+依赖型葡萄糖转运体1（SGLT1），又需要基底外侧膜上的Na^+,K^+-ATP酶。营养物质的主动转运除了参与Na^+的吸收，葡萄糖刺激的Na^+和水的吸收之外，也是口服补液疗法治疗腹泻的生理学基础。肠道水和电解质吸收和分泌的机制在《哈里森内科学（第19版）》的其他部分中进行了讨论。

虽然肠上皮细胞是离子和水的吸收过程中至关重要的媒介，但是这一过程受黏膜固有层中的几种细胞（如肥大细胞、巨噬细胞和肌成纤维细胞）和肠道神经系统与肠上皮细胞间的相互作用的共同调节。肠道功能的维持是肠上皮细胞和肠道肌肉的整合反应和相互作用的结果。

胆汁酸的肠肝循环

饮食中不含胆汁酸（bile acids），它是在肝中通过一系列的酶促反应合成的。上述反应同时也参与了胆固醇的分解代谢。事实上，胆汁酸肠肝循环（enterohepatic circulation）的中断可以使血清胆固醇水平在达到一个新的稳定水平以前下降10%。胆汁酸分为初级胆汁酸和次级胆汁酸。初级胆汁酸在肝内以胆固醇为原料合成，而次级胆汁酸在肠道中由肠菌酶作用生成。人体含有的两种初级胆汁酸是胆酸（cholic acid）和鹅脱氧胆酸（chenodeoxycholic acid）；两种含量最丰富的次级胆汁酸是脱氧胆酸（deoxycholic acid）和石胆酸（lithocholic acid）。肝每天合成大约 500 mg 胆汁酸；胆汁酸与牛磺酸或甘氨酸结合（分别生成牛磺结合胆酸和甘氨结合胆酸），以胆汁酸盐的形式随胆汁分泌进入十二指肠。胆汁酸的主要功能包括：①促进胆汁流动；②以混合微团的形式溶解胆囊中的胆固醇和磷脂；③促进膳食中脂类物质的消化和吸收，通过在近段小肠与其结合，形成混合微团。

胆汁酸的重吸收主要通过 Na^+ 依赖的主动重吸收过程，这一过程仅存在于回肠；少量游离型胆汁酸在空肠、回肠和结肠通过非载体介导的转运方式被动重吸收。进入结肠的结合型胆汁酸由结肠细菌酶催化发生去结合反应。未结合的胆汁酸以非离子形式扩散迅速被吸收。结肠细菌酶也可以催化初级胆汁酸脱羟基生成次级胆汁酸。

由肠道吸收的胆汁酸经门静脉重新入肝，并随胆汁被重新分泌入肠（图 6-1）。胆汁酸的合成主要由 7α-羟化酶调节，7α-羟化酶是胆固醇降解的限速酶。从肠道重吸收入肝的胆汁酸量的减少与胆汁酸合成/胆固醇分解代谢的增加有关，这有助于保持胆汁酸库存的相对恒定。然而，胆汁酸代偿性合成增加的能力极其有限，仅可增加到原来水平的 2～2.5 倍（见下文）。

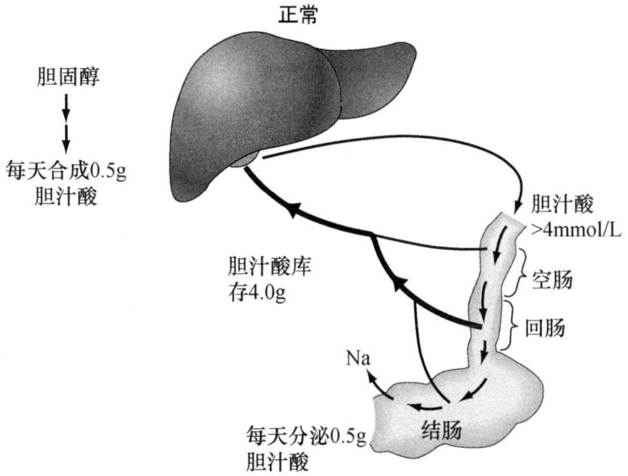

图 6-1　胆汁酸肠肝循环的示意图。胆汁酸的合成即胆固醇的分解，是在肝中进行的。在两餐之间和夜晚，由胆管细胞分泌的胆汁酸进入胆汁，并储存在胆囊内。十二指肠内的食物会诱导缩胆囊素的释放。缩胆囊素是一种潜在的刺激胆囊收缩的物质，使胆汁酸进入十二指肠。胆汁酸的吸收主要是通过 Na^+ 依赖性转运过程，这一过程主要发生在回肠。每天只有相对少量的未被吸收的胆汁酸（约 500 mg）随粪便排出体外。粪便中胆汁酸的丢失量与肝细胞的合成量相平衡。胆汁酸库存（体内胆汁酸的总量）约为 4 g，每餐之间，体内的胆汁酸可经肠肝途径循环 2 次，或每 24 h 循环 6～8 次

成人胆汁酸库存量约为 4 g。机体内的胆汁酸储备总量通过肠肝循环每餐之间循环 2 次，或者每 24 h 循环 6～8 次。每日有小部分未被肠道吸收的胆汁酸由粪便排出体外。由粪便排出的胆汁酸的量与肝细胞合成的胆汁酸的量相平衡。

胆汁酸肠肝循环中的任意一个环节出现问题都有可能导致十二指肠内结合型胆汁酸的浓度下降，进而引起患者出现脂肪泻。因此，脂肪泻是由胆汁酸的合成和分泌异常所致。而胆汁酸的合成和分泌又与肠道的生理状态和重吸收能力有关（表 6-1）。

合成　已经证实，慢性肝病患者的脂肪泻与胆汁酸合成减少有关，但脂肪泻往往不是这类患者的主要临床表现。

分泌　尽管在胆道梗阻时，胆汁酸的分泌可能会减少或消失，但是脂肪泻很少是由胆道梗阻引起的。相反，原发性胆汁淤积性肝硬化（primary biliary cirrhosis，PBC）是指微管系统排泄有机阴离子的功能缺陷，包括胆汁酸，并且常与脂肪泻及其并发症（如慢性骨病）相关。因此，骨量减少、骨质疏松和其他慢性骨病经常出现在原发性胆汁淤积性肝硬化和其他类型胆汁淤积综合征（cholestatic syndrome）的患者中。上述症状继发于脂肪泻，进而导致钙离子和维生素 D 吸收不良以及胆汁淤积症（如胆汁酸和炎性细胞因子）。

结合型胆汁酸浓度的维持　细菌过度生长综合征与腹泻、脂肪泻、巨幼细胞性贫血以及肠道菌群移位有关。脂肪泻主要是由于结合型胆汁酸含量减低，而后者是由结肠型细菌去结合作用造成的。两个互补的因素解释了微胶粒形成障碍的原因：①非结合型胆汁酸在空肠内通过非离子扩散的方式被迅速吸收，导致十二指肠内胆汁酸的浓度降低。②非结合型胆汁酸的临界微胶粒浓度（critical micellar concentration，CMC）高于结合型胆汁酸。因此，非结合型胆汁酸不如结合型胆汁酸那么容易形成微胶粒。

重吸收　由克罗恩病（Crohn's disease，CD）或外科手术切除引起的回肠功能障碍会导致通过回肠重

表 6-1　胆汁酸肠肝循环障碍

过程	病理生理缺陷	疾病举例
合成	肝功能下降	肝硬化
胆汁分泌	毛细胆管功能改变	原发性胆汁淤积性肝硬化
结合型胆汁酸浓度的维持	小肠细菌过度生长	空肠憩室病
重吸收	回肠功能异常	克罗恩病

吸收的胆汁酸减少以及转运到结肠的胆汁酸增加。其相应的临床结果，即腹泻伴或不伴脂肪泻，取决于回肠功能障碍的程度和机体通过肠肝循环代偿胆汁酸减少的能力（表 6-2）。局限性回肠疾病或回肠局部切除术后的患者经常表现为腹泻而不是脂肪泻。胆汁酸在结肠活跃地刺激 Cl^- 分泌引起的腹泻，被称为胆汁酸性腹泻（bile acid diarrhea）或利胆剂性肠病（choleretic enteropathy）。这种腹泻用考来烯胺（cholestyramine）治疗即刻起效。考来烯胺是一种与阴离子结合的树脂。这部分患者不会出现脂肪泻，因为肝合成胆汁酸的量增加以后弥补了粪便中胆汁酸的丢失量，借此维持胆汁酸库存和十二指肠内胆汁酸的浓度。相反，更严重的回肠疾病和（或）更广泛的回肠切除术后的患者通常兼有腹泻和脂肪泻，而考来烯胺治疗无效。回肠疾病也与进入结肠的胆汁酸的量增加有关。但是，在这种情况下，肝的代偿能力不足以维持机体胆汁酸库存。因此，十二指肠内胆汁酸的浓度减少到临界微胶粒浓度以下，导致微胶粒形成障碍，出现脂肪泻。第二种情况通常被称为脂肪酸性腹泻（fatty acid diarrhea）。考来烯胺治疗可能无效［甚至可能加剧腹泻（通过进一步降低十二指肠内胆汁酸的浓度）］，但是，低脂饮食治疗有效（通过减少进入结肠脂肪酸的量）。两种临床特征，即回肠切除的长度和脂肪泻的程度，可以用于预测个体患者是否会对考来烯胺治疗有反应。遗憾的是，上述两种预测因素并不理想，常常需要借助考来烯胺试验性治疗来确定个体患者是否将受益于此种治疗方法。表 6-2 对比了胆汁酸性腹泻（局限性回肠吸收功能障碍）和脂肪酸性腹泻（广泛性回肠吸收功能障碍）的临床特征。

胆汁酸性腹泻也会发生在没有回肠炎和（或）没有经历过回肠切除的患者中，特点是 ^{75}Se-牛磺胆酸潴留试验（^{75}SeHCAT）结果异常和回肠纤维母细胞生长因子 19（fibroblast growth factor 19），一种胆汁酸合成的负调节因子，释放减少，由此增加的胆汁酸合成和分泌的量超过了回肠重吸收的储备能力。这部分患者的腹泻用考来烯胺治疗也有效。

表 6-2　胆汁酸性腹泻和脂肪酸性腹泻的比较

	胆汁酸性腹泻	脂肪酸性腹泻
回肠病变范围	局限	广泛
回肠内胆汁酸吸收功能	减低	减低
粪便中胆汁酸的排泄	增加	增加
粪便胆汁酸丢失量由肝合成增加量代偿	是	否
胆汁酸库存	正常	减少
十二指肠内胆汁酸含量	正常	减少
脂肪泻	无或轻度	＞20 g
考来烯胺治疗	有效	无效
低脂饮食治疗	无效	有效

脂类

脂肪泻是由于机体对膳食脂肪的消化和吸收功能存在一种或多种缺陷。在美国，膳食脂肪的平均摄入量约为 120～150 g/d，膳食脂肪摄入量与脂肪的吸收量呈正相关。小肠对脂肪总负荷量是相当大的，因为每天有大量的脂类物质随胆汁分泌进入小肠（请参见前面的“胆汁酸的肠肝循环”部分）。按碳链长度脂肪酸可分为以下三种类型：长链脂肪酸（LCFA），中链脂肪酸（MCFA）和短链脂肪酸（SCFA）（表 6-3）。饮食中的脂肪构成只含有长链三酰甘油（甘油三酯）（LCT），即甘油与酯类结合形成的含有三条长链的脂肪酸（LCFA）。尽管大多数膳食 LCFA 的碳链长度是 16 或 18，但是所有碳链长度大于 12 的脂肪酸的代谢方式都是相同的，无论是饱和的，还是不饱和的脂肪酸。

食物中的脂类物质的吸收需要经过以下三步：①腔内期/消化期；②黏膜期/吸收期；③传输期/吸收后期。上述三个步骤中的任何一步出现异常都会引起脂肪泻（表 6-4）。因此，对于任何一位脂肪泻患者均需要进行系统评估，以确定脂类物质消化和吸收过程中的哪一步出现了问题。这是至关重要的，因为治疗时需要针对具体的病因。

消化期包括两个关键的步骤，即脂肪水解（lipolysis）和微胶粒形成（micelle formation）。虽然食物中的脂类物质是以长链甘油三酯的形式存在的，但肠道

表 6-3　不同类型脂肪酸的比较

	长链	中链	短链
碳链长度	＞12	8～12	＜8
饮食中含量	大量	小量	无
来源	饮食中的甘油三酯	仅有少量在饮食中以甘油三酯的形式存在	未被吸收的碳水化合物在结肠中被细菌降解为脂肪酸
主要的吸收部位	小肠	小肠	结肠
需要胰腺脂酶水解	是	否	否
需要形成微胶粒	是	否	否
粪便中的含量	少量	无	大量

表 6-4　在脂肪泻的患者中脂类消化和吸收障碍

分期，过程	病理生理缺陷	疾病举例
消化期		
脂肪水解	脂酶分泌减低	慢性胰腺炎
微胶粒形成	十二指肠内胆汁酸浓度减低	见表 6-1
吸收期		
黏膜摄取和重新酯化	黏膜功能障碍	乳糜泻
吸收后期		
微胶粒形成	B-脂蛋白缺乏	无 B-脂蛋白血症
小肠转运	淋巴管异常	肠淋巴管扩张症

黏膜不能直接吸收甘油三酯，它们必须先被水解以后才能被吸收（图 6-2）。脂类物质消化的第一步是随着咀嚼动作和胃的收缩，形成脂肪乳剂，这种形式有利于其灵活地在脂类中运动。脂肪水解是指通过脂肪酶将甘油三酯水解为游离脂肪酸、甘酯一酯和甘油。此过程起始于胃，通过舌脂酶和胃脂酶，其最适 pH 值为 4.5～6.0。约 20%～30%的脂肪水解是在胃内完成的。脂肪水解通过胰脂酶在十二指肠和近段空肠中完成。胰脂酶在 pH 值大于 7.0 的环境中发挥活性。胰腺的脂肪水解存在第二种胰酶，即辅脂酶（colipase），其存在时胰脂酶活性极大地增强。辅脂酶可以促进胰脂酶向甘油三酯方向运动。

脂肪水解功能受损会导致脂肪泻的发生。同时，胰腺（外分泌）功能不全也会引起脂肪泻的发生。胰腺功能不全见于成人的慢性胰腺炎以及儿童和青少年的胰腺囊性纤维化。胰脂酶含量只要达到最大分泌量的 5%左右，就可以维持正常的脂肪水解。因此，脂肪泻是上述疾病的晚期表现。十二指肠内 pH 值下降也可以导致脂肪水解功能减弱，因为胰脂酶在 pH 值小于 7 时活性将大大降低。因此，约有 15%胃泌素瘤（gastrinoma）的患者（第五章）存在腹泻，部分患者存在脂肪泻，许多学者认为是由胃酸分泌过多导致胰脂酶失活所致。因为胃泌素瘤患者产生的异位胃泌素（gastrin）（通常来源于胰岛细胞腺瘤）会刺激胃酸分泌显著增多。同样，慢性胰腺炎患者（脂肪酶分泌减少）经常会出现胰腺碳酸氢盐分泌减少，这也会导致十二指肠内 pH 值降低，使内源性生成的胰脂酶或治疗性给予的脂肪酶失活。

小肠上皮细胞表面被覆微绒毛，即所谓的非流动水层，是一个相对停滞的水相。脂类分解的产物，主要是不溶于水的物质，在其表面通过。水溶性混合微团提供一种机制，通过这种机制，脂肪水解产生的不溶于水的物质可以接近小肠绒毛上皮细胞浆膜表面，这个位置有利于脂类的吸收。混合微团是由脂肪酸、甘油一酯、磷脂、胆固醇和结合型胆汁酸聚合而成的。当结合型胆汁酸的浓度大于临界微胶粒浓度时，才会形成混合微团。小肠腔内几种胆汁酸的临界微胶粒浓度值也略有不同。结合型胆汁酸在人体肝细胞内合成，随胆汁被分泌进入十二指肠，这一过程受肠肝循环调节（见上文）。脂肪泻缘于脂肪酸在非流动水层的运动功能受损，见于以下两种情况：①非流动水层的厚度相对增加，发生于细菌过度生长综合征（见下文），后者继发于功能停滞状态（如硬皮病）；②十二指肠内结合型胆汁酸的浓度减低，低于其临界微胶粒浓度，导致微胶粒形成障碍。因此，脂肪泻可以由胆汁酸肠肝循环的一种或多种缺陷引起。

脂肪酸的摄取和重新酯化构成了脂类消化/吸收的吸收期。尽管脂肪酸和甘油一酯的摄取被认为是主要通过被动扩散的方式进行的，但是载体介导的主动转

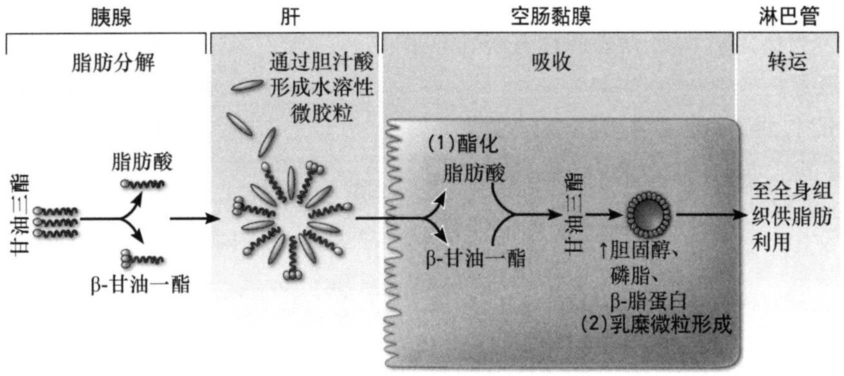

图 6-2　脂类的消化和吸收示意图。日常饮食中的脂质是以长链甘油三酯的形式存在的。其吸收的全过程可以分为以下三期：①消化期，发生在十二指肠，包括脂肪分解和微胶粒形成，分别需要在胰脂肪酶和结合胆汁酸的参与下完成；②吸收期，即黏膜的摄取和重新酯化；③吸收后期，包括乳糜微粒形成和从小肠上皮细胞排出及经由淋巴管的转运。(Courtesy of John M. Dietschy，MD；with permission.)

运过程也可能会起到一定的调节作用。无论采取哪种吸收过程，脂肪酸和甘油一酯都是在内质网中通过一系列酶促反应过程生成甘油三酯，脂类就是以这种形式从肠上皮细胞中排出的。黏膜炎症（如乳糜泻）和（或）肠切除都可以导致脂类吸收功能受损，进而引起脂肪泻的发生。

甘油三酯重新酯化需要形成乳糜微粒（chylomicrons），以便于其从小肠上皮细胞排出，通过淋巴管被运输到肝。乳糜微粒是由β-脂蛋白（β-lipoprotein）与甘油三酯、胆固醇、胆固醇酯和磷脂共同组成的。乳糜微粒进入淋巴管，而不是门静脉。脂类消化/吸收的吸收后期存在缺陷也会导致脂肪泻的发生，但是与此相关的疾病并不多见。无β-脂蛋白血症（abetalipoproteinemia），又被称为棘状细胞增多症（acanthocytosis），是一种罕见的疾病。病因为β-脂蛋白合成障碍，表现为红细胞形态异常（棘细胞）、神经系统症状和脂肪泻。本症患者的脂肪水解、微胶粒形成和脂类吸收功能都是正常的，但是因为乳糜微粒合成障碍，重新酯化的甘油三酯不能从小肠上皮细胞排出。来源于此种罕见病患者的小肠黏膜活检标本显示，进餐后处于载脂状态的小肠上皮细胞，在禁食72～96 h后外观变得完全正常。同样，肠淋巴管的异常（如肠淋巴管扩张）也可能与脂肪泻和蛋白质丢失性肠病相关（见下文）。上述脂类消化/吸收的三个步骤中的任意一个步骤出现问题都有可能引起脂肪泻。

以上总结的脂类消化/吸收的机制仅限于膳食中的脂质，它们几乎均以长链甘油三酯的形式存在（表6-3）。中链甘油三酯（MCT）是由含有8～12个碳原子侧链的脂肪酸构成的，在椰子油中含量丰富，被用作营养添加剂。MCT消化和吸收的途径与LCT不同。同时，MCT曾一度被认为是一种很有前景的几乎可以治疗各种病因所致的脂肪泻的药物。遗憾的是，它们的疗效低于预期。因为使用它们时患者的体重经常并不增加，原因尚不清楚。

与LCT相比，MCT的消化/吸收不需要胰腺脂解，因为它们可以被肠上皮细胞完全吸收。此外，MCT（或MCFA，如果MCT被胰脂酶水解）的吸收不需要借助于微胶粒形成。出于以下原因，MCT的吸收比LCT更高效：①MCT的吸收效率比LCT高；②被吸收后，MCFA不需要重新酯化；③被吸收后，MCT被水解为MCFA；④MCT不需要以乳糜微粒的形式从肠上皮细胞排出；⑤MCT从肠道排出的途径是经过门静脉，而不是淋巴管。因此，在胰腺外分泌功能不全和某些其他情况下，如十二指肠内胆汁酸浓度下降、小肠黏膜疾病、无β-脂蛋白血症和肠淋巴管扩张，MCT的吸收量多于LCT。

短链脂肪酸不是从膳食脂类中获取的，而是结肠细菌通过酵解未被吸收的碳水化合物合成的。它也是粪便中的浓度最高的阴离子（80～130 mmol/L）。短链脂肪酸在粪便中主要以乙酸盐、丙酸盐和丁酸盐的形式存在，其碳链长度分别为2、3和4。丁酸盐是结肠上皮细胞的主要营养成分。它的缺乏可能与一种或多种结肠炎有关。短链脂肪酸储存热量和碳水化合物：因为在双糖酶和SGLT1缺乏时，没有被小肠完全吸收的碳水化合物也不会被大肠所吸收，其中SGLT1是介导单糖吸收的转运蛋白。相反，短链脂肪酸被迅速吸收，并且刺激结肠吸收氯化钠和肠液。大多数抗生素相关性腹泻（antibiotic associated diarrhea）不是由艰难梭状芽孢杆菌（Clostridium difficile）感染引起的，而是由于抗生素的使用抑制了结肠内微生物菌群的生长，从而导致短链脂肪酸的生成减少。因为梭状芽孢杆菌感染仅占所有抗生素相关性腹泻的15%～20%左右，所以结肠产生的短链脂肪酸的量相对减少可能是大多数抗生素相关性腹泻的病因所在。

脂肪泻的临床表现是由原发疾病和脂肪泻本身共同引起的。脂肪泻的严重程度和膳食的摄入量决定脂肪吸收不良的程度。严重的脂肪吸收不良可能会导致体重减轻。脂肪泻本身可以造成腹泻。如果脂肪泻的主要原因尚未确认，那么低脂肪饮食通常可以通过减少随粪便排出的脂肪量，使得患者腹泻症状得以改善。脂肪泻通常与脂溶性维生素缺乏有关，这就需要使用这些维生素的水溶性制剂替代治疗。

吸收障碍性疾病也有可能与其他膳食营养素的吸收不良有关，最常见的是碳水化合物的吸收不良，伴或不伴有膳食脂类的消化和吸收不良。因此，了解碳水化合物、蛋白质和其他矿物质和维生素的消化和吸收过程，对于评估患者肠道吸收营养物质功能的改变是非常有帮助的。

碳水化合物

食物中的碳水化合物主要是以淀粉、双糖（蔗糖和乳糖）和葡萄糖的形式存在的。碳水化合物只在小肠中被吸收，而且只能以单糖的形式被吸收。因此，在食物中的淀粉和双糖被吸收之前，它们必须被胰淀粉酶消化和肠上皮细胞刷状缘将双糖分解为单糖。小肠黏膜细胞对葡萄糖的吸收是一个依赖于特定载体转运的、主动耗能的过程，在吸收过程中同时伴有Na^+的转运。单糖的进一步消化吸收在小肠黏膜上皮细胞

刷状缘通过 Na^+ 依赖型葡萄糖转运体 1 进行。

乳糖吸收不良是唯一一种具有重要临床意义的碳水化合物吸收障碍性疾病。乳糖以双糖的形式存在于牛奶中，需要小肠黏膜刷状缘的乳糖酶将其消化分解成两分子单糖，即葡萄糖和半乳糖。几乎所有物种在出生后均含有乳糖酶，但是除了人类，动物体内这种酶出生后就消失了。许多人在一生中乳糖酶活性都持续存在。存在两种不同类型的乳糖酶缺乏：原发性的和继发性的。原发性乳糖酶缺乏，是由遗传基因决定的，表现为乳糖酶减少或缺乏，尽管所有其他方面，如小肠的吸收功能和小肠黏膜刷状缘的乳糖酶，均正常。在许多非白种人群中，成人的原发性乳糖酶缺乏症是很常见的。事实上，北欧和北美的白种人是唯一可以在整个成年阶段都维持小肠乳糖酶活性的人群。表 6-5 描述了在不同的人种中原发性乳糖酶缺乏症的发生率。成人乳糖不耐受是由于调节其成熟的机制存在缺陷。相反，继发性乳糖酶缺乏与小肠黏膜疾病有关，如小肠黏膜刷状缘乳糖酶的结构和功能异常与转运过程异常。乳糜泻的患者常会出现继发性乳糖酶缺乏。

因为与葡萄糖或半乳糖的吸收相比，乳糖的消化速率受乳糖酶的限制，所以乳糖酶缺乏会引起严重的乳糖吸收不良。一些乳糖吸收不良的患者会出现如下症状，如腹泻、腹痛、痉挛和（或）胃肠胀气。大多数原发性乳糖酶缺乏的患者没有症状。因为乳糖不耐受者可能会出现一些类似肠易激综合征的症状，所以乳糖不耐受者如果在严格的无乳糖饮食治疗后症状仍然持续存在，那么说明该患者的临床症状是由肠易激综合征引起的。

乳糖不耐受者的临床症状与以下几个因素有关：

1. 饮食中乳糖的含量。

2. 胃的排空速率。胃排空速度快时比速度慢时更容易出现症状。因此，与全脂牛奶相比，脱脂牛奶更容易引起乳糖不耐受的症状。因为饮用脱脂牛奶后胃排空的速度更快。同样，胃大部分切除术后患者出现的腹泻通常是由于乳糖不耐受，因为胃空肠吻合术后患者胃排空的速度会加快。

3. 小肠传输时间。尽管症状的出现与小肠和大肠都有关，但是许多乳糖酶缺乏患者的症状与结肠细菌和未被吸收乳糖之间的相互作用有关。小肠传输越快，出现症状的可能性越大。

4. 结肠中的细菌以未被吸收乳糖为原料代偿性地产生短链脂肪酸。结肠菌群数量的减少（通常是在使用抗生素以后），与摄入乳糖后症状的加重有关，特别是在乳糖酶缺乏的患者中。

表 6-5　在成年不同种族人群中的原发性乳糖酶缺乏

种族	乳糖酶缺乏率，%
北欧人	5～15
地中海人	60～85
非洲黑人	85～100
美国黑人	45～80
美国白人	10～25
美国土著居民	50～95
墨西哥裔美国人	40～75
亚洲人	90～100

来源：From FJ Simoons：Am J Dig Dis 23：963：1978.

由于先天性 SGLT1 缺乏，葡萄糖、半乳糖或其他单糖吸收不良也可能伴有腹泻。这类患者摄入某些碳水化合物后，如需主动转运的单糖（如葡萄糖和半乳糖），会出现腹泻症状，但是当他们摄入不需主动转运的单糖（如果糖）后，则不会出现腹泻症状。果糖的消化和吸收在小肠黏膜刷状缘进行，借助转运蛋白-葡萄糖转运体 5（GLUT 5），通过易化扩散的方式，不需要依赖 Na^+，与 SGLT1 吸收葡萄糖的方式不同。相反，一些糖尿病患者摄入大量的山梨醇后出现腹泻。山梨醇用于糖尿病患者的饮食治疗，很少被吸收，因为肠道缺乏对这种糖的吸收转运机制。

蛋白质

食物中的蛋白质几乎仅以多肽的形式存在，需要被广泛地水解为二肽、三肽和氨基酸后才能被吸收。蛋白质水解发生在胃和小肠。这一过程是由胃蛋白酶（pepsin）、胰蛋白酶（trypsin）和其他多种类型的肽酶和蛋白酶介导的。胃蛋白酶是由胃主细胞以胃蛋白酶原（pepsinogen）的形式分泌的，而胰蛋白酶则是由胰腺腺泡细胞以胰蛋白酶原（trypsinogen）的形式分泌的。同时，胰腺腺泡细胞还分泌其他多种类型的肽酶原和蛋白酶原。胃蛋白酶原和胰蛋白酶原作为前体酶，必须被激活以后才能发挥作用。通常在 pH 值小于 5 时，胃蛋白酶原被激活为胃蛋白酶，胰蛋白酶原被小肠黏膜刷状缘的肠激酶（enterokinase）激活为胰蛋白酶。各种类型的蛋白质通过不同的途径被吸收，如二肽、三肽和各种不同类型的氨基酸（如中性的和二元的）均有各自不同的转运系统。临床上，很少观察到蛋白质或氨基酸在消化和吸收中的变化，即使是在小肠黏膜广泛存在炎症的患者中。然而，三种罕见的遗传病与蛋白质消化/吸收不良有关：①肠激酶缺乏症（enterokinase deficiency）是由于小肠黏膜刷状缘缺乏一种可以将胰蛋白酶原转换成胰蛋白酶的酶，与腹泻、发育迟缓和低蛋白血症有关。②Hartnup 综合征（Hartnup's syndrome）是一种中性氨基酸转运缺陷性疾病，以出现糙皮病样皮疹和神经精神症状为特征。③胱氨酸尿症（cystinuria）是一种二元氨基酸转运缺陷性疾病，与肾结石和慢性胰腺炎有关。

患者处理方法
吸收不良的评估

病史、症状和初步观察可以为消化不良的病因诊断提供线索。这些线索对于缩小被怀疑疾病的范围、减少昂贵的实验室和影像学检查是非常有帮助的。例如，临床医生在给具有吸收不良症状的患者进行评估时，如果他/她最近因为肠系膜血管缺血（mesenteric ischemia）做过广泛的小肠切除手术，那么就应该直接进行相关的检查，确定短肠综合征（short-bowel syndrome）是否可以解释这位患者全部的临床征象。同样，如果患者肠道运动的方式符合脂肪泻，并有长期酗酒和慢性胰腺炎，那么就应该及时行相关检查评估胰腺外分泌功能。

目前，在美国的大部分地区，典型的吸收不良的病例很少见。因此，在症状和体征相对较轻，只有很少的证据支持单种营养成分吸收不良时，即应怀疑是否伴有吸收不良性疾病，而不是要等到出现明显的多种营养成分吸收不良的临床表现时。

尽管腹泻可以由肠液和电解质在小肠或大肠的转运方式改变引起，但日常饮食中的营养素几乎只能在小肠被吸收。因此，某种膳食营养成分吸收不良为小肠疾病的诊断提供了明确的证据，尽管也可能是由于存在结肠功能紊乱（例如，克罗恩病可能使小肠和大肠同时受累）。食物营养素的吸收主要在小肠，呈节段性或弥漫性，而且各营养成分有特定的吸收部位。例如，钙、铁和叶酸的吸收主要在近段小肠，尤其是十二指肠，通过主动转运的方式被吸收；相反，维生素 B_{12} 和胆汁酸主要在回肠以主动转运的方式被吸收。因此，对数年前接受过肠道切除手术，而目前无法获得手术详细信息的患者，可以通过评估吸收不良的类型，推断是哪一段肠管被切除了。当患者出现钙、叶酸和（或）铁吸收不良，但没有维生素 B_{12} 缺乏的证据时，应考虑患者被切除的肠段是十二指肠和空肠近段，而不是回肠。

某些营养物质，如葡萄糖、氨基酸和脂类，虽然近端小肠的吸收率高于远端，其仍可以在整段小肠被吸收。然而，小肠节段性切除术后，剩余的肠段要经历形态和功能上的“适应”过程，以提高吸收能力。这种适应继发于肠腔内营养物质的存在和激素的刺激，在人体肠切除术后可能需要几个月的时间才能完成，并且对于接受过小肠和（或）结肠大部分切除术的患者术后的生存是至关重要的。

脂肪泻诊断的建立，和其具体病因的识别往往是非常困难的。诊断的“金标准”仍然是定时、定量粪便脂肪检测。从实际出发，收集粪便总是困难的，经常无法完成，因为没有人愿意处理粪便。一种定性检测方法，即苏丹Ⅲ染色，一直被用于证明粪便脂肪含量的增加。这种检测方法既快速又经济，但作为一种定性试验，不能确定脂肪吸收不良的严重程度，只能作为初步的筛选试验。现在已经有许多种血液、呼吸及同位素检查方法被开发出来，这些检查方法有以下特点：①不能直接检测脂肪吸收；②当脂肪泻明显且严重时，上述检查方法展现出良好的敏感性，但是当脂肪泻轻微时，灵敏度差（例如，粪便胰糜蛋白酶和弹性蛋白酶检测，可以用于区分脂肪泻的病因是胰源性，还是非胰源性）；③这些试验还没有完成从实验室研究向商业化应用的转化。

实验室常规检查（例如，全血细胞计数、凝血酶原时间、血清蛋白和碱性磷酸酶测定）可能会提示食物营养素的缺乏，尤其是铁、叶酸、维生素 B_{12}、维生素 D 和维生素 K 的缺乏。此外，还需要检测血清胡萝卜素、胆固醇、白蛋白、铁离子、叶酸盐和维生素 B_{12} 的含量。如果患者饮食中摄入绿叶蔬菜很少的话，其血清胡萝卜素水平也会降低。

如果怀疑患者有脂肪泻和（或）其他营养物质吸收不良时，通过回顾其病史、临床表现和实验室检查结果可以帮助发现某种膳食营养素的缺乏，特别是脂溶性维生素（A、D、E、K）。因此，碱性磷酸酶（alkaline phosphatase，ALP）浓度升高和（或）血清钙离子浓度降低是代谢性骨病（metabolic bone disease）的诊断依据，提示维生素 D 吸收不良。在一个没有肝病，也未服用抗凝剂的患者，如果凝血酶原时间（prothrombin time）延长，则提示维生素 K 的缺乏。对于巨幼细胞性贫血（macrocytic anemia）的患者需要评估是否存在维生素 B_{12} 和叶酸吸收不良。对于没有隐源性消化道出血的缺铁性贫血（iron-deficiency anemia）患者，无论是男性患者，还是非月经期女性患者，均需要进行铁离子吸收不良的有关检查，并排除乳糜泻，因为铁离子主要在小肠近段被吸收。

然而，有时必须在规定的食谱下，进行定时(72 h)、定量收集粪便的检查，以便确定粪便中的脂肪含量，并建立脂肪泻的诊断。若存在脂肪泻，则需要进一步评估，行相关检查以确定引起食物中脂质消化/吸收不良的病理生理过程（表 6-4）。其他检查方法包括维生素 B_{12} 吸收试验（Schilling 试验）(第七章)、右旋木糖吸收试验、十二指肠黏膜活检、小肠影像学和胰腺外分泌功能检查。

维生素 B_{12} 吸收试验

维生素 B_{12} 吸收试验，又称 Schilling 试验（第七章），旨在确定维生素 B_{12} 吸收不良的原因。了解维生素 B_{12} 被吸收时的生理学和病理生理学状态是非常有价值的，因为这可以增强我们对胃、胰腺和回肠功能的理解。遗憾的是，在过去的几年里，在美国，Schilling 试验还没有得到商业化的应用。

右旋木糖吸收试验

右旋木糖（D-xylose）吸收试验可以用于评估近段小肠对碳水化合物的吸收功能。右旋木糖是一种戊糖，几乎只在近段小肠被吸收。此试验的检查方法是，嘱受试者口服 25 g 右旋木糖，并收集服糖后 5 h 的尿液，测定其在尿中的排出量。试验结果异常（尿中右旋木糖的排出量小于 4.5 g）主要反映了十二指肠或空肠黏膜存在病变。盲袢综合征(blind loop syndrome）的患者此试验的结果也可以是异常的（主要是肠黏膜病变造成的）。而且，如果受试者第三腔隙内有大量积液［例如，腹水和（或）胸腔积液］存在，可能出现假阳性的结果。由于在内镜下容易进行小肠黏膜活检，以及右旋木糖吸收试验的假阴性率，导致本项试验的使用已经减少了。如果考虑存在小肠黏膜病变，应进行小肠黏膜活检。

影像学检查

用钡剂对比的小肠放射性检查（小肠造影）可以为假定或疑似吸收不良患者的诊断提供重要依据。本项检查通常与食管、胃和十二指肠球部的其他检查项目联合进行。本试验的目的是充分检查患者的小肠黏膜，特别是回肠，但是经常会出现钡剂不足的情况。因此，许多胃肠道影像学专家对试验流程进行了一系列的改良，或是嘱患者口服大量的钡剂，而不同时对其食管和胃部进行检查，或是通过事先留置的十二指肠引流管注入大量的钡剂。此外，许多放射科医生最初描绘的可以提示小肠疾病存在的诊断学特征（如棉絮征、节段征）在应用当前的钡剂悬浊液的过程中十分罕见。尽管如此，对于操作熟练的医生，小肠钡剂对比造影检查同样可以提供重要的信息。例如，在广泛的黏膜病变的患者中，可以看到肠管扩张。因为肠道液体分泌增加，稀释了钡剂（图 6-3)。即使钡剂对比造影检查结果是正常的，也不能排除存在小肠疾病的可能性。然而，小肠造影对于发现解剖学异常仍然是有帮助的，如克罗恩病导致的狭窄和瘘管，或空肠多发憩室导致的盲袢综合征，以及外科手术前确定病变的范围。其他影像学检查还包括小肠 CT 和磁共振检查，它们可以从整体的角度评估小肠的形态。其他有助于小肠疾病诊断的检查项目包括胶囊内镜（capsule endoscopy）和双气囊小肠镜（double-balloon enteroscopy)。

小肠黏膜活检

小肠黏膜活检是评估脂肪泻或慢性腹泻（即腹泻持续大于 3 周）患者病情严重程度的重要的方法。随着内窥镜设备已广泛应用于胃和十二指肠疾病的检查，小肠黏膜活检已成为获得近端小肠黏膜组织学标本的首选方法。小肠黏膜活检的适应证包括：①已确诊或疑诊脂肪泻或慢性腹泻的患者；②小肠造影显示小肠存在弥漫性或局灶性异常。经小肠黏膜活检检出的病变可以分为以下三类（表 6-6)：

1. 弥漫性，特异性病变

与营养物质吸收不良相关。具有特异性的小肠黏膜活检组织学异常的疾病相对较少，并且这些疾病也不常见。惠普尔病（Whipple's disease）的特征是黏膜固有层内存在高碘酸 Schiff（PAS）染色阳性的巨噬细胞；而且光镜下观察到细菌的存在，可能需要进一步在电子显微镜下加以辨别（图 6-4)。无 β-脂蛋白血症（abetalipoproteinemia）的特点是脂餐后，除了黏膜吸收细胞外，外观正常的黏膜细胞内也出现脂滴，而长时间摄入无脂肪饮食或禁食后，黏膜细胞内脂滴消失。免疫球蛋白缺乏症表现为各种各样的小肠黏膜活检组织学病理变化。本症的特征是黏膜固有层浆细胞的缺乏或数量大幅减少；黏膜结构可能完全正常或变扁平（即绒毛萎缩）。因为患有本症的患者经常伴有蓝氏贾第鞭毛虫（Giardia lamblia）感染，所以黏膜活检标本中还可能会见到贾第鞭毛虫滋养体。

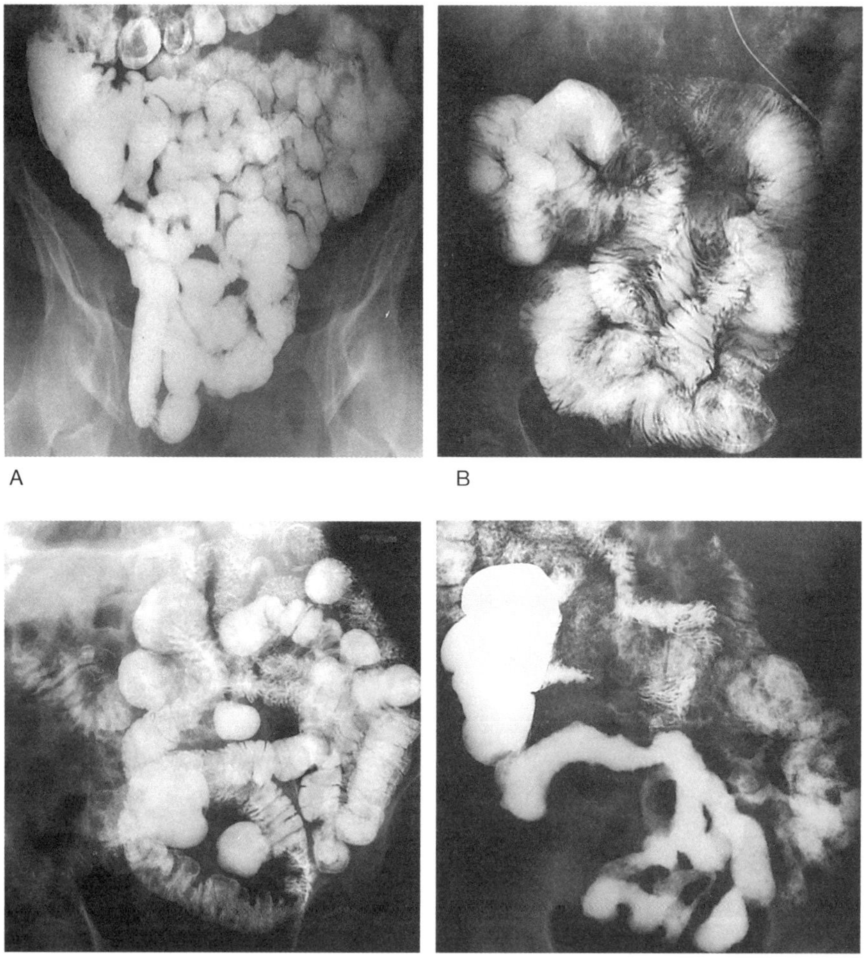

图 6-3　小肠钡餐造影。A. 正常个体；**B.** 乳糜泻；**C.** 空肠憩室病；**D.** 克罗恩病（Courtesy of Morton Burrell，MD，Yale University；with permission.）

2. 斑片状，特异性病变

某些疾病以片状分布的小肠黏膜形态或结构异常为特征。因此，随机获得的或在内镜直视下没有看到异常的部位获取的活检标本可能无法显示有助于疾病诊断的特征性表现。有时，肠道淋巴瘤可以通过黏膜活检得到诊断。若在黏膜固有层和黏膜下层见到恶性淋巴细胞即可确诊。黏膜下层，有时在黏膜固有层，见到扩张的淋巴管提示低蛋白血症（hypoproteinemia）源于蛋白质通过肠道丢失，这与淋巴管扩张（lymphangiectasia）有关。嗜酸细胞性胃肠炎（eosinophilic gastroenteritis）是由一组临床表现多样的疾病所组成的，具有一系列的症状和体征，伴有黏膜固有层嗜酸性粒细胞的浸润，伴有或不伴有外周血嗜酸性粒细胞增多。嗜酸性粒细胞散在斑片状浸润的本质和主要存在于黏膜下层的特征，往往会导致黏膜活检结果缺乏特征性的组织学变化。因为克罗恩病累及十二指肠时，受累部位也经常位于黏膜下层，而且病变也不一定是连续分布的，所以黏膜活检并不是诊断十二指肠克罗恩病最直接的方法（第八章）。对于淀粉样变性累及十二指肠的患者，其淀粉样蛋白沉积可以用刚果红染色的方法识别，故可以用这种特殊的染色方法来诊断十二指肠淀粉样变（amyloidosis）。

3. 弥漫性，非特异性病变

乳糜泻患者在十二指肠或近段空肠黏膜活检的病理表现对本病的诊断不具有特异性。乳糜泻的诊断需要通过临床、组织学和机体对无麦胶饮食的免疫反应来确定。热带口炎性腹泻（见下文）的组织学变化与乳糜泻相似。患者有热带或亚热带暴露史，但对剔除麦胶饮食治疗没有反应。通常给予口服抗生素和叶酸治疗后症状改善。

若小肠黏膜活检标本证实存在某些微生物感染，则可以确诊。有时行黏膜活检可以特异性地明确诊断感染性疾病（如惠普尔病和贾第鞭毛虫病）。在其

表 6-6 可以通过小肠黏膜活检诊断的疾病

病变	病理学变化
弥漫性，特异性	
惠普尔病	黏膜固有层内含有PAS染色阳性的巨噬细胞
无丙种球蛋白血症	无浆细胞；绒毛正常或缺乏（“黏膜平坦”）
无β-脂蛋白血症	绒毛正常；脂餐后上皮细胞内含脂肪空泡
片状，特异性	
肠淋巴瘤	黏膜固有层和黏膜下层见恶性细胞
肠淋巴管扩张症	淋巴管扩张；棒状的绒毛
嗜酸细胞性胃肠炎	黏膜固有层和黏膜层嗜酸性粒细胞浸润
淀粉样变性	淀粉样物沉积
克罗恩病	非干酪样肉芽肿
一种或多种微生物感染（见下文）	特异的病原体
肥大细胞增多症	黏膜固有层肥大细胞浸润
弥漫性，非特异性	
乳糜泻	肠绒毛变短或缺如；单核细胞浸润；上皮细胞损伤；隐窝肥大
热带口炎性腹泻	类似于乳糜泻
细菌过度生长综合征	小肠绒毛片状损伤；淋巴细胞浸润
叶酸缺乏症	绒毛变短；肠隐窝有丝分裂减少；巨红细胞样变
维生素 B_{12} 缺乏症	类似于叶酸缺乏
放射性肠炎	类似于叶酸缺乏
卓-艾综合征	胃酸分泌过多造成的黏膜溃疡和糜烂
蛋白质-热量营养不良症	绒毛萎缩；继发性细菌过度生长
药物导致的肠炎	多种多样的组织学变化

他大多数情况下，上述感染性疾病是在为腹泻或其他腹部症状患者体检时偶然发现的。许多发生在免疫功能不全患者中的感染性疾病具有腹泻症状。病原微生物包括隐孢子虫、贝氏等孢球虫、微孢子虫、环孢子虫、弓形虫、巨细胞病毒、腺病毒、结核分枝杆菌和蓝氏贾第鞭毛虫。在免疫功能低下的患者中，当十二指肠黏膜活检标本中见到念珠菌、曲霉菌、隐球菌或组织胞浆菌属型微生物时，它们的出现通常反映存在全身感染。除了惠普尔病和免疫功能不全的患者并发的感染以外，小肠黏膜活检很少被用作感染性疾病的主要诊断方法。甚至与十二指肠黏膜活检相比，贾第鞭毛虫病更容易通过粪便抗原试验和（或）十二指肠液抽吸法得到诊断。

脂肪泻的患者需要评估胰腺外分泌功能，尤其是在合并慢性胰腺炎的患者中，因为慢性胰腺炎患者经常存在胰腺外分泌功能异常。胰腺外分泌试验的检查方法是先给受试者静脉注射胰腺分泌物，然后再通过十二指肠引流管收集胰腺分泌物进行检测。此项试验是唯一可以直接检测胰腺外分泌功能的试验，但是只有少数几家专业的内镜中心能够开展。内镜检查（内镜下逆行胰胆管造影术、超声内镜）为我们提供了良好的评估胰管解剖结构的方法，但不能用于评估胰腺外分泌功能（第二十七章）。

表 6-7 总结了五种不同病因的脂肪泻患者右旋木糖吸收试验、维生素 B_{12} 吸收试验和小肠黏膜活检的检查结果。

特殊类型的肠病

乳糜泻

乳糜泻（celiac disease）是一种或多种营养物质吸收不良的常见原因。虽然最初认为该病主要发生在白种人中，特别是具有欧洲裔人种。但是最近的研究发现，乳糜泻是一种常见病，临床表现多种多样，呈全球分布。据统计，其在美国的发病率高达 0.88%（1/113）。在过去的 50 年里，其发病率呈上升趋势。乳糜泻有几个其他的名字，包括非热带口炎性腹泻、特发性脂肪泻、成人乳糜泻和麦胶敏感性肠病。该病的病因尚不清楚，但环境、免疫和遗传因素所起的作用是很重要的。乳糜泻被视为一种“冰山”病，因为只有少部分的患者有典型的症状和营养物质吸收障碍相关的临床表现，而且疾病的自然史多样。症状可以出现在整个生命过程中的任何一个时间点，即症状出现的年龄跨度从一岁到八十岁。更多的患者是“非典型乳糜泻”，即不明显的与肠道吸收障碍有关的临床表现（例如贫血、骨量疏松、不孕和神经症状）。最后，绝大多数患者是“沉默的乳糜泻”。从本质上说，他们是无症状的，尽管具有小肠组织病理学和血清学异常（见下文）。

乳糜泻的特征是小肠黏膜活组织检查异常（图 6-4）和对无麦胶饮食治疗有反应（包括症状好转和小肠黏膜活检改善）。组织学变化为从小肠近端到远端广泛分布的严重病变，这可能说明小肠黏膜暴露于不同数量的膳食蛋白。该病的症状不一定与组织学变化呈正比，尤其是许多新发病例可能没有任何症状，或者仅有轻微的症状（通常没有胃肠道症状）。

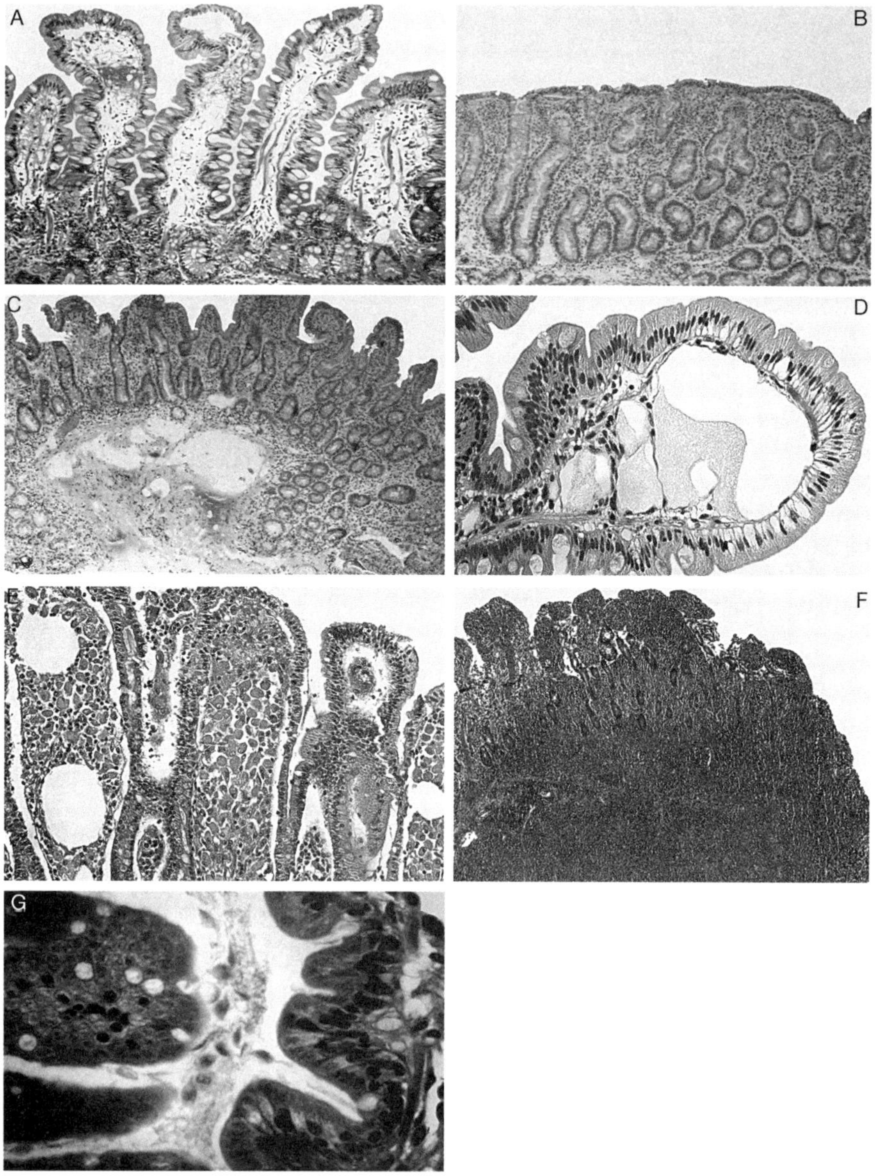

图 6-4（见书后彩图） 小肠黏膜活检。A. 正常个体；B. 未经治疗的乳糜泻患者；C. 经过治疗的乳糜泻患者；D. 肠淋巴管扩张症；E. 惠普尔病；F. 淋巴瘤；G. 贾第鞭毛虫病（Courtesy of Marie Robert，MD，Yale University；with permission.）

表 6-7 各种原因引起的脂肪泻的诊断性结果

	右旋木糖吸收试验	维生素 B_{12} 吸收试验	十二指肠黏膜活检
慢性胰腺炎	正常	50％异常；如果异常，服用胰酶后可恢复正常	正常
细菌过度生长综合征	正常或仅有轻度异常	多为异常；如果异常，抗生素治疗后可恢复正常	多为正常
回肠疾病	正常	异常	正常
乳糜泻	减少	正常	异常：可能平坦
肠淋巴管扩张症	正常	正常	异常：淋巴管扩张

在婴儿饮食中添加谷物以后，可能会随之出现乳糜泻的症状。尽管儿童腹泻的症状可以自发缓解，但是腹泻症状经常在二十几岁时又会重新出现。这次出现的腹泻症状可能持续存在，或者是症状消失许多年以后又再次出现。另外，乳糜泻的症状首次发作几乎可能出现在成年期的任何年龄段。在许多患者中，频繁出现腹泻症状的急性加重或自发缓解。本病症状多样，从多种营养素严重吸收不良，伴腹泻、脂肪泻、体重减轻和营养成分缺乏的表现（例如贫血和代谢性骨病），到尽管有单一营养成分不足的证据（例如缺铁或叶酸缺乏、骨质疏松和源于蛋白质丢失的水肿），却没有任何胃肠道症状。无症状乳糜泻患者的亲属可以通过小肠黏膜活检或血清学检查（例如抗肌内膜抗体、

组织型谷氨酰胺转移酶、脱酰胺基的麦胶蛋白肽）确定是否也患有这种疾病。因为这些方便有效的“血清学标志物”的存在，所以乳糜泻的诊断率有了大幅提升。而且目前的诊断主要是在无“典型”症状，或症状不典型以及亚临床症状的患者中做出的。

病因 乳糜泻的病因尚不清楚，但环境、免疫和遗传因素都参与了疾病的发生。一种环境因素与本病之间的关系明确，即麦胶蛋白或麦素（麦胶蛋白是麦素的一个组成部分，存在于小麦、大麦和黑麦中）。相应的证据包括：除了无麦胶饮食的治疗作用外，在乳糜泻患者外观正常的直肠和回肠末段滴注麦胶后，可在数小时内出现形态学变化。

免疫损伤在乳糜泻的发病过程中所起的作用是至关重要的，涉及先天性和适应性免疫应答反应。在乳糜泻的患者中，有如下血清抗体存在，包括 IgA 型抗麦胶蛋白、抗肌内膜抗体和组织型谷氨酰胺转移酶抗体，但尚不清楚是否这些抗体是原发于还是继发于组织损伤。抗肌内膜抗体（antiendomysial antibody）的存在对于乳糜泻的诊断，敏感性为 90%～95%，特异性为 90%～95%；抗肌内膜抗体识别的抗原是组织型谷氨酰胺转移酶，后者使麦胶蛋白脱氨基，通过 HLA-DQ2 或 HLA-DQ8 等位基因表达（见下文）。目前经常使用上述抗体来筛查乳糜泻患者，抗体阳性的患者应进一步接受十二指肠黏膜活检。但尚未发现这些自身抗体与乳糜泻的致病机制有关。尽管如此，可以应用上述抗体来确定乳糜泻在自然人群中的真正的患病率。疗程为 4 周的泼尼松龙治疗可以诱导乳糜泻患者症状缓解（在不给予去麦胶饮食治疗的情况下），使形态异常“扁平”的十二指肠黏膜恢复正常。此外，麦胶蛋白肽与麦胶蛋白特异性 T 细胞（本身具有介导组织损伤的作用）相互作用，诱导一种或多种细胞因子的释放（如干扰素-γ），共同引起组织损伤。

遗传因素也参与了乳糜泻发病。有症状的乳糜泻的发病率在不同的人群中差别很大（白人发病率较高，黑人和亚洲人发病率较低），而且在乳糜泻患者的一级亲属之间也有 10%的发病率。然而，血清学检查结果明确表明，乳糜泻在全球范围内广泛存在。此外，所有乳糜泻的患者均表达 HLA-DQ2 或 HLA-DQ8 等位基因。虽然，只有少部分表达 HLA-DQ2 或 HLA-DQ8 等位基因的人患有乳糜泻。但是若无 HLA-DQ2 或 HLA-DQ8 等位基因表达，则可排除乳糜泻的诊断。

诊断 确诊本病需要借助小肠黏膜活检（图 6-4）。当出现下列情况时需要考虑进行黏膜活检：①患者的症状和实验室检查结果提示膳食营养素吸收不良和（或）不足；②组织型谷氨酰胺转移酶抗体阳性。因为乳糜泻的临床表现常常很轻微，没有明显的吸收障碍或营养不良的表现，所以进行小肠黏膜活检时相对放宽适应证是很重要的。如果行小肠黏膜活检比行肠道吸收试验还要谨慎的话，就不能完全排除或者建立诊断了。

乳糜泻的诊断需要结合小肠黏膜活检的结果，以及给予去麦胶食物治疗后的临床和组织学变化。如果在患者血清中检测到 IgA 型抗肌内膜抗体或组织型谷氨酰胺转移酶抗体，在给予去麦胶食物治疗后上述抗体会随之消失。随着确诊为乳糜泻患者数量的增加（主要是通过血清学检查），通过十二指肠黏膜活检观察到了越来越多的组织学变化，包括一些不典型的变化，它们没有典型的病变那么严重，如图 6-4 所示。十二指肠/空肠黏膜活检的典型变化局限于黏膜层，包括：①上皮层内淋巴细胞的数量增加；②小肠绒毛缺乏或高度降低使小肠黏膜外观扁平，伴隐窝细胞增殖导致的隐窝肥厚和小肠绒毛结构缺失，后者会引起绒毛萎缩，但不是黏膜萎缩；③立方形的外观以及细胞核不再位于基底层上皮细胞一侧；④黏膜固有层中淋巴细胞和浆细胞的数量增加（图 6-4B）。虽然上述形态学特征为乳糜泻患者所特有，但不能用于确定诊断。因为在其他疾病中也可以出现类似的形态学变化，如热带口炎性腹泻、嗜酸细胞性肠炎和儿童牛奶蛋白不耐受。偶尔也可见于如下疾病，如淋巴瘤、细菌过度生长综合征、克罗恩病和伴有胃酸过度分泌的胃泌素瘤。然而，若给予去麦胶食物治疗后，上述组织学变化恢复正常，则可确立乳糜泻的诊断（图 6-4C）。重新进食含有麦胶蛋白的食物后，并没有必要再次行小肠黏膜活检。

很多患者表现出对麦胶蛋白敏感，也就是说，他们有胃肠道症状，去麦胶蛋白食物治疗有效，但是并没有乳糜泻。其机制尚不清楚。

去麦胶蛋白治疗无效 对于符合所有乳糜泻诊断标准的患者，症状持续存在的最常见原因是患者持续摄入麦胶饮食。麦胶蛋白普遍存在，需要付出很大的努力才能将所有的麦胶蛋白从饮食中排除。使用米粉代替面粉是非常有用的，而且有一些支持团体为乳糜泻患者及其家人提供了重要的援助。90%以上具有典型表现的乳糜泻患者给予完全去麦胶蛋白食物治疗后症状缓解，其余的人构成异质群体，通常被称为难治性乳糜泻（refractory celiac disease）或难治性腹泻（refractory sprue）患者，包括如下类型患者：①对限制其他膳食蛋白（如大豆）食物治疗有效；②对糖皮质激素治疗有效；③是“暂时性的”（也就是说，其临床和形态学改变在几个月或几年后消失)；④所有的治疗措施均无效，并且有一个致命的后果，伴有或不伴有乳糜泻相关的并发症，如肠道T细胞淋巴瘤或自身免疫性肠病。

不包括去麦胶蛋白饮食的治疗方法正在研究中，方法包括使用肽酶灭活有毒性的麦胶蛋白肽和使用小分子物质阻止有毒性的麦胶蛋白肽通过肠道紧密连接被吸收。

发病机制 本病有多种发病机制。腹泻可能继发于：①脂肪泻，这主要是由于空肠黏膜功能的变化；②继发性乳糖酶缺乏症，是由于空肠黏膜刷状缘酶功能的改变；③胆汁酸吸收不良，导致胆汁酸在结肠诱导体液分泌（在病变更广泛，累及回肠的患者中）；④隐窝过度增生导致的内源性液体分泌。对于病情较重的乳糜泻患者，在等待完全去麦胶食物治疗充分发挥作用的过程中，他们的症状可以通过限制乳糖和脂肪饮食暂时改善，而去麦胶饮食是本病主要的治疗方法。

相关疾病 乳糜泻与疱疹样皮炎（dermatitis herpetiformis，DH）有一定的相关性，但内在原因尚不明确。该病皮疹呈多形性，成群或排列呈环形，呈匍行性或地图形，有特异性的丘疹样水泡病变。氨苯砜（dapsone）治疗有效。几乎所有DH患者都有与乳糜泻患者相一致的小肠黏膜组织学变化，尽管通常病变更轻微、分布更集中。大多数DH患者仅有轻微的或没有胃肠道症状。相反，在乳糜泻患者中并发DH的相对较少。

此外，乳糜泻还与1型糖尿病、选择性IgA缺乏症、唐氏综合征和特纳综合征有关。糖尿病相关的腹泻的临床意义在于，尽管患者表现为严重的水样便，而没有吸收不良的证据，但是最常被诊断为糖尿病性腹泻（diabetic diarrhea），对于这部分患者必须考虑行抗肌内膜抗体检查和（或）小肠黏膜活检以排除乳糜泻的诊断。

并发症 乳糜泻最严重的并发症是发生恶变。胃肠道肿瘤、非胃肠道肿瘤以及肠道淋巴瘤的发病率在乳糜泻患者中均有升高。由于不明的原因，来自爱尔兰和英国的并发淋巴瘤的乳糜泻患者比美国多。当曾经对去麦胶食物治疗有效的乳糜泻患者，突然对此治疗不再有反应时，或当具有与乳糜泻一致的临床和组织学特征的患者，对去麦胶食物治疗无效时，必须考虑到并发淋巴瘤的可能性。乳糜泻的其他并发症包括，独立于淋巴瘤的肠道溃疡形成、所谓的难治性腹泻（见上文）和胶原性腹泻。胶原性腹泻（collagenous sprue）的特征性表现是肠黏膜上皮细胞基底膜下方有一层胶原样物质沉积，去麦胶饮食治疗通常无效，并且预后通常较差。

热带口炎性腹泻

热带口炎性腹泻（tropical sprue）是一类我们对它尚不甚了解的综合征。在某些但不是所有的热带地区的外来移民和当地居民中发病。表现为慢性腹泻、脂肪泻、体重减轻和包括叶酸和维生素B_{12}在内的多种营养成分的缺乏。在一些热带地区，该病可以累及5%～10%的自然人口。

在热带地区，慢性腹泻最常见的病因是病原体感染，包括蓝氏贾第鞭毛虫、小肠结肠炎耶尔森菌、难辨梭状芽孢杆菌、隐孢子虫和环孢子虫感染。直到三次粪便培养均排除了传染性病原体包囊和滋养体存在以后，才可以考虑将热带口炎性腹泻作为一个可能的诊断。慢性胃肠道感染以及不合并艾滋病的腹泻，分别在第三十章、第三十一章进行讨论。

生活在热带地区的人群的小肠黏膜与生活在温带地区的人群的小肠黏膜不完全相同。热带地区居民的小肠黏膜活组织检查结果表明绒毛结构轻微改变以及黏膜固有层单核细胞轻度增加，有时和患有脂肪泻的患者一样严重。上述这些变化在生活在热带地区的本地居民和外来移民中均可以见到，通常与肠道吸收功能的轻度减低有关。但当他们搬到或返回到温带地区以后，上述变化可以恢复“正常”。有人认为，在热带性肠病和在热带口炎性腹泻患者中观察到的这些变化是同一种疾病的两种截然不同的表现形式，但尚缺乏令人信服的证据来支持这一观点。

病因 因为热带口炎性腹泻抗生素治疗有效，所以目前达成的共识是，该病可能是由一种或多种病原体感染引起的。然而，其病因和发病机制仍不明确。首先，本病的发病并不是在所有热带地区均匀分布的；相反，该病好发于某些特定的地区，包括印度南部、菲律宾和加勒比群岛周围的几个国家（例如，波多黎各、海地），但在非洲、牙买加和东南亚却很少见到这样的患者。第二，有个别患者在离开疫区很长一段时间以后才出现热带口炎性腹泻的症状。因此，腹泻病（通常特指乳糜泻）最初被称为非热带口炎性腹泻，以区别于热带口炎性腹泻。第三，在空肠黏膜活检标本中先后分离培养出多种微生物。然而，各项研究报道的研究结果的一致性相对较差。肺炎克雷伯菌、阴沟肠杆菌和大肠杆菌被认为与热带口炎性腹泻有关，尽管其他研究更加支持该病是由一种或多种细菌产生的肠毒素引起的这一观点。第四，在过去的二三十年里，热带口炎性腹泻的发病率似乎已经大幅下降，可能与这段时间许多热带国家的卫生条件显著改善有关。有人推测，发病率的降低是由于急性腹泻患者抗生素的广泛应用，特别是在来自于温带国家的热带地区旅游者中。第五，需要明确叶酸缺乏在热带口炎性腹泻发病中的作用。叶酸的吸收主要在十二指肠和近段空肠，而大多数热带口炎性腹泻的患者存在叶酸吸收不良和消耗过多的证据。虽然叶酸缺乏引起小肠黏膜发生的改变可以通过补充叶酸得到纠正，但是一些早期发表的研究报告认为，热带口炎性腹泻患者应用叶酸治疗有效这一现象，并没有对叶酸吸收不良的最初原因做出一个很好的解释。

热带口炎性腹泻的临床特征在世界范围内不同的地区有所不同（例如，印度和波多黎各）。最初，印度南部的学者报告，急性肠炎经常发生在脂肪泻和吸收不良以前。相反，在波多黎各，该病起病更隐匿，对抗生素治疗的反应比在其他地区观察到的更为明显。世界不同地区的热带口炎性腹泻可能不是同一种疾病，因为相似的临床表现可能是由不同的病因引起的。

诊断 热带口炎性腹泻的诊断最好基于小肠黏膜活检异常，具有慢性腹泻的症状，存在吸收不良的证据，患者居住于或者近期生活在一个热带国家。热带口炎性腹泻患者小肠黏膜活检的形态学特征并不特异，常与乳糜泻患者的活检结果相似，因此很难与乳糜泻患者进行区别（图 6-4）。两者相比，热带口炎性腹泻患者小肠黏膜活检标本绒毛结构改变更轻微、黏膜固有层单核细胞浸润更多。与乳糜泻相比，本病的组织病理学特征是，在整个小肠内病变的严重程度相似，并且无麦胶饮食治疗不会使该病患者的临床症状或组织学变化得到改善。

治疗 热带口炎性腹泻

广谱抗生素和叶酸是最常见的，也是最有效的治疗药物，特别是在离开了热带地区并且不再返回的患者中。一般在服用四环素 1～2 周内症状就可能明显缓解，疗程应为 6 个月或更长时间。单独应用叶酸就可以使食欲改善，体重增加，血液学指标和小肠黏膜形态恢复正常。因为常伴有叶酸显著缺乏，所以经常建议患者应用叶酸和抗生素联合治疗。

短肠综合征

短肠综合征是一个描述性术语，用于描述不同长度的小肠切除术后出现的，或在极少数情况下，如先天性疾病（例如微绒毛倒伏病）引起的各种临床问题的总称。症状的类型和程度的决定因素包括：①被切除肠段的部位（空肠或回肠）；②被切除肠段的长度；③回盲瓣的完整性；④是否有部分大肠被切除；⑤剩余小肠和（或）大肠的残留病变（如克罗恩病、肠系膜动脉疾病）；⑥剩余肠管的代偿能力。本综合征可发生于任何年龄，从新生儿到老年人。

成人出现如下三种情况时需要行肠切除术：①肠系膜血管疾病，包括动脉粥样硬化、血栓形成的表现和结节性动脉炎；②起源于黏膜和黏膜下层的疾病（如克罗恩病）；③在既往无小肠疾病的情况下行手术治疗（如创伤后）。

小肠切除术后，残余肠段在结构和功能上恢复代偿可能至少需要 6～12 个月。需要持续摄入高营养、高能量的饮食。这些食物通过与肠黏膜直接接触，释放一种或多种肠激素，以及胰腺和胆汁的分泌来促进残余肠黏膜产生适应性变化。因此，必须给予高能量的肠内营养（enteral nutrition，EN），特别是在术后早期，即使广泛的肠段切除术后需要给予肠外营养（parenteral nutrition，PN）者也应如此。随后几个月里，此种患者肠道吸收营养的能力尚不清楚，直到完全代偿了以后方能明确。

除了具有吸收营养物质（脂类、水和电解质）能力的肠道黏膜缺失之外，还有多种因素与患者的腹泻和脂肪泻有关。切除回肠，尤其是回盲瓣，往往比切除空肠以后出现的腹泻更严重。失去了部分或全部回肠以后，患者的腹泻症状可能是由于有更多的胆汁酸进入结肠，这些胆汁酸刺激结肠分泌水和电解质。回盲瓣的缺失也与小肠通过时间的缩短和来自结肠的细菌在小肠内过度生长有关。结肠的保留（或大部分保留）与腹泻程度的大幅减低和肠道衰竭（若不给予肠外营养支持，则营养状况无法维持）的可能性降低有关。肠道衰竭时，不可吸收的碳水化合物通过无氧酵解的途径转化成短链脂肪酸。后者在结肠被吸收，刺激 Na^+ 和水的吸收，以维持机体的体液平衡。乳糖不耐受（lactose intolerance）是由于切除了可以分泌乳糖酶的黏膜。乳糖不耐受以及胃的高分泌状态都会导致腹泻。

除了腹泻和（或）脂肪泻之外，在一些患者中还会观察到一系列的非肠道症状。在小肠切除并保留完整全结肠的患者中，肾草酸钙结石发生的频率明显增加。这是因为将会有更多的草酸在结肠被吸收，导致随后的肠源性尿草酸盐过多（enteric hyperoxaluria）。研究发现，草酸在结肠吸收增加包括以下两种可能的机制：①过量的胆汁酸和脂肪酸使结肠黏膜通透性增加，导致草酸吸收增加；②过量的脂肪酸结合钙离子，引起可吸收的可溶性草酸的量增加。因为草酸含量高的食物相对较少（如菠菜、大黄和茶叶），所以仅通过限制饮食治疗本综合征是不够的。研究表明，考来烯胺（一种阴离子结合树脂）和钙剂具有降低高草酸尿症的作用。同样，胆固醇型胆结石的增多与胆汁酸库存量减小有关。胆汁酸库存量的减小会导致胆囊胆汁中的胆固醇过度饱和。在许多小肠大部分切除术后的患者中存在胃酸分泌过多的现象。虽然病因尚不清楚，但是胃泌素水平增加是因为循环中的胃泌素在小肠分解代谢减少。因此，胃酸分泌过多可能是导致腹泻和脂肪泻的一个重要因素。十二指肠 pH 值降低可以使胰脂肪酶失活和（或）使十二指肠中的胆汁酸沉淀，从而加重脂肪泻。而且胃液分泌的增加对于吸收能力本已减弱的小肠会引起容量超负荷。应用质子泵抑制剂抑制胃酸分泌，有助于减轻腹泻和脂肪泻，但只有前 6 个月有效。

治疗　短肠综合征

短肠综合征的治疗方式取决于症状的严重程度以及患者是否能够仅通过口服摄入的营养物质就能维持热量和电解质的平衡。最初的治疗方法包括，正确使用鸦片制剂（包括可待因）以减少粪便的排出量，以及确定一份有效的食谱。如果结肠保留，最初的饮食应该是低脂肪、高碳水化合物，以减轻脂肪酸刺激结肠液体分泌所致的腹泻。中链三酰甘油饮食（见表 6-3）、低乳糖饮食和包含各种可溶性纤维素的饮食也应该尝试。对于无回盲瓣的患者，必须考虑到细菌过度生长的可能性，并给予相应的治疗。如果胃酸过度分泌是导致腹泻和脂肪泻的原因，那么给予质子泵抑制剂治疗应该是有效的。通常，上述这些治疗方法没有一种可以使症状即刻得到缓解，但每一种治疗方法都有助于使腹泻的症状减轻。

同时，也必须监测患者体内维生素和矿物质的含量，如果有适应证，应该给予替代治疗。脂溶性维生素、叶酸、维生素 B_{12}、钙、铁、镁、锌是最关键的营养成分，需要定期监测。如果上述这些治疗方法均无效，患者在家中进行肠外营养治疗，是一种有效的治疗方法，疗效可以维持很多年。小肠移植正在成为一种可能的治疗方法，适用于那些肠道被广泛切除，又无法通过肠外营养来维持营养状态的患者，即那些肠道衰竭的患者。重组型胰高血糖素样肽-2类似物（GLP-2）已被美国食品和药品管理局（FDA）批准用于肠外营养依赖的短肠综合征患者，因为该药具有促进肠道生长和改善肠道吸收的功能。

细菌过度生长综合征

细菌过度生长综合征（bacterial overgrowth syndromes）是由一组症状，包括腹泻、脂肪泻、巨细胞性贫血等共同组成的综合征，其共同特征是小肠内有结肠型细菌的过度增殖。细菌过度生长是由肠道蠕动功能受损造成的停滞状态（功能性停滞），肠道解剖学的变化（解剖性停滞），或小肠和大肠之间的异常交通造成的。上述情况已被称为肠道淤滞综合征（stagnant bowel syndrome）或盲袢综合征（blind loop syndrome）。

发病机制　细菌过度生长综合征的临床表现是由于小肠中出现了大量的结肠型菌群，如大肠杆菌（E. coli）、拟杆菌（bacteroide）。巨幼细胞性贫血（macrocytic anemia）是由维生素 B_{12} 缺乏，而不是叶酸缺乏所致。大多数细菌的生长需要维生素 B_{12}，而不断增加的细菌浓度消耗了相对少量的膳食中的维生素 B_{12}。脂肪泻是由于微胶粒形成障碍，十二指肠内的结合型胆汁酸含量减少，而非结合型胆汁酸含量增加。某些细菌，如拟杆菌，将结合型胆汁酸分解成非结合型胆汁酸。非结合型胆汁酸的吸收比结合型胆汁酸快得多，因此，会造成十二指肠内胆汁酸浓度的下降。此外，非结合型胆汁酸的临界微胶粒浓度高于结合型胆汁酸，导致微胶粒形成减少。当非结合型胆汁酸存在时，腹泻是由于，至少部分由于脂肪泻。然而，那些只有腹泻，而没有脂肪泻的患者，腹泻的原因是由小肠内的结肠型细菌产生一种或多种细菌肠毒素引发肠液分泌所致。

病因　上述不同疾病导致小肠细菌过度生长的病因无外乎是由于肠道解剖或功能性停滞，或者是由于相对无菌的小肠和含有大量的需氧菌和厌氧菌的结肠之间存在异常旁路。已明确的解剖性停滞的几个例子包括：①一个或多个憩室（十二指肠和空肠）（图 6-3C）；②克罗恩病相关的瘘管和狭窄（图 6-3D）；③胃大部分切除术及胃空肠吻合术后十二指肠近端的输入袢；④肠道旁路（比如用于减肥的空肠回肠间的旁路）；⑤肠道吻合口扩张。这些解剖学上的紊乱通常与一段或几段肠管的连续性推进式蠕动缺失有关，引起肠道停滞和细菌增殖。细菌过度生长综合征也会发生在没有解剖性停滞，而只有功能性停滞时，即盲袢综合征的情况。也就是说，当存在功能性停滞时，也可以引发本综合征。此外，肠道蠕动功能受损和细菌过度生长，也可以见于无盲袢综合征的患者。即在硬皮病患者中，食管和小肠均存在动力异常，也会伴发本病。功能性停滞和细菌过度生长还可以发生于糖尿病患者中，以及在小肠和大肠之间存在异常旁路的情况下，包括回肠结肠切除术或小肠结肠吻合术，允许大肠内细菌绕过回盲瓣进入小肠。

诊断 当血清维生素 B_{12} 含量较低，同时血清叶酸含量较高时，需要考虑诊断本病。因为肠道细菌经常产生叶酸及叶酸盐复合物，这些产物在十二指肠被吸收。理论上讲，细菌过度生长综合征的诊断需要基于经空肠插管抽吸肠液证明需氧和（或）厌氧型大肠定植菌含量增高。然而，这种特殊检查方法是很少使用的。氢呼气试验是指口服乳果糖（一种不能被消化和吸收的双糖），也被用于检测细菌过度生长。维生素 B_{12} 吸收试验（Schilling 试验）可以诊断细菌过度生长（第七章），但不常用。临床上，通常是当考虑本病的诊断后，通过患者对试验性治疗的反应来确定诊断的。

治疗 细菌过度生长综合征

主要的治疗方法应该是，如果可能的话，通过手术方法纠正解剖学上的盲袢。在无功能性停滞的情况下，重要的是，确定解剖异常与肠道蠕动停滞和细菌过度生长之间的关系。例如，若细菌过度生长继发于肠腔狭窄，存在一个或多个憩室，或近端输入袢冗长，则该征可以通过外科手术的方式纠正上述解剖学异常状态得以治愈。相反，如果该征是由硬皮病所致的功能性停滞或某些解剖性停滞状态（例如多个空肠憩室）所致，则外科手术不能达到纠正菌群失调的目的，这种情况下应该使用广谱抗生素治疗。四环素曾经是治疗本病的首选药物。然而，随着四环素耐药率的逐步升高，其他类型的抗生素，如甲硝唑、阿莫西林/克拉维酸、利福昔明、头孢菌素等都已被用于治疗本病。抗生素治疗的疗程应该至少是 3 周，直到患者的症状得到缓解。尽管本病的自然病程是一个慢性过程，但是不应该持续应用抗生素。通常，应用抗生素治疗以后，2～3 周内症状即可缓解。不需要重复治疗除非症状反复。因为本病频繁复发，所以有许多治疗策略。但是无论症状是否存在，每月使用抗生素治疗 1 周，通常是最有效的治疗措施。

遗憾的是，细菌过度生长综合征的治疗主要是经验性的，而缺乏相应的有关理性选择治疗方法的临床试验。这些临床试验应基于抗生素种类的选择，应用疗程，和（或）有无疾病复发的最佳治疗方法。本病也可能并发于其他慢性疾病，如克罗恩病、放射性肠炎或短肠综合征。给予上述慢性疾病患者有关细菌过度生长的干预治疗，虽然可能不会治愈原发病，但可能对与细菌过度生长有关的一系列临床症状的改善是非常重要的。

惠普尔病

惠普尔病（Whipple's disease）是一种慢性疾病，多系统受累，与此相关的症状包括腹泻、脂肪泻、体重减轻、关节痛、中枢神经系统和心脏异常表现。本病是由 T. whipplei 菌感染引起的。在通过聚合酶链反应的方法鉴定出 T. whipplei 菌之前，本病的诊断性标志一直是在小肠和其他器官内存在 PAS 阳性的巨噬细胞（图 6-4E）。

病因 T. whipplei 菌是一种小的（50～500 nm）革兰氏阳性细菌，属于芽孢杆菌属中的一种放线菌，毒性低，但传染性强。与该菌在多种组织中的细菌载量相比，惠普尔病的症状相对较轻。

临床表现 本病起病隐匿，主要症状包括腹泻、脂肪泻、腹痛、体重减轻、游走性大关节痛、发热以及眼和中枢神经系统症状。痴呆症状出现相对较晚，是预后极差的征象，尤其是在抗生素治疗诱导其缓解后又复发的患者中。本病主要发生在中年白人男性，原因尚不明确。通常认为，患者出现脂肪泻症状是由于 PAS 阳性巨噬细胞在小肠黏膜固有层内大量沉积造成小肠黏膜损伤和淋巴管阻塞所致。

诊断 患者出现腹泻和脂肪泻，并有多系统受累，有助于惠普尔病的诊断。根据患者的症状，进行小肠黏膜和（或）其他可能受累的器官（如肝、淋巴结、心脏、眼睛、中枢神经系统或关节滑膜）组织活检，是确诊本病的主要方法。当小肠芽孢杆菌周围出现特征性的含有 PAS 阳性颗粒的巨噬细胞时，可以确诊本病。然而，吞噬了 T. Whipplei 菌的巨噬细胞易与 PAS 阳性吞噬了 M. avium 复合体的巨噬细胞相混淆，后者可能是艾滋病患者腹泻的一个病因。巨噬细胞外出现 T. whipplei 菌，作为疾病活动的一个标志，比巨噬细胞内出现 T. whipplei 菌更有意义。现在已经能在培养基里成功地培养出 T. whipplei 菌。

治疗 惠普尔病

长期以来，一直使用抗生素治疗惠普尔病。目前常选择的治疗方案是双倍剂量的复方新诺明维持治疗 1 年。治疗成功后，PAS 阳性的巨噬细胞可能仍会继续存在。巨噬细胞外出现小肠芽孢杆菌是提示持续感染或疾病复发的早期征象。疾病活动/再次复发，尤其是并发痴呆，是预后极差的一个标志，并且说明需要使用可以穿过血脑屏障的抗生素。如果患者不能耐受复方新诺明，氯霉素可以作为一个合适的二线用药。

蛋白丢失性肠病

蛋白丢失性肠病（protein-losing enteropathy）不是一种特异性的疾病，而是一种以低蛋白血症和水肿为主要特征的综合征。低蛋白血症和水肿可以由胃肠道和非胃肠道疾病引起，但是要排除是由蛋白尿或蛋白质合成障碍（如慢性肝病）引起。这些疾病的共同特征是有过多的蛋白质通过胃肠道丢失。通常，约占总量10%的蛋白质分解代谢在胃肠道进行。超过65种疾病会出现蛋白质通过胃肠道丢失增多，这些疾病可以分为以下三组：①黏膜溃疡：蛋白质丢失主要是从受损的胃肠道黏膜中漏出（如，溃疡性结肠炎、胃肠道肿瘤和消化性溃疡）；②非溃疡性黏膜疾病：无黏膜损伤的证据，因为蛋白质丢失主要是通过胃肠道黏膜上皮细胞通透性的改变（如乳糜泻和 Ménétrier 病，二者分别发生在小肠和胃）；③淋巴管功能障碍，表现为原发性或继发性淋巴疾病（如局部淋巴管阻塞），局部淋巴管阻塞可能是由于淋巴结肿大或心脏疾病所致。

诊断 蛋白丢失性肠病的主要诊断依据是，在没有肝或肾疾病的情况下，出现外周水肿和低蛋白血症。本病的患者很少出现选择性蛋白质丢失（即只有白蛋白或球蛋白的丢失）。因此，血清白蛋白显著降低，而血清球蛋白含量正常时，不应该首先考虑是由蛋白丢失性肠病引起的，而应该考虑是肝和（或）肾脏疾病所致。同样，血清球蛋白含量减低，而血清白蛋白含量正常，更有可能是由于血清球蛋白合成减少，而不是由于肠道丢失增加。通过口服一种或几种放射性元素标记的蛋白质，并监测24 h或48 h期间从粪便中排出的量的方法，可以测定胃肠道蛋白质的丢失情况。遗憾的是，没有一种放射性元素标记的蛋白质可以被临床常规使用。α_1-抗胰蛋白酶（α_1-antitrypsin）约占血清总蛋白的4%，具有抑制血清蛋白水解的作用，可用于检测通过肠道丢失的血清蛋白的量，但不能用于评估通过胃丢失的血清蛋白的量，因为它在酸性环境中会被降解，活性会受到抑制。α_1-抗胰蛋白酶的清除能力，可以通过测量粪便体积以及粪便和血浆中α_1-抗胰蛋白酶的浓度得到。除了通过异常扩张的淋巴管丢失的蛋白质以外，外周淋巴细胞也可能通过异常扩张的淋巴管丢失，导致淋巴细胞相对减少。因此，低蛋白血症的患者出现淋巴细胞减少，表明存在蛋白质通过胃肠道的丢失。

由于淋巴管阻塞，蛋白质通过胃肠道流失的量增加的患者通常有脂肪泻和腹泻。因为含有脂质的乳糜微粒从肠上皮细胞排出后要经过肠淋巴管，所以脂肪泻是淋巴液流量改变的结果（表6-4和图6-4）。在不存在机械性或解剖性淋巴管阻塞的情况下，伴或不伴外周终末淋巴功能障碍，肠固有淋巴管功能障碍，被定义为肠淋巴管扩张症。同样，约50%患有外周固有淋巴系统疾病（如遗传性下肢水肿，即 Milroy 病）的患者，同时伴有肠淋巴管扩张和低蛋白血症。肠淋巴管扩张症的患者除了脂肪泻和胃肠道蛋白质丢失的量增加，肠道所有其他方面的吸收功能均正常。

其他病因 对于那些表现为特发性蛋白丢失性肠病，而没有胃肠道疾病证据的患者，应该检查有无心脏疾病，尤其是有无右侧心瓣膜病和慢性心包炎等。有时，低蛋白血症可以是上述两种类型心脏疾病的唯一临床表现。Ménétrier 病（也称为肥厚性胃炎）是一种少见的疾病，病变主要累及胃体和胃底，以胃皱襞粗大、胃酸分泌减少为特征，偶有胃内蛋白质丢失量增多。

治疗 蛋白丢失性肠病

因为蛋白质通过胃肠道流失过多通常是继发于某一种特定的疾病，所以治疗应主要针对原发病，而不是针对低蛋白血症。例如，如果明显的低蛋白血症及其导致的外周水肿继发于乳糜泻或溃疡性结肠炎，首先应该分别给予无麦胶蛋白饮食和美沙拉嗪治疗。若蛋白质丢失增多继发于淋巴管阻塞，则治疗的关键是确定淋巴管阻塞的根本原因。可以通过影像学检查来识别是否为肠系膜淋巴结或淋巴瘤导致的淋巴管阻塞。同样，通过心脏彩超/超声心动图，必要时通过右心导管检查术，排除是心脏疾病引起的蛋白丢失增加也很重要。

肠淋巴管扩张时出现的蛋白质丢失增加，与肠淋巴管扩张并伴有脂质吸收不良有关。低蛋白血症（hypoproteinemia）的治疗应给予低脂饮食，并适当补充中链甘油三酯（表6-3）。因为中链甘油三酯从肠上皮细胞排出后不经过淋巴管转运，而是经门静脉传送至全身各处。

小结

可以引起吸收不良的多种疾病的病理生理学分类

见表 6-8。表 6-9 总结了吸收不良各种临床表现的病理生理学因素。

表 6-8 吸收不良综合征的分类

- 消化功能不全
  - 胃切除术后[a]
  - 胰脂肪酶缺乏或失活
    - 胰腺外分泌功能不全
      - 慢性胰腺炎
      - 胰腺癌
      - 囊性纤维化
      - 胰腺功能不全——先天性或后天获得性
  - 胃泌素瘤——胃酸致脂肪酶失活
  - 药物：奥利司他
- 十二指肠内胆汁酸浓度减低/微胶粒形成障碍
  - 肝脏疾病
    - 肝实质病变
    - 胆汁淤积性肝病
  - 小肠细菌过度生长
    - 解剖性停滞状态
      - 输入袢
      - 停滞/梗阻
      - 袢环/狭窄/瘘管
    - 功能性停滞状态
      - 糖尿病[a]
      - 硬皮病[a]
      - 肠道假性梗阻
  - 胆汁酸肠肝循环中断
    - 回肠切除术
    - 克罗恩病[a]
  - 药物（结合或沉淀胆汁酸盐）：新霉素、考来烯胺、碳酸钙
  - 黏膜吸收功能受损/黏膜缺失或不全
    - 肠道切除或旁路[a]
    - 炎症、浸润或感染
      - 克罗恩病[a]
      - 淀粉样变性
      - 硬皮病[a]
      - 淋巴瘤[a]
      - 嗜酸细胞性肠炎
      - 肥大细胞增多症
      - 热带口炎性腹泻
      - 乳糜病
      - 胶原性脂肪泻
      - 惠普尔病[a]
      - 放射性肠炎[a]
      - 叶酸、维生素 B_{12} 吸收不良
      - 感染：贾第鞭毛虫病
      - 移植物抗宿主病
  - 遗传疾病
    - 双糖酶缺乏症
    - 无丙种球蛋白血症
    - 无 β-脂蛋白血症
    - Hartnup 病
    - 胱氨酸尿症
- 营养成分传入和（或）传出小肠功能受损
  - 淋巴回流障碍
    - 淋巴瘤[a]
    - 淋巴管扩张症
  - 循环系统疾病
    - 充血性心力衰竭
    - 缩窄性心包炎
    - 肠系膜动脉粥样硬化
    - 血管炎
- 内分泌和代谢性疾病
  - 糖尿病[a]
  - 甲状旁腺功能减退
  - 肾上腺功能不全
  - 甲状腺功能亢进
  - 类癌综合征

[a] 吸收不良由多种原因引起

表 6-9 吸收不良综合征的临床表现和病理生理基础

症状或体征	机制
体重减轻/营养不良	厌食，营养物质吸收不良
腹泻	水、电解质吸收或分泌障碍；不可吸收二羟基胆汁酸和脂肪酸引起结肠液体分泌过多
肠胃胀气	细菌酵解不可吸收的碳水化合物
舌炎，唇干裂，口炎	铁、维生素 B_{12}、叶酸及维生素 A 缺乏
腹痛	肠管扩张或炎症，胰腺炎
骨痛	钙，维生素 D 吸收不良，蛋白质缺乏，骨质疏松
手足搐搦，感觉异常	钙和镁吸收不良
乏力	贫血，电解质耗竭（尤其是钾离子）
氮质血症，低血压	水和电解质耗竭
闭经，性欲减退	蛋白质耗竭，热量减少，继发性垂体功能减退
贫血	铁、叶酸及维生素 B_{12} 吸收不良
出血	维生素 K 吸收不良，低凝血酶原血症
夜盲/干眼病	维生素 A 吸收不良
周围神经病变	维生素 B_{12} 和维生素 B_1 缺乏
皮炎	维生素 A、锌及必需脂肪酸缺乏

第七章 维生素 B_{12} 吸收试验

The Schilling Test

Henry J. Binder
（宋志强 译 张静 校）

维生素 B_{12} 吸收试验（Schilling 试验）主要用于鉴别维生素 B_{12}（氰钴胺素）吸收不良的病因。遗憾的是，在过去的几年里，这个试验在美国没有得到商业化的应用。因为理解有关维生素 B_{12} 吸收的生理学和病理生理学方面的知识，对我们增强胃、胰腺和回肠功能的了解非常有帮助，所以本章主要探讨维生素 B_{12} 吸收试验的有关内容作为第六章的补充信息。因为维生素 B_{12} 吸收需要经过多个步骤，包括胃、胰腺和肠道的处理和加工，所以本项试验也可以用来评估参与维生素 B_{12} 处理加工过程的这些器官功能的完整性。

维生素 B_{12} 在肉类食物中含量丰富。除了严格素食主义者，正常膳食者维生素 B_{12} 缺乏极其少见。食物中的维生素 B_{12} 在胃中与一种被称为 R 结合蛋白（R-binder protein）的糖蛋白结合。这种结合蛋白是在胃和唾液腺中合成的。在胃酸的作用下，维生素 B_{12} 与 R 结合蛋白结合形成复合物。维生素 B_{12} 的吸收必须需要内因子（intrinsic factor）的参与。内因子是另一种糖蛋白，在胃壁细胞中合成和释放，具有促进回肠上皮细胞刷状缘上的特异性维生素 B_{12} 受体摄取维生素 B_{12}，进而促进其吸收的作用。在小肠近段，胰蛋白酶（pancreatic protease）水解维生素 B_{12}-R 结合蛋白复合物，释放出维生素 B_{12}，然后维生素 B_{12} 在此部位与内因子相结合。

因此，下列情况下可能会出现维生素 B_{12} 吸收异常：

1. 恶性贫血

本病是由免疫因素介导的胃壁细胞萎缩引起胃酸和内因子分泌减少。

2. 慢性胰腺炎

胰蛋白酶缺乏导致维生素 B_{12}-R 结合蛋白复合物分解不足。据报道，虽然有 50% 的慢性胰腺炎患者维生素 B_{12} 吸收试验呈阳性，可以通过补充胰酶得到纠正，但是，在并发慢性胰腺炎的巨幼红细胞性贫血，即恶性贫血的患者中，维生素 B_{12} 治疗有效者极为罕见。虽然这可能反映了食物中的维生素 B_{12} 和以晶体形式存在的维生素 B_{12} 在消化/吸收上的差异，但是仍可以用维生素 B_{12} 吸收试验评估胰腺外分泌功能。

3. 无胃酸症

顾名思义，是指胃酸缺乏；内因子和胃酸均是由胃壁细胞分泌的，而内因子负责与食物中从 R 结合蛋白中游离出来的维生素 B_{12} 结合。由于食物中的维生素 B_{12} 与 R 结合蛋白紧密结合无法被释放出来，所以有超过三分之一年龄大于 60 岁的个体，维生素 B_{12} 的吸收处于临界值下限水平，而这部分人对晶体形式维生素 B_{12} 的吸收没有障碍。

4. 细菌过度生长综合征

最常继发于小肠停滞状态（通常指肠道淤滞综合征，见下文），引起小肠细菌过度分解和利用维生素 B_{12}。

5. 回肠功能障碍（由于炎症或肠管切除）

是由于回肠上皮细胞吸收维生素 B_{12}-内因子复合物的功能受损。

在维生素 B_{12} 吸收试验中，受试者口服 ^{58}Co-标记的维生素 B_{12}，收集随后 24 h 的尿液进行检测。本试验要求受试者肾和膀胱的功能是正常的。如果肝内维生素 B_{12} 的结合位点被充分占据，那么测定尿液中排出的维生素 B_{12} 的量可以反映肠道对维生素 B_{12} 的吸收情况。为了确保肝内维生素 B_{12} 的结合位点均处于饱和状态，以便随尿液排出的维生素 B_{12} 均为放射性元素标记的，建议在受试者口服放射性元素标记的维生素 B_{12} 前 1 h，先肌内注射 1 mg 维生素 B_{12}。若 24 h 尿中排出量小于 10%，则认为本试验结果为阳性，应考虑存在维生素 B_{12} 吸收不良，常见于以下几种疾病：恶性贫血、慢性胰腺炎、盲袢综合征以及回肠疾病（表 7-1）。因此，当

表 7-1 Schilling 试验中与维生素 B_{12} 吸收不良相关的几种疾病的检查结果

	^{58}Co-标记的维生素 B_{12}	补充内因子	补充胰酶	5 天抗生素治疗
恶性贫血	减少	正常	减少	减少
慢性胰腺炎	减少	减少	正常	减少
细菌过度生长	减少	减少	减少	正常
回肠疾病	减少	减少	减少	减少

维生素 B_{12} 吸收试验结果为阳性时，需要再次试验，即在口服 ^{58}Co-标记的维生素 B_{12} 的同时，加服内因子或胰酶或者是在完成一个 5 天的抗生素治疗（通常是四环素）之后，再口服放射性元素标记的维生素 B_{12}。有一种改良的维生素 B_{12} 吸收试验可以检测到食物中的维生素 B_{12} 不能从维生素 B_{12}-R 结合蛋白复合物中被释放出来，即嘱受试者将放射性元素标记的维生素 B_{12} 与煎蛋一起服下。胃酸缺乏患者的尿液中放射性元素标记的维生素 B_{12} 排出量小于 10%。本试验除了可以用于鉴别维生素 B_{12} 缺乏的病因外，还可以通过对回肠、胰腺和小肠功能的评价，解释引起脂肪泻的病理过程。遗憾的是，因为无法得到人源性内因子，大部分实验室很少做这项检查。

第八章 炎症性肠病

Inflammatory Bowel Disease

Sonia Friedman，Richard S. Blumberg
（白鹏 译 顾芳 校）

炎症性肠病（inflammatory bowel disease，IBD）是一种免疫介导的肠道慢性炎性疾病。溃疡性结肠炎（Ulcerative colitis，UC）和克罗恩病（Crohn's disease，CD）是 IBD 的两种主要类型。

全球概况：流行病学

IBD 的发病率和患病率在西方国家最高。UC 在欧洲的发病率估计为每 10 万人 0.6～24.3 例，北美为每 10 万人 0～19.2 例，中东和亚洲为每 10 万人 0.1～6.3 例；CD 在欧洲估计为每 10 万人 0.3～12.7 例，北美为每 10 万人 0～20.2 例，中东和亚洲为每 10 万人 0.04～5.0 例（表 8-1）。患病率方面，UC

表 8-1	IBD 的流行病学	
	溃疡性结肠炎	克罗恩病
发病率（北美）每人-年	每 10 万人 0～19.2 例	每 10 万人 0～20.2 例
发病年龄	20～40 岁和 70～90 岁	20～40 岁和 70～90 岁
人种	犹太裔＞非犹太裔白人＞非裔美国人＞拉丁裔＞亚裔	
女性/男性比值	0.51～1.58	0.34～1.65
吸烟	可能预防疾病（比值比 0.58）	可能导致疾病（比值比 1.76）
口服避孕药	不增加发病风险	比值比 1.4
阑尾切除术	保护性（风险降低 13%～26%）	非保护性
单卵双生子	一致性 6%～18%	一致性 38%～58%
异卵双生子	一致性 0～2%	一致性 4%
出生第一年应用抗生素	发生儿童期 IBD 的风险增加了 2.9 倍	

缩略语：IBD，炎症性肠病

在欧洲为每 10 万人 4.9～505 例，在北美为每 10 万人 37.5～248.6 例，而在中东和亚洲为每 10 万人 4.9～168.3 例；CD 的患病率在欧洲估计为每 10 万人 0.6～322 例，在北美为每 10 万人 16.7～318.5 例，在亚洲和中东为每 10 万人 0.88～67.9 例。发病率最高的是在加拿大（UC 为每 10 万人 19.2 例，CD 为每 10 万人 20.2 例），大约有 0.6%的加拿大人患有 IBD。大洋洲国家，包括新西兰和澳大利亚，具有许多可能与北欧及北美类似的环境危险因素，并有相似的遗传背景，IBD 的发病率也高。

在包括中国、韩国、印度、黎巴嫩、伊朗、泰国以及法属西印度群岛和北非等生活方式越来越西方化的国家，IBD 似乎呈上升趋势，突显出环境因素在发病机制中的重要性。在日本，CD 的患病率从 1986 年的每 10 万人 2.9 例迅速上升到 1998 年的每 10 万人 13.5 例，在韩国，UC 的患病率从 1997 年的每 10 万人 7.6 例增加至 2005 年的每 10 万人 30.9 例，增加了 3 倍。在中国香港，UC 的患病率在 9 年内几乎增加了两倍，从 1997 年的每 10 万人 2.3 例增至每 10 万人 6.3 例。在新加坡，CD 的患病率从 1990 年的每 10 万人 1.3 例增加到 2004 年的每 10 万人 7.2 例。在中国，UC 的病例数在 1981—1990 年和 1991—2000 年之间增加了四倍。

西方社会逐渐增多的移民对 IBD 的发病率和患病率也产生影响。移民到英国的南亚裔人群中 UC 的发病率高于欧洲裔英国人（分别为每 10 万人 17 例及每 10 万人 7 例）。在欧洲内部移民的西班牙裔（不包括移民至拉丁美洲者）发生 IBD 的概率高于对照人群。那些曾移民至西方国家，之后又回到出生地者发生 IBD 的风险依旧升高。

UC 和 CD 的发病高峰在 20～49 岁，78%关于 CD 的研究以及 51%关于 UC 的研究所报告的好发年龄为 20～29 岁。第二个轻度升高的年龄高峰是 70～90 岁。研究显示女性与男性的比值在 UC 为 0.51～1.58，在 CD 为 0.34～1.65，提示 IBD 并不具有性别特异性。IBD 发病率最高的是白种人和犹太人，但拉丁美洲人和亚洲人中的发病率如前所述，正在逐渐增加。城市地区的 IBD 患病率高于农村，高社会经济阶层者的患病率高于低社会经济阶层者。

流行病学研究已经确定了一些与疾病风险相关的潜在环境因素（图 8-1）。在高加索人群中，吸烟是 IBD 一个重要的危险因素，其在 UC［比值比（OR）0.58］与 CD［比值比（OR）1.76］中的作用正好相反，而在具有不同遗传易感性的其他人种中，吸烟所起的作用较小。曾因确诊阑尾炎行阑尾切除术（尤其是在年轻时）对 UC 具有保护作用（减少 13%～26%），并且这种保护作用不受地理区域和人种的影响，但与 CD 的发生有中度相关性。口服避孕药与发生 CD 的风险相关［比值比（OR）1.4］，而与 UC 的相关性则仅限于有吸烟史的女性。使用抗生素与发生儿童期 IBD 有关，在出生第一年期间接受过一次或多次抗生素治疗者在儿童期发生 IBD 的风险增加了 2.9 倍。母乳喂养也可减少 IBD 发生的风险。以上这些因素与近来注意到的 IBD 发病率在 10 岁以前迅速增加相一致。病原体（例如，沙门菌、志贺菌、弯曲杆菌、难辨梭状芽孢杆菌）导致的感染性胃肠炎可使 IBD 风险增加 2～3 倍。饮食中富含动物蛋白质、糖、甜食、油、鱼类、贝类和膳食脂肪（特别是 ω-6 脂肪酸），以及 ω-3 脂肪酸含量低，都与 IBD 的风险增加相关。

IBD 在 5%～10%的患者中是一种家族性疾病（图 8-2）。这些患者中有些可能表现为早发型，即在 10 岁以前发病。并且在 CD 患者中，家庭成员间病变的解剖部位和临床类型具有一致性。而在其他 IBD 患者中，并没有家族病史（即散发性疾病）。如果患者有 IBD，其一级亲属的终身患病风险最高可达 10%。如果父母均患有 IBD，则每个孩子患病风险为 36%。在双胞胎的研究中，38%～58%的同卵双生子都患有 CD，6%～18%均患有 UC；而在瑞典和丹麦的异卵双生子队列研究中，异卵双生子均患有 CD 者为 4%，患 UC 者为 0～2%。犹太裔与非犹太裔患者的一级亲属相比，其发生 IBD 的风险更高：在 CD

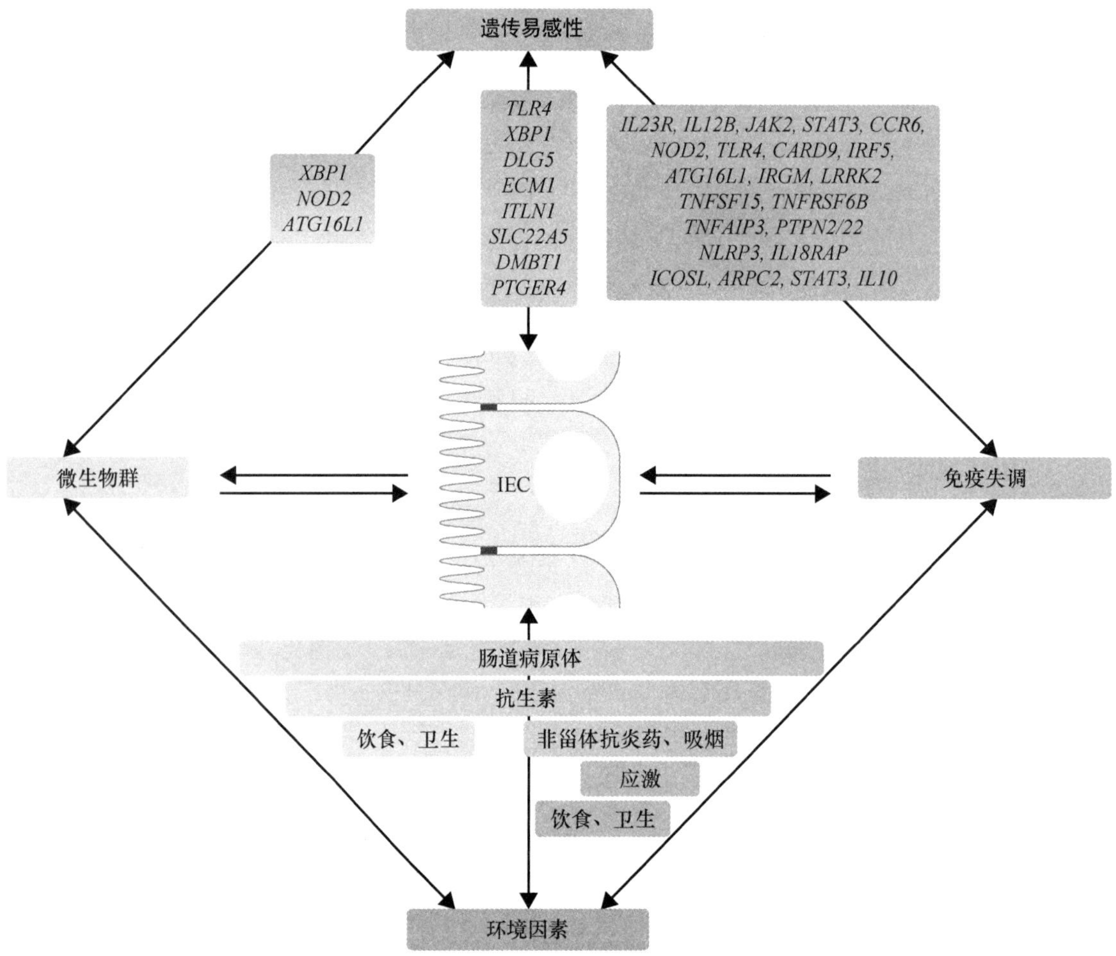

图 8-1　炎症性肠病的发病机制。在 IBD 中，共生菌群（微生物群）、肠道上皮细胞（intestinal epithelial cells，IEC）以及黏膜免疫系统之间的三向关系失调，导致慢性炎症。这三个因素均受到决定疾病风险的遗传和环境因素的影响。（Adapted from A Kaser et al：Annu Rev Immunol 28：573，2010.）

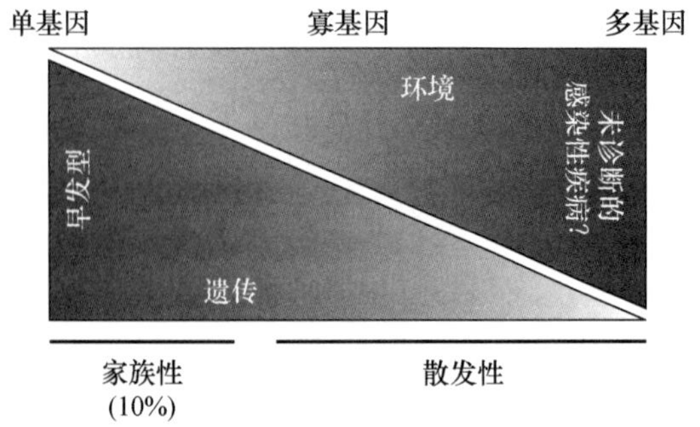

图 8-2　炎症性肠病的综合征性质模型。遗传和环境因素不同程度地影响 IBD 的发生和表现型。一方面，IBD 可表现为一种简单的孟德尔遗传型疾病，由于 IL 10、IL10RA 或 IL10RB 等单基因缺陷导致“早发型 IBD”；在另一方面，它也可以表现为类似新发的感染性疾病。（Adapted from A Kaser et al：Dig Dis 28：395，2010.）

患者中分别为 7.8%和 5.2%，在 UC 中分别为 4.5%和 1.6%。

全球概况：IBD 表型

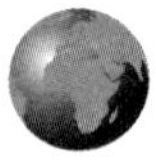

IBD 的病变部位和疾病表现存在种族差异，这可能反映了潜在的基因变异，并且对疾病的诊断和治疗有重要的影响。举例而言，非裔美国人比非拉丁裔白人发生食管-胃十二指肠 CD、结直肠病变、肛周病变的可能性更大，而发生回肠受累的可能性较小，并且他们发生葡萄膜炎和骶髂关节炎的风险也更高。拉丁裔则更容易出现肛周 CD、结节性红斑以及近端部位受累。据报道，近三分之一的拉丁裔、高达四分之一的非裔美国人和高达一半的亚裔 CD 患者有瘘管形成。在非裔和拉丁裔的 CD 患者中，有 IBD 家族史者少于白人对照者，但 UC 患者并非如此。关于拉丁裔患者在疾病各方面的数据、非裔美国人和在亚洲以外地区的亚裔人的发病率和患病率数据都很少。这些人种方面的差异提示了不同的遗传和（或）环境因

素在疾病发生机制中的重要性。

病因和发病机制

通常在生理条件下，肠道共生的微生物群、肠道的上皮细胞［肠道上皮细胞（IEC）］和组织内的免疫细胞之间处于稳态（图 8-1）。公认的假说认为，这三个主要部分在宿主体内整合成一个“超有机体”（微生物群、肠上皮细胞和免疫细胞）共同发挥作用，并受特定环境因素（如吸烟、抗生素、肠道病原体）以及遗传因素的影响，在易感宿主体内这些影响的累积和相互作用破坏了稳态，最终导致一种失调的慢性炎症状态，也就是 IBD。黏膜免疫系统的慢性激活可能是感染一种病原体的结果，但在 IBD 中尚未寻找到这样一种病原体。因此，IBD 目前被认为是一种对肠道内源性（本身的）共生微生物群的不适当的免疫反应，伴或不伴有自身免疫性因素的参与。重要的是，正常非炎症的肠道中含有大量处于一种独特激活状态的免疫细胞，通过免疫系统内强有力的调节途径（如：通过表达 FoxP3 转录因子而抑制炎性调节 T 细胞）阻止肠道对共生微生物群和饮食抗原产生免疫反应。正常宿主在感染或其他环境因素刺激的过程中，肠相关淋巴样组织发生完全激活，但很快免疫反应会被抑制，组织进行修复。在 IBD 中，这一调节过程可能存在异常。

遗传因素

IBD 与遗传相关的依据在于它可在多种遗传综合征的背景下发生，在有影响免疫系统的单基因缺陷背景的患者中早期可发生重症、难治性 IBD（表 8-2）。此外，IBD 在至少 10%的患病个体中存在家族性（图 8-2）。在大多数患者中，IBD 被认为是一种多基因疾病，导致了 UC 和 CD 的多种临床亚型。包括候选基因研究、连锁分析和关注于识别人类基因组中与疾病相关的单核苷酸多态性［single-nucleotide polymorphisms（SNP）］的全基因组关联研究［genome-wide association studies（GWAS）］，以及最近的全基因组测序等在内的多种遗传学方法已经阐明了许多影响 IBD 疾病风险的遗传因素。迄今为止，全基因组关联研究已经确定了 163 个基因位点，其中 100 个位点与这两种疾病表型有关（表 8-3），其余的位点与 CD（30 个位点）或 UC（20 个位点）相关。这些遗传相似性可以解释两种疾病的免疫发病机制具有相互重叠的特点，以及由此产生的这两种疾病在同一家庭出现

表 8-2　与 IBD 相关的主要遗传疾病

疾病名称	相关基因	表型
特纳（Turner）综合征	X 染色体部分或全部缺失	与 UC 和结肠 CD 相关
海-普二氏综合征（Hermansky-Pudlak）	常染色体隐性遗传染色体 10q23	肉芽肿性结肠炎，眼皮肤白化病，血小板功能障碍，肺间质纤维化
维斯科特-奥尔德里奇综合征［Wiskott-Aldrich syndrome（WAS）］	X 连锁隐性遗传，WAS 蛋白功能缺失	结肠炎，免疫缺陷，严重血小板功能障碍，以及血小板减少
糖原贮积症	B1 型葡萄糖-6-磷酸酶转运蛋白缺乏	肉芽肿性结肠炎，婴儿期出现低血糖症，生长不足，肝肿大，以及中性粒细胞减少
X 连锁免疫失调多内分泌腺病-肠病	FoxP3 转录因子和调节性 T 细胞功能缺失	UC 样自身免疫性肠病，伴有内分泌腺病（新生儿 1 型糖尿病或甲状腺炎），皮炎
早发型 IBD	缺乏 IL-10 和 IL-10 受体功能缺陷	早期发生重度、难治性 IBD

缩略语：CD，克罗恩病；IBD，炎症性肠病；IL，白介素；UC，溃疡性结肠炎

和对治疗反应有相似性的流行病学现象。因为每一个识别的基因或位点其具体的因果变异在很大程度上是未知的，所以目前尚不清楚与 CD 和 UC 相关的遗传危险因素具有的相似性是在结构水平还是功能水平。每个确定的基因或位点导致的疾病风险是不等的，且通常较小，因此认为最多只有 20%的遗传变异可以用当前所知的遗传信息进行解释。此外，许多已识别的遗传危险因素也同时与其他免疫介导性疾病的风险有关，说明相关的免疫遗传途径参与了多种不同疾病的发病机制，使其对相似类型的生物治疗（如抗肿瘤坏死因子）具有相同的反应性，并可能同时发生这些疾病。与 IBD 有共同遗传危险因素的疾病包括类风湿关节炎（TNFAIP3）、银屑病（IL23R、IL12B）、强直性脊柱炎（IL23R）、1 型糖尿病（IL10、PTPN2）、哮喘（ORMDL3）和系统性红斑狼疮（TNFAIP3、IL10）等。

目前为止已确认的可调节 IBD 风险的遗传因素突显出疾病发生中具有重要作用的几种共同机制（表 8-3）。这些遗传因素包括：与细胞基本生物学过程（如内质网和代谢应激）相关的基因（如 XBP1、ORMDL3、OCTN），其作用是负责调节与共生微生物反应的细胞（如潘氏细胞和杯状细胞）的分泌活性以及肠

表 8-3　与 CD 和（或）UC 相关的基因位点示例

染色体	推定基因	基因名	蛋白功能	CD	UC
内质网应激和代谢					
5q31	SLC22A5	溶质载体家族 22，成员 5	β 肉碱转运体	+	
7p21	AGR2	前梯度蛋白-2	内质网应激	+	+
17q21	ORMDL3	黏蛋白相关成员 1 样蛋白 3	内质网应激和脂类合成	+	+
22q12	XBP1	x-盒结合蛋白 1	内质网应激	+	+
1q23	ITLN1	内凝集素 1	结合细菌	+	
2q37	ATG16L1	ATG16 自噬相关 16 样蛋白 1	自体吞噬	+	
5q33	IRGM	免疫相关 GTP 酶家族，M	自体吞噬	+	
9p24	JAK2	Janus 激酶 2	IL-6R 和 IL-23R 信号传导	+	+
12q12	LRRK2	富亮氨酸重复激酶 2	自体吞噬？	+	
16q12	NOD2	核苷酸结合寡聚化结构域 2	细菌的感知和自噬激活	+	
17q21	STAT3	信号传导子及转录激活子 3	IL-6R、IL-23R 和 IL-10R 信号传导	+	+
适应性免疫					
1p31	IL23R	白介素 23 受体	Th17 细胞刺激	+	+
1q32	IL10	白介素 10	调节性 T 细胞相关细胞因子		+
5q33	IL12B	白介素 12B	IL-12/IL-23 的 IL-12 p40 链	+	+
18p11	PTPN2	蛋白酪氨酸磷酸酶，非受体型 2	T 细胞调节	+	
炎症					
3p21	MST1	巨噬细胞刺激蛋白 1	巨噬细胞激活	+	+
5p13	PTGER4	前列腺素 E 受体 4	PGE2 受体	+	+
6q23	TNFAIP3	肿瘤坏死因子 α 衍生蛋白 3（A20）	Toll 样受体调节	+	
6q27	CCR6	趋化因子（C-C motif）受体 6	树突状细胞迁移	+	

缩略语：CD，克罗恩病；GTP，三磷酸鸟苷；IL，白介素；PGE2，E2 前列腺素；UC，溃疡性结肠炎。

来源：Adapted from A Kaser et al：Ann Rev Immunol 28：573，2010；B Khor et al：Nature 474：307，2011；and L Jostins et al：Nature 491：119，2012.

道细胞对细菌代谢产物反应的方式。与天然免疫和自体吞噬有关的基因（如 NOD2、ATG16L1、IRGM、JAK2、STAT3），在天然免疫细胞（包括实质器官和造血干细胞）中发挥作用，使其应对并有效清除细菌、分枝杆菌和病毒；与适应性免疫的调节相关的基因（如 IL12B、IL23R、IL10、PTPN2），调节致炎和抗炎（调节性）细胞因子之间的平衡；最后，参与炎症发生和缓解的基因（如 MST1、CCR6、TNFAIP3、PTGER4），最终导致了白细胞的募集和炎症介质的产生。这其中的一些位点与特定的疾病亚型有关，如 NOD2 多态性与纤维狭窄型 CD 有关，或 ATG16L1 与瘘管性病变（尤其是在回肠内）有关。然而，这些遗传危险因素用于诊断或判断预后和治疗反应的临床价值还有待确定。

共生微生物群和 IBD

肠道内生的共生微生物群在 IBD 的发病机制中具有核心作用。人类出生时是无菌的，体内的共生微生物群最初在通过产道娩出时从母亲处获得，随后从环境中获得。在 3 岁前，形成一个多达 1000 种细菌的稳定构成状态，其生物量达到每克粪便约 10^{12} 菌落，并可能一直保持至成年，且每个人体都有其独特的菌种构成。此外，肠道还包含其他生命形式的微生物，包括古细菌、病毒和原生生物。微生物群被认为是机体的一个非常重要的组成部分。肠道菌群的建立以及其构成和功能的维持受到宿主（如免疫和上皮反应）、环境（如饮食和抗生素）和可能的遗传因素（如 NOD2）的调控（图 8-1）。反过来，微生物群则通过其构成成分和代谢活性的改变对宿主的上皮和免疫功能产生了很大的影响，并且可能通过表观遗传效应产生持久的影响。在生命早期即共生微生物群建立的时期，这些微生物对宿主的影响可能特别重要，可以决定以后发生 IBD 的风险。微生物群的特定组成对发病可以起到促进或保护作用。UC 和 CD 患者的共生微生物群都明显不同于非患病个体，处于生态失衡状态，提示患者体内存在可导致疾病的微生物（如变形菌门的肠侵袭性和黏附性大肠杆菌），并产生针对这些致病微生物的免疫反应，和（或）缺乏抑制炎症的微生物（如厚壁菌门的柔嫩梭菌）。许多共生微生物群的变化是炎症的结果。此外，如甲硝唑、环丙沙星等改变肠道菌群的药物和要素饮食可改善 CD。粪便转流也对 CD 有效，提示肠腔内容物会加重疾病。

IBD 中的免疫调节缺陷

由于口腔（黏膜）耐受，黏膜免疫系统在正常情况下对于肠腔内容物不发生反应。当可溶性抗原经口摄入，而不是皮下或肌内注射时，则会诱导抗原特异无应答。多种机制参与了口服耐受的诱导，包括抗原反应性 T 细胞的缺失或无反应，或诱导抑制肠道炎症的 CD4＋ T 细胞（如表达 FoxP3 转录因子的调节性 T 细胞）分泌抗炎细胞因子如白介素（interleukin，IL）10、IL-35 和转化生长因子 β（TGF-β）。口服耐受可能是机体对饮食抗原和肠腔内共生的微生物群不发生免疫反应性的原因。在 IBD 中，这种对炎症的抑制机制发生了改变，导致炎症失控。这种免疫抑制作用的调节机制尚不完全清楚。

针对与人类 IBD 风险有关的基因进行基因敲除（$^{-/-}$）或转基因（Tg）的 IBD 小鼠模型显示，敲除特定的细胞因子（如 IL-2、IL-10、TGF-β）或其受体，敲除与 T 细胞抗原识别有关的分子（如 T 细胞抗原受体），或者干扰 IEC 屏障功能和对共生菌反应的调节机制［如 XBP1、N-钙黏蛋白、黏液糖蛋白、核因子-κB（NF-κB）］后，可导致自发性结肠炎或小肠炎。在大多数情况下，这些动物模型中的肠道炎症的产生需要共生微生物的存在。因此，在小鼠模型中，多种特定的改变可以通过共生微生物导致免疫激活以及肠道炎症。共生微生物与人类 IBD 的关系尚有待确定，但研究结果显示出遗传易感宿主对共生微生物产生不适当的反应。

在 UC 和 CD 患者中，具有遗传易感性的个体可能存在一个炎症通路，对共生菌具有不适当的天然免疫反应、上皮感知和反应性，导致炎症介质的分泌。同时由于不充分的调节通路导致上皮内和固有层的 CD4＋和 CD8＋ T 细胞激活。其结果是分泌的炎性细胞因子多于抗炎细胞因子。一些细胞因子激活其他炎症细胞（巨噬细胞和 B 细胞），另外一些细胞因子则通过白细胞归巢受体（如 α4β7 整合素）和血管内皮上的地址素（如 MadCAM1）之间的相互作用间接募集其他淋巴细胞、炎症白细胞和单核细胞，使其从血液中进入胃肠道。与此一致的是，中和肿瘤坏死因子（TNF）或 α4β7 整合素使之无效显示出对 IBD 具有治疗效果。促进炎症的 CD4＋ T 辅助（Th）细胞有三个主要类型，所有类型都可能与动物模型的结肠炎有关，也许与人类 IBD 也有关：Th1 细胞［分泌干扰素（IFN）γ］，Th2 细胞（分泌 IL-4、IL-5、IL-13）和 Th17 细胞（分泌 IL-17、IL-21）。Th1 细胞诱导类似于 CD 的透壁的肉芽肿性炎症；Th2 细胞以及相关的分泌 IL-13 的自然杀伤 T 细胞在动物模型中可诱导类似 UC 的浅表黏膜炎症；Th17 细胞可能负责中性粒细胞的募集。但在治疗性试验中，中和这些细胞产生的细胞因子（如 IFN-γ 或 IL-17）尚未显示出有效性。这些 T 细胞的每一个亚型又彼此交叉调节。Th1 细胞因子通路由 IL-12 开始启动，它是实验模型中黏膜炎症发病机制的一个关键细胞因子。IL-4 和 IL-23，以及 IL-6 和 TGF-β 分别诱导 Th2 和 Th17 细胞，而且 IL-23 限制调节性 T 细胞的抑制作用。激活的巨噬细胞分泌 TNF 和 IL-6。这些 IBD 中免疫反应的特点可以解释拮抗促炎细胞因子的抗体、信号转导通路的受体［如抗-TNF、抗 IL-12、抗 IL-23、抗 IL-6 或 Janus 激酶（Janus kinase，JAK）抑制剂］、与白细胞募集相关的分子（如抗-α4β7）、使用抑制炎症和促进调节性 T 细胞的细胞因子（如 IL-10），或促进肠屏障功能等都具有有益的治疗效果，并可能对人类的肠道炎症有益处。

IBD 中的炎症级联反应

在 IBD 中，免疫炎症反应一旦由实质细胞（如肠上皮细胞）和造血细胞（如树突状细胞）通过天然免疫对细菌异常感知而启动后，则会因 T 细胞的激活而持续存在。连续的炎症介质的级联反应扩大了炎症反应，其中的每一步都是一个潜在的治疗靶点。炎性细胞因子如 IL-1、IL-6 和 TNF 对组织具有不同的影响。它们促进纤维生成、胶原的产生，激活组织金属蛋白酶，并生成其他炎症介质；它们在局部血管内也可激活凝血级联反应（如增加血管性血友病因子的生成）。这些细胞因子正常情况下在应对感染时产生，但通常在适当时间被迫停止生成或受到抑制以限制组织损伤。在 IBD 中，它们的活动不受调节，导致了促炎和抗炎介质之间的失衡。治疗方法如 5-氨基水杨酸（5-aminosalicylic acid，5-ASA）制剂和糖皮质激素是这些炎症介质的有效抑制剂，通过抑制转录因子如 NF-κB 调节它们的表达。

病理学

溃疡性结肠炎：大体特征

UC 病变主要累及黏膜层，通常累及直肠并向近端扩展至累及部分或全部结肠。大约 40%～50%的患者病变局限在直肠和直肠乙状结肠，30%～40%的患者病变扩展超出了乙状结肠但并未累及整个结肠，全结肠炎占20%。病变向近端连续性扩展，没有不受累的黏膜。当整个结肠均受累时，在10%～20%的患者中炎症可扩展至末段回肠2～3 cm。倒灌性回肠炎的内镜改变为表浅的轻度炎症，临床意义不大。虽然大体观察活动性病变提示有跳跃区，但取自正常外观黏膜处的活检通常存在异常。因此，内镜检查时重要的是无论在肠道近端还是远端，都应在表面上看来未受累的黏膜获取多个活检。需要注意的是，有效的药物治疗可以改变黏膜表现，呈现出跳跃区或整个结肠黏膜在显微镜下为正常。

黏膜轻度炎症时表现为红斑及类似砂纸的细颗粒样表面。病变更严重时，表现为黏膜出血、水肿和溃疡（图8-3）。在长期病变中，由于上皮再生可出现炎性息肉（假息肉）。在缓解期，黏膜可表现正常，但在病变多年的患者中表现为黏膜萎缩和变平，整个结肠变窄和短缩。暴发型患者可出现中毒性结肠炎或巨结肠，肠壁变薄，黏膜重度溃疡形成，并可能导致穿孔。

溃疡性结肠炎：显微镜下特征

UC的组织学表现与内镜表现和临床过程有很好的一致性。病变局限于黏膜和黏膜下层浅层，深层多不受累，除非为暴发型病变。在UC中，有两个主要的组织学特征表明其慢性化，并有助于与感染性或急性自限性结肠炎区别。第一，结肠的隐窝结构扭曲。可能有隐窝分支和数量减少，常伴有隐窝基底和黏膜肌层之间的距离增加。第二，有些患者存在基底部浆细胞和淋巴聚集。可存在黏膜血管充血，伴有水肿和局灶性出血，以及中性粒细胞、淋巴细胞、浆细胞和巨噬细胞等炎症细胞的浸润。中性粒细胞浸润上皮层，浸润隐窝上皮通常导致隐窝炎，并最终形成隐窝脓肿（图8-4）。倒灌性回肠炎患者的回肠改变包括绒毛萎缩和隐窝再生，伴有炎症加重、固有层中性粒细胞和单个核细胞增加，以及斑片状隐窝炎和隐窝脓肿。

克罗恩病：大体特征

CD可累及胃肠道（gastrointestinal，GI）从口到肛门的任何部分。30%～40%的患者仅有小肠病变，40%～55%的患者病变累及小肠和大肠，还有15%～25%的患者仅有结肠炎。有小肠病变的约75%患者中，回肠末端受累达90%。与UC几乎全部累及直肠不同，CD往往不累及直肠。CD呈节段性，伴有病变肠段中间的跳跃区（图8-5）。三分之一的CD患者存在肛周瘘管、肛裂、脓肿、肛门狭窄，尤其是结肠受累者。罕见情况下，CD还可能累及肝和胰腺。

与UC不同，CD是一种透壁性病变。内镜下，口疮样或小的表浅溃疡代表轻度病变。在更加活动的病变中，星状溃疡呈纵向和横向互相融合形成之间的黏膜岛，其组织学正常。这种“鹅卵石征”在内镜下和钡剂造影中都是CD的特征表现。与UC类似，CD中也可形成假息肉。

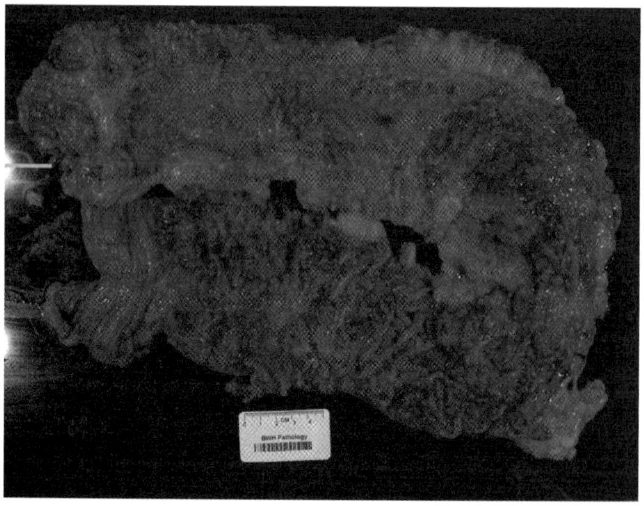

图8-3（见书后彩图） 溃疡性结肠炎。弥漫性（非节段性）黏膜病变，溃疡广泛。肠壁不增厚，无鹅卵石征。（Courtesy of Dr. R. Odze，Division of Gastrointestinal Pathology，Department of Pathology，Brigham and Women's Hospital，Boston，Massachusetts；with permission.）

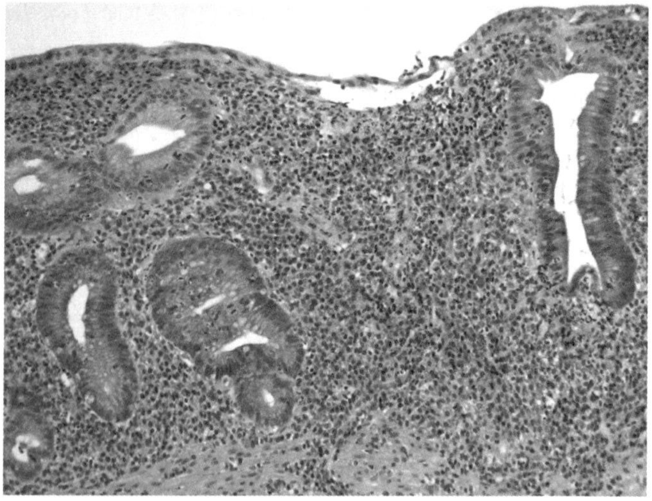

图8-4（见书后彩图） 中等放大倍数下溃疡性结肠炎的结肠黏膜。显示弥漫性混合炎症、基底部淋巴浆细胞增多、隐窝萎缩和不规则，以及浅表糜烂。这些是慢性活动性溃疡性结肠炎的典型特征。（Courtesy of Dr. R. Odze，Division of Gastrointestinal Pathology，Department of Pathology，Brigham and Women's Hospital，Boston，Massachusetts；with permission.）

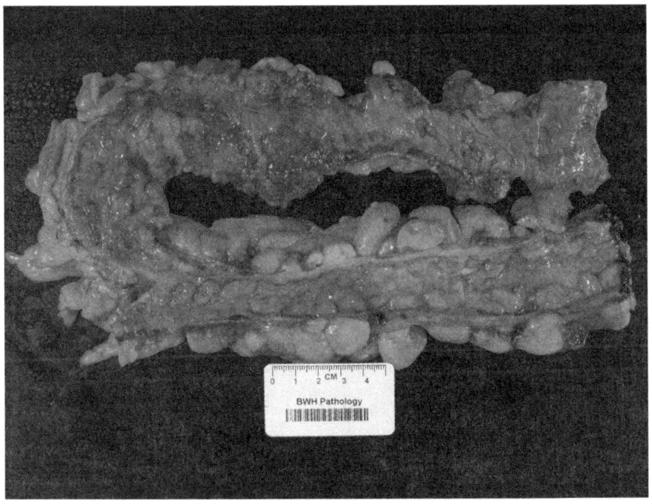

图 8-5（见书后彩图） 克罗恩病的结肠显示肠壁增厚伴有狭窄、线性匐行性溃疡和黏膜的鹅卵石征。(Courtesy of Dr. R Odze, Division of Gastrointestinal Pathology, Department of Pathology, Brigham and Women's Hospital, Boston, Massachusetts; with permission.)

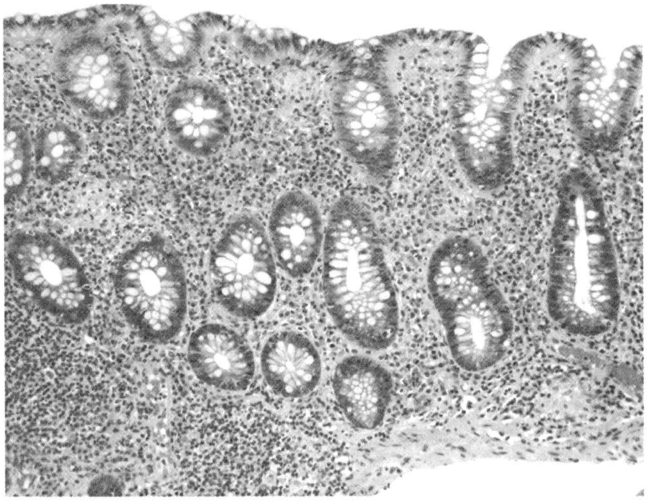

图 8-6（见书后彩图）中等放大倍数下的克罗恩病结肠炎。显示同时有急性和慢性炎症表现、隐窝萎缩和黏膜内多发小的上皮样肉芽肿。(Courtesy of Dr. R Odze, Division of Gastrointestinal Pathology, Department of Pathology, Brigham and Women's Hospital, Boston, Massachusetts; with permission.)

活动期 CD 的特征是局灶性炎症和消化道瘘管形成，炎症消退时形成肠纤维化和狭窄。肠壁增厚、变窄和纤维化导致慢性、复发性肠梗阻。增厚的肠系膜突出包裹肠管（"匍行脂肪"），浆膜和肠系膜的炎症促进了粘连和瘘管形成。

克罗恩病：显微镜下特征

最早的病变是口疮样溃疡和伴有巨噬细胞零散聚集的灶性隐窝脓肿，在肠壁全层形成非干酪性肉芽肿（图 8-6）。肉芽肿可见于淋巴结、肠系膜、腹膜、肝和胰腺。尽管肉芽肿是 CD 的一种重要特征，但在黏膜活检中很少发现。在大约一半的手术切除病例中显示有肉芽肿。CD 的其他组织学特征包括黏膜下或浆膜下淋巴聚集，特别是在远离溃疡的部位。大体和显微镜下显示的病变跳跃区，以及以深入肠壁的裂隙样溃疡为表现的透壁性炎症，有时形成消化道瘘管或局部脓肿。

临床表现

溃疡性结肠炎

症状和体征 UC 的主要症状是腹泻、便血、里急后重、黏液便以及痉挛性腹痛。症状的严重度与病变程度相一致。尽管 UC 可以急性起病，但通常起病时症状都已存在数周至数月。偶尔，腹泻和出血间歇出现且程度较轻，患者并未就医。

直肠炎患者通常排出新鲜血便或黏液血便，可与粪便混合或者附于正常或质硬的粪便表面。患者也可有里急后重或排便急迫感，伴有排便不尽感，但很少有腹痛。在有直肠炎或直肠乙状结肠炎时，由于近端肠道传输缓慢，可能引起远端肠道病变患者出现便秘。

当病变范围超过直肠时，血液通常与粪便相混，或为肉眼可见的血性腹泻。结肠动力受炎症影响而改变，在有炎症的肠道传输加快。当病情严重时，患者排出含有血液、脓和粪便成分的液体样大便。腹泻通常出现在夜间和（或）餐后。剧痛并不是突出症状，但有些活动期病变的患者可能会有隐约的下腹部不适感或轻微的中腹部绞痛。病变重度活动时可能会出现严重的痉挛和腹痛。中到重度病变的患者还可出现其他症状，包括厌食、恶心、呕吐、发热和体重减轻。

直肠炎的体征包括直肠指诊时肛管触痛和可见血液。病变更广泛时，触诊患者结肠部位时可有压痛。中毒性结肠炎的患者有严重的腹痛和便血，巨结肠患者可有肝区鼓音。在肠穿孔时可能会有腹膜炎体征。疾病活动的严重程度分类见表 8-4 所示。

实验室、内镜和影像学特征 疾病活动期时可有急性期反应物［C 反应蛋白（C-reactive protein，CRP)］、血小板计数和红细胞沉降率（erythrocyte sedimentation rate，ESR）升高，以及血红蛋白减少。粪便乳铁蛋白水平是检测肠道炎症的一个高敏感性和特异性的标志物。粪便钙卫蛋白（calprotectin）水平与组织

表 8-4 溃疡性结肠炎：疾病表现

	轻度	中度	重度
排便次数	每天<4 次	每天 4～6 次	每天>6 次
便血	少量	中等	严重
发热	无	<37.5℃	>37.5℃
心动过速	无	<90 次/分	>90 次/分
贫血	轻度	>75%	≤75%
红细胞沉降率（血沉）	<30 mm/h		>30 mm/h
内镜表现	红斑，血管网减少，细颗粒样不平	明显的红斑，粗颗粒样不平，血管网消失，接触性出血，无溃疡	自发性出血，溃疡形成

学炎症具有良好的相关性，可以预测复发和检测贮袋炎的存在。粪便乳铁蛋白和钙卫蛋白都已成为 IBD 治疗中不可或缺的一部分，常用来监测活动性炎症，有助于与肠易激的症状或细菌过度生长鉴别。在重症患者中，血清白蛋白水平会下降很快。可有白细胞增多，但不是疾病活动的特异指标。直肠炎或直肠乙状结肠炎很少引起 C 反应蛋白升高。诊断依赖于患者的病史、临床症状、粪便检查细菌、难辨梭状芽孢杆菌毒素、虫卵和寄生虫均为阴性、内镜表现（见图 2-4A）以及直肠或结肠活检标本的组织学检查。

乙状结肠镜检查可用来评估疾病活动严重程度，通常在治疗前进行。如果患者没有急性发作，可用全结肠镜检查来评估病变范围和活动严重程度（图 8-7）。内镜下轻度病变的特点是红斑、血管网减少和黏膜脆性轻度增加。中度病变的特点是明显的红斑、血管网消失、黏膜质地脆和糜烂，重度病变表现为自发出血和溃疡形成。组织学改变慢于临床表现，但也可用于疾病活动严重程度的分级。

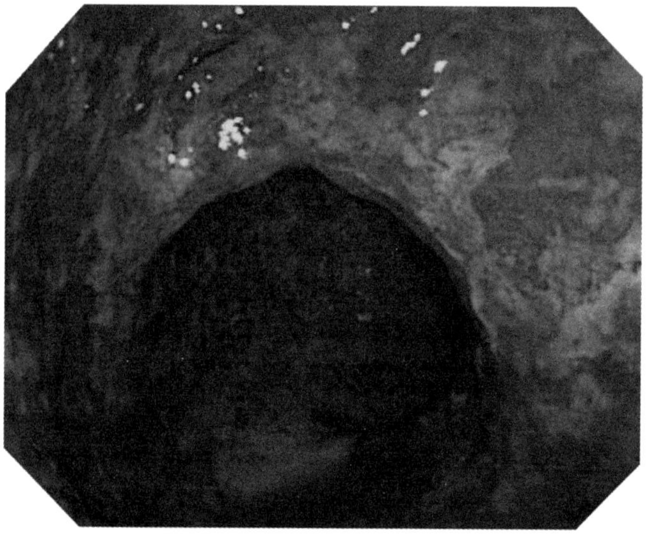

图 8-7（见书后彩图） 急性期溃疡性结肠炎的结肠镜表现：重度结肠炎症，伴有红斑、黏膜质脆和渗出。（Courtesy of Dr. M. Hamilton，Gastroenterology Division，Department of Medicine，Brigham and Women's Hospital，Boston，Massachusetts；with permission.）

UC 在单对比钡灌肠检查中最早的影像学变化为黏膜细颗粒感。随着病变严重程度增加，出现黏膜增厚和表浅溃疡。深溃疡可表现为“领扣样”溃疡，表明溃疡已穿透黏膜层。在轻度病变时，结肠皱襞可能是正常的，但随着病变进展，皱襞出现水肿和增厚。结肠袋可能会出现缺失，尤其是病程长的患者。此外，结肠出现短缩和肠腔变窄。结肠息肉可能为炎症后息肉或假息肉、腺瘤性息肉或癌。

CT 或 MRI 在协助 UC 诊断方面不如内镜检查，典型的表现包括轻度的肠壁增厚（<1.5 cm）、肠壁密度不均一、无小肠增厚、直肠周围和骶骨前脂肪增多、直肠靶征和淋巴结肿大。

并发症 只有 15%的 UC 患者最初发病即表现为重症。在 1%的重度患者可发生大出血，对疾病本身的治疗通常可使出血停止。然而，如果患者在 24～48 h 内需要 6～8 单位的输血量，提示需要行结肠切除术。中毒性巨结肠定义为在重度 UC 患者，横结肠或右半结肠直径>6 cm，伴有结肠袋消失。它出现在约 5%的急性发作的患者，可以由电解质异常和使用麻醉药诱发。大约 50%的急性结肠扩张仅通过药物治疗即可缓解，但对那些无法改善的患者需要行急诊结肠切除术。穿孔是最危险的局部并发症，而且腹膜炎体征可能不明显，尤其是正接受糖皮质激素治疗的患者。尽管穿孔罕见，中毒性巨结肠合并穿孔的死亡率约为 15%。此外，患者可能会出现中毒性结肠炎，在严重溃疡形成时，肠管在不扩张的情况下即可发生肠穿孔。

在 5%～10%的患者可发生狭窄，并且狭窄可能因并发肿瘤所致，它一直是 UC 的一个问题。虽然 UC 的炎症和纤维化可导致良性狭窄的形成，但结肠镜无法通过的狭窄在排除肿瘤前均要考虑恶性可能。结肠镜无法通过的狭窄是外科手术的适应证。UC 患者偶尔可出现肛裂、肛周脓肿或痔疮，但是发生广泛的肛周病变时应考虑 CD。

克罗恩病

症状和体征 CD 通常表现为急性或慢性肠道炎症，炎症过程进展后表现为两种类型：纤维狭窄性梗阻型或穿透性瘘管型，每种类型的治疗和预后不同。病变部位影响其临床表现。

回肠结肠炎 因为最常见的炎症部位为末端回肠，回肠结肠炎的通常表现为慢性反复发作的右下腹痛和腹泻。有时，最初表现可类似急性阑尾炎，伴有明显的右下腹痛，可触及包块，发热及白细胞增多。腹痛通常为绞痛，在排便前出现，便后可缓解。患者常有低热。高热提示腹腔内脓肿形成。体重减轻常见，典型表现为体重减少 10%～20%，多是由于腹泻、厌食、惧食引起。

右下腹触诊时可及炎性包块。包块由炎症病变部位的肠管、粘连和固定的肠系膜以及肿大的腹腔淋巴结组成。包块增大时可导致右侧输尿管梗阻或膀胱炎症，表现为排尿困难和发热。包块内的肠壁水肿、增厚和纤维化，影像学表现为肠腔狭窄处的“线样征”。

肠梗阻可表现为多种形式。在病变早期，肠壁水肿和痉挛导致间断性梗阻表现，进餐易加重腹痛等症状。数年后，持续性炎症逐渐进展为纤维性狭窄，导致肠腔缩小和狭窄形成。这时腹泻会减少，表现为慢性肠梗阻。肠道炎症和痉挛，或者未消化的食物或药物嵌塞都可导致梗阻急性发作。这些发作通常经静脉补液和胃肠减压可缓解。

回盲部的重度炎症可导致局部肠壁变薄，伴有微穿孔和瘘管形成，瘘管可穿透至邻近肠管、皮肤、膀胱或肠系膜内的脓腔。肠膀胱瘘的典型表现为排尿困难或复发性膀胱感染，少见表现为尿中混有气体或粪便。肠外瘘沿组织中阻力最小处形成，通常沿腹部手术瘢痕走行。肠阴道瘘罕见，表现为性交困难，或者有粪样或恶臭分泌物，排出阴道时常伴有疼痛。在既往无子宫切除术病史的患者中不太可能出现。

空肠回肠炎 广泛的炎性病变使得肠道消化和吸收的表面积减少，导致吸收不良和脂肪泻。进食差以及蛋白质和其他营养物质从肠道的丢失也会导致营养不良。患者因小肠吸收不良可引起贫血、低白蛋白血症、低钙血症、低镁血症、凝血异常及高草酸尿导致的肾结石。许多患者需要经常口服和静脉注射铁剂。维生素 D 缺乏、低钙血症和长期使用糖皮质激素共同作用可造成椎体骨折。广泛小肠病变的患者因烟酸缺乏症可出现糙皮病，以及由于维生素 B_{12} 吸收不良导致的巨幼细胞性贫血和神经系统症状。其他需要检测、水平低时要补充的重要营养物质包括叶酸和维生素 A、E、K。矿物质锌、硒、铜、镁的水平在广泛小肠炎症或切除术后的患者中也低，并且也需要进行补充。大多数患者应该每天服用多种维生素、钙剂和维生素 D 补充剂。

腹泻是活动期病变的特点，其原因包括：①在梗阻性淤滞或瘘管形成处的细菌过度生长；②由于末端回肠病变或末端回肠切除引起的胆汁酸吸收不良；③肠道炎症使得水分吸收减少及电解质的分泌增加。

结肠炎和肛周病变 有结肠炎症的患者表现为低热、乏力、腹泻、腹部绞痛，有时可有便血。肉眼血便并不像 UC 一样常见，在仅有结肠病变的患者中大约有一半会出现。只有 1%～2%的患者有大量出血。疼痛由于粪便通过狭窄、炎症的大肠肠段而引起。直肠顺应性减低是克罗恩病结肠炎患者出现腹泻的另一个原因。中毒性巨结肠罕见，但可以出现在重度炎症和病程较短的患者。

4%～16%的患者可发生结肠狭窄并出现肠梗阻的症状。如果内镜医师无法通过克罗恩病结肠炎的狭窄部位，应考虑手术切除，尤其是对于有慢性肠梗阻症状的患者。结肠病变可能与胃或十二指肠相通而形成内瘘，导致呕吐物中有粪便成分，或内瘘至近端或中部小肠，形成“短路”进而导致吸收不良和小肠细菌过度生长。10%的女性克罗恩病结肠炎患者可能会出现直肠阴道瘘。

约 1/3 的克罗恩病患者有肛周病变，表现为便失禁、大的痔赘、肛门狭窄、肛门直肠瘘以及直肠周围脓肿。并非所有有肛周瘘管的患者内镜下都可见到结肠炎症。

胃十二指肠病变 上消化道病变的症状和体征包括恶心、呕吐和上腹部疼痛。患者通常有幽门螺杆菌阴性的胃炎。十二指肠的第二部比球部更易受累。累及胃或十二指肠的瘘管来自于小肠或大肠，不一定意味着存在上胃肠道受累。进展期胃十二指肠 CD 的患者可能会出现慢性胃出口梗阻。

实验室、内镜和影像学特征 化验异常包括 ESR、CRP 升高。在更严重的病变中，可以出现低白蛋白血症、贫血和白细胞增多。

CD 的内镜特征包括直肠不受累、口疮样溃疡、瘘管和病变呈跳跃性分布。结肠镜检查可以对包块性病变或狭窄进行观察和活检，并可对末端回肠进行活检。胃镜检查可用于诊断有上消化道症状的患者有无胃十二指肠受累。回肠或结肠狭窄可通过结肠镜进行球囊扩张。长度≤4 cm 的狭窄及吻合口狭窄内镜下扩张效果比较好。穿孔率高达 10%。大多数内镜医师只对纤维性狭窄进行扩张治疗，而不处理有活动性炎症的狭窄。无线胶囊内镜（wireless capsule endoscopy，WCE）可以对全部小肠黏膜进行直接观察（图 8-8）。胶囊内镜检查出提示活动性 CD 病变的诊断率高于 CT 或磁共振（MR）小肠成像或小肠造影检查。胶囊内镜不能用于有小肠狭窄的患者。胶囊内镜滞留率在疑

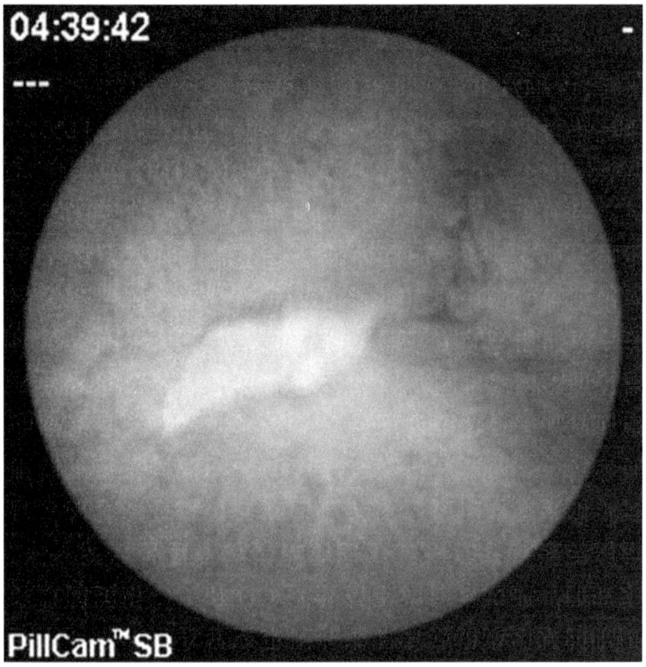

图 8-8（见书后彩图） 一名克罗恩病患者回肠的无线胶囊内镜图像显示溃疡和肠腔狭窄。（Courtesy of Dr. S. Reddy，Gastroenterology Division，Department of Medicine，Brigham and Women's Hospital，Boston，Massachusetts；with permission.）

诊 CD 的患者中不足 1%，但在已确诊 CD 的患者中达 4%～6%。可给予 CD 患者一种含有钡剂的探路胶囊，在摄入后 30 min 开始溶解。在摄入后 30 h 进行腹部 X 线检查，如果胶囊仍在小肠，提示存在狭窄。

在 CD 中，小肠病变的早期影像学发现包括皱襞增厚和口疮样溃疡。由纵行和横向溃疡形成的“鹅卵石征”最常出现在小肠。在更加进展的病变中，可观察到狭窄、瘘管、炎性包块和脓肿。结肠克罗恩病最早的大体表现为口疮样溃疡。这些小的溃疡常为多发，其间有正常的黏膜将其分开。随着病变进展，口疮样溃疡增大、加深，有时互相连接，形成纵行的星状、匍行性和线性溃疡（见图 2-4B）。

CD 的透壁性炎症导致肠腔内径减小和扩张受限。随着溃疡向深处进展，可导致瘘管形成。影像学的“线样征”代表较长区域的环周性炎症和纤维化，导致长节段的肠腔狭窄。CD 病变的节段性特点导致在病变肠段之间有大段正常或扩张的肠管。

CT 和 MRI 通过对小肠使用口服和静脉对比剂以及灌肠，均可进行小肠成像（CTE 或 MRE）。尽管医疗机构的偏好会影响检查方法的选择，但与小肠造影相比，CTE 和 MRE 由于方便和患者的偏好往往更易被接受。CTE、MRE 和小肠口服造影在发现活动期小肠炎症方面具有相同的准确性，但 CTE 和 MRE 在发现腔外合并症（包括瘘管、窦道和腹腔脓肿）方面优于小肠口服造影。目前，由于更多的医疗机构中拥有 CT 设备以及相关经验，CT 扫描比 MRI 更常用。但 MRI 可提供更好的软组织对比，并且具有可以避免放射线照射的优点（图 8-9 和 8-10），其没有电离辐射尤其适用于年轻患者和监测治疗反应（需要重复多次检查）。CTE 或 MRE 都是评估疑诊 CD 患者及其并发症的首选检查。盆腔 MRI 在显示盆腔病变（如坐骨直肠窝脓肿和肛周瘘管）方面优于 CT（图 8-11）。

并发症 由于 CD 病变呈一种透壁性进程，浆膜粘连的产生为瘘管形成提供了直接的途径，并减少了游离穿孔的发病率。穿孔发生在 1%～2% 的患者中，通常在回肠出现，偶尔可以出现在空肠或作为中毒性巨结肠的并发症。游离穿孔（特别是结肠穿孔）导致的腹膜炎可能是致命的。10%～30% 的 CD 患者在其病程中发生过腹腔和盆腔脓肿。脓肿在 CT 引导下经

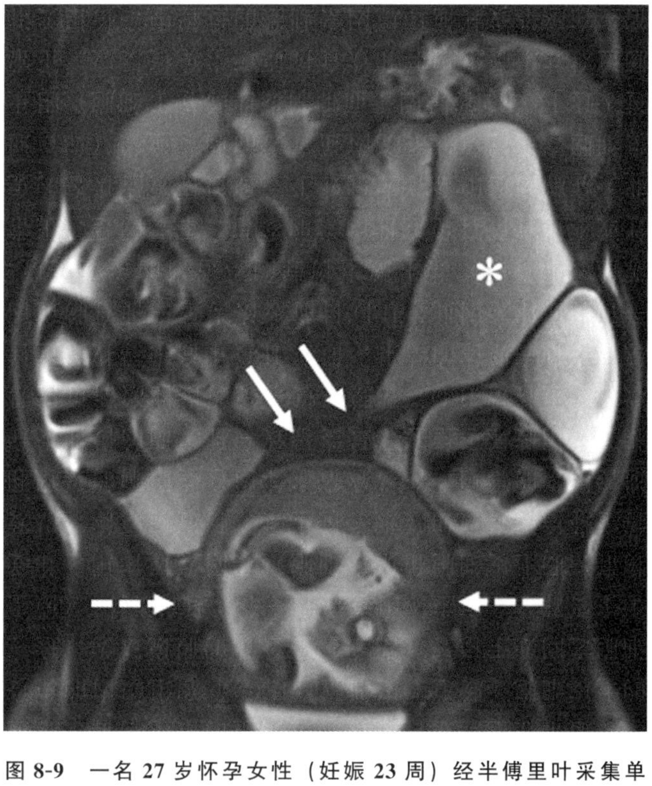

图 8-9 一名 27 岁怀孕女性（妊娠 23 周）经半傅里叶采集单次激发快速自旋回波序列、压脂 T2 加权成像获得的冠状位磁共振图像。 患者患有克罗恩病，以 6-巯基嘌呤和泼尼松维持治疗，表现为腹痛、腹胀、呕吐和小肠梗阻。图像显示出末端回肠有一处 7～10 cm 的狭窄（白色实线箭头），导致梗阻和近端小肠的显著扩张（白色星号）。子宫内可见胎儿（白色虚线箭头）。（Courtesy of Drs. J. F. B. Chick and P. B. Shyn，Abdominal Imaging and Intervention，Department of Radiology，Brigham and Women's Hospital，Harvard Medical School，Boston，Massachusetts；with permission.）

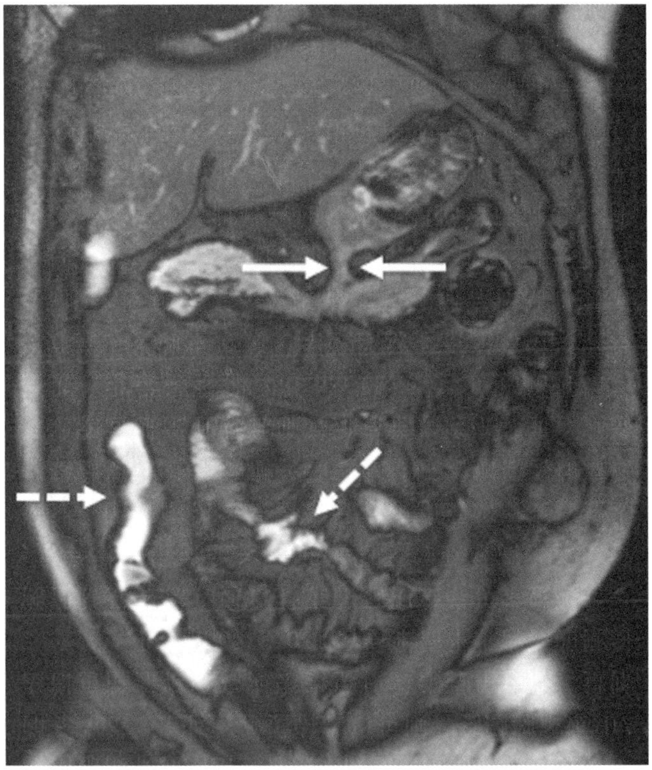

图 8-10 一名 32 岁男性克罗恩病患者**经平衡稳态自由进动序列、压脂 T2 加权成像获得的冠状位磁共振图像。**患者既往有肠梗阻、瘘管和脓肿，经 6-巯基嘌呤治疗后出现腹胀和腹泻。图像显示一处新发的胃结肠瘘（白色箭头）。小肠多灶性受累，并累及末端回肠（白色虚线箭头）。（Courtesy of Drs. J. F. B. Chick and P. B. Shyn，Abdominal Imaging and Intervention，Department of Radiology，Brigham and Women's Hospital，Harvard Medical School，Boston，Massachusetts；with permission.）

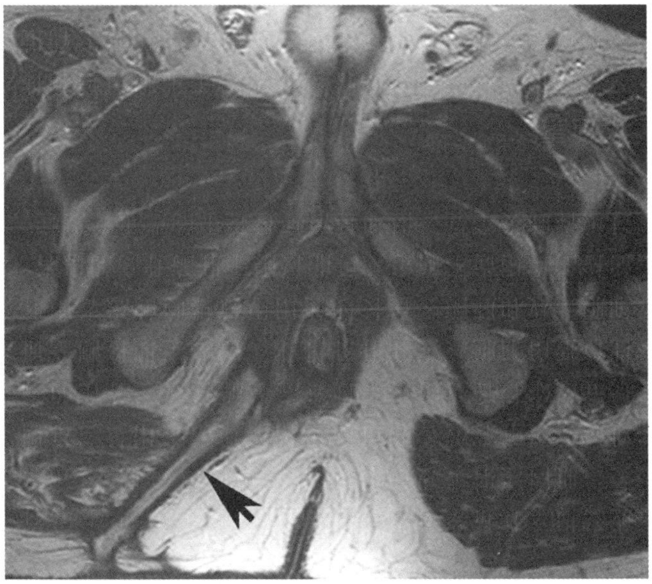

图 8-11 一名 37 岁男性克罗恩病患者的轴位 T2 加权磁共振图像显示右侧坐骨肛门窝内一个线状的充满液体的肛周瘘管（箭头所指）。（Courtesy of Dr. K. Mortele，Gastrointestinal Radiology，Department of Radiology，Brigham and Women's Hospital，Boston，Massachusetts；with permission.）

皮引流是标准的治疗方法。尽管进行了充分的引流，大部分患者仍需要切除受累肠段。对于腹壁脓肿，经皮引流的失败率尤其高。全身性糖皮质激素治疗增加了从未进行过手术的 CD 患者发生腹腔和盆腔脓肿的风险。其他并发症包括肠梗阻（见于 40%的患者）、大量出血、吸收不良以及严重的肛周病变。

血清标志物 CD 患者的表现形式以及随时间的进展变化有很大不同。有些患者表现为轻度活动度，对通常安全、温和的药物治疗反应良好。但其他许多患者表现为更严重的病变，可出现严重并发症，需手术治疗。现有的和仍在研发的生物治疗有助于终止疾病的进展，使中度至重度 CD 患者有较好的生活质量。生物治疗有潜在的风险，如感染和恶性肿瘤，最好是在确诊时决定哪些患者需要采取更积极的治疗。这种观点同样适用于 UC 患者。

如前述，不同亚型的患者对微生物抗原具有不同的免疫反应，血清学通常检测核周型抗中性粒细胞胞浆抗体［perinuclear antineutrophil cytoplasmic antibodies（pANCA）］和抗酿酒酵母细胞抗体［anti-Saccharomyces cerevisiae antibodies（ASCA）］。不过，这些血清标志物仅略有助于 UC 或 CD 的诊断和预测病程。对于确诊 IBD 以及鉴别 CD 和 UC，这些血清学检测的有效性依赖于在特定人群中 IBD 的患病率。60%～70%的 UC 患者和 5%～10%的 CD 患者呈 pANCA 阳性，5%～15%的 UC 患者一级亲属呈 pANCA 阳性，而一般人群中只有 2%～3%呈 pANCA 阳性。60%～70%的 CD 患者、10%～15%的 UC 患者以及最高达 5%的非 IBD 对照者呈 ASCA 阳性。在一个 UC 和 CD 总患病率为 62%的患者人群中，pANCA/ASCA 血清学检测的敏感性为 64%，特异性为 94%。pANCA/ASCA 的阳性和阴性预测值也基于特定人群的 IBD 患病率而有所不同。对于 IBD 患病率为 62%的患者人群来说，阳性预测值为 94%，阴性预测值为 63%。

其他血清学检测包括大肠杆菌外膜孔蛋白 C［outer membrane porin protein C（OmpC）］抗体，在 55%的 CD 患者中呈阳性；I_2 抗体，一种细菌转录因子家族的同源物，来源于荧光假单胞菌相关序列，见于 50%～54%的 CD 患者；还有抗鞭毛蛋白抗体（抗-CBir1），见于大约 50%的 CD 患者。

所有四个免疫反应均为阳性（ASCA+、OmpC+、I_2+、抗 CBir1+）的儿童 CD 患者可能疾病进展更快，在较短时间内进展为内穿孔和（或）狭窄性病变。不过，尚未在儿童和成人中进行更大规模的前瞻性研究，并把这些标志物与 C 反应蛋白或其他标志物进行比较。

与血清学相比，诊断时描述的临床因素对于预测CD的自然病程更有帮助。初始即需要使用糖皮质激素、诊断时年龄低于40岁以及诊断时存在肛周病变是发展为5年后致残性CD的独立相关因素。除了在特殊情况下（如在未定型结肠炎患者中确定是否行回肠肛管贮袋吻合术之前），血清学标志物的临床实用性很小。

UC和CD的鉴别诊断

UC和CD与许多其他疾病有相似的表现。在缺少关键的诊断性检查的情况下，可结合多种表现用于鉴别（表8-5）。诊断为IBD的患者中，高达15%的病例最初无法区分UC和CD，被称为未定型结肠炎。幸运的是，在大多数病例中，未定型结肠炎的真正本质在之后的病程中逐渐变得明显。大约5%（范围1%～20%）的结肠切除术标本因为表现出组织学特征的重叠而难以分类为UC或CD。

表8-5 不同的临床、内镜和影像学特征

	溃疡性结肠炎	克罗恩病
临床		
粪便中的肉眼可见血液	有	偶有
黏液	有	偶有
全身症状	偶有	常见
腹痛	偶有	常见
腹部包块	罕见	有
明显的会阴部病变	无	常见
瘘管	无	有
小肠梗阻	无	常见
结肠梗阻	罕见	常见
对抗生素反应	无	有
手术后复发	无	有
内镜		
直肠不受累	罕见	常见
连续性病变	是	偶有
鹅卵石征	无	有
活检有肉芽肿	无	偶有
影像学		
小肠明显异常	无	有
末端回肠异常	无	有
节段性结肠炎	无	有
非对称性结肠炎	无	有
狭窄	偶有	常见

感染性疾病

小肠和结肠的感染可以类似CD或UC。感染可能来源于细菌、真菌、病毒或原虫（表8-6）。弯曲杆菌结肠炎可以类似重度UC的内镜表现，并可导致已有的UC复发。沙门菌会导致水样或血样腹泻、恶心和呕吐。志贺菌导致水样腹泻、腹痛和发热，及随后的里急后重和经直肠排出血液和黏液。所有这三种感染通常是自限性的，但是1%的感染沙门菌的患者可成为无症状带菌者。小肠结肠耶尔森菌感染主要发生在末端回肠并引起黏膜溃疡、中性粒细胞浸润和回肠肠壁增厚。其他类似IBD的细菌感染包括：难辨梭状芽孢杆菌感染，表现为水样腹泻、里急后重、恶心和呕吐；三种类型的大肠杆菌可导致结肠炎，分别是肠出血性、肠侵袭性和肠黏附性大肠杆菌，都可引起血样腹泻和腹部压痛。细菌性结肠炎的诊断要送检粪便标本进行细菌培养和难辨梭状芽孢杆菌毒素分析。淋病、衣原体和梅毒也会导致直肠炎。

表8-6 类似IBD的疾病

感染性病因		
细菌	**分枝杆菌**	**病毒**
沙门菌	结核	巨细胞病毒
志贺菌	鸟分枝杆菌	单纯疱疹病毒
产毒性大肠杆菌	**寄生虫**	HIV
弯曲杆菌	阿米巴	**真菌**
耶尔森菌	等孢子球虫属	组织胞浆菌
难辨梭状芽孢杆菌	毛首鞭虫	念珠菌
淋病	钩虫	曲霉菌
沙眼衣原体	粪圆线虫	
非感染性病因		
炎症性	**肿瘤性**	**药物和化学物质**
阑尾炎	淋巴瘤	非甾体抗炎药
憩室炎	转移癌	磷酸化苏打（清肠剂）
改道性结肠炎	回肠癌	泻剂结肠
胶原性/淋巴细胞性结肠炎	类癌	金制品
缺血性结肠炎	家族性息肉病	口服避孕药
放射性结肠炎/小肠炎		可卡因
直肠孤立性溃疡综合征		伊匹木单抗
嗜酸细胞性胃肠炎		霉酚酸酯
中性粒细胞减少性结肠炎		
白塞综合征		
移植物抗宿主病		

缩略语：IBD，炎症性肠病；HIV，人类免疫缺陷病毒

分枝杆菌感染的胃肠道受累主要发生在免疫受抑制的患者中，但也可出现在免疫功能正常的患者。病变主要累及远端回肠和盲肠，患者表现为小肠梗阻症状和伴有压痛的腹部包块。大部分通过结肠镜检下活检和培养直接诊断。在 HIV 进展期及其他免疫功能不全状态时出现鸟胞内分枝杆菌复合感染，通常表现为全身性感染，伴有腹泻、腹痛、体重减轻、发热和吸收不良。诊断有赖于抗酸涂片和黏膜活检标本培养。

尽管大多数病毒性结肠炎患者存在免疫抑制，巨细胞病毒（cytomegalovirus，CMV）和单纯疱疹病毒性直肠炎也可出现在免疫功能正常的个体中。巨细胞病毒感染最常见于食管、结肠和直肠，但也可累及小肠。其症状包括腹痛、血样腹泻、发热和体重减轻。病变严重者可出现肠管坏死和穿孔。在活检标本的黏膜细胞中发现特征性的核内包涵体即可诊断。胃肠道的单纯疱疹病毒感染局限在口咽部、肛门直肠和肛周区域，症状包括肛门直肠疼痛、里急后重、便秘、腹股沟淋巴结肿大、排尿困难和骶部感觉异常。诊断有赖于直肠活检检出特征性的细胞内包涵体和病毒培养结果。HIV 本身也可导致腹泻、恶心、呕吐和厌食。小肠活检显示部分绒毛萎缩。也可出现小肠细菌过度生长和脂肪吸收不良。

原虫类寄生虫包括贝氏等孢子球虫等在健康宿主中可引起自限性感染，但在艾滋病患者中可引起慢性的大量水样腹泻和体重减轻。约 10%的世界人口有溶组织内阿米巴或相关种属的感染。症状包括腹痛、里急后重、含有血液或黏液的不成形便和腹部压痛。结肠镜检查显示局灶点状溃疡并有正常黏膜间隔。通过活检或血清阿米巴抗体确诊。暴发性阿米巴性结肠炎罕见，但死亡率＞50%。

其他类似 IBD 的寄生虫感染包括钩虫（美洲板口线虫）、鞭虫（毛首鞭虫）和粪类圆线虫。在重度免疫缺陷的患者中，黏膜下层可检出念珠菌或曲霉菌。播散性组织胞浆菌病可累及回盲部。

非感染性疾病

憩室炎的临床和影像学表现可以与 CD 相混淆。这两种疾病都可引起发热、腹痛、触痛性腹部包块、白细胞增多、ESR 升高、不全性肠梗阻及瘘管。肛周病变或小肠造影显示回肠炎更倾向于 CD 诊断。与憩室炎相比，明显的内镜下黏膜异常更可能见于 CD。肠段切除后内镜下或临床复发更倾向于 CD。憩室相关的结肠炎与 CD 表现相似，但黏膜异常局限在乙状结肠和降结肠。

缺血性结肠炎常与 IBD 相混淆。缺血过程可以是长期和弥漫性的，类似 UC，或者呈节段性，类似 CD。缺血导致的结肠炎症可以快速消退，或持续存在导致透壁性瘢痕和狭窄形成。肠道缺血性疾病多见于腹主动脉瘤修补术后的老年人，或存在高凝状态、严重的心脏或外周血管病变的患者。患者常表现为突然出现的左下腹痛、排便急迫感，并排出鲜红色血便。内镜检查通常显示出正常的直肠黏膜，以及呈炎症表现的降结肠和脾曲，二者间的界限鲜明。

放疗对胃肠道的影响很难与 IBD 进行区分。急性期症状发生在放疗开始的 1～2 周内。当直肠和乙状结肠受到照射时，患者出现血性、黏液状腹泻和里急后重，类似于远端 UC。当有小肠受累时，常见有腹泻症状。迟发的症状包括吸收不良和体重减轻，可出现梗阻性狭窄和小肠细菌过度生长。瘘管可穿透膀胱、阴道或腹壁。可曲式乙状结肠镜检查可见黏膜颗粒感、脆性增加、大量的毛细血管扩张，偶有散在的溃疡形成。活检可以诊断。

直肠孤立性溃疡综合征并不常见，且可与 IBD 混淆。所有年龄段的人都可发生，可能由于排出功能受损及耻骨直肠肌不能松弛所引起。肛门括约肌活动过度引起排便时直肠内压较高以及手法排便可能导致单发或多发的溃疡形成。患者主诉便秘伴有排便费力和经直肠排出血液和黏液。其他症状包括腹痛、腹泻、里急后重和会阴疼痛。通常于距肛缘 3～15 cm 的直肠前壁或前侧壁见到最大直径达 5 cm 的溃疡。活检可诊断。

与非甾体抗炎药［nonsteroidal anti0-inflammatory drugs（NSAID）］有关的结肠炎包括：新生结肠炎（de novo colitis）、IBD 复发，以及应用栓剂导致的直肠炎。大部分 NSAID 相关结肠炎表现为腹泻和腹痛，以及包括狭窄、出血、梗阻、穿孔和瘘管形成等并发症。停用这些药物非常重要，对 IBD 复发患者需要给予标准治疗。

有两种在医院中使用的药物所引起的并发症类似 IBD。第一种药物是伊匹木单抗，是一种以细胞毒性 T 淋巴细胞抗原 4［cytotoxic T lymphocyte antigen 4（CTLA-4）］为靶向的药物，可逆转 T 细胞抑制，用于治疗转移性黑色素瘤。伊匹木单抗导致的结肠炎发病率为每 100 人・年 0.0017 例。伊匹木单抗诱发的结肠炎通常用糖皮质激素或英夫利昔单抗治疗。第二种药物是霉酚酸酯［mycophenolate mofetil（MMF）］，一种常用于预防移植后排异反应的免疫抑制剂。霉酚酸酯相关的结肠炎较常见，服用该药的患者中超过 1/3 可出现。治疗方法为减少剂量或停药。

非典型性结肠炎

胶原性结肠炎和淋巴细胞性结肠炎是两种非典型性结肠炎，其内镜表现可完全正常。胶原性结肠炎有两个主要的组织学表现：上皮下胶原沉积增加和结肠炎伴有上皮内淋巴细胞增多。女性与男性比例为9∶1，大多数患者的发病年龄在60～79岁。其主要症状是慢性水样腹泻。治疗包括柳氮磺胺吡啶或美沙拉嗪、苯乙哌啶/阿托品（止泻宁）、铋剂，以及对难治性病变使用的布地奈德、泼尼松或硫唑嘌呤/6-巯基嘌呤。危险因素包括吸烟、使用非甾体抗炎药、质子泵抑制剂或β受体阻滞剂以及自身免疫性疾病的病史。

淋巴细胞性结肠炎具有类似于胶原性结肠炎的特点，包括发病年龄和临床表现，但其男性和女性的发病率几乎相等，病理改变没有上皮下胶原沉积。但上皮内淋巴细胞是增加的。使用舍曲林（但不是β受体阻滞剂）是一个额外的危险因素。乳糜泻在淋巴细胞性结肠炎患者中的发生率增加，为9%～27%。在所有淋巴细胞性结肠炎的患者中均应除外乳糜泻，尤其是当腹泻经常规治疗无效时。乳糜泻患者需要不含麸质饮食，其余治疗类似于胶原性结肠炎。

改道性结肠炎是在无粪便通过的大肠肠段出现炎症。它通常出现在有黏液瘘管形成或建立Hartmann贮袋的回肠造口术或结肠造口术的患者。临床上，患者有黏液样或血样便。内镜下可见黏膜红斑、颗粒感、脆性增加，在更严重的病变中可有溃疡形成。组织病理学显示活动性炎症区域的灶状隐窝炎和隐窝脓肿。与UC不同的是，其隐窝结构正常，但无法与CD鉴别。短链脂肪酸灌肠可能有助于治疗改道性结肠炎，但最终的治疗为外科再吻合术。

肠外表现

高达1/3的IBD患者至少有一种肠外病变表现。

皮肤表现

在高达15%的CD患者和10%的UC患者中出现结节性红斑，其发作通常与肠病的活动度相关。皮损在肠道症状出现后发生，患者通常伴随有活动性外周关节炎。结节性红斑的皮损是发热、发红的痛性结节，直径为1～5 cm，出现在小腿、踝部、腓部、大腿和手臂的前面。治疗是针对肠道病变。

坏疽性脓皮病可见于1%～12%的UC患者，不太常见于克罗恩病结肠炎中。虽然它通常在IBD诊断后出现，但坏疽性脓皮病可在肠道症状出现的数年前发生，其病程与肠道病变无关，结肠切除疗效差，甚至可在直肠结肠切除术后数年出现。它通常与严重病变有关。皮损通常出现在足和腿部的背侧，也可出现在手臂、胸部、造口处，甚至是面部。坏疽性脓皮病通常开始于一个脓疱，随后同心性扩展，快速侵蚀健康皮肤。皮损然后形成溃疡，边界呈紫红色，边缘被红斑围绕。中心为包含血和渗出物的坏死组织。病变可为单发或多发，最大可达30 cm。坏疽性脓皮病有时很难治疗，往往需要使用静脉抗生素、静脉糖皮质激素、氨苯砜、硫唑嘌呤、沙利度胺、静脉环孢素或英夫利昔单抗。

其他的皮肤表现包括发生在皱褶部位的增生性脓皮病、累及黏膜层的增生性脓性口炎、斯威特综合征（急性热性嗜中性皮肤病），以及游走性CD，一种少见的病变，定义为皮肤肉芽肿形成。5%～10%的IBD患者有银屑病，与肠道病变活动度无关，提示这些病变有共同的免疫遗传基础。75%～80%的CD患者有肛周皮赘，尤其是在那些有结肠受累的患者中。口腔黏膜病变，多见于CD，很少见于UC，包括阿弗他样口炎和颊黏膜的“鹅卵石”样病变。

风湿病

在15%～20%的IBD患者中有外周关节炎，在CD中更常见，随着肠道病变的进展而加重。它呈非对称性、多关节性和游走性，最常累及上肢和下肢的大关节。治疗方法为减轻肠道炎症。在重度UC中，结肠切除术经常可治愈关节炎。

在约10%的IBD患者中可出现强直性脊柱炎（AS），且在CD患者中比UC更常见。患有强直性脊柱炎的IBD患者中大约2/3表达HLA-B27抗原。强直性脊柱炎的活动度与肠病活动度不相关，在糖皮质激素或结肠切除术治疗后并不能减轻。它最常累及脊柱和盆腔，产生弥漫性腰背部疼痛、臀部疼痛和晨僵症状。病程呈持续进展，导致永久性骨骼损伤和变形。抗-TNF治疗可减轻脊柱炎症并改善功能状态和生活质量。

骶髂关节炎呈对称性，在UC和CD中同样出现，经常呈无症状性，与肠病的活动度无关，且并不总是进展为强直性脊柱炎。其他的风湿病表现包括肥厚性骨关节病、盆腔/股骨骨髓炎和复发性多软骨炎。

眼部

IBD患者的眼部并发症的发生率为1%～10%。最常见的是结膜炎、前葡萄膜炎/虹膜炎和表层巩膜炎。葡萄膜炎与 UC 和 CD 的结肠炎都相关，在缓解期也可出现，甚至在肠切除术后的患者中也可出现。症状包括眼部疼痛、畏光、视物模糊和头痛。需要进行及时的治疗，有时需全身应用糖皮质激素以预防瘢痕形成和视力受损。巩膜外层炎是一种表现比较温和的病变，症状表现为轻度的眼部灼热感。它发生在 3%～4%的 IBD 患者中，更常见于克罗恩病结肠炎，可局部使用糖皮质激素治疗。

肝胆系统

在大约一半有异常肝活检结果的 CD 和 UC 患者中可检出脂肪肝。患者通常存在肝大。脂肪肝通常是慢性消耗性疾病、营养不良和糖皮质激素治疗共同作用的结果。有回肠炎或回肠切除术后的 CD 患者中，10%～35%可出现胆石症。胆结石形成的原因由于胆汁酸吸收不良从而导致胆盐池耗竭，以及分泌易形成结石的胆汁。

原发性硬化性胆管炎（primary sclerosing cholangitis，PSC）是一种以肝内和肝外胆管炎症和纤维化为特征的病变，常导致胆汁性肝硬化和肝衰竭。大约 5%的 UC 患者有 PSC，但 50%～75%的 PSC 患者有 IBD。PSC 在 CD 患者中较少出现。尽管 PSC 可以在诊断 IBD 之后被发现，它也可以被较早地检出或甚至在直肠结肠切除术后数年检出。与此一致的是，PSC 的免疫遗传基础显示与 UC 有重叠性，PSC 和 IBD 都通常呈 pANCA 阳性，但在 GWAS 基础上与 UC 存在不同。大多数患者在诊断时无症状。当有症状时，出现的症状包括乏力、黄疸、腹痛、发热、厌食和全身不适。传统的诊断金标准是内镜下逆行胰胆管造影（endoscopic retrograde cholangiopancreatography，ERCP），但是磁共振胰胆管成像（magnetic resonance cholangiopancreatography，MRCP）同样具有敏感性和特异性。MRCP 适用于儿童最初的诊断性检查，可观察到各级胆管树的不规则形、多灶性狭窄和扩张。在 PSC 患者中，ERCP 和 MRCP 都可显示出多发胆管狭窄与相对正常部分交替存在。

熊去氧胆酸（优思弗）可降低碱性磷酸酶和血清转氨酶水平，但组织学改善不明显。大剂量使用（每天 25～30 mg/kg）可降低合并 PSC 的 UC 患者发生结直肠异型增生和癌变的风险。内镜下支架治疗可缓解继发于胆管梗阻的胆汁淤积。有症状的患者在 5～10 年可以发展为肝硬化和肝衰竭，并最终需要肝移植治疗。PSC 患者一生中发生胆管细胞癌的风险为 10%～15%，并因此无法行肝移植。IBD 合并 PSC 的患者发生结肠癌的风险增加，需要每年进行结肠镜和活检监测。

此外，一小部分患者表现为变异性 PSC，称为小胆管原发性硬化性胆管炎（small duct primary sclerosing cholangitis），患者的胆管造影正常。这种变异（有时指胆管周围炎）可能是一种累及小口径胆管形式的 PSC。它与经典的 PSC 有相似的生化和组织学特征，尽管可能进展至经典的 PSC，其预后明显好于经典 PSC。肉芽肿性肝炎和肝淀粉样变是更罕见的 IBD 肠外表现。

泌尿系统

最常见的泌尿系统并发症是结石、输尿管梗阻和回肠膀胱瘘。小肠切除术后的 CD 患者发生肾结石的频率最高，达 10%～20%。草酸钙结石继发于由于饮食中草酸盐吸收增加引起的高草酸尿。通常情况下，膳食钙与肠腔内的草酸结合形成不溶性草酸钙，通过粪便排出。然而，在有回肠功能障碍的患者中，未吸收的脂肪酸与钙结合，导致有未被结合的草酸存在。未结合的草酸随后进入结肠，在此易被人体吸收，尤其是在结肠有炎症存在时。

骨代谢紊乱

低骨量发生在 3%～30%的 IBD 患者中。糖皮质激素、环孢素、甲氨蝶呤和全肠外营养（total parenteral nutrition，TPN）等导致低骨量风险增加。吸收不良和 IL-1、IL-6、TNF 以及其他炎症介质介导的炎症也参与了低骨量的发生。髋部、脊柱、手腕和肋骨骨折的发病率增加：在 CD 患者中为 36%，在 UC 患者中为 45%。骨质疏松性骨折的绝对风险大约为每人每年 1%。老年人（年龄＞60 岁）中脊柱和髋部的骨折率最高。一项研究显示脊柱骨折的 OR 为 1.72，髋部骨折的 OR 为 1.59。病变严重度可以预测发生骨折的风险。有骨折的 IBD 患者中只有 13%接受了任何种类的抗骨折治疗。在慢性糖皮质激素的应用过程中，每年流失的骨量可高达 20%。骨流失呈剂量依赖性。布地奈德同样可抑制垂体-肾上腺素轴并因此有导致骨质疏松症的风险。

骨坏死的特点是骨细胞和脂肪细胞死亡，并最终出现骨塌陷。运动可加剧疼痛，并有关节肿胀。与膝关节和肩关节相比，髋关节更易受累。在一项系列研究中，4.3%的患者在开始糖皮质激素治疗后的 6 个月内出现骨坏死。诊断方法包括骨扫描或 MRI，治疗包括疼痛控制、脊髓减压、截骨术和关节置换。

血栓栓塞疾病

IBD 患者即使在病变不活动时，其静脉和动脉血栓形成的风险亦均有增加。导致高凝状态的因素包括血小板-内皮相互作用的异常，高同型半胱氨酸血症，凝血级联反应发生变化，纤溶受损，组织因子微粒受累，正常的凝血系统受到自身抗体的破坏，以及遗传易感性。可观察到血管炎累及小血管、中血管，大血管受累也可以看到。

其他病变

较常见的心肺表现包括心内膜炎、心肌炎、胸膜心包炎以及间质性肺病。继发性或反应性淀粉样变可见于长期 IBD 的患者，尤其是 CD 患者。淀粉样物质在全身沉积，可导致腹泻、便秘和肾衰竭。肾脏病变用秋水仙碱治疗效果好。胰腺炎是少见的 IBD 肠外表现，由十二指肠瘘管、壶腹部 CD、胆结石、PSC 或 6-巯基嘌呤和硫唑嘌呤等药物引起，非常罕见的情况下，可由 5-ASA 制剂、自身免疫性胰腺炎，以及原发的胰腺 CD 引起。

治疗 炎症性肠病的治疗

5-ASA 制剂

柳氮磺胺吡啶和其他 5-ASA 制剂是治疗轻、中度 UC 的主要药物。这些药物能够有效诱导和维持 UC 缓解。对于 CD 患者，其诱导作用有限，而维持缓解的疗效并不明确。新型的不含磺胺的氨基水杨酸制剂可以使柳氮磺胺吡啶的药理活性成分（5-ASA，美沙拉嗪）更多地到达病变肠道部位，同时其全身毒性减小。过氧化物酶体增殖物激活受体 γ（PPAR-γ）可以通过降低进入核内 NF-kB，介导 5-ASA 的治疗作用。无磺胺的美沙拉嗪制剂包括：通过偶氮键与载体相连的 5-ASA 二聚体、5-ASA 缓释和控释剂型。每种制剂在同等剂量下均与柳氮磺胺吡啶具有同样的疗效。

柳氮磺胺吡啶 是最早开发出来可以到达关节结缔组织和结肠黏膜，具有抗菌（磺胺吡啶）和抗炎（5-ASA）作用的 5-ASA 制剂。其分子结构有利于药物分子完整地通过小肠，只有少部分在小肠被吸收，进入结肠后在细菌产生的偶氮还原酶的作用下，偶氮键裂解，释放出磺胺和 5-ASA 成分。柳氮磺胺吡啶是治疗轻度至中度 UC 的有效药物，偶尔用于治疗克罗恩病结肠炎，但其副作用发生率较高，限制了它的使用。虽然柳氮磺胺吡啶在较高剂量时疗效更佳，但剂量达到 6 g/d 或 8 g/d 时，30%的患者出现可能与磺胺吡啶结构有关的过敏反应或不能耐受的副作用，如：头痛、食欲不振、恶心、呕吐。与磺胺吡啶剂量无关的超敏反应包括皮疹、发热、肝炎、粒细胞缺乏症、过敏性肺炎、胰腺炎、结肠炎加重、可逆性精子异常。柳氮磺胺吡啶还可以影响叶酸吸收，患者应补充叶酸。

巴柳氮是美沙拉嗪通过偶氮键与载体 4-氨基苯甲酰-β-丙氨酸结合的产物，在结肠起效。

奥沙拉嗪由偶氮键连结两个 5-ASA，到达结肠后在细菌的作用下降解，释放两个 5-ASA 分子。奥沙拉嗪治疗 UC 的疗效与柳氮磺胺吡啶相似，但高达 17%的患者可出现小肠液体分泌增多，导致非血性腹泻。

Delzicol 和高剂量亚沙可（Asacol HD，high dose）均是美沙拉嗪肠溶剂型，当 pH 值>7 时释放 5-ASA。在肠道的许多部位，从小肠到结肠脾曲，两种药物可以完全崩解。与饭同服时增加胃潴留的发生率。亚沙可最近已经停产，被 Delzicol 取而代之，后者不含苯二甲酸二丁酯（DBP）（亚沙可肠溶衣的非活性成分）。在动物实验中，大剂量 DBP 与男性生殖系统的不良反应相关。仍然销售的 Asacol HD 的肠溶衣具有相同的化学成分，但是其 DBP 的剂量在人类可以接受的毒性范围之内。

Lialda 是每日一次给药的美沙拉嗪剂型，采用多基质系统（multi-matrix system，MMX）在结肠释放美沙拉嗪。MMX 技术将含有美沙拉嗪的亲油性基质和亲水基质一起封装在聚合物中，防止药物在低 pH 值（<7）环境中降解，从而延缓药物释放，使其能够分布到整个结肠。其安全性与其他 5-ASA 剂型相当。

Apriso 是一种美沙拉嗪包衣颗粒制剂，通过适当的延长释放机制（Intellicor）在末端回肠和结肠释放美沙拉嗪。其外层包衣（Eudragit L）在 pH 值>6 时溶解。此外，还有一种多聚物基质核心，有助于在整个结肠持续释放美沙拉嗪。由于 Lialda 和亚沙可每日只需服用一次，与每天需要服用 2～4 次的其他美沙拉嗪剂型相比，能够明显增加患者的依从性。

颇得斯安是另一种美沙拉嗪剂型，由乙基纤维素包衣的美沙拉嗪微颗粒组成，可以吸收水分至美沙拉嗪微颗粒。5-ASA 溶解后，从微粒中弥散进入肠腔。药物在胃内崩解，随后微粒分散到从小肠到远端结肠的整个肠道，与进食与否无关。

莎尔福（Salofalk®Granu-Stix）是一种未封装的美沙拉嗪剂型，在欧洲用于诱导和维持缓解已经很多年了。

表 8-7 列出了不同 5-ASA 剂型的相应剂量。50%～75%的轻度-中度 UC 患者服用相当于 2 g/d

表 8-7 口服 5-ASA 制剂

制剂	配方	释放	每日剂量
含氮键			
柳氮磺胺吡啶（500 mg）（Azulfidine）	磺胺嘧啶-5-ASA	结肠	3～6 g（急性期） 2～4 g（维持期）
奥沙拉秦（250 mg）（Dipentum）	5-ASA-5-ASA	结肠	1～3 g
巴柳氮（750 mg）（Colazal）	氨基苯甲酰基-丙氨酸-5-ASA	结肠	6.75～9 g
缓释			
美沙拉嗪（400，800 mg）（Delzicol，Asacol HD）	丙烯酸树脂 S（pH 7）	远端回肠-结肠	2.4～4.8 g（急性期） 1.6～4.8 g（维持期）
美沙拉嗪（1.2 g）（Lialda）	MMX 美沙拉嗪（SPD476）	回肠-结肠	2.4～4.8 g
控释			
美沙拉嗪（250，500，1000 mg）（颇得斯安）	乙基纤维素微颗粒	胃-结肠	2～4 g（急性期） 1.5～4 g（维持期）
缓释且延长释放			
美沙拉嗪（0.375 g）（Apriso）	Intellicor 延长释放机制	回肠-结肠	1.5 g（维持期）

美沙拉嗪的 5-ASA 制剂时即可获得改善，最多服用 4.8 g/d。一般来说，5-ASA 在 2～4 周内开始起效。50%～75%的 UC 患者需要服用相当于 1.5～4 g/d 美沙拉嗪的 5-ASA 制剂来维持缓解。

5-ASA 药物最常见的副作用包括头痛、恶心、脱发和腹痛。罕见的 5-ASA 副作用包括肾功能损害、血尿、胰腺炎和结肠炎加重。应每年检查肾功能和尿液分析。

外用的 Rowasa 灌肠剂由美沙拉嗪制成，用于治疗轻度至中度远端结肠的 UC。在病变位于结肠脾曲远端结肠的 UC 患者中，灌肠有效率达 80%。治疗远端及广泛型 UC，美沙拉嗪口服和灌肠联合治疗的疗效优于任何一种单独治疗。

由美沙拉嗪制成的 Canasa 栓剂对直肠炎有效。

糖皮质激素

大多数中至重度 UC 患者可从口服或静脉应用糖皮质激素治疗中获益。对 5-ASA 治疗无效的活动期 UC 患者，泼尼松起始剂量为 40～60 mg/d。静脉应用糖皮质激素可以选择氢化可的松 300 mg/d，或甲泼尼龙 40～60 mg/d。治疗 UC 的新型糖皮质激素，布地奈德（Uceris），在结肠完全释放，其糖皮质激素的副作用很小甚至没有。其用药剂量为 9 mg/d，共 8 周，不需要逐渐减量。局部应用糖皮质激素也可治疗远段结肠炎，也可用于直肠受累＋更近端结肠病变患者的联合治疗。氢化可的松灌肠剂或泡沫剂可控制活动期病变，但是作为维持治疗的疗效尚未得到证实。这些糖皮质激素可以通过直肠大量吸收，长期给药可能导致肾上腺抑制。在远段 UC 的治疗中，5-ASA 局部用药比类固醇局部治疗更为有效。

糖皮质激素治疗中至重度 CD 也有效，诱导缓解率为 60%～70%，安慰剂的缓解率为 30%。标准糖皮质激素制剂的全身效应促进了更有效制剂的开发，其吸收更少、首过效应增强。回肠释放的布地奈德对于回结肠型 CD 的疗效与泼尼松相当，而不良反应更少。布地奈德剂量为 9 mg/d，疗程 2～3 个月，以后逐渐减量。对于药物诱导缓解的 CD 患者，布地奈德 6 mg/d 可以有效降低 3～6 个月的复发率，但并不能降低 12 个月时的复发率。

糖皮质激素不能维持 UC 或 CD 患者缓解。一旦糖皮质激素诱导了临床缓解，就应该根据临床活动度来逐渐减量，通常的减药速度不超过每周 5 mg。一般在 4～5 周内减到 20 mg/d，通常需数月才能完全停药。其副作用较多，包括液体潴留、腹纹、脂肪重新分布、高血糖症、囊下白内障、股骨头坏死、骨质疏松症、肌病、情绪障碍和戒断症状。除骨坏死外，大多数副作用与用药剂量和治疗时间有关。

抗生素

抗生素对活动期或静止期 UC 无治疗作用。但使用甲硝唑和（或）环丙沙星治疗贮袋炎通常有效。在结肠切除和回肠肛门 J 型贮袋吻合术（IPAA）后的患者中，1/3 发生贮袋炎。

甲硝唑对 CD 患者的活动性炎症、瘘管或肛周病变有效，并可预防回肠切除术后的复发。最有效的剂量为每天 15～20 mg/kg，分三次服用。通常需要持续用药数月。常见的副作用包括恶心、金属异味感和双硫仑样反应。长期用药时可出现外周神经病变，少见情况下停药后仍会永久存在。环丙沙星（500 mg，每天两次）同样对 CD 活动性炎症、肛周病变和瘘管有效，但可引起跟腱炎和跟腱断裂。环丙沙星和甲硝唑均可作为短期治疗 CD 活动性炎症、瘘管和肛周病变的一线用药。

硫唑嘌呤和 6-巯基嘌呤

硫唑嘌呤和 6-巯基嘌呤（6-mercaptopurine，6-MP）是嘌呤类似物，通常用于糖皮质激素依赖的 IBD 的治疗。硫唑嘌呤可快速吸收并转化为 6-MP，随后代谢为活性终产物硫代肌苷酸，是嘌呤核苷酸合成和细胞增殖的抑制剂。这些药物同样抑制免疫反应。最早 3～4 周即可起效，但最长可能需 4～6 个月才显效。可通过检测 6-MP 的最终代谢产物 6-硫基鸟嘌呤和 6-甲基-巯基嘌呤来监测患者的依从性。硫唑嘌呤（每天 2～3 mg/kg）和 6-MP（每天 1～1.5 mg/kg）使最高达 2/3 的不能停用糖皮质激素的 UC 和 CD 患者成功停用了糖皮质激素。它们同样可用作 UC 和 CD 的维持治疗，以及治疗 CD 的活动性肛周病变和瘘管。另外，6-MP 或硫唑嘌呤对预防术后 CD 复发也有效。

尽管硫唑嘌呤和 6-MP 的耐受性通常较好，在 3%～4%的患者中会发生胰腺炎，主要在治疗的最初数周内出现，并且在停药后完全可逆。其他副作用包括恶心、发热、皮疹和肝炎。骨髓抑制（尤其是白细胞减少）与剂量相关且常延迟出现，需常规监测全血细胞计数。此外，每 300 个个体中有 1 个缺乏硫代嘌呤甲基转移酶，这种酶可使药物代谢为非活性终产物（6-甲基-巯基嘌呤）。人群中另有 11%是杂合子，酶活性为中间型。这两类个体由于活性 6-巯基鸟嘌呤代谢物的蓄积增加，而使其毒性风险增加。尽管可根据 6-巯基鸟嘌呤和 6-甲基巯基嘌呤的水平确定正确的药物剂量并减少毒性，但根据体重决定给药剂量是一种可取的方法。无论用药方案如何，都需要经常监测全血细胞计数和肝功能。使用硫唑嘌呤/6-MP 治疗的 IBD 患者发生淋巴瘤的风险增加约 4 倍。这种增加的风险可能是药物治疗、疾病本身，或两者共同的结果。

甲氨蝶呤

甲氨蝶呤抑制二氢叶酸还原酶，导致 DNA 合成受损。其抗炎症特性可能与其减少 IL-1 生成有关。肌内注射或皮下注射甲氨蝶呤（每周 25 mg）对诱导缓解有效，并可减少糖皮质激素用量。每周 15 mg 对于活动期 CD 的维持缓解有效。潜在的毒性包括白细胞减少和肝纤维化，需要定期检测全血细胞计数和肝酶。在长期使用甲氨蝶呤的患者中肝活检的作用尚不确定，可能仅限于肝酶升高的患者。过敏性肺炎罕见，但却是治疗过程中的严重并发症。

环孢素

环孢素是一种亲脂性多肽，对于细胞免疫和体液免疫系统都具有抑制作用。环孢素可阻止 T 辅助淋巴细胞生成 IL-2。环孢素与亲环蛋白结合，这一复合物抑制神经钙蛋白，后者是一种细胞质磷酸酶，参与 T 细胞的活化。环孢素还可通过阻止辅助性 T 细胞间接抑制 B 细胞的功能。环孢素比 6-MP 和硫唑嘌呤起效更快。

静脉使用环孢素每天 2～4 mg/kg 对静脉糖皮质激素抵抗的重度 UC 患者最有效，82%的患者有效。可以首选环孢素以替代结肠切除术。口服环孢素的长期有效性并不显著，但如果患者在出院时开始服用 6-MP 或硫唑嘌呤，则可以维持缓解。对于 2 mg/kg 的剂量，通过单克隆放射免疫法或高分辨液相色谱法检测的药物水平需维持在 150～350 ng/ml。

环孢素可导致明显的毒性反应。需要经常监测肾功能。高血压、牙龈增生、多毛症、感觉异常、震颤、头痛以及电解质异常是常见的副作用。肌酐升高时需要减少剂量或停药。癫痫发作也使治疗复杂化，尤其是当患者有低镁血症或血清胆固醇水平＜3.1 mmol/L（＜120 mg/dl）时容易发生。机会性感染中最值得注意的是卡氏肺囊虫肺炎，在联合免疫抑制剂治疗时可能出现，需要对其进行预防。一项大规模研究中 15%的患者发生严重的不良事件，包括调整剂量无改善的肾毒性、严重感染、癫痫发作、过敏反应，有 2 名患者死亡。这种高不良反应发生率提示使用环孢素需要在三级医疗中心由有经验的临床医师进行密切监测。GETAID 组在欧洲进行了一项大规模的试验对静脉应用环孢素与英夫利昔单抗进行了比较。结果显示环孢素 2 mg/kg（调整剂量使血药浓度在 150～250 ng/ml）和英夫利昔单抗 5 mg/kg 治疗 7 天的有效率相同，两组都获得了 85%的有效率。55 名使用环孢素的患者中有 5 名发生了严重感染，而 56 名使用英夫利昔单抗的患者中有 4 人发生。采用常规诱导剂量和维持剂量时，口服环孢素组与使用英夫利昔单抗组患者在98天时的有效率相似（分别为40%和46%）。数据结果显示环孢素和英夫利昔单抗在重度UC中有相同的有效性，但与环孢素相比，大多数医生在这些患者中更倾向于使用英夫利昔单抗。

他克莫司

他克莫司是一种大环内酯类抗生素，具有与环孢素相似的免疫调节特性。它的效力是环孢素的100倍，且吸收不依赖于胆汁或黏膜完整性。这些药理学特性使得他克莫司在近端小肠有CD病变时仍具有很好的口服吸收性。它对儿童难治性IBD和广泛性小肠受累的成人CD有效。它对糖皮质激素依赖或抵抗的成人UC和CD，以及难治性CD瘘管也有效。

生物治疗

生物治疗传统上用于其他治疗失败的中至重度CD患者。但是，现在它常常作为中度至重度CD患者的初始治疗以预防将来的并发症。生物治疗有效的患者临床症状得以改善，生活质量更好，减少伤残、乏力和抑郁，以及降低手术和住院率。

抗-TNF治疗 批准用于CD的第一个生物治疗是英夫利昔单抗，是一种嵌合性抗TNF-α的IgG1抗体，现已被批准用于治疗中至重度活动性UC。对糖皮质激素、6-MP或5-ASA治疗抵抗的活动期CD患者中，65%静脉使用英夫利昔单抗治疗有效（5 mg/kg），三分之一可达到完全缓解。ACCENT Ⅰ（A Crohn's Disease Clinical Trial Evaluating Infliximab in a New Long-Term Treatment Regimen，一项评价在一种新的长期治疗方案中使用英夫利昔单抗治疗CD的临床试验）研究显示最初用药有效的患者中，每8周重复注射英夫利昔单抗可使40%的患者维持缓解至少1年。

英夫利昔单抗治疗难治性肛周瘘管和肠外瘘的CD患者同样有效，ACCENT Ⅱ试验显示出有效率（瘘管引流量减少50%）为68%和完全缓解率为50%。在大多数患者中，通常需每8周1次的再次输注以维持疗效。

SONIC（Study of Biologic and Immunomodulator-Naive Patients with Crohn's Disease，未使用生物制剂和免疫调节剂的CD患者的研究）试验在未使用过免疫调节剂和生物制剂的中至重度CD患者中比较了英夫利昔单抗联合硫唑嘌呤、单用英夫利昔单抗、单用硫唑嘌呤这几种治疗方案。在1年时，英夫利昔单抗联合硫唑嘌呤组不使用糖皮质激素的缓解率为46%，单用英夫利昔单抗组为35%，单用硫唑嘌呤组为24%。在26周时，联合用药组的完全黏膜愈合率为44%，单用英夫利昔单抗组或硫唑嘌呤组分别为30%和17%。不良事件发生率在各组相同。

在中至重度UC患者中使用英夫利昔单抗的两项大规模试验也显示治疗有效，有效率为37%～49%，大约1/5的患者在54周后可维持缓解。用于UC和CD的剂量是相同的，在0、2、6周时给予诱导量，随后每8周一次。还有一项治疗中至重度UC患者的研究，治疗方案与SONIC相似。在治疗16周后，硫唑嘌呤联合英夫利昔单抗治疗的UC患者不使用糖皮质激素的缓解率为40%，而单用硫唑嘌呤或单用英夫利昔单抗的缓解率分别为24%和22%（文章现已发表）。这是支持中至重度UC患者采取“降阶梯”或更加积极治疗的进一步证据。

阿达木单抗 是一种重组的人类单克隆IgG1抗体，只含有人类的多肽序列并经皮下注射。阿达木单抗结合TNF并通过阻断TNF和其细胞表面受体的相互作用而使其失去作用。因此，它与英夫利昔单抗有相似的作用机制，但免疫原性更少。阿达木单抗已被批准治疗中至重度CD。CHARM（Crohn's Trial of the Fully Human Adalimumab for Remission Maintenance，完全人源化的阿达木单抗用于克罗恩病维持缓解的试验）是一项在对阿达木单抗诱导治疗有效的患者中进行阿达木单抗维持治疗的研究。在这项试验中，约50%的患者之前接受过英夫利昔单抗治疗。在未使用过英夫利昔单抗的患者中，1年时的缓解率为42%～48%，相比之下，之前接受过英夫利昔单抗治疗的患者的缓解率为31%～34%。另一项试验显示在最初英夫利昔单抗治疗有效随后无效的患者中，使用阿达木单抗在4周时的缓解率为21%。在临床实践中，随着患者使用阿达木单抗的剂量增加至每周40 mg而不是隔周使用时，其缓解率也增加。阿达木单抗现已被批准用于治疗中至重度活动性UC。

赛妥珠单抗 是一种聚乙二醇化的抗TNF-α单克隆抗体的Fab片段，皮下注射每月一次。皮下注射赛妥珠单抗可有效诱导活动性炎性CD患者达到临床缓解。在PRECISE Ⅱ试验（Pegylated Antibody Fragment Evaluation in Crohn's Disease，评价在克罗恩病患者中使用聚乙二醇化抗体片段试验）

中，对赛妥珠单抗诱导治疗有效的患者使用赛妥珠单抗进行维持治疗，结果与 CHARM 试验相似。在 26 周时，未使用过英夫利昔单抗的患者有效率达 69%，而使用过英夫利昔单抗的患者的有效率为 44%。

戈利木单抗 是另一种完全人源的抗 TNF-α 的 IgG1 抗体，目前已被批准用于治疗中至重度活动性 UC。在戈利木单抗的试验中，所有患者都未使用过英夫利昔单抗。与阿达木单抗和赛妥珠单抗一样，戈利木单抗也是皮下注射。

抗-TNF 治疗的副作用 · 产生抗体 产生英夫利昔单抗的抗体（antibodies to infliximab，ATI）可以增加输注反应的风险，并降低治疗有效性。因为患者容易产生 ATI，目前的实际应用中不采用按需或分次输注，而是周期性（每 8 周）输注。ATI 通常表现为使用英夫利昔单抗的疗效降低或输注后疗效持续的时间缩短。减少给药间隔或增加剂量至 10 mg/kg 可恢复其疗效。已有英夫利昔单抗和阿达木单抗谷浓度以及其抗体的商业化检测，可用于确定最佳剂量。如果患者的 ATI 水平高，且英夫利昔单抗谷浓度低，最好换用其他的抗 TNF 治疗。大部分急性输注反应和血清病样反应可以通过糖皮质激素和抗组胺药物治疗。有些反应严重，需要改变治疗，尤其是如果患者有 ATI。

非霍奇金淋巴瘤（non-Hodgkin's lymphoma，NHL） CD 患者患 NHL 的基线风险为 2∶10 000，略高于普通人群。硫唑嘌呤和（或）6-MP 治疗增加其风险至约 4∶10 000。巯基嘌呤相关的 NHL 风险最高的是 65 岁以上的患者，50～65 岁的患者有中度风险。抗 TNF 治疗增加风险至约 6∶10 000。

肝脾的 T 细胞淋巴瘤（hepatosplenic T cell lymphoma，HSTCL） 无论患者有无 CD，HSTCL 几乎同样致命。在 CD 患者中，报告至食品与药品管理局不良事件报告系统（Food and Drug Administration Adverse Event Reporting System，FDA AERS）的事件以及在 PubMed 和 Embase 中搜索到的已发表的病例报告显示总共有 37 例单发病例。86%的患者为男性，中位年龄为 26 岁。患者在诊断 HSTCL 之前的 CD 病史平均为 10 年。36 例使用过 6-MP 或硫唑嘌呤，28 例使用过英夫利昔单抗。这 28 个病例中，27 例也使用过 6-MP 或硫唑嘌呤。另 1 个病例中，使用过英夫利昔单抗和阿达木单抗。

皮肤病损 接近 5%的接受抗 TNF 治疗的 IBD 患者可出现新发的银屑状皮肤病损，通常大多数可经局部治疗改善，但少见情况下，抗 TNF 治疗必须减量、更换或停药。接受抗 TNF 治疗患者患黑色素瘤的风险增加接近 2 倍，但巯基嘌呤治疗并不增加其风险。接受巯基嘌呤和生物治疗的患者发生非黑色素瘤性皮肤癌的风险增加，尤其是随访 1 年或以上者。使用这些药物的患者需要至少每年进行一次皮肤检查。

感染 所有的抗 TNF 药物都会增加感染的风险，尤其是激活潜在的结核和机会性真菌感染，包括弥散型组织胞浆菌病和球孢子菌病。推荐患者在开始抗 TNF 治疗前进行纯化蛋白衍生物（purified protein derivative，PPD）或全血干扰素-结核金试验（quantiFERON-TB gold test，QFT-G）以及胸部 X 线检查。65 岁以上患者使用英夫利昔单抗或阿达木单抗时的感染率和死亡率均高于年龄低于 65 岁的患者。

其他 报道的急性肝损伤原因包括乙型肝炎病毒的重新激活、自身免疫效应及胆汁淤积。少见情况下，英夫利昔单抗和其他抗 TNF 药物可导致视神经炎、癫痫发作、新发临床症状或加重，以及包括多发性硬化在内的中枢神经系统脱髓鞘病变的影像学改变。这些药物可能会加重纽约心脏协会分级心功能Ⅲ/Ⅳ级患者的心力衰竭症状。

抗整合素 整合素在白细胞的细胞表面表达，对白细胞黏附至血管内皮具有调节作用。α4-整合素与其 β1 或 β7 亚单位一起与内皮细胞配体（称为黏附分子）相互作用。α4β7 与黏膜地址素细胞黏附分子（mucosal addressin cellular adhesion molecule，MAdCAM-1）的相互作用对于淋巴细胞移行至胃肠道黏膜非常重要。

那他珠单抗 是一种拮抗 α4-整合素的重组的人源化 IgG4 抗体，对 CD 患者诱导和维持治疗有效。2008 年 2 月被批准用于治疗抗 TNF 治疗无效或不耐受的 CD 患者。在 3 个月时的有效率和缓解率分别为约 60%和 40%，在 36 周时的持续缓解率为 40%左右。

在 1043 例 CD 患者的临床试验中，有 1 例在输注 8 次那他珠单抗后发现进行性多灶性脑白质病（progressive multifocal leukoencephalopathy，PML）。在治疗多发性硬化的临床试验中，2 名患者在中位 120 周后出现 PML。上市后 PML 病例共有 410 例，408 例发生在多发性硬化患者，2 例发生在 CD 患者。发生 PML 最重要的危险因素是感染 John Cunningham（JC）多瘤病毒，见于 50%～55%的成年人群。发生 PML 的其他 2 个危险因素是治疗疗程长，尤其是超过 2 年时，以及之前使用过免疫抑制药物治疗。有全部3个危险因素的患者估计患病风险为11∶1000。

FDA在2012年初批准了一种商业化的酶联免疫吸附检测（enzyme-linked immunosorbent assay，ELISA）试剂盒（Stratify JCV Antibody ELISA；Focus Diagnostics，Cypress，CA）用于检测抗JC病毒抗体。这种检测在分层PML风险方面的准确性达99%。推荐所有患者在开始那他珠单抗治疗前进行检测。随后每6个月进行JC病毒血清学检测，因为每年有1%～2%的患者会发生血清转换。所有使用那他珠单抗的患者和其提供者必须参加TOUCH（Tysabri Outreach Unified Commitment for Health，Tysabri推行对健康的一致承诺）的药物警戒计划。那他珠单抗静脉应用，每4周300 mg。标签上必须警示不能与任何免疫抑制药物联用。

维多珠单抗 是另一种白细胞移行抑制剂，适用于TNF阻断剂或免疫调节剂疗效不佳或丧失疗效或不能耐受的患者，或者是糖皮质激素疗效不佳、不能耐受或依赖的患者。它是JC抗体阳性患者的一种治疗选择，因为其不通过血脑屏障。维多珠单抗是一种特异性直接拮抗α4β7整合素的单克隆抗体，具有选择性胃肠道免疫抑制作用。

治疗进展

乌司奴单抗 一种完全人源的IgG1单克隆抗体，通过IL-12和IL-23共同的p40亚单位拮抗其生物活性，抑制这些细胞因子与它们在T细胞、自然杀伤细胞和抗原呈递细胞上的受体相互作用。临床试验显示对于中至重度CD有效。

托法替尼 是一种口服的Janus激酶1、3抑制剂，对Janus激酶2也有较弱的抑制作用。它可阻断信号通路中具有共同γ链的细胞因子，包括IL-2、IL-4、IL-7、IL-9、IL-15和IL-21。这些细胞因子为淋巴细胞激活、发挥功能和增殖中所必需。临床试验显示对中至重度UC有效。

营养治疗

食物抗原可能会刺激黏膜免疫反应。肠道休息并给予全肠外营养对活动期CD患者有效。肠道休息和全胃肠外营养诱导活动期CD缓解的疗效与糖皮质激素相同，但对维持治疗无效。要素或多肽配方的肠内营养与糖皮质激素或全肠外营养同样有效，但是这些肠内营养制剂并不可口。肠内营养可提供对细胞生长十分重要的营养素，且没有全胃肠外营养的并发症。与CD不同，饮食干预并不会减轻UC的炎症。UC和CD的标准治疗见图8-12。

手术治疗

溃疡性结肠炎 接近一半的慢性广泛性UC患者在发病的最初10年内接受了手术治疗。手术的适应证见表8-8。择期手术占20%，急诊手术占30%，急诊行直肠结肠切除术占40%。手术风险主要包括出血、感染和败血症，以及神经损伤。选择的手术方式为回肠肛门J形贮袋吻合术（ileoanal J pouch anastomosis，IPAA）。

因为UC是一种黏膜病变，直肠黏膜可以切开并剥除至肛门齿状线或其近端约2 cm处。将回肠制成一个贮袋作为新的结肠。回肠贮袋随后以端端吻合形式与肛门环周缝合。如果小心操作，该手术可保留肛门括约肌，维持其控制排便的功能。总的手术并发症发生率为10%，主要并发症为肠梗阻。5%～10%的患者可能发生贮袋失败而需要改为永久回肠造瘘。通常会有些炎症性直肠黏膜存留，因此需要进行内镜监测。贮袋内回肠黏膜原发的异型增生很少发生。

IPAA后的患者通常每天排便6～10次。根据生活质量评分，与回肠造瘘术患者相比，这些患者的运动和性生活方面表现更好。IPAA最常见的并发症是贮袋炎，发生于30%～50%的UC患者。表现为排便次数增加、水样便、腹部绞痛、排便急迫、夜间有粪便漏出、关节痛、全身不适及发热。贮袋活检可区分真正的贮袋炎和潜在的CD。贮袋炎抗生素治疗通常有效，但3%～5%的患者为难治性，需要糖皮质激素、免疫调节剂、抗TNF治疗，甚至是贮袋切除。每天服用含有4株乳酸杆菌、3株双歧杆菌和1株唾液链球菌的高浓度益生菌制剂可预防贮袋炎复发。

克罗恩病 大部分CD患者在其一生中需要进行至少一次手术。患者是否需要手术与病程和病变部位相关。小肠病变的患者需要进行手术的概率是80%，仅有结肠炎的患者为50%。手术仅适用于药物治疗无效或出现需手术解决的并发症。手术适应证见表8-8。

小肠病变 由于CD是慢性、复发性的，且手术无法治愈，因此尽量少切除肠管。目前治疗梗阻性CD的手术方法包括切除病变肠段和狭窄成形术。手术切除病变肠段是最常用的手术方式，在大多数病例中，可进行一期吻合以保留肠管的连贯性。如

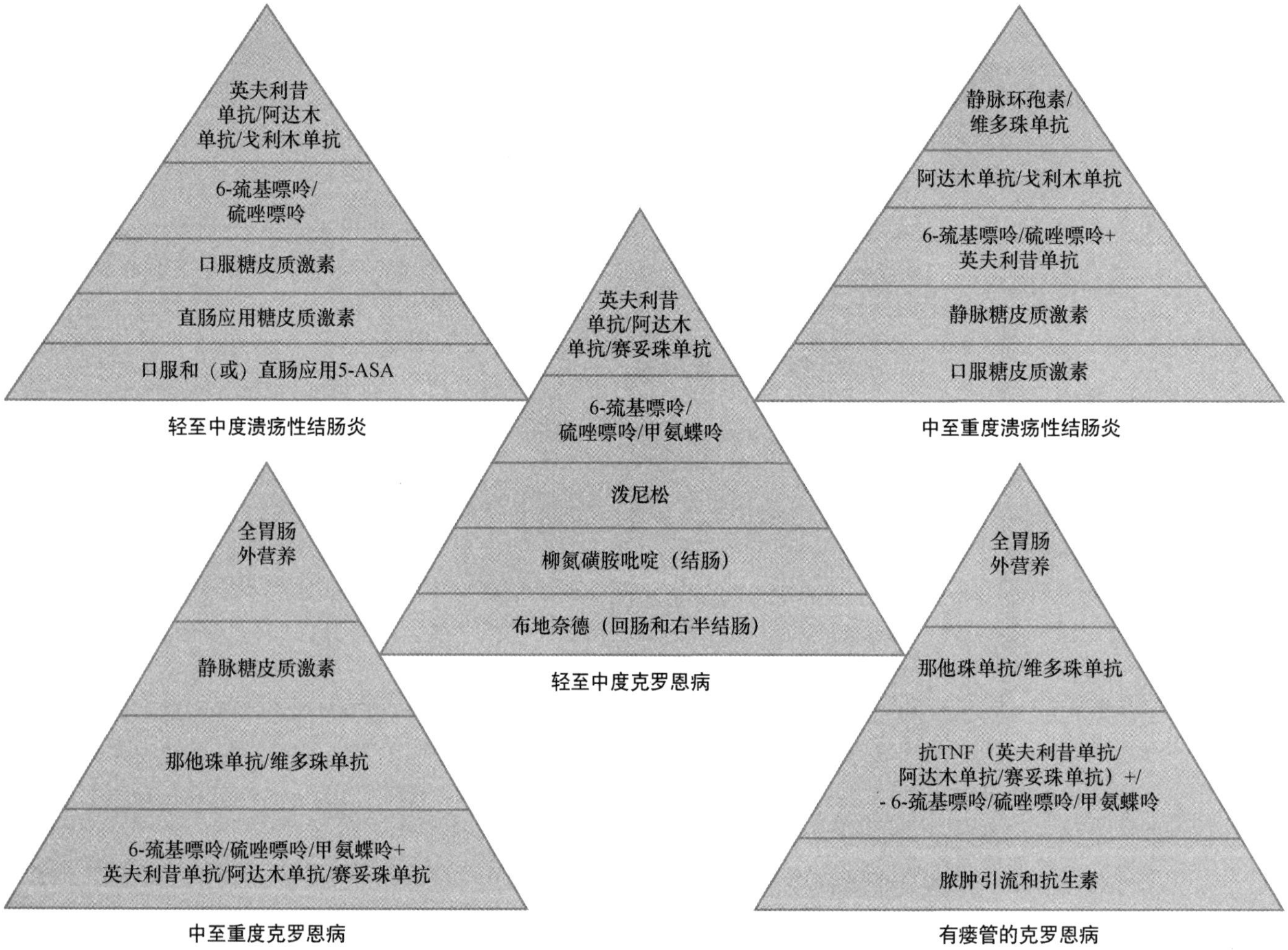

图 8-12　炎症性肠病的治疗。5-ASA，5-氨基水杨酸

表 8-8　手术适应证

溃疡性结肠炎	克罗恩病
难治性病变	小肠
暴发性病变	狭窄和梗阻
中毒性巨结肠	药物治疗无效
结肠穿孔	大量出血
结肠大量出血	难治性瘘管
肠外病变	脓肿
结肠梗阻	结肠和直肠
预防结肠癌变	难治性病变
结肠异型增生或癌变	暴发性病变
	药物治疗无效的肛周病变
	难治性瘘管
	结肠梗阻
	预防癌变
	结肠异型增生或癌变

小肠已被切除很多且狭窄处较短，并有正常黏膜间隔，可行狭窄成形术以避免因肠道长度不足影响功能。狭窄区域纵向切开，切口横向缝合，这样使狭窄区域变宽。狭窄成形术的并发症包括长期肠绞痛、出血、瘘管、脓肿、肠漏和再狭窄。

有证据显示美沙拉嗪、硝基咪唑类抗生素、6-MP/硫唑嘌呤、英夫利昔单抗和阿达木单抗对预防CD术后复发的作用均优于安慰剂。美沙拉嗪的有效性最低，而硝基咪唑类抗生素的副作用限制了其应用。早期复发的危险因素包括吸烟、穿透性病变（内瘘、脓肿或有病变穿透肠壁的其他证据）、既往手术后早期复发、多次手术，以及第一次手术时年龄较轻。对这组患者应考虑使用 6-MP/硫唑嘌呤、英夫利昔单抗或阿达木单抗进行积极的术后治疗。推荐如果可行的话，应在术后 6 个月进行结肠镜检查以评价 CD 有无内镜下复发。

结肠病变　很大一部分克罗恩病结肠炎的患者需要手术解决难治性、暴发性病变，以及肛门直肠病变。有多种供选方式，从暂时性回肠造瘘术至切除病变结肠肠段甚或整个结肠和直肠。对于节段性受累的患者，可进行结肠节段性切除及一期吻合。

在有广泛性结肠炎的患者中，20%～25%直肠未受累者可考虑保留直肠。大多数外科医生认为在CD患者禁忌行IPAA，因为有较高的贮袋失败率。改道性结肠造瘘可能有助于严重的肛周病变或直肠阴道瘘的愈合，但疾病几乎总会复发需要进行肠管再吻合。这些患者通常需要行全直肠结肠切除术和回肠造瘘术。

炎症性肠病与妊娠

病变静止的UC和CD患者的生育率正常。在CD的炎症过程中，输卵管可形成瘢痕，尤其是右侧输卵管，因为邻近末端回肠。此外，直肠周围、会阴以及直肠阴道的脓肿和瘘管可以导致性交困难。柳氮磺胺吡啶可引起男性不育，但停药后可逆转。在接受回肠肛门J形贮袋吻合的女性患者中，大部分研究显示其生育率降至正常的50%～80%。这是由盆腔炎症导致输卵管瘢痕形成或阻塞所引起的。

在轻度或静止期UC和CD患者中，胎儿几乎正常。自发性流产、死产和发育缺陷的发生率随着病变活动度的增加而增加，但不受用药影响。在妊娠期间CD和UC的病程大部分与受孕时的病变活动度相关。患者在受孕前应至少缓解6个月。大部分CD患者可以经阴道分娩，但对于有肛门直肠和直肠周围脓肿和瘘管的患者，则更倾向于采用剖宫产以减少瘘管发生或延伸至会阴切口瘢痕处的可能性。除非想生多个孩子，行IPAA的UC患者应当考虑行剖宫产，因为经阴道分娩将来发生便失禁的风险增加。

妊娠期间和哺乳期使用柳氮磺胺吡啶、Lialda、Apriso、Delzicol和巴柳氮是安全的，使用柳氮磺胺吡啶时应额外补充叶酸。亚沙可和奥沙拉秦被FDA分为妊娠期的C级药物，因此不推荐。在妊娠期和哺乳期使用局部5-ASA制剂同样是安全的。在妊娠期使用糖皮质激素一般是安全的，适用于中至重度活动期患者。婴儿通过哺乳接受到的糖皮质激素量很小。CD患者妊娠期间短期应用（数周，不是数月）的最安全的抗生素是氨苄西林和头孢类药物。甲硝唑可用于妊娠中期和晚期。环丙沙星可引起未成熟动物的软骨病变，由于缺乏其对人类生长和发育影响的数据，因此应避免使用。

在妊娠期间使用6-巯基嘌呤和硫唑嘌呤的风险很小或没有风险，但应用经验有限。如果患者妊娠期不能停药或因病情进展需要使用6-巯基嘌呤或硫唑嘌呤，需要签署知情同意书后才能用药。在有限数量的患者中检测发现母乳中含有的6-巯基嘌呤或硫唑嘌呤水平可忽略不计。

环孢素在妊娠期使用的数据很少。在一项患者数量较小的研究中，在妊娠期间使用静脉环孢素治疗重度IBD，80%的患者成功完成妊娠，婴儿未发生肾毒性或先天畸形。但是，由于缺乏数据，应避免使用环孢素，除非患者如果不用就需手术治疗。

在妊娠期和哺乳期禁用甲氨蝶呤。在一项大规模前瞻性研究中，使用英夫利昔单抗、阿达木单抗或赛妥珠单抗并没有增加死产、流产或自然流产的风险，为妊娠期B级药物。英夫利昔单抗和阿达木单抗是IgG1抗体，在妊娠中期和晚期可跨胎盘主动转运。到7月龄时，胎儿血清中可检测到英夫利昔单抗和阿达木单抗，在这段时间内应避免注射活疫苗。赛妥珠单抗可被动扩散通过胎盘，婴儿血清和脐带血中的水平很低。在哺乳期使用抗-TNF类药物是相对安全的。母乳中可检测出极微量水平的英夫利昔单抗和阿达木单抗，但检测不到赛妥珠单抗。这种极微量的水平没有临床意义。建议在妊娠期间不要换药，除非由于IBD的病情需要。那他珠单抗由于在妊娠期使用的数据有限，分类为C级药物。

妊娠期间的UC患者只在有急诊手术指征时才选择手术治疗，包括严重出血、穿孔和对药物治疗无效的巨结肠。全结肠切除和回肠造瘘术后自然流产风险为50%。在需要手术的CD患者中，胎儿死亡率也高。IPAA后的患者在妊娠期间夜间排便频率增加，产后可缓解。在最多达8%的回肠造瘘术患者中出现一过性小肠梗阻。

炎症性肠病中的癌变问题

溃疡性结肠炎

病程长的UC患者发生结肠上皮异型增生和癌变的风险增加（图8-13）。

慢性UC患者中发生肿瘤的风险随着病程和病变范围而增加。一项大规模meta分析显示，UC患者的癌症风险在发病10年后估计为2%，20年后为8%，30年后为18%。根据英国一项监测30年的项目数据计算得出的结直肠癌风险在发病20年时为7.7%，30年时为15.8%。UC患者中结肠癌的发病率高于一般人群，结肠镜检查是标准的监测方法。

建议病程＞8～10年的广泛型结肠炎（超过1/3

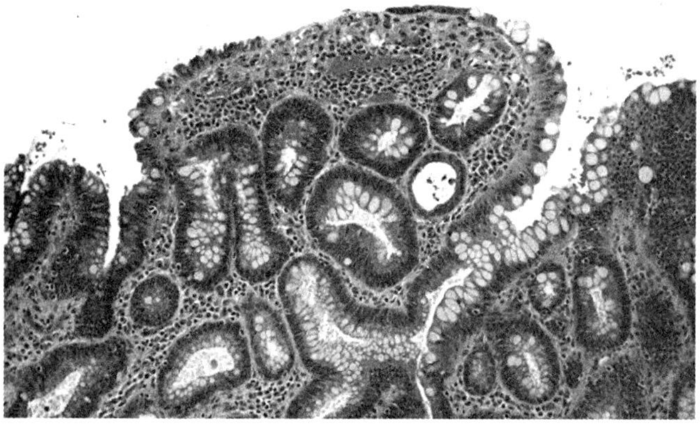

图 8-13（见书后彩图） 中倍放大显示慢性溃疡性结肠炎患者低级别异型增生。低级别异型增生的隐窝散布于再生隐窝间。(Courtesy of Dr. R. Odze, Division of Gastrointestinal Pathology, Department of Pathology, Brigham and Women's Hospital, Boston, Massachusetts; with permission.)

的结肠受累）患者，或 12～15 年的直肠乙状结肠炎（受累小于三分之一，但病变超过直肠）患者每年或每两年进行一次结肠镜检查及多点活检，该方法已广泛用于筛查和监测异型增生和癌变。UC 癌变的危险因素包括病程长、病变广泛、结肠癌家族史、PSC、结肠狭窄以及结肠镜检查发现炎性假息肉。

克罗恩病

克罗恩病结肠炎发生癌变的危险因素包括病程长、病变广泛、存在旁路结肠肠段、结肠狭窄、PSC 以及结肠癌家族史。病变范围和病程相似的 CD 与 UC 发生癌症的风险可能相当。CESAME 研究（法国 IBD 患者的前瞻观察性队列研究）显示所有 IBD 患者中结直肠癌的标准化发病率为 2.2 [95%可信区间（CI）为 1.5～3.0；$P<0.001$]，在长期的广泛型结肠炎（包括 CD 和 UC）患者中为 7.0（95% CI 4.4～10.5；$P<0.001$）。因此，用于 UC 患者的内镜监测策略同样推荐于慢性克罗恩病结肠炎患者。小儿结肠镜可用于通过 CD 患者的狭窄部位，但对于内镜无法通过、有症状的狭窄应考虑外科手术。

异型增生和癌变的处理

异型增生可以呈扁平状或息肉样。如果在结肠镜监测过程中发现扁平的高级别异型增生，在 UC 患者的通常治疗方法是行结肠切除术，在 CD 患者是行结肠切除术或病变肠段切除术。如果发现扁平的低级别异型增生（图 8-13），大多数研究者推荐立即行结肠切除术。在有慢性结肠炎的 UC 和 CD 患者中同时可发生腺瘤，如果活检显示周围黏膜无异型增生，则可以在内镜下切除。高分辨率和高放大的结肠镜以及喷洒染色可提高异型增生的检出率。

IBD 患者患其他恶性疾病的风险也较高。CD 患者患非霍奇金淋巴瘤、白血病以及骨髓异常增生综合征的风险增加。重度、慢性、合并有肛周病变的 CD 患者发生低位直肠和肛管癌（鳞状上皮癌）的风险增加。尽管在 CD 中发生小肠腺癌的绝对风险较低（一项研究中显示在 25 年时为 2.2%），对于长期、广泛的小肠病变应考虑进行肿瘤筛查。

第九章 肠易激综合征

Irritable Bowel Syndrome

Chung Owyang

（夏志伟 译 林三仁 校）

肠易激综合征（IBS）是一种功能性肠病，以腹痛或腹部不适及排便异常为特征，且缺乏可查知的结构异常。IBS 并无特异性诊断标志物，因此本病的诊断基于临床表现。2006 年，用于诊断 IBS 的罗马Ⅱ标准进行了修订（表 9-1）。全世界的成年人和青少年中约有 10%～20%存在 IBS 症状，多数调查表明女性居多数。IBS 症状往往随时间推移反复发生和缓解，且常与其他功能性疾病重叠，如纤维肌痛、头痛、背痛以及泌尿生殖系统症状。IBS 患者症状轻重不一，可严重影响生活质量，消耗高昂的医疗费用。随着基础医学、胃肠动力学和临床研究的进展，对本病及其生理特征和心理社会因素的理解正在不断深入。胃肠道动力改变，内脏高敏感，脑-肠相互作用紊乱，中枢调节异常，自主神经和激素调节紊乱，基因乃至环境因素和社会心理异常均不同程度地参与其发病，不同个体的主要机制各异。研究进展将会不断改进临床治疗方法。

表 9-1 肠易激综合征的诊断标准[a]

反复发作的腹痛和腹部不适[b]，3 个月内每月至少 3 天，伴有以下 2 个或 2 个以上症状：
1. 排便后症状缓解
2. 症状发作伴随排便频率改变
3. 症状与粪便性状改变有关

[a] 诊断前症状出现至少 6 个月，且近 3 个月症状符合上述标准。

[b] 腹部不适是指腹部不舒服的感觉但并不能用疼痛描述。在临床研究及病理生理研究的筛查评价时，腹痛/腹部不适的频率至少需达到每周 2 天方可纳入研究。

来源：Adapted from GF Longstreth et al: Gastroenterology 130: 1480, 2006.

临床特征

IBS可以累及各个年龄段的人群，多数患者的初发年龄在45岁之前。老年患者的症状频度较低。女性IBS患者的发病率是男性的2～3倍，80%的重症IBS患者是女性。如表9-1所示，腹痛或腹部不适是诊断IBS的关键症状。上述症状于排便后可缓解，和（或）症状的发生与排便节律改变和粪便性状异常相关。仅有腹泻或便秘但不伴腹痛者不支持IBS的诊断。非特异性症状如排便困难、排便紧迫感或排便不尽、黏液便、腹胀等支持IBS的诊断但并非诊断的必要证据。

腹痛 依照目前的肠易激综合征诊断标准，腹痛或腹部不适是IBS临床特征的必要元素。IBS的腹痛程度和部位变异较大。通常在持续性疼痛的基础上周期性发作，为痉挛性疼痛。疼痛程度可能轻到被忽略，也可能重到影响日常活动，尽管如此，IBS患者中鲜有营养不良和热卡摄入不足。腹痛一般也不会影响睡眠，通常只在觉醒状态发生。然而，重度IBS患者经常在夜间多次醒转，因此，夜间疼痛并非鉴别器质性和功能性肠病的决定性因素。疼痛可因进食和精神应激而加重，排气或排便后可减轻。此外，女性IBS患者通常会在月经期前和经期加重。

排便习惯改变 排便习惯改变是IBS患者持续存在的临床症状。最常见的症状是便秘腹泻交替，通常以一种症状为主。便秘初始发生可能是周期性的，逐渐会成为持续性症状并难以用泻剂控制。粪便通常较硬且为细条状，可能由于结肠内容物的滞留时间较长，水分被吸收且肠道存在痉挛。多数患者会有排便不尽感，因此会短时间内反复尝试排便。便秘型IBS患者的便秘可能持续数周或数月，然后出现短暂的腹泻。另一些IBS患者表现以腹泻为主。IBS患者的腹泻通常为小量的松散稀便。多数情况下便量少于200 ml。IBS患者不会于夜间腹泻。症状可因进食或情绪应激而加重。便中可有大量黏液。如不合并痔疮，IBS患者的临床表现中不包括便血，也不会出现吸收不良和消瘦。

患者排便特点经常变化，并不稳定。IBS患者中腹泻型（IBS-D）、便秘型（IBS-C）和混合型各占33%，75%的患者可发生类型转换。29%会在1年内在IBS-C和IBS-D之间发生转换。IBS的异质性和夜间排便情况的不确定性增加了病理生理研究和临床试验的难度。

气体与胀气 IBS患者常常主诉腹胀、嗳气和胀气，并认为是肠道气体产生增多。虽然某些存在症状的患者可能确实有较多气体，但定量检测显示，多数有上述主诉的患者，其肠道气体产生并不多于正常人。多数IBS患者的肠道气体传输和对肠道气体负荷的耐受异常，且肠道气体易发生从远端向近端的反流，这可能是嗳气的原因。

某些胀气患者可能会出现肉眼可见的腹部膨隆表现伴随腹围增加。女性患者及躯体化症状评分较高的患者中同时存在上述症状者更为常见。已经证实，与合并腹胀的患者比较，单纯表现为胀气的IBS患者，其疼痛阈值及排便阈值较低，且与排便习惯无关。如果按照感觉阈值进行分组，低敏感组发生腹胀者明显多于高敏感组，在便秘型患者中表现更明显。这提示，腹胀和胀气的病理生理机制可能不同。

上消化道症状 IBS患者中有25%～50%存在消化不良、烧心、恶心和呕吐。这说明，结肠以外的胃肠道也受到累及。对小肠进行长时间实时监测发现，IBS患者在日间（觉醒状态）的小肠动力异常较为常见，而夜间的小肠动力模式与健康对照者并无差异。消化不良和IBS的重叠率较高。消化不良患者中合并IBS比例（31.7%）高于无消化不良者（7.9%）。另一方面，IBS患者中合并消化不良者达55.6%。此外，功能性腹部症状不同时期有所变化。患者的症状可以在以消化不良症状为主和以IBS症状为主之间相互变化。尽管功能性胃肠道疾病患者的症状在不同时间内相对稳定，但不同症状之间的转换率较高。某一症状发作的终止并非所有症状完全消失，而是转换成为另一类症状。有理由相信，功能性消化不良和IBS是某一种更广义的消化系统疾病中的两种不同表现。此外，非心源性胸痛患者中IBS症状发生率较高，提示IBS可能与其他消化道功能性疾病相互重叠。

病理生理机制

对IBS病理生理机制的理解仍然有限。胃肠道动力和感觉功能异常，中枢神经功能失调，心理障碍，黏膜炎症，应激和肠腔内的因素均有可能相关。

胃肠道动力异常 对IBS的结肠肌电活动和动力特点的研究显示，在非刺激状态下的动力异常并不恒定。相反，在刺激状态下，IBS的结肠动力异常表现更为明显。IBS患者餐后可出现长达3 h的直乙状结肠动力增强。同样，在IBS-D和IBS-C患者中，直肠气囊扩张均可以诱发较长时间的更为强烈的继发收缩。对横结肠、降结肠和乙状结肠的监测显示，腹泻型

IBS的动力参数和高幅推进型收缩（HAPC）的峰值明显高于健康对照者，上述动力异常与结肠传输加快相关，并同时伴有腹痛。

内脏高敏感 通过对结肠的动力研究发现，IBS患者常常出现对内脏刺激的感觉反应过强。食物不耐受的检出率是正常人群的2倍。74%的患者会在餐后食物进入盲肠时出现短暂的腹痛。另一方面，长时间空腹状态可以显著缓解IBS患者的腹部症状。当采用等张的气囊扩张刺激IBS患者的直肠时，诱发非痛性感觉和疼痛感觉所需的体积小于健康人，提示其存在传出神经功能紊乱。同样的研究也显示，非溃疡性消化不良和非心源性胸痛中存在胃和食管的高敏感现象，这说明此类疾患可能存在同样的病理生理基础。脂类可以降低IBS患者因气体诱发的初始感觉、不适阈值和疼痛阈值。因此，IBS患者的餐后症状可能部分源于不同营养成分激发的胃-结肠反应过强。与胃肠道感觉高敏感相对应的是，IBS患者身体的其他部位并无高敏现象。因此，IBS患者传出神经通路的紊乱是选择性累及内脏神经而未累及躯体神经。内脏高敏感的机制研究仍在进行中。其反应过强的原因推测如下：①由于原本“静默”的疼痛感受器激活导致终末器官敏感性增强；②由于一氧化氮或其他神经递质激活导致的脊髓兴奋性增强；③皮质和脑干对疼痛传递的内源性刺激的终端调节；④与神经可塑性发育有关的长期痛觉过敏可以导致针对慢性、反复内脏刺激永久性的或半永久性的神经反应改变（表9-2）。

中枢神经失调 中枢神经调节异常在IBS发病机制中的作用具有强有力的证据。临床中发现心理障碍和应激刺激与症状加重明显相关，针对中枢神经的治疗有明显效果。磁共振（MRI）脑功能成像显示，IBS患者的中扣带回——与注意力处理和应答选择有关的脑区——对远端结肠刺激产生的反应过度强化。此区域的调节变化与患者疼痛诱发的不愉快情绪相关。此外，IBS患者也存在选择性前额叶激活，该区包含了睡眠网络系统并可强化警醒状态。这种脑功能异常可能导致对内脏疼痛反应的强化。

精神心理异常特征 据报道，IBS患者中的精神心理异常者高达80%，转诊中心诊治的患者尤为突出，但无某种特定的精神障碍诊断。多数患者接受内脏扩张刺激后出现症状加重，这种异常反应在排除精神因素后仍然持续存在。

精神因素影响IBS的疼痛阈值，应激刺激也可以使其感觉阈值改变。曾有报道表明早年的性虐待和躯体虐待与IBS的发病相关。受虐待者的疼痛更为严重，心理痛苦和一般健康状况低下。脑功能MRI研究显示，扣带回背侧的后部和中部活化较明显，说明有性虐待史的IBS患者脑处理功能受到影响。

因此，IBS患者由于感觉阈值降低，对内脏感觉的处理过程改变，在接受各种刺激时常出现结肠和小肠动力过强反应。其原因可能与中枢-肠神经系统的功能失调相关（见图9-1）。

感染后IBS 肠道感染可能导致IBS发生。一项研究纳入了544例确诊为细菌性胃肠炎的患者，随访发现其中1/4发生了IBS症状。另一方面，1/3的IBS患者在慢性IBS症状之前有急性的“胃肠炎”样病史。这类“感染后IBS”更多见于女性，青年人比老年人更多见。依其重要性的次序，感染后IBS发病的危险因素包括急性疾病过程迁延，菌株毒力，吸烟，是否有黏膜炎症，女性，抑郁情绪，脱水及病前3个月内的负性生活事件。60岁以上的老年人较少发生感染后IBS，应用抗生素者发病风险增加。相关的微生物感染包括弯曲菌、沙门菌和志贺菌感染。产毒型弯曲菌感染者更容易发生感染后IBS。弯曲菌肠炎后的急性期改变，包括直肠黏膜的肠内分泌细胞和T淋巴细胞数量增加，黏膜通透性增加等会持续1年以上，并可能参与感染后IBS的发生。

表9-2 内脏高敏感的可能机制

终末器官敏感性	长期痛觉过敏
“沉默”的伤害性感受器激活	紧张性脊髓调节
中枢神经调节	神经可塑性
皮质	
脑干	

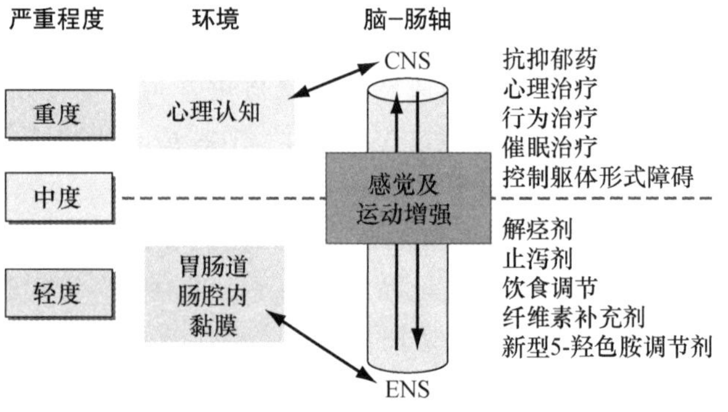

图9-1 肠易激综合征的治疗靶点。轻到中度IBS患者通常间断出现症状，其症状与胃肠道生理改变相关，治疗多采用作用于胃肠道的治疗药物，如解痉剂、止泻剂、纤维素补充剂和5-羟色胺调节剂。重度IBS患者通常症状持续存在，存在精神心理问题。这类患者最好采用抗抑郁药及其他精神心理治疗。CNS，中枢神经系统；ENS，肠神经系统

免疫激活及黏膜炎症 部分IBS患者表现为黏膜的持续性低度炎症，淋巴细胞、肥大细胞激活，炎症相关细胞因子表达增强。这些异常可导致上皮分泌异常和内脏高敏感。越来越多的证据表明，瞬时受体电位（TRP）离子通道家族（包括TRPV1通道）是启动并导致内脏高敏感持续存在的核心环节。黏膜炎症可导致肠神经系统中TRPV1表达增加。在IBS患者中可以观察到胃肠感觉神经元中TRPV1通道表达增多，这一现象与内脏高敏感和腹痛相关。令人感兴趣的是，临床也可以发现IBS-D患者的肠黏膜通透性增加。精神心理应激和焦虑能增加前炎症细胞因子的释放，然后改变黏膜的通透性。这使得精神应激和免疫激活之间产生了功能性的关联，促使IBS患者发生症状。

肠道菌群改变 通过乳果糖氢呼气试验可以证实，IBS患者中小肠细菌过度生长的患病率较高。但与这一发现相悖的是，空肠抽吸液细菌培养并未发现细菌过度生长。氢呼气试验的异常也可能是小肠传输过快导致的误判。因此，对小肠细菌过度生长的检测尚不明确。

采用非细菌培养方法（16S rRNA基因分析）发现IBS患者粪菌的谱系与健康人有明显差别。IBS患者的双歧杆菌和乳酸杆菌比例降低而厚壁菌门和拟杆菌门比例较高，推测这种改变与应激和饮食有关。在早期生活存在应激刺激的动物模型中可发现乳酸杆菌的一过性减少；另一方面，厚壁菌门是成人体内消耗食物中动物脂肪和蛋白的主要细菌门类。但至今仍未明确，这种菌群的改变究竟是因是果，抑或只是腹泻和便秘的伴随现象。此外，肠菌改变的现象是否稳定存在也有待于确认。

5-羟色胺途径异常 与健康人和溃疡性结肠炎患者相比较，腹泻型IBS患者结肠黏膜中富含5-羟色胺（5-HT）的肠嗜铬样细胞明显增加。而且，这类患者的餐后血清5-HT水平高于健康人。因为5-羟色胺在胃肠道动力和感觉的调节中扮演重要角色，5-羟色胺释放增加可能导致这类患者餐后出现症状，并为5-羟色胺拮抗剂用于治疗IBS提供了合理的依据。

患者处理方法

IBS患者的处理

由于IBS是一个综合病征而并无特异性异常发现，其诊断依赖于对临床表现的识别以及排除其他器质性疾病。为鉴别IBS和器质性疾病，基于症状的诊断标准不断被更新，包括Manning标准、罗马Ⅰ标准、罗马Ⅱ标准及罗马Ⅲ标准，列于表9-1。这些标准的诊断价值如表9-3所示。一项评价研究显示，罗马Ⅲ标准的操作性不及罗马Ⅰ及罗马Ⅱ标准，截至目前，所有诊断标准阳性预测值均在50%以下，因此，有必要研发更好的IBS诊断标准，以期制订比目前方案更有费用-效益比的治疗措施。细致的病史及查体有助于确定诊断。提示IBS诊断的临床特征包括：反复下腹疼痛伴有排便习惯改变，持续时间较长，但并无病情的渐进性恶化，症状往往在应激和情绪不良时发作，但不伴系统性症状，如发热或消瘦。粪便量小且无便血表现。

此外，如为老年患者初发症状，且症状渐进加重，禁食48 h仍然腹泻，夜间有腹泻，脂肪泻等表现均不支持IBS的诊断。

由于IBS的主要症状——腹痛、腹部胀气和排便规律改变也是许多器质性疾病的常见表现，需要进行鉴别诊断的疾病非常多。疼痛的性质、部位和时间均有助于提示特定疾病。IBS的疼痛若发生于上腹部及脐周者需要与胆道疾病、消化性溃疡、缺血性肠病、胃癌及胰腺癌相鉴别。如果疼痛主要位于下腹部，结肠憩室病、炎症性肠病（包括溃疡性结

表9-3 肠易激综合征的罗马标准和Manning标准诊断的敏感性、特异性、阳性预测值、阴性预测值，似然比*

	敏感性（%）（95% CI）	特异性（%）（95% CI）	阳性预测值（%）（95% CI）	阴性预测值（%）（95% CI）	阳性似然比（%）（95% CI）	阴性似然比（%）（95% CI）
罗马Ⅲ	17.4（13.9～21.5）	95.6（94.4～96.5）	49.6（42.0～58.7）	82.1（80.0～83.6）	3.92（2.85～5.38）	0.86（0.83～0.91）
罗马Ⅱ	23.3（19.4～27.8）	94.5（93.2～95.5）	51.7（44.9～59.5）	82.9（80.8～84.4）	4.21（3.20～5.53）	0.81（0.77～0.86）
罗马Ⅰ	24.3（20.3～28.8）	93.9（92.6～95.0）	50.5（44.0～58.1）	83.0（80.9～84.4）	4.01（3.08～5.22）	0.81（0.76～0.85）
Manning 3条标准	13.7（10.6～17.6）	97.1（96.1～97.8）	54.1（45.3～64.6）	81.6（79.6～83.1）	4.66（3.18～6.82）	0.89（0.85～0.93）

* 排除报警症状者

来源：Adapted from AC Ford et al：Gastroenterology 145：1262，2013.

肠炎和克罗恩病)、结肠癌等均需要考虑。餐后疼痛伴有胀气、恶心、呕吐可能提示胃轻瘫或不全肠梗阻。肠道蓝氏贾第鞭毛虫或其他寄生虫感染也可以出现同样症状，如主要表现是腹泻、乳糖酶缺乏症、泻剂滥用、吸收不良、乳糜泻、甲状腺功能亢进、炎症性肠病及感染性腹泻等均需要除外。此外，便秘可能是多种不同药物的不良反应，如抗胆碱药、抗高血压药及抗抑郁药。内分泌病如甲状腺功能减退、甲状旁腺功能减退等，都需要和便秘进行鉴别，特别是存在可出现于上述内分泌疾病的其他全身征象或症状时。此外，卟啉病间断急性发作时的表现与 IBS 也十分类似，便秘伴有腹痛也是其常见主诉。如存在上述临床表现，应考虑到该病可能，并选择适当的血清和尿液化验以确认。

典型的 IBS 症状且无报警症状者并不需要太多的化验检查。不必要的检查费用昂贵且可能造成伤害。美国胃肠病学会已经明确提出何种情况下需要进一步诊断性检查的指标。其中包括，症状持续时间、症状随时间的变化情况、患者的年龄及性别、患者的转诊情况、既往检查措施、结直肠肿瘤家族史以及社会心理障碍程度等。因此，年轻且症状轻微的患者所需检查甚少；而老年人，症状迅速进展的患者则需彻查以排除器质性疾病。多数患者需要全血细胞计数及乙状结肠镜检查。此外，腹泻患者应留取粪便标本检查寄生虫和虫卵。对于持续腹泻，且对初步抗腹泻治疗无反应的患者，应进行乙状结肠镜检查及活检以排除显微镜下结肠炎。40 岁以上的患者应接受结肠气钡双重造影及全结肠镜检查。如主要症状是腹泻伴排气增多，应采用氢呼气试验排除乳糖酶缺乏，连续 3 周的脱乳糖饮食后观察评价。有些腹泻型 IBS 可能与乳糜泻相互混淆，因为乳糜泻的症状在采用无麦胶饮食后可缓解，明确乳糜泻诊断可缓解疾病，降低进一步诊治花费。决策分析研究显示，如果乳糜泻的发病率$>1\%$，对腹泻型 IBS 患者进行针对乳糜泻的血清学检测费用是可接受的，如果发病率$>8\%$，该项检查就应成为必要性检查。如患者有反复消化不良症状，则推荐上消化道造影或食管胃十二指肠镜检查。餐后右上腹疼痛患者需要用超声检查胆囊。不支持 IBS 诊断的实验室结果包括贫血、红细胞沉降率（血沉）增快、粪便中有白细胞或血细胞、每日粪便量超过 200～300 ml。上述发现提示需要考虑其他诊断。

治疗　肠易激综合征

患者咨询及饮食调节

对就诊咨询的 IBS 患者来说，确定功能性疾病诊断、详细地加以解释并建议如何避免激发症状的饮食，这些措施是治疗开始的第一阶段。详尽无遗的饮食情况调查或许偶尔能够发现可以激发症状的一些食材，如咖啡、双糖类、豆类、甘蓝（卷心菜）等。过多摄入果糖、人工甜味剂如山梨醇和甘露醇等，均可导致腹泻、腹胀、痉挛性腹痛或肛门排气增多。作为治疗的基本原则，应鼓励患者避免进食任何可能导致症状的食物成分。然而，患者不应采取低营养成分的饮食。已经发现，采用发酵性低聚糖、双糖类、单糖及多元醇成分（fermentable oligosaccharides，disaccharides，monosaccharides，and polyols，FODMAP）（见表 9-4）含量低的食物可以使 IBS 患者获益。FODMAP 在小肠内不易吸收，被结肠内细菌酵解而产气并产生有渗透活性的碳水化合物。临床研究表明，IBS 患者摄入 FODMAP 如乳糖、果糖或山梨醇，一种或多种同时摄入，均可以导致胃肠道症状，如肠道气体增多及腹泻。另一方面，随机对照试验表明，FODMAP 含量低的食物可以减轻 IBS 患者症状。这一治疗方法可用于胀气和肛门排气严重的腹泻型 IBS 患者，75％的 IBS 患者可以获得持续性症状缓解。

粪便膨松剂　高纤维素饮食及可增加粪便体积的制剂，如麦麸或水溶性胶质也常用于 IBS 的治疗。纤维素有摄取水分的作用，可以增加粪便体积并增加粪便细菌排出量。纤维素可以使多数患者的结肠传输加快。腹泻表现为主的患者，其结肠传输时间快于平均值，然而膳食纤维素可以使其传输减慢。进一步讲，由于膳食纤维素的亲水特性，粪便膨松剂既可以结合水分并防止粪便的水分过多也可以防止粪便脱水干结。这一研究结果可以解释高纤维素饮食可以缓解某些 IBS 患者的腹泻症状的临床经验。含欧车前的纤维素补充剂可以降低直肠膨胀刺激的感知阈值，提示纤维素对内脏传入神经功能有正向作用。

膳食纤维素对结肠生理功能的有益作用提示，膳食纤维素可能有效地治疗 IBS 患者，但采用膳食纤维素的对照研究结果却大相径庭。这并不奇怪，因为 IBS 本就是异质性疾病，有些患者以腹泻为主，有些以便秘为主。多数研究报道纤维素可使粪便重

表 9-4 部分含有 FODMAP 的食材

	游离果糖	乳糖	果醇	低聚半乳糖	多元醇
水果	苹果、樱桃、芒果、梨、西瓜		桃、柿子、西瓜		苹果、杏、梨、油桃、李子、西梅
蔬菜	芦笋、朝鲜蓟、甜豆		朝鲜蓟、甜菜、布鲁塞尔豆芽、菊苣、茴香、大蒜、韭菜、洋葱、豌豆		花椰菜、蘑菇、糖荚豌豆
稻米和谷物			小麦、大麦和黑麦		
干果和种子			开心果		
奶和奶制品		牛奶、酸奶、冰激凌、蛋奶、软奶酪			
豆类			豆类、小扁豆、鹰嘴豆	豆类、鹰嘴豆、小扁豆	
其他	蜂蜜、高果糖玉米糖浆		菊苣饮料		
食物添加剂			菊粉、低聚果糖		山梨醇、甘露醇、麦芽糖醇、木糖醇、异麦芽酮糖醇

FODMAP：发酵性低聚糖、双糖类、单糖及多元醇

来源：Adapted from PR Gibson et al：Am J Gastroenterol 107：657，2012.

量增加，结肠传输时间缩短，并改善便秘。有些研究也表明了纤维素对腹泻便秘交替型 IBS 有效。但是，多数试验观察到腹泻为主型 IBS 及疼痛为主型患者并无明显效果。可能与纤维素制剂不同，对不同的 IBS 症状作用也各不相同有关。采用不同纤维素制剂进行交叉试验发现，欧车前对粪便性状和腹痛的改善作用优于麦麸。进一步研究表明，欧车前较少导致胀气和腹胀。尽管关于治疗效果的数据模棱两可，多数胃肠专家仍然认为粪便膨松剂可以试用于治疗便秘型 IBS。纤维素制剂可以从小剂量开始逐渐达到产生疗效的剂量或在数周之内增加至预定的剂量，每日膳食纤维素及补充剂总量 20～30 g。即使审慎应用纤维素，仍有可能加重胀气、肛门排气、便秘及腹泻。

解痉剂 临床医生的观察发现，抗胆碱药物可以使与肠痉挛相关的痉挛性疼痛暂时缓解。然而，对照研究的结果有所不同。现有证据大多支持抗胆碱药对疼痛有效。一项 meta 分析纳入了 26 项采用抗胆碱药治疗 IBS 的双盲随机对照试验结果，62% 的患者总体症状改善，64%的患者腹痛减轻，对照组则分别为 35%和 45%。这提示：抗胆碱药治疗对部分患者有效。在疼痛发作前预防性应用可以达到最好疗效。应用生理学研究显示，抗胆碱药能够抑制胃-结肠反射，因此，解痉药的应用最好在餐前 30 min，这样可以短期内达到有效的血药高峰，控制预期在餐后发作的疼痛。多数解痉药含有天然的颠茄生物碱，会导致口腔干燥、排尿困难或尿潴留、视物模糊及嗜睡。老年人应用需慎重。有些临床医生喜欢应用合成的抗胆碱药，如双环胺，其对黏膜分泌的影响作用较小，较少发生意料之外的不良反应。

止泻剂 阿片类药物具有外周作用，可作为治疗腹泻型 IBS 的第一选择。生理学研究显示，这些药物可以增加结肠的节段性收缩，延长粪便在结肠内的传输时间，增加直肠压力，降低直肠的敏感性。若腹泻严重，特别是变异性 IBS 如无痛性腹泻者，可给予小剂量的洛哌丁胺，每 4～6 h 给 2～4 mg，最大剂量可达 12 mg/d。这类药物比可待因及阿片酊等药物的成瘾性小。一般情况下，小肠不会对阿片类的止泻作用发生耐药。也不需为维持止泻作用而增加剂量。若已知应激刺激可导致腹泻，预防性应用通常有效。但少数情况下，大剂量洛哌丁胺可以增加结肠的节段性运动因而可能导致痉挛性腹痛。其他止泻剂（如可结合胆汁酸的消胆胺）也可以用于治疗 IBS。

抗抑郁药 抗抑郁药不仅具有调节情绪作用，还具有多种生理调节作用，提示该类药物可用于治疗 IBS。三环类抗抑郁药，丙咪嗪可使腹泻型 IBS 患者的空肠推进性移行运动复合波减慢，延长口-盲及全胃肠道通过时间，能够抑制肠道运动。有些研究也提示，三环类制剂能改变内脏传入神经功能。

多项研究均发现，三环类抗抑郁药对部分 IBS 患者有效。有研究采用地昔帕明（去甲丙咪嗪）治疗 2 个月，IBS 患者的腹痛缓解率可达 86%，给予安慰剂的对照组仅 59%。另一项研究采用去甲丙咪嗪治疗 28 例 IBS 患者，排便频率、腹泻及腹痛以及抑郁情绪均得到改善。按照症状主导类型分层后分析，IBS-D 患者的症状明显缓解，而 IBS-C 患者并无症状缓解。IBS 症状的缓解似乎与其抗抑郁作用相互独立。肠道症状的治疗效果显现较快，在低剂量时即有效。其他类型抗抑郁药并未得到有效评价，相对于三环类药，选择性 5-羟色胺再摄取抑制剂（SSRI）帕罗西汀可加快口盲通过时间，提示这类药物可以有效治疗 IBS-C 患者。属于 SSRI 的西酞普兰能够减弱患者对直肠扩张的感知力，该药可以降低健康志愿者胃和结肠对刺激的反应幅度。曾有小样本的安慰剂对照研究采用西酞普兰治疗 IBS，结果显示可以减轻患者的疼痛。然而，其他随机对照试验并未有同样的发现。西酞普兰 20 mg/d，4 周疗程的治疗效果并不优于安慰剂对照组。因此，SSRI 治疗 IBS 的疗效有待于进一步确认。

减少肠气治疗　如果没有明确的吞气症或者双糖酶缺乏，对过多肠气的控制鲜有满意效果。应建议患者放慢进食速度，避免咀嚼口胶或饮碳酸饮料。如果 IBS 症状和便秘能够缓解，相关的胀气也可以得到缓解。若是与腹泻伴随发生的胀气，且于摄入乳制品、新鲜水果、蔬菜或果汁后症状加重，进一步诊查或许有价值，从饮食中去除乳制品或许有一定效果。避免产气性食物，锻炼，减轻体重，口服活性炭制品虽然安全，但效果未获证实。应用表面活性剂如二甲基硅等治疗的研究数据也相互矛盾。部分以胀气为主导症状的 IBS 患者可能从抗生素治疗中获益。非处方药 β-糖苷酶溶液（Beano）可减少肛门排气但不会减轻胀气和疼痛。在进食高热量、高脂肪餐的同时或之后口服胰酶可以减少肠道内气体，减轻胀气和饱胀症状。

调整肠道菌群　抗生素治疗可使部分 IBS 患者获益。采用双盲随机安慰剂对照试验表明：新霉素 500 mg 每日两次，连续 10 天，可改善 IBS 症状积分，效果优于安慰剂。利福昔明是肠道不能吸收的口服抗生素，是目前治疗 IBS 领域中研究最为透彻的药物。在双盲随机对照试验中，患者口服 550 mg 利福昔明，每日 2 次，疗程 2 周，患者的总体症状缓解率优于安慰剂。利福昔明是唯一在停药后仍有持续疗效的抗生素。与具有系统性作用的抗生素相比，利福昔明有较好的安全性和耐受性。涵盖五项研究的系统性 meta 分析发现，利福昔明对 IBS 整体症状和胀气的疗效优于安慰剂（OR＝1.57），需要治疗的人数（NNT）为 10.2。相较于其他常用于 IBS 的治疗方案，利福昔明的疗效居于中游。然而，目前仍缺乏足够的证据推荐该抗生素作为治疗 IBS 的常规治疗方案。

由于肠道菌群改变可能是 IBS 发病的机制之一，在 IBS 的治疗中应用益生菌改善肠道菌群受到广泛关注。包括 10 项针对益生菌疗效的 meta 分析发现，应用短双歧杆菌、长双歧杆菌及嗜酸乳杆菌等均可缓解 IBS 患者的腹痛及胀气，效果优于安慰剂。但排便频率和粪便性状无改变。目前仍需要建立在 IBS 分型基础上的大规模试验研究以证实益生菌的疗效。

5 羟色胺受体激动剂及拮抗剂　有研究评价了 5-羟色胺受体拮抗剂治疗 IBS-D 患者的疗效。胃肠道传入神经元突触的 5-羟色胺 3 受体（5-HT_3）被激活后其敏感性增加。人体研究表明，5-HT_3 受体拮抗剂阿洛司琼可以降低 IBS 患者对内脏刺激疼痛的敏感性，也可以诱发直肠松弛，增加直肠的顺应性，延长结肠的通过时间。针对阿洛司琼和西兰司琼的 meta 分析纳入了 14 项随机对照试验，结果显示上述药物对 IBS 总体症状和腹痛、腹部不适的缓解效果优于安慰剂。对于腹泻型 IBS，这些药物的应用可诱发便秘。此外。0.2%的患者会发生缺血性结肠炎，而对照组中无一人出现。在后期随访中共发现 84 例缺血性结肠炎，44 例需要外科治疗，4 例死亡。基于上述研究结果，2000 年时该药被厂商自动撤出市场。目前，基于风险管理程序，阿洛司琼被再次引入市场，患者与医生签署知情同意书后可以应用。因此，该药的应用明显受到限制。

新的 5-羟色胺 4（5-HT_4）受体激动剂如替加色罗等，具有促动力作用，可以刺激肠道蠕动。对于便秘型 IBS 患者，替加色罗可以加快小肠和升结肠的传输时间。纳入 4000 例以上便秘型 IBS 患者的临床研究发现，患者的腹部不适减轻，便秘和胀气获得改善，效果优于安慰剂。腹泻是该药的主要不良反应。然而，因为 meta 分析发现其具有严重的心血管不良事件，替加色罗也被撤出市场。

氯离子通道激动剂　鲁比列酮（Lubiprostone）是一种双环脂肪酸，可以激活小肠黏膜上皮细胞顶端的氯离子通道。氯离子的分泌可以促进钠和水被动进入肠腔并改善肠道功能。在大规模的Ⅱ期及Ⅲ

期临床试验中，多中心随机双盲安慰剂对照试验均已证实，口服鲁比列酮可以有效治疗便秘型IBS。鲁比列酮8 μg，每日2次，持续3个月的治疗可获得优于安慰剂的明显效果。总体而言，该药的耐受性良好。主要的不良反应是恶心和腹泻。因此，鲁比列酮是一类治疗慢性便秘的新型药物，无论是否合并IBS症状。

鸟氨酸环化酶-C激动剂 利那洛肽是一种可被少量吸收的鸟氨酸环化酶-C（GC-C）激动剂，为含有14个氨基酸的肽类，可作用于小肠上皮肠腔侧，结合并激活GC-C。GC-C被激活后导致环磷酸鸟苷（cGMP）生成，从而激活液体、钠和碳酸盐的分泌。在动物实验中，利那洛肽可加速胃肠道传输时间，降低内脏敏感性，利那洛肽的止痛作用可能是由于cGMP对胃肠道的痛觉传入神经发挥作用。在Ⅲ期临床试验中，双盲对照研究发现，利那洛肽290 μg每日1次应用，可以有效改善腹痛、胀气和自发性排便。其主要的不良反应是腹泻，占4.5%。该药主要用于治疗IBS-C患者。

小结

IBS的治疗依病情的严重程度而定（见表9-5）。多数IBS患者的症状较轻，可由初级保健管理，没有或较少有社会心理问题，不会频繁就诊。治疗主要包括患者教育、确定病情、饮食及生活方式调整。少部分患者具有中等严重程度的症状，间断发作，胃肠道存在生理变化，可因进食或应激加重，排便后可以缓解。对于IBS-D患者，治疗中应采用作用于胃肠道功能的药物，如解痉剂、止泻剂、胆酸结合剂和其他新型胃肠道5-羟色胺调节剂（表9-6）。对于IBS-C患者，增加纤维素的摄入量，应用渗透性泻剂如聚乙二醇可以达到满意疗效。对于症状更为严重的便秘患者，可考虑应用氯通道激活剂如鲁比列酮，或GC-C激活剂（利那洛肽）。以肠气增多或胀气症状为主的患者，采用低FODMAP饮食可使症状明显缓解。部分患者可能会通过益生菌和利福昔明治疗获益。很少部分的患者症状严重，且治疗效果不满意，主要见于转入会诊中心的患者，通常其疼痛症状明显，存在精神心理问题（图9-1）。这类患者以采用抗抑郁药及其他精神类药物治疗为佳（表9-6）。

表 9-5 IBS症状严重程度

	轻度	中度	重度
临床特征			
所占比例	70%	25%	5%
与胃肠道生理的相关性	+++	++	+
症状持续	0	+	+++
社会心理问题	0	+	+++
就医问题	+	++	+++
医疗管理	初级保健	专科	会诊中心

表 9-6 不同主导症状IBS患者的用药

症状	药物	剂量
腹泻	洛哌丁胺	2～4 mg/d，必要时最大剂量可达12 mg/d
	消胆胺	4 g，与餐同服
	阿洛司琼[a]	0.5～1 mg，bid，用于症状严重的女性患者
便秘	欧车前壳	3～4 g bid与餐同服，可调整用量
	甲基纤维素	2 g bid与餐同服，可调整用量
	聚卡波非钙	1 g qd至qid
	乳果糖	10～20 g bid
	70%山梨醇	15 ml tid
	聚乙二醇3350	17 g加250 ml水
	鲁比列酮	24 mg，bid
	氢氧化镁	30～60 ml qd
	利那洛肽	290 μg qd
腹痛	平滑肌松弛剂	Qd至qid饭前
	三环类抗抑郁药	自25～30 mg开始，可调整用量
	选择性5-羟色胺再摄取抑制剂	小剂量开始，必要时逐步增加
排气及胀气	低FODMAP饮食	
	益生菌	qd
	利福昔明	550 mg bid

[a] 仅在美国应用

FODMAP：发酵性低聚糖、双糖类、单糖及多元醇。qd，每日1次；bid，每日2次；qid，每日4次

来源：Adapted from GF Longstreth et al：Gastroenterology 130：1480，2006.

第十章　憩室病和常见肛门直肠疾病

Diverticular Disease and Common Anorectal Disorders

Rizwan Ahmed，Susan L. Gearhart
（李军　译　丁士刚　校）

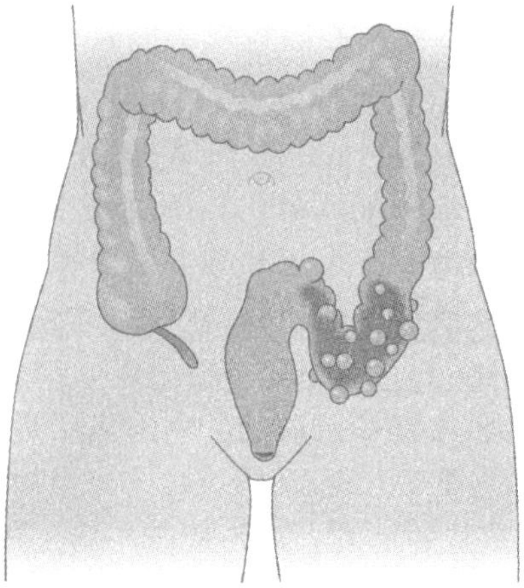

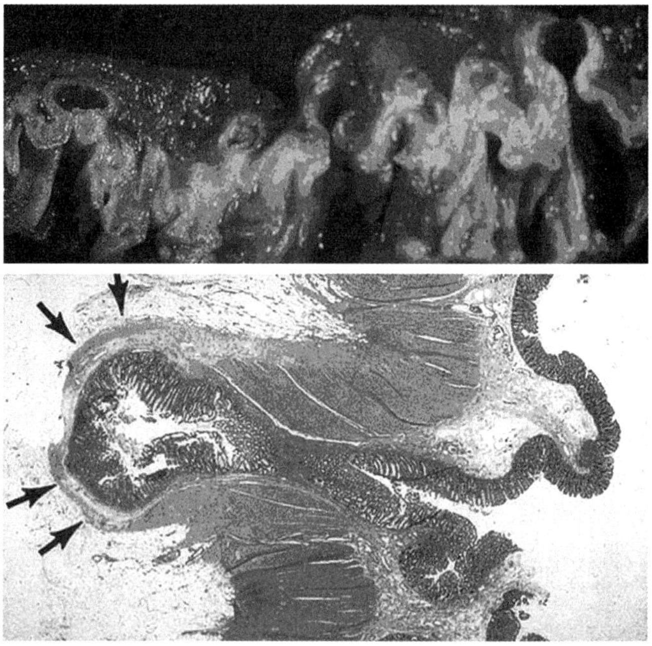

图 10-1（见书后彩图）　乙状结肠憩室病的大体和显微镜下表现。箭头标记的是有炎症的憩室，憩室壁仅由黏膜构成

憩室病

发病率和流行病学　在美国，憩室病累及 70%的 80 岁以上人口。幸运的是，只有 20%的憩室病患者出现临床症状，1%～2%需要住院治疗，<1%的患者需要手术治疗。憩室病已经是美国胃肠道疾病费用排行榜上名列第五的疾病。而此前曾被忽视的是，多数憩室病患者的健康相关生活质量比对照者低，而且更容易出现抑郁，从而增加了医疗费用。以前，憩室病仅限于发达国家，然而，随着发展中国家饮食西方化，憩室病的发病率在全球范围内呈上升趋势。移民到美国后憩室病的发生率与美国本地人相同。虽然女性和男性发病率相似，男性往往发病更早。平均发病年龄为 59 岁，但是目前逐渐影响更为年轻的人群。

解剖与病理生理学　肠道憩室有两种类型：真性和假性憩室。真性憩室是整个肠壁凸出形成的囊状结构，而假性憩室是黏膜和黏膜下层穿透结肠固有肌层形成的突起（图 10-1）。出现在结肠的憩室是假性憩室。憩室通常出现在左半结肠、乙状结肠，而直肠受累一般很罕见。但是，亚洲人群中，70%的憩室见于右半结肠和盲肠。憩室炎是憩室发生炎症反应。以前认为憩室病的发病机制是：低纤维饮食是唯一的罪魁祸首，而憩室炎的发生是在憩室填塞时出现急性炎症。然而，现在的证据表明，憩室的发病机制更为复杂，并且是多因素造成的。憩室发生在营养动脉或直小血管穿过固有肌层的部位，导致结肠壁完整性破坏。这个解剖薄弱点可能是乙状结肠肌层内相对高压带造成的结果。因此，便秘相关的高幅收缩、乙状结肠中高脂肪含量的粪便，均可作用在结肠壁的薄弱区，导致憩室形成。此外，直小血管受压或受到侵蚀，可导致穿孔或出血。慢性轻度炎症在其中发挥了关键作用。而且，对肠道菌群的深入理解提示微生态失调是疾病的一个重要方面。

憩室出血的临床表现、评估和治疗　结肠憩室出血是 60 岁以上便血患者最常见的原因，但只有 20%的憩室患者发生消化道出血。出血风险增加的患者往往患有高血压、动脉粥样硬化、经常服用阿司匹林和非甾体抗炎药。大多数出血是自限性的，肠道休息后能自行停止。再出血的危险性为 25%。

憩室出血初始定位检查可包括结肠镜检查、多平面 CT、血管造影，或核素标记红细胞扫描。如果患者持续稳定出血，最好进行血管造影检查。如果肠系膜血管造影能够确定出血部位，80%的患者能够用弹簧圈成功闭塞出血血管。必要时患者可以短期内复查结肠镜，观察有无结肠缺血的证据。另一个可供选择的治疗方案是，结肠部分切除以降低再出血的风险。手术可能对接受长期抗凝治疗的患者更为有利。然而，随着弹簧圈超选栓塞技术的发展，目前结肠缺血的发生率<10%，急性再出血的风险<25%。长期随访（40 个月）结果显示，接受高选择性血管介入治

疗的急性憩室出血患者中，超过50%的患者获得了彻底的止血。而另一种替代方案，选择性输注加压素同样可以止血，但伴随严重的并发症，包括心肌梗死和肠缺血。另外，停药后50%的患者会发生再出血。

如果患者出血未停止，情况不稳定，或者24 h内输血6个单位，目前的建议是应该进行手术。如果出血比较局限，应切除出血肠段。如果出血的部位不明确，可能需要进行次全结肠切除术。没有严重合并症的患者，手术切除后可进行一期吻合。有人报道接受输血超过10个单位的患者吻合口瘘的发生率较高。

憩室炎的临床表现、评估和分期 急性单纯性憩室炎的典型表现为发热、厌食、左下腹疼痛、顽固性便秘（表10-1）。在<25%的病例中，患者可能具有弥漫性腹膜炎表现，提示存在憩室穿孔。如果结肠周围形成脓肿，患者可表现为腹胀，并有局限性腹膜炎体征。实验室检查可出现外周血白细胞增多。罕见的情况下，腹部平片可以见到左下腹出现气液平，提示乙状结肠巨大憩室，应手术切除，避免发生穿孔。

诊断憩室炎最可靠的CT表现是：乙状结肠憩室，结肠壁增厚>4 mm，周围脂肪组织有炎症表现±造影剂增强或液体积聚。16%的患者可有腹腔脓肿表现。肠易激综合征（第9章）的症状可与憩室炎相似。因此，疑诊憩室炎但不符合CT诊断标准或不伴有白细胞增多或发热就不能确诊。其他与憩室病相仿的疾病包括卵巢囊肿、子宫内膜异位症、急性阑尾炎、盆腔炎症性疾病。

虽然憩室病患者接受结肠镜检查的价值仍有争议，但是考虑到要排除结直肠癌，结肠镜检查仍然是非常重要的。结直肠癌和憩室病的发病人群重叠，这足以要求在手术治疗之前先进行内镜评估。因此，应在憩室病急性发病后6周进行结肠镜检查。

表10-1 憩室病表现
单纯性憩室病——75%
腹痛
发热
外周血白细胞升高
纳差/顽固性便秘
复杂性憩室病——25%
脓肿16%
穿孔10%
狭窄5%
瘘管形成2%

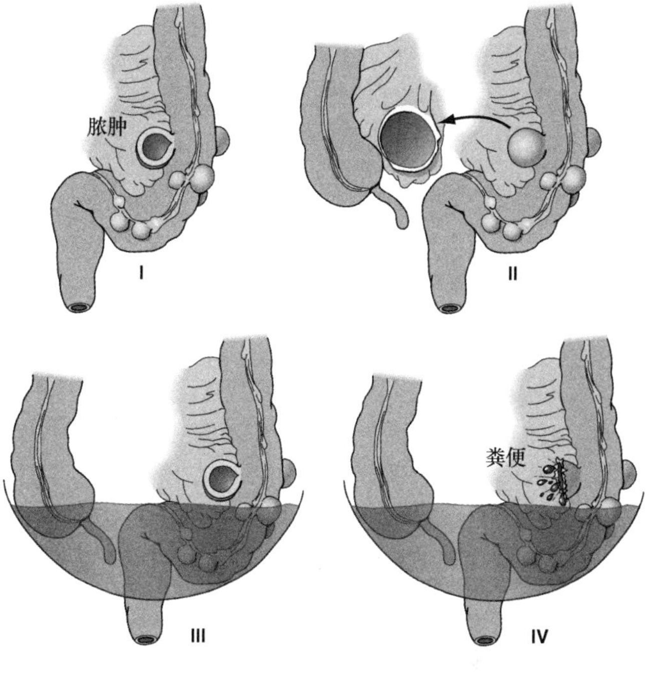

图10-2（见书后彩图） 憩室炎的Hinchey分期。Ⅰ期：憩室炎穿孔形成局限性结肠旁脓肿。Ⅱ期：憩室炎穿孔自发闭合，远处形成脓肿。Ⅲ期：憩室炎穿孔为非交通性的，伴有粪性腹膜炎（憩室颈部闭合，因此，放射影像检查造影剂不能自由排出）。Ⅳ期：穿孔与腹腔相交通，导致粪性腹膜炎

复杂性憩室病的定义为与脓肿、穿孔或少见情况下瘘管形成相关的憩室病（表10-1）。使用Hinchey分期系统对憩室病穿孔进行分期（图10-2），该分期系统用于预测手术治疗复杂性憩室病的预后。复杂性憩室病形成的瘘管常见部位包括皮肤、阴道或者膀胱。这些部位的瘘管表现为大便通过皮肤、阴道排出，或泌尿系统中出现气体（气尿症）。结肠阴道瘘多见于接受过子宫切除术的女性。

治疗 憩室病

药物治疗

对于影像学或结肠镜检查发现的无症状憩室病，最好的治疗是饮食调整。应指导患者吃富含纤维的饮食，每天摄入30 g纤维素。可服用补充纤维素的药品，如Metamucil、Fibercon或Citrucel。复杂性憩室病的发病率在吸烟的患者中增加，因此，应鼓励患者戒烟。避免吃坚果这一传统建议，其依据仅仅是未属实的数据。

对于有症状的单纯性憩室病，合并结肠内炎症和感染，应使用抗生素并使肠道休息。近75%的急

性憩室炎住院患者采用合适的抗生素治疗，这一非手术治疗措施是有效的。目前推荐的抗菌素是甲氧苄啶/磺胺甲基异噁唑或环丙沙星和甲硝唑，覆盖革兰氏需氧阴性杆菌和厌氧菌。但是，这些药物不能覆盖肠球菌，因此该方案治疗无效的情况下建议添加氨苄青霉素。另外，单用第三代青霉素如哌拉西林或口服青霉素/克拉维酸可能有效。抗生素通常的疗程是 7～10 天，其疗程长短正在研究中。患者应限制饮食直到病情缓解。

一旦急性发作得到缓解，憩室病的主要治疗目标转为防止症状发生。比较新的治疗方向是针对结肠炎症和微生态失调的。目前认为憩室病是肠道功能障碍伴有轻度炎症反应。因此，使用抗炎药物，如美沙拉嗪成为主流。接受美沙拉嗪治疗的患者症状复发的比例降低。关于抗感染治疗的随机试验正在进行中。

针对微生态失调的治疗对于憩室病也是有益的。使用聚合酶链反应（PCR）对粪便标本进行检测发现，高纤维饮食者粪便中的细菌含量与低纤维高脂饮食者有很大差别。益生菌正越来越多地被消化科医生用于治疗多种胃肠疾病，可用于预防憩室炎复发。已经证明特定的益生菌，包括嗜酸乳杆菌和双歧杆菌菌株是有效的。此外，与单独补充纤维素相比，利福昔明（很难被吸收的广谱抗生素）能使单纯性憩室病症状的复发率降低 30%。

外科治疗

影响术后死亡率的术前危险因素包括美国麻醉医师协会（ASA）体质评分（表 10-2）较高，以及已经存在的器官衰竭。药物治疗没有迅速缓解病情的低风险患者（ASA P1 和 P2）应进行手术治疗。对于单纯性憩室病需手术切除结肠的患者，连续 2 次以上的药物治疗并不增加穿孔风险。但是，接受免疫抑制治疗、慢性肾衰竭，或合并胶原血管病的患者，复发时穿孔的风险增加 5 倍。所有低手术风险的复杂憩室病患者均应接受手术治疗。

表 10-2 美国麻醉医师协会（ASA）体质评分系统

P1	正常健康的患者
P2	有轻度系统性疾病的患者
P3	有严重系统性疾病的患者
P4	有严重系统性疾病，持续威胁生命的患者
P5	濒死患者，不接受手术治疗就不能存活
P6	已宣布脑死亡的患者，准备取出捐献脏器

手术治疗憩室病的目标包括控制败血症，消除并发症（如瘘管或梗阻），切除患病结肠肠段，恢复肠道的连续性。在达到这些目标的同时尽量减少并发症发生率，缩短住院时间，降低住院费用，最大限度地提高生存率和生活质量。表 10-3 列出了根据 Hinchey 分期最常用的术式及发病率和死亡率预测。手术目的包括切除病变的乙状结肠至直肠乙状结肠交界处。否则可能会导致病情复发。目前单纯性憩室病的手术术式包括开腹乙状结肠切除术或腹腔镜下乙状结肠切除术。腹腔镜下切除术与开腹手术相比，其优势在于：提前出院时间（提前至少 1 天），减少麻醉剂用量，降低术后并发症发生率，尽快恢复工作。

复杂性憩室病的手术术式包括（图 10-3）：①近端回肠或结肠造口术分流粪便，大网膜缝合引流术，②切除结肠和瘘管，或者远端结肠闭合，Hartmann 囊袋成形术，③切除病变肠管并吻合（结直肠吻合术），④切除吻合转流术（结直肠吻合术，回肠或结肠造口术）。腹腔镜技术已经用于治疗复杂性憩室病，但是报道的中转开腹率较高。

Hinchey Ⅰ期和Ⅱ期病变可采用先经皮引流，6 周后再行切除吻合术治疗的方式。根据美国结直肠外科医师协会目前的指南建议，除抗生素治疗外，对于憩室脓肿直径超过 3 cm，脓肿壁完整的，应行 CT 引导下经皮穿刺引流。小于 3 cm 的脓肿可单用抗生素治疗。经皮穿刺引流的禁忌证是没有经皮穿刺路线、气腹和粪性腹膜炎。如果患者出现弥漫性腹膜炎应急诊手术干预，多数需行 Hartmann 术（切除乙状结肠，封闭末端结肠和直肠残端）。特殊情况下可考虑非手术治疗。一项非随机研究显示，孤立性结肠旁脓肿（Hinchey Ⅰ期）经非手术治疗后，2 年复发率只有 20%。超过 80%的远处脓肿患者（Hinchey Ⅱ期）需要手术切除以避免复发。

表 10-3 复杂性憩室病手术治疗预后

Hinchey 分期	术式	吻合口瘘发生率，%	总发生率，%
Ⅰ	手术切除，一期吻合，不分流造瘘	3.8	22
Ⅱ	手术切除，一期吻合，+/-分流造瘘	3.8	30
Ⅲ	Hartmann 术 *vs* 结肠分流造口术及大网膜移植	—	死亡率 0 *vs*. 6
Ⅳ	Hartmann 术 *vs* 结肠分流造口术及大网膜移植	—	死亡率 6 *vs*. 2

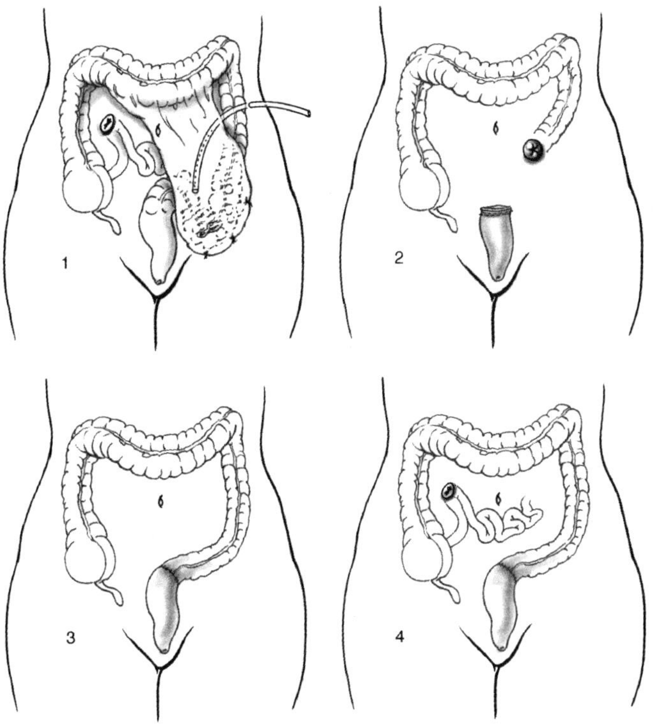

图 10-3　复杂性憩室病手术治疗方法。①引流，大网膜移植，近端造瘘。②Hartmann 术。③乙状结肠切除及结直肠吻合术。④乙状结肠切除、结直肠吻合术及近端造瘘术

Hinchey Ⅲ期患者需要行 Hartmann 术或一期吻合，近端造瘘。如果患者有明显的合并疾病，手术风险大，可行改良手术，包括术中腹腔灌洗，网膜修补覆盖穿孔处，近端回肠或横结肠造口术转流粪便。HincheyⅣ期患者不应进行任何类型的吻合。改良手术可降低患者的死亡率。

症状复发　手术切除憩室病后腹部症状复发的发生率为 10%。憩室病复发见于手术切除不完全的患者。保留病变直肠乙状结肠的手术与复发率双倍增加有关。存在肠易激综合征也可引起症状复发。患者因可疑憩室炎而接受手术切除治疗，如果伴有慢性腹部绞痛、与肠易激综合征相关的不规则稀便可能导致肠道功能不佳。

肛门直肠常见疾病

直肠脱垂（procidentia）

发病率和流行病学　女性直肠脱垂的发病率是男性的 6 倍。发生直肠脱垂的高峰人群为＞60 岁的女性。直肠脱垂的女性患者有较高的相关盆底疾病发病率，包括尿失禁、直肠前突、膀胱膨出和肠膨出。约20%的直肠脱垂患儿患有囊性纤维化。所有直肠脱垂患儿应进行汗液氯化物试验。罕见的合并疾病包括 Ehlers-Danlos 综合征、直肠孤立性溃疡综合征、先天性甲状腺功能减退、先天性巨结肠症、老年痴呆症、智力低下和精神分裂症。

解剖与病理生理学　直肠脱垂是指直肠壁环周、全层下移突出肛门，常与乙状结肠冗长、骨盆松弛、直肠阴道腔（道格拉斯腔）深大有关。直肠脱垂最初仅是上-中段直肠的直肠内套叠。目前认为这是最终发展到不可逆全层肛门外脱垂的第一步。然而，38 例内脱垂患者中只有 1 例在随访超过 5 年后发展为全层脱垂。也有人认为，全层脱垂是盆底肌肉的控制神经受损，或用力排便时阴部神经丛反复拉伸损伤的结果。阴部神经损伤会削弱盆底肌肉（包括肛门外括约肌）的力量。双侧阴部神经损伤与单侧损伤相比，与脱垂和尿失禁的关联更为显著。

临床表现和评估　多数外脱垂患者的主诉包括肛门肿块、便血、肛周卫生不佳。直肠脱垂通常在排便后出现，能自行回复或患者用手法回复。30%～67%的直肠脱垂患者存在便秘。50%～70%的患者存在不同程度的大便失禁。直肠内脱垂患者同时存在便秘和失禁的症状。其他相关症状包括出口梗阻（盆底失迟缓）（30%）、结肠无力（10%）、直肠孤立性溃疡综合征（12%）。

客观评估最好在患者灌肠后进行，灌肠可使得直肠脱垂更为突出。区分直肠全层脱垂和痔相关的孤立性黏膜脱垂非常重要（图 10-4）。黏膜脱垂的皱襞是纵向走行的，而不是环绕肛门的环形皱襞，这是由于黏膜下层和肛管肌层之间的结缔组织更为松弛所致。对直肠脱垂的评价还应包括膀胱直肠造影和结肠镜检查。这些检查可评估相关的盆底疾病，并排除作为脱垂支点的恶性肿瘤或息肉。如果直肠脱垂与慢性便秘相关，患者应进行直肠排粪造影和结肠传输试验（sitzmark study），评估是否存在盆底失弛缓（anis mus）或结肠无力。盆底失弛缓是指患者在试图排便时盆底腔闭合，也称为耻骨直肠肌失弛缓。透视下可见患者排便时直肠不能拉直。而结肠传输试验可用于诊断结肠无力患者，在吞入标记 5 天后，腹部 X 线平片仍能显示＞20%的标记存留。大便失禁的患者，在手术治疗直肠脱垂前应进行经肛超声检查和肛门直肠测压，评估控制肛门括约肌的阴部神经（参见下面“大便失禁”）。

治疗　直肠脱垂

药物治疗直肠脱垂的疗效有限，包括粪便软化

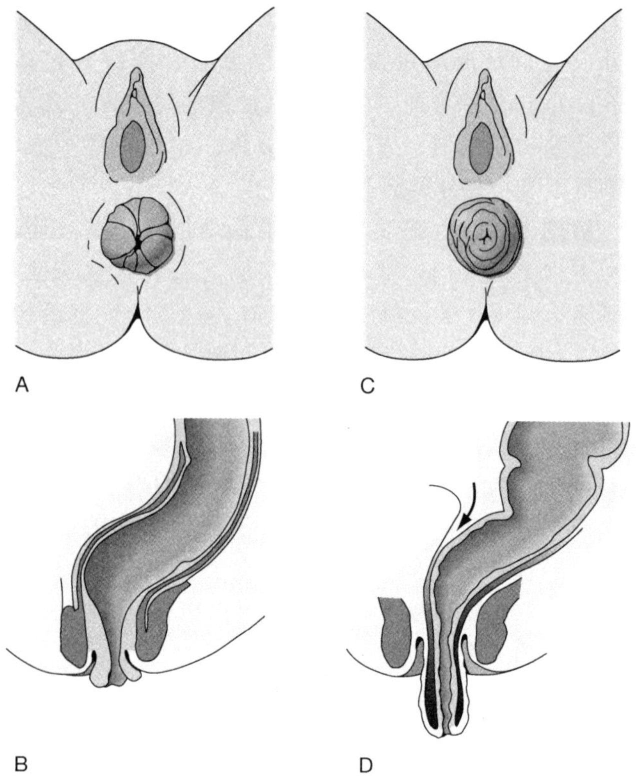

图 10-4　直肠脱垂程度。单纯黏膜脱垂（**A，B**，矢状面）。与直肠乙状结肠冗长和道格拉斯陷凹较深有关的全层脱垂（**C，D**，矢状面）

剂或补充膳食纤维以软化粪便，易于排出。手术是治疗直肠脱垂的主要方法。通常采用两种途径，经腹和经会阴。经腹手术的复发率较低，但部分有严重合并疾病的患者更适于经会阴手术。

常用的经会阴手术包括经肛门直肠切除术（Altmeier 术），直肠黏膜切除术（Delorme 术），或肛门环缩术（沿肛门环周放置 Tirsch 线）。经会阴手术的目标是去除冗长的直肠乙状结肠。常见的经腹手术包括骶前缝合或经腹直肠前悬吊固定术（Ripstein 术）与经腹直肠后固定术加左侧结肠切除术（Frykman-Goldberg 术），同时切除或保留冗长的乙状结肠。一般情况下，便秘和出口梗阻的患者应行结肠切除术。经腹直肠固定术是有效修复直肠全层脱垂的手术，不需要切除乙状结肠（详见下文）。这种术式与其他术式相比能更有效地改善肠道功能。经腹手术同样可以在腹腔镜下进行，最近，还可采用机器人技术，并不增加其复发率。经腹手术的目标是通过去除多余的肠管、重建直肠-骶前筋膜支撑组织，从而恢复正常的解剖结构。最后一种术式是经腹直肠切除、末端乙状结肠造瘘术。如果存在全结肠无力（其定义为具有便秘病史，结肠传输试验阳性），在行直肠固定术时应同时进行次全结肠切除术及回肠乙状结肠或直肠吻合术。

以往，影像学检查确诊的直肠内脱垂一直被认为是非手术治疗的疾病，建议进行生物反馈治疗。然而，只有 1/3 的患者经过生物反馈治疗后成功缓解症状。有两种手术方式比生物反馈治疗更为有效：经肛吻合器直肠切除术（stapled transanal rectal resection，STARR）和腹腔镜下直肠固定术（laparoscopic ventral rectopexy，LVR）。STARR（图 10-5）通过肛门途径治疗直肠内脱垂患者。经肛门插入圆形吻合器，确认内脱垂部位并用吻合器切除缝合。LVR（图 10-6）经腹部进行手术。在直肠乙状结肠交界左侧腹膜上打孔，继续向下至直肠前方，进入道格拉斯腔。手术避开直肠，从而避免了任何自主神经的损伤。用网袋固定直肠的前和侧部、阴道穹窿和骶岬，闭合直肠阴道间隔，纠正内脱垂。这两种术式 1 年复发率低（<10%），超过 3/4 的患者症状改善。

大便失禁

发病率和流行病学　大便失禁是指发育成熟至少 4 年的个体出现不自主排便至少 1 个月。在美国，大便失禁的患病率是 0.5%～11%。多数患者是 65 岁以上女性，经产妇女大便失禁的发生率较高。1/2 的大便失禁患者同时存在尿失禁。多数大便失禁是妊娠过程中盆底损伤的结果，可以发生在怀孕或分娩期间。

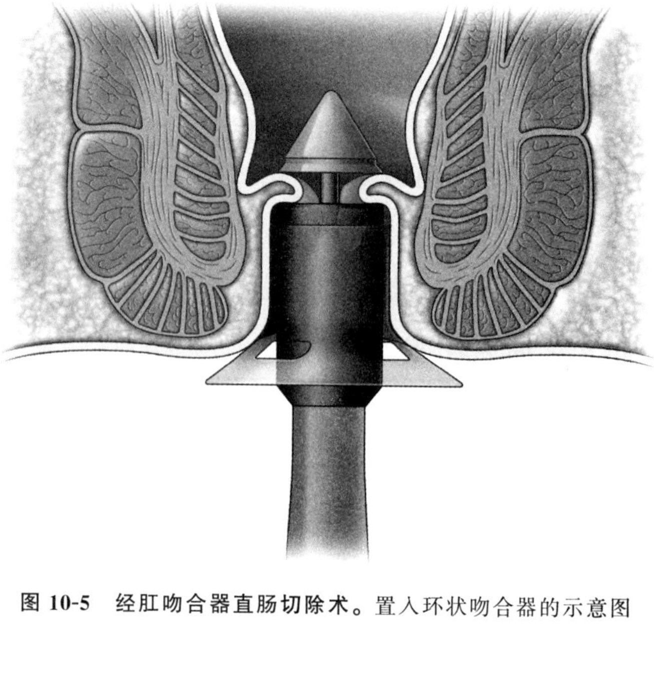

图 10-5　经肛吻合器直肠切除术。置入环状吻合器的示意图

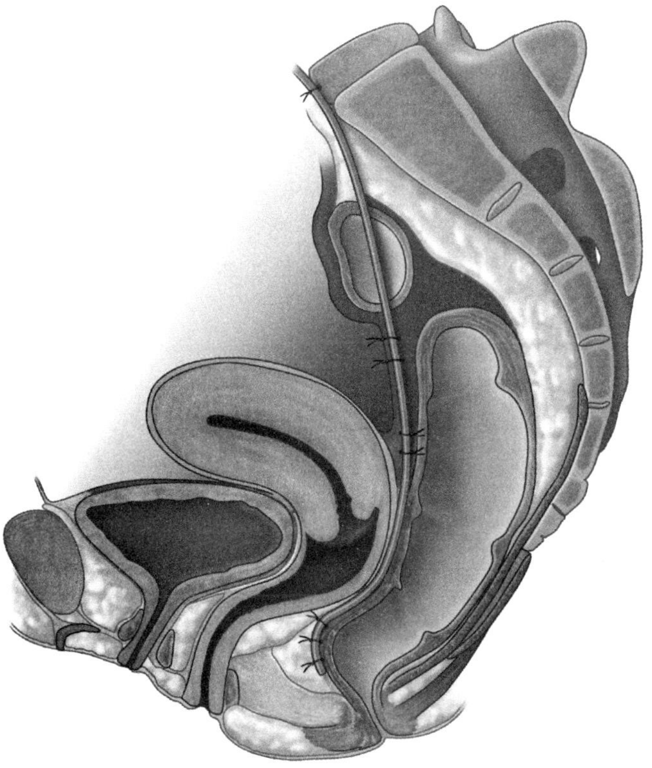

图 10-6　腹腔镜下直肠固定术（LVR）。纠正内脱垂，闭合直肠阴道间缺损，打开道格拉斯腔，用网袋固定直肠的前和侧部、阴道穹窿和骶岬。（From A D'Hoore et al：Br J Surg 91：1500，2004.）

无论分娩时是否发生肉眼可见的会阴损伤，分娩后 32% 的女性会出现解剖结构上的括约肌缺损。分娩时的危险因素包括：产程延长、使用产钳，以及需要进行侧切。大便失禁的症状可在分娩损伤后二十年或更久后出现。已知可导致大便失禁的疾病列于表 10-4。

表 10-4	与大便失禁症状有关的疾病
神经系统疾病	
老年性痴呆	
脑肿瘤	
卒中	
多发性硬化症	
脊髓痨	
马尾疾病	
骨骼肌肉疾病	
重症肌无力	
肌病，肌萎缩	
其他	
甲状腺功能减退症	
肠易激综合征	
糖尿病	
严重腹泻	
硬皮病	

解剖与病理生理学　肛门括约肌复合体由肛门内括约肌和肛门外括约肌组成。肛门内括约肌由直肠壁平滑肌和环形纤维组成，受肠肌间神经丛支配，因此不受自主控制。肛门外括约肌由肛提肌组成，受自主控制，阴部神经支配肛门外括约肌。产伤可能在分娩时导致肛门前方肌纤维撕裂，导致超声检查可见的前壁缺损。这种损伤还可能是怀孕或分娩过程中胎儿通过产道导致阴部神经过度拉伸造成的。

临床表现和评估　患者可有不同程度的大便失禁。轻度大便失禁包括排气失禁，偶尔有水样便排出。明显失禁表现为经常出现无法控制的固体粪便排出。大便失禁的结果是，患者的肛周卫生很差。除了与大便失禁直接相关的困扰外，这些患者还往往孤僻，患有抑郁症。为此，评价生活质量是评价大便失禁患者的一个重要组成部分。

对大便失禁进行评价应包括彻底的询问病史和体格检查，包括直肠指诊（digital rectal examination，DRE）。DRE 时发现括约肌带张力松弛和肛门反射（anal wink reflex）消失（S1 水平控制）可提示神经功能障碍。肛周的瘢痕可能表明手术损伤。其他有助于诊断大便失禁的检查包括肛门测压、阴部神经末梢运动潜伏期检测（pudendal nerve terminal motor latency，PNTML），以及肛管直肠腔内超声检查。治疗大便失禁的专科中心应配备肛门直肠生理检测试验室，使用标准化的方法来评估肛门直肠的生理学指标。肛门直肠测压（anorectal manometry，ARM）在肛管内放置水灌注压力导管，检测肛管内的静息压和收缩压。现在使用的 ARM 采用三维、高分辨率、12-导管灌注系统来检测肛门直肠生理学异常。阴部神经检查在肛管放置指状电极来评估支配肛管的神经功能。拉伸神经造成的损伤导致括约肌对刺激的反应延迟，表现为潜伏期延长。最后，肛管直肠腔内超声检查可以在手术修复前评价括约肌损伤程度。但是，所有这些检查都受到检查者经验的影响，只有极少数的研究表明这些检查能够预测治疗的疗效。磁共振成像（MRI）已经用于评估大便失禁，但是还未达到常规使用的程度。

很少有盆底功能障碍单独存在的。多数大便失禁患者同时具有某种程度的尿失禁。同样，大便失禁也是盆腔脏器脱垂的一部分表现。为此，患者可以同时出现排便费力和大便失禁。应详细检查来评估是否存在其他相关疾病，包括 MRI 动态增强扫描或膀胱直肠造影检查。手术治疗大便失禁而不解决其他相关疾病可降低手术的成功率。

治疗 大便失禁

治疗大便失禁的方法包括增加粪便体积，有助于提高排便感觉，包括使用纤维素补充剂、洛哌丁胺、地芬诺酯、胆汁酸螯合剂。这些药物可以使大便变硬，从而减少排便频率，对轻度大便失禁的患者有效。此外，患者还可接受物理疗法，即生物反馈治疗。生物反馈治疗有助于加强肛门外括约肌肌力，同时训练患者在排便的时候放松，以避免不必要的收缩进一步损伤括约肌。生物反馈能获得不同程度的成功，这也取决于患者的决心。至少，生物反馈没有风险，是安全的。而且大多数患者都会有一定的改善。为此，生物反馈应成为所有大便失禁患者的初始治疗。

治疗孤立性括约肌缺陷所致大便失禁的"金标准"是括约肌折叠修补术。将肛门外括约肌、瘢痕组织，以及所有可区分的肛门内括约肌从周围脂肪和结缔组织中分离，然后折叠修补，重建肌肉环并恢复其功能。括约肌折叠修补术的远期预后显示5年失败率超过50%。阴部神经末梢运动潜伏期延长的患者预后更差。

其他治疗方法包括骶神经调节，胶原蛋白强化注射，射频疗法，和人工肠道括约肌。骶神经刺激和人工肠道括约肌同时可用于治疗尿失禁。骶神经刺激非常适合肛门括约肌完整但是肌力比较弱的患者。将一个临时神经刺激器放置在第三骶神经，如果症状改善了至少50%，则在皮下植入永久性神经刺激器。人工肠道括约肌是由袋囊和储存装置构成的，在肛门附近植入可手动膨胀的袋囊，患者可以手动封闭肛管，需要排便时放松。骶神经刺激的长期疗效已经得到证实，大约80%的患者大便失禁次数降低50%。在随访时间超过5年的研究中，这种疗效持续存在。然而，人工肠道括约肌相关的感染率达30%，因此，很少在临床应用。

胶原蛋白强化注射已经出现数年。最大的开放试验纳入115例大便失禁患者注射非动物源性稳定性透明质酸凝胶（nonanimal stabilized hyaluronic acid，NASHA/DX）。在这项研究中，将NASHA/DX（Solesta）注射到患者肛门黏膜中，并随访12个月。结果令人充满希望，超过50%的患者大便失禁的发生次数减少50%以上，其疗效持续至少2年。这是另一个治疗大便失禁的非侵袭性疗法。

将射频能量发生器置入大便失禁患者的肛管，可以刺激胶原纤维的生长和重建，增强括约肌的强度。射频治疗须在麻醉条件下进行。其疗效不一，治疗后5年有20%～50%的患者大便失禁次数持续减少。

最后，利用干细胞技术增加括约肌体积的研究正在进行中。干细胞可以从患者自身的肌肉中获得，经过培养后注入括约肌复合体中。考虑成本和额外的操作过程这些因素会影响临床开展的积极性。其试验结果还有待时日来检验。

痔

发病率和流行病学 在西方国家，每年受痔症状困扰的人数超过一百万。痔的发病率是不分年龄或性别的。然而，年龄是一个已知的危险因素。发展中国家痔相关疾病的发病率较低。典型的低纤维、高脂肪西方饮食与便秘和紧张有关，可导致痔的发生。

解剖与病理生理学 痔垫是正常肛管的一部分，包含在痔垫中的血管结构在排便过程中有助于防止括约肌损伤。三个主要的痔复合物分别在左侧、右前、和右后穿越肛管。血管曲张和用力导致该组织脱垂进入肛管。随着时间的推移，痔复合物的解剖支持结构逐渐减弱，将痔组织暴露到肛管外侧，使其很容易感染。痔通常分为外痔和内痔。外痔源于齿状线以下，表面覆有鳞状上皮，可与内痔相交通。血栓形成时外痔十分疼。内痔源于齿状线以上，表面覆黏膜或过渡区上皮，占痔的大多数。痔的标准分类是根据痔从正常位置到向外脱垂的进展程度进行划分的（表10-5）。

临床表现和评估 通常患者就诊的原因有两个：出血和痔脱出。痔的疼痛并不像肛裂那样常见，痔的疼痛是充血的痔组织导致的钝痛。剧烈的疼痛提示血栓痔。痔出血表现为排便或厕纸上可见无痛性鲜血。偶尔患者可表现为大出血，可能是贫血的原因之一，然而，贫血患者必须排除结肠肿瘤的存在。患者

表10-5 痔的分期和治疗

分期	描述	治疗
Ⅰ	痔血管突出、出血	补充纤维素，可的松栓剂，硬化剂治疗
Ⅱ	痔脱垂，可自行复位	补充纤维素，可的松栓剂
Ⅲ	痔脱垂，需手动复位	补充纤维素，可的松栓剂，结扎，手术痔切除
Ⅳ	长期脱垂，手动复位无效	补充纤维素，可的松栓剂，手术痔切除

因痔脱出而无法保持肛周卫生，需要考虑恶性肿瘤的可能。

确诊痔需要根据体检结果。检查肛周区域寻找血栓形成或表皮脱落的证据，随后进行仔细的指诊。肛门镜检查时要特别注意已知的痔位置。在检查过程中需要患者做用力排便的动作，如果患者做这个动作很困难，可以让患者坐在马桶上进行检查。医生应注意从肛门脱出的组织。区分外观为环形的全层直肠脱垂和放射状的痔是非常重要的（见上述“直肠脱垂”）。需对痔的分期和位置进行确定。

治疗　痔

出血痔的治疗由疾病的分期决定（表 10-5）。所有便血的患者都必须考虑其他原因导致的便血。没有大肠癌家族史的年轻患者，可以先治疗痔，如果仍持续出血，再进行结肠镜检查。老年患者没有进行过结直肠癌筛查的，应先接受结肠镜或乙状结肠镜检查。

除了极少数例外，急性血栓痔应在 72 h 内行纺锤形切除法切除痔。应进行坐浴，补充纤维素和大便软化剂。其他治疗痔出血的方法包括结扎和硬化治疗。由于齿状线以下才有感觉，因此，进行结扎或硬化治疗并不会引起不适感觉。结扎套圈应套扎在充血组织，从而引起缺血和纤维化，可用于治疗肛管近端的痔。患者在套扎治疗后的 24 h 内可能会有钝痛。硬化治疗，是用 25 号针头将 1～2 ml 硬化剂（通常十四烷基硫酸钠）注入痔的黏膜下层。必须注意不能在肛管环周注射，否则可能导致狭窄。

痔的手术治疗方法包括痔切除术，痔血管阻断术（transhemorrhoidal dearterialization，THD），或吻合器痔上黏膜环切术［“治疗直肠脱垂或痔的手术”（the procedure for prolapse or hemorrhoids，PPH）］。所有的手术对有症状的Ⅲ度或Ⅳ度痔患者都同样有效。但是，因为传统痔切除缝合术去除了脱垂到肛缘的多余组织，可以同时切除肛门皮赘。而吻合器痔上黏膜环切术所导致的痛苦更少，但是该手术不能去除肛门皮赘。THD 在超声引导下阻断肛周组织的供应血管，从而减轻痔充血。免疫低下或活动性直肠炎患者不应进行任何治疗痔的操作。此外，因痔出血而行的急诊痔切除术并发症发生率较高。

与治疗相关的急性并发症包括疼痛、感染、出血复发和尿潴留。应注意将套扎器放到合适的位置，痔切除手术的患者应避免发生水肿。晚期并发症包括大便失禁，通常是由于切除过程中损伤括约肌造成的。肛门狭窄可能由过度切除导致黏膜皮肤桥缺失，无法再生所致。最后，可能出现直肠脱垂（直肠黏膜从肛管脱出）。患者表现为“湿”肛门，由于直肠黏膜在齿状线下方出现，无法避免肛周污染。

肛门直肠周围脓肿

发病率和流行病学　肛周脓肿在男性比女性更为常见，男女比为 3∶1。发病高峰在 30～50 岁。到结直肠外科就诊的患者中，与肛周脓肿相关的疼痛占 15%。本病在免疫功能低下的患者更为普遍，如患有糖尿病、血液病、炎症性肠病或 HIV 阳性患者。反复发生肛周感染的患者应考虑这些疾病。

解剖与病理生理学　肛门直肠周围脓肿是在肛门直肠区域出现的含有脓液的异常空腔。肛门直肠周围脓肿从肛门腺感染起源，累及周围组织。通常情况下，肛门腺分泌的黏液进入肛管，有助于排便。当大便在某种情况下进入肛腺后，腺体感染，最终发展为脓肿。肛门直肠脓肿位于肛周者占 40%～50%，位于坐骨直肠腔者占 20%～25%，位于括约肌间者占 2%～5%，位于上提肌者占 2.5%（图 10-7）。

临床表现和评估　肛周疼痛和发热是脓肿形成的标志。患者可有排泄困难，伴有便血。前列腺脓肿可有类似的主诉，包括排尿困难。前列腺脓肿患者往往

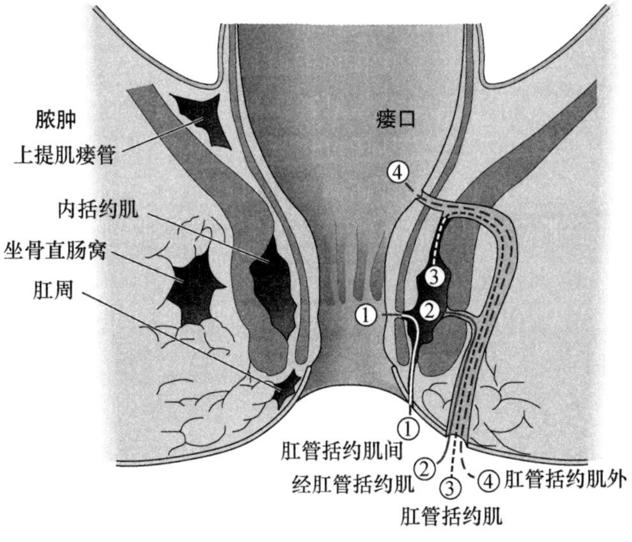

图 10-7　**肛门直肠周围脓肿**（左侧）和肛瘘（右侧）的常见位置

有反复发作的性病病史。体检通常可在较大的区域中发现波动感。常规实验室检查显示白细胞计数升高。诊断性穿刺一般情况下没有必要，除非是为了评估反复发作的脓肿。CT 扫描或 MRI 检查诊断不完全引流的准确率为 80%。如果怀疑患者同时患有炎症性肠病，应在引流的同时进行硬式或可曲式乙状结肠镜检查，评估直肠乙状结肠区域的炎症情况。对克罗恩病进行更完整的评估应包括全结肠镜检查及小肠检查。

治疗 肛门直肠周围脓肿

如同所有的脓肿，肛门直肠周围脓肿治疗的“金标准”是引流。单纯肛门直肠周围脓肿进行标准引流足矣。在接近肛缘做一个小切口，将 Mallenkot 引流管置入脓腔。对于复杂脓肿患者或糖尿病、免疫功能低下患者，引流应在手术室中麻醉下进行，这些患者发生坏死性筋膜炎的风险更大。抗生素对肛门直肠周围脓肿的治疗作用有限。抗生素只用于免疫功能低下或有人工心脏瓣膜、人工关节、糖尿病或炎症性肠病的患者。

肛瘘

发病率和流行病学 肛瘘发病率及患病率与肛门直肠周围脓肿相当，估计为 1/10 000 人。30%～40%的肛周脓肿导致肛瘘。虽然大多数肛瘘来源于隐窝腺体，但 10%的肛瘘与 IBD、结核病、恶性肿瘤和辐射有关。

解剖和病理生理学 肛瘘的定义为连通脓肿腔的通道，并且在肛管内可见内开口。肛瘘开口最常位于肛腺进入肛管的齿状线。肛周脓肿连续引流的患者通常存在肛瘘。根据瘘管与肛门括约肌的关系分类，70%为肛管括约肌间型，23%为经肛管括约肌型，5%为肛管括约肌上型，2%为肛管括约肌外型（图 10-7）。

临床表现和评估 肛瘘患者的症状为肛周区域持续分泌液体，伴有硬物。排便时分泌增多，难以维持肛周卫生。麻醉状态下进行检查是评价肛瘘的最佳方式。检查时应通过肛门镜寻找内口。稀释的过氧化氢有助于确定开口。麻醉下 MRI 联合肛内线圈能确定 80%的瘘管。Mallenkot 管引流肛周脓肿后，可通过导管进行瘘管造影，寻找潜在的瘘管。Goodsall 规律提示，瘘管外口位于后侧者，内口在肛管后正中线，而瘘管外口在前侧者，内口位于肛管最近隐窝处。肛缘周围 3 cm 以外的瘘管走向复杂，可以不符合 Goodsall 规律。

治疗 肛瘘

对于新确诊的具有引流功能的瘘管，最好的治疗方法是挂线治疗，将橡皮环或丝带穿过瘘管，保持瘘管开放，减轻周围炎症，而这种炎症在瘘管阻塞时反复发生。一旦炎症减轻后就可以明确瘘管与肛门括约肌的确切关系。单纯瘘管切开术可用于治疗括约肌间和低位经括约肌型瘘管（穿过不到 1/3 的括约肌），不影响对大便的控制。对于高位经括约肌型瘘管，可采用肛门直肠皮瓣推移术联合放置引流导管或纤维蛋白胶。细长的瘘管（>2 cm）更适于纤维蛋白胶，而不是缩短瘘管。括约肌间瘘单纯结扎（simple ligation of the internal fistula tract，LIFT）术治疗单纯肛瘘疗效很好。

患者在肛瘘术后应使用大便膨胀剂、非麻醉类止痛药、坐浴。手术的早期并发症包括尿潴留和出血。晚期并发症很罕见（发生率<10%），包括暂时和永久性大便失禁。瘘管切开术的复发率在 0～18%，而肛门直肠皮瓣推移术和 LIFT 术为 20%～30%。

肛裂

发病率和流行病学 肛裂可以发生在所有年龄段，但更常见于 30～50 岁人群。肛裂是婴儿期直肠出血最常见的原因。男女患病率相等。与便秘、腹泻、传染性疾病、肛周损伤和克罗恩病有关。

解剖与病理生理学 排便时发生肛管创伤。这种损伤可发生在肛管前壁，更常见的是在后壁。肛管损伤刺激导致内括约肌的静息压力增加，肛门括约肌和黏膜的血供减少。因此，肛裂区域的肛门括约肌压力增加，导致局部相对缺血，造成肛门损伤难以愈合。不位于前壁或后壁的肛裂应怀疑其他原因，包括结核、梅毒、克罗恩病和恶性肿瘤等。

临床表现和评估 肛裂可以单纯根据病史很容易地进行诊断。典型主诉是疼痛，这种疼痛与排便密切相关，并且非常剧烈。与肛裂有关的便鲜血，其出血量少于痔相关出血。检查发现，多数肛裂位于后壁或前壁。侧位肛裂应考虑非良性或系统性疾病可能，应进一步检查以除外。慢性肛裂常在肛裂近端存在肛乳头肥大，远端存在前哨痔或皮肤悬垂物。通常在肛裂底部可见肥厚的内括约肌。肛门直肠测压可以发现肛管静息压升高，括约肌存在病理性锯齿状收缩和矛盾收缩。

治疗　肛裂

急性肛裂的治疗是保守治疗。对于便秘患者服用大便软化剂，增加膳食纤维，外用麻醉剂、糖皮质激素，坐浴等治疗方法能够使 60%～90%的肛裂愈合。慢性肛裂是指那些超过 6 周的肛裂。可采用旨在降低肛管静息压的治疗措施，包括硝苯地平或硝酸甘油软膏涂布局部，一天三次，在肛裂两侧内括约肌注射 A 型肉毒毒素，最高可达 20 个单位。手术治疗包括肛门扩张和横向内括约肌切断术。通常情况下需分离 1/3 内括约肌，由于内括约肌肥大很容易进行区别。药物治疗的复发率较高，但这与括约肌切开术导致的大便失禁风险相抵消。横向内括约肌切开术可能导致的尿便失禁更常见于女性。

致谢

感谢 Cory Sandore 为本章提供的部分插图。Gregory Bulkley 医学博士为本章较早的版本所做的贡献，其中一些内容仍然得以保留。

第十一章　肠系膜血管供血不足

Mesenteric Vascular Insufficiency

Rizwan Ahmed，Mahmoud Malas

（顾芳　译　林三仁　校）

缺血性肠病

发病率及流行病学

缺血性肠病是由于内脏血液灌注不能满足肠管的代谢需求所导致的缺血性组织损伤。每 100 000 人中有 2～3 人罹患本病，老年人发病率增加。延误诊断和治疗死亡率高，及时治疗可能挽救患者生命。根据病因，缺血性肠病分为：①动脉闭塞性肠系膜缺血；②非闭塞性肠系膜缺血；③肠系膜静脉血栓形成。

动脉闭塞性肠系膜缺血一般急性起病，危险因素包括心房颤动、近期心肌梗死、心脏瓣膜疾病以及近期心脏或血管置管术，均会导致栓子脱落进入肠系膜血管发生栓塞。非闭塞性肠系膜缺血，也被称为“肠绞痛”，通常发病更隐匿，最常见于患动脉粥样硬化性疾病的老年人。慢性动脉粥样硬化性疾病的患者也可因栓子造成血管完全闭塞而出现急性发作。非闭塞性肠系膜缺血也见于接受大剂量血管加压素输注、心源性或感染性休克以及可卡因过量的患者。非闭塞性肠系膜缺血是心血管外科手术最常见的胃肠道并发症。择期主动脉修补术后缺血性结肠炎的发病率为 5%～9%，而急诊修补术后的发病率为前者的 3 倍。肠系膜静脉血栓形成不太常见，与存在高凝状态（包括蛋白 C 或 S 缺乏、抗凝血酶Ⅲ缺乏、真性红细胞增多症及癌症）有关。

解剖及病理生理学

肠管的血液供应如图 11-1 所示。肠系膜主干血管

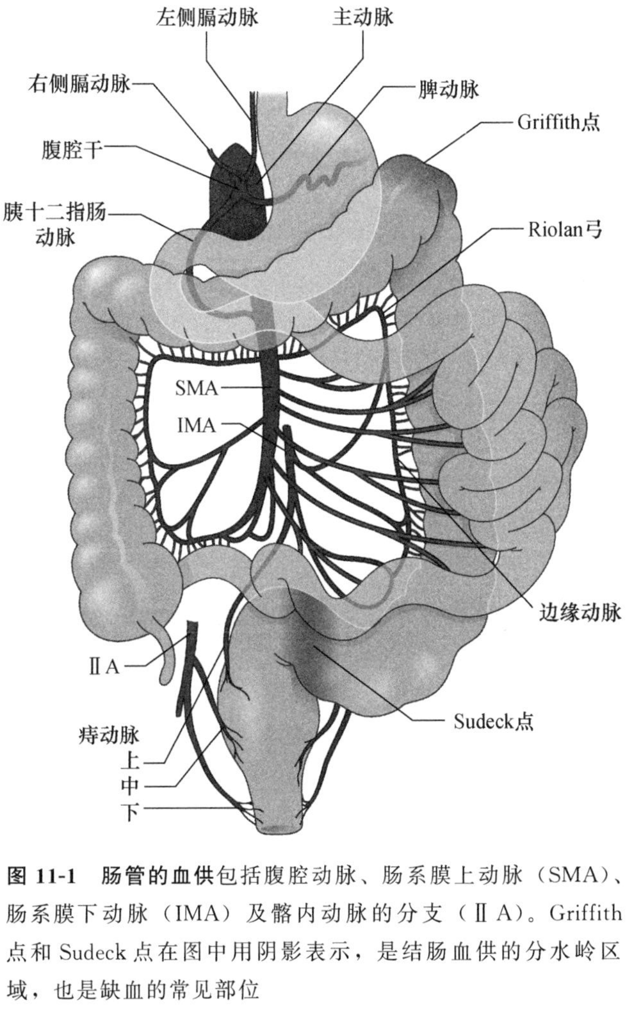

图 11-1　肠管的血供包括腹腔动脉、肠系膜上动脉（SMA）、肠系膜下动脉（IMA）及髂内动脉的分支（ⅡA）。Griffith 点和 Sudeck 点在图中用阴影表示，是结肠血供的分水岭区域，也是缺血的常见部位

与肠系膜动脉弓分支血管之间存在丰富的侧支循环，对预防缺血损伤起到了至关重要的作用。小肠的侧支血管丰富，交界处位于十二指肠和胰腺之间。结肠侧支血管的交界处位于脾曲和降结肠/乙状结肠，这些部位天生就存在血流量减少的风险，分别被称为 Griffiths 点和 Sudeck 点，是结肠缺血最常见的部位（图 11-1 阴影区）。腹腔脏器可以获得高达 30%的心排血量。丰富的侧支循环、血流的自动调节以及增加对血液中氧的摄取可以保护肠道预防肠道缺血的发生。

闭塞性肠系膜缺血是由于供应肠管的大动脉内有栓子脱落或血栓形成导致血流量中断造成的。75%栓子来源于心脏，主要发生在肠系膜上动脉中结肠动脉起始处远端。2 个或以上大血管内有血栓形成才会导致慢性肠绞痛的发生。非闭塞性肠系膜缺血是由于严重的生理应激（比如休克）导致的肠系膜血管过度收缩（小动脉痉挛）所引起的。如果不采取治疗，早期的黏膜层应激性溃疡将会演变成肠壁全层损伤。即使在缺血早期，肠道菌群即可通过受损肠黏膜发生移位，从而产生菌血症，甚至导致败血症。

临床表现、诊断及治疗

缺血性肠病的诊断至今仍是临床上的一个难题。缺血性肠病的死亡率超过 50%，诊断和治疗是否及时是影响患者预后的最重要因素。不同类型缺血性肠病的诊断和治疗总结见表 11-1。

由动脉栓塞或血栓形成导致的急性肠系膜缺血表现为突发严重、持续不缓解的腹部疼痛，与体征明显不相符。伴随症状可能有恶心与呕吐、一过性腹泻、厌食和血便。除了轻微腹胀和肠鸣音减弱，早期的腹部体征不明显。晚期有腹膜炎体征及循环衰竭。对急性肠缺血患者应行常规实验室检查包括血常规、血生化、凝血功能、血气分析、淀粉酶、脂肪酶、乳酸、血型鉴定和交叉配型，以及心肌酶检查。不管是否需要急诊手术，建议将患者立即收入监护病床或重症监护治疗病房进行治疗和进一步评估。如果怀疑肠缺血，还需要请外科会诊。通常决定手术的主要依据是病史和体征，即使实验室检查正常。

其他一些检查手段如心电图（ECG）、超声心动图、腹部 X 线、CT 检查及肠系膜血管造影有助于诊断，但不应因行这些检查而延迟手术。近年发现结肠镜检查过程中对肠系膜血管进行双功超声（灰阶超声＋多普勒超声）检查也很有帮助。心电图检查可发现心律失常，有助于判断血栓的可能来源。腹部平片如发现腹腔内游离气体，提示消化道穿孔，应紧急手术探

表 11-1 急性缺血性肠病总结

分类	早期诊断方法	病因治疗	病变治疗	全身治疗
动脉闭塞性肠系膜缺血 1. 动脉栓塞	CT 血管造影 早期剖腹探查	抗凝 心律转复 取栓术	剖腹探查 取栓术 建立血管旁路 评估肠管活力并切除坏死肠管	保证液体量 抗生素 纠正酸中毒 增加供氧 避免血管收缩剂
2. 动脉血栓形成	双功超声 血管造影	抗凝 补液	溶栓，血管成形＋支架置入 内膜切除/取栓术或血管旁路 评估肠管活力并切除坏死肠管	抗生素 纠正酸中毒 增加供氧 提高心排血量 避免血管收缩剂
肠系膜静脉血栓形成 静脉血栓形成	螺旋 CT 静脉期血管造影	抗凝 大量补液	抗凝±剖腹探查/取栓术/导管溶栓 评估肠管活力并切除坏死肠管	抗生素 纠正酸中毒 增加供氧 提高心排血量 避免血管收缩剂
非闭塞性肠系膜缺血	血管痉挛： 血管造影 低灌注： 螺旋 CT 或结肠镜	保证液体量 提高心排血量 避免血管收缩剂	血管痉挛： 动脉内应用血管扩张剂 低灌注： 延迟剖腹探查 评估肠管活力并切除坏死肠管	保证液体量 抗生素 纠正酸中毒 增加供氧 提高心排血量 避免血管收缩剂

来源：Modified from GB Bulkley，in JL Cameron（ed）：Current Surgical Therapy，2nd ed. Toronto，BC Decker，1986.

查。腹部X线检查早期可发现肠壁水肿，即“指压痕征”。若疾病进一步进展，可发现肠壁内积气（肠壁囊样积气症）和门静脉系统积气。其他表现包括主动脉及其分支钙化，提示合并有动脉粥样硬化性疾病。口服和静脉注射造影剂后进行动态CT血管造影和三维重建对肠缺血的诊断具有很高的敏感性。对急性动脉栓塞的患者，最好在术中进行肠系膜血管造影。如果双功超声发现系膜上动脉（SMA）血流出现一个高峰流速，提示患者存在肠系膜缺血的可能性达80%。更重要的是，双功超声结果阴性几乎可以排除肠系膜缺血的诊断。但超声作为一种筛查手段，需要进一步血管造影检查证实。对超声检查影响最大的是患者体型，肥胖患者的成像质量差。而慢性肠系膜缺血患者因对“食物恐惧”往往导致食欲下降，腹部脂肪减少，因此超声诊断率非常高。内镜检查联合可见光频谱分析可用于慢性肠缺血的诊断。当怀疑肠系膜缺血累及结肠时，进镜至脾曲的内镜检查诊断率高。对不能耐受静脉造影检查的慢性肾功能不全患者，内镜检查是一个非常好的诊断方法。

诊断急性动脉闭塞性肠系膜缺血的“金标准”是血管造影，治疗是剖腹探查术。如果高度怀疑急性闭塞性肠系膜缺血或临床表现恶化或有非常明显的腹膜炎应及时外科手术探查，不能拖延。手术探查的目的是切除受损的肠管和恢复血液供应。应该从Treitz韧带开始对全小肠和大肠进行评估。肠缺血的具体表现形式可以提示动脉闭塞的水平。SMA闭塞时，血栓通常位于中结肠动脉起始部的近端，近端空肠往往不受累，而其余的小肠一直到横结肠将会出现缺血。小肠急性肠系膜缺血的外科治疗方法是动脉切开取栓术，通过在动脉上做一小切口，将血栓取出。治疗急性血栓形成的方法是溶栓治疗、血管成形术与支架置入。但这种方法更常用于治疗慢性肠系膜缺血。上述方法如果不成功，可以建立一个从主动脉或髂动脉到SMA的旁路血管。

非闭塞性肠系膜缺血或血管痉挛性肠系膜缺血表现为全腹痛、厌食、血便及腹胀。患者往往反应迟钝，而体检发现可能无助于诊断。白细胞增多、代谢性酸中毒、淀粉酶或肌酐磷酸激酶水平升高和（或）乳酸性酸中毒有助于晚期肠缺血的诊断，但这些指标不能鉴别是可逆性缺血还是明显的肠坏死。研究中的肠缺血标志物包括D-二聚体、谷胱甘肽S-转移酶、血小板-活化因子（PAF）和黏膜pH值监测。不管是否需要紧急手术，建议将患者立即收到监护病床或ICU进行治疗和进一步评价。肠缺血的早期表现包括液体在肠壁内聚集导致组织间液损失。需要进行积极的补液。可经鼻给氧和输血以改善供氧。应给予广谱抗生素，抗菌谱要足以覆盖肠道病原菌，包括革兰氏阴性菌和厌氧菌。监测患者的生命体征、尿量、血气和乳酸水平与密切地进行腹部检查一样非常重要。应避免应用血管收缩剂。应补充液体以维持血流动力学稳定。

如果考虑缺血性结肠炎，应进行结肠镜检查以评估结肠黏膜的完整性。可以发现直肠乙状结肠区域黏膜完整性受到破坏，这种情况更常见于非闭塞性肠系膜缺血，偶见于主动脉手术后肠系膜动脉血流急性中断所致的闭塞性肠系膜缺血。轻度结肠黏膜缺血表现为微小的黏膜红斑，中度结肠黏膜缺血表现为黏膜苍白、溃疡形成，表明病变累及肠壁肌层。严重缺血性结肠炎表现为在变成黑色或绿色的黏膜上出现明显的溃疡，表明肠壁全层坏死。黏膜改变可预测肠管可恢复性的大小：轻度红斑几乎100%可逆转，中度缺血约50%可逆转，明显的肠坏死不可逆转。可通过结肠镜随访检查来明确缺血性结肠炎是否有进展。

对于非闭塞性肠系膜缺血患者，出现腹膜炎体征或内镜检查结果恶化，以及经过积极补液，患者的情况没有改善，应剖腹手术。缺血性结肠炎的治疗最好是切除缺血性肠管，并利用近端肠管进行造口术。急性肠缺血患者不宜进行一期吻合。

肠系膜静脉血栓形成患者可表现为渐进发病或突然发作。症状包括腹部隐痛、恶心和呕吐。体检发现包括腹胀伴有轻到中度的压痛和脱水征象。肠系膜静脉血栓形成通常通过口服和静脉注射造影剂的腹部螺旋CT检查进行诊断。CT血管造影静脉期的表现包括肠壁增厚和腹水。静脉注射造影剂显示动脉期延迟及肠系膜上静脉内血栓。治疗目标是通过大量补液改善血流动力学和纠正电解质异常。应静脉使用抗生素及抗凝治疗。如果剖腹探查怀疑肠系膜静脉血栓形成，应立即使用肝素抗凝治疗并切除功能不全的肠管。在所有急性肠缺血性疾病中，肠系膜静脉供血不足预后最佳。

慢性肠缺血表现为肠绞痛或餐后腹痛，与餐后肠管血供需求增加有关。患者主诉腹部绞痛及进餐后疼痛，也可以有体重下降和慢性腹泻。腹部疼痛不伴有体重下降通常不是慢性肠系膜缺血所致。体格检查常发现患者营养不良、腹部血管杂音及动脉粥样硬化的一些其他表现。通过双功超声对肠系膜血管进行检查已普及。空腹进行该检查非常重要，因为肠道气体增多妨碍对血管内血流的观察，或使血管丧失进餐刺激后的舒张反应。该检查通常用于有慢性肠系膜缺血症状患者的筛查。肠系膜血管造影是诊断肠系膜动脉闭塞的金标准。肠系膜血管造影可以发现肠系膜血管动脉粥样硬化病变，并可进行介入治疗，也可评估肠系膜血管的通畅程度。对肾衰竭或造影剂过敏的患者，肠系膜血管造影的应用受到限制。如果存在造影剂使用禁忌，可采用磁共振血管造影。

慢性肠缺血的治疗包括通过锻炼、戒烟、抗血小板、降脂对动脉粥样硬化性疾病进行治疗。对慢性肠系膜缺血进行介入治疗前，应对心脏进行全面评估。对一些患者，采用血管内介入治疗可避免开腹手术。血管成形术联合支架置入治疗慢性肠系膜缺血的长期成功率可达80%。对手术探查的患者，采取何种治疗取决于肠系膜血管造影的结果。应该从Treitz韧带开始对整个小肠和大肠进行评估。开腹手术方式通过肠系膜血管内膜切除术或旁路手术使肠管血供得以恢复。

术中对肠缺血患者的肠管活力进行判定是一项非常难的工作。血运重建后，应观察到肠壁的颜色变为粉红色和肠蠕动。可以对大的肠系膜动脉进行触诊，以及应用超声多普勒在肠管的对系膜缘进行血流测定。但二者均不是判断肠管活力的可靠指标。在不能确定肠管活力时，静脉注射1 g荧光素钠，在标准(3600A)伍德灯紫外线照射下观察肠管再灌注的情况。无荧光区直径>5 mm提示肠管无活力。如果仍然不能确定肠管活力，术后24～48 h再次探查，则可以判断无活力肠管的边界。对患者的缺血肠管切除后进行一期吻合总是令人担忧，因此，应将肠管重建和再吻合术推迟至第二次剖腹探查时进行。

致谢

我们感谢Cory Sandore为本章提供插图。

感染Susan Gearhart编写了第18版这一章的内容。

第十二章 急性肠梗阻

Acute Intestinal Obstruction

Danny O. Jacobs

(徐志洁 译 张静 校)

流行病学

在过去的数十年里，急性肠梗阻的发病率和死亡率呈下降趋势。尽管如此，其诊断仍具有挑战性，而且肠梗阻患者的并发症类型并没有显著变化。根据严重程度，将机械性肠梗阻分为部分性、高度或完全性肠梗阻——通常与发生并发症的风险及必须尽快处理潜在疾病的急迫性相关。根据是否存在明确的血管功能不全及肠缺血，通常还将肠梗阻分类为“单纯性”和“绞窄性”。

机械性阻塞或在没有阻塞的情况下由于肠动力障碍，均可以引起急性肠梗阻。肠动力障碍引起的肠梗阻又被称为“功能性”肠梗阻。引起机械性肠梗阻的病因包括：肠外疾病、肠道疾病或肠腔内异常（表12-1）；每个大类又包含了很多疾病。引起肠梗阻的肠道疾病通常源于先天性、炎症、肿瘤或外伤，但是，肠套叠和放射损伤也可致病。原发性小肠肿瘤很少引起急性肠梗阻。

急性肠梗阻大约占全部住院患者的1%～3%，占全部紧急或急诊普通外科住院患者的1/4。大约80%的病例累及小肠，这部分患者中有1/3出现了明显的缺血表现。如果绞窄性肠梗阻患者在出现症状24～30 h内接受手术治疗，其死亡率大约是8%；一旦超过这个时限，其死亡率将增加至三倍。

引起机械性小肠梗阻的病因通常为肠外疾病。在美国和欧洲，几乎全部病例都是由于术后肠粘连（>50%）、癌症或前腹壁疝所致。癌肿最常起源于卵巢、胰腺、胃或结肠，远处器官肿瘤转移虽罕见但也有发生，如乳腺或皮肤。在需要治疗的早期术后肠梗阻中，90%以上是由于粘连所致。

下腹部手术，包括阑尾切除、结直肠手术和妇科手术，尤其易于引发粘连性肠梗阻（表12-2）。整体来

表12-1 急性肠梗阻的常见病因
肠外疾病
粘连（尤其是既往腹部手术所致），内疝或外疝，肿瘤（包括转移癌和肠外恶性肿瘤，最常见于卵巢癌），子宫内膜异位症或腹腔内脓肿，以及特发性硬化症
肠道疾病
先天性（如旋转不良、闭锁、狭窄、肠重复畸形、囊肿形成和先天性索带，后者罕见于成年人）
炎症（如炎症性肠病，尤其是克罗恩病；其他包括：憩室炎、放射、结核病、性病淋巴肉芽肿与血吸虫病）
肿瘤（注意：原发性小肠肿瘤罕见；如果回盲瓣功能不全，梗阻性结肠癌表现类似小肠梗阻）
外伤性（如血肿形成、吻合口狭窄）
其他，包括肠套叠（典型成人患者发生套叠的起始端是息肉或肿瘤）、肠扭转、肠系膜上动脉压迫十二指肠引起的梗阻、放射或缺血性损伤、无神经节细胞症［即先天性巨结肠症(Hirschsprung病)］
肠腔内异常
粪石、粪便、异物（包括浓缩钡）、胆结石（通过胆囊肠瘘进入肠腔）、肠石

表 12-2 急性小肠和结肠梗阻的发生率	
病因	发生率
术后粘连	>50%
肿瘤	~20%
疝（尤其是腹壁疝或腹内疝，其发生绞窄的风险增加）	~10%
炎症性肠病，其他炎症（如果急性炎症和水肿减轻，那么梗阻可能缓解）	~5%
肠套叠、肠扭转，其他疾病	<15%

说，小肠梗阻女性略多见。腹部手术如腹腔镜或开腹 Roux-en-Y 胃旁路术均会增加发生内疝的风险。尽管腹腔镜手术引起的术后肠粘连较开腹手术少，但发生粘连性肠梗阻的风险并未降低。

很多粘连性小肠梗阻患者治疗成功后，仍会再发梗阻。其发生率与患者的初期治疗方式有关。大约 20%初期保守治疗的患者和 5%～30%初期手术治疗的患者会在 10 年内因为再发肠梗阻而需住院治疗。

肠扭转是指肠管在其肠系膜轴上发生扭曲，可以引起部分或完全性肠梗阻及血管供血不足。最好发的部位是乙状结肠，约占所有肠扭转病例的 2/3，占全部大肠梗阻病例的 4%。盲肠和末端回肠也可以发生肠扭转，或者仅累及盲肠而形成一个盲肠翼状结构。危险因素包括寄居在社会福利机构、存在需要接受精神药物治疗的神经精神疾病、慢性便秘和高龄；典型者见于七十多或八十多岁的老年患者。与美国相比，结肠扭转在东欧、俄罗斯和非洲更加多见。引起结肠梗阻的病因罕见为粘连或疝。降结肠及直肠癌约占全部病例的 2/3，随后是憩室炎和肠扭转。

功能性肠梗阻，即“肠麻痹”和“假性肠梗阻”，指在没有机械性阻塞的情况下，由于肠道动力障碍而阻止了肠内容物向远侧推进。腹部外科手术后发生的肠麻痹是最常见的一种功能性肠梗阻，此外还有很多其他病因（表 12-3）。尽管术后肠麻痹多为一过性，但它是导致延迟出院的最常见原因。结肠假性梗阻，又称为“Ogilvie 综合征”，是一种比较罕见的疾病。部分 Ogilvie 综合征患者存在结肠动力障碍，可能是遗传性自主神经系统异常所致。

病理生理学

急性肠梗阻的表现与潜在疾病的性质、梗阻部位和血流变化有关（图 12-1）。其特征性反应是梗阻部位近侧和远侧的肠管收缩亢进。然后，随着梗阻部位近侧的肠管或胃发生扩张并充满胃肠道分泌物和吞咽的

表 12-3 引起肠麻痹（功能性或假性肠梗阻）的常见原因
腹腔手术，腰椎损伤，或腰椎和骨盆手术
代谢或电解质紊乱，尤其是低钾血症和低镁血症，另外包括低钠血症、尿毒症、重度高血糖
药物，如阿片类药物、抗组胺药和一些抗精神病药物（如氟哌啶醇、三环类抗抑郁药）和抗胆碱能药物
肠缺血
腹腔内或后腹膜炎症或出血
下叶肺炎
术中放疗（可能因此损伤肌肉）
全身性脓毒症
甲状旁腺功能亢进
假性肠梗阻（Ogilvie 综合征）
肠麻痹，继发于遗传性或获得性内脏肌肉病和神经病变破坏了肌细胞神经协调功能
一些胶原血管性疾病，如红斑狼疮或硬皮病

空气，肠管蠕动会逐渐减弱。尽管吞咽的空气是导致肠管扩张的主要原因，但是肠腔内的气体还可能源于发酵产生的气体蓄积、局部产生的二氧化碳和气体弥散过程变化所致。

肠管扩张将会增加对肠壁的压力。当肠腔内压力超过静脉压力时，静脉和淋巴液回流将会受阻。继而发生水肿，梗阻部位近侧肠壁将会发生缺氧。在梗阻 12 h 内即可出现上皮坏死。最终，动脉供血受到影响，从而导致全层缺血、坏死和穿孔。肠内容物滞留将会增加空肠和回肠内的细菌数量。培养的腔内微生物最常见的是：大肠杆菌、粪链球菌、肺炎克雷伯菌；这些细菌也可见于肠系膜淋巴结和其他远隔部位。

其他临床表现依赖于低血容量的严重性、患者的代谢反应以及是否存在受累肠管的缺血。炎症性水肿最终会增加活性氧的产生，并激活中性粒细胞和巨噬细胞，这些细胞在肠壁内聚集。这些细胞的聚集，随着先天免疫的变化，破坏了分泌和神经运动功能。肠管丧失正常的吸收功能，液体积聚在胃或肠壁内以及腹腔内，结果导致脱水。

厌食和呕吐将会加重血容量不足。最糟糕的情形常见于远段肠梗阻患者中：呕吐导致胃液中的钾、氢、氯丢失，而脱水会刺激近端肾小管重吸收碳酸氢盐。腹腔积液，尤其是重度远段肠梗阻患者，将会增加腹腔内压力，导致横膈抬高、呼吸抑制，并减少系统静脉回流，加重了血管不稳定。严重的血流动力学障碍可能引起全身炎症反应和广泛的微血管渗漏。

闭袢肠梗阻是指一个肠段的近侧和远侧开口均被阻塞，例如由于肠扭转或疝引起的肠梗阻。它是发生

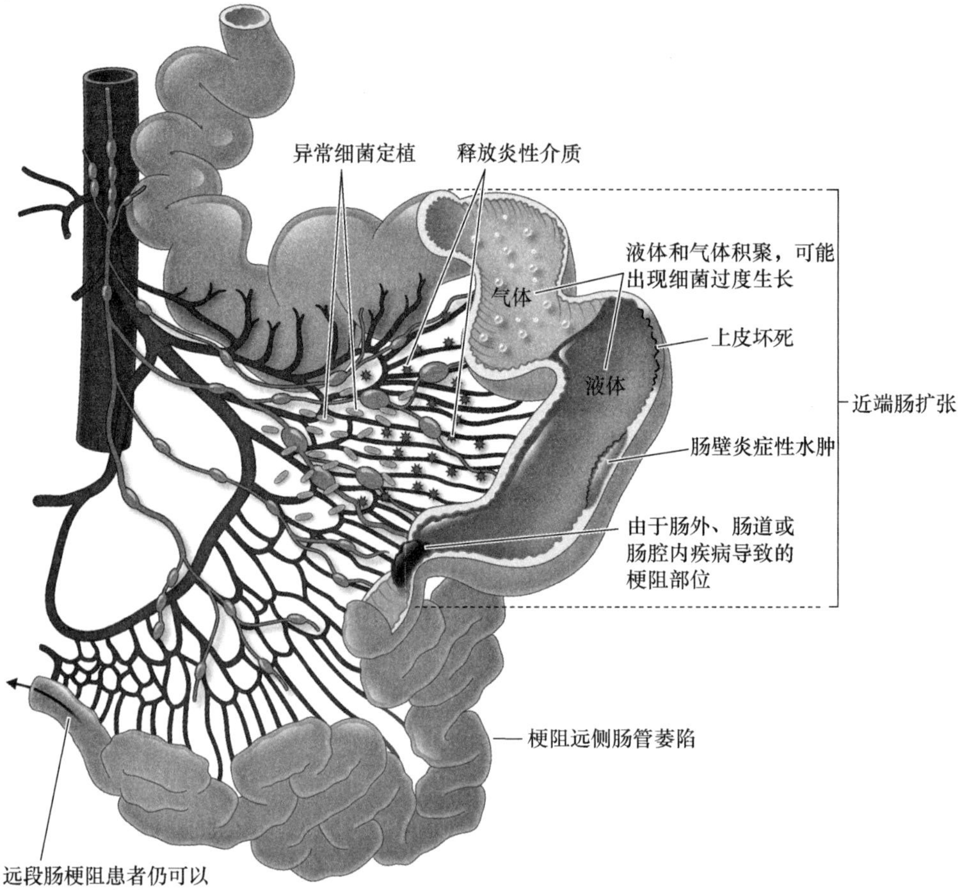

图 12-1（见书后彩图） 小肠梗阻的病理生理学改变

绞窄性肠梗阻的最常见原因，但不是所有闭袢肠梗阻都会发生绞窄。闭袢肠梗阻患者发生血管供血不足、全身炎症反应、血流动力学障碍和不可逆性肠缺血的风险显著增加。其病理变化发生更快，需要紧急干预。对于不可逆性肠缺血，即使解除了梗阻，仍然会进展至全层坏死。同样重要的是，在回盲瓣功能正常的情况下，远段结肠高度梗阻患者可以表现为闭袢梗阻。在此情况下，盲肠可以显著扩张，严重者可以发生缺血坏死而导致盲肠穿孔。根据 Laplace 法则，当盲肠直径超过 12 cm 时发生穿孔的风险最大。回盲瓣功能不全时，远段结肠梗阻患者较晚发生盲肠穿孔，临床表现类似远段小肠梗阻。

病史和体格检查

尽管根据症状和体征可能会导致误诊，但是很多急性肠梗阻患者通过全面的病史和体格检查就可以做出准确诊断。早期诊断可以及早治疗，从而降低病情进展或发生其他并发症的风险。绞窄性小肠梗阻有可能特别难以及时诊断。

主要表现包括：腹部绞痛、腹胀、呕吐和顽固便秘。远段肠梗阻患者的肠腔内积液较多，因此典型者表现为腹胀和不适较明显，而呕吐发生较晚。由于存在细菌过度生长，因此这种呕吐物较臭。近段肠梗阻患者通常表现为腹胀较轻，而呕吐严重。对诊断有帮助的病史包括：既往任何手术史，如疝修补术等，以及任何癌症或炎症性肠病病史。

多数患者，即使是单纯性肠梗阻，都可以表现危重。由于血容量不足，很多患者可以发生少尿、低血压和心动过速。发生绞窄或全身炎症改变时，可出现发热。众所周知，肠鸣音和肠功能活性常常难以解释。典型情况下，很多早期小肠梗阻患者可以出现高调“音乐性”叮当样肠鸣音和蠕动“加速”，称之为“腹鸣”。在病程后期，随着肠蠕动功能减弱，肠鸣音可能减弱或消失。这与肠麻痹或假性肠梗阻患者表现不同，后者在病程初期就典型地表现为肠鸣音减弱或消失。最后，部分性肠梗阻患者可以继续排气和排便；而完全性肠梗阻患者也可能排出梗阻下游已经存在的肠内容物。

查体时应检查所有的手术切口。如果腹部或腹股沟存在一个有压痛的包块，那么应高度怀疑为嵌顿疝引起的肠梗阻。出现压痛时，应注意是否存在肠缺血、坏死或腹膜炎等并发症。如果局限性疼痛严重或存在腹膜刺激征，那么应警惕绞窄性或闭袢肠梗阻。非常重要的一点是，肠梗阻患者主诉症状的严重程度可能与体格检查结果不匹配，表现类似急性肠系膜缺血患者。每位患者都需要接受直肠检查。结肠扭转患者表现为典型的闭袢梗阻症状：严重腹痛、呕吐和顽固便秘；查体时可见明显的腹部不对称性隆起。

肠麻痹或假性肠梗阻患者的症状和体征与机械性肠梗阻患者类似。尽管存在明显腹胀，但典型者缺乏腹部绞痛，也没有明显的恶心或呕吐。随着病程进展，有些患者出现规律排便或排气可以区分肠麻痹和完全性机械性肠梗阻。

实验室和影像学检查

实验室检查应该包括血常规、血清电解质和肌酐。连续检查常有帮助。轻度血液浓缩和白细胞计数轻度升高通常见于单纯性肠梗阻。呕吐和脱水可引起低钾、低氯、血液尿素氮与肌酐比值升高及代谢性碱中毒。由于很多患者使用低渗液体自行补液，所以患者在入院时常有低钠血症。粪便潜血阳性和缺铁性贫血常提示有潜在的恶性肿瘤。

白细胞计数明显升高伴有不成熟白细胞或代谢性酸中毒都提示可能存在严重的血容量不足或缺血坏死和败血症。在这种情况下，尽管血清D-乳酸、肌酸激酶bb同工酶或肠脂肪酸结合蛋白水平升高提示可能存在绞窄性肠梗阻，但实际上，缺乏特异的实验室检查也可以明确区分单纯性与绞窄性肠梗阻。

所有病例在考虑进行诊断性影像学检查时，关键的是：当患者的症状和体征强烈提示为高度或完全性肠梗阻或存在肠道损害时，不能因进行检查而延误外科会诊和手术治疗。腹部平片必须包括立位和卧位，该检查可快速完成，并可以确诊60%的临床可疑病例。术后立即接受检查患者的结果较难解释。典型的小肠梗阻表现为：小肠内可见“阶梯样”气液平，小肠肠管扩张，直径超过2.5 cm，而结肠内仅见少量或没有气体；但是某些确诊患者可以缺乏上述典型表现。近段肠梗阻或肠腔内充满液体的肠梗阻患者，肠腔内几乎不含气体。大肠梗阻患者的立位腹平片典型表现为结肠扩张。如果回盲瓣功能良好，那么小肠的气液平可能不明显。尽管难以与肠麻痹相鉴别，出现气液平而没有明显结肠扩张提示小肠梗阻的可能性更大。近期没有接受手术治疗的患者，腹腔内出现游离气体提示发生了穿孔。有时腹平片可见不透射线的异物或结石。肠扭转患者可以见到一个含气的“咖啡豆”样扩张的阴影。

当诊断不明确时，更加复杂的影像学检查可能有所帮助。磁共振成像检查可用于诊断小肠梗阻，但是价格昂贵，且通常提供的空间分辨率较低。超声检查诊断肠梗阻比较困难，但是，对于妊娠患者或那些不能接受或不适合X线检查的患者来说，超声检查可能是敏感和适当的。

CT是最常用的影像学检查方法。对于高度肠梗阻患者，其诊断肠梗阻的敏感性大约是95%（78%～100%），特异性是96%，准确性超过95%。其诊断闭袢肠梗阻的准确性较低（60%）。相关CT图像示例请见图12-2。CT还可以提供如下有效信息：确定梗阻部位，明确是否存在需要急诊手术治疗的指征。如果口服造影剂在4～24 h内到达盲肠，那么可以提高检查的敏感性和特异性（分别达95%）。例如，当发生结肠扭转时，由于扭曲的肠管堵塞了肠腔，所以CT检查可以发现在梗阻部位，造影显示为“鸟嘴样”“C形环”或“螺旋状”变形。

联合肠内和静脉注射造影剂的CT检查也可以识别缺血。缺血最特异的早期改变是肠壁增强显影异常，但其敏感性较低。晚期可以出现肠系膜静脉积气、腹腔积气和肠壁积气，提示有肠坏死。对于小肠和结肠均扩张的患者，先给予水溶性造影剂灌肠，然后进行CT扫描，有助于区分肠麻痹或假性肠梗阻与远段机械性大肠梗阻。CT灌肠检查可以准确诊断肿瘤引起的肠梗阻。急性结肠梗阻患者均应考虑结肠造影或结肠镜检查来明确病因。

完全或高度肠梗阻患者通常不适合接受钡剂造影检查，尤其是急性肠梗阻患者。除非已经排除了梗阻，否则怀疑有肠梗阻的患者禁止口服钡剂检查。除此，这类检查仅能在特殊情况下进行，并且必须非常谨慎，因为梗阻明显的患者可能发生钡剂浓缩而加重阻塞，结果导致部分患者必须通过手术来解决。钡剂的不透光性还会影响断层影像学检查或血管造影检查，使结果难以解释。

治疗　急性肠梗阻

更好地理解肠梗阻的病理生理学，并重视补液、纠正电解质紊乱、胃肠减压、选择性使用抗生素，将有助于减少急性肠梗阻的死亡率。所有患者均需尽快稳定下来。留置鼻胃管吸引进行胃肠减压，可以最大限度地减少吞咽空气引起的进一步腹胀，提高了患者的舒适度，并减少了误吸的风险。留置Foley导尿管记录尿量。部分病例，例如心脏病患者，应该监测中心静脉压。抗生素的使用存在争议，但是，需要手术的患者应该给予预防性用药。完全性肠梗阻需要给予

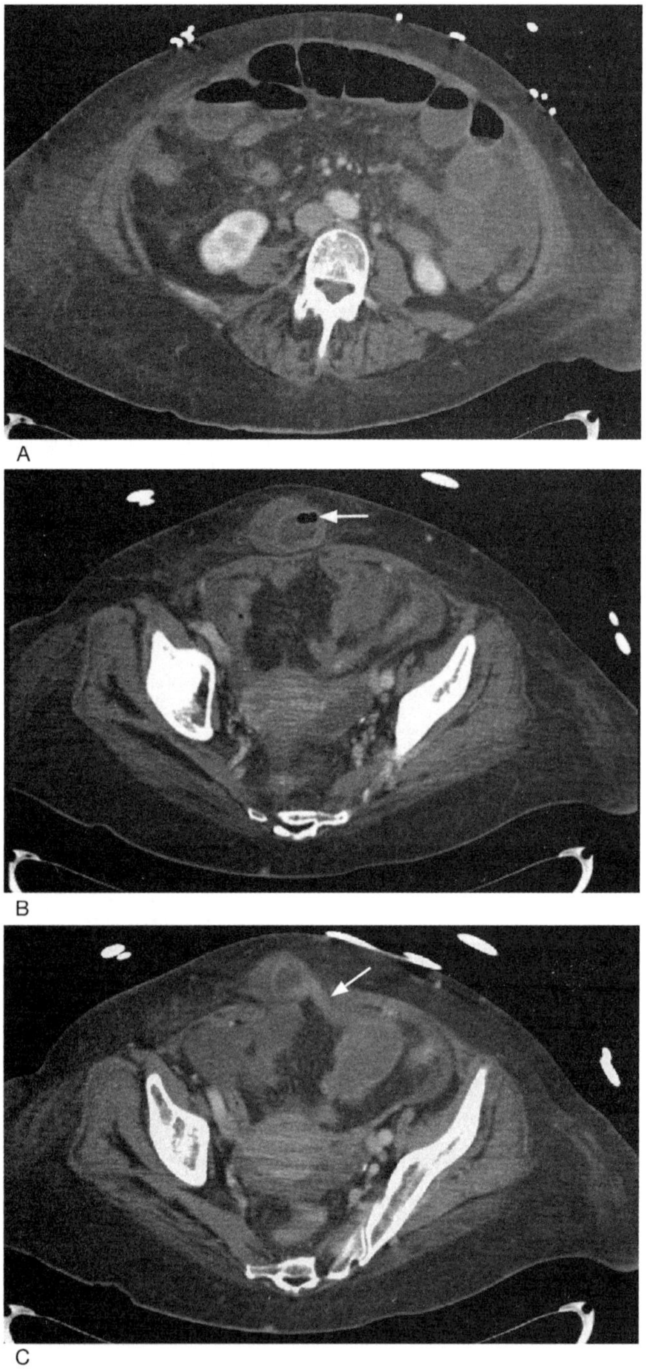

图 12-2　联合口服和静脉增强的 CT 检查发现（**A**）小肠梗阻时出现小肠扩张伴气液平；（**B**）嵌顿性腹壁疝（箭头所示）引起的部分性小肠梗阻；（**C**）在疝的远侧可见萎陷的肠管（箭头所示）。（From W Silen：Acute intestinal obstruction，in DL Longo et al [eds]：Harrison's Principles of Internal Medicine，18th ed. New York，McGraw-Hill，2012.）

干预治疗。对于某些无法切除的Ⅳ期恶性肿瘤引起的高度肠梗阻患者，支架置入术是可能和必要的。支架置入术还可以暂时缓解机械性肠梗阻，从而可以进行择期的术前准备。由于治疗选择如此不同，所以术前尽可能明确诊断将有助于指导治疗。

肠麻痹

肠麻痹患者需要给予静脉补液支持、鼻胃管减压，同时处理潜在的原发病。药物治疗效果较差，或价-效比较差。尽管如此，外周活性 μ-阿片受体拮抗剂（例如，爱维莫潘和甲基纳曲酮）可能会促进部分腹部手术后患者的胃肠功能恢复。

结肠假性梗阻（OGILVIE 病）

新斯的明是一种乙酰胆碱酯酶抑制剂，可以增加胆碱能神经（副交感神经）的活性，从而刺激结肠蠕动。一些研究表明，它可以有效地缓解急性结肠假性梗阻。这是最常用的药物治疗，一旦确定没有机械性肠梗阻即可使用。使用时需要监测心脏，并备有阿托品随时待用。绝大多数有反应的患者在静脉给药后 10 min 内即可出现排便和排气。硬膜外麻醉阻滞交感神经，能成功地改善部分患者的假性梗阻。

肠扭转

对于乙状结肠扭转患者，通过硬式肛镜或软式乙状结肠镜插入一根可弯曲的导管即可进行减压。减压成功者表现为突然释放出气体和液体，随之腹胀缓解，这样可以择期再行彻底复位手术治疗。盲肠扭转往往需要开腹或腹腔镜来复位。

术中治疗策略

大约 60%～80%的有选择的机械性肠梗阻患者通过保守治疗可获缓解。事实上，大多数放射诱发的肠梗阻患者也应尽可能采用非手术治疗。多数情况下，当存在明确绞窄性肠梗阻或其他需要紧急处理的异常时，需谨慎地与普外科专家进行早期会诊。病情恶化时需要给予及时处理。此时，仅能根据临床判断来决定患者是否可以继续非手术治疗，尽管如前所述，影像学检查有时可以提供帮助。术后主要并发症的发生率在 12%～47%之间，切除治疗和患者的整体健康状况将会增加风险。美国麻醉医师协会（American Society of Anesthesiologists，ASA）评分Ⅲ级或以上患者发生并发症的风险增加。

术中发现梗阻部位近侧肠管扩张、远侧肠管萎陷是肠梗阻的确凿表现。需要根据潜在病因来确定术中治疗策略，包括粘连松解术、需要或不需要造瘘改道的切除术，以及Ⅰ期切除吻合术。没有广泛粘连时，早期肠梗阻患者可以采用腹腔镜途径。部分恶性肿瘤引起的高度肠梗阻患者，如果无法切除肿瘤，那么选择旁路手术对患者更有利。

成人肠套叠和胆石性肠梗阻

Ⅰ期切除需谨慎。仔细地手工剥离受累肠管可能减少需要切除的肠段。如果受累结肠未做准备，可能需要进行近端结肠造瘘术。仅有 60%胆石性肠梗阻患者的阻塞部位发生在回肠。胆石性“肠梗阻”患者发生肠梗阻的最常见部位是回肠（60%的患者）。胆石主要通过胆囊十二指肠瘘进入肠道。通常需要通过手术来取出肠道内的胆石。不建议在紧急或急诊手术时处理胆囊疾病。

术后肠梗阻

早期术后机械性肠梗阻是指术后 6 周内发生的肠梗阻。多数为部分性肠梗阻，可自行缓解。它与传统的机械性肠梗阻反应和表现不同，而且很难与术后肠麻痹相鉴别。对于接受腹腔镜手术治疗的患者，更加需要明确梗阻的部位。患者初期为肠麻痹，开始恢复正常肠功能后，又再次出现梗阻症状时，考虑发生术后机械性小肠梗阻的可能性更大。住院后，患者肠梗阻症状恢复得越慢，其需要手术治疗的可能性就越大。

致谢

特别感谢 William Silen 博士提供的智慧和专业性帮助。

第十三章　急性阑尾炎和腹膜炎

Acute Appendicitis and Peritonitis

Danny O. Jacobs

（索宝军　译　李军　校）

急性阑尾炎

发病率和流行病学

阑尾炎在西方国家的发病率较高。虽然由于某些不确定因素，其发病率呈下降趋势，但急性阑尾炎仍然是普外科急腹症中最常见的疾病。其在欧洲和美国的发病率大概是 100/10 万人年，每年的发生率大约在万分之十一。大约 9%的男性和 7%的女性在其一生中会患此疾病。阑尾炎的好发年龄为 10～19 岁，然而其平均发病年龄呈上升趋势，如在非洲裔美国人，亚洲人和美洲印第安人中所见。总体来说，70%的患者发病年龄低于 30 岁，并且多数为男性，男性与女性的比例为 1.4∶1。

阑尾炎最常见的并发症之一是穿孔，无论其在局部包裹还是扩散到腹腔，它都是病情加重和死亡率增加的最重要原因之一。与阑尾炎和阑尾切除术相反，阑尾炎穿孔的发病率呈增长趋势（约 20/10 万人年）。此现象的原因尚不清楚。大约 20%的患者来诊时已经出现阑尾穿孔的表现，对于年龄小于 5 岁或大于 65 岁的患者，其风险比例甚至更高。

阑尾炎及阑尾穿孔的发病机制

1886 年，Reginald Fitz 第一次提出了阑尾炎。其病因学仍未完全明确。粪石、未完全消化的食物残渣、淋巴滤泡增生、阑尾腔内瘢痕形成、肿瘤、细菌、病毒和炎症性肠病都有可能与阑尾的炎症即阑尾炎发生有关。

尽管未被完全证实，阑尾腔阻塞被认为是阑尾炎发生发展过程中一个非常重要的环节。在部分病例中，阑尾腔阻塞导致细菌过度繁殖及管腔扩张，管腔内压力进一步增加，进而阻碍淋巴及血液回流。继而可能发生血管血栓形成，阑尾壁缺血坏死及阑尾尖端穿孔。任何发生于靠近阑尾根部的穿孔都提示其他的疾病进程，而大多数患者穿孔发生在医生进行检查之前。

阑尾粪石（或阑尾结石）见于大约 50%的坏疽性阑尾炎穿孔患者，而很少见于单纯性阑尾炎。如前所述，穿孔性阑尾炎而非单纯性阑尾炎的发病率在增加。在男性中穿孔性阑尾炎和非穿孔性阑尾炎的发病率均高于女性。结合这些研究，提示单纯性与穿孔性阑尾炎的病理生理过程并不相同，单纯性阑尾炎并非都会发展为穿孔性阑尾炎。而且，一些单纯性阑尾炎可以自愈，或者通过抗感染治疗痊愈，并很少复发。但其相应的发生率尚未明确。

当穿孔发生时，阑尾腔内的漏出物可由大网膜或周围的组织包裹，形成脓肿。未被包裹的游离穿孔一般会引起严重的腹膜炎。后者可能在门脉形成感染化脓性血栓，并随门脉血流进入肝内形成肝脓肿。如果患者不幸发生此严重并发症，其预后很差。

临床表现

由于诊断方法的进步，有效的支持治疗和外科手术干预，单纯性阑尾炎的死亡风险有了明显的降低，目前其发生率小于 1%。尽管如此，仍要做到尽早诊断，这对于减少并发症的发生至关重要。症状持续超过 48 h 的患者，其发生穿孔的风险明显增高。

对于任何年龄段的所有腹痛患者，在鉴别诊断时，一定要考虑到阑尾炎这个疾病，除非有明确的阑尾切除术病史（见表 13-1）。

阑尾解剖位置的多样性直接影响患者的主诉，在哪里能找到阑尾的体表反射区，取决于阑尾体和尖端与盲肠的相对位置及方向（见图 13-1 和 13-2）以及阑尾在腹腔中实际所处的部位，从最常见部位右下腹到盆腔内、右侧腹、右上腹（可见于孕妇），甚至可位于肠旋转不良及严重结肠冗长患者的左侧腹部。

由于阑尾炎的鉴别诊断范围很广，确诊阑尾炎有一定难度（见表 13-2）。采集病史要尽量完整，要问及需要进行鉴别的相关症状。一些阑尾炎患者在发病初期没有任何腹部不适，而且许多患者可能并没有典型的病史或查体阳性发现。

什么是典型的病史呢？病程初期并无特异性症状，患者也许出现排便习惯的改变，或腹部隐约不适，或上腹部、脐周间断绞痛。12～24 h 后，疼痛可转移至右下腹区域，由于阑尾透壁性炎症刺激壁层腹膜，使疼痛变得尖锐并且最终局限于此。壁层腹膜刺激征表现为局部腹肌紧张和僵硬。阑尾炎患者大多伴有恶心症状，如果出现于腹痛之后，则有助于和胃肠炎进行鉴别，后者常于腹痛前出现恶心。呕吐一般也发生于腹痛之后，并且程度较轻。所以在采集病史时必须对症状发生的顺序、腹痛的特点和其他任何相关的表现进行严格的评估。厌食症状很常见，如果缺乏此症状，

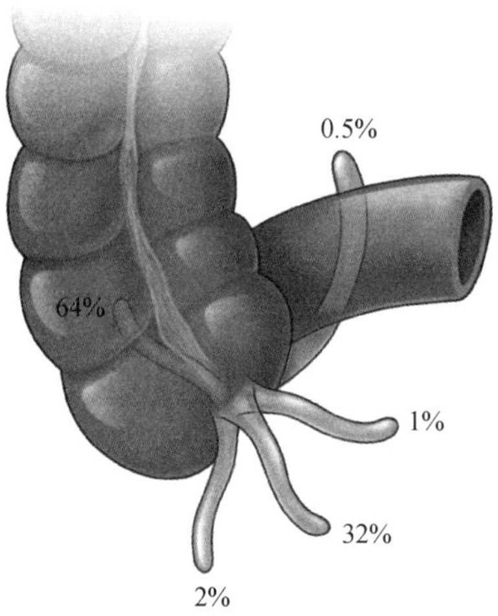

图 13-1　阑尾解剖位置变异

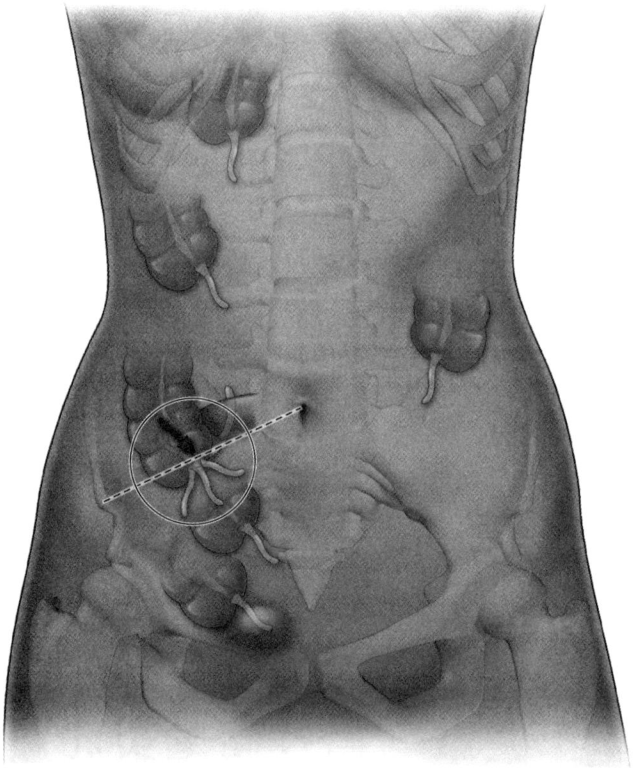

图 13-2　阑尾和盲肠的解剖位置

表 13-1　需与阑尾炎鉴别的疾病

克罗恩病	Meckel 憩室炎
胆囊炎或其他胆囊疾病	经间痛
憩室炎	肠系膜淋巴结炎
异位妊娠	网膜扭转
子宫内膜异位症	胰腺炎
胃肠炎或结肠炎	下叶肺炎
胃或十二指肠溃疡	盆腔炎
肝炎	卵巢囊肿破裂或其他卵巢囊性疾病
肾脏疾病包括肾结石	小肠梗阻
肝脓肿	尿路感染

表 13-2　常见症状的相对发生率

症状	发生率
腹痛	＞95%
厌食	＞70%
便秘	4%～16%
腹泻	4%～16%
发热	10%～20%
转移性右下腹痛	50%～60%
恶心	＞65%
呕吐	50%～75%

阑尾炎的诊断也是可疑的。

对于阑尾没有位于右下腹者、育龄期女性、极高龄或低龄者，其诊断更具挑战性。因为阑尾炎的鉴别诊断范围很广，关键问题是快速判断患者是阑尾炎还是其他需急诊手术的疾病。如果患者的阑尾没有位于常见的解剖位置，其延误诊断的可能性会增加。所有的患者都应行直肠指诊，因为如阑尾位于盲肠后方和骨盆缘下方，前腹壁压痛往往不明显。

盆腔位阑尾炎患者常见的临床表现有排尿困难、尿频、腹泻或里急后重。行腹部触诊或直肠、盆腔检查时，他们可能仅有耻骨弓上方的触痛。对于女性患者，盆腔检查是必须要做的，以排除能引起腹痛和类似阑尾炎症状的泌尿生殖系统疾病，如盆腔炎、异位妊娠和卵巢扭转。阑尾炎体征的相对发生率见表 13-3。

单纯性阑尾炎患者的一般情况较好，其脉搏和体温一般只是轻度高于正常值。如果体温＞38.3℃（约 101℉），并出现寒战，医生应考虑阑尾炎之外其他的疾病或者是否有并发症的出现，如穿孔、蜂窝织炎或脓肿形成。

阑尾炎患者喜欢采取静卧体位，以避免因体位移动引起的腹膜刺激征。一些患者会主诉来诊途中由于驾驶颠簸引起的腹部不适，并且在咳嗽、打喷嚏或其他诱发 Valsalva 动作的活动都会引起腹痛。查体要包括整个腹部，并尽可能从没有症状的区域开始。一般来讲，最明显的压痛点位于右下腹或麦氏点附近，麦氏点位于髂前上棘与脐连线的中外 1/3 处。如果阑尾位于右下腹，轻压左下腹可以诱发右下腹疼痛，称之为 Rovsing 征（表 13-4）。壁层腹膜刺激征可以由以下方法轻易引出：轻叩患者腹部，轻摇患者的轮椅或床，或者轻碰患者的双脚。

表 13-3 阑尾炎体征的相对发生率

体征	发生率
腹部压痛	＞95％
右下腹压痛	＞90％
反跳痛	30％～70％
直肠指诊触痛	30％～40％
宫颈举痛	30％
肌紧张	约 10％
腰大肌征	3％～5％
闭孔征	5％～10％
Rovsing 征	5％
可触及包块	＜5％

表 13-4 阑尾炎患者腹痛的典型体征

手法	阳性表现
Rovsing 征	按压左下腹引起右下腹疼痛
闭孔征	内旋髋关节引起疼痛提示盆腔位阑尾炎
腰大肌征	拉伸右侧髋关节导致背部及臀部的后外侧疼痛，提示盲肠后阑尾炎

非典型的主诉及疼痛类型非常常见，尤其是极高龄及极低龄患者。对于儿童阑尾炎的诊断非常困难，因为他们对刺激的反应较为夸张，并且难以获得精确的病史。谨记一点至关重要，即儿童的网膜发育尚未完善，一旦发生穿孔，不易被包裹局限。在安静的环境中有利于对患儿进行观察。

较之年轻患者明显的症状和体征，老年阑尾炎患者的反应比较迟钝。如有腹痛，程度一般较轻，并且起源于右下腹或阑尾所在解剖位置。有些患者无腹痛症状，或者只有间断疼痛，甚至仅在深压腹部时才有明显不适。其主要症状可能仅有恶心、厌食和呕吐。也有很少一部分患者以继发于阑尾炎症、蜂窝织炎或脓肿的远端肠梗阻起病。

实验室检查

实验室检查对于阑尾炎的诊断没有特异性，但有助于临床医生进行鉴别诊断。70％的单纯性阑尾炎患者，其白细胞计数呈轻度或者中度升高（10 000～18 000/μl）。大于 95％的患者出现“核左移”，即不成熟中性粒细胞增多。如果患者属于非洲裔、西班牙人、地中海沿岸国家或者印度血统人群，最好行镰状细胞涂片检查，以除外镰状细胞变所致的腹痛。所有患者要进行血清淀粉酶和脂肪酶水平的测定。

尿液检查有助于排除泌尿生殖系统的疾病，其临床表现可能与急性阑尾炎相似，但是仅有镜下少量红细胞或白细胞并无诊断意义。然而，如果发炎的阑尾毗邻输尿管和膀胱，可能会引起无菌性脓尿或者血尿。所有的育龄女性必须进行妊娠检查，如果怀疑盆腔炎要做宫颈分泌物培养。如发现贫血及大便隐血试验阳性，提示可能伴有其他疾病或并发症，如恶性肿瘤。

影像学检查

腹平片检查没有太大的意义，并不需要常规实施，除非临床考虑合并以下情况：肠梗阻、穿孔或输尿管结石。小于 5％的患者于右下腹可见高密度粪石影，如果其所在部位与腹痛部位一致，对阑尾炎诊断有提示意义，但粪石影不能作为阑尾炎的诊断依据。

超声检查对阑尾炎的诊断意义很大程度上取决于操作医生的水平。即便是非常有经验的医生，也有可能出现无法探及阑尾的情况。其总体敏感度为 0.86，特异度为 0.81。尤其是经阴道超声技术，对于女性盆腔内疾病的鉴别有重要帮助。超声下阑尾炎的阳性表现包括阑尾壁增厚、内径增粗和腹腔内游离液体。

CT 的敏感度和特异度分别是 0.94 和 0.95。由于 CT 的阴性预测值较高，所以尽管在阑尾炎发病早期可能没有明显的影像学异常，但它对于阑尾炎的诊断还是有很大价值。CT 检查的阳性发现包括阑尾直径大于 6 mm、管壁增厚、管腔内无肠道对比剂充盈、阑尾周围脂肪模糊或有游离气体（图 13-3 和图 13-4）。阑尾腔内被气体或者对比剂充盈则不支持阑尾炎的诊断。另外，阑尾无显影为非特异性的表现，并不能根据这点排除阑尾炎或者阑尾周围炎。

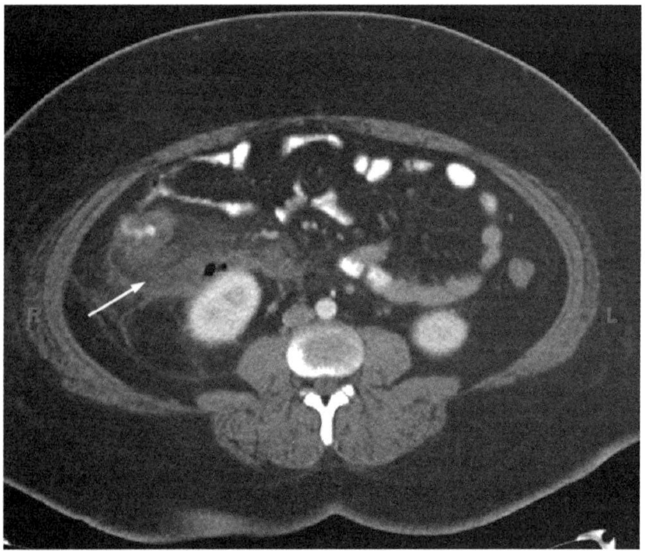

图 13-3　口服和静脉注射对比剂后的急性阑尾炎 CT 影像。阑尾壁增厚和阑尾周围模糊（箭头指向）

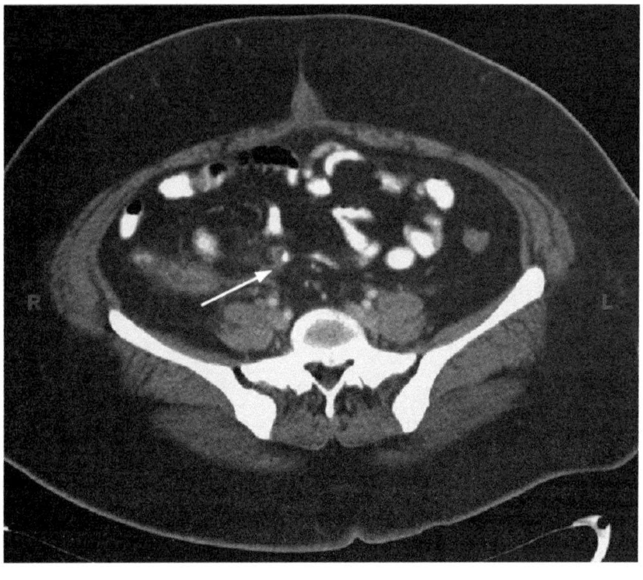

图 13-4　阑尾粪石（箭头指向）

特殊患者群体

阑尾炎是孕期子宫外普通外科急症中最常见的类型，其早期的症状如恶心和厌食容易被忽略。孕期阑尾炎的诊断有一定难度，因为一方面增大的子宫将阑尾沿右侧腹部推向上方，甚至推到右上腹的位置；另一方面，膨大的子宫会影响查体，无法获得典型的体征。超声检查有助于早期诊断。如果阑尾炎延误治疗，对于胎儿可能极为不利，所以要对此疾病提高警惕。例如患阑尾炎的孕妇如果合并穿孔，其胎儿死亡率会增加 4 倍（从 5%到 20%）。

免疫系统受损的患者可能只表现为轻度的腹部压痛，而且在其鉴别诊断中要考虑到很多其他疾病，包括非典型病原体如分枝杆菌、巨细胞病毒或其他真菌的感染。对于化疗的患者，如果表现为腹痛，发热，中性粒细胞减少，要考虑到小肠结肠炎。CT 检查对于诊断非常有帮助，但是不要因为太过于谨慎，反而延误了诊断比较明确患者的手术时机。

治疗　急性阑尾炎的治疗

如果没有禁忌证，且具备典型的病史及体征，同时实验室检查也支持，应立即行阑尾切除术。在这种情况下，不需要行影像学检查。对于诊断可疑，但并不确定的情况，应进行影像学和其他的检查。育龄妇女可行盆腔超声。此外，CT 可以精确观察到阑尾炎的影像学特点，或者其他腹腔内急需干预的疾病。只要诊断不明确，就必须继续严密观察患者，并且每 6～8 h 重复腹部查体。一旦发现任何迹象提示疾病呈进展趋势，都应立即进行手术。对于严重不适的患者可予镇静剂，尤其是已完成首次腹部查体还没有用药的患者。

所有的患者都应完善术前准备，并且纠正水、电解质紊乱。对于单纯性阑尾炎，腹腔镜或者开腹手术均可选择。而表现为腹部包块，提示发生蜂窝织炎或者脓肿的患者，处理起来有一定难度。建议给予广谱抗生素，如果脓肿大于 3 cm 需行引流，观察保守治疗有效则继续给予静脉补液和肠道休息，待 6～12 周炎症消退后，行阑尾切除术更为安全。

目前腹腔镜手术在阑尾切除术中约占 60%。腹腔镜阑尾切除术可以减轻术后疼痛，缩短住院时间，有助于尽快恢复正常活动。接受腹腔镜下

第一部分　胃肠道疾病

阑尾切除术的患者，切口感染率较低，但是腹腔脓肿形成率较高。腹腔镜可以在直视下探查腹部，当诊断不明时有助于明确诊断。腹腔镜下手术尤其适合于严重肥胖的患者。如果术中发现阑尾是正常的，有必要进行全腹探查，其发生率高达 15%～20%。

如果没有并发症，大多数患者可于术后 24～40 h 出院。最常见的术后并发症为发热和白细胞增多。这些表现如果持续超过 5 天，要高度重视，需排除是否发生腹腔内脓肿。非复杂性非穿孔性阑尾炎的死亡率是 0.1%～0.5%，类似于全身麻醉的整体风险。出现穿孔或者其他并发症的阑尾炎，其死亡率明显增高，整体死亡率为 3%，甚至在老年人中高达 15%。

急性腹膜炎

急性腹膜炎，或称为脏层及壁层腹膜的炎症，最常见的病因是空腔脏器穿孔导致感染，但并不是全部病因。这称为继发性腹膜炎，与原发性腹膜炎或自发性腹膜炎相对应，后者无腹腔内特异的原发病灶。无论是哪种情况，腹膜炎症既有可能被局限，也有可能弥漫扩散。

病因学

致病微生物可以在以下情况时感染腹膜腔：空腔脏器穿孔、腹壁穿透伤、腹腔内留置的异物如腹膜透析管和连接管被污染等。继发性腹膜炎最常见的病因是阑尾、结肠憩室、胃和十二指肠的穿孔。也可能是下述疾病的并发症，如肠坏死或肠嵌顿、肿瘤、炎症性肠病、肠梗阻或肠扭转。引起继发性细菌性腹膜炎的病因及发病机制见表 13-5。超过 90%的原发性或自发性细菌性腹膜炎发生于腹水或者低蛋白血症（<1 g/L）的患者。

无菌性腹膜炎大多由体液的异常存在所引起，如胃液、胆汁、胰酶、血液或尿液。也可由正常的无菌性异物如外科纱布或器械刺激所致。更少见的情况是，作为一些系统性疾病，如系统性红斑狼疮、卟啉症、家族性地中海热的并发症出现。由胃酸和胰酶激活引起的化学性腹膜刺激征常很严重，并很可能继发细菌性腹膜炎。

表 13-5　引起继发性细菌性腹膜炎的病因

肠道穿孔	其他脏器的穿孔或渗出
阑尾炎、损伤（钝挫伤或穿透伤）	胆瘘（如继发于肝穿刺）
吻合口瘘	胆囊炎
粘连	腹腔内出血
憩室炎	胰腺炎
医源性（包括内镜穿孔）	输卵管炎
吞食异物	膀胱创伤或其他原因所致破裂
感染	**腹膜失完整性**
肠套叠	腹腔内化疗
肿瘤	医源性（如手术后异物）
肠梗阻	肾周脓肿
消化性溃疡病	腹膜透析管或其他留置腹腔内器械
绞窄性疝	创伤
血管性疾病（缺血或栓塞）	

临床特征

腹膜炎最主要的症状和体征是急性剧烈腹痛、腹部压痛和发热。患者关于腹痛的主诉主要取决于其基础健康情况以及炎症是弥漫性抑或局限性。老年患者和免疫抑制状态患者可能对腹膜刺激的反应比较迟钝。弥漫性腹膜炎表现为全腹压痛、局部肌紧张、板状腹及其他壁层腹膜受刺激的表现。如果腹膜炎症得到控制或者被包裹，腹部查体也许只在某特定区域内有阳性发现，这种情况可见于单纯性阑尾炎和憩室炎患者。而肠鸣音一般会消失或者减弱。

多数患者有心动过速和低血容量性低血压的表现。实验室检查常提示白细胞明显升高，有些患者伴有严重的代谢性酸中毒。影像学可表现为肠管扩张和肠壁水肿。如果出现腹腔游离气体或者其他穿孔的迹象，为急诊手术的指征，需引起重视。如患者生命体征平稳且伴有腹水，应进行诊断性腹腔穿刺术，并测定腹水中的蛋白含量、乳酸脱氢酶水平和细胞计数。

治疗和预后

一般情况较好、单纯性、局限性腹膜炎患者的死亡率小于 10%，而对于老年人或免疫系统受损的患者，已有研究报道其死亡率大于 40%。及时纠正电解质紊乱、维持有效血容量、稳定循环系统、有效的抗感染治疗和及时的手术介入对于治疗的成功意义重大。

致谢

非常感谢知识渊博的 William Silen 医生为《急性阑尾炎和腹膜炎》章节内容更新所给予的专业指导和宝贵意见。

第二部分　肝脏和胆道疾病
SECTION 2　LIVER AND BILIARY TRACT DISEASE

第十四章　肝脏疾病总论
Approach to the Patient with Liver Disease

Marc G. Ghany，Jay H. Hoofnagle
（张莉　译　林三仁　校）

通常情况下，根据仔细询问病史、查体和一些实验室检查就可以对肝脏疾病进行准确诊断。在某些时候，影像学检查非常有用，具有诊断价值。肝脏活检被认为是评价肝脏疾病的绝对标准。但是当前肝活检较少用于诊断，而更多用于疾病分级和分期。本章介绍肝脏疾病诊断和处理方法，简单讲解肝脏结构和功能，并概述肝脏疾病的主要临床表现、病史、体格检查、实验室检查、影像学检查和肝活检的应用。

肝脏结构和功能

肝脏是人体最大的器官，重量为1～1.5 kg，占身体净重的1.5%～2.5%。肝的大小和形状因人而异，通常与体型（瘦长体形或矮胖体型）相匹配。肝位于右上腹，胸廓右下，紧邻膈肌，并不同程度地突向左上腹。肝通过韧带与膈肌、腹膜、大血管和上消化道器官相连，并固定于这一位置。肝接受双重供血，20%的血流来自含氧丰富的肝动脉，80%来自胃、肠、胰腺、脾的含有丰富营养物质的门静脉。

肝细胞是肝的最主要细胞，构成肝体积的2/3。另外，还有Kupffer细胞（网状内皮细胞的成员）、星状细胞（Ito细胞或贮脂细胞）、内皮细胞、血管细胞、胆管细胞和结构支撑细胞。在光学显微镜下，肝由肝小叶结构组成，门脉区在小叶区外周，中央静脉位于每个小叶中心。但是，从功能的角度看，肝由肝腺泡组成，肝动脉和门静脉血流从门静脉区（1区）进入肝腺泡，流经肝血窦，到达终末肝静脉（3区）；介于两者之间的是由肝细胞构成的2区。将肝腺泡结构作为肝生理单元的优势在于，这一视角有助于理解许多血管性或胆管性病变的形态和区带特点，而这些特点不能用肝小叶结构单元很好地解释。

肝的门静脉区由小静脉、小动脉、胆管和淋巴组成，位于由支撑基质和少量胶原构成的疏松间质内。流入门脉区的血流分散地通过肝血窦，从肝腺泡的1区流向3区，汇入终末肝静脉（中央静脉）。胆汁分泌呈相反方向，也就是说，以逆流方式从3区流向1区。窦状隙被覆单层内皮细胞，有大小不等的明显窗孔，允许血浆自由通过，但是细胞成分不能通过。这样，血浆可以在内皮下的Disse腔与肝细胞直接接触。

肝细胞有明确的极性。肝细胞基底侧靠近Disse腔，有丰富的微绒毛，具有内吞和胞饮活性，可以被动或主动摄取营养物质、蛋白质或其他分子。肝细胞顶端形成小管状膜结构，用于分泌胆汁成分。肝细胞小管形成精细的网状结构，相互融合，汇入门脉区的胆管。Kupffer细胞通常位于窦状血管腔内，是体内最大的一群固定的吞噬细胞。星状细胞位于Disse腔，通常不十分明显，只有在被激活产生胶原或基质时，才变得突出。当血流通过肝小叶时，红细胞位于肝血窦腔内，白细胞可以迁移通过或绕过内皮细胞进入Disse腔，从而到达门脉区，并通过淋巴系统回到血循环。

肝细胞对于维持机体稳态和健康状态起到多种关键作用。这些功能包括合成大多数重要的血清蛋白（白蛋白、载体蛋白、凝血因子、许多激素和生长因子），产生胆汁和胆汁载体（胆汁酸、胆固醇、卵磷脂、磷脂），调节营养物质（糖、糖原、脂类、胆固醇、氨基酸），以及代谢或结合亲脂复合物（胆红素、阴离子、阳离子、药物），以利于其从胆汁或尿液中排出。由于这些功能的多样性和可变性，检测这些功能状态，用以评价肝功能则十分复杂。最常用的肝功能检查是测定血清胆红素、血清白蛋白和凝血酶原时间。血清胆红素水平用来评价肝的结合和排泌功能；血清白蛋白水平和凝血酶原时间检测肝的蛋白合成功能。血清胆红素、白蛋白和凝血酶原时间异常是典型的肝功能不全表现。由于肝功能太过复杂而多样，以至于严重肝衰竭不能维持生命时，不能通过使用机械泵、透析膜或混合输注激素、蛋白和生长因子替代。

肝脏疾病

肝脏疾病有很多原因（见表14-1），通常表现为几

表 14-1 肝脏疾病

遗传性高胆红素血症
- Gilbert 综合征
- Crigler-Najjar 综合征，Ⅰ或Ⅱ型
- Dubin-Johnson 综合征
- Rotor 综合征

病毒性肝炎
- 甲型病毒性肝炎
- 乙型病毒性肝炎
- 丙型病毒性肝炎
- 丁型病毒性肝炎
- 戊型病毒性肝炎
- 其他类型肝炎［Epstein-Barr 病毒（单核细胞增多症）、疱疹病毒、腺病毒］
- 隐源性肝炎

免疫或自身免疫性肝病
- 原发胆汁性肝硬化
- 自身免疫性肝炎
- 硬化性胆管炎
- 重叠综合征
- 移植物抗宿主病
- 同种异体移植物排斥

先天遗传性肝脏疾病
- α_1 抗胰蛋白酶缺乏
- 血色病
- Wilson 病
- 良性复发性肝内胆汁淤积
- 进展型家族性肝内胆汁淤积，Ⅰ～Ⅲ型
- 其他（半乳糖血症、酪氨酸血症、囊性纤维化、Newman-Pick 病，Gaucher 病）

酒精性肝病
- 急性脂肪肝
- 急性酒精性肝炎
- Laënnec 肝硬化

非酒精性脂肪肝
- 脂肪肝
- 脂肪性肝炎

妊娠急性脂肪肝

累及肝的全身性病变
- 结节病
- 淀粉样变
- 糖原贮积症
- Celiac 病（乳糜泻）
- 结核病
- 鸟型分枝杆菌细胞内感染

胆汁淤积综合征
- 良性手术后胆汁淤积
- 败血症所致黄疸
- 全胃肠道外营养所致黄疸
- 妊娠胆汁淤积
- 胆管炎和胆囊炎
- 肝外胆道梗阻（结石、狭窄、癌）
- 胆道闭锁
- Caroli 病
- 隐孢子虫病

药物性肝病
- 肝细胞型（异烟肼、对乙酰氨基酚）
- 胆汁淤积型（甲基睾丸酮）
- 混合型（磺胺类药、苯妥英）
- 小泡性或大泡性脂肪肝（甲氨蝶呤、非阿鸟苷）

血管性疾病
- 静脉闭塞性疾病
- Budd-Chiari 综合征
- 缺血性肝炎
- 淤血性肝病
- 门静脉血栓
- 结节再生性增生

肿块性病变
- 肝细胞癌
- 胆管细胞癌
- 腺瘤
- 局灶结节性增生
- 转移性肿瘤
- 脓肿
- 囊肿
- 血管瘤

种明确的临床类型，分为肝细胞型、胆汁淤积型（梗阻型）和混合型。肝细胞型病变（如病毒性肝炎和酒精性肝病）的主要特征为肝损伤、炎症和坏死。胆汁淤积型病变（如胆结石或恶性梗阻、原发胆汁性肝硬化和一些药物性肝病）的主要特征为胆汁排出受阻。混合型病变具备肝细胞型和胆汁淤积型损伤的特征（如出现胆汁淤积表现的病毒性肝炎和许多药物性肝病）。起病特点和突出症状有助于快速做出诊断，特别是结合考虑患者的主要危险因素时，如患者性别和年龄、接触史或风险行为。

肝脏病变的典型临床表现为黄疸、乏力、瘙痒、右上腹疼痛、恶心、纳差、腹胀和消化道出血。但是当前，许多患者在被诊断存在肝脏疾病时并没有症状，通常是在常规体检、献血筛查、保险或入职体检时发现肝生化指标异常。许多已广泛使用的肝脏检查手段，使确定或排除可疑患者是否存在肝脏疾病变得相对容易了。

应该从以下几方面对肝病患者进行评估：①建立病因学诊断；②估计病变的严重程度（分级）；和③确定疾病的分期。诊断应该关注病变类型（肝细胞型、胆汁淤积型或混合型损伤），以及特异的病因学诊断。分级是指对病变的严重程度和活动性进行评估，分为活动或无活动，以及轻度、中度或重度。分期是指确定疾病在自然病史中处于哪一阶段，是否为早期或晚期；或者肝硬化前期、肝硬化期或终末期。本章介绍评估肝病患者时的一般原则和重要概念，相关肝病诊治将在其后的章节中讨论。

临床病史

临床病史应该关注肝脏疾病的症状，如性质、起病方式和进展情况，以及肝脏疾病的潜在危险因素。肝脏疾病的主要临床表现包括全身症状，如乏力、虚弱、恶心、食欲下降和萎靡不振，以及许多肝脏特异性症状，如黄疸、尿色加深、大便颜色变浅、瘙痒、腹痛和腹胀。一些症状也能够提示患者存在肝硬化、终末期肝病或肝硬化并发症，如门脉高压。通常，一系列症状的组合和起病方式对病因学诊断的提示性更大，而不是特异性症状。

乏力是最常见也是最具特征性的肝病症状。乏力有不同的表述方式，如无精打采、虚弱、倦怠、萎靡不振、睡眠需求增加、缺乏耐力、无力。肝病引起的乏力常常发生于活动或锻炼后，适当休息后消失而不加重；多是在午后出现乏力，而不是在晨起出现。乏力症状可以间断发生，严重程度可以不断变化。一些患者的乏力表现，很难确定是由于肝病所致，还是由其他问题所致，如紧张、焦虑、睡眠紊乱或并存其他疾病。

恶心见于更严重的肝病，可以伴随乏力，因闻到食物气味或进食油腻食物诱发。患者可出现呕吐，但很少出现持续或严重呕吐。食欲减退伴体重减轻常见于急性肝病，很少见于慢性肝病，除非患者存在肝硬化或肝病进展时。肝病引起的腹泻少见，除非存在严重黄疸，此时到达肠道的胆汁酸缺乏，可以引起脂肪泻。

许多肝病患者存在右上腹不适或疼痛（“肝区痛”），按压肝区时疼痛常会更加明显。疼痛是由于Glisson包膜受牵拉或刺激所致。Glisson包膜包裹肝，并且有丰富的神经末梢。严重疼痛是胆囊疾病、肝脓肿和严重静脉闭塞性疾病的最常见表现，但是偶尔也可见于急性肝炎。

瘙痒可见于急性肝炎，是梗阻性黄疸（包括胆道梗阻或药物性胆汁淤积）的早期表现，有时是肝细胞型病变（急性肝炎）的后期表现。瘙痒也可见于慢性肝病，尤其是胆汁淤积型病变，如原发胆汁性肝硬化或硬化性胆管炎，瘙痒症状持续，且先于黄疸发生。不管怎样，瘙痒可以见于任何肝病，特别是发展为肝硬化后。

黄疸是肝脏疾病的标志性症状，也是评估肝脏疾病严重程度的最可靠指标。在注意到巩膜黄染前，患者通常会发现尿色加深。当胆红素低于43 μmol/L（2.5 mg/dl）时，很少能够发现黄疸。重度胆汁淤积时，患者还可以出现大便颜色变浅和脂肪泻。不伴有尿色加深的黄疸，通常提示以间接（非结合）胆红素升高为主的高胆红素血症，是溶血性贫血和遗传性胆红素结合异常的表现，如常见的良性病变Gilbert综合征和少见而严重的Crigler-Najjar综合征。Gilbert综合征可以累及5%以上的一般人群，患者在禁食或应激后更容易出现黄疸。

收集病史时，应该注意寻找肝病的主要危险因素，包括详细的饮酒史、用药史（包括草药、避孕药和非处方药）、个人喜好、性生活情况、旅游史、黄疸人群或其他高危人员接触史、注射用毒品使用史、近期手术史、既往及近期输血或血制品、职业、意外接触血液或针头、肝脏疾病家族史。

评估病毒性肝炎风险时，仔细询问性生活史特别重要，包括性伴侣的人数。对于男性患者，还要关注与同性的性交史。性接触是乙型肝炎病毒常见的传播方式，但是很少见于丙型肝炎。肝炎、肝病或肝癌家族史也非常重要。母婴传播见于乙型和丙型肝炎。当前，在婴儿出生时，对其进行主动和被动免疫可以阻止乙型肝炎的垂直传播。丙型肝炎的垂直传播少见，但是没有可靠的预防方法。HCV垂直传播更常见于同时合并HIV感染的母亲，并与产程延长或生产困难、早期羊膜破裂和宫内胎儿监测相关。注射用毒品使用史是乙型和丙型肝炎风险评估的重要内容，即使是很久以前使用过。注射用毒品是当前最常见的单一的丙型肝炎危险因素。输血或血制品不再是急性病毒性肝炎的重要危险因素。但是在1992年以前，输注血制品仍是慢性丙型肝炎感染的重要危险因素，因为1992年才开始开展针对丙型肝炎病毒抗体的敏感的酶联免疫分析检测。1986年开始针对乙型肝炎核心抗原的抗体进行筛查，在此之前的输血史也是乙型肝炎的危险因素。去发展中国家旅游、接触黄疸患者、接触日托中心的孩子是甲型肝炎的危险因素。文身和身体打孔（对于乙型和丙型肝炎）和进食贝类（对于甲型肝炎）是经常被提及的危险因素，但是这类接触史导致获得性肝炎的情况相当少。

戊型肝炎是亚洲和非洲引起黄疸的常见原因之一，但是在发达国家少见。最近，非旅游相关（本土）的戊型肝炎病例在发达国家（包括美国）有所报道。这些病例似乎是由在猪或一些野生动物中流行的戊型肝炎株（基因3型和4型）所致。个别病例与进食生的、未做熟的猪肉或野味（鹿或野生公猪）有关。多数戊型肝炎患者没有明确接触史，这在没有典型病毒性肝炎危险因素的老年男性尤为突出。免疫抑制患者（如器官移植受体、接受化疗的患者或HIV感染者）的戊型肝炎可以转为慢性，这些患者的乙型和丙型肝炎指标阴性，但是血清酶学异常。

饮酒史对评估肝脏疾病病因、提出管理和建议方案十分重要。在美国，至少70%的成人不同程度饮酒，但是大量饮酒并不常见。人群调查显示，只有5%的人每天饮酒超过2次，平均饮酒量11～15 g乙醇（酒精）。与酒精性肝病发生相关的酒精摄入量为女性每天饮酒超过两倍平均量（22～30 g），男性每天超过3倍平均量（33～45 g）。多数酒精性肝硬化患者的每日摄入量更高，在肝病发生前饮酒超过10年。在评估饮酒相关病史时，应该关注是否存在酒精滥用或酒精依赖。通常根据患者的行为表现和酒精摄入的后果确定患者是否嗜酒，而不根据饮酒的总量。酒精滥用定义为一种对社会、家庭、职业或健康状态造成有害影响的重复的饮酒状态。酒精依赖是患者对饮酒具有强烈意愿，而不顾饮酒引起的有害后果。许多嗜酒者同时存在酒精依赖和酒精滥用，酒精依赖被认为是更严重和晚期的酒精中毒表现。CAGE问卷（表14-2）是诊断酒精依赖和滥用的有用的临床方法，建议在所有病史采集时应用。

表 14-2　CAGE 问题[a]

首字母缩写	问题
C	你是否觉得自己应该减少饮酒量（cut）
A	当有人批评你饮酒时，你是否觉得生气（annoy）
G	你是否曾经觉得饮酒不好或感到负疚（guilty）
E	你是否有过为了稳定神经或消除酒后醒来的头痛和不舒服，晨起的第一件事就是饮酒（eye-opener）

[a] 一个肯定的回答就应该怀疑患者存在饮酒问题，一个以上的肯定回答强烈提示酒精滥用或依赖

家族史有助于评估肝病。肝病的家族性病因包括Wilson病、血色病和α_1-抗胰蛋白酶缺乏，以及更罕见的遗传性儿童肝脏疾病，如家族性肝内胆汁淤积、良性复发性肝内胆汁淤积和Alagille综合征。儿童或青少年起病的严重肝脏疾病患者，如存在肝病家族史和神经精神异常，应注意有无Wilson病，并进行相关检查。肝硬化家族史、糖尿病或内分泌功能异常、成人起病的肝脏疾病，提示血色病，应尽快进行铁状态的相关检查。铁负荷异常的成人患者需要进行*HFE*基因型检测，确定是否存在遗传性血色病典型的C282Y和H63D基因突变。铁负荷过多的儿童和青少年，应寻找其他非*HFE*原因的血色病。肺气肿家族史患者应该进行α_1-抗胰蛋白酶水平检测，如果低于正常，应进行蛋白酶抑制剂（Pi）基因型检测。

体格检查

对于无症状或实验室检查无异常的肝病患者，体格检查很难提示肝功能不全。大多数肝病体征不能提示一个特异性疾病。因此，完成体格检查并不能替代对其他诊断性检查的需要。除了在疾病急性期、重症或晚期时，许多患者查体正常。尽管如此，体格检查在获得肝衰竭、门脉高压和失代偿肝硬化第一手证据时非常重要。另外，体格检查能够提示相关危险因素，发现伴随疾病或病变的体征，从而指向特异性诊断。

典型肝病的体征包括：黄疸、肝大、肝脏压痛、脾大、蜘蛛痣、肝掌和皮肤抓痕。晚期肝病的体征包括肌肉萎缩、腹水、水肿、腹壁静脉曲张、肝臭、扑翼样震颤、意识障碍、恍惚和昏迷。男性肝硬化患者，特别是与饮酒有关的患者，可出现高雌激素血症的体征，如男子女性型乳房、睾丸萎缩和男性型毛发分布缺失。

在自然光下检查巩膜可以很好地发现黄疸。对于肤色浅的患者，也可以观察到皮肤黄染。肤色深的患者，检查舌下黏膜可以证明黄疸。如果血清胆红素低于43 μmol/L（2.5 mg/dl），很难见到黄疸，但是在黄疸恢复期，低于这一水平仍可以观察到黄疸（因为蛋白和组织中结合着结合胆红素）。

蜘蛛痣和肝掌皆可见于急性或慢性肝病；这些表现在肝硬化时尤为明显，但是也可以见于正常人，经常在孕妇中发现。蜘蛛痣是浅表、扭曲的小动脉，与单纯的毛细血管扩张不同，典型蜘蛛痣从中心向外周充盈。蜘蛛痣只出现在手臂、面部和躯干上部；蜘蛛痣可以有搏动，在肤色较深的患者身上不易发现。

肝大不是非常可靠的肝病体征，因为肝大小和形状因人而异，通过叩诊和触诊评估肝大小有一定难度。明显的肝大是肝硬化、静脉闭塞性疾病、浸润性病变如淀粉样变、转移癌或原发肝癌，以及酒精性肝炎的典型表现。仔细评估肝边缘也能发现肝硬度异常、表面不规则或明显的结节。最可靠的肝病体征可能是肝压痛。当肝被触摸或按压时，患者会感到不适，同时需要叩诊对比左右上腹部。

脾大可见于许多疾病。肝脏病变时，脾大可以不十分明显，但却是很有意义的查体发现。可用超声检查评估脾，从而证实查体发现。

进展期肝病的体征包括肌肉萎缩和体重减轻，以及肝大、瘀斑、腹水和水肿。通过仔细叩诊，探查移动性浊音，可以很好地发现腹水。对于体征不典型的病例，可以通过超声检查发现腹水。外周水肿可以伴或不伴有腹水。晚期肝病患者，一些因素经常促进腹水形成，包括低白蛋白血症、静脉充盈不足、心功能衰竭和药物。

肝衰竭定义为严重急性或慢性肝病患者出现肝性脑病的症状和体征。肝性脑病患者的最初体征可能不明显，并且无特异性，如睡眠习惯改变、人格改变、易激惹或反应迟钝。之后，患者可以出现意识混乱、定向力减退、恍惚等症状，最终发生昏迷。在急性肝衰竭时，患者还可以出现兴奋或躁狂表现。体格检查包括扑翼样震颤以及身体和舌的震颤。肝臭是指有点发甜的氨味，见于肝衰竭患者，特别是有门体静脉分流的患者。应排除其他原因引起的昏迷或定向力障碍，主要包括电解质紊乱、使用镇静药、肾衰竭或呼吸衰竭。急性肝炎患者出现肝性脑病表现是诊断急性重型（暴发性）肝炎的主要标准，并且提示预后差。慢性肝病患者出现肝性脑病，往往由一些临床并发症诱发，如消化道出血、过度利尿、尿毒症、脱水、电解质紊乱、感染、便秘或使用麻醉镇痛药。

细致的精神状态检查和连接试验（trail-making test）是评估肝性脑病的有用方法。连接试验是要求患者以最快速度用铅笔将标有1至25数字序列的圆圈连接起来。连接试验的正常范围是15～30s，早期肝性脑病患者所需的连接时间明显延长。其他试验包括画抽象物体或对比以前使用过的签名。更复杂的检测方法，如脑电图和视觉诱发试验，能够发现轻微肝性脑病，但临床上很少使用。

晚期肝病的其他体征包括：腹水导致的脐疝、胸腔积液、腹壁静脉显露、腹壁静脉曲张（*caputmedusa*），后者是从脐部起始的向四周放射分布的侧支静脉，是脐静脉重新开放的结果。脉压增加和高动力循环状态体征可见于肝硬化患者，是水钠潴留、心排血量增加和外周循环阻力降低的结果。长期肝硬化和门脉高压患者易发生肝肺综合征，后者定义为肝病、低氧血症和肺动静脉分流三联症。肝肺综合征的临床表现是斜卧式呼吸和直立位低氧血症。患者采取直立体位时，矛盾性地出现气短和氧饱和度下降。用脉搏氧饱和度检测仪监测血氧饱和度，是可靠的肝肺综合征筛查方法。

肝病患者常出现一些皮肤异常或改变。皮肤过度色素沉着是典型的晚期慢性胆汁淤积性疾病（如原发胆汁性肝硬化和硬化性胆管炎）表现。这些患者可出现睑黄瘤和腱黄瘤，是血清血脂和胆固醇浓度增高、潴留的结果。皮肤呈瓦灰色见于血色病患者，是长期铁水平增高的结果。皮肤黏膜血管炎伴明显紫癜，特别在下肢，是典型的慢性丙型肝炎冷球蛋白血症的表现，但也可见于慢性乙型肝炎。

一些体征提示特异性肝病。Kayser-Fleischer 环见于 Wilson 病，是金棕色铜色素沉着于角膜周边的角膜后弹力层（Descemet 膜）所致；可通过裂隙灯检查发现。Dupuytren 挛缩和腮腺肿大提示慢性嗜酒和酒精性肝病。肝转移癌或原发肝癌患者可出现恶液质和消耗体征，肝大而硬，有时会听到明显的肝杂音。

肝脏疾病的诊断

肝脏疾病的主要病因和关键性诊断特征列于表 14-3 中，对可疑肝病患者的评估流程见图 14-1。特异性诊断方法在后面的章节讨论。急性肝病的最常见原因是病毒性肝炎（特别是甲型、乙型和丙型肝炎）、药物性肝损伤、胆管炎和酒精性肝病。在诊断和处理急性肝病时通常不需要进行肝活检，除非进行了完整的临床和实验室检查仍不能明确诊断时，肝活检有助于诊断药物性肝病和急性酒精性肝炎。

依据发病率，最常见的慢性肝病的病因依次为慢性丙型肝炎、酒精性肝病、非酒精性脂肪性肝炎、慢性乙型肝炎、自身免疫性肝炎、硬化性胆管炎、原发胆汁性肝硬化、血色病和 Wilson 病。戊型肝炎是少见的引起慢性肝炎的原因，最常见于免疫抑制或免疫缺陷患者。多数肝病尚无严格的诊断标准，但是肝活检在诊断自身免疫性肝炎、原发胆汁性肝硬化、非酒精性或酒精性脂肪性肝炎、Wilson 病（同时进行肝铜的定量检测）中起到重要作用。

实验室检查 肝脏疾病的诊断主要依靠可靠而敏感的肝损伤和肝功能检测。一组用于初步评价肝脏疾病的血液学检查包括：血清谷丙转氨酶和谷草转氨酶、碱性磷酸酶、血清直接和总胆红素、白蛋白、

表 14-3 常见肝脏疾病的重要诊断性检查

疾病	诊断性检查
甲型病毒性肝炎	抗 HAV IgM
乙型病毒性肝炎	
急性	HBsAg 和抗 HBc IgM
慢性	HBsAg 和 HBeAg 和（或）HBV DNA
丙型病毒性肝炎	抗 HCV 和 HCV RNA
丁型病毒性肝炎	HBsAg 和抗 HDV
戊型病毒性肝炎	抗 HEV IgM 和 HEV RNA
自身免疫性肝炎	ANA 或 SMA，IgG 升高，相应组织学改变
原发胆汁性肝硬化	抗线粒体抗体，IgM 升高，相应组织学改变
原发硬化性胆管炎	P-ANCA，胆管造影
药物性肝损害	用药史
酒精性肝病	大量饮酒史，相应组织学改变
非酒精性脂肪肝	超声或 CT 提示脂肪肝，相应组织学改变
α_1 抗胰蛋白酶缺乏	抗胰蛋白酶水平降低，PiZZ 或 PiSZ 表型
Wilson 病	血清铜蓝蛋白减少，尿铜增加，肝铜含量增加
血色病	铁饱和度和血清铁蛋白升高，HFE 基因突变检测
肝细胞癌	甲胎蛋白升高（超过 500 ng/ml），超声或 CT 发现肿块

缩写：HAV、HBV、HCV、HDV、HEV 分别为甲型、乙型、丙型、丁型、戊型肝炎病毒；HBsAg，乙型肝炎表面抗原；抗 HBc，乙型肝炎核心抗体；HBeAg，乙型肝炎 e 抗原；ANA：抗核抗体；SMA，抗平滑肌抗体；P-ANCA，外周型抗中性粒细胞胞浆抗体

凝血酶原时间测定。根据异常的检查结果，区分肝细胞型肝病或胆汁淤积型肝病，确定病变是急性还是慢性，判断肝硬化或肝衰竭是否存在。在这些检查结果的基础上，决定是否需要进行额外的进一步检查。其他检查也是有帮助的，比如谷氨酰转肽酶帮助判断碱性磷酸酶升高是否为肝病所致；肝炎血清学检查有助于明确病毒性肝炎的类型；自身免疫学指标协助诊断原发胆汁性肝硬化（抗线粒体抗体）、硬化性胆管炎（周围型抗中性粒细胞胞浆抗体）和自身免疫性肝炎（抗核抗体、抗平滑肌抗体和抗肝肾微粒体抗体）。表 14-3 简单地描述了实验室检查异常和常见肝脏疾病。

第十五章总结了肝功能检查的应用和意义。

诊断性影像学检查 肝胆影像学检查技术已取得很大进展，尽管尚无令人满意的诊断潜在肝硬化的准确方法。最常使用的肝脏影像学检查方法是超声、CT 和 MRI，并且常常互为补充。通常，超声和 CT 对检

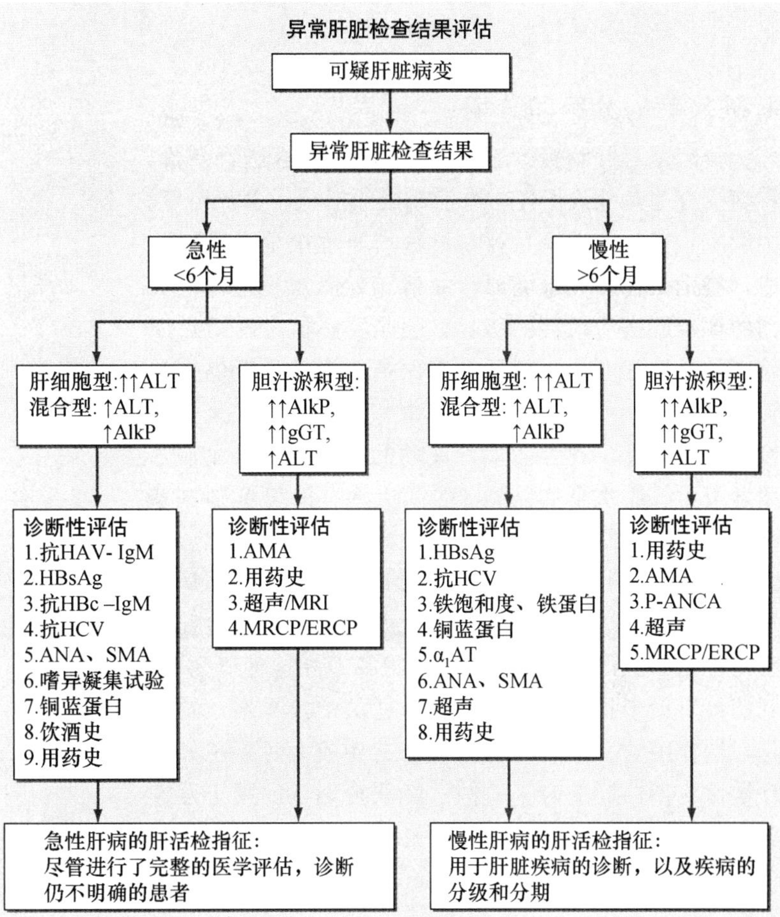

图 14-1　异常肝脏疾病检查结果评估流程图。 对于可疑肝脏疾病患者，恰当的评估过程是先进行常规肝病检查，如测定血清胆红素、白蛋白、谷丙转氨酶（ALT），谷草转氨酶（AST）和碱性磷酸酶（AlkP）。这些结果（有时需要加测 γ-谷胺酰转肽酶，gGT）用于确定异常类型是肝细胞型、胆汁淤积型，还是混合型。另外，症状或异常检查的持续时间有助于确定病变是急性还是慢性。如果病变是急性，而且病史、实验室检查及影像学检查不能明确诊断，需要进行肝活检协助确定诊断。如果疾病是慢性的，肝活检则不仅有助于诊断，还可以进行病变活动度分级以及疾病进展分期。这个流程一般用于没有免疫缺陷的患者。HIV 感染者、接受骨髓移植或器官移植的患者，诊断性评估还包括对机会感染（例如，腺病毒、巨细胞病毒、球孢子菌属、戊型肝炎病毒感染），以及血管和免疫状态（静脉闭塞病、移植物抗宿主病）的评估。HAV，甲型肝炎病毒；HCV，丙型肝炎病毒；HBsAg，乙型肝炎表面抗原；抗 HBc，乙型肝炎核心抗体；ANA，抗核抗体；SMA，抗平滑肌抗体；MRCP，磁共振胆胰管造影；ERCP，内镜逆行胆胰管造影；α_1 AT，α_1 抗胰蛋白酶；AMA，抗线粒体抗体；P-ANCA，外周型抗中性粒细胞胞浆抗体

测胆管扩张非常敏感，是可疑梗阻性黄疸病例的一线检查方法。三种检查方式皆可用于检查脂肪肝，呈更明亮的影像学表现。修饰后 CT 或 MRI 成像可用于肝脂肪的定量测定，这些信息可用于监测脂肪肝患者的治疗效果。磁共振胆胰管造影（MRCP）和内镜逆行胆胰管造影（ERCP）是观察胆管系统的方法。MRCP 在一些方面优于 ERCP：不需要造影剂、没有电离辐射、获得图像更快、过程非操作者依赖、没有引发胰腺炎的风险。在诊断胆总管结石方面 MRCP 优于超声和 CT，但是缺少特异性。MRCP 可用于诊断胆管梗阻和先天胆总管异常，但是 ERCP 在评估壶腹部病变和原发硬化性胆管炎方面更有价值。ERCP 时，可以完成组织活检，可以对乳头和胆总管进行直视观察，也可以进行胆管内超声检查。ERCP 还可以对梗阻性黄疸患者进行治疗，如括约肌切开、取石、放置鼻胆管和胆管支架。Doppler 超声和 MRI 可用于评价肝血管和血流动力学，监测手术或放射介入术下放置的血管支架。具有增强功能的多层螺旋 CT 或 MRI 是发现和评估肝肿块、进行肝肿瘤分期，以及手术前评估的可选方法。肝影像学检查对于肿块性病变评估的敏感性在不断提高，但特异性仍是问题，在确定诊断前常常需要进行两项、有时是三项检查。最近，超声瞬时弹力成像技术已获批准用于肝硬度测量，为肝硬化提供间接评价。如果只需要进行肝病分期评估，这项技术可以减少对肝活检的需求。目前，正在对磁共振弹力成像技术检测不同程度肝纤维化的能力进行评定。有关肝弹力成像技术是否为监测肝纤维化和肝病进展准确方法的研究也正在进行之中。另外，放射介入技术也是肝病评估的重要手段，可以对肝实性病变进行活检，对癌性病变进行射频消融和化学栓塞治疗，对肝脓肿进行穿刺引流，可用于测定门脉压力，为门脉高压患者建立血管分流。每一方法的使用取决于这一技术的可行性、花费和操作人员经验等因素。

肝活检　肝活检始终是评价肝病患者的权威标准，特别是对于慢性肝病。肝活检对诊断某些病例十分必要，但是更多用于评估肝损伤的严重程度（grade），进行病变分期，判断预后，以及监测疗效。肝活检标本的大小是获得可靠结果的重要决定因素。长度为 1.5～2 cm 对于准确评估纤维化非常必要。将来，评估疾病活动性（一系列血液检测）和纤维化（弹力成像技术和纤维化指标）的无创方法，将代替肝活检对

病变进行分级和分期。

肝脏疾病的分级和分期

分级是对肝脏疾病的严重程度或活动性进行评价，将病变分为急性或慢性、有活动或无活动，以及轻度、中度或重度。肝活检是评估肝病严重程度的最准确方法，特别是在慢性肝病时。血清转氨酶水平是方便无创的评价肝病活动性的指标，但是并不能可靠地反映病变的严重程度。乙型肝炎表面抗原阳性患者的血清转氨酶正常，可能是无活动携带状态，也可能是轻度慢性乙型肝炎，或者活动性波动的乙型肝炎。血清乙型肝炎 e 抗原水平和病毒 DNA 检测有助于鉴别这些不同情况，但是这些指标也会随着时间波动变化。同样，慢性丙型肝炎患者的血清转氨酶正常，但是病变却可能呈中度活动。最后，转氨酶在反映酒精性和非酒精性脂肪肝严重程度时非常不可靠。在这种情况下，肝活检有助于指导诊断、确定合适的治疗方案，特别是在治疗困难、持续时间较长及花费较大时，正如治疗慢性病毒性肝炎时。一些已经获得确认、用于慢性肝病活动性分级的数字评分系统中，最常使用的是组织学活动性指数（histology activity index）和 Ishak 组织学评分。

肝活检也是最准确的确定病变分期的方法，可将病变分为早期、进展期、肝硬化前期和肝硬化期。疾病分期主要适用于可进展为肝硬化和终末期肝病的慢性肝脏疾病，但是这种进展可能历经几年或几十年。临床表现、生化检查和肝影像学检查有助于肝病分期，但这些指标通常在肝硬化中到后期才出现异常。提示进展期肝纤维化的无创检查结果包括：胆红素轻度升高、凝血酶原时间延长、白蛋白轻度下降和血小板轻度减少（通常第一个提示纤维化恶化）。联合多项血液检查结果可以建立预测肝病进展的模型，但是这些模型用于评估平时稳定、偶尔进展的早期肝病时，不是十分可靠。最近，弹力成像技术和^{13}C标记的无创呼气试验被提出可以作为检测早期纤维化和肝功能不全的方法，但是它们的可靠性和可重复性仍需进一步验证。因此当前，轻到中期肝纤维化只能靠肝活检诊断。在评估分期时，通常对肝纤维化程度进行定量检测。一般按照 Metavir 评分系统（0～4+）或 Ishak 评分系统（0～6+）对纤维化总量进行分期。分期的重要性在于确定预后，并且决定并发症的最佳处理方法。肝硬化患者需要进行食管静脉曲张和肝癌的筛查与监测。非进展期肝纤维化患者则不必进行相关筛查。

也可以对肝硬化进行临床分期。可靠的分期系统是改良的 Child-Pugh 分级，这是一个 5～15 分的评分系统：5 分和 6 分为 A 级（符合代偿期肝硬化），7～9 分为 B 级，10～15 分为 C 级（表 14-4）。这个评分系统最初是为了门静脉减压手术前对患者风险程度进行分层。Child-Pugh 评分是许多肝脏疾病存活率的可靠预测指标，并可预测肝硬化主要并发症的发生，例如静脉曲张出血和自发性细菌性腹膜炎。这个分级系统也用于评价肝硬化预后，为将患者列于肝移植等候名单提供标准（Child-Pugh 评分 B 级）。最近，肝脏疾病终末期评分模型（model for end-stage liver disease, MELD）已经替代 Child-Pugh 评分用于肝移植等候患者评估。MELD 是一个前瞻性的评价系统，用于预测肝病和门脉高压患者预后。这个评分系统通过三个无创变量进行计算：国际标准化比值（INR）（代表凝血酶原时间）、血清胆红素水平和血清肌酐浓度（http://optn.transplant.hrsa.gov/resources/MeldPeldCalculator.asp? index=98）。

MELD 评分为评价肝脏疾病的严重程度提供了更客观的方法，结果在各诊疗中心之间的差异较 Child-Puph 评分系统更少，并且有更广泛的应用价值。在美国，目前使用 MELD 评分确定优先肝移植患者名单。PELD（pediatric end-stage liver disease）评分是一个类似的评估体系，根据胆红素、INR、血清白蛋白、年龄和营养状态进行计算，用于小于 12 岁的儿童。

最后，肝活检不仅有助于慢性肝病的诊断，而且有助于慢性肝病的治疗和预后评估。肝活检是一个有创检查，可能出现并发症，因此它仅限应用于必须依靠此结果来决定处理和治疗方案时。

表 14-4　肝硬化 Child-Pugh 分级

要点	单位	分值		
		1	2	3
血清胆红素	μmol/L mg/dl	<34 <2.0	34～51 2.0～3.0	>51 >3.0
血清白蛋白	g/L g/dl	>35 >3.5	30～35 3.0～3.5	<30 <3.0
凝血酶原时间	延长秒数 INR[a]	<4 <1.7	4～6 1.7～2.3	>6 >2.3
腹水		无	易于控制	难以控制
肝性脑病		无	轻度	晚期

[a] 国际标准化比值

注释：Child-Pugh 评分是通过将五个评分要点的得分相加计算所得，范围在 5～15 分。根据 Child-Pugh 评分结果将肝硬化分为 A 级（5～6 分）、B 级（7～9 分）和 C 级（≥10）。Child-Pugh 评分≥7 分（B 级）为肝硬化失代偿期。这一水平被认定为列于肝移植患者名单的标准

肝病患者诊治中的共性问题

各种急慢性肝病的特异性诊治方法详见后面的章节。在此讨论对于所有肝病患者都适用的共性问题。这些问题包括对饮酒、用药、疫苗免疫和肝病并发症筛查的建议。如果可能的话，肝病患者应该限制饮酒。鼓励所有酒精性肝病患者、肝硬化患者，以及接受干扰素治疗的乙型和丙型肝炎患者戒酒。关于疫苗免疫，建议所有肝病患者接受甲型肝炎病毒疫苗。同样，高危人群接受乙型肝炎疫苗免疫。根据疾病预防与控制中心（CDC）的建议，也鼓励进行流感病毒和肺炎球菌疫苗免疫。除了非常必要时，肝病患者应该慎重使用各种药物。药物性肝损害可以表现为各种形式的肝病，可以使慢性肝炎和肝硬化恶化。当肝病恶化原因不明时，一定要怀疑有无药物因素。最后，是关于慢性肝病并发症，如静脉曲张出血和肝细胞癌筛查的建议。肝硬化患者应行上消化道内镜检查，评估是否存在静脉曲张。如果发现有明显的静脉曲张，患者应该接受β受体阻滞剂的长期治疗或内镜套扎治疗。另外，肝硬化患者应该接受肝细胞癌的筛查和长期监测。尽管长期监测的最优方案尚未建立，每6～12个月进行肝超声检查是一个可行措施。

第十五章　肝功能的评价

Evaluation of Liver Function

Daniel S. Pratt
（陆京京　译　张莉　校）

目前有多项评价患者肝功能异常并指导治疗的生化检查。这些检查适用于①筛查肝脏疾病；②鉴别肝脏疾病的类型；③评价肝损害的严重程度，以及④对治疗反应的随访。

肝功能检查也存在缺点。某些严重肝病患者的检查结果为正常，而检查结果异常的患者并不一定患有肝脏疾病。肝功能检查难以提示一项特异的诊断；相反，它们只能提示一类肝病，例如肝细胞性疾病或胆汁淤积性疾病，再指导进一步的评价。

肝发生着成千上万种生化反应，其中大部分不能简单地通过血液化验进行检测。实验室检查只能检测一小部分肝功能。事实上，许多检查根本不是检测肝功能，例如转氨酶或碱性磷酸酶反映肝细胞损害或胆汁淤积。因此，临床医生还没有一项可以准确评价肝的总的储备功能的检查。

为提高检测肝脏疾病的实验室检查的灵敏度和特异度，最好的方法是将它们作为一个组合。临床实践中常用的化验包括胆红素、转氨酶、碱性磷酸酶、白蛋白和凝血酶原时间。当一个以上的化验结果异常或者连续检查结果持续异常时，肝脏疾病的可能性很大。当所有的化验结果均正常时，隐匿性肝病的可能性很小。

当评价肝功能异常的患者时，按照下列分类对这些检查进行分组将会获益。

基于肝脏解毒和排泄功能的检查

血清胆红素　胆红素是含卟啉环的含铁血红素蛋白的分解产物，血液中包括两种类型——结合型和非结合型胆红素。非结合型胆红素，也称为间接胆红素，不溶于水，在血液中与白蛋白结合。结合型（直接）胆红素为水溶性，因此可以通过肾排泄。应用改良的van den Bergh方法进行测定，血清总胆红素正常值在1～1.5 mg/dl之间，95%正常人低至0.2～0.9 mg/dl。如果直接胆红素占总胆红素的比例小于15%时，可以认为胆红素均为间接胆红素。报告最多的结合型胆红素的正常值上限是0.3 mg/dl。

非结合型胆红素升高很少与肝病有关。非结合胆红素单项升高主要见于溶血性疾病和许多遗传性疾病，例如Crigler-Najjar综合征和Gilbert综合征。非结合型高胆红素血症（胆红素增高，但直接胆红素<15%）应及时排查溶血（图15-1）。不存在溶血时，在其他方面健康的单纯非结合型高胆红素血症患者可以考虑是Gilbert综合征，因而没有必要进一步评估。

与此相反，结合型高胆红素血症几乎总是提示肝或胆道疾病。胆红素代谢的限速步骤不是胆红素的结合过程，而是结合型胆红素被运输到毛细胆管。因此，结合型胆红素升高可以见于任何类型的肝脏疾病。大多数肝脏疾病，结合型和非结合型胆红素均可升高。除单纯的非结合型高胆红素血症之外，两种胆红素的组成比例对于确定黄疸的病因几乎没有帮助。

虽然血清胆红素升高的程度作为一项预后指标没有进行过严格的评价，但是在大多数情况下是很重要的指标。病毒性肝炎患者的血清胆红素越高，肝细胞损伤的程度越重。血清总胆红素与酒精性肝

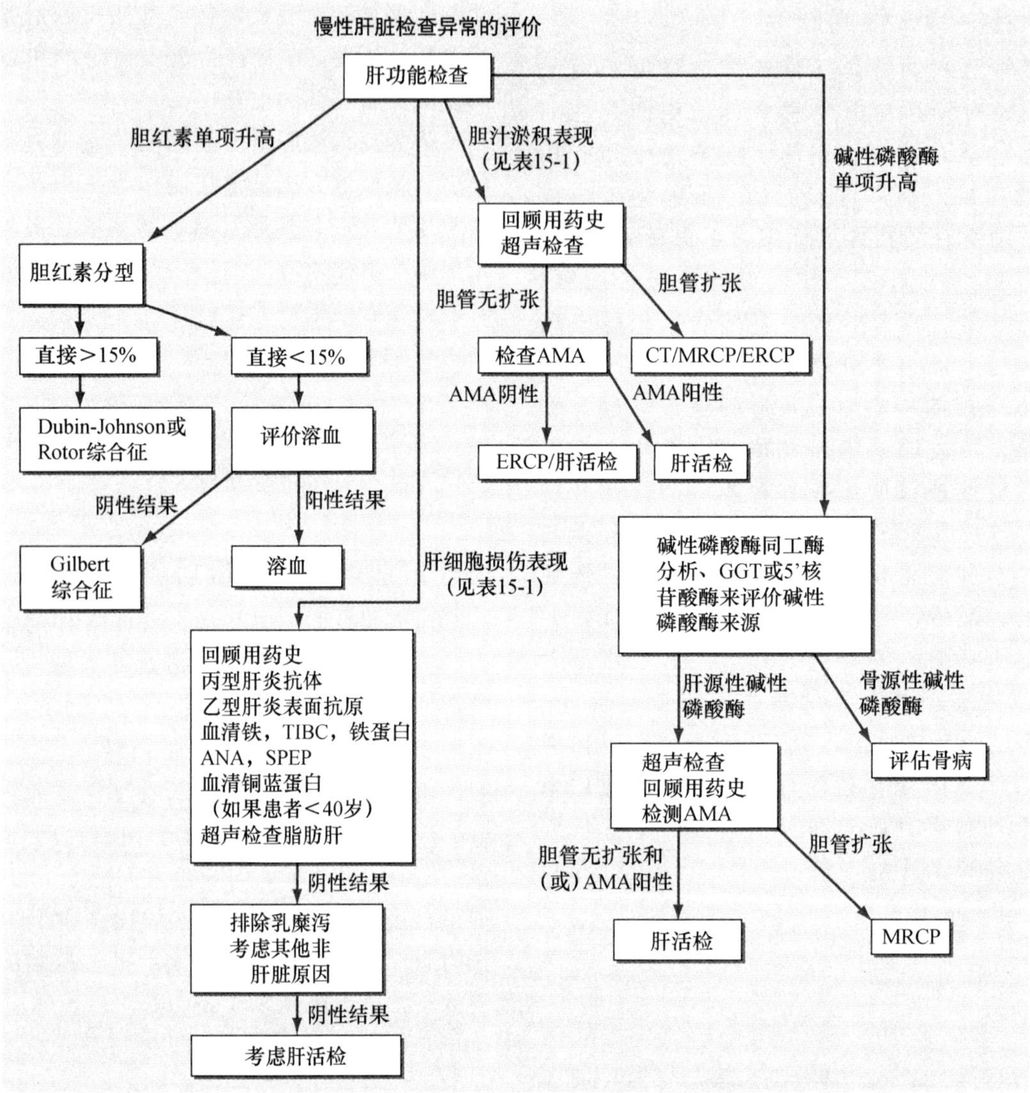

图 15-1　慢性肝脏检查异常的评价流程图。 AMA，抗线粒体抗体；ANA，抗核抗体；CT，计算机化断层显像；ERCP，内镜逆行胰胆管造影；GGT，γ 谷氨酰转肽酶；MRCP，磁共振胰胆管造影；SPEP，血清蛋白电泳；TIBC，总铁结合力

炎预后不良相关。它也是终末期肝病（MELD）评分模型中的一项重要指标，MELD 评分可以预测终末期肝病患者生存以及评估肝硬化患者手术风险。药物性肝病患者血清总胆红素升高提示更为严重的肝损害。

尿胆红素　非结合型胆红素总是与血清中的白蛋白结合，不被肾排泄。因此，尿中出现的任何胆红素都是结合型胆红素；胆红素尿提示肝脏疾病。理论上尿液纸条法检测可以提供与血清胆红素分型相同的信息。该测试几乎是百分之百准确。吩噻嗪可能会使 Ictotest 试纸片出现假阳性结果。患者黄疸好转时，尿胆红素转阴早于血清胆红素正常。

血氨　氨是肠道（主要是结肠）的细菌参与体内正常的蛋白质代谢的产物。肝进行解毒，将氨转化为尿素，经肾排泄。横纹肌也参与氨的解毒，谷氨酸结合氨生成谷氨酰胺。晚期肝病患者通常伴有明显的肌萎缩，这些患者出现高氨血症可能与肌萎缩有关。一些内科医生应用血氨检查脑病或监测肝合成功能，虽然血氨对上述两方面的评价都存在问题。是否存在急性脑病及其严重程度与血氨升高水平的相关性很低；偶然情况下，血氨有助于发现精神状态异常的患者存在隐匿性肝病。血氨和肝功能之间的相关性也很低。血氨升高见于严重门脉高压和门体分流患者，即使患者的肝功能正常或接近正常。已经证实动脉血氨升高水平与暴发性肝衰竭的结局有关。

血清酶　肝含有成千上万种酶，其中一些酶也存在于血清中，但浓度非常低。这些酶在血清中的功能尚不清楚，和其他血清蛋白一样代谢。它们分布在血浆和组织间液，有特异的半衰期，通常为数天。对血清酶的分解代谢知之甚少，它们可能是由网状内皮系统的细胞来清除。血清中某种酶的活性升高主要反映受损肝细胞的酶释放入血的速度增加。

血清酶的检查可以分为三类：①血清酶升高反映肝细胞损伤；②血清酶升高反映胆汁淤积；③酶化验不适合任何类型。

反映肝细胞损伤的酶 氨基转移酶（转氨酶）是反映肝细胞损伤的敏感指标，对于识别急性肝细胞疾病最有帮助，例如肝炎。包括谷草转氨酶（AST）和谷丙转氨酶（ALT）。AST 存在于肝、心肌、骨骼肌、肾、脑、胰腺、肺、白细胞和红细胞，浓度依次降低。ALT 主要存在于肝，因此是肝损伤的更特异的指标。正常的血清转氨酶浓度很低。当损伤累及肝细胞膜而引起肝细胞膜通透性增加，大量酶被释放入血。当肝细胞坏死时不一定有转氨酶释放入血，因而肝细胞的损害程度和转氨酶水平之间的相关性很低。因此，转氨酶升高的绝对值对急性肝细胞疾病没有预后意义。

不同实验室间转氨酶的正常值范围差异很大，但一般范围为 10～40 IU/L。实验室间正常值范围的差异是技术上的原因；没有建立 ALT 和 AST 正常值的上限的参照标准。有些建议是根据性别和体重指数来校正转氨酶正常范围的，但其他人指出潜在的成本以及尚不清楚实施此项修订的益处。

任何类型的肝细胞损伤都可以引起血清转氨酶的适度升高。300 IU/L 以下是非特异性的，可以见于任何类型的肝脏疾病。无症状的献血者出现 ALT 轻度升高很少提示严重的肝脏疾病；研究表明脂肪肝是最常见的原因。显著升高，即转氨酶＞1000 IU/L，几乎无一例外是存在广泛的肝细胞损伤的疾病。例如①病毒性肝炎；②缺血性肝损伤（长时间低血压或急性心力衰竭）；或③中毒或药物引起的肝伤害。

转氨酶升高的类型有助于诊断。大多数急性肝细胞疾病，ALT 升高大于或等于 AST。慢性病毒性肝炎和非酒精性脂肪性肝病患者的 AST∶ALT 比值一般＜1，大量的研究发现进展到肝硬化后，AST∶ALT 比值可大于＞1。AST∶ALT 比值＞2∶1 提示酒精性肝病，AST∶ALT 比值＞3∶1 则高度提示酒精性肝病。酒精性肝病的 AST 很少＞300 IU/L，而且 ALT 通常正常。血清 ALT 水平低是因乙醇诱导的磷酸吡哆醛的缺乏所致。

转氨酶在梗阻性黄疸时通常不会明显升高。一个值得关注的例外是胆囊结石排出到胆总管引起的急性胆道阻塞。在这种情况下，转氨酶可能会短暂升高至 1000～2000 IU/L 范围内。但是转氨酶水平很快下降，肝功能检查迅速转变为典型的胆汁淤积。

反映胆汁淤积的酶 胆汁淤积时通常出现三种酶的活性增加——碱性磷酸酶、5′-核苷酸酶和 γ 谷氨酰转肽酶（GGT）。碱性磷酸酶和 5′-核苷酸酶位于肝细胞的胆小管膜内或胆小管膜旁，而 GGT 位于内质网和胆管上皮细胞。由于 GGT 在肝内更加弥漫的分布特点，因而血清 GGT 升高反映胆汁淤积的特异性低于碱性磷酸酶或 5′-核苷酸。有些人主张应用 GGT 来识别隐匿性饮酒，但它缺乏特异性的特点使该方法存在疑问。

正常的血清碱性磷酸酶是由多种不同的同工酶组成，来源于肝、骨骼、胎盘，以及较为少见的小肠。60 岁以上的患者可以存在碱性磷酸酶轻度升高（1～1.5 倍正常值），而 O 型和 B 型血的人可能在脂肪餐后因肠道碱性磷酸酶入血出现血清碱性磷酸酶升高。儿童和青少年快速骨骼生长时由于骨骼碱性磷酸酶入血，以及正常妊娠后期由于胎盘碱性磷酸酶入血，都可以出现非病理性血清碱性磷酸酶升高。

肝来源的碱性磷酸酶升高不完全是胆汁淤积的特异性指标，升高 3 倍以下可见于几乎任何类型的肝脏疾病。碱性磷酸酶升高大于正常值的 4 倍，主要见于胆汁淤积性肝病、浸润性肝脏疾病，例如癌症和淀粉样变，以及以快速骨转化为特征的骨病（例如，Paget 病）。骨病是由于骨同工酶增加而致血清碱性磷酸酶升高。肝病几乎都是肝同工酶增加所致。

大体健康的人如果只出现单项血清碱性磷酸酶升高，或者临床上高于预期升高的程度，确定升高的同工酶的来源有助于解释原因（图 15-1）。这个难题可以通过两种方式完成。第一种方法最精确，通过电泳来区分碱性磷酸酶同工酶的比例。第二种方法是最好的替代方法以及最实用的方法，即同时检测血清 5′-核苷酸酶或 GGT。这些酶的升高很少见于肝病以外的疾病。

在没有黄疸或转氨酶升高时，肝来源的碱性磷酸酶的升高通常但不总是表明早期的胆汁淤积，以及少见的肝浸润性肿瘤或肉芽肿。其他引起碱性磷酸酶单项升高的疾病包括霍奇金病、糖尿病、甲状腺功能亢进症、充血性心力衰竭、淀粉样变性和炎症性肠病。

血清碱性磷酸酶升高的水平不能鉴别肝内和肝外胆汁淤积。对于癌症、胆总管结石、硬化性胆管炎或胆管狭窄引起的梗阻性黄疸，其数值基本上没有差别。

肝内胆汁淤积患者的血清碱性磷酸酶同样增加，包括药物性肝炎、原发性胆汁性肝硬化、肝移植排斥反应以及少见的酒精性脂肪性肝炎。血清碱性磷酸酶显著升高也见于合并肝胆疾患的艾滋病患者（例如巨细胞病毒或隐孢子虫感染所致的艾滋病胆道疾病和肝结核病）。

反映肝合成功能的检查

血清白蛋白 血清白蛋白仅由肝细胞合成。血清白蛋白的半衰期很长：18～20 天，每天大约降解 4%。由于代谢缓慢，血清白蛋白并不是反映急性或轻度肝功能不全的良好指标。急性肝脏疾病，例如病毒性肝炎、药物相关的肝毒性和梗阻性黄疸，仅出现血清白蛋白轻微变化。肝炎时白蛋白水平<3 g/dl，更加提示慢性肝脏疾病。低白蛋白血症更常见于慢性肝脏疾病，例如肝硬化，通常反映严重的肝损伤和白蛋白合成减少。有腹水的患者是一个例外，白蛋白合成功能正常甚至增加，但由于分布的容量增加而致浓度下降。但是，低白蛋白血症不是肝病的特异指标，可能发生于各种原因引起的蛋白质营养不良，以及蛋白丢失性肠病、肾病综合征以及慢性感染，后者与持续增加的血清白细胞介素 1 和（或）肿瘤坏死因子以及细胞因子抑制白蛋白的合成有关。血清白蛋白检测不能用来筛查非肝脏疾病患者。来自综合医学诊所对没有白蛋白检测指征的患者进行的一项队列研究表明，虽然 12% 的患者存在异常，但仅 0.4%有重要的临床意义。

血清球蛋白 血清球蛋白是一组蛋白质，由 B 淋巴细胞产生的 γ 球蛋白（免疫球蛋白）和主要由肝细胞产生的 α 和 β 球蛋白组成。慢性肝病时 γ 球蛋白增加，如慢性肝炎和肝硬化。肝硬化时 γ 球蛋白浓度增加是由于抗体合成增加，其中一些是针对肠道细菌的抗体。这是因为肝硬化时不能清除通过肝循环正常到达肝的细菌抗原。

γ 球蛋白特异亚型浓度的增加通常有助于识别某些慢性肝脏疾病。广泛多克隆的 IgG 水平增加常见于自身免疫性肝炎；增加>100%则提醒临床医生该病的可能性。IgM 水平增加常见于原发性胆汁性肝硬化，IgA 水平升高见于酒精性肝病。

凝血因子

除凝血因子Ⅷ是由血管内皮细胞产生以外，其他血液凝固因子都是由肝细胞合成。其血清半衰期比白蛋白短很多，范围从凝血因子Ⅶ为 6 小时到纤维蛋白原为 5 天。由于代谢快，凝血因子测定是一项最好的快速检测肝合成功能的方法，有助于诊断和评价急性肝实质疾病的预后。用于此目的检测方法是测定血清凝血酶原时间，它集中检测凝血因子Ⅱ、Ⅴ、Ⅶ和Ⅹ。凝血因子Ⅱ、Ⅶ、Ⅸ和Ⅹ的生物合成依赖维生素 K。国际标准化比值（INR）用于反映华法林抗凝治疗的程度。根据特定的实验中凝血活酶试剂的特征测定 INR 标准化凝血酶原时间，用国际敏感性指数（ISI）表示；此后 ISI 用于计算 INR。

凝血酶原时间延长见于肝炎和肝硬化，以及导致维生素 K 缺乏的疾病，如梗阻性黄疸或各种脂肪吸收不良。凝血酶原时间显著延长，比对照延长>5s 以上，肠外补充维生素 K 不能纠正，是急性病毒性肝炎和其他急、慢性肝病预后不良的指标。INR、血清总胆红素和肌酐是 MELD 评分的指标，用于评价肝功能失代偿程度和肝移植时器官分配。

其他诊断试验

虽然化验可以指导医生对肝脏疾病进行分类，但为做出正确的诊断通常需要其他的放射学检查和程序，如图 15-1 所示。这里介绍最常用的辅助检查方法，以及评价肝纤维化的非侵入性方法。

经皮肝活检 经皮穿刺肝活检是一项可以在床旁进行、由超声引导、在局部麻醉下完成的简单又安全的诊断方法。肝活检公认在以下几种情况下有价值：①病因不明的肝细胞性疾病；②迁延性肝炎有自身免疫性肝炎的可能性；③原因不明的肝大；④原因不明的脾大；⑤影像学显示肝有充盈缺损病灶；⑥不明原因发热；⑦恶性淋巴瘤分期。肝活检对于肝弥漫性病变的诊断最准确，对于局灶性浸润性疾病，如肝转移，容易发生取样误差。肝活检不应作为胆汁淤积的初始诊断操作。首先应评估胆道梗阻征象。经皮肝活检的禁忌证包括：大量腹水和 INR 延长。在这些情况下，肝活检可以通过经颈静脉途径进行。

检测肝纤维化的无创性检查 虽然肝活检是评价肝纤维化的标准方法，但也开发了无创性检测肝纤维化的方法并显现出应用前景。这些方法包括：旨在检出肝纤维化及针对肝纤维化程度进行分期的多参数检验和成像技术。FibroTest（美国的商品名为 FibroSure）是最好的多参数评价的血液检测方法。研究表明联合检测结合珠蛋白、胆红素、GGT、载脂蛋白 AI 和 α_2 巨球蛋白，对于诊断慢性丙型肝炎、慢性乙型肝炎、酒精性肝病和服用甲氨蝶呤的银屑病患者的进展期肝纤维化具有很高的阳性预测值和阴性预测值。瞬时弹性成像（TE）如商品化的 FibroScan，和磁共振弹性成像（MRE）两项都获得了美国食品和药物监督管理局批准用于慢性肝病患者的管理。TE 使用超声波无创测量肝硬度。TE 可以准确识别多种肝病患者出现的进展期肝纤维化，包括慢性丙型肝炎、原发性胆汁性肝硬化、血色病、非酒精性脂肪性肝病，以及肝移植术后复发的慢性肝炎。研究发现 MRE 对于各种慢性肝病患者判定肝纤维化分期优于 TE，但需要一个磁共振成像扫描仪。

超声检查 超声检查是肝功能化验提示胆汁淤积后的第一项检查，寻找扩张的肝内或肝外胆管树或确定胆囊结石。此外，它可以发现肝内占位性病变，帮助临床医生区分囊性或实性肿块，并有助于引导经皮穿刺活检。超声多普勒成像可检查门静脉、肝动脉和肝静脉的通畅度，并确定血流方向。超声检查是怀疑布加综合征的患者应做的第一项检查。

肝脏检查的应用

如前所述，提高诊断肝脏疾病的实验室检查的灵敏度和特异度的最好方法是组合检查，包括转氨酶、碱性磷酸酶、胆红素、白蛋白和凝血酶原时间以及本章所介绍的其他方法的灵活应用。表 15-1 显示肝功能检查流程可以指导临床医师对疾病进行分类并进一步评估。但是要记住的重点是没有单一的一组肝功能检查可以充分进行诊断。通常需要在数天至数周内多次重复测试才能做出诊断。

全球观点

本章介绍的检查和原则适合全世界应用。各地区肝脏检查异常的原因各不相同。

发展中国家与发达国家相比，感染性疾病是血液化验肝功能异常的更为常见病因。

致谢

这一章是哈里森先前版本的修订，Marshall M. Kaplan 是共同作者。

表 15-1 肝胆疾病的肝功能表现

疾病类型	胆红素	转氨酶	碱性磷酸酶	白蛋白	凝血酶原时间
溶血/Gilbert 综合征	正常至 86 μmol/L（5 mg/dl），85%为间接胆红素 无胆红素尿	正常	正常	正常	正常
急性肝细胞坏死（病毒性和药物性肝炎、肝中毒、急性肝衰竭）	两种类型都可以升高 峰值在转氨酶后 胆红素尿	升高，通常＞500 IU，ALT＞AST	正常至升高＜3 倍正常值	正常	通常正常 如果＞5 倍正常对照，肠外维生素 K 不能纠正，提示预后不良
慢性肝细胞疾病	两种类型都可以升高 胆红素尿	升高，但通常＜300 IU	正常至升高＜3 倍正常值	通常下降	通常延长，肠外维生素 K 不能纠正
酒精性肝炎、肝硬化	两种类型都可以升高 胆红素尿	AST：ALT＞2 提示酒精性肝炎或肝硬化	正常至升高＜3 倍正常值	通常下降	通常延长，肠外维生素 K 不能纠正
肝内和肝外胆汁淤积	两种类型都可以升高	正常至中度升高	升高，通常＞4 倍正常值	正常，除非慢性	正常，如果延长，肠外维生素 K 可以纠正
（梗阻性黄疸） 浸润性疾病（肿瘤、肉芽肿）；胆管部分梗阻	胆红素尿 血胆红素通常正常	很少＞500 IU 正常至轻度升高	升高，通常＞4 倍正常值 测定同工酶，或检测 5′核苷酸酶或 γ 谷胺酰转肽酶确定肝脏来源	正常	正常

第十六章　高胆红素血症

The Hyperbilirubinemias

Allan W. Wolkoff

（刘玽　译　宋志强　校）

胆红素代谢

胆红素代谢在《哈里森内科学（第 19 版）》其他部分中详述。然而，要更好地理解高胆红素血症，就要了解高胆红素血症中胆红素代谢和转运都发生了哪些异常改变，这些将在图 16-1 中简要回顾。

胆红素是血红素降解的最终产物，70%～90%的胆红素来源于衰老红细胞中血红蛋白的降解。胆红素不溶于水，外周产生的胆红素与白蛋白紧密结合，由血浆转运至肝。正常情况下，胆红素被肝细胞从循环中快速而有效地清除。胆红素从血液到胆汁的转运包括四个不同但却相互关联的步骤（图 16-1）。

1. 肝细胞摄取：肝细胞摄取胆红素属于载体介导的活动。尽管提出了几种胆红素转运蛋白假设，但实

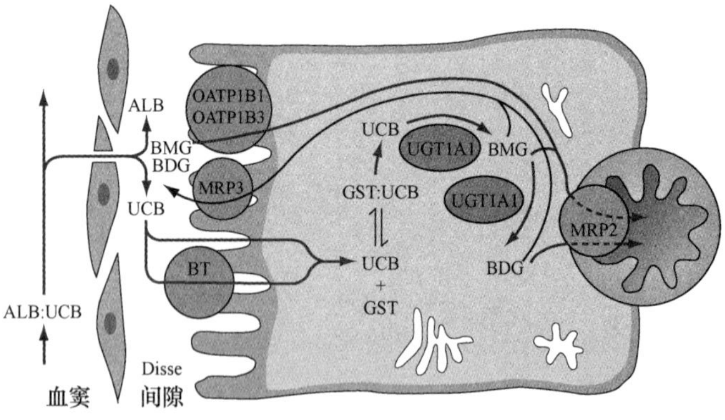

图 16-1　肝细胞胆红素转运。肝血窦中的白蛋白结合胆红素，通过内皮细胞小孔到达肝细胞表面，通过易化和单纯扩散方式进入细胞。在细胞内，胆红素与谷胱甘肽-S-转移酶相结合，并通过胆红素-UDP-葡萄糖醛酸转移酶（UGT1A1）结合成单和双葡萄糖醛酸苷，后者跨过胆小管膜主动转运进入胆汁。除了葡萄糖醛酸胆红素的直接分泌，一部分被 MRP3 转运至门脉循环，并被 OATP1B1 和 OATP1B3 重吸收进入肝细胞。ALB：白蛋白；BDG：胆红素双葡萄糖醛酸苷；BMG：胆红素单葡萄糖醛酸苷；BT：胆红素转运蛋白；GST：谷胱甘肽-S-转移酶；MRP2 和 MRP3：多药耐药相关蛋白 2 和 3；OATP1B1 和 OATP1B3：有机阴离子转运蛋白 1B1 和 1B3；UCB：非结合胆红素；UGT1A1：胆红素-UDP-葡萄糖醛酸转移酶

际的转运蛋白仍不明确。

2. 细胞内结合：在肝细胞内，胆红素作为一个无配体底物通过结合几个谷胱甘肽-S-转移酶（曾被称为细胞内蛋白质）而存在于细胞液中。

3. 胆红素结合：胆红素通过一种特定的 UDP-葡萄糖醛酸转移酶与一个或两个葡萄糖醛酸相结合，从而分别形成单和双葡萄糖醛酸胆红素。结合破坏了限制胆红素水溶性的内部氢键，产生的葡萄糖醛酸结合物具有高度的水溶性。结合对于胆红素跨过胆小管膜分泌入胆汁是必需的。基于 mRNA 各种亚型的同源程度，UDP-葡萄糖醛酸转移酶已被归类为基因家族。那些与胆红素及其他特定底物结合的被命名为 UGT1 的家族，是通过替代启动子从单基因复合物表达而来的。这一基因复合物包含多种特异性底物的第一外显子，称为 A1、A2 等（图 16-2），每一个外显子均有其自己的启动子，并编码特定亚型的氨基末端。另外，有四个共有外显子（外显子 2～5）编码所有 UGT1 亚型共享的羧基末端。多种第一外显子编码与各亚型位点相结合的特异糖苷配基底物，而共享的外显子编码糖供体、UDP-葡萄糖醛酸和跨膜区的结合位点。外显子 A1 和四个共有外显子共同被称为 UGT1A1 基因（图 16-2），编码生理临界酶胆红素-UDP-葡萄糖醛酸转移酶（UGT1A1）。关于 UGT1 基因组织学的功能性，目前认为，一个第一外显子的突变只会影响单酶亚型，而外显子 2～5 的基因突变将改变所有 UGT1 基因复合物编码的亚型。

4. 胆汁分泌：近来认为，单和双葡萄糖苷酸胆红素跨过胆小管膜直接被分泌入胆小管，此过程为一种 ATP 依赖的转运过程，并由多药耐药相关蛋白 2（MRP2）的小管膜蛋白介导。MRP2 的基因突变导致 Dubin-Johnson 综合征（见下文）。然而，对 Rotor 综合征（见下文）患者的研究表明，葡萄糖醛酸苷形成后，一部分被多药耐药相关蛋白 3（MRP3）的膜窦蛋白转运至门脉循环，并被膜窦吸收转运蛋白有机阴离子转运蛋白 1B1（OATP1B1）和 OATP1B3 重吸收进入肝细胞。

肝外胆红素分布

胃肠道中的胆红素　分泌进入胆汁后，结合胆红素到达十二指肠并通过胃肠道，而不被小肠黏膜重吸收。相当一部分通过细菌代谢转化成无色水溶性的复合物，即尿胆素原，继而进入肠肝循环。不被肝摄取的尿胆素原到达体循环后，部分被肾清除。非结合胆红素通常不会到达胃肠道，除非在新生儿或严重的高

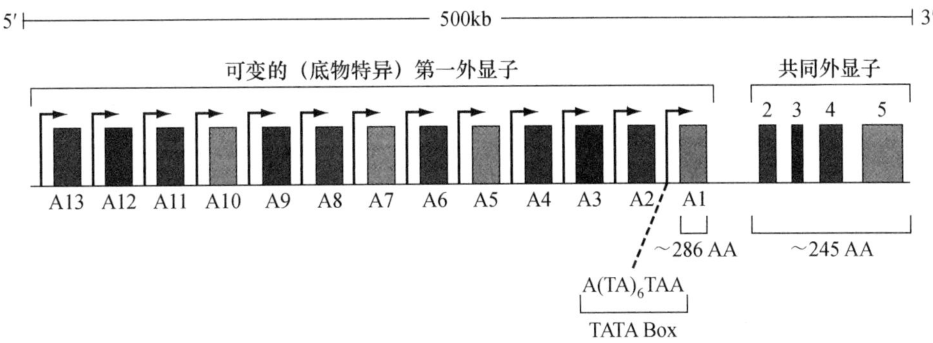

图 16-2（见书后彩图） 人类 UGT1 基因复合物结构图。此复合物位于 2 号染色体，至少包含 13 个底物特异性第一外显子（A1、A2 等）。其中的 4 个为假基因，9 个 UGT1 亚型表达不同的特异性底物。每一个外显子 1 均有其自己的启动子，并编码多种 UGT1 亚型的 286 个底物特异性氨基酸的氨基末端，共同外显子 2～5 编码所有常见亚型的 245 个羧基末端氨基酸。特定亚型的 mRNA 是通过拼接一个特殊的第一外显子（如胆红素特异性外显子 A1）到外显子 2～5 组合而成的。结果信息编码构成一个完整的酶，此例中为胆红素-UDP-葡萄糖醛酸转移酶（UGT1A1）。第一外显子的突变只会影响单酶亚型，外显子 2～5 的基因突变将改变所有被 UGT1 基因复合物编码的酶

非结合胆红素血症，如 Crigler-Najjar 综合征Ⅰ型（CN-1），通过尚不清楚的旁路途径到达胃肠道。到达胃肠道的非结合胆红素部分被重吸收，从而加重了高胆红素血症。最近的研究显示，在上述情况下口服磷酸钙同时服或不服用脂肪酶抑制剂奥利司他可以有效地阻断胆红素的肠肝循环，从而降低血清胆红素水平。尽管服用奥利司他 4～6 周后，16 名 Crigler-Najjar 综合征患者中有 7 人的血清胆红素水平下降 10%～20%，但其产生的医疗花费和副作用（如腹泻）足以抵消其微薄的获益。

肾分泌结合胆红素 尿液中不分泌非结合胆红素，其与白蛋白结合得过于紧密以至于无法从肾小球有效地滤过，并且没有肾分泌的肾小管机制。相比之下，结合胆红素可以快速地被肾小球滤过，当循环中结合胆红素水平升高时可在尿中检测到。

胆红素代谢异常导致高非结合胆红素血症

胆红素生成增加

溶血 红细胞破坏增加导致胆红素转化增加和高非结合胆红素血症。当肝功能正常时，高胆红素血症通常是中等程度的，特别是溶血发生时，骨髓反应性造血功能仅能维持 8 倍增长，因此单纯溶血不会导致胆红素升高超过 68 μmol/L（4 mg/dl），高于此值意味着合并肝功能异常。当一个健康个体仅存在溶血异常时，将表现为单纯的高非结合胆红素血症，其典型的实验室检测结果是直接反应性（direct-reacting）胆红素不超过血清总胆红素的 15%。系统性疾病可能存在一定程度的肝功能异常，此时溶血除了增加非结合胆红素浓度以外，还会产生高结合胆红素血症。持续溶血能造成胆红素盐沉积在胆囊和胆管系统，导致以胆红素而并非胆固醇为主要成分的胆结石形成。这种胆色素结石能导致急性或慢性胆囊炎、胆道梗阻或胆结石继发的其他胆道疾病。

无效红细胞生成 在红细胞成熟过程中，细胞核挤压可损失少量的血红蛋白，一部分幼稚红细胞在骨髓中被破坏。这些过程通常生成少量胆红素。在不同疾病时，包括重型地中海贫血、巨幼细胞贫血（叶酸或维生素 B_{12} 缺乏）、先天性红细胞生成卟啉病、铅中毒以及多种先天性和获得性纯红细胞再生障碍性贫血，来自于无效红细胞生成的胆红素增多，可达总胆红素的 70%，这足以产生一定程度的高非结合胆红素血症。

其他途径 例如在大块组织梗死或较大血肿中，血管外聚集的血红蛋白大量降解，可引起一过性高非结合胆红素血症。

肝胆红素清除降低

肝摄取减少 肝胆红素摄取降低被认为是造成 Gilbert 综合征（GS）高非结合胆红素血症的原因，然而其分子基础尚不明确（见下文）。文献报道，包括黄绵马酸、新生霉素、利福平和多种胆囊造影剂在内的数种药物能够抑制胆红素摄取，其造成的高非结合胆红素血症在停药后可以自行缓解。

胆红素结合障碍·生理性新生儿黄疸 胎儿产生的胆红素通过胎盘清除和母体肝排泄。出生后，新生

肝须立即承担起清除和分泌胆红素的责任。但是，出生时肝的许多生理功能尚不健全，UGT1A1 水平低，旁路排泄途径允许非结合胆红素通过而进入胃肠道。由于将胆红素转化为尿胆素原的肠道菌群尚不成熟，继而产生非结合胆红素的肠肝循环。因此大多数新生儿在出生后 2～5 天出现轻度高非结合胆红素血症，典型的峰值水平不超过 85～170 μmol/L（5～10 mg/dl），并在 2 周之内，即胆红素代谢机制发育成熟后，下降至正常成人水平。早产儿的肝功能通常更不成熟，可伴有溶血，因此可造成更高水平的高非结合胆红素血症。当非结合胆红素浓度迅速上升或其绝对值大于 340 μmol/L（20 mg/dl）时，新生儿有发生胆红素脑病，即核黄疸的风险。在这种情况下，胆红素通过不成熟的血脑屏障在基底节和大脑的其他区域沉积，造成从明显的神经功能受损到死亡等多种临床表现。主要的治疗方法包括光疗和换血疗法，前者可将胆红素转化为水溶性的光异构体，从而直接经胆汁排泄。出生时胆红素分泌的微管机制尚不成熟，其成熟可能滞后于 UGT1A1，这可能会导致一过性新生儿高结合胆红素血症，尤其在合并溶血的新生儿中。

获得性胆红素结合障碍 晚期肝炎或肝硬化患者胆红素结合能力可出现适度降低。但在这种情况下，胆红素结合能力要比其他胆红素代谢功能（如微管分泌）保存的更好。很多药物通过抑制 UGT1A1 活性，可以产生高非结合胆红素血症，这些药物包括孕二醇、新生霉素、氯霉素及庆大霉素。母乳中所含的某些脂肪酸（不存在于血清中）可抑制胆红素结合，使婴儿发生过度的新生儿高胆红素血症（母乳性黄疸）。另外，这些新生儿的胆红素肠肝循环也可能会增加。一项新近的研究表明，母乳中表皮生长因子（EGF）的含量和升高的新生儿胆红素水平相关。然而，二者的因果关系仍有待建立。母乳性黄疸与暂时性家族性新生儿高胆红素血症（Lucey-Driscoll 综合征）的发病机制不同，后者母体血清中存在 UGT1A1 抑制剂。

遗传性胆红素结合缺陷

长期以来，我们认识了三种家族性胆红素代谢障碍性疾病，它们表现为不同程度的高非结合胆红素血症。每种疾病的临床特点列于表 16-1。数十年来，这些疾病被认为反映了胆红素结合能力不同程度的缺陷。近来关于 UGT1 基因复合物分子生物学的研究进展阐明了它们之间的相互关系，使原来令人费解之处得以明晰。

Crigler-Najjar 综合征，Ⅰ型（CN-I） CN-Ⅰ的特点为显著的高非结合胆红素血症，胆红素水平可达 340～765 μmol/L（20～45 mg/dl），新生儿期即出现，并持续终身。其他常见的肝脏生化检查如血清转氨酶和碱性磷酸酶均正常，亦没有溶血的证据。肝组织学上除了偶见的胆小管胆汁阻塞外基本正常。胆汁中胆红素葡萄糖醛酸缺乏，肝组织中检测不到 UGT1A1 活性的表达。无论 UGT1A1 活性还是血清胆红素水平对摄入苯巴比妥及其他酶诱导剂均无反应。在未结合的情况下，非结合胆红素通过旁路途径（包括直接进入胆汁和小肠）缓慢清除，而在血浆中堆积。这就是在粪便中可检测到少许尿胆素原，而尿液中无胆红素的原因。

表 16-1 Gilbert 及 Crigler-Najjar 综合征的鉴别诊断

项目	Crigler-Najjar 综合征		Gilbert 综合征
	Ⅰ型	Ⅱ型	
总胆红素，μmol/L（mg/dl）	310～755（一般＞345）[18～45（一般＞20）]	100～430（一般≤345）[6～25（一般≤20）]	无禁食及溶血情况下，典型者≤70 μmol/L（≤4 mg/dl）
常规肝功能检查	正常	正常	正常
苯巴比妥治疗反应	无	胆红素下降＞25%	胆红素降至正常
核黄疸	常见	极少	无
肝组织学	正常	正常	多正常，部分脂褐质染色颗粒增多
胆汁特性			
颜色	浅色或无色	色素沉着	正常深色
胆红素组分	＞90%非结合性	大部分（平均 57%）为单结合性	主要为双结合性，但单结合性增多（平均 23%）
胆红素葡萄糖醛酸转移酶活性	缺失，偶见于部分患者	显著减低：正常的 0～10%	减低：正常的 10%～33%
遗传性（均为常染色体）	隐性	隐性为主	启动子突变：隐性 错义突变：共报道 8 例，7 例显性，1 例隐性

本病首次报道于 1952 年，为罕见病［发病率估计在(0.6～1.0) /百万人口］。很多患者来自孤立的地域或社会群体，群体中患者通常存在血缘关系，家谱分析显示呈常染色体隐性遗传。大多数患者（ⅠA 型）葡萄糖醛酸苷与一系列底物结合作用缺陷，这些底物除胆红素以外还包括多种药物及其他外源性物质。这些个体 UGT1 基因的常规外显子（2～5）之一发生突变（图 16-2）。在一个更小的亚群（ⅠB 型）中，由于胆红素特异性外显子 A1 发生突变，使得缺陷很大程度上被限制在与胆红素结合上。雌激素葡萄糖醛酸被 UGT1A1 所调解，并在所有 CN-Ⅰ患者中缺乏。已经证实的引起 CN-Ⅰ患者 UGT1A1 突变的方式超过 30 种，包括缺失、移码、内含子受体和供体位点的交替接合、外显子遗漏插入提前终止密码子或改变重要氨基酸的点突变。它们的共同特点是所编码的蛋白质完全没有或仅有微量的胆红素-UDP-葡萄糖醛酸转移酶活性。

在光疗应用之前，大多数 CN-Ⅰ患者在婴儿或儿童早期即死于胆红素脑病（核黄疸），少数可以存活到青年期而没有明显的神经损害表现，然而更精细的检查往往发现其已存在轻微但进行性的脑损伤。如不进行肝移植，这些患者将最终死于迟发性胆红素脑病，而胆红素脑病往往继发于非特异性发热性疾病。尽管已有对少数 CN-Ⅰ患者单纯进行肝细胞移植的案例，早期肝移植（第二十五章）仍然是预防脑损伤和死亡的最佳治疗方法。

Crigler-Najjar 综合征，Ⅱ型（CN-Ⅱ） 1962 年，本病作为单独的疾病而被认知，其特征是明显的高非结合胆红素血症，而常规肝生化检测及肝组织学检查均无异常，亦无溶血。本病与 CN-Ⅰ存在几点不同（表 16-1）：①尽管有部分重叠，CN-Ⅱ的平均胆红素浓度较低；②CN-Ⅱ患者很少发生核黄疸；③胆汁颜色深，葡萄糖醛酸胆红素中单葡萄糖醛酸酯的比例存在明显特征性的升高；④肝中 UGT1A1 水平下降（典型病例≤10%正常值），但可能因旧的检测方法敏感度低而检测不到；⑤典型病例的高胆红素血症在婴儿期即被发现，但是部分病例可延后至成人期，有一例报道 34 岁发病。同 CN-Ⅰ一样，大多数 CN-Ⅱ的病例表现出同其他复合物，如水杨酰胺和薄荷醇等的结合异常，但有时这种结合障碍仅限于胆红素。酶诱导剂（如苯巴比妥）使血清胆红素浓度下降超过 25%，可用于区别 CH-Ⅱ和 CH-Ⅰ，但这种反应可能不会出现在婴儿早期，并且常常不伴有可测量的 UGT1A1 诱导。服用苯巴比妥期间，胆红素浓度特征性地波动在 51～86 μmol/L（3～5 mg/dl）之间，而不会降至正常。尽管 CH-Ⅱ患者中核黄疸的发生率低，但仍有病例发生，可见于婴儿期、青春期甚至成人期，经常与其他疾病、禁食或其他一过性升高血清胆红素浓度并降低血清白蛋白水平的因素并发。鉴于此，广泛推荐苯巴比妥治疗，睡前一次剂量即足以维持临床安全的血清胆红素浓度。

已证实超过 77 种不同的 UGT1 基因突变可以导致 CH-Ⅰ或者 CH-Ⅱ。与预期一致，CH-Ⅱ作为不太严重的表型，发现其患者更易发生错义突变。他们通常的特点是编码胆红素-UDP-葡萄糖醛酸转移酶的酶活性明显减少，但尚可检测到。残余酶活性谱可以说明导致高胆红素血症的表型及严重程度。分子分析证实，绝大多数 CH-Ⅱ患者是 CH-Ⅱ突变的纯合子或复合杂合子，携带一个突变和一个完全正常等位基因的个体，胆红素浓度正常。

表 16-2 遗传性胆管功能障碍鉴别诊断

	DJS	Rotor	PFIC1	BRIC1	PFIC2	BRIC2	PFIC3
基因	ABCCA	SLCO1B1 /SLCO1B3	ATP8B1	ATP8B1	ABCB11	ABCB11	ABCB4
蛋白	MRP2	OATP1B1/1B3	FIC1	FIC1	BSEP	BSEP	MDR3
胆汁淤积	无	无	有	发作性	有	发作性	有
血 γ-GT	正常	正常	正常	正常	正常	正常	↑↑
血胆汁酸	正常	正常	↑↑	发作时↑↑	↑↑	发作时↑↑	↑↑
临床特点	结合性胆红素轻度升高；肝功能正常；肝内深色颗粒沉着；尿中粪卟啉表型	结合性胆红素轻度升高；肝功能正常；肝内无异常色素沉着	婴儿期开始的严重胆汁淤积	任何年龄开始的反复发作性胆汁淤积	儿童期开始的严重胆汁淤积	任何年龄开始的反复发作性胆汁淤积	儿童期开始的严重胆汁淤积；胆汁中磷脂减少

DJS，Dubin-Johnson 综合征；PFIC，进行性家族性肝内胆汁淤积症；BRIC，良性复发性肝内胆汁淤积症；BSEP，胆盐分泌蛋白；γ-GT，γ-谷氨酰转移酶；MRP2，多药耐药相关蛋白 2；OATP1B1/1B3，有机阴离子转运蛋白 1B1 和 1B3；↑↑增加

Gilbert 综合征（GS） 本病特点为轻度的高非结合胆红素血症，除部分患者脂褐质色素适度升高以外，肝的生化检测及肝组织学均正常。血清胆红素水平通常小于 51 μmol/L（3 mg/dl），然而经常能看到高于或低于此值的情况。血清胆红素水平在 86～136 μmol/L（5～8 mg/dl）范围时，逐渐进入到 CH-Ⅱ范畴。另一方面，GS 的轻型病例与正常状态往往难以区分。对于单个个体而言，胆红素水平可以大幅波动，延长随访时间，至少 25%的患者指标会暂时正常。胆红素升高多发生在紧张、劳累、饮酒、热量摄入减少及合并其他疾病时，而增加热量的摄入或者服用酶诱导剂则可降低胆红素水平。GS 通常在青春期、青春期后或成人期时进行多项生化分析等常规检查时被发现而诊断。UGT1A1 的活性减少至正常的 10%～35%，胆汁色素中胆红素单葡萄糖醛酸酯异常升高。放射性标记胆红素动力学研究证实，胆红素清除平均降为正常情况下的 1/3。应用苯巴比妥可以使血清胆红素水平和肝胆红素清除达到正常，然而在很多这种情况下，UGT1A1 活性不足提示可能有其他缺陷共存。胆红素动力学数据的房室分析显示，GS 患者存在胆红素摄取和结合的缺陷。磺溴酞和靛青绿（ICG）等有机阴离子与胆红素至少部分共用一种摄取机制，在少数患者中观察到这种摄取机制的缺陷。不利用胆红素摄取机制的胆汁酸代谢和转运是正常的。有报道显示，激发试验（如 48 h 饥饿试验或静脉输注烟酸试验）所诱导血清胆红素浓度的变化幅度有助于区分 GS 患者和正常个体，但也有其他研究质疑该结论。此外，从理论上讲，这些研究除单纯测量血清胆红素浓度基线水平之外，未能提供更多的信息。家谱研究显示，GS 和遗传性溶血性贫血（如遗传性球形红细胞增多症、葡萄糖-6-磷酸脱氢酶缺乏症和 β-地中海贫血）是各自独立的。一些研究报道有多达 50%GS 患者合并溶血性贫血，这是因为这样的病例更容易被发现。GS 合并溶血的患者比仅存在其中一种缺陷患者的血清胆红素浓度更高，也更容易表现出黄疸。

GS 为常见病，很多系列报道其发病率≥8%。男性比女性多发，据报道男女比例波动于 1.5∶1 至>7∶1。然而，上述比例可能存在较多人为的因素，这是因为正常男性平均胆红素水平高于女性，而 GS 的诊断是基于正常男性参考范围而得出的。GS 在一般人群中的高发病率能够解释肝移植受体中轻度高非结合胆红素血症的发生。大多数研究结果显示，GS 患者对外源性物质的葡萄糖醛酸代谢是正常的。抗肿瘤药物伊立替康（CPT-11）的代谢是个例外，其活性代谢产物（SN-38）被胆红素-UDP-葡萄糖醛酸转移酶特异地葡萄糖醛酸化。GS 患者应用 CPT-11 可引起顽固性腹泻和骨髓抑制等副作用。一些报道也显示，GS 患者对部分药物代谢异常，如薄荷醇、苯甲酸雌二醇、对乙酰氨基酚、甲苯磺丁脲和利福霉素 SV。尽管部分报道存在争议，而且并没有关于 GS 患者应用这些药物后出现临床并发症的报道，但在处方上述药物或其他主要经葡萄糖醛酸化代谢的药物时仍应当谨慎。还需注意的是，HIV 蛋白酶抑制剂茚地那韦和阿扎那韦能够抑制 UGT1A1，从而导致高胆红素血症，尤其在 GS 患者中更为明显。

大多数早期 GS 家谱研究认为，GS 是常染色体显性遗传，可有不同表现度。然而，GS 患者 UGT1 基因的研究显示，表型图的分子基因基础具有多样性，存在几种不同的遗传模式。欧洲和美国的研究发现几乎所有患者的 UGT1A1 编码区均正常，但在第一外显子启动子区插入了一个额外的 TA（如 A $[TA]_7$TAA 而不是 A $[TA]_6$TAA），并是纯合子。对于临床上表现出 GS 的患者，这似乎是必需的但却并非充分的基因基础，因为 15%的正常对照群体也是这种变异的纯合子。当采用的标准是正常范围时，这些个体的胆红素浓度比研究中其他对照者稍微高一些。这种异常的杂合子胆红素浓度与正常 A $[TA]_6$TAA 等位基因的纯合子相同。在普通西方人群中，A $[TA]_7$TAA 等位基因的检出率为 30%，其中 9%为纯合子。这比根据单纯表型参数所得出的 GS 发病率略高一些，提示附加变量（如轻度的溶血或胆红素摄取障碍）可能是增强此缺陷表型表达的因素之一。

仅归因于 A $[TA]_7$TAA 启动子异常的 GS 表型具有常染色体隐性遗传特性。许多 CN-Ⅱ亲属已被证实等位基因的编码区正常，但启动子 A $[TA]_7$TAA 异常。那些启动子为 A $[TA]_6$TAA 的 CN-Ⅱ杂合子患者表型正常，而启动子为 A $[TA]_7$TAA 者表达 GS 的特征。这种家系中的 GS 患者可能源于 A $[TA]_7$TAA 启动子异常的纯合子。在日本人中，UGT1 基因存在七种不同的错义突变，可导致显性遗传的 GS。另一位存在轻度高非结合胆红素血症的日本患者为外显子 5 错义突变的纯合子，她的家族中 GS 表现为隐性遗传。在特定的亚洲人群以外，导致 GS 的错义突变尚未见报道。

胆红素代谢障碍导致混合的或以结合胆红素为主的高胆红素血症

在由获得性肝病（例如急性肝炎、胆总管结石）

导致的高胆红素血症中，通常血清中结合胆红素和非结合胆红素浓度均升高。尽管胆道梗阻或肝细胞胆汁淤积性损伤有时可以表现出显著的高结合胆红素血症，然而一般不太可能根据非结合胆红素和结合胆红素的血清水平或相对比例来区分肝内性和肝外性黄疸。测量血清中结合和非结合胆红素浓度，主要是为了初步鉴别肝实质性及梗阻性疾病（结合胆红素和非结合胆红素混合的高胆红素血症）与遗传性和溶血性疾病（高非结合胆红素血症）。

家族性肝胆红素排泌功能障碍

Dubin-Johnson 综合征（DJS） 为良性的、相对罕见的疾病，其特征为低级别的、以结合胆红素升高为主的高胆红素血症（表 16-2）。典型病例的总胆红素浓度在 34～85 μmol/L（2～5 mg/dl），有时可在正常范围内，有时高达 340～430 μmol/L（20～25 mg/dl），并且波动很大。可因合并其他疾病、口服避孕药及妊娠而加重胆红素升高的程度。由于高胆红素血症是以结合胆红素升高为主，因此可出现典型的胆红素尿。除血清胆红素水平升高之外，其他常规实验室检查均正常。体格检查除黄疸外一般无其他异常发现，少数患者可有肝脾大。

DJS 患者通常无临床症状，然而部分患者可以有一些模糊的全身症状，这部分患者通常因为原因不明的黄疸而进行了大量通常不必要的诊断性检查，并且存在高度焦虑。女性患者可以处于亚临床状态，直至妊娠或接受口服避孕药，此时血清胆红素升高可表现出明显的黄疸。即便在这种情况下，其他指标包括碱性磷酸酶和转氨酶在内的常规肝功能检测仍是正常的。

DJS 的主要特点是在小叶中央肝细胞的溶酶体内聚集了粗糙的深色色素颗粒，因此肝的外观看上去颜色很黑。推断色素来源于未被正常排泌的肾上腺素代谢产物。病毒性肝炎活动时色素可能会消失，而只有在肝炎恢复后才缓慢地重新聚集。

DJS 患者胆汁排泌多种阴离子复合物的能力受损，包括多种胆囊造影剂以及磺溴酞（磺溴酞钠，BSP）。BSP 是一种合成染料，以前曾用于肝功能的检测。在这项检测中，弹丸式注射 BSP 后检测血浆中 BSP 的消除率。BSP 在肝细胞中与谷胱甘肽结合后产生的结合物通常很快地分泌进入胆小管。由于结合的 BSP 从肝细胞回流入循环，因此在注射 BSP 90 min 后，DJS 患者表现出特征性的血浆浓度升高。肝细胞摄取的染料如靛青绿，在胆汁分泌前不会被进一步代谢，因此不产生这种回流现象。持续注射 BSP 的研究显示，通过胆汁分泌达到最大血浆浓度的时间（t_{max}）减少。DJS 患者包括肝细胞摄取和胆汁分泌在内的胆汁酸代谢功能均正常，他们血清和胆汁中的胆汁酸浓度也正常，不伴有瘙痒。

几个突变鼠系的研究发现，DJS 患者中，结合胆红素和某些其他有机复合物（非胆汁酸）的胆汁排泌存在选择性缺陷，这反映了 MRP2（一种 ATP 依赖的微管膜转运蛋白）的表达缺陷。MRP2 基因的几种不同突变导致了 Dubin-Johnson 表型，属常染色体隐性遗传模式。尽管 MRP2 在结合胆红素的胆汁分泌中十分重要，但是在没有 MRP2 的情况下仍然存在色素分泌，这提示其他一些尚未被认识的转运蛋白可能在这一过程中扮演着次要角色。

DJS 患者还存在尿液粪叶啉的排泌异常。粪叶啉存在Ⅰ和Ⅲ两种天然异构体，正常情况下，尿液中大约 75％的粪叶啉为异构体Ⅲ。DJS 患者的尿液中，粪叶啉的总含量是正常的，但 80％以上为异构体Ⅰ。DJS 的杂合子表现为中间型，这种现象的分子基础尚不清楚。

Rotor 综合征 这是一种良性的常染色体隐性遗传疾病，临床表现与 Dubin-Johnson 综合征相似，但发生率更低。主要的不同表现在于 Rotor 综合征患者的肝没有色素沉着（是完全正常的）。常规实验室检测的唯一不同是血清总胆红素水平的升高，以结合胆红素升高为主，并伴有胆红素尿。还有几个特点可区分 Rotor 综合征和 DJS。对于 Rotor 综合征的患者，口服胆囊造影后胆囊通常显影，而典型的 DJS 患者则不显影。尿液中粪叶啉的排泌方式也不同，Rotor 综合征类似于很多获得性肝胆功能性疾病，粪叶啉Ⅰ作为胆汁中主要的粪叶啉异构体从肝细胞回流至循环中并经尿液排泄。因此，Rotor 综合征患者总尿液粪叶啉排泄是明显增多的，而 DJS 患者则处于正常水平。虽然 Rotor 综合征患者尿液中粪叶啉Ⅰ的含量升高，但通常小于总量的 70％，而 DJS 则≥80％。二者还可以通过 BSP 的排泌方式进行区分。尽管 Rotor 综合征患者血浆中 BSP 的清除是延迟的，但结合的 BSP 不会回流进入循环，而该现象在 DJS 患者中则可见到。注射 BSP 后动力学分析研究提示肝细胞贮存此种复合物存在缺陷（但未被直接证实）。最近的研究表明，Rotor 综合征的分子机制是由于质膜转运蛋白 OATP1B1 和 OATP1B3 同时缺陷造成的。这导致结合胆红素重吸收减少，其已通过 MRP3 被泵出细胞，进入门静脉循环（图 16-1）。

良性复发性肝内胆汁淤积症（BRIC） 本病少见，

其特点是反复发作的瘙痒和黄疸。典型表现开始为轻度不适和血清转氨酶升高，随后很快出现碱性磷酸酶及结合胆红素升高，并伴有黄疸和瘙痒。最初的一到两次发作可被误诊为急性病毒性肝炎。胆汁淤积可始于儿童时期或成人期，持续数周至数月不等，随后出现临床和生化指标的完全缓解。发作间期可达数月至数年，间期体格检查以及血清中胆汁酸、胆红素、转氨酶和碱性磷酸酶水平均正常。本病为家族性常染色体隐性遗传，被认为是一种良性疾病，不会导致肝硬化或终末期肝病。然而，黄疸和瘙痒可以持续很长时间，并使人衰弱，部分患者不得不通过肝移植来缓解其难治和致残的症状。发作时胆汁淤积的治疗以对症为主，没有特异性治疗可以预防发作或缩短发作病程。

近来发现 BRIC 患者存在一种被称为 FIC1 的基因突变。奇怪的是，这种基因在小肠中高度表达，但在肝中却只有微弱的表达。在胆小管分泌多种复合物中起重要作用的蛋白质与 FIC1 编码的蛋白质几乎没有相似点。进而，FIC1 被看作是 P 型 ATP 酶家族中的一员，将氨基磷脂经过不同细胞膜从肝小叶外转运至肝小叶内，但这与其病理机制的关系尚不清楚。BRIC 的另一表型称为 BRIC 2 型，其源于胆盐分泌蛋白（BSEP）的基因突变，这一蛋白在进行性家族性肝内胆汁淤积症 2 型（表 16-2）中表达缺陷，其如何导致 BRIC 表型发作尚不清楚。

进行性家族性肝内胆汁淤积症（FIC） 这个名称用于三个表型相关的综合征（表 16-2）。进行性 FIC 1 型（Byler 病）在婴儿早期起病，最初表现为胆汁淤积。然而，与 BRIC 不同，Byler 病在儿童时期就可以出现营养不良、生长迟缓并进展至终末期肝病。本病也是 FIC1 突变的结果。FIC1 蛋白与这三种疾病胆汁淤积发病机制的功能关系尚不清楚。进行性 FIC 的另外两型（2 型和 3 型）已有报道。进行性 FIC 2 型与现在被称为胆盐分泌蛋白（曾被命名为姐妹 p-糖蛋白）的突变有关，是主要从胆小管输出胆汁酸的蛋白。正如上文所提到的，这一蛋白的某些基因突变与 BRIC 2 型而不是进行性 FIC 2 型相关。进行性 FIC 3 型与 MDR3 基因突变有关，MDR3 是肝细胞通过胆小管正常分泌磷脂过程中的重要蛋白。尽管进行性 FIC 的三个类型有着相似的临床表型，但只有 3 型与血清 γ-谷氨酰转移酶活性升高有关。相比之下，在有症状的 BRIC 以及进行性 FIC 1 型和 2 型中，此酶的活性正常或仅轻度升高。

第十七章 急性病毒性肝炎

Acute Viral Hepatitis

Jules L. Dienstag
（高敏 周莉 李嘉 译 陆伟 校）

急性病毒性肝炎是以肝损害为主的一类可累及全身的传染性疾病。几乎所有的急性病毒性肝炎均由以下五种病毒引起：甲型肝炎病毒（HAV）、乙型肝炎病毒（HBV）、丙型肝炎病毒（HCV）、与乙型肝炎病毒相关的 δ-病毒或称丁型肝炎病毒（HDV）、戊型肝炎病毒（HEV）。除了乙型肝炎病毒是逆转录复制的 DNA 病毒外，其他人类肝炎病毒都是 RNA 病毒。尽管这些病毒可以通过分子结构和抗原特性加以区别，但它们所导致的临床表现是相似的。一方面，所有类型的病毒性肝炎都可以有无症状的、隐匿性、暴发性或致命性的急性感染等表现；另一方面，经血液传播的病毒性肝炎（HBV、HCV、HDV）则可表现为亚临床持续性感染、慢性肝病的快速进展直至肝硬化甚至肝癌。

病毒学和病原学

甲型肝炎 甲型肝炎病毒是一种直径 27 nm 的无包膜病毒颗粒，它耐热、耐酸、耐乙醚，属于微小 RNA 病毒科嗜肝 RNA 病毒属（图 17-1）。HAV 病毒颗粒包含四种外壳多肽（VP1～VP4），由 7500 个核苷酸基因组翻译后的聚合蛋白裂解而成。加热 100℃ 1 min 可使之灭活，对甲醛、氯等消毒剂及紫外线敏感。在已分离出的 HAV 毒株中，尽管其核苷酸序列变异率高达 20%，且尽管能识别出 4 种基因型可感染人类，但所有这些病毒株都难以用免疫学区别，并同属于一种血清型。甲型肝炎的潜伏期约 4 周，仅在肝内复制，但在疾病的潜伏末期和前驱期，病毒可存在于肝、胆汁、粪便、血液中。一旦出现黄疸，即使仍有少量病毒在肝、粪便、血液中持续存在，传染性也迅速下降。甲型肝炎病毒可以在体外培养。

在急性期，当血清转氨酶活动度升高，粪便中的 HAV 仍在排出时，就可以检测到抗 HAV 抗体。早期抗体应答主要是 IgM，可以持续几个月（0～3 个月），很少可以达到 6～12 个月。然而，恢复期抗-HAV IgG 则成为主要的抗体（图 17-2）。因此，甲型肝炎急性期的诊断主要是依据抗-HAV IgM。急性期过后，

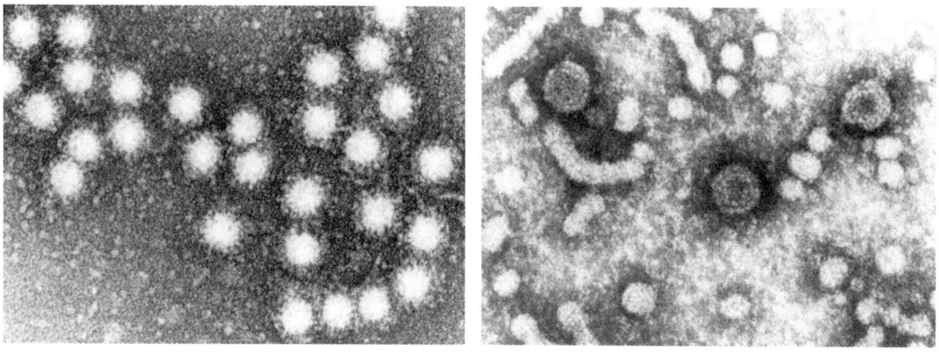

图 17-1 **HAV 病毒颗粒和乙型肝炎患者血清电镜图。左边**：从急性甲型肝炎患者粪便中提取的被 HAV 抗体聚合的直径 27 nm 的 HAV 颗粒。**右边**：乙型肝炎患者的浓缩血清，显示直径 42 nm 的病毒颗粒、管形颗粒、直径 22 nm 的乙肝表面抗原球形颗粒。132 000 倍放大。（HDV 类似于直径 42 nm 的 HBV 颗粒，但较小，直径 35～37 nm；HEV 类似于 HAV，但略大，直径 32～34 nm；HCV 颗粒直径 55 nm。）

抗-HAV IgG 可长期被检测到，并发挥抵御 HAV 再感染的作用。抗 HAV 发挥着中和抗体的活性，免疫球蛋白中的抗-HAV IgG 主要是保护机体抵御 HAV 的感染。

乙型肝炎 乙型肝炎病毒是基因结构独特而精密的 DNA 病毒。HBV 微小，呈环状，有 3200 个碱基。HBV DNA 编码区由四个复杂的多分子结构组成。HBV 依赖其四个重叠基因框架编码蛋白：S、C、P、X 来实现其基因的高效利用（图 17-3，以下详细说明）。过去 HBV 曾经被认为是病毒中独特的一种，目前认为 HBV 是动物病毒家族中嗜肝 DNA 病毒科嗜肝 DNA 病毒属的一员，该科还包括在遗传学上相似的其他嗜肝病毒，与 HBV 一样，有三种相同特性的颗粒形态，可分别感染土拨鼠、地松鼠、北京鸭这样的物种。完整的 HBV 颗粒包含包膜和核心两部分，在肝复制但释放于肝外，含特有的内源性 DNA 聚合酶，有部分双链和单链基因，与急性肝炎、慢性肝炎及肝细胞癌密切相关，其复制为 DNA 病毒独有的典型逆转录病毒复制。与直接以 DNA 为模板的病毒 DNA 复制不同，嗜肝病毒的复制是依赖于前基因组 RNA 以负链 DNA 为模板的逆转录复制（该复制受到 DNA 聚合酶的影响）。然后正链 DNA 以负链 DNA 为模板通过依赖 DNA 的 DNA 聚合酶转录，在肝细胞核中以共价键连接成环状 DNA，作为信使 RNA 和前基因组 RNA 的模板。信使 RNA 翻译成病毒蛋白，病毒蛋白和基因组被装配到病毒颗粒中，并从肝细胞中分泌出来。尽管既往的临床资料显示 HBV 很难在体外培养，但仍有少部分细胞株可以被 HBV DNA 转染。这些转染的细胞可支持体外完整的病毒复制和病毒蛋白的

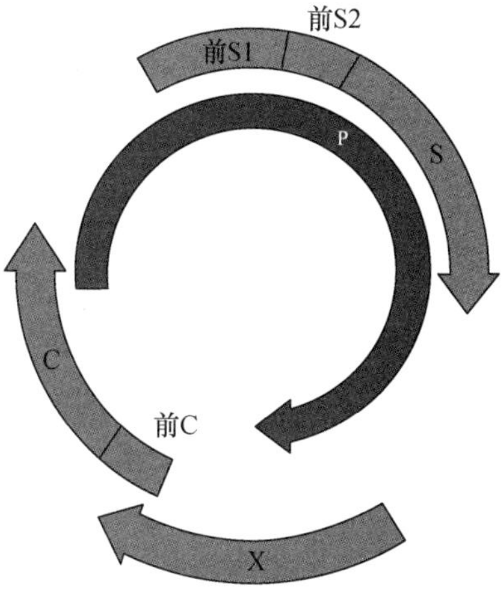

图 17-3 乙型肝炎病毒精密的基因组结构。重叠的基因结构使得 HBV 能编码多种蛋白，基因 S 区编码“主要”的包膜蛋白 HBsAg。由前 S1 区、前 S2 区和 S 区编码的融合蛋白称为“大”表面抗原，由前 S2 区和 S 区编码的融合蛋白为“中”表面抗原。最大的基因 P 区编码 HBV DNA 聚合酶。基因 C 区编码两种核心蛋白，HBeAg 和 HBcAg，前者是一种可溶的分泌性蛋白（由基因的前 C 区启动）。基因 X 区编码 HBxAg，HBxAg 有反式激活功能，可以反式激活细胞和病毒基因的转录，它的临床相关性尚不明确，但它可以结合基因 P53 起致癌作用

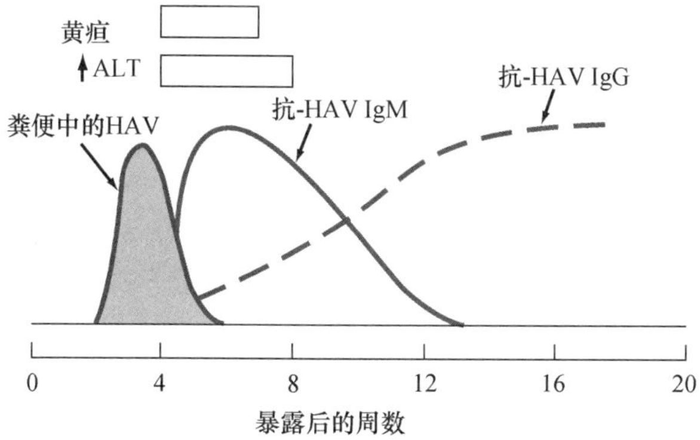

图 17-2 甲型肝炎病毒感染的典型过程。ALT，谷丙转氨酶

分泌。

病毒蛋白和病毒颗粒 HBV有三种颗粒形式（表17-1）：大球形颗粒、小球形颗粒和长短不一的管状颗粒。其中直径22 nm小球形颗粒或管状颗粒数量最多。这类病毒颗粒难以用HBV包膜蛋白抗原性加以区别，因此被认为是病毒包膜蛋白的额外表达。直径42 nm的双壳型大球形颗粒在血清中含量很少，小球形颗粒或管状颗粒与之相比约为100∶1或1000∶1。直径42 nm的双壳型大球形颗粒可以代表完整的乙型肝炎病毒（图17-1）。包膜蛋白可以表达于病毒颗粒的表面和小球形颗粒或管状颗粒结构中，被称为乙型肝炎表面抗原（HBsAg）。HBsAg和病毒颗粒在血中的浓度分别可以达到500 μg/ml和10万亿个/毫升。包膜蛋白是HBV基因组S区的表达产物。

HBsAg的抗原性较复杂，有一个特异性的共同抗原决定簇“a”和至少两个亚型决定簇“d/y”和“w/r”。乙型肝炎抗原决定簇属于至少8种基因亚型和10

表17-1 病毒性肝炎的术语和特性

肝炎类型	病毒颗粒，直径nm	形态学	基因组[a]	分类	抗原	抗体	标注
HAV	27	20面体对称颗粒，无包膜	7.5-kb RNA，线状，ss，＋	嗜肝RNA病毒属	HAV	抗-HAV	早期粪便排泄诊断：抗-HAV IgM既往感染：抗-HAV IgG
HBV	42	环状双链病毒颗粒（由包膜和核心组成）	3.2-kb DNA，环状，ss/ds	嗜肝DNA病毒属	HBsAg HBcAg HBeAg	抗-HBs 抗-HBc 抗-HBe	血源性病毒，携带状态 急性诊断：HBsAg，抗-HBc IgM 慢性诊断：抗-HBc IgG，HBsAg 复制的标志：HBeAg，HBV DNA 肝脏，淋巴，其他器官
	27	核衣壳，核心			HBcAg HBeAg	抗-HBc 抗-HBe	病毒颗粒包含DNA和DNA聚合酶；存在于肝细胞核中；HBcAg不能进入血循环；HBeAg（可溶，无微粒）和HBV DNA——可循环（与传染性和完整的病毒颗粒相关）
	22	球状或细丝状，代表附加的病毒外包膜			HBsAg	抗-HBs	在急性乙型病毒性肝炎患者中HBsAg的检测率＞95%，可以在血清、体液、肝细胞质中找到，抗HBs在感染后出现，它是保护性抗体
HCV	大约50～80	包膜	9.4-kb RNA，线状，ss，＋	丙型肝炎病毒属	HCV C100-3 C33c C22-3 NS5	抗-HCV	血源性传播，先前被称为非A非B型病毒性肝炎 急性诊断：抗-HCV（C33c，C22-3，NS5），HCV RNA 慢性诊断：抗-HCV（C100-3，C33c，C22-3，NS5）和HCV RNA，存在于肝细胞质中
HDV	35～37	由HBsAg外膜和HDV核心混合包被	1.7-kbRNA，环状，ss，－	缺陷病毒（δ病毒属）	HBsAg HDAg	抗-HBs 抗-HDV	缺陷RNA病毒，需HBV（嗜肝病毒）的辅助，HDV抗原（HDAg），存在于肝细胞核中 诊断：抗-HDV，HDV RNA，HBV/HDV协同感染——抗HBcIgM和抗-HDV，HDV双重感染——抗HBcIgG和抗-HDV
HEV	32～34	无包膜，二十面对称体	7.6-kb RNA，线状，ss，＋	肝炎病毒属	HEV抗原	抗-HEV	经消化道传播的病毒性肝炎，在美国罕见，常见于亚洲、地中海国家、中美洲 诊断：抗-HEV IgM/IgG（常规实验不可测），病毒常见于粪便、胆汁、肝细胞质中

[a] ss，单链；ss/ds，部分单链，部分双链；－，负链；＋，正链。注：缩写见正文

种抗原亚型的一种。HBV基因亚型和抗原亚型的地区分布不同：基因A型（与抗原亚型adw一致）和D型（ayw）主要分布在美国和欧洲；基因B型（adw）和C型（adr）主要分布在亚洲。疾病的临床过程及结局与病毒亚型无关，但基因B型比基因C、D型进展为肝硬化的速度更慢，发生肝细胞癌的可能性更低或更晚。无论是自发性的还是通过抗病毒治疗的应答，基因A型患者都更易清除病毒血症从而实现HBeAg和HBsAg的血清学转换。而某些基因亚型则更易发生“前核心区”的突变（见下文）。

基因S区上游是前S区（图17-3），它编码前S区基因产物，包括HBV表面聚合人血清白蛋白和肝细胞膜蛋白的受体。前S区实际上包含前S1区和前S2区。翻译的起点决定了三种不同的S区基因产物。基因S区蛋白产物是HBsAg（主要蛋白），其中S区加上毗邻的前S2区基因产物是中蛋白，前S1区、前S2加上S区的基因产物是大蛋白。与小球形颗粒和管形颗粒相比，大蛋白为直径42 nm完整病毒的大球形颗粒。前S区蛋白和它们各自的抗体在HBV感染过程中都可以被检测到（如下文详细所述）。前S抗原与其他病毒复制标志物的出现相一致，然而由于前S蛋白与临床的相关性较少，故并不包括在常规血清学检测中。

完整的直径42 nm的病毒颗粒可容纳一个直径27 nm的核心蛋白微粒。基因C区编码核心蛋白，即乙型肝炎核心抗原（HBcAg），它对应的抗体是抗-HBcAb。第3个HBV抗原是乙型肝炎e抗原（HBeAg）。HBeAg为可溶性无微粒核心蛋白，它的免疫性不同于完整的HBcAg，但它同样是基因C区的编码产物。基因C区有两个起始密码子，分别位于前核心区和核心区（图17-3）。如果翻译在前核心区启动，则蛋白产物是HBeAg，HBeAg有一个单信号肽与光面内质网结合，光面内质网是细胞的分泌器，在血循环中引起HBeAg的分泌。如果翻译在核心区启动，则蛋白产物是HBcAg，HBcAg无信号肽，不能被分泌，但它可装配到核心蛋白体中，与RNA结合在一起，最后构成HBV DNA。DNA聚合酶参与HBV DNA的复制和修复，也被装配在核心蛋白体中。因单链的缺口和缺口大小的不同，当病毒蛋白包装完成，不完全正链的合成即停止。HBcAg颗粒停留在肝细胞中，且很容易通过免疫组织化学染色被检测到，通过HBsAg包膜在包入衣壳后被排出。因此，无修饰的核心颗粒不能在血清中循环。分泌型核心蛋白HBeAg可作为HBV复制和有相对传染性的一个便捷、易测的定性指标。

在HBsAg阳性的血清中，HBeAg阳性比HBeAg阴性或抗-HBe阳性提示有更高的传染性和与HBV复制的相关性（可检测HBV DNA，如下文）。例如，HBsAg阳性且HBeAg阳性的母亲几乎都（＞90%）将HBV感染传播给了孩子，而HBsAg阳性且抗-HBe阳性的母亲则很少（10%～15%）将HBV感染传播给孩子。

在急性乙型病毒性肝炎的早期，HBeAg持续时间很短，它的消失预示着临床症状的改善和感染的清除。血清中HBeAg持续存在，超过急性感染期的前三个月预示着可能发展为慢性感染。在慢性乙型肝炎中HBeAg阳性倾向于与病毒持续复制、易传染、肝脏炎症损伤有关。（在围产期HBV感染后的前十年除外，见下文）。

第三个也是最大的HBV基因是基因P区（图17-3）。基因P区编码HBV DNA聚合酶；如上所述，这种酶有依赖DNA的DNA聚合酶活性和依赖RNA的逆转录酶活性。第四个基因是X基因，它编码一种小的无颗粒蛋白，即乙型肝炎X抗原（HBxAg），它能反式激活病毒和细胞的转录（图17-3）。在细胞质中，HBxAg影响钙离子的释放（可能从线粒体中），钙离子可以激活信号-转导通路致使HBV逆转录和HBV DNA复制的激活。这种反式激活可以加强HBV的复制，导致严重的慢性肝炎和肝细胞癌，并且可以检测HBxAg和抗-HBx的表达；还可以加强除了HBV以外的其他病毒的复制和转录，例如HIV。细胞的这种反式激活过程由X基因、人干扰素γ基因和Ⅰ类主要组织相容性基因共同完成；这些效应会潜在地利于加强被HBV感染的肝细胞对溶解性T淋巴细胞的敏感性。X基因的表达也可以诱导程序性细胞死亡（细胞凋亡）。然而，HBxAg的临床意义有限，它并非常规临床检测项目。

血清学和病毒学指标 人类在感染HBV后1～12周内可检测到第一个血清病毒学指标，在8～12周HBsAg常可被检测到（图17-4）。HBsAg的血循环比血清氨基酸转移酶活动和临床症状早2～6周。HBsAg在急性乙型病毒性肝炎的整个黄疸期和症状期都可以被检测到，超过黄疸期和症状期也可被检测到。在典型病例中，HBsAg在黄疸出现后的1～2个月将不再检测到，HBsAg很少持续存在超过6个月。HBsAg消失后，在血清中可检测出乙型肝炎表面抗体（抗-HBs），并且之后可长期被检测到。因为HBcAg在细胞内，并且当在血清中，HBsAg的外包膜消失后，无装饰的核心颗粒不能进入血循环，所以HBcAg在HBV感染的患者血清中常规检测不到。相反，抗-

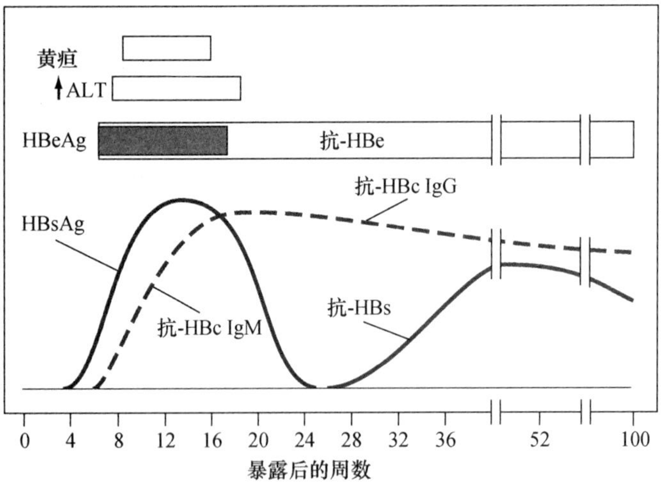

图 17-4（见书后彩图） 急性乙型肝炎病毒感染的典型过程。 ALT，谷丙转氨酶

HBc 在血清中很容易被测出，往往在 HBsAg 出现后 1～2 周，在抗-HBs 出现前数周至数月时即可检测到。因为 HBV 感染后抗-HBs 产生的时间存在差异，在 HBsAg 消失后和抗-HBs 出现前可能有数周或数月的缺口时间，在这个“缺口”或“窗口”期，抗-HBc 可能是目前或近期感染唯一的血清学证据，在输血相关性乙型肝炎的血液中缺乏 HBsAg 和抗-HBs 但包含抗-HBc。因为在某种程度上 HBsAg 和抗-HBs 免疫测定的敏感性增加，所以窗口期感染很少发生。在一些 HBV 感染后数年的患者中，循环中的抗-HBc 比抗-HBs 持续存在的时间更久。因此，单抗-HBc 阳性并不能代表病毒复制活跃。以前多数人认为单抗-HBc 阳性代表乙型肝炎的感染，然而，若 HBsAg 低于检测下线，单抗-HBc 阳性很难代表低水平的乙型肝炎病毒血症，单抗-HBc 阳性有时代表交叉反应和假阳性免疫特征。近期或既往感染可以通过抗-HBc 分类的免疫球蛋白决定簇进行区别。在急性感染的前 6 个月抗-HBc 的 IgM 类（抗-HBc IgM）占主导地位，然而在 6 个月后抗-HBc 的 IgG 类即抗-HBc IgG 占主导地位。因此，新近感染的急性乙型肝炎患者，包括抗-HBc 窗口期患者在血清中可检测到抗-HBc IgM。而在既往感染且痊愈的乙型肝炎和慢性乙型肝炎患者中，抗-HBc 是以 IgG 占主导地位。在＜1%～5%的急性 HBV 感染患者中，由于 HBsAg 含量太低而无法被检测到；但在这种情况下，抗-HBc IgM 的存在可以给予急性乙型病毒性肝炎的诊断。当在极少的 HBsAg 低于同一免疫测定法灵敏度阈值的慢性乙型肝炎患者（低水平携带者）中检测到单抗-HBc 阳性时，抗-HBc 是 IgG 类。在既往感染且痊愈的患者中，抗-HBs 和抗-HBc 可长期持续存在。

通过分析抗-HBs 出现与 HBV 被清除之间的时间相关性以及血清中抗-HBs 阳性者能抵御 HBV 再感染的情况，均显示抗-HBs 是一种保护性抗体。因此，预防 HBV 感染的措施是使易感人群血循环中获得抗-HBs（见下文）。在约 10%的慢性乙型肝炎患者中有时可检测到低滴度的抗-HBs。这种低水平的抗-HBs 是由于变异的免疫亚型诱导产生，这种亚型的抗体并不直接对抗体内共存的其他亚型的 HBsAg。它没有临床意义也不意味着 HBV 已被及时清除。这些 HBsAg 和无中和能力的抗-HBs 同时阳性的患者仍被归类于慢性 HBV 感染。

其他能被检测到的 HBV 感染的血清学指标还有 HBeAg。它与 HBsAg 同时或稍后出现。HBeAg 的出现与病毒高水平复制初始相一致，HBeAg 阳性提示能在血循环中检测到完整的病毒颗粒和 HBV DNA（不能合成 HBeAg 的前核心区突变的患者例外——见“分子变异”）。在 HBV 复制高峰期也表达前 S1 和前 S2 蛋白，但这些基因产物并不作为常规检测。在自限性的 HBV 感染中，转氨酶活性高峰期稍后、HBsAg 消失之前，HBeAg 开始不能测到，而后抗-HBe 阳性，这与相对低复制期相一致（图 17-4）。因为在急性感染期 HBV 复制的指标持续时间短，所以在典型的急性 HBV 感染病例中，对这些指标测试的临床意义很小。相反，在慢性感染的患者中这些指标应答有非常重要的价值。

与典型的急性 HBV 感染患者不同，慢性 HBV 感染患者意味着感染超过 6 个月后仍可持续检测到 HBsAg；且抗-HBc 中以 IgG 为主，抗-HBs 不可测或低滴度可测（见“实验室特征”，图 17-5）。在慢性 HBV 感染的早期，血清和肝细胞核内可检测到游离形式的 HBV DNA。HBV 感染的相对高复制期传染性最大且可造成肝损伤。在 HBV 的三种循环形式中，完整的病毒颗粒和 HBeAg 是定性指标，HBV DNA 在复制期是定量指标。随着时间的流逝，慢性 HBV 感染的相对复制期会变为相对非复制期，每年约 10%的患者会变为相对非复制期，并同时伴有 HBeAg 到抗 HBe 的血清学转换。在很多病例中，这种血清学转换被认为是细胞介导的对感染了病毒的肝细胞的免疫清除过程，它与短暂的、轻微的急性肝炎相一致，如转氨酶活性升高。在慢性感染的非复制期，如果 HBV DNA 在肝细胞核中很容易被检测到，那么就有整合到宿主基因的趋势。这时，只有当循环中的 HBV 以非完整病毒颗粒的小球形或管形颗粒为主时，肝损伤才有消退的趋势。大部分这类患者被定义为非活动性 HBV 携带者。事实上，复制期和非复制期的定义是相对的，

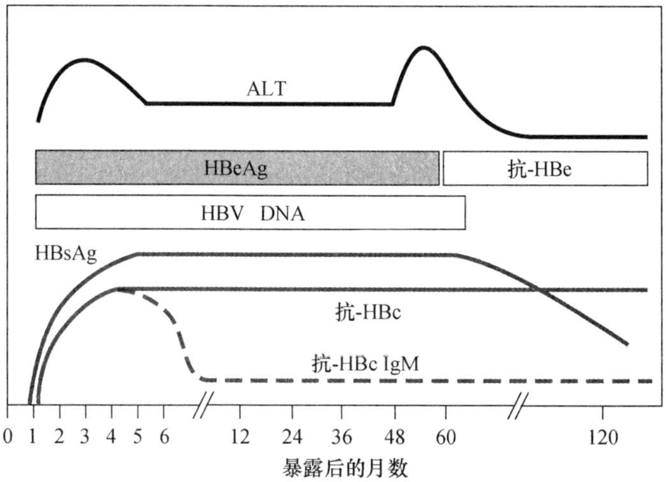

图 17-5（见书后彩图） 慢性野生型乙型肝炎病毒感染的典型过程。在慢性 HBV 感染的相对复制期，HBeAg 和 HBV DNA 均可在血清中检测到。相对复制期与传染性和肝损伤有关。复制期相对于非复制期 HBeAg 的血清学转换发生率约为每年 10%，血清学转换预示着急性肝炎的发生——像 ALT 升高。在非复制期，传染性和肝损伤有限。在慢性乙型肝炎中 HBeAg 阴性与 HBV 基因的前核心区突变有关，乙型肝炎病毒复制仍可发生在 HBeAg 阴性的患者

甚至在所谓的非复制期，用高敏感的扩增探测器如聚合酶链反应（PCR）来检测 HBV DNA 复制水平，约可检测到≤10^3 IU/ml；低于这个复制水平下限，肝损伤和 HBV 的传染性可忽略不计，但是病理生理和临床意义仍不相同。HBV 的非复制感染有时可转换为复制感染。像这样的自发性再激活会同时伴随 HBeAg 和 HBV DNA 的再表达，有时会有抗-HBc 的再表达和肝损伤的急性加重。因为在慢性乙型肝炎急性加重期高滴度的抗-HBc 会再次出现，所以急性乙型肝炎和慢性乙型肝炎感染的区别依赖于抗-HBc IgM 和抗-HBc IgG，但也并非能凭此完全确定；此时，病史是帮助区别急性乙型肝炎初始感染和慢性乙型肝炎急性加重的非常重要的信息。

分子变异 整个 HBV 基因组都会发生变异，不能表达典型病毒蛋白的 HBV 临床变异株归因于单基因位点或多基因位点的变异。例如，大部分变异是由于缺乏核心蛋白，少部分变异是由于缺乏包膜蛋白，另一部分是两种都缺乏。自然发生 HBV 变异有两种类型引人注意。第一种变异类型，被认为起始于地中海国家的患者。这些患者伴有严重的慢性 HBV 感染表现，且 HBV DNA 可检测到，但抗-HBe 阳性，HBeAg 阴性。这些患者被发现感染了变异型 HBV，这种变异型 HBV 包含使病毒不能编码 HBeAg 的前核心区的变异。基因 C 区是表达 HBeAg 所必需的（见“病毒学”和“病原学”），尽管有数个突变位点位于前 C 区，但这种患者最常见的变异是单碱基替换：即发生 G1896A 点突变，使色氨酸密码子 TGG 被置换为终止密码子（TAG），导致 HBeAg 翻译的终止或中断。另一种突变是在核心启动子区，可阻止翻译 HBeAg 编码区而产生 HBeAg 阴性表型。前 C 区有变异且不能分泌 HBeAg 的患者，通常肝脏疾病较重且更快进展至肝硬化；或者表现为疾病进展到较晚期时临床表现才出现。“野生型”HBV 和前核心区突变型 HBV 在同一患者中可同时存在，或者在野生型 HBV 感染过程中突变型 HBV 在晚些时候出现。另外，以色列和日本的暴发性乙型肝炎患者主要由于前核心区突变 HBV 感染所致。北美洲和欧洲西部的暴发性乙型肝炎患者则主要由野生型 HBV 和非前核心区突变 HBV 感染所致。前核心区突变和其他区突变在整个 HBV 基因组中普遍存在，甚至发生在典型的、自限性的、轻微形式的 HBV 感染患者中。目前在地中海和欧洲国家，前核心区突变的 HBeAg 阴性的慢性乙型肝炎是乙型肝炎最常见的形式。在美国，HBV 基因 A 型（较少发生 G1896A 突变）普遍存在，前核心区突变型 HBV 相对较少；由于来自于亚洲和欧洲移民，HBeAg 阴性乙型肝炎患者在美国的比例增加，目前约占慢性乙型肝炎患者比例的 30%～40%。像这种 HBeAg 阴性的慢性乙型肝炎患者的特点是 HBV DNA 低水平（通常<10^5 IU/ml）和转氨酶波动的几种模式之一（持续升高、在正常范围之上周期性波动、在正常范围和异常升高之间周期性波动）。

第二种重要的 HBV 变异类型为：免疫逃逸突变，即单个氨基酸替换，发生在免疫显性的共同 HBsAg 亚型决定簇的第 145 位点，甘氨酸被替换为精氨酸。HBsAg 的变异导致决定性的构象改变，后者又导致抗-HBs 的中和活性缺失。这个特殊的 HBsAg “a”表位变异可影响主动免疫和被动免疫两部分，其中体液免疫在病毒中可能出现渐进性的改变（“逃逸”），尽管无效的抗-HBs 优先出现，但在获得 HBV 感染的少数乙型肝炎疫苗接种者和感染 HBV 的肝移植患者中，它用来应对高效价单克隆抗体抗-HBs 的制备。虽然这种逃逸变异株不常见，但它们的存在增加了对乙型肝炎疫苗接种策略和血清学诊断复杂化的关注度。

在应用核苷酸类似物抗病毒治疗慢性乙型肝炎的过程中会出现各种不同的变异类型，如“YMDD 变异”和第十九章中描述的在 HBV DNA 聚合酶结构域中相似的变异。

肝外场所 乙型肝炎抗原和 HBV DNA 可出现在许多肝外器官中，包括淋巴结、骨髓、循环中的淋巴

细胞、脾和胰腺。尽管在这些肝外器官的任何一处都不会发生相关的组织损伤，但是HBV在“远程”储存器中的存在可解释原位肝移植后HBV感染复发。肝外HBV的临床相关性并不确切。

丁型肝炎 HDV是丁型肝炎病毒基因属中唯一的一员，它是一种缺陷性RNA病毒，这种病毒的复制和表达需要HBV等嗜肝DNA病毒的辅佐，它可与HBV或其他嗜肝DNA病毒同时感染。丁型肝炎病毒比乙型肝炎病毒稍小一些，对甲醛（福尔马林）敏感，病毒颗粒呈球形，直径35～37 nm。它的核壳体表达的HDV抗原（HDAg）与任何一种HBV抗原都没有抗原同源性，其核壳体还包含病毒基因组。HDV核心由外层的HBsAg包膜包被，并可以和HBsAg相结合，故HDV很难从HBV中区别出来。HDV基因组是一小的环状单股负链RNA，有1700个核苷酸，它与HBV DNA（除了一些小区域的聚合酶基因）非同源性，但是它的特性和复制模型与植物卫星病毒和类病毒的基因组一样。HDV RNA包含许多内在互补区域；因此，它可以通过分子内碱基配对自我折叠成一个不寻常的稳定的棒状结构，此结构包含一个稳定的可自我裂解和自我绑定的核酶。在肝细胞中HDV RNA复制时需要宿主RNA聚合酶Ⅱ，通过基因组RNA的转录完成RNA指导RNA的合成从而形成互补的反基因链（正链）RNA；反过来，反基因链RNA作为后面基因组RNA合成的模板受宿主RNA聚合酶Ⅰ的影响。HDV RNA只有一个开放阅读框，反基因链的产物HDAg是唯一被认知的HDV蛋白。HDAg以两种形式存在：含195个氨基酸的小δ抗原和含214个氨基酸的大δ抗原，前者在促进HDV RNA复制中起重要作用，后者为将抗原装配入病毒所必需但却抑制病毒复制。HDV抗原直接绑定RNA聚合酶Ⅱ，从而刺激转录。虽然丁型肝炎病毒的合成和肝损伤的产生都需要HBV的辅佐，但是细胞内HDV RNA的复制不需要HBV。尽管HDV的基因异质性曾被描述，但其遗传多样性的病理生理学及临床预后尚不被认知。HDV分为8种基因型，基因型Ⅰ占主导地位。

患者可以同时感染HDV和HBV（即同时感染），或先感染HBV后再感染HDV（即重叠感染）。当HDV感染从一个HBsAg亚型的供者传播到另一个HBsAg亚型的受者时，HDV表现的是受者的HBsAg亚型而不是供者的HBsAg亚型。因为HDV完全依赖于HBV，HDV感染所持续的时间取决于HBV感染所持续的时间（不会比之更久）。HDV的复制会抑制HBV的复制，故丁型肝炎患者有更低的HBV病毒复制水平。HDV抗原主要在细胞核内表达，偶尔能在血清中检测到。在急性丁型肝炎感染过程中，抗-HDV IgM占主导地位。在抗HDV可检测之前临床症状出现之后，抗-HDV IgM持续约30～40天后消失。在自限性感染中，抗HDV滴度低且变化快，当HBsAg和HDV抗原清除后就很难被检测到。在慢性HDV感染过程中，抗-HDV滴度高，抗-HDV IgM和IgG都可被检测到。在HDV病毒复制过程中，肝中的HDV抗原、HDV RNA和血清的HDV RNA都可被检测到。

丙型肝炎 丙型肝炎曾被定义为“非甲型非乙型肝炎”，丙型肝炎病毒是线状单股正链RNA，有9600个核苷酸。丙型肝炎病毒与虫媒病毒和瘟病毒的结构相似；HCV是黄病毒科丙型肝炎病毒属的唯一成员。HCV基因组包含一个单一的较大的开放阅读框，编码约3000个氨基酸的多蛋白前体，能裂解为10种不同功能的多肽。基因组的5′末端包含一个非编码区（包含一个内部核糖体进入位点，IRES），它与三个结构基因：1个核心蛋白区即C区、2个包膜蛋白区即E1区和E2区毗邻。5′端的非编码区和核心区在所有基因型中最保守，高变区编码包膜蛋白，高变区变异可以使病毒逃避宿主免疫。基因组的3′末端也包含一个非编码区，还包含7个非结构基因：p7、NS2、NS3、NS4A、NS4B、NS5A、NS5B。P7为编码能有效聚集和释放HCV的离子通道蛋白所必需的。NS2半胱氨酸蛋白酶从NS2中裂解出NS3，NS3-4A丝氨酸蛋白酶从多聚蛋白质中裂解出所有下游蛋白质。多种重要的NS蛋白与病毒复制有关，包括NS3螺旋酶、NS3-4A丝氨酸蛋白酶、多功能相关的磷酸化蛋白NS5A、病毒复制膜网主要组成部分（连同NS4B）和NS5B依赖RNA的RNA聚合酶（图17-6）。因为HCV并非通过DNA的中间产物复制，故不会与宿主基因整合。因为在血循环中HCV常常以每毫升10^3～10^7个病毒这样的相对低滴度存在，所以难以检测到直径50～80 nm的病毒颗粒。但是，HCV的复制率仍然很高，每天10^{12}个病毒；它的半衰期为2.7 h。黑猩猩对HCV易感，但它是难处理的动物模型。尽管缺乏健康的可繁殖小动物模型，但是在以人类肝移植物培养的免疫缺陷小鼠模型和转基因小鼠或大鼠模型中证明存在HCV的复制。尽管HCV的体外复制非常困难，但是在肝癌细胞系中，复制子支持基因操纵、缩短、延长的HCV RNA（不是完整的病毒）的复制；易传染的假性HCV逆转录病毒弱于起作用的包膜蛋白。2005年，在体外细胞培养系统中，呈现了完整的HCV复制过程和完整的直径55 nm病毒颗粒。HCV通过肝非特异性CD81受体和肝特异性的细胞间紧密

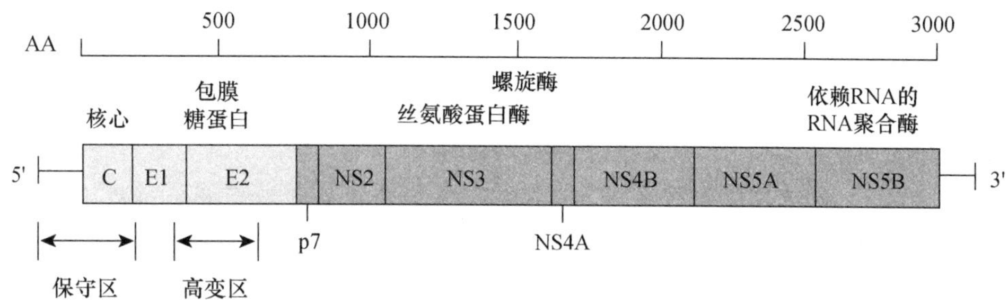

图 17-6　丙型肝炎病毒基因结构及其编码蛋白。位于 5′末端的三个结构基因分别是编码核衣壳的核心区 C 区及编码包膜糖蛋白的包膜区 E1 和 E2。5′非编码区和 C 区高度保守，而包膜区含高变区。在 3′末端有 7 个非结构区：毗邻结构蛋白编码起离子通道作用的膜蛋白 P7 区、编码半胱氨酸蛋白酶的 NS2 区、编码丝氨酸蛋白酶和核糖合酶的 NS3 区、NS4 及 NS4B 区、编码多功能相关的磷酸化蛋白及病毒复制膜网的主要组成部分 NS5A 区、依赖 RNA 的 RNA 聚合酶 NS5B 区。在整个聚合蛋白翻译后，将被宿主和病毒的蛋白酶所裂解

连接蛋白 claudin-1 A 进入肝细胞，针对特定细胞的侵入，额外的宿主受体数量也增加，其中包含闭合蛋白、低密度脂蛋白接受器、黏多糖、清除受体 B1 和表面生长因子受体。低密度脂蛋白和极低密度脂蛋白依靠相同的聚集和分泌途径结合 HCV，HCV 是一种脂质病毒颗粒和伪装的脂蛋白。这样可以限制机体获得性免疫对 HCV 的作用，也可以解释 HCV 具有逃避免疫抑制和免疫清除的能力。病毒侵入或脱壳后，翻译通过内质网膜上的 IRES 起始，在翻译和翻译后的过程中宿主细胞蛋白酶和 HCV NS2-3 和 NS3-4A 蛋白酶裂解 HCV 聚合蛋白质。涉及 HCV 复制的宿主辅酶因子包含绑定 NS5A 的亲环素 A 和病毒复制需要的构象改变和肝特异性宿主微小 RNA miR-122。

HCV 通过核苷酸序列至少分为 6 个主要的基因型（和 1 种次要的基因型 7）和＞50 种基因亚型。当 HCV 全基因序列差异≥30％时可界定为一种基因型，当同一种基因型的 HCV 全基因差异＞20％时可界定为一种基因亚型。用一个基因型和基因亚型或者同一宿主的 HCV 病毒株的离散率定义不同的亚型证据明显不足，这些内基因型的不同被称为准种，它们在序列同源性中几乎不占比率。HCV RNA 在复制过程中有很高的突变率，故其基因型和准种存在多样性，并能干扰有效的体液免疫。HCV 的中和抗体被证实存在，但存在时间短暂，HCV 感染不能引起持久的免疫来抵御 HCV 不同病毒株或相同病毒株的再感染。因此，异源性或同源性免疫一般发生在急性 HCV 感染之后。一些 HCV 基因型在全世界范围内散布，然而另一些基因型则有更多的地域特性（见“流行病学”和“总体特征”）。另外，不同基因型对抗病毒治疗的应答反应不同，但在致病力或临床进展中差别不大（基因 3 型除外，基因 3 型感染后更有可能发生肝脂肪变性和病变进展）。

目前，在急性 HCV 感染过程中，使用第 3 代酶免疫分析法测定包含核心区、NS3 区和 NS5 区蛋白质的抗 HCV 抗体。HCV 感染最敏感的指标是检测到 HCV RNA。HCV RNA 检测需要 PCR 分子扩增或转录介导的扩增（TMA）（图 17-7）。为使在科研实验和商业检测中 HCV RNA 定量标准化，HCV RNA 定量以 IUs/ml 来表示。可在较宽范的范围内定量测定，测得的 HCV RNA 敏感值低至 5 IU/ml。HCV RNA 在 HCV 暴露后的几天内就可测到（在抗-HCV 出现之前）并在 HCV 感染中持续存在。HCV RNA 敏感分子探针的应用揭示了感染者外周血淋巴细胞中存在 HCV 病毒复制；然而，尽管和 HBV 一样，HCV 也存在于淋巴细胞中，但 HCV 在淋巴细胞中存在的临床意义并不确切。

戊型肝炎　曾被定义为经消化道传播的非甲型非乙型肝炎。戊型肝炎主要发生在印度、亚洲、非洲和中美洲，是一种经消化道传播病毒感染而引起明显临床症状的肝炎。在这些地区，HEV 是最常见的急性肝

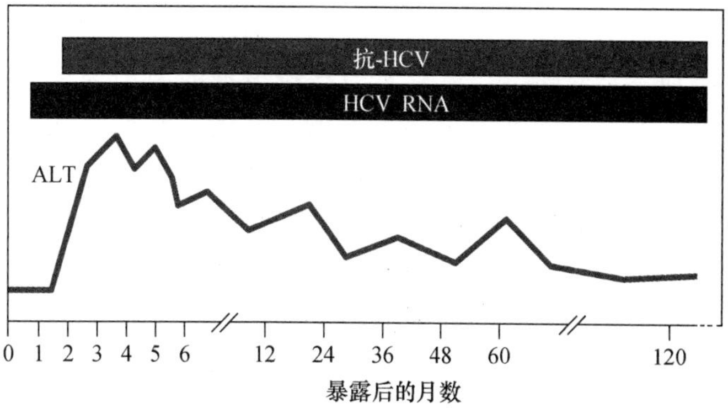

图 17-7　急性丙型肝炎慢性化发展的典型过程。在 ALT 和抗-HCV 出现之前，HCV RNA 是第一个可检测到的指标

炎感染病原，全球人口的1/3曾被感染。戊型肝炎的流行病学特征与甲型肝炎类似。HEV病毒是单股正链RNA病毒，为直径27～34 nm的球形颗粒，无包膜，有7200个核苷酸。HEV有三个开放阅读框(ORF)。最大的是ORF1，编码与病毒复制有关的非结构蛋白；中等大的是ORF2，编码最主要的非结构蛋白即衣壳蛋白；最小的是ORF3，编码一些功能仍不明确的结构蛋白。所有的HEV病毒属于同一血清型，尽管基因异质性超过25%并且有5种基因型存在，但是在人类中只发现4种。基因1型和2型毒性更大，基因3型和4型毒性相对较弱，引起亚临床感染。HEV可在动物宿主中永久存在，尤其是猪。然而在HEV和HAV或者其他小核糖核酸病毒中不存在基因或抗原同源性。尽管HEV类似杯状病毒，但是作为独特的种类，它有自己的分类，它属于戊型肝炎病毒科的戊型肝炎病毒属。在潜伏期末，于感染者粪便、胆汁和肝中均可检测到病毒，且粪便中可排泄病毒。在急性感染早期可检测到抗-HEV IgM，在感染3个月后抗-HEV IgG可被检测到并占主导地位。目前，HEV感染血清学/病毒学检测的实用性和可靠性是有限的，但是在专业的实验室（比如疾病控制和预防中心）中可得到。

发病机制

通常情况下，任何一种肝炎病毒都不会直接损伤肝细胞，有证据表明与病毒性肝炎相关的急性肝损伤的临床症状和结果取决于宿主的免疫应答反应。在病毒性肝炎中，乙型和丙型病毒性肝炎的免疫发病机制已被普遍研究。

乙型病毒性肝炎 对HBV而言，非活动性乙型肝炎病毒携带者有着正常的肝功能和正常的组织学表现，说明HBV并非直接引起肝细胞病变。事实上，HBV相关肝损伤的发病机制表明：细胞免疫功能缺陷患者更可能是长期的慢性感染而不能通过细胞免疫应答清除病毒。最有实验支持根据的模型为敏感性T淋巴细胞识别宿主肝细胞表面的乙型肝炎病毒抗原。存在于肝细胞膜的极少量的核心蛋白（HBcAg，也可能是HBeAg）是病毒的靶抗原。宿主的抗原溶细胞性T淋巴细胞识别病毒靶抗原以破坏被感染的肝细胞。T淋巴细胞在CD8+溶细胞性T淋巴细胞的多克隆应答不同，病毒特异性辅助性CD4+T淋巴细胞的水平不同，病毒特异性T淋巴细胞被稀释、消耗程度不同，特异性T淋巴细胞抗原表位发生能使病毒逃避T淋巴细胞的突变的不同，以上机制可能为急性肝炎后康复的患者和进展为慢性肝炎的患者预后不同的原因，同样能解释轻微的急性HBV感染患者与严重的急性重型肝炎患者之间不同的预后。

尽管在急性乙型肝炎过程中强有力的溶细胞性T淋巴细胞应答会清除病毒感染的肝细胞，但是在被HBV感染的黑猩猩实验中，当获得T淋巴细胞大量浸润肝组织和大部分肝损伤的生化学及组织学证据之前，>90%的HBV DNA已从肝和血液中消失。这个观测结果表明非特异性免疫系统和炎症性细胞因子的组成部分并不依赖于引起细胞病变的抗病毒物质的作用机制，而是参与了HBV感染的早期免疫应答。这个作用反映出从细胞质中HBV病毒复制的清除以及感染的肝细胞的细胞核中共价连接环状病毒DNA。反过来，调节HBV感染的非特异性免疫应答主要是自然杀伤（NK）细胞的毒性作用，免疫抑制细胞因子（例如：白介素10、转化生长因子β）的激活，在感染的肝细胞中抑制受体表达（例如组织相容性复合体）信号的减少，或者是激活受体表达信号的增加。另外，NK细胞可减少辅助CD4+淋巴细胞，从而导致CD8+淋巴细胞的减少和病毒特异性T淋巴细胞对HBV感染应答的枯竭。最后，适应性免疫系统的HBV-HLA特异性溶解性T淋巴细胞对HBV感染的恢复起作用。

在HBV相关肝损伤的发病机制及预后中，关于病毒和宿主因素相互作用的争论仍在继续。如上所述，HBV的前核心区突变与严重的HBV感染（严重的慢性和暴发性肝炎）预后相关。这表明，在某些情况下相对致病性是病毒的性质而非宿主的性质。事实上，HDV与HBV同时感染比HBV单独感染与严重肝损伤更具相关性。细胞在体外通过HDV抗原基因被转染而表达HDV抗原。相似的，在慢性乙型肝炎末期接受肝移植的患者中，移植肝的肝损伤有时会快速进展。在移植肝的淤胆型肝炎肝纤维化中，其临床模式和其与众不同的组织学模式相关，淤胆型肝炎纤维化的超微结构显示存在大量HBsAg阳性细胞的阻塞。这个观察结果表明在需要以强效免疫抑制剂来抑制移植肝排斥反应时，HBV对肝细胞可能引起直接损伤，不受免疫系统的控制。

尽管HBV感染肝损伤的确切机制仍然难以完全理解，但是核心蛋白的研究阐明高病毒复制（HBeAg阳性）、慢性HBV感染的母亲对出生婴儿的免疫耐受性有深远的影响。在HBeAg表达的转基因小鼠中，在HBeAg暴露的子宫内，HBeAg有很小的可能性穿过胎盘并诱导T淋巴细胞耐受核心蛋白。反过来，这就解释了当年龄很小就发生 HBV 感染时，免疫清除不会发生，感染可能会持续终身的原因。

出生时感染 HBV 和成年后感染 HBV 有很大的差异，前者普遍存在于高度流行区，像东亚，后者普遍存于西方国家。新生儿期感染将获得 HBV 高水平免疫耐受性，缺乏急性肝炎表现，但是几乎所有患者的感染都将慢性化，常常是终身感染。新生儿期获得的 HBV 感染数十年后可能发到肝硬化和肝癌（见“并发症”和“预后”）。与此相反，当 HBV 感染发生在青春期或者青年期，宿主对 HBV 感染细胞的免疫应答非常强大，常表现为急性肝炎，未痊愈者除外。成年后获得感染，慢性病变比较少见，肝细胞癌的发生率也比较低。在这基础上，一些权威的分类法把 HBV 感染分为“免疫耐受期”“免疫活动期”和“非活动期”。这种有点简单的划分法并不适用于西方国家那些典型的自限性的急性乙型肝炎成年患者。在自限性急性乙型肝炎中不存在免疫耐受期，甚至在新生儿期感染 HBV 的患者中，免疫耐受最后被建立，肝间歇性炎症主要发生在肝损伤静止期的前数十年（被称为“免疫耐受期”）。而在后数十年临床上甚至表现出明显的肝损伤和进展性肝纤维化（所谓的“免疫活动期”或“免疫非耐受期”），HBV 免疫耐受期的水平持续不变。更准确地说，新生儿期获得 HBV 感染的患者，在耐受期和非耐受期之间存在动态平衡，其预后取决于慢性感染的临床过程。新生儿期感染的患者在人生前数十年期间的免疫耐受期病毒处于相对高水平，在后数十年为相对低水平（但是仅有极少的损失）的耐受。

丙型肝炎 细胞介导的免疫反应和 T 淋巴细胞抗病毒细胞因子的作用有利于多细胞的固有免疫应答和适应性免疫应答的调控，固有和适应性免疫应答与感染抑制和丙型肝炎相关性肝损伤的发病机制有关。HCV 能高效性免疫逃逸的事实证明了 HCV 在多方面具有高度变异能力，从而可瓦解宿主免疫应答。HCV 暴露之后，宿主细胞识别“自我”病毒产物模序（模式识别受体）引起干扰素和其他细胞因子激活固有免疫和适应性免疫。已证明在慢性丙型肝炎患者中存在肝内抑制性溶解 T 淋巴细胞和呈递核心蛋白、包膜蛋白、非结构性病毒抗原蛋白的 HLA Ⅰ类分子。然而，这种病毒特异性溶解性 T 淋巴细胞应答与肝损伤的程度或恢复并无足够的相关性。相关共识支持病毒激活的 CD4＋辅助 T 淋巴细胞在 HCV 相关性肝损害的发病机制中起作用。CD4＋辅助 T 淋巴细胞刺激 HCV 特异性 CD8＋细胞毒性 T 淋巴细胞。这些应答在 HCV 康复的患者中比在慢性感染的患者中的作用会更强大（表现为数量更多，病毒抗原特异性更多样化，功能效用更多，存在更长久）。有助于感染慢性化的是 CD4＋细胞增生缺陷导致 CD4＋细胞应答快速缩减，CD8＋ T 淋巴细胞目标病毒表位的突变使得 HCV 逃避免疫清除，抑制受体的逆转录调控功能受损，消耗大量的 T 淋巴细胞。尽管适应性免疫备受关注，但是 HCV 蛋白干扰固有免疫导致干扰素 1 型应答抑制、干扰素信号抑制、干扰素级联反应中效应分子的抑制。有些 HLA 的等位基因与自限性丙型肝炎有关，其中最有说服力的是 IL28B 基因的 CC 型，CC 型编码干扰素 λ3，它是固有免疫抗病毒防御的组成部分。当结合 HLAⅡ类分子 DQB1＊03：01 时 IL28B 相关性更强。IL28B 基因上游染色体 19q13.13 移位突变可以解释非 CC 型 IL28B 基因多态性和 HCV 感染清除的失败，这个移位突变 ΔG 的多态性可以建立一个与减弱 HCV 清除相关的新型干扰素基因（IFNλ4）的开放阅读框。还发现有利于限制 HCV 感染的是固有免疫系统的 NK 细胞，当 HLA Ⅰ类分子为适应性免疫所需时，NK 细胞的作用会大不如前。在持久的 HCV 感染中肝内肝外的 NK 细胞的细胞毒性作用呈功能失调状态。为增加免疫应答的复杂性，HCV 核心区、NS4B、NS5B 可抑制免疫调节的核因子（NF）-κB 途径，结果导致抗凋亡蛋白的减少和对肿瘤坏死因子 α 的增加（TNF-α 能介导细胞死亡）。丙型肝炎患者和不利的 IL28B（非 CC 型，与 HCV 清除减弱相关的）等位基因可以抑制 NK 细胞固有免疫的作用。更重要的是大量病毒准种多样性和 HCV 序列变异株的出现使得病毒可以逃避宿主体液和细胞免疫的作用。

最后，用病毒抗原（HCV NS3 和 NS5A）和宿主自身抗原（细胞色素 P450 2D6）之间的交叉反应来阐明丙型肝炎和自身免疫性肝炎患者的一种亚型均可对肝肾微粒体（LKM）抗原产生抗体的相关性（抗-LKM）（第十九章）。

肝外临床表现

免疫复合物导致的组织损伤在急性乙型肝炎肝外临床表现中起致病作用。有时有血清病的前驱症状，像在急性乙型肝炎中出现的综合症状，血清病的前驱症状与循环中的免疫复合物 HBsAg/抗-HBs 在血管壁组织中的沉积有关，免疫复合物可以导致补体系统激活并抑制补体水平。

在慢性乙型肝炎患者中，可见免疫复合物所致疾病的其他类型。常见的有肾病综合征合并肾小球肾炎。在肾小球基膜中发现 HBsAg、免疫球蛋白和 C3 沉积。

慢性 HBV 感染患者很少（不超过 1%）存在结节性脉管炎（结节性多动脉炎），而 20%～30% 的结节性多动脉炎患者血清中存在 HBsAg。在这部分患者中，受感染的中小动脉中含有 HBsAg、免疫球蛋白和补体成分。病毒性肝炎的其他肝外临床表现中冷沉球蛋白血症（EMC）至关重要。冷沉球蛋白血症最初报道与乙型肝炎相关。它在临床上以关节炎、皮肤血管炎（明显的紫癜）、偶发的肾小球肾炎和血清中存在的超过一种免疫球蛋白的循环冷沉淀免疫复合物为主要特点。许多合并这些综合征的患者有慢性肝脏疾病，但是与 HBV 感染的相关性有限，更多与慢性 HCV 感染有关。慢性 HCV 感染的循环免疫复合物包括 HCV RNA。免疫复杂的肾小球肾炎是另一个公认的慢性丙型肝炎的肝外临床表现。

病理学

所有类型的病毒性肝炎其肝典型组织学损伤特征是相似的，由小叶内单核细胞浸润、肝细胞坏死、Kupffer 细胞增生及不同程度的淤胆组成。此时出现大量肝细胞再生，可见大量核分裂象、多核巨细胞、“玫瑰花结”或“假腺泡”形成。单核细胞浸润主要由小淋巴细胞组成，但也可见浆细胞、嗜酸性细胞。肝细胞损伤主要表现为肝细胞变性、坏死、凋亡、气球样变及嗜酸性变（形成所谓的凋亡小体）。在慢性而非急性 HBV 感染的肝细胞中可见毛玻璃样肝细胞，这些细胞里面含有 HBsAg，可以通过地衣红或醛品红组织化学染色加以鉴别。在非复杂性病毒性肝炎中，网状纤维支架依然保留。

在丙型肝炎中，肝组织学改变常常是显著的，主要表现为相对轻微的炎症，肝窦间隙细胞活动明显增加，淋巴细胞聚集，出现脂滴（在基因 3 型中更明显，且和肝纤维化相关），有时会发生以胆管上皮细胞聚集为表现的胆管损伤，但未破坏基底膜。丁型肝炎有时会出现微泡状脂肪变性。戊型肝炎有一个明显的组织学特征即胆汁淤积。急性 HAV 感染缓慢清除时会有不同程度的胆汁淤积。

有时会在急性肝炎中观察到一种更严重的肝组织学损害——“桥接样坏死”，也称为亚急性、融合性坏死或界面性肝炎。小叶间的“桥”主要来源于大面积坏死的肝细胞及塌陷的网状纤维支架。特别是由聚集的网状纤维、炎性坏死物、变性肝细胞组成的桥伸长、拉近相邻汇管区与汇管区、中央静脉与汇管区、中央静脉与中央静脉的距离。这种肝损害被认为有一定预测意义，最初认为有这种肝损害表现的患者有一个数周至数月死亡的亚急性过程，或存在严重慢性肝炎及活动性肝硬化。然而，桥接坏死与急性肝炎患者预后差之间的联系还没有被证实。因此，尽管表明这种肝损害对慢性肝炎患者有一定预测意义（第十九章），但是对急性肝炎意义不大，因此急性肝炎患者不必常规行肝活检以识别这种肝损害。在大量肝细胞坏死（如急性重型肝炎、“急性黄疸型肝炎”）时，尸检发现有个明显的特征——肝萎缩变小、质地柔软。组织学检查提示有大量肝细胞坏死，大量支撑网状纤维结构的肝细胞缺如，网状纤维支架塌陷。组织学依据对于诊断暴发性及重型肝炎是有必要的，有严重凝血功能障碍者，侵入性的肝活检允许在经静脉引导的血管成像下完成。

免疫组织化学及电子显微镜研究可以定位 HBsAg 是在肝细胞的细胞质还是细胞膜上。相反的，HBcAg 主要在细胞核中占优势，有时会有极少量 HBcAg 存在于细胞质及细胞膜上。HDV Ag 主要位于肝细胞核中，而 HAV、HCV、HEV 抗原位于细胞质中。

流行病学及全球特征

在肝炎病毒血清学实验应用之前，所有的病毒性肝炎被认为是“有传染性的”及“血液传播式肝炎”。然而，区别各种类型的病毒性肝炎不能仅仅通过流行病学特征（表 17-2）。最准确的区别各种病毒性肝炎的方法是进行血清学检测。

甲型肝炎 这种类型的肝炎几乎只经粪-口途径传播。在个人卫生保健差及人群密集的地方，人与人之间传播 HAV 的概率增加。大流行及散发病例是由于接触污染的食物、水、牛奶、冰冻的树莓和草莓、墨西哥进口的洋葱、贝类等引起。早期的流行病学观察认为甲型肝炎主要发生在晚秋及早春时节。在温带地区，甲型肝炎的流行随着新的非免疫人群出现每 5～20 年波动一次。然而，在发达国家，甲型肝炎的发病率在下降，可能与环境卫生的改善及周期性流行消失有关。急性甲型肝炎感染后没有 HAV 携带状态。环境中持续存在病毒可能是因为非流行的、隐性亚临床的感染、摄入污染的水和食物，或是进入流行区域及被污染了的水域。

对一般人而言，抗-HAV 抗体是既往感染的标志。甲型肝炎的发病率会随着年龄的增加而增加，随着社会经济卫生条件的改善而降低。在 20 世纪 70 年代，较早的血清学检测 HAV 感染患者占美国市区人口的 40%。这些患者几乎不能想起曾经有任何肝炎症状。然而，在接下来的十年中，甲型肝炎的患病率逐渐下

表 17-2　病毒性肝炎的临床和流行病学特征

特征	甲型肝炎	乙型肝炎	丙型肝炎	丁型肝炎	戊型肝炎
潜伏期（天）	15～45，平均 30	30～180，平均 60～90	15～160，平均 50	30～180，平均 60～90	14～60，平均 40
起病情况	急性	潜伏或急性	潜伏	潜伏或急性	急性
人群易感性	儿童，青壮年	青壮年（包括多个性伴侣者、静脉药瘾者）、婴幼儿、新生儿	任何年龄，但常发生于成年人	任何年龄（与乙型肝炎相似）	流行性：青壮年（20～40 岁）；散发：老年人（>60 岁）
传播途径					
粪口传播	+++	－	－	－	+++
血液、体液传播	不常见	+++	+++	+++	－
母婴传播	－	+++	±[a]	+	－
性传播	±	++	±[a]	++	－
临床表现					
严重程度	温和型	可很严重	适中	可很严重	温和型
暴发性	0.10%	0.1%～1%	0.10%	5%～20%[b]	1%～2%[e]
慢性化趋势	无	偶发（1%～10%）（新生儿可达 90%）	常见（85%）	常见[d]	无[f]
携带者	无	0.1%～30%[c]	1.5%～3.2%	不固定[g]	无
癌变	无	+（新生儿感染）	+	±	无
预后	良好	随年龄增长预后较差	适中	急性，良好；慢性，较差	良好
预防	减毒活疫苗	免疫球蛋白；重组疫苗	无	乙肝疫苗（非乙肝携带者）	疫苗
治疗	无	干扰素、拉米夫定、阿德福韦酯、聚乙二醇干扰素、恩替卡韦、替比夫定、替诺福韦酯	聚乙二醇干扰素联合利巴韦林、替拉瑞韦、波西普韦	聚乙二醇干扰素±	无[h]

[a]. 主要与艾滋病合并感染，以及高病毒载量，危险约 5%；[b]. 急性乙型肝炎同时感染丁型肝炎，可达到 5%；并发于慢性乙肝感染的丁型肝炎可高达 20%；[c]. 世界不同地区以及国内不同亚群间存在很大差异；[d]. 在急性乙型肝炎同时感染丁型肝炎中，其慢性化同乙型肝炎；在丁型肝炎重叠感染中，其慢性化不变；[e]. 在孕妇中为 10%～20%；[f]. 除免疫抑制肝移植接受者或其他免疫抑制应用者；[g]. 在地中海国家常见；在北美和西欧罕见；[h]. 回顾性研究显示在免疫受损的戊型肝炎患者中聚乙二醇干扰素和（或）利巴韦林治疗有效

降。在发展中国家，暴露、感染、持续免疫在儿童中是很普遍的。在发达国家，随着儿童亚临床感染频率的下降，许多成人易感者出现。但与之矛盾的是，随着 HAV 感染频率下降，成人的甲型肝炎易感者出现症状甚至重症 HAV 感染的可能性增加。从非流行区域到流行区域旅行是成人感染甲型肝炎的常见方式。最近公认的 HAV 感染流行集中于儿童护理中心、新生儿重症监护病房、男同性恋者、静脉吸毒者，许多未接种疫苗并有亲密接触的来源是源于 HAV 感染高流行区域的国际收养儿童患者。尽管 HAV 通过血液传播很少见，几次大暴发主要发生在接受凝血因子输注的患者中。在美国，提倡 HAV 高发区儿童接种疫苗使得 HAV 感染年发病率下降 70%，减轻了从儿童向成人新发感染的负担。最近在美国的 1999—2006 年全国健康和营养检查调查（NHANES）中，美国人口甲型肝炎患病率为 35%，代表（与 1988—1994 年调查相比）了 HAV 感染和自然免疫在大于 19 岁成人的稳定频率，但在 6～19 岁儿童中由疫苗接种诱导的免疫在增加。

乙型肝炎　经破损皮肤感染曾长时间被认为是 HBV 传播的主要途径，曾经的名称“血清型肝炎”是 HBV 感染流行病学中的错误表述。如下详细介绍，大部分血液传播的肝炎并不归因于 HBV。此外，急性乙型肝炎患者中约 2/3 没有确切的破损皮肤暴露史。现在我们认为 HBV 患者很少因间断的或者是隐匿的经破损皮肤传播。几乎每个感染者的体液中都存在 HBsAg，当对实验动物进行经破损皮肤或非经破损皮肤感染鉴定时发现，尽管体液比血清传染性小，但体液（尤其是精子和唾液）中至少有一些是有传染性的。在 HBV 的非经破损皮肤传播的模式中，经口传播被证明是一种潜在的但是无效的暴露途径。与之形成对比，密切接触（尤其是性接触）和围产期传播被认为是影

响最大的两种非经破损皮肤传播途径。

在撒哈拉沙漠以南的非洲，幼儿间密切接触是维持人群中高乙肝病毒感染率的主要因素。乙型肝炎病毒的母婴传播，主要发生在慢性乙型肝炎或极少数急性乙型肝炎母亲的妊娠晚期和产后初期。母婴传播在北美和西欧不常见，但是在东亚国家和发展中国家，母婴传播频率高，且为乙肝病毒最主要的传播途径。母婴传播的确切模式尚不明确，大约10%的感染于宫内获得，流行病学证据表明大多数感染发生在分娩过程中，并且和母乳喂养无相关性。母婴传播的可能性与HBeAg的存在和高水平的病毒复制有关，90% HBeAg阳性的母亲会将乙肝病毒传给她们的孩子，而HBeAb阳性的母亲则仅有10%～15%的可能性。在大多数情况下，新生儿中急性感染在临床上是无症状的，但很容易转变为慢性感染。

全世界有超过（3.5～4.0）亿的乙肝病毒携带者。这些病毒携带者构成了人类社会中庞大的乙肝病毒库。HBsAg阳性率在美国和西欧的普通人群中是较少的，大约为0.1%～0.5%。但在东亚和一些热带国家，尤其是有如下疾病的患者：唐氏综合征、结节性麻风病、白血病、霍奇金病、结节性多动脉炎，以及血液透析的慢性肾脏疾病患者、静脉药瘾者，乙型肝炎HBsAg携带率为5%～20%。

其他的高感染率人群包括：急性感染者的配偶、有多个性伴侣者（尤其是男男同性恋者）、血液暴露的医护人员、反复输血尤其是成分血输注者（如血友病患者）、残障人员托管机构的工作人员、慢性感染者的家庭成员。HBsAb反映乙肝病毒既往感染情况，其在献血志愿者中的阳性率为5%～10%。在较低的社会经济阶层、老年群体，包括上面提到的血液制品暴露者中，HBsAb阳性率较高。由于对捐赠者的血样常规进行敏感的病毒学筛查，经输血获得HBV感染的风险仅为1/230 000。

感染率、传播途径和人类的行为方式的不同导致了HBV感染模式的地域性差别。在东亚和非洲，新生儿和儿童乙型肝炎的传播来自于母婴传播。在北美和西欧，乙型肝炎主要发生在青春期和青年中。在这个时期，最初的性接触和以“取乐”为目的的经破损皮肤感染逐渐出现。然而，从某种程度上来说，由于存在从高流行区到低流行区的移民，使这种高流行率和低流行率的地区性差异已经被最小化。乙型肝炎疫苗的应用始于19世纪80年代，在很多国家儿童期疫苗接种政策使得HBV感染发生率显著降低了约90%，同时降低的还包括乙肝慢性化的不良后果，甚至肝癌的发生。推荐需要进行乙型肝炎的筛查人群见表17-3。

表17-3 被推荐的应该行乙型肝炎筛查的高危人群

出生的国家或地区有高的（≥8%）或中等（≥2%）乙型肝炎的流行率，包括移民和领养的儿童，出生在美国但在婴儿期没有接种疫苗或者他们的父母从流行国家移居过来
家庭成员有乙型肝炎患者或与乙型肝炎患者有性接触的人群
HBsAg阳性母亲所生的孩子
静脉吸毒的人群
多个性伴侣或者有性传播疾病病史的人群
男性同性恋
在监狱服刑的囚犯
ALT或者AST高的人群
血液/血浆/器官/组织/精子的捐献者
HCV或者HIV感染者
接受血液透析的患者
孕妇
有血液或体液暴露后（例如针刺伤，黏膜接触，性侵犯）需采取预防措施者
需要免疫抑制剂或细胞毒性药物治疗（包括用抗肿瘤坏死因子α治疗风湿病或炎性肠病）的患者

丁型肝炎 尽管丁型肝炎病毒感染呈世界性分布，但却只有两种流行病学模式。在地中海国家（北非、南欧、中东），HDV病毒流行在HBV感染者中，该疾病主要的传播途径并非经破损皮肤，而更重要的是在生活中密切接触传播。在非流行性区域，例如美国和北欧，HDV的传播主要来自于血液和血液制品，主要是静脉药瘾者和血友病患者。HDV可以经由吸毒者或从流行区至非流行区的移民传入。因此，移民人口的构成模式和促进接触传播的人类行为对于HDV的传播和扩散起着重要的作用。有时候，丁型肝炎的迁移流行病学表现为暴发性重型肝炎，既可发生在遥远南美洲的村庄，也可发生在美国的城市中心。最终，丁型肝炎的暴发（无论是重叠或同时感染乙肝病毒）将模糊流行区和非流行区的界限。从全球来看，HDV感染率下降始于20世纪90年代末。在丁肝病毒的流行地区意大利，通过公共卫生措施，已使得乙肝病毒感染的患病率每年以1.5%的速度下降，但是HDV的感染率在21世纪的第一个十年里没有低于20世纪90年代。这个数据的维持是由于1970—1980年期间感染的幸存者和近期从流行地区到非流行地区移民所致。

丙型肝炎 在20世纪70年代早期，常规筛查献血者的HBsAg和清除商业血源虽然减少了输血相关肝炎的发生，但并没能完全避免。在20世纪70年代，即使筛查了HBsAg，仍有近10%的患者在输血后伴发肝炎（每输血单位高达0.9%）。90%～95%的这些病例根据血清学的检测排除甲型和乙型肝炎，而被认为是非甲非乙型肝炎。对于那些需要输入混合血液制品的患者，例如凝血因子的浓缩物，获得输血相关肝炎的风险更高，可高达20%～30%。

20世纪80年代，对志愿献血人员引入HIV抗体筛查后，减少了5%的输血相关性肝炎的发生。在20世纪80年代晚期和90年代早期，为了检测非甲非乙型肝炎，第1次引入“代替”的筛查（ALT和抗HBc，同时用来检测献血志愿者传给输血者非甲非乙型肝炎的可能性），并最终发现了HCV。随后第1代免疫测定丙肝抗体的方法出现，更进一步减少了输血相关性肝炎的发生。1986—1990年，某个城市的大学医院一项关于输血相关性肝炎的前瞻性研究显示，输血相关肝炎的发生率从基线每例患者3.8%（每个输血单位0.45%）下降到每例患者1.5%（每个输血单位0.19%）；采用第1代丙肝抗体测验之后，下降到每例患者0.6%（每个输血单位0.03%）。第2代丙肝抗体检测的应用，将输血相关HCV的感染率降到极低水平，仅为1/100 000。这些成果通过第3代丙肝抗体检测技术的应用被进一步巩固强化。通过自动化PCR技术检测献血者体内的HCV RNA，输血相关的HCV感染率进一步下降到1/23 000 000。

HCV的感染除了通过输血传播外，还可经破损皮肤途径传播，例如静脉吸毒。除此之外，还可通过职业暴露（尤其多见于血液透析科）。尽管通过对献血者的筛查，输血相关HCV感染率有所下降，但整体的感染率仍然保持着相当水平。直到20世纪90年代，随着静脉吸毒者数量减少，整体感染率下降了80%。在剔除丙肝抗体阳性献血者的血浆后，仍有极少的病例通过静脉注射（不是肌内注射）免疫球蛋白被感染。

血清学证据表明，90%的HCV感染患者有输血史（基本上全部发生在1992年以前的输血，之后第2代丙肝抗体的检测就被引入了）。另外还包括血友病患者、接受过凝血因子治疗的患者、静脉吸毒者。60%～70%的非甲非乙型肝炎患者缺乏明确的原因。美国的一项研究显示，在1992—2002年间，1.6%的普通人群有输血史，这部分人群约为4 100 000人，其中3 200 000携带病毒，类似的感染率同样存在于世界上其他国家。更为严重的是，他们中大多数不知道自己是感染者。而且，此研究中不包括高风险人群例如囚犯和活跃的静脉吸毒者。这表明实际的感染率应该更高。全球共有1.7亿HCV感染者，不同国家HCV感染率存在很大差别。例如在埃及的一些城市，大于20%的人感染HCV（在1960年以前出生的人中高达50%），如此高的感染率归因于20世纪50年代到80年代的医疗过程使用了受污染的设备和采用了不安全注射方法（在此期间发生了一场由静脉内输入酒石酸锑钾消灭血吸虫的活动）。在美国，非裔美国人和墨西哥裔美国人比白种人有更高的HCV感染率。1988—1994年，30～40岁男性有很高的HCV感染率，而1999—2002年患病高峰年龄变为40～49岁。丙肝相关的死亡率保持增长趋势，自1995年后主要是45～65岁人群。因此，尽管在20世纪90年代，新感染HCV的病例下降80%，但人群中HCV的感染率仍由20世纪60—70年代感染的年龄队列人群维持（主要是吸毒者）。随着1999年以后艾滋病患者的死亡率下降，在2007年，HCV感染相关的年龄标化死亡率超过了HIV感染，大于70%的HCV相关死亡患者多出生在1945—1965年。与整体人群1.6%的丙肝患病率相比，1945—1965年出生人群的丙肝感染率为3.2%，占所有被感染者的3/4。因此，在2012年，疾病控制和预防中心对所有出生在1945—1965年的人进行的HCV筛查调查显示，此项丙肝筛查没有风险，性价比高，且据预测识别了80万名感染者。借助于实用、有效的抗病毒治疗措施，此类筛查可以避免20万例肝硬化和4.7万例肝癌的发生，阻止12万例肝炎相关患者死亡的发生。

丙型肝炎占慢性肝脏疾病的40%，是肝移植的主要病因。据估计美国每年有（80～100）万患者死于丙型肝炎。丙型肝炎基因型在不同地方分布不同，世界范围内基因1型分布最普遍。在美国基因1型占70%，基因2和3型仅占30%。在非裔美国人中，基因1型的患者更多，高达90%。基因4型主要分布在埃及，基因5型主要分布在南非，基因6型主要在中国香港，基因7型主要在中非。很多无症状献血者被检测出丙肝抗体阳性。20%～30%的急性丙型肝炎患者未被列入已知的高危人群中。然而，当被仔细询问时，很多这样的献血者都能回忆起有感染相关的风险行为。

HCV的传播不仅通过血源性，也可通过性传播和垂直传播，但是后两种传播途径感染率较小。尽管报道有10%～15%的急性HCV感染者有性接触传播的可能，但是大多数研究没有确定性接触传播的证据，性传播和围产期传播率估计小于5%。在一项前瞻性研究中，单一性伴侣的性生活中HCV只有1%的传播率，远低于HIV和HBV。但在有多个性伴侣和有性传播疾病的人群中HCV的性传播似乎已被证实。母乳喂养不增加有HCV的母亲将病毒传给孩子的概率。医务工作者的感染并没有高于普通人群，医务工作者的HCV感染主要由于意外针刺伤所致，感染率低于3%。家庭成员间的接触感染是非常罕见的。

除了出生于1945—1965年的人以外，其他人群丙肝感染率见表17-4。在应用免疫抑制的个体中，丙型

表 17-4 建议需行丙型肝炎病毒筛查的高危人群
1945—1965 年出生的人
曾经使用过静脉毒品的人
有 HIV 感染的人
血友病患者在 1987 年前曾输注过凝血因子
曾经过长期血液透析的患者
原因不明的转氨酶高的患者
1992 年 7 月前曾输血或移植的患者
接受过丙型肝炎病毒阳性患者的血液或器官捐赠者
丙型肝炎母亲的孩子
医疗看护，公共安全和急诊医疗人员有针刺伤或黏膜接触被 HCV 污染的血液
性伴侣为 HCV 的感染者

肝炎抗体不易测出，诊断可能需要检测 HCV RNA 的水平。新发急性丙型肝炎较少见，主要是原本健康的人因好奇试用静脉毒品（就像前面提到过的 20 世纪 60—70 年代的患者）。这种情况可隐匿多年，直到当需要常规体检筛查、办理保险事宜查体或尝试献血时才被发现。尽管总体上每年 HCV 感染的发生率在持续下降，但从 2002 年开始却节节上升。一个新的感染群体出现了，他们是年龄在 15～24 岁的年轻静脉吸毒者（在所有的急性病例中所占比例大于 2/3）。他们不像年长的同伴，尚不会采取措施阻止血源性的传播。

戊型肝炎 这类肝炎主要发生在印度、亚洲、非洲、中东和中美洲，类似于甲型肝炎，主要是经消化道传播。多数病例的发生是由于饮用受污染的水源，例如在雨季洪水过后，但也偶有散发病例。与其他肠道传染病不同，HEV 的流行病学特征是与患者密切接触的人很少出现感染，即很少出现第二代“人传人”的现象。流行区域的水源性暴发与基因 1 型和 2 型有关，易发生在曾有 HAV 感染的人群和年轻人中，以致抗体的流行率达 30%～80%。在非流行区域，例如美国，临床上的急性 HEV 感染是非常少见的。然而，在 1988—1994 年美国公共卫生部的 NHANES 研究中，HEV 抗体的流行率为 21%，主要是基因 3 和 4 型的亚临床感染，多为老年男性（>60 岁）。在非流行地区，戊型肝炎的散发病例几乎没有。然而在美国，已经发现从流行地区输入的病例，有证据表明猪是动物界 HEV 的病毒库，导致了非流行地区的亚临床感染。

临床和实验室特点

症状和体征 不同类型的病毒引起急性肝炎的潜伏期不同。总体来说，甲型肝炎的潜伏期为 15～45 天（平均 4 周），乙型肝炎和丁型肝炎为 30～180 天（平均 8～12 周），丙型肝炎为 15～160 天（平均 7 周），戊型肝炎主要是 14～60 天（平均 5～6 周）。急性病毒性肝炎的前驱症状是全身性的、多样的，包括厌食、恶心、呕吐、乏力、精神差、关节痛、肌痛、头痛、畏光、咽炎、咳嗽、鼻炎，发生在黄疸出现前的 1～2 周。恶心、呕吐、厌食的发生经常与嗅觉和味觉的变化有关。38～39℃（100～102℉）的低热多在甲型肝炎和戊型肝炎患者中发生，乙型肝炎和丁型肝炎相对少见，除非乙肝前驱期出现“血清病样综合征”。少数情况下可见 39.5～40℃（103～104℉）的高热伴随有非特异性症状的出现。尿黄或陶土样大便往往出现在黄疸发生前 1～5 天。

随着显性黄疸的发生，非特异的前驱症状通常会减轻，但是有些患者会有轻微的体重减轻（2.5～5 kg），并且在整个黄疸期会持续下降。肝脏增大，质软，伴有右上腹的疼痛和不适。极少数患者有胆汁淤积的表现，提示存在肝内胆道阻塞。急性肝炎中有 10%～20%的患者出现脾大和颈部淋巴结肿大，极少数患者在黄疸期出现蜘蛛痣，并在恢复期消失。在恢复期，症状逐渐消失，但仍有肝脏肿大和生化检验的异常。黄疸后期的持续时间各型肝炎有所不同，通常为 2～12 周，在急性乙型和丙型肝炎中会相对迁延。全部临床和生化指标的恢复在所有甲型肝炎和戊型肝炎中预计需要 1～2 个月，约 3/4 的自限性乙型肝炎和丙型肝炎患者自黄疸出现后 3～4 个月完全恢复（成年人中，95%～99%的急性乙型肝炎感染为自限性，然而在丙型肝炎感染中只有不到 15%为自限性的），其余 1/4 的患者生化指标的恢复可能会延迟。在病毒性肝炎患者中，大多数患者从未发生过黄疸。

HDV 感染多与急性或慢性 HBV 感染同时发生，HBV 感染的持续时间决定了 HDV 感染的持续时间。尽管有时候双重感染的患者会更严重，但临床和生化学指标仍很难与单独 HBV 感染的患者区分。与急性 HBV 感染不同，慢性 HBV 感染可支持 HDV 的无限期复制，当急性 HDV 感染混合急性 HBV 感染时，或者可能更常见的是急性 HDV 的感染重叠于潜在的慢性 HBV 感染，在这种情况下，HDV 的重叠感染表现为患者临床病情的加重或者只是慢性 HBV 感染的小插曲。慢性乙肝重叠感染 HDV 经常导致病情恶化（见下文）。

除了重叠感染其他肝炎病毒，慢性 HBV 的急性发作，往往伴随自发性 HBeAg 的血清学转换或者自发性再复制（即从非复制状态变为复制状态），这种再激活可以发生在慢性 HBV 感染者应用免疫抑制剂治疗过程中。当停用细胞毒性药物和免疫抑制剂时，机体恢复的免疫功能可重新获得识别被 HBV 感染的肝细胞的能力，进而通过免疫介导的细胞溶解作用破坏被 HBV 感染的肝细胞。有时候，慢性 HBV 的急性加重由于前 C 区的突变所致（见“病毒学和病原学”），前 C 区突变后的患者会表现出病情反复发作的特点。细胞毒性药物的治疗也会导致慢性 HCV 的再激活，抗 TNF-α 治疗也会导致 HBV 和 HCV 的激活。

实验室特点　在急性病毒性肝炎的前期，血清 ALT 和 AST 有不同程度的升高，比胆红素升高出现得早（见表 17-2 和表 17-4）。然而这些酶的升高和肝细胞的损伤程度并没有很好的关联。转氨酶在急性肝炎的黄疸期达到峰值而在恢复期逐渐降低，一般波动于 400～4000 IU 或者更高。无黄疸型肝炎的诊断主要依据临床特点和转氨酶的升高。

当血清胆红素水平＞43 μmol/L（2.5 mg/dl），会出现皮肤和巩膜的黄染。出现黄疸时，血清胆红素通常波动于 85～340 μmol/L（5～20 mg/dl）。即使血清转氨酶水平下降但血清胆红素水平仍有可能继续升高。大多数病例结合胆红素和非结合胆红素同时升高。当胆红素水平＞340 μmol/L（20 mg/dl）时，提示病毒性肝炎为重型肝炎。对于潜在的溶血性贫血患者，例如葡萄糖 6 磷酸酶缺乏和镰状细胞性贫血的患者，高血清胆红素水平很常见，主要是由于叠加溶血所致。这类患者，我们观察到胆红素水平＞513 μmol/L（30 mg/dl）但与预后极差不相关。

中性粒细胞和淋巴细胞一过性减少，随后淋巴细胞相对增多，急性期异型淋巴细胞并不少见（波动于 2%～20%）。凝血酶原时间（PT）的测量对于急性肝炎患者非常重要。PT 延长反映肝脏合成能力不足，意味着广泛的肝细胞坏死，提示患者预后较差。偶尔，PT 延长可发生在胆红素和转氨酶轻微升高的患者。长期的恶心和呕吐、碳水化合物摄入不足、肝糖原储备不足会导致重型肝炎患者出现低血糖。在重型肝炎中血清碱性磷酸酶大多正常或轻微升高，但是血清白蛋白的下降是不常见的。一些患者还会出现一过性的轻微脂肪泻、镜下血尿和小分子蛋白尿。

在急性病毒性肝炎中，γ-球蛋白轻微升高是普遍存在的。在急性期有 1/3 的患者 IgM 和 IgG 升高，但相对而言血清 IgM 升高在急性甲型肝炎中更有意义。在病毒性肝炎的急性期，抗平滑肌抗体和其他细胞成分的抗体会出现，有时候还会出现低滴度的类风湿因子、抗核抗体和嗜异性抗体。HCV 和 HDV 感染的患者，可能会产生 LKM 抗体，然而，在两种不同类型的肝炎中 LKM 抗体种类是不同的，也不同于 2 型自身免疫性肝炎（第十九章）。病毒性肝炎患者的自身抗体是非特异性的，也与其他病毒感染和其他系统性疾病相关。相反，病毒的特异性抗体出现在感染期或者感染后期，是有诊断意义的、重要的血清学标志物。

如上所述，血清学检查是诊断病毒性肝炎甲型、乙型、丁型和丙型的常规方法。粪便和血清中检测 HAV 病毒并不常用。因此，对于 HAV 的诊断主要是依据血清检测抗 HAV IgM 阳性（图 17-2）。在这个测试结果中，类风湿因子的存在可能会引起假阳性结果。

HBV 感染的诊断主要是血清 HBsAg 的检测。在少数急性 HBV 感染病例中出现 HBsAg 数值太低而测不到，即使采用高敏感的免疫方法也测不到。在这种情况下，HBV 的诊断依据血清抗 HBcAb IgM 阳性。

HBsAg 的滴度与疾病严重程度无关。事实上，HBsAg 的滴度与肝细胞损伤程度呈负相关。例如，免疫耐受期患者 HBsAg 滴度最高，但肝细胞损伤程度却最低（在轻度炎症的慢性乙肝中较高，重度炎症的慢性乙肝中较低），在急性重型乙型肝炎患者中 HBsAg 滴度更低。研究显示，在 HBV 感染者中肝细胞受损严重程度及临床病程与患者机体对 HBV 不同的免疫反应有关，而与血清 HBsAg 滴度无关。但是，在免疫活跃的患者体内，乙肝病毒的复制和肝脏损伤存在相关性（见下文）。

HBeAg 是乙肝患者另一个重要的血清学标志物，其主要的临床意义是作为一项传染性相关的指标。急性乙肝时 e 抗原只存在于疾病早期，因此相比较而言 HBeAg 的检测对于 HBV 慢性感染更有意义。

对于 HBsAg 持续时间不明确的患者（例如献血者发现 HBsAg 阳性），检测抗 HBc IgM 对于区分急性/近期感染（抗 HBc IgM 阳性）或慢性 HBV 感染（抗 HBc IgM 阴性，抗 HBc IgG 阳性）是有意义的。抗 HBc IgM 假阳性可能与患者高滴度的类风湿因子有关。另外，慢性 HBV 感染再激活患者也可能有抗 HBc IgM 重新表达。

急性乙型肝炎患者当其 HBsAg 阳性时很少能检测到抗 HBs 抗体。但是有 10%～20%的慢性 HBV 感染者可能会出现低水平的抗 HBs，这种低水平的抗 HBs 是由于变异的免疫亚型诱导产生而并非直接对抗体内共存的 HBsAg（例如 HBsAg 为 ad 亚型和而抗 HBs 的 y 亚型）。通常情况下，这种免疫学模式不是由于感染两种不同的 HBV 亚型所致。并且这种抗体的存在并不是 HBsAg 清除的先兆。这种抗体的存在被认为没有临床意义（见“病毒学和病原学”）。

乙肝疫苗只含 HBsAg。注射乙肝疫苗后抗 HBs

是血清中唯一阳性的血清学标志。常见的 HBV 血清学模型和对应的解释详见表 17-5。目前有检测方法可以检测到血清和肝的 HBV DNA。和 HBeAg 一样，HBV DNA 是反映乙肝病毒复制的指标，但 HBV DNA 的检测更敏感且有定量意义。第 1 代 HBV DNA 杂交实验检测的敏感性在病毒量 10^5～10^6/ml，低于检测下限意味着传染性和肝脏损伤相对较小，这种情况下 HBeAg 多是检测不到的。目前，HBV DNA 的检测已经从不敏感的杂交实验发展到扩增试验（例如，基于 PCR 的实验，它能探测到最低病毒量 10 或 100/ml）。商业性 PCR 技术的最大优势在于其更高的敏感性（5～10 IU/ml）和更广的检测区间（10^0～10^9 IU/ml）。敏感性更高的扩增试验将传染性和肝损伤较小的阈值降低至 HBV DNA10^3～10^4 IU/ml。这些乙肝病毒复制的指标对于慢性 HBV 感染者接受抗病毒药物治疗是有用的（第十九章）。在围产期感染 HBV 后的前二十年，HBV DNA 复制水平高低与肝脏损伤程度无关；但在免疫功能活跃的成年慢性 HBV 感染者中，血清 HBV DNA 的水平和肝脏损伤程度存在相关性。除非免疫抑制干扰了细胞毒性 T 淋巴细胞的应答，通常高 HBV DNA 载量促进病毒抗原的表达，以及炎症和坏死的快速进展。抗病毒药物抑制 HBV DNA 复制时往往伴随肝组织学的改善。在慢性 HBV 感染者中，HBV DNA 载量越高发生肝硬化、肝功能失代偿及肝癌的风险越高（见“并发症和后遗症”）。

表 17-5 常见的 HBV 感染的血清学模式

HBsAg	抗 HBs	抗 HBc	HBeAg	抗 HBe	解释
+	−	IgM	+	−	急性乙型肝炎，高传染性[a]
+	−	IgG	+	−	慢性乙型肝炎，高传染性
+	−	IgG	−	+	1. 急性乙肝后期或慢性乙型肝炎，低传染性 2. HBeAg 阴性（前 C 区突变）的慢性乙型肝炎（偶见于急性乙肝）
+	+	+	+/−	+/−	1. HBsAg 和抗 HBs 分别为不同的亚型（常见） 2. HBsAg 血清学转化过程（少见）
−	−	IgM	+/−	+/−	1. 急性乙型肝炎[a] 2. 抗 HBc “窗口期”
−	−	IgG	−	+/−	1. 低水平的乙型肝炎病毒 2. 曾经感染过乙型肝炎病毒
−	+	IgG	−	+/−	乙型肝炎痊愈
−	+	−	−	−	1. HBsAg 的免疫（接种乙肝疫苗后） 2. 在很久以前曾患过乙型肝炎（?） 3. 假阳性

[a]在慢性乙型肝炎的急性加重期，抗 HBc IgM 可能会再出现

注：缩写见正文

在 HCV 感染者中，转氨酶升高是常见的，特异的血清学诊断依据是检测到抗 HCV。通过当前的免疫检测方法，抗 HCV 抗体可以在急性 HCV 感染后转氨酶升高的早期即被检测出来，痊愈后（少数人）仍可被检测到，若转为慢性感染则能持续检测到。非特异性抗体可以混淆丙肝抗体的免疫测定，尤其是低感染风险的人群。例如献血志愿者或类风湿因子阳性的患者，体内可能存在非特异性的抗体，与丙肝检测试剂结合后可出现假阳性结果。这种情况下检测 HCV RNA 将有助于区分丙肝抗体测定的真/假阳性。HCV RNA 的检测是诊断 HCV 感染最敏感的金标准。急性 HCV 感染，在转氨酶达到峰值和丙肝抗体出现之前，HCV RNA 就已能检测到。此外 HCV RNA 在大多数慢性 HCV 感染者中持续可测，只有极少数是间断可检测到的（即使肝功能正常的非活动的携带者也能检测到）。极少数丙型肝炎患者，不能检测到血清中的抗 HCV，诊断依据是血清中检测到 HCV RNA。如果所有的检查都是阴性的，而患者在血液或血液制品暴露后出现典型的肝炎表现，应该诊断为病因不明的肝炎。

有两种扩增技术用来检测 HCV RNA。一种是支链互补 DNA 法，检测的信号为扩增后与互补 DNA 探针相结合的酶的光比度。另一种是通过 PCR 或 TMA 靶向扩增（病毒基因组多重拷贝）。其中病毒 RNA 逆转录为互补的 DNA，然后重复循环扩增。这两种方法都可以用来量化和检测相对的“病毒载量”。PCR 或 TMA（敏感性为 10^0～10^2 IU/ml）比 bDNA 更敏感（敏感性为 10^3 IU/ml），并且测量范围（10～10^2 IU/ml）更广。HCV RNA 水平对提示疾病的严重程度和预后并不可靠，但对预测抗病毒治疗应答有意义。同样有意义的还有 HCV 基因型的测定（第十九章）。

部分 HCV 感染者血液中可检测到单抗-HBc 阳性，反映了特定的人群暴露于多重血源性肝炎病毒的共同风险。这些病例中抗-HBc 多为 IgG，提示既往 HBV 感染（HBV DNA 检测不到），极少数情况下为 HBV 现症感染，为低载量的 HBV 携带者。

HDV 的感染可以通过肝内 HDV 抗原的存在得以

证实，或者是更常用的，通过免疫检测抗 HDV 证实（抗 HDV 滴度的升高，或者抗 HDV 表面物质的重新出现）。如果外周循环中能检测到 HDV 抗原多提示 HDV 急性感染，但 HDV 抗原常是一过性阳性。一旦 HBsAg 消失，抗 HDV 是不可测的，当疾病为急性自限性时，如果想通过血清学回顾性诊断 HBV 和 HDV 重叠感染非常困难。早期 HDV 感染的诊断可能被延后 30～40 天，直到抗 HDV 的出现。

当一个急性肝炎患者，血清中同时存在 HBsAg 和抗 HDV，应测定抗 HBc 分类以明确 HBV 感染和 HDV 感染两者之间的关系。尽管抗-HBc IgM 并不能完全区分急性或慢性 HBV 感染，但抗-HBc IgM 阳性是提示近期感染的可靠指标，如抗-HBc IgM 阴性则提示既往感染。在同时存在急性的 HBV 和 HDV 的双重感染中，抗-HBc IgM 阳性，然而在急性 HDV 感染伴有慢性 HBV 感染的患者中则是抗-HBc IgG 阳性。HDV RNA 的测定，对于判断 HDV 的复制情况和相对传染性有意义。

急性 HEV 感染在血清学和病毒学检测表现上与急性 HAV 感染完全相似。短暂的病毒血症和大便排毒伴随早期抗-HEV IgM 阳性反应出现在 HEV 感染后的 3 个月内。随后抗-HEV IgM 的逐渐消失，取而代之的是长期持续存在的抗-HEV IgG。HEV 实验室诊断试剂已商品化，但其可靠性并不统一，且主要用于美国以外的国家。在美国，HEV 的血清学和病毒学诊断主要是由疾病控制和预防中心或其他相关专业实验室完成。

肝组织活检在急性病毒性肝炎中并非必需，除非其诊断有疑问或有临床证据提示为慢性肝炎时才进行。

诊断急性病毒性肝炎可用试剂检测来判断。一个急性病毒性肝炎患者应该进行 4 种血清学检查：HBsAg、抗-HAV IgM、抗-HBc IgM 和抗 HCV（表 17-6）。HBsAg 阳性伴或不伴抗-HBc IgM，代表着 HBV 的感染，如果抗-HBc IgM 阳性，认为 HBV 感染为急性，若抗-HBc IgM 阴性，则认为 HBV 感染为慢性。当抗-HBc IgM 阳性，HBsAg 阴性可诊断为急性 HBV 感染。急性 HAV 感染的诊断依据为血清中检测到抗-HAV IgM。如果同时检测到抗-HAV IgM 和 HBsAg，可确定诊断 HAV 和 HBV 同时感染；如果抗-HBc IgM 阳性（伴或不伴 HBsAg 阳性），则诊断为急性 HAV 和 HBV 同时感染（重叠感染）；如果抗-HBc IgM 阴性，则患者为急性 HAV 感染合并慢性 HBV 感染（混合感染）。抗 HCV 出现支持急性 HCV 感染的诊断。疾病过程中需要检测 HCV RNA 和重复检测抗 HCV 来进一步确诊。如果存在流行病学背景，但缺乏所有的血清学指标依据，则诊断为非甲非乙非丙型肝炎。

表 17-6　急性肝炎的简单诊断方法

患者血清学检查				诊断解释
HBsAg	抗 HAV IgM	抗 HBc IgM	抗 HCV	
+	−	+	−	急性乙型肝炎
+	−	−	−	慢性乙型肝炎
+	+	−	−	急性甲型肝炎重叠慢性乙型肝炎
+	+	+	−	急性甲型肝炎混合急性乙型肝炎
−	+	−	−	急性甲型肝炎
−	+	+	−	急性甲型肝炎合并急性乙型肝炎（HBsAg 低于检测下限）
−	−	+	−	急性乙型肝炎（HBsAg 低于检测下限）
−	−	−	+	急性丙型肝炎

注：缩写见正文

在慢性肝炎患者中，初次检查应该包括 HBsAg 和抗 HCV。慢性 HCV 的诊断包括 HCV RNA 和抗 HCV 阳性。如果慢性乙肝的血清学诊断确定，检测 HBeAg 和抗-HBe 可以用来评估其相对传染性。在这类患者中，判断病毒复制水平更量化和更敏感的方法是进行 HBV DNA 测定，且在抗病毒治疗中有重要指导作用（第十九章）。HBeAg 阴性且转氨酶正常的慢性 HBV 感染者，需定期监测以鉴别非活动性携带者和存在反复波动的病毒学及炎症坏死表现的 HBeAg 阴性慢性 HBV 感染者。在 HBV 感染者中，对于以下人群检测抗 HDV 尤其重要：严重且暴发性的疾病；较严重的慢性病；慢性乙型肝炎伴有急性肝炎的表现；有频繁的经皮肤暴露且来自于丁型肝炎流行区。

预后

事实上，所有的健康成年人感染 HAV 后都将临床痊愈，不留后遗症。同样，在急性 HBV 感染者中，平素健康的成年患者 95%～99%病程顺利且痊愈。但如果存在某些临床和实验室特点则提示疾病需要一个复杂且迁延的过程。如：有潜在疾病的老年患者病程会有所延长，可能进展为重型肝炎；早期出现腹水、外周性水肿和肝性脑病者往往提示预后较差；此外 PT 延长、血清白蛋白低下、低血糖、高血清胆红素者提示存在严重的肝细胞损伤。有这些临床和实验室特点的患者需立即住院治疗。急性 HAV 和 HBV 患者死亡率极低（约为 0.1%），但老年人和有其他潜在疾病的患者死亡率会增高。急性 HBV 住院患者死亡率为

1%。急性期 HCV 患者通常没有 HBV 患者病情严重，而且大多为无黄疸型，其死亡率是极低的，但确切死亡率未知。印度和亚洲暴发的水源性戊型肝炎患者的死亡率为 1%～2%，在孕妇中可高达 10%～20%。在流行国家中，暴发性戊型肝炎大多为急性戊型肝炎重叠感染于有潜在慢性肝脏疾病的患者（慢加急性肝炎）。急性 HBV 合并 HDV 患者的死亡率不一定比单独 HBV 患者高。然而，在几次静脉吸毒者暴发性的急性 HBV 重叠急性 HDV 感染中死亡率接近 5%。当 HDV 患者重叠慢性 HBV 感染时，暴发性肝炎的死亡率大幅增加。尽管 HDV 的死亡率尚不明确，但有报道高病毒载量的 HBV 感染者暴发严重的 HDV 感染死亡率>20%。

并发症和后遗症

小部分的甲型肝炎患者在急性肝炎明显恢复后会经历几周到几个月的复发性肝炎期。其特点是临床表现再次出现，转氨酶升高，有时有黄疸，大便中能检出 HAV。急性甲型肝炎还有一个有别于其他肝炎的表现，即淤胆型肝炎，其特点是长期胆汁淤积性黄疸和皮肤瘙痒。极少数情况下肝功能可持续异常几个月，甚至长达一年。即便存在这些情况，甲型肝炎仍是自限性的，且不会发展为慢性肝炎。在急性乙型肝炎的前驱期，有 5%～10%的患者出现血清病样综合征，其特点是关节炎或关节痛、皮疹、血管神经性水肿，偶有血尿和蛋白尿。这些症状早于临床黄疸之前出现，以致其常被误诊为风湿性疾病。确诊需要通过检测到血清转氨酶升高和血清 HBsAg 阳性。如前所言，恶性淋巴细胞病（EMC）是一种复杂的免疫性疾病，可使慢性丙型肝炎患者病情恶化，导致一系列的 B 淋巴细胞增生紊乱，在极少数情况下，甚至能进展为淋巴细胞瘤。同样，尽管相关机制尚不明确，丙型肝炎和一些皮肤疾病如：迟发性皮肤卟啉病和扁平苔藓的相关性仍引起了大家的关注。最后，由于 HCV 与载脂蛋白的分泌及合成途径，以及葡萄糖代谢之间存在相互作用，HCV 感染可伴有肝脂肪变性、高胆固醇血症、胰岛素抵抗等与代谢综合征相关的临床表现。2 型糖尿病、肝脂肪变性和胰岛素抵抗都可加速肝纤维化和肝硬化进展并影响抗病毒治疗应答反应（第十九章）。

病毒性肝炎最可怕的并发症是急性重型（暴发性）肝炎（即大块性肝坏死）。幸运的是，这种情况很少发生，暴发性肝炎主要发生在乙型、丁型和戊型肝炎，也有很少的暴发性甲型肝炎，它主要发生在老年人或有潜在慢性肝脏疾病的患者身上，比如慢性乙型肝炎和慢性丙型肝炎患者。在病毒引起的暴发性肝炎中乙型肝炎所占比例超过 50%，其中相当部分患者合并 HDV 感染；另一部分患者有潜在的慢性 HCV 感染。慢性丙型肝炎很少出现暴发性肝炎。如上所述，在戊型肝炎患者中，有 1%～2%为暴发性肝炎，在孕妇中暴发性肝炎比例高达 20%。患者通常有肝性脑病的症状和体征，可能进展为深昏迷。患者常表现为 PT 明显延长、肝体积迅速缩小、胆红素水平迅速升高。PT 明显延长结合临床出现的思维混乱、定向力障碍、嗜睡、腹水和水肿等表现提示患者存在肝衰竭合并肝性脑病。脑水肿很常见，并最终出现脑疝、消化道出血、败血症、呼吸循环衰竭、肾衰竭等。暴发性戊型肝炎病死率极高（占深昏迷患者的 80%以上），但幸存者的生化学和组织学都将全面恢复。如能及时找到供肝进行肝移植可挽救暴发性肝炎患者的生命（第二十五章）。

在急性乙型肝炎临床表现明显恢复后，HBsAg 的消失非常重要。有研究显示，在能用实验室方法鉴别急性乙型肝炎和慢性乙型肝炎急性发作之前，大约 10%的平素健康的患者，在急性乙型肝炎临床发作 6 个月后 HBsAg 仍可持续检测到阳性。这些患者中的一半在随后的几年内清除了 HBsAg，但有约 5%的患者仍长期 HBsAg 检测阳性。更多近期的研究结果显示，正常情况下免疫力正常的年轻人，急性乙型肝炎转为慢性肝炎的概率只有 1%。但由于实际是慢性感染急性加重而在早期被误认为是急性感染的缘故，使得急性转为慢性的预计值偏高。这些患者由于之前长期 HBsAg 阳性，因此出现 HBsAg 血清学转化的可能性不大。无论慢性化概率为 10%还是 1%，这些患者血清都存在抗-HBc IgG。针对不同亚型特异性抗原的抗 HBsα 能检测不到或低滴度检测到（见“实验室特点”）。这类患者可能是以下几种情况：①非活动携带；②慢性轻度肝炎；③慢性中到重度肝炎伴或不伴肝硬化。急性 HBV 感染慢性化在以下人群中多见：新生儿、唐氏综合征、长期血液透析、使用免疫抑制剂以及 HIV 感染的患者。

慢性肝炎是急性乙型肝炎一个重要的后期并发症，小部分发生在急性感染的患者中，但更多发生存在慢性感染但从未有过急性发作的患者中。典型病例发生在新生儿感染或应用免疫抑制剂的患者中（第十九章）。以下的临床和实验室特点提示急性肝炎向慢性发展：①厌食、体重减轻、乏力、持续性肝大等临床症状未完全缓解；②在病程长的急性病毒性肝炎中肝脏病理提示桥接/界面性炎症，或者多小叶的肝坏死；③在急性肝炎后，血清转氨酶、胆红素、球蛋白在 6～12 个月内没有恢复到正常；④在急性肝炎后 HBeAg 持续阳性

＞3 个月，HBsAg 持续阳性＞6 个月。

尽管急性 HDV 感染不会增加合并急性 HBV 感染者转为慢性肝炎的可能性，但 HDV 感染可潜在地增加慢性 HBV 患者疾病的严重程度。HDV 合并 HBV 感染的患者，可以使静止或轻度的慢性乙型肝炎变为严重的、进展的慢性肝炎或肝硬化。HDV 感染能加速慢性乙型肝炎的病情进展，部分患者甚至出现暴发性肝炎。在过去三十年的纵向研究中，丁型肝炎患者每年肝硬化和肝癌的发生率分别为 4%和 2.8%。尽管 HDV 和 HBV 的双重感染常与严重肝脏疾病相关，但也可表现为轻度肝炎或静止性肝炎，并且在感染的早期出现病情静止。

在急性 HCV 感染后，慢性化率为 85%～90%。尽管慢性丙型肝炎患者没有临床症状，但多达 20%的急性病毒性肝炎患者在 10～20 年间可进展为肝硬化，且在一系列报道中，肝硬化患者中有 50%存在慢性 HCV 感染。在美国和欧洲，因终末期肝病需要肝移植的患者中，至少 40%是由慢性丙型肝炎所致。但是大多数的慢性丙型肝炎患者，在感染后最初的 20 年发病率和死亡率有限。慢性丙型肝炎的进展可能受年龄增长、长期感染、过度饮酒、肝脂肪变性、合并其他嗜肝病毒感染或者 HIV 感染等影响。事实上，慢性乙型和丙型肝炎病情加重越来越多地与合并 HIV 感染有关。无论 HAV 或 HEV 都不会引起免疫力正常个体出现慢性肝脏疾病。然而，也有报道在免疫力不足的肝移植者、接受免疫抑制剂治疗者、HIV 感染者中出现慢性戊型肝炎。

病毒性肝炎的少见并发症有：胰腺炎、心肌炎、非典型肺炎、再生障碍性贫血、横贯性脊髓炎和周围性神经病变。慢性乙型肝炎中，尤其是在婴儿期或儿童期感染者，HBeAg 阳性，高 HBV DNA 水平会增加发生肝癌的风险。肝癌的高风险同样存在于慢性丙型肝炎患者中，尤其是已进展至肝硬化的患者，他们的病史往往超过三十年。在儿童患者中，乙型肝炎偶尔表现为：无黄疸性肝炎；其面部、臀部和四肢可见非瘙痒性丘疹样皮疹和淋巴结肿大，分别称为儿童期丘疹性肢端皮炎和 Gianotti-Crosti 综合征。

偶有自身免疫性肝炎（第十九章）在其他自限性急性肝炎后被触发，已报道的有急性甲型、乙型和丙型肝炎。

鉴别诊断

病毒性疾病，例如传染性单核细胞增多症、巨细胞病毒感染、单纯性疱疹、柯萨奇病毒和弓形虫病都与病毒性肝炎有着一些共同的临床表现。如：血清转氨酶升高，但胆红素升高不常见。当 HBsAg，抗-HBc，抗-HAV IgM 和抗-HCV 检测呈阴性时，针对特异病原的特异性血清学检测将在鉴别诊断中发挥重要作用。转氨酶升高可出现于几乎全身任何系统的病毒性感染，其他少见的易与病毒性肝炎相混淆的肝损伤可能为钩端螺旋体、假丝酵母菌、布鲁菌病、分枝杆菌和肺孢子虫感染所致。全面地询问用药史很重要，多种药物包括麻醉药物可能导致急性肝炎或胆汁淤积（第十八章）。同样重要的是无法解释的急性肝炎的反复发作，这可提示医生考虑到潜在的慢性肝炎可能。鉴别诊断时还应考虑到酒精性肝炎，但该病血清转氨酶升高不明显，且可能存在酗酒引起的皮肤红斑。与病毒性肝损伤相比较，酒精性肝损伤的肝病理改变中脂肪变性、中性粒细胞浸润和“透明小体”的存在更为明显。因为急性肝炎时可出现右上腹痛、恶心、呕吐、发热和黄疸，故常与急性胆囊炎、胆总管结石和胆管炎相混淆。由于急性病毒性肝炎患者手术治疗的耐受性差，因此在开腹手术前排除患者可疑的急性肝炎诊断非常重要。此时在术前行经皮肝组织活检非常必要。老年人患病毒性肝炎易被误诊为胆总管结石或胰腺癌引起的梗阻性黄疸。而老年急性肝炎患者病情可能非常严重，贸然手术死亡率较高，术前需予以全面评估，包括生化检查、胆道成像等，必要时需行肝组织病理检查来排除肝实质性病变。另外还有一些疾病临床表现类似急性肝炎，包括右心衰竭引起的肝充血或低灌注综合征，例如休克、严重低血压和严重的左心衰竭，也包括任何影响回心血量的疾病，如：右房黏液瘤、缩窄性心包炎、肝静脉阻塞（Budd-Chiari 综合征）和静脉闭塞性疾病。它们各自的临床特征多足以鉴别这些血管性疾病和病毒性肝炎。妊娠期病毒性肝炎需要与急性脂肪肝、妊娠期胆汁淤积症、子痫、HELLP（表现为溶血、肝酶升高和血小板减少）综合征相鉴别。极少数情况下，肝转移癌与急性甚至暴发性病毒性肝炎表现相似。有时候，遗传或代谢性肝脏疾病（即威尔逊病、α_1 抗胰蛋白酶缺乏症）、非酒精性脂肪性肝炎也应与病毒性肝炎相鉴别。

治疗　急性病毒性肝炎

既往体健的成年人感染 HBV 表现为明显的急性肝炎的过程，其中约 99%的患者可以康复。因此，抗病毒治疗对于提高痊愈率是不必要的。在一些少见的严重的急性乙型肝炎患者，予以治疗慢性乙型肝炎的口服核苷类似物药物（第十九章）治疗也可获得一定效果。虽然还没有临床试验数据来确定这种治疗方法的疗效及疗程，但许多权威医疗机构均推荐应用核苷类似物（如高效低耐药的抗病毒药：恩替卡韦或替诺福韦）治疗严重而非轻中度的急性乙型肝炎。治疗终点为 HBsAg 血清学转换至少 3 个月或 HBeAg 血清学转换至少 6 个月。

典型的急性丙型肝炎患者很少获得痊愈，进展为慢性肝炎是它的规律。几个小临床试验 meta 分析表明单用干扰素（300 万单位，一周三次）治疗诱导持续应答可将急性丙型肝炎患者的慢性化率降低 30%～70%。德国的一项多中心研究中，44 位有症状的急性丙型肝炎患者，在感染后（平均 3 个月内）予以强化干扰素治疗（500 万单位/天、皮下注射、每天一次，疗程 4 周，之后每周 3 次共 20 周），98%的患者获得持续病毒学应答。尽管治疗急性丙型肝炎是被推荐的，但是最适宜的治疗方案、疗程及开始治疗的时机仍有待确定。虽然加用利巴韦林的必要性尚未被证实，有些学者还是主张在确诊后最初的 2～3 个月就开始应用长效聚乙二醇干扰素联合利巴韦林（第十九章）治疗，疗程 24 周。女性急性丙型肝炎患者和伴有黄疸的急性丙型肝炎患者更易获得治愈。已确定与病毒自发清除相关的基因标志为宿主 IL-28B CC 基因型，与病毒持续存在相关的为 IL-28B 非 CC 基因型，因此基因型检测可以判断是否存在需要尽早抗 HCV 治疗的必要性。IL-28B 基因型为 CC 型的患者需要抗 HCV 治疗的阈值相对较高，而非 CC 型则阈值偏低。如今，特拉普韦或波赛普韦等蛋白酶抑制剂被认为可以用于治疗基因 1 型慢性丙型肝炎，但不适用于急性丙型肝炎。另外，以聚乙二醇干扰素为基础的疗法治疗急性丙型肝炎已经具有较好疗效，蛋白酶抑制剂却在增加额外治疗费用和副作用的同时未能取得疗效的明显增加。然而，2014 年以后，虽然尚待临床试验结果证实，但使用全口服、短疗程、低耐药的抗病毒新药取代目前的标准疗法来治疗急性丙型肝炎的可能性很大，甚至可以在暴露（例如：职业暴露）后直接应用来预防 HCV 感染和肝炎发作。除了那些静脉吸毒者及遭遇 HCV 污染的针刺暴露的医务工作者外，过去二十年中急性丙型肝炎患者的数量明显下降，诊断及治疗急性 HCV 感染患者的机会相当少。在遇到这种意外职业伤害后，若 ALT 升高且体内 HCV RNA 检测阳性，即可诊断为急性丙型肝炎，并需开始治疗。

尽管有这些特殊的治疗注意事项，但一般情况下这些特异性治疗是不必要的。虽然病情严重的患者必须住院治疗，但大多数患者无需住院治疗。强制卧床休息并不适用于所有患者，但对有些患者限制其体力活动有利于病情恢复。高热量饮食是必需的，鉴于很多患者午后会出现恶心，故最好在早餐摄入大部分的卡路里。如果急性期患者持续呕吐甚至不能进食，则需静脉输液提供能量。因药物可能产生诸如胆汁淤积这样的副作用，故应避免使用经肝代谢的药物。如果患者出现严重瘙痒，可以用胆盐螯合树脂“消胆胺”改善症状。糖皮质激素对急性病毒性肝炎甚至有桥接样坏死的严重病例没有治疗价值。因其能增加急性病毒性肝炎（如急性乙型肝炎）慢性化的风险，糖皮质激素甚至是有害的。

无需将肝炎患者隔离在单独的房间或卫生间，除非是大便失禁的甲型及戊型肝炎患者或未控制的大出血的乙型肝炎（无论有无 HDV 重叠感染）和丙型肝炎患者。因为大部分住院的甲型肝炎患者排泄物中病毒含量极低，即便有，HAV 在这些住院患者之间的传播也很少。因此，不再推荐繁琐的肠道预防措施。虽然处理甲型肝炎患者的便盆及粪便时应该戴手套，但这些预防措施与其他住院患者常规的预防措施并不矛盾。对于乙型肝炎和丙型肝炎患者，必须强调血液传播的预防措施（例如：避免直接、不戴手套接触血液及其他体液）。尽管无需肠道预防措施，但诸如洗手等简单的卫生预防措施却是再如何强调也不为过的。所有的综合预防措施均可用于病毒性肝炎患者。当住院患者症状改善、ALT 及 TBIL 下降、PT 恢复正常后可以出院，因肝脏炎症需要逐渐恢复，故轻度转氨酶升高不被认为是出院的禁忌。

暴发性肝炎的治疗目标是维持体液平衡，予以呼吸循环支持，控制出血，纠正低血糖，治疗肝昏迷阶段的其他并发症，期待肝修复。应限制蛋白摄入，口服乳果糖或新霉素。对照试验提示糖皮质激素是无效的。同样地，血浆置换术、血液灌流等体外肝脏支持技术没有被证明能增加患者生存率。同样，没有证据显示预防性应用抗生素能增加患者生存率。原位肝移植可以提高暴发性肝炎患者生存率，已获得较好的效果。

预防

因为急性病毒性肝炎的治疗措施有限，且慢性病毒性肝炎的抗病毒治疗繁琐而昂贵，且并非所有患者都有效（第十九章），因此强调重在免疫预防。不同类型的病毒性肝炎预防措施不同。在过去，免疫预防主要依靠经低温乙醇分级分离法从数百个正常捐献者的血浆中提取出作为抗体的免疫球蛋白获得被动免疫。目前，主动免疫接种疫苗是一种更好的预防甲型肝炎、乙型肝炎、戊型肝炎的方法。

甲型肝炎 可以采用免疫球蛋白（IG）被动免疫及用灭活疫苗主动免疫预防甲型肝炎。抗-HAV 的免疫球蛋白能够提供足够的保护作用。在暴露之前及潜伏期时，接种 IG 是一种有效的预防方法。对直接接触（如家庭、性行为、社会机构）甲型肝炎患者的人群给予暴露后预防，在暴露后尽早注射 IG，推荐剂量为 0.02 ml/kg。这种预防方法即使在暴露两周后应用也是有效的。对已经接种过甲型肝炎疫苗的个体，偶尔生活接触（办公室、工厂、学校、医院等）是不需要预防的，尤其是大多数年长者。在日间照看中心，发现有儿童及员工患甲型肝炎时，鼓励该中心的成员及患儿的家庭成员接受预防免疫。当大多数同源的甲型肝炎暴发被意识到的时候，通常已经是其潜伏晚期了，这时候免疫球蛋白（IG）基本上已经不再起作用。然而，预防可能会减少二代感染病例的发生率。优先推荐前往热带国家、发展中国家和常规旅游路线之外地区的旅行者接种比疫苗更有效的免疫球蛋白进行预防。旅行时间小于 3 个月时，可以按 0.02 ml/kg 的剂量接种；旅行时间更久或居住在这些地区的人们，推荐剂量为 0.06 ml/kg，每 4～6 个月接种一次。从血浆中提取的球蛋白被认为是安全的，但必须进行病毒灭活，必须通过 PCR 检测以确保没有 HCV RNA。大多数免疫球蛋白的使用与乙肝病毒、丙肝病毒、HIV 的传播无关。

在体外培养并经甲醛灭活制成的甲型肝炎减毒疫苗已被证明是安全的，其具有免疫原性，能有效预防甲型肝炎。甲型肝炎疫苗被批准用于 1 岁以上的人群，初次接种后 4 周产生足够保护力。当前往一个流行地区时，如果可以在预期暴露的 4 周以内接种，那么接种甲型肝炎疫苗是免疫预防的首选方法。但如果旅行已迫在眉睫，则应在不同部位同时接种免疫球蛋白（0.02 ml/kg）和第一剂甲型肝炎疫苗。如果暴露风险将持续（如频繁至流行地区的旅客或长时间待在流行地区的人），则应该接种甲型肝炎疫苗。因为疫苗提供持久保护（甲型肝炎疫苗的保护力可持续到接种后 20 年），从而避免重复注射免疫球蛋白。在疫苗推出后不久，甲型肝炎疫苗就被推荐用于生活在甲型肝炎高发区的孩子。在 1999 年，这个建议被扩展推荐到居住在甲型肝炎发病率高的（美国）州、县和社区的所有孩子。自 2006 年起，美国公共卫生服务机构免疫实践咨询委员会推荐所有儿童常规接种甲型肝炎疫苗。其他 HAV 感染的高危人群也需要注射甲肝疫苗。这些高危人群包括：军人、周期性暴发甲型肝炎地区的人（如阿拉斯加当地人）、日托中心的员工、灵长类动物的训练者、暴露于甲型肝炎粪便标本的实验室工作人员和慢性肝病患者。在某些实验中观察到慢性丙型肝炎患者感染 HAV 后发生暴发性肝炎的风险增加，但是并未在其他实验中被证实。慢性丙型肝炎患者应和慢性乙肝患者一样作为接种甲型肝炎疫苗候选人。还有一组人群被认为感染甲型肝炎的风险增加而需要注射甲型肝炎疫苗。他们包括：与男性发生性关系的男性、注射吸毒者、有凝血功能障碍需频繁应用凝血因子者、从美国前往甲型肝炎高发或中等发生率国家的旅行者、暴露于甲型肝炎患者后需预防者、与来自于甲型肝炎高发国的家庭成员和被收养的孩子密切接触者。两种已批准的甲型肝炎疫苗制剂的推荐剂量和频率各不相同（表 17-7），但接种方法均是肌内注射。据报道甲型肝炎疫苗已能有效预防多数家庭和日托中心的急性甲型肝炎二代病例。因为疫苗能够提供持久的保护且操作简便，自 2006 年起，美国公共卫生服务机构免疫实践咨询委员会推荐：与免疫球蛋白相比较，甲型肝炎疫苗更适用于对 2～40 岁的健康人群进行暴露前预防；但对年龄更小或更大的人群、应用免疫抑制者、慢性肝病患者仍推荐使用免疫球蛋白进行预防。在美国，因甲型肝炎引起的死亡率报告与接种甲型肝炎疫苗后年新发病例的减少是平行下降的。

乙型肝炎 直到 1982 年乙型肝炎的预防仍是以被动免疫预防为基础的。此种被动免疫包括接种含适量抗-HBs 的标准免疫球蛋白或含高效价抗-HBs 的乙型肝炎免疫球蛋白（HBIG）。然而，标准免疫球蛋白的有效性仍未确定，甚至在几个临床试验中 HBIG 的有效性都受到挑战。被动免疫的贡献似乎在于减少临床疾病的发生率，而并非在于预防感染。具有主动免疫

表 17-7 甲型肝炎疫苗接种时间表

年龄	总次数	剂量	时间表（月份）
HAVRIX 疫苗（葛兰素史克）[a]			
1～6	2	720ELU[b]（0.5 ml）	0，6～12
≥19	2	1440ELU（1 ml）	0，6～12
VAQTA 疫苗（默克公司）			
1～6	2	25 units（0.5 ml）	0，6～18
≥19	2	50 units（1 ml）	0，6～18

[a] 是一种甲型和乙型疫苗的组合，TWINRIX，可以在成年人中（≥18 岁）同时预防这两种病毒的感染，每 1 ml 包含 720ELU 的甲肝疫苗和 20 μg 的乙肝疫苗，这些剂量被推荐为 0，1，6 个月应用。[b] 酶联免疫测定单位

功能的第一个乙型肝炎疫苗诞生于 1982 年。通过从健康携带者血清中提纯非传染性的 22 nm 球形颗粒获得。自 1987 年起，从血浆中提取的疫苗被重组酵母基因工程疫苗所取代。后者包含非糖基化的 HBsAg 粒子，与自然 HBsAg 并不难区别，有两种重组疫苗在美国注册并获授权使用。当前建议可用于暴露前预防和暴露后预防。

乙型肝炎暴露前预防被用于有频繁暴露机会的人群，如：有血液接触的医务人员、一线公安人员、血液透析治疗的患者和医护人员、残疾人托管机构人员、注射吸毒者、长期囚禁的囚犯、有多个性伴侣或与患有性传播疾病者有性接触的人员；男-男同性恋者、需要长期大剂量使用血制品的血友病患者、家庭成员或性伴侣为慢性乙型肝炎患者的人、流行地区的居住者或旅行者、18 岁以下且未接种疫苗的儿童、阿拉斯加原住民、太平洋岛民、流行国家的第一代移民中未接种疫苗的儿童、出生在乙肝病毒感染发生率≥2%的国家的人群、慢性肝病患者、小于 60 岁的糖尿病患者（≥60 岁的人群依据医生的标准）、终末期肾病患者、艾滋病患者。推荐肌内注射乙肝疫苗三次，注射部位为三角肌而非臀大肌，注射时间为 0、1、6 个月（其他可选计划总结在表 17-8）。怀孕不是疫苗接种的禁忌证。在 HBV 感染的低流行地区，如美国，尽管拥有安全有效且实用的乙肝疫苗，高危人群接种疫苗的相关策略的有效性仍不尽如人意。乙型肝炎发病率在引进疫苗后仍在不断增长。在高危人群中，目标人群疫苗接种率小于 10%。且大约 30%的急性乙型肝炎患者没有分入任何高危人群类别中。因此，为降低 HBV 感染率，在美国等低流行地区推荐在儿童中进行乙型肝炎疫苗接种。对于未接种疫苗的儿童，推荐疫苗接种时间在青春期早期 11～12 岁时进行。在常规实行婴儿出生后即接种乙型肝炎疫苗之后，这个推荐已经扩展到包括所有 0～19 岁未接种疫苗的人群。在 HBV 的高发地区（如亚洲），儿童常规接种乙型肝炎疫苗使得乙型肝炎及其并发症（包括肝细胞癌）发生率在近 10～15 年有了显著下降。

目前有两种可用的重组乙型肝炎疫苗。一种包含 10 μg HBsAg（Recombivax-HB），另一种包含 20 μg HBsAg（Engerix-B）。两种疫苗的推荐剂量不同。乙肝疫苗可以与其他儿童疫苗同时注射（表 17-8）。

对于未接种疫苗但又经常接触到乙型肝炎病毒的人群，应于暴露后联合肌内注射乙型肝炎免疫球蛋白（获得高滴度表面抗体）和乙型肝炎疫苗（不但能获得持久免疫而且能减少临床疾病的发生）。对于母亲为 HBsAg 阳性的围产期新生儿，应于出生后立即大腿肌内注射 0.5 ml 乙肝免疫球蛋白，随后注射三针重组乙肝疫苗（具体剂量见上表），以上程序应在新生儿出生 12 h 之内完成。对于那些直接经皮肤注射或者经黏膜直接接触 HBsAg 阳性患者的血液或体液的人群（例如：意外针刺，其他形式的黏膜渗透或者摄取），应于暴露后尽快一次性肌内注射乙肝免疫球蛋白（0.06 ml/kg），继而于暴露一周内注射乙肝疫苗。凡与急性乙型肝炎患者有性接触的人群，应于暴露后两周内注射乙型肝炎免疫球蛋白，单次剂量为 0.06 ml/kg，继而全程注射乙肝疫苗。如果乙型肝炎免疫球蛋白和疫苗需要同时注射，则需注射于身体的不同部位。据报道，成年人为确认注射乙型肝炎疫苗后是否获得免疫

表 17-8 乙型肝炎疫苗接种时间表

目标人群	总次数	剂量	时间表（月份）
RECOMBIVAX-HB（默克公司）[a]			
新生儿，儿童（<1～10 岁）	3	5 μg（0.5 ml）	0，1～2，4～6
青少年（<11～19 岁）	3 或 4	5 μg（0.5 ml）	0～2，1～4，4～6 或 0，12，24 或 0，1，2，12
	2	10 μg（1.0 ml）	0，4～6（11～15 岁）
成人（≥20 岁）	3	10 μg（1.0 ml）	0～2，1～4，4～6
血液透析患者[b]			
<20 岁	3	5 μg（0.5 ml）	0，1，6
≥20 岁	3	40 μg（4 ml）	0，1，6
ENGERIX-B（葛兰素史克）[c]			
新生儿，儿童（<1～10 岁）	3 或 4	10 μg（0.5 ml）	0，1～2，4～6 或 0，1，2，12
青少年（<11～19 岁）	3 或 4	10 μg（0.5 ml）	0，1～2，4～6 或 0，12，24 或 0，1，2，12
成人（≥20 岁）	3 或 4	20 μg（1.0 ml）	0～2，1～4，4～6 或 0，1，2，12
血液透析患者[b]			
<20 岁	4	10 μg（0.5 ml）	0，1，2，6
≥20 岁	4	40 μg（2 ml）	0，1，2，6

[a] 这种疫苗为乙肝疫苗、B 型流感嗜血杆菌和奈瑟菌属疫苗的组合体，用于婴幼儿的预防。请查阅产品的剂量和接种时间。[b] 这种人群包括免疫力低下的人群。[c] 此公司生产了 2 种联合乙肝疫苗组合：① TWINRIX，一种甲型肝炎和乙型肝炎疫苗的组合，可以在成年人中（≥18 岁）同时预防这两种病毒的感染，每 1 ml 包含 720ELU 的甲肝疫苗和 20 μg 的乙肝疫苗，这些剂量被推荐为 0、1、6 个月应用。② PEDIATRIX，此疫苗包含了乙肝减毒活疫苗、破伤风类毒素、百日咳疫苗和脊髓灰质炎减毒活疫苗，用于婴幼儿的预防接种，请查阅产品的剂量和接种时间

力需测定血清抗-HBs浓度。但是，因为乙型肝炎疫苗的免疫源性在新生儿中很普遍，因此不推荐儿童注射乙型肝炎疫苗后测定血清中抗-HBs浓度。

乙型肝炎疫苗保护作用的持续时间还不确定。但80%～90%以上接受乙型肝炎疫苗的成年人能够维持抗-HBs有效浓度长达至少5年，60%～80%可长达10年。据文献报道获得免疫成功的新生儿体内保护性抗体可维持长达20年之久。即使血清中抗-HBs已经检测不到，但是如果再接触HBsAg阳性携带者时仍具有保护作用。目前，不常规予以加强免疫，但在应用免疫抑制剂的患者失去保护性抗体后，以及免疫功能正常者，其表面抗体消失后仍需持续接触HBsAg阳性患者时需予以加强免疫。免疫接种后，特别是需要血液透析的患者，需每年定期测抗-HBs滴度，如血清抗-HBs浓度低于10 m IU/ml时需要进行加强免疫。如上所述，如患者同时有感染甲型肝炎和乙型肝炎的风险，则需要分别于0、1、6个月时注射联合疫苗，该联合疫苗包含720酶联免疫测定单位（ELU）的灭活甲型肝炎病毒和20 μg重组HBsAg。

丁型肝炎　可通过接种乙型肝炎疫苗来避免丁型肝炎病毒的感染。目前没有疫苗能通过免疫接种来阻止HBsAg携带者患丁型肝炎的双重感染，对于这类人群，只有通过减少穿刺暴露及与丁型肝炎患者的亲密接触来预防。

丙型肝炎　免疫球蛋白对于丙型肝炎是无效的。因此，目前已不推荐使用免疫球蛋白来进行围产期暴露、针刺暴露及性接触传播的预防用药。尽管抗丙型肝炎表面蛋白抗体的疫苗已经研发出来了，但目前还不能在临床实践中应用。由于多基因型、病毒异质性以及突变病毒能迅速中和已产生的抗体等因素导致丙型肝炎的疫苗研究成为难题。输血相关性丙肝病毒感染通过以下措施加以避免：拒绝商业目的的献血，推崇自愿献血；筛查献血检测指标，如ALT（目前已不推荐）和抗-HBc，这些检测指标能够识别出具有高感染风险的献血人群；通过抗-HIV筛查试验来排除献血人群中可能感染AIDS的高危人群；进一步通过血清学和病毒学检测筛查HCV感染。

对于缺乏主动免疫和被动免疫的人群，预防HCV感染需要行为学改变及减少与已感染患者的接触。推荐意见是筛选出潜在的患者以便接受治疗，另外还可识别出有可疑感染途径的高危人群。一项回顾性研究已经被用来确诊那些在1992年之前通过同一名献血者感染HCV的人群。除此之外，以下人群都要进行血清丙型肝炎抗体的测定：1945—1965年之间出生的人、在1992年第2代筛查措施实施前接受过输血或器官移植的人、注射毒品的人（或者通过非注射方式吸食毒品的人）、长期血液透析的患者、在1987年前输注过凝血因子的患者、转氨酶高的人群、接触丙型肝炎患者血液或者被污染针头刺伤的医护人员、接受丙型肝炎阳性者的血液制品或者器官移植的人群、感染艾滋病病毒的人、暴露于HCV污染的针具或者非穿刺材料的医疗保健和公共卫生部门人员、有丙型肝炎的性伴侣者、丙型肝炎病毒阳性的母亲所生的孩子（表17 4）。

对于有稳定性伴侣、单一性伴侣的人群，丙型肝炎病毒通过性传播的可能性很小，并且对于此类人群不推荐采取预防措施。对于那些有多个性伴侣或者有性传播疾病的人，通过性传播丙型肝炎病毒的概率大大提高，对于这类人推荐采取预防措施（乳胶避孕套）。患有丙型肝炎的患者不应该和性伴侣或者家人共用剃须刀、牙刷、指甲刀等。患有丙型肝炎的母亲所生的婴儿没有好的预防措施，但不必禁止哺乳。

戊型肝炎　尽管丙种球蛋白治疗戊型肝炎的地位持续下降，安全有效的重组基因型1型疫苗已经研发出来，并在戊型肝炎流行地区投入使用，但目前美国仍未使用该疫苗。该疫苗对其他基因型的HEV感染也有保护作用。

第十八章　毒物和药物性肝炎

Toxic and Drug-Induced Hepatitis

William M. Lee，Jules L. Dienstag
（牛占岳　译　宋志强　校）

摄入任何外源性物质都有可能引发肝损伤，包括工业毒物、药物等。药物性肝损伤是急性肝衰竭最常见的原因之一，在药物开发的临床试验中，肝毒性是药物未获批准的最常见原因。评估药物性肝损伤需要详实的病史，用以明确生活或工作中未被识别的化学物质、处方或非处方药物、草药或保健品等。肝毒性药物能够直接损伤肝细胞，如通过自由基或中间代谢产物导致细胞膜脂质过氧化，从而产生肝细胞损伤。此外，肝毒性药物或其代谢产物能刺激天然免疫系统或获得性免疫系统，激活凋亡通路，启动对胆汁排泄系统的破坏（图18-1）。对胆小管毛细胆管泵的破坏，可以引起内源性胆汁酸聚积，导致肝细胞坏死；可以

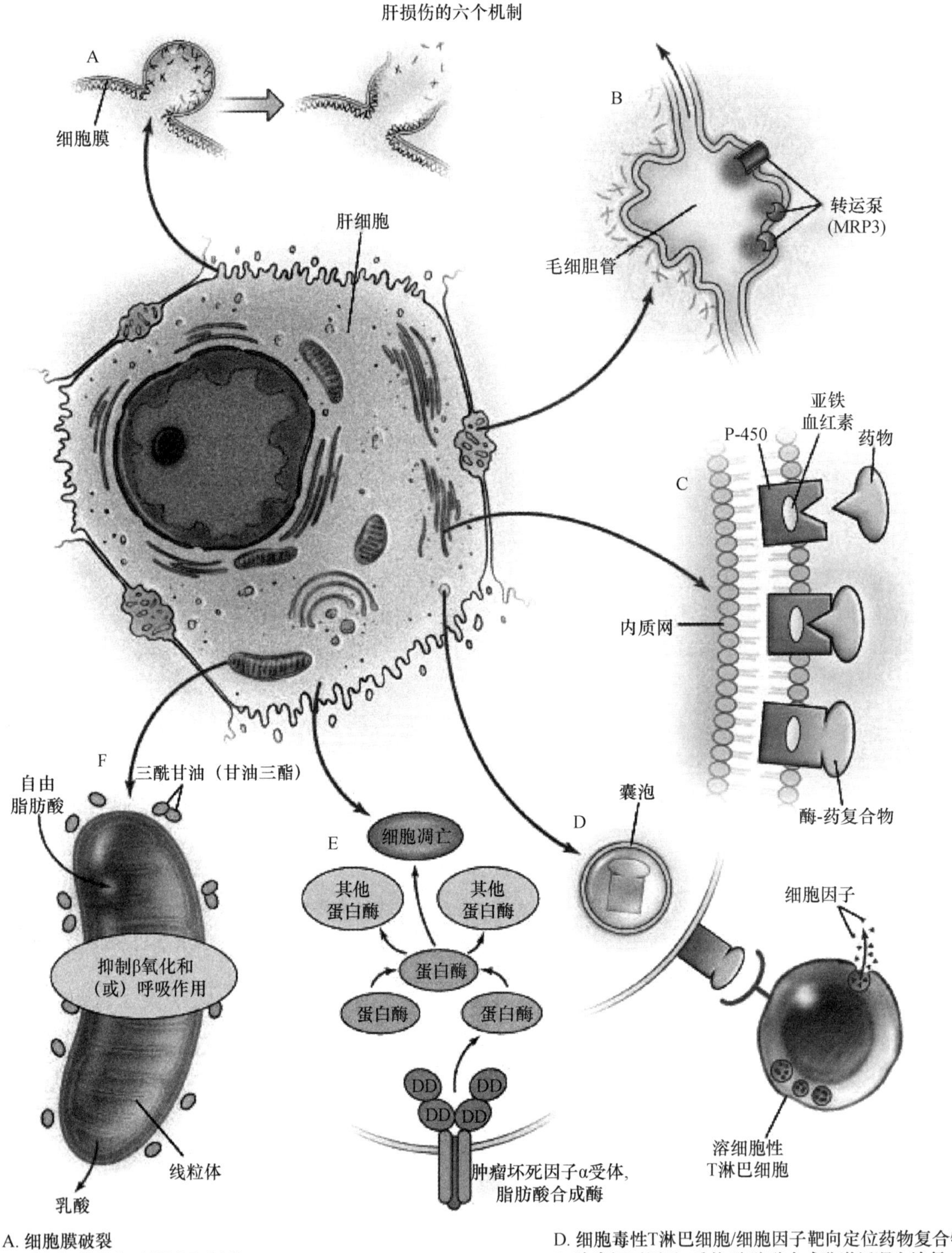

A. 细胞膜破裂
B. 毛细胆管损伤（转运泵破坏）
C. P450-药物共价结合（药物复合物）
D. 细胞毒性T淋巴细胞/细胞因子靶向定位药物复合物
E. 肿瘤坏死因子α受体/脂肪酸合成酶激活凋亡途径
F. 抑制线粒体功能

图 18-1　药物性肝损伤的潜在机制。药物对肝细胞的不利影响，通过（**A**）破坏细胞内钙稳态，造成肝细胞表面肌动蛋白纤维分解，导致细胞膜出泡、破裂和细胞溶解；（**B**）破坏毛细胆管周围肌动蛋白纤维（胆汁分泌细胞的部分特殊），造成绒毛消失和转运泵阻断，如多药耐药相关蛋白 3（MRP3）阻止胆红素和其他有机化合物的分泌；（**C**）含有细胞色素 P450 的亚铁血红素与药物共价结合，形成无功能复合物；（**D**）酶-药复合物在囊泡中转移至细胞表面，作为 T 细胞溶解作用的靶向性免疫原，激活包括细胞毒性 T 淋巴细胞（CTL）和细胞因子的免疫反应；（**E**）激活肿瘤坏死因子 α（TNF-α）受体或脂肪酸合成酶（DD 指凋亡结构）凋亡途径，启动细胞内蛋白酶级联反应，导致程序性细胞凋亡；或（**F**）β 氧化和呼吸酶链双重作用引起线粒体功能抑制，导致自由脂肪酸代谢障碍，有氧呼吸缺乏，乳酸和活性氧自由基（破坏线粒体 DNA）堆积。胆汁中的毒性代谢产物可能损伤胆管上皮（隐匿）。(Reproduced from WM Lee：Drug-induced hepatotoxicity. N Engl J Med 349：474，2003，with permission.)

损伤胆管组织结构，引起胆汁淤积；可以阻断脂质转运途径，抑制蛋白质合成；还可以损害线粒体内脂肪酸的氧化，导致乳酸和细胞内三酰甘油（甘油三酯）的聚积（组织学表现为小泡性脂肪变性）。另一方面，药物代谢产物提高了肝细胞对细胞毒性因子的敏感性。对乙酰氨基酚的肝毒性实验证实，不同药物受体之间敏感性的差异可能是由人类白细胞抗原（HLA）单倍体决定的，它决定了药物相关半抗原在细胞表面的结合，以及保护性细胞因子竞争的多态性。免疫机制包括细胞毒性淋巴细胞或抗体介导的细胞毒性作用。此外，在药物介导的肝毒性中，细胞核转运蛋白的激活机制也已经得到证实，如结构性雄烷受体（CAR）或新发现的孕烷 X 受体（PXR）。

药物代谢

大多数药物为脂溶性，经过一系列代谢过程，最终形成水溶性产物，通过肾或胆汁排泄。这一过程起始于微粒体混合功能氧化酶，即细胞色素 P450 介导的氧化或甲基化（Ⅰ相反应）作用，随后或与葡萄糖醛酸结合，或硫酸盐化（Ⅱ相反应），或经谷胱甘肽灭活。大多数药物肝毒性由Ⅰ相反应产生的代谢产物引起，谷胱甘肽缺乏会阻断谷胱甘肽 S 转移酶对有害物质的灭活，从而产生药物肝毒性。

药物性肝损伤

药物性肝损伤主要分为两种类型：①直接毒性作用，②特异质反应。如表 18-1 所示，直接毒性作用具有可预测性和剂量依赖性，从应用药物到出现肝损伤之间的潜伏期通常较短（多为数小时），而临床表现可能延迟到 24～48 h。产生中毒性肝炎的药物通常具有全身毒性，或在肝转化为具有全身毒性的代谢产物。每种药物的直接毒性作用可以导致肝特征性的形态学异常，并且具有可重复性，如四氯化碳和三氯乙烯会造成典型的小叶中心区坏死，而黄磷的毒性作用则会导致特征性的门静脉周围损伤。鬼笔鹅膏的肝毒性通常导致大量肝细胞坏死，其致死剂量为 10 mg（单株的死帽蕈即可达到该剂量）。肝损伤通常是毒性作用的一个方面，由直接肝毒素引起，可能直到出现黄疸才会被发现。

在特异质药物反应中，肝炎发生率通常较低（$1/10^5$～$1/10^3$）且不可预测。与直接肝毒素造成的损伤不同，药物特异质反应不具有剂量依赖性，并且潜伏期不定。最新资料显示，大多数药物每日剂量超过 100 mg 才会导致特异质毒性作用，提示剂量所起的作用，即低效价药物必须在较高剂量时，才更有机会产生“脱靶”效应。特异质药物的肝毒性除了预测或识别比较困难以外，可能造成轻微、短暂、非进行性的血清转氨酶升高，并且在持续使用药物过程中得到缓解。这种“适应性”机制目前尚不清楚，但已被异烟肼、丙戊酸、苯妥英钠和β-羟-β-甲基戊二酸单酰辅酶 A（HMG-CoA）还原酶抑制剂（他汀类药物）几类药物所证实。约 1/4 的特异质肝毒性药物反应的患者会出现超敏反应的肝外表现，如皮疹、关节痛、发热、白细胞增多及嗜酸性粒细胞增多，这仅出现在部分药物中。原发性免疫损伤和直接肝毒性代谢产物的异质性差异，被用来解释药物特异质反应。最新资料证实，肝毒性药物Ⅰ相代谢产生的免疫刺激物，能引起获得性免疫系统产生反应。宿主敏感性的不同，可能是由毒性代谢产物的动力和基因多态性差异造成的，其是由下游药物代谢途径或细胞因子活化所致。此外，特定的人类白细胞抗原单倍体与特定药物的肝毒性也有关，如阿莫西林-克拉维酸和氟氯西林。有些时候，过敏反应的临床特点（显著的组织嗜酸细胞增多、自身抗体等）显而易见，提示了 IgE 途径的激活。某些药物肝毒性被证实与自身抗体有关，包括一系列肝肾微粒体抗体，如肝肾微粒体抗体 2（anti-LKM2），这是直接针对细胞色素 P450 酶的抗体。

表 18-1　毒物和药物性肝损伤的部分特征

	直接毒性作用[a]		特异质反应[a]			其他[a]
特征	四氯化碳	对乙酰氨基酚	阿莫西林-克拉维酸	异烟肼	环丙沙星	雌激素/雄激素
可预测性和剂量依赖	+	+	0	0	0	+
潜伏期	短	短	延迟发生	不确定	可能短	不确定
关节痛、发热、皮疹、嗜酸性粒细胞增多	0	0	0	0	0	0
肝脏形态	坏死、脂肪浸润	中心小叶坏死	混合性肝细胞/胆汁淤积	类病毒性肝炎肝细胞损伤	类病毒性肝炎肝细胞损伤	非门脉炎症性胆汁淤积

[a] 所列举药物为典型代表

与直接毒性作用相比，特异质反应可以导致更加多样化的形态改变，单一药物虽然大多以特定的损伤模式为主，但也可以造成多种损伤。某些药物（如异烟肼或环丙沙星）的特异质肝损伤与病毒性肝炎在临床表现和形态学上均难以区分。肝细胞损伤是最常见的形式，以肝小叶点状坏死伴显著淋巴细胞浸润为特征，与急性甲型、乙型或丙型肝炎相似。药物相关胆汁淤积的程度可以轻重不一：①轻微胆汁淤积伴局限性肝细胞损伤（如雌激素），②炎症性胆汁淤积［如阿莫西林-克拉维酸（是引起药物性肝损伤最常见的抗生素）、苯唑西林和依托红霉素］，③硬化性胆管炎（如治疗原发性结肠癌肝转移的肝内注射化疗药物氟尿苷），④胆管消失（如卡马西平和左氧氟沙星，"胆管消失性"胆汁淤积类似于肝移植后的慢性排异反应）（第二十五章）。药物与毛细胆管膜转运蛋白结合，导致毛细胆管转运动能障碍，毒性胆汁酸聚积，或者毛细胆管转运蛋白相关基因发生缺陷，都可能导致胆汁淤积。临床上，依靠 R 值对肝细胞性和胆汁淤积性损伤进行区分，R 即 ALT 与碱性磷酸酶的比值，两项指标均以正常上限的倍数表示。R ＞5.0 为肝细胞性损伤，R＜2.0 为胆汁淤积性损伤，而 R 值在 2.0～5.0 之间，则为肝细胞-胆汁淤积的混合性损伤。

肝脏形态学改变还包括桥接坏死（如甲基多巴）或少见的肝肉芽肿形成（如磺胺类）。部分药物可以导致大泡或微泡性脂肪变性或脂肪性肝炎，这一改变在某些情况下与线粒体功能障碍及脂质过氧化有关。脂肪性肝炎相关的严重肝毒性更可能是线粒体毒性的后果。在接受逆转录酶抑制剂（如齐多夫定或地达诺新）抗病毒治疗的 HIV 感染患者中，这种相关性频繁出现而得到重视，许多药物已经因此而被弃用。一般情况下，抗逆转录病毒药物引起的线粒体毒性是可逆的，而伴有线粒体损伤的不可逆肝毒性（DNA 聚合酶 γ 抑制剂）则是急性肝衰竭的重要原因。非阿尿苷是有效的抗乙型肝炎病毒活性的氟嘧啶类似物，在早期临床试验中曾出现此类损伤，目前已被停用。药物特异质肝毒性的另一个潜在靶点是肝窦内皮细胞，此类损伤可以导致肝小静脉闭塞症，如骨髓移植前应用大剂量化疗药物（如环磷酰胺、马法兰和白消安）时。结节性再生性增生症作为门脉高压的一种亚型，同样可以由全身化疗导致的门静脉内皮损伤引起，如应用结肠癌辅助治疗药物奥沙利铂。

并非所有药物的肝不良反应都可以被分为直接毒性作用或特异质反应，如包含雌孕激素的口服避孕药，可以导致肝功能检查结果的异常，偶尔导致黄疸，但并不引起坏死或脂肪变性，也不存在过敏反应的临床表现。口服避孕药相关胆汁淤积发生的易感性可能是由基因决定的。雌激素相关胆汁淤积在发生过妊娠期胆汁淤积的女性中更为常见，这是由多耐药相关毛细胆管转运蛋白的遗传缺陷引起的。

由于大多数临床试验仅包括数千名受试者，因此任何发生率小于 1∶10 000 的特异质反应都难以被发现。美国食品和药品监督管理局（FDA）和制药公司寻找提示严重毒性的细微线索，规律监测转氨酶升高的受试者，以发现更严重的毒性反应。海曼·齐默尔曼（Hyman Zimmerman）是药物肝毒性领域的先驱，以他命名的"海氏标准"建议：严重肝毒性反应更有效的标准是参加临床药物试验的患者出现黄疸。如果黄疸发生在Ⅲ期临床试验，则可能出现更严重的肝损伤，黄疸与肝衰竭的比例可达 10∶1，即 10 例黄疸患者对应 1 例急性肝衰竭患者。因此，在新药研发过程中，如果发现符合海氏标准的病例则预示着新药常常无法通过批准。曲格列酮是过氧化物酶增殖物激活受体 γ 激动剂，是噻唑烷二酮类胰岛素增敏剂家族中的第一个药物，回顾其研发过程，在Ⅲ期临床试验中出现了符合海氏标准的黄疸表现，但当时并没有肝衰竭的病例报道，直到药物被重点关注并加强毒性监测后，才有相关发现，这也导致了该药退出市场。幸运的是，第二代噻唑烷二酮类胰岛素增敏剂罗格列酮和吡格列酮不存在这种肝毒性，在临床试验中，药物治疗组与安慰剂组患者相比，转氨酶升高比例未见明显差异，并且受试者单独出现肝损伤的报道也极少。

在许多情况下，证明肝损伤由某种药物引起十分困难，药物性肝损伤通常接近于推定诊断，并且很多疾病都可以引起相似的临床病理表现。因此，药物性肝损伤的因果关系很难建立，需要一些独立的评估变量来提高确定性，包括时间关系（起始时间和损伤缓解时间）、临床-生化特征、损伤类型（肝细胞性或胆汁淤积性）、肝外表现以及既往记录来推断其可能性，并排除其他潜在的原因。Roussel-Uclaf 因果关系评分方法（RUCAM）等评分系统，因为尚存在一些不确定性而未被广泛采用。目前，美国药物性肝损伤网（DILIN）使用结构化专家意见，评分标准一致的三名专家全面回顾每份病例，根据病例的详细数据，进行五级可能性（确定、高度可能、很可能、可能和不可能）评分，并且全面审查。然而，这一方法并不适用于临床常规应用。

通常情况下，药物肝毒性在慢性肝病患者中可能造成更严重的后果，但并不存在更高的发生率。例外的情况包括阿司匹林、甲氨蝶呤、异烟肼（仅在特定情况下）、HIV 感染的抗逆转录病毒治疗以及某些特定药物（如丙型肝炎患者骨髓移植前预处理用药）的应用。

治疗 毒物和药物性肝炎

除了对乙酰氨基酚的肝毒性（如下），药物性肝病的治疗方式主要为支持治疗。对药物肝毒性导致的暴发性肝炎患者，肝移植可以挽救生命（第二十五章）。一旦出现不良反应的迹象，应立即停用可疑药物。许多研究表明，出现肝损伤症状与体征后，持续应用肝毒性药物可能造成致死性后果。直接毒性作用下，除了肝损伤，也不应忽视肾或其他脏器损伤，同样可能危及生命。一些药物偶尔使用，但没有确定性治疗价值，如糖皮质激素治疗伴有过敏反应的药物性肝损伤，水飞蓟宾治疗肝毒性蕈中毒，以及熊去氧胆酸治疗胆汁淤积性药物性肝损伤，这些疗法从未被证实有效，因此不推荐应用。

表 18-2 中列举了一些化学药物以及相关的肝损伤类型。特定药物可能引起慢性或急性肝损伤，如呋喃妥英、米诺环素、肼屈嗪和甲基多巴，可造成伴自身免疫表现的中重度肝炎。甲氨蝶呤、他莫昔芬和胺碘酮与肝硬化进展有关。维生素 A 或砷中毒、氯乙烯或二氧化钍工业暴露，可引起肝脏结构改变，导致非肝硬化性门脉高压，同时砷中毒、氯乙烯和二氧化钍还与肝血管肉瘤有关。口服避孕药与肝腺瘤、肝癌、肝静脉闭塞（布加综合征）等的进展有关，后两者少见。肝紫癜（肝血性囊肿）是另一种少见的损伤，见于某些应用合成代谢类固醇或避孕类固醇治疗的患者。这些肝损伤类型的存在，扩大了药物性肝损伤的疾病谱，进一步强调了肝损伤患者用药史的重要性。通过（美国）国家糖尿病、消化和肾脏疾病研究所和国家医学图书馆，可以在网站 LiverTox（www. livertox. nih. gov）上查询药物性肝损伤的最新资料。

以下是某些典型药物的肝脏不良反应类型。

对乙酰氨基酚的肝毒性（直接毒性作用）

对乙酰氨基酚是西方国家急性肝衰竭最普遍的原因，在斯堪的纳维亚半岛，对乙酰氨基酚引起肝损伤的患者中，高达 72%进展为脑病和凝血功能障碍，这一比例在英国和美国略低。蓄意自伤情况下单次摄入对乙酰氨基酚，或者无意的长时间过量用药，如连续数天每日应用多次或不适当的剂量（如止痛或退热），均可引起剂量相关的小叶中心肝坏死。其连续数天每日摄入最高推荐剂量的两倍，即 8 g/d，极易引起肝衰竭。应用阿片-对乙酰氨基酚复合物损伤尤为严重，原因在于数天或数周内，随着阿片-对乙酰氨基酚复合物剂量的逐渐增加，会对阿片产生依赖性。单次剂量 10～15 g，偶尔更少，即可出现肝损伤的临床证据。致死性暴发性肝损伤通常（并非总是）剂量≥25 g。对乙酰氨基酚的血药浓度与肝损伤严重程度相关（摄入 4 h 后血药浓度＞300 μg/ml，可进展为严重肝损伤；血药浓度＜150 μg/ml 时基本不会造成肝损伤）。早期临床表现常包括恶心、呕吐、腹泻、腹痛以及休克，于摄入药物后 4～12 h 发生。24～48 h 后上述症状缓解，肝损伤出现。最严重损伤和肝衰竭常在药物摄入 3～5 天后出现，转氨酶上升至 10 000 IU/L 亦不少见（转氨酶水平远高于病毒性肝炎患者）。肾衰竭和心肌损伤同样可能出现。无论是否有明确的药物过量史，如果转氨酶水平极度升高而胆红素不高，临床上均应高度怀疑对乙酰氨基酚肝损伤，这是此类超急性损伤的特征性表现。如果条件允许，针对此类生化结果应进一步询问病史，但患者可能否认或精神状态异常而影响诊断。在这种情况下，推定诊断是合理的，N-乙酰半胱氨酸作为解毒剂的安全性和有效性（即使损伤已经进展）已经得到证实。因此，推定诊断一经确立即可开始应用。

对乙酰氨基酚主要通过Ⅱ相反应代谢为无毒性的硫酸盐和葡萄糖苷酸，但一小部分对乙酰氨基酚也可以通过Ⅰ相反应，在细胞色素 P450 2E1 作用下与母体化合物形成肝毒性物质，即代谢产物 N-乙酰苯亚胺基醌（NAPQI）。该代谢产物通过与“保肝药”谷胱甘肽结合形成无毒的水溶性硫醚氨酸，经肾排泄。当 NAPQI 生成过多或谷胱甘肽不足时，谷胱甘肽耗竭，剩余的 NAPQI 与亲核的肝细胞大分子共价结合，形成对乙酰氨基酚-蛋白质“加合物”。这些血清中的加合物可以通过高效液相色谱法进行测定，有希望成为对乙酰氨基酚肝毒性的诊断指标。目前，针对对乙酰氨基酚-半胱氨酸加合物的快速检测方法正在研发中。对乙酰氨基酚和肝细胞大分子的结合可以导致肝细胞坏死，但机制尚不清楚。下列情况可能使肝损伤进一步加重：此前饮酒，应用苯巴比妥、异烟肼或其他药物，激活混合功能氧化酶系统，饥饿（包括由于严重发热性疾病导致的进食减少）等导致的谷胱甘肽不足。酒精能够活化细胞色素 P450 2E1，导致产生更多的毒性代谢产物 NAPQI，但其确切作用尚有争议。酒精同时能够抑制肝谷胱甘肽的产生。因此，长期饮酒者对乙酰氨基酚的中毒剂量可能低至 2 g，即使应用标准剂

表 18-2　部分常见药物及化学物质导致的肝形态主要改变[a]

主要形态改变	药物分类	举例
胆汁淤积	合成代谢类固醇	甲基睾酮，健身辅助药物
	抗生素	依托红霉素，呋喃妥英，利福平，阿莫西林-克拉维酸，苯唑西林
	抗惊厥药	卡马西平
	抗抑郁药	度洛西汀，米氮平，三环类抗抑郁药
	抗炎药	舒林酸
	抗血小板药	氯吡格雷
	降压药	厄贝沙坦，福辛普利
	抗甲状腺药	甲巯咪唑
	钙通道阻滞剂	硝苯地平，维拉帕米
	免疫抑制剂	环孢素
	降脂药	依折麦布
	抗肿瘤药	合成代谢类固醇，白消安，他莫昔芬，伊立替康，阿糖胞苷，替莫唑胺
	口服避孕药	含炔雌醇甲醚的炔诺酮
	口服降糖药	氯磺丙脲
	镇静剂	氯丙嗪[b]
脂肪肝	抗心律失常药	胺碘酮
	抗生素	四环素（大剂量，静脉输注）
	抗惊厥药	丙戊酸
	抗病毒药	脱氧核苷酸（如齐多夫定），蛋白酶抑制剂（如茚地那韦、利托那韦）
	抗肿瘤药	天冬酰胺酶，甲氨蝶呤，他莫昔芬
肝炎	麻醉药	氟烷
	抗雄激素药	氟他胺（氟他米特）
	抗生素	异烟肼[c]，利福平，呋喃妥英，泰利霉素，米诺环素[d]，吡嗪酰胺，曲伐沙星[e]
	抗惊厥药	苯妥英，卡马西平，丙戊酸，苯巴比妥
	抗抑郁药	异烟酰异丙嗪，阿米替林，曲唑酮，文拉法辛，氟西汀，帕罗西汀，度洛西汀，舍曲林，奈法唑酮[e]
	抗真菌药	酮康唑，氟康唑，伊曲康唑
	降压药	甲基多巴[c]，卡托普利，依那普利，赖诺普利，氯沙坦
	抗炎药	布洛芬，吲哚美辛，双氯芬酸，舒林酸，溴酚酸
	抗精神病药	利培酮
	抗病毒药	齐多夫定，地达诺新，司坦夫定，奈韦拉平，利托那韦，茚地那韦，替拉那韦，扎西他滨
	钙通道阻滞剂	硝苯地平，维拉帕米，地尔硫䓬
	胆碱酯酶抑制剂	塔克林
	利尿剂	氯噻嗪
	通便药	酚丁[c,e]
	去甲肾上腺素再摄取抑制剂	阿托莫西汀
	口服降糖药	曲格列酮[e]，阿卡波糖
混合型肝炎/胆汁淤积	抗生素	阿莫西林-克拉维酸，复方新诺明
	抗细菌药	克林霉素
	抗真菌药	特比萘芬
	抗组胺药	赛庚啶
	免疫抑制剂	硫唑嘌呤
	降脂药	烟酸，洛伐他汀，依折麦布
毒性作用（坏死）	镇痛药	对乙酰氨基酚
	碳氢化合物	四氯化碳
	金属	黄磷
	蕈类	鬼笔鹅膏
	溶剂	二甲基甲酰胺
肉芽肿	抗心律失常药	奎尼丁，地尔硫䓬
	抗生素	磺胺类
	抗惊厥药	卡马西平
	抗炎药	苯基丁氮酮
	黄嘌呤氧化酶抑制剂	别嘌呤醇
血管损伤	化疗药	奥沙利铂，马法兰

[a]部分药物可导致多种类型肝损伤，并在多种分类中出现；[b]很少与原发性胆汁性肝硬化有关；[c]偶尔与慢性肝炎、桥接性肝坏死或肝硬化有关；[d]与自身免疫性肝炎有关；[e]因严重肝毒性停用

量也要格外警惕中毒的风险。2006 年的一项研究显示，正常受试者应用对乙酰氨基酚，按照最大推荐剂量 4 g/d（按单独使用或作为对乙酰氨基酚-阿片复合物的成分计算用量）连续应用 14 天，31%～44%出现转氨酶升高。由于转氨酶变化呈一过性，且不伴有胆红素升高，其临床意义尚有待确认。尽管丙型肝炎病毒（HCV）感染的患者，过量应用对乙酰氨基酚会增加急性肝损伤的风险，但通常情况下，非酒精性肝病患者能很好地耐受推荐剂量的对乙酰氨基酚。肝硬化患者应用对乙酰氨基酚不会造成肝功能失代偿。由于对乙酰氨基酚的肝损伤作用，以及对乙酰氨基酚安全剂量和中毒剂量间狭窄的安全区间，美国食品和药品监督管理局（FDA）推荐的对乙酰氨基酚摄入剂量由每日 4 g 减至每日 3 g（长期饮酒者需进一步减量）。此外，所有对乙酰氨基酚和含有对乙酰氨基酚成分的药品均需在包装上重点标注潜在肝损伤的可能。含有阿片类的药品，每片中对乙酰氨基酚成分的含量不超过 325 mg。

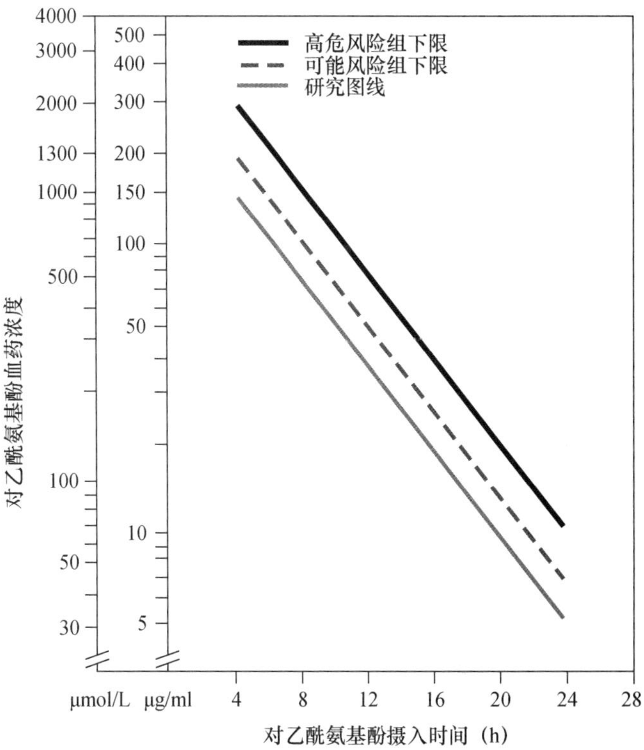

图 18-2 根据初始血药浓度制定的**对乙酰氨基酚肝毒性风险列线图**（After BH Rumack，H Matthew：Pediatrics 55：871，1975.）

治疗　对乙酰氨基酚过量

对乙酰氨基酚过量的治疗包括洗胃、支持治疗以及口服活性炭或消胆胺预防残余药物的吸收，但活性炭或消胆胺对摄入对乙酰氨基酚超过 30 min 者无效。如应用上述治疗，所有口服药物均应在洗胃后给药。肝毒性可能性作为服药 8 h 后对乙酰氨基酚血药浓度的函数，可从急诊科的列线图（图 18-2）中进行推测。对乙酰氨基酚血药浓度明显升高的患者（摄入药物 4 h 血药浓度＞200 μg/ml 或 8 h＞100 μg/ml），N-乙酰半胱氨酸可以减轻肝坏死的严重程度。药物毒性产物通过巯基键与细胞蛋白共价结合，形成药物代谢产物——蛋白加合物，N-乙酰半胱氨酸可以提供巯基基团补充谷胱甘肽，使毒性产物无害化。治疗应在药物摄入后 8 h 内开始，但 24～36 h 用药也可获得部分疗效，后期应用巯基化合物效果并不确定。常规使用 N-乙酰半胱氨酸能减少对乙酰氨基酚致死性肝毒性的发生，N-乙酰半胱氨酸可以口服用药，但静脉输注给药更为常用。第 1 小时给予负荷量 140 mg/kg，而后每 4 h 按 70 mg/kg 给药一次，共用 15～20 次（不含首剂负荷量）。患者可能的肝毒性一经证实，应联系地方毒物控制中心。当血药浓度判断肝损伤风险较低时，可停止治疗。如应用 N-乙酰半胱氨酸治疗后，仍有肝衰竭表现（进行性黄疸、凝血功能障碍和意识障碍），肝移植可能是唯一的选择。急性肝衰竭早期动脉血乳酸水平可以用来区分亟需肝移植的患者（乳酸水平＞3.5 mmol/L）和不进行肝移植也可能生存的患者。严重对乙酰氨基酚肝损伤的患者，接近 75%伴有急性肾损伤，但多呈自限性。

急性对乙酰氨基酚过量的生存者很少遗留持续性肝损伤或后遗症。

异烟肼的肝毒性（直接毒性作用和特异质反应）

异烟肼（INH）尽管早已被证实具有肝毒性，但仍是结核病预防和治疗的核心药物。应用异烟肼治疗的患者，10%在最初几周的治疗后出现转氨酶升高，但持续用药情况下，转氨酶升高多呈现自限、轻微（ALT＜200 IU/L）和可以缓解的特点。如果症状和转氨酶升高非持续进展，这种适应性反应不影响继续用药。异烟肼引起的急性药物性肝细胞损伤，潜伏期长达 6 个月，并且饮酒和服用苯巴比妥、利福平及吡嗪酰胺的患者更易发生。如果达到肝性脑病的临床阈值，严重肝损伤可能危及生命或需要肝移植。肝组织学检查见到的病变与病毒性肝炎或桥接肝坏死类似。实质性肝损伤的发生与年龄有关，35 岁后发生率明显升高，50 岁以上最高，而 20 岁以下最低，但即使是

50岁以上的患者，用药过程中严密监测的肝毒性发生率仅约2%，远低于根据既往经验评估得到的风险。发热、皮疹、嗜酸性粒细胞增多以及其他药物过敏反应极为罕见。最近，在接受异烟肼治疗的患者体内发现了异烟肼抗体，但它与肝损伤的关系尚不清楚。少部分药物治疗的患者出现了类似慢性肝炎的临床表现。尽管遭到质疑，但很多结核菌素皮肤试验或Quantiferon试验阳性的公共卫生项目，每月都要监测转氨酶。大多数致死性后果的发生是由于出现明显肝损伤临床表现后仍持续使用异烟肼，因此建议患者关注报警症状，如恶心、乏力或黄疸，能更有效地限制严重后果的发生。

丙戊酸钠的肝毒性（直接毒性作用和特异质反应）

丙戊酸钠是常用的抗惊厥药，用于治疗癫痫小发作或其他惊厥性疾病，与严重的或罕见致死性的肝毒性有关，以儿童尤为显著，成人中亦有发生。丙戊酸钠是造成儿童肝移植最常见的抗惊厥药物。接受药物治疗的患者中，无症状的转氨酶水平升高约占45%。由于大多数患者持续用药也不会产生肝细胞毒性，因此这种“适应性”改变似乎并无临床意义。少数出现黄疸、脑病和肝衰竭的患者，肝组织学检查显示微泡性脂肪变性和桥接肝坏死，以中心小叶区域为著，同时还可以出现胆管损伤。丙戊酸钠可能并无直接毒性作用，而是其代谢产物4-戊烯酸导致的肝损伤。丙戊酸钠的肝毒性在线粒体酶缺乏的患者中更常见，能够造成肉毒碱耗竭，可以通过静脉输注肉毒碱来缓解。最近证实，丙戊酸钠的肝毒性作用与人类白细胞抗原单倍体（DR4和B＊1502）以及线粒体DNA聚合酶γ1突变有关。

呋喃妥英的肝毒性（特异质反应）

呋喃妥英是治疗尿路感染的常用抗生素，可以引起致死性的急性肝炎，更常见的是导致不同严重程度的慢性肝炎，与自身免疫性肝炎难以区分。这两种情况主要发生在频繁使用或反复使用该药的复发性膀胱炎女性患者。多数药物毒性作用的肝损伤都在摄入后6个月内出现，但呋喃妥英潜伏期更长，部分原因可能在于间断性使用。呋喃妥英导致的肝损伤患者中，细胞核成分抗体、平滑肌抗体和线粒体抗体都有发现，可随着感染好转而消失，但需应用糖皮质激素或其他免疫抑制剂减轻自身免疫损伤，而未及时发现肝损伤的患者可能进展至肝硬化。呋喃妥英还可导致肺间质纤维化，表现为咳嗽和呼吸困难，随停药而逐渐缓解。呋喃妥英所致肝损伤，组织学检查结果与自身免疫性肝炎相同，与之相类似的还有用于治疗青春期痤疮的米诺环素以及肼屈嗪和α-甲基多巴。

阿莫西林-克拉维酸的肝毒性（特异质混合反应）

目前，欧洲及美国药物性肝损伤的最常见药物为阿莫西林-克拉维酸，可以导致非常特殊的混合性胆汁淤积或胆汁淤积为主的损伤。阿莫西林-克拉维酸导致的肝损伤存在相当长的潜伏期，可能直到停药后才会开始显现。肝毒性的高发生率，一定程度上反映了阿莫西林-克拉维酸在呼吸道感染（如社区获得性肺炎治疗）中的频繁应用。肝毒性的机制尚不清楚，目前认为阿莫西林的毒性作用导致肝损伤，克拉维酸则加重损伤，但本身不具有毒性作用。阿莫西林-克拉维酸导致的肝损伤症状包括恶心、食欲减退、乏力和黄疸，黄疸常伴有皮肤瘙痒，且长时间持续存在，皮疹较少见。有时，阿莫西林-克拉维酸与其他胆汁淤积性肝毒性药物一样，引起永久性毛细胆管损伤，导致所谓的“胆管消失综合征”。胆管消失综合征初期肝损伤轻微而胆汁淤积严重，但随着时间的进展，组织学异常的胆管逐渐消失，最终活检不能观察到明显的胆管组织。

苯妥英钠的肝毒性（特异质反应）

苯妥英钠是抗惊厥的主要药物，与少见但严重的类肝炎肝损伤有关，可导致暴发性肝衰竭。在大多数患者中，肝损伤伴随明显的发热、淋巴结肿大、皮疹（Stevens-Johnson综合征或剥脱性皮炎）、白细胞升高及嗜酸性粒细胞增多，提示自身免疫介导的超敏机制。尽管存在上述表现，但代谢性特异质反应才是肝损伤的主要原因。苯妥英钠在肝内通过细胞色素P450代谢，产物中包括高活性亲电子芳香氧化物，经环氧化物酶进一步代谢。环氧化物酶活性缺乏（遗传性或获得性）导致芳香氧化物与肝大分子共价结合，从而产生肝损伤。肝损伤通常在应用苯妥英钠治疗2个月内出现，除了肝内大量嗜酸性粒细胞聚集，其临床表现、生化检查或组织学改变均与病毒性肝炎类似。少数情况下，胆管损伤可能是特征性表现，具有显著的肝内胆汁淤积。长期应用苯妥英钠治疗的患者，多存在无症状的转氨酶和碱性磷酸酶升高，被认为是苯妥英钠的肝酶诱导作用，伴随组织学水平的肝细胞水肿，而没有坏死性炎症或慢性肝病。

胺碘酮的肝毒性（直接毒性作用和特异质反应）

应用此类抗心律失常药物的患者，15%～50%存在转氨酶轻度升高，持续用药情况下，转氨酶可以维持在轻度升高水平或有所降低，持续数天至数月不等。部分转氨酶升高的患者出现肝大，但进展至临床肝脏病变的比例<5%。特征性表现为超微结构的磷脂沉积，不伴临床肝脏病变，但影响了肝混合功能氧化酶对其他药物的代谢，这一特征性表现提示了药物的直接肝损伤作用，在长期用药患者中普遍存在。这种阳离子两亲性药物及其主要代谢产物去乙基胺碘酮在肝细胞溶酶体、线粒体及胆管上皮细胞中聚积。普遍存在的转氨酶升高，被认为是可以预测的、剂量依赖的直接肝细胞毒性作用。另一方面，在出现临床肝脏病变的少数患者中，其肝损伤与酒精性肝病相似。这种所谓的伪酒精性肝损伤，可出现从脂肪变性到酒精性肝炎（中性粒细胞浸润和 Mallory 透明体），再到肝硬化等一系列表现。电子显微镜下所见富含磷脂的溶酶体板层小体，可以用来区分胺碘酮的肝损伤和典型的酒精性肝炎。胺碘酮肝损伤过程中有肝毒性代谢产物的形成，类似于代谢性特异质反应。急性特异质反应性肝细胞损伤较少见，类似病毒性肝炎或胆汁淤积性肝炎，偶尔可见肝脏肉芽肿。由于胺碘酮半衰期较长，停药后肝损伤仍会持续数月之久。

红霉素的肝毒性（胆汁淤积性特异质反应）

红霉素最重要的副作用是罕见的胆汁淤积性反应，儿童较成人多见。尽管绝大多数此类反应由依托红霉素引起，但其他种类的红霉素亦有涉及。胆汁淤积性反应通常在用药 2～3 周出现，包括恶心、呕吐、发热、右上腹痛、黄疸、白细胞升高以及转氨酶和碱性磷酸酶中度升高，临床表现类似于急性胆囊炎或细菌性胆管炎。肝组织学检查可见不同程度的胆汁淤积，淋巴细胞、中性粒细胞和嗜酸性粒细胞形成的汇管区炎症，以及散在的肝细胞坏死灶。症状和异常化验结果可在停药数天后恢复，并且不会转变为慢性肝病，但机制尚不清楚。

口服避孕药的肝毒性（胆汁淤积性反应）

少数患者在使用雌孕激素合成的口服避孕药后数周到数月可出现伴有皮肤瘙痒和黄疸表现的肝内胆汁淤积。在反复发作妊娠期特发性胆汁淤积、严重妊娠期瘙痒或有此类疾病家族史的患者中更易出现。除了肝脏生化检查，其他实验室检查结果均正常，且无超敏反应的肝外表现。肝组织学检查可见胆汁淤积（扩张胆小管内的胆栓）以及肝细胞显著的胆红素染色。与氯丙嗪导致的胆汁淤积相比，无汇管区炎症，停药后上述损伤可逆转。尽管雌激素起主导作用，但两种类固醇成分协同产生对肝功能的影响。有反复发作的妊娠期黄疸病史的患者禁用口服避孕药。良性为主伴少数恶性的肝脏肿瘤、肝静脉闭塞以及外周窦状小管扩张同样与口服避孕药有关，但口服避孕药与肝局灶性结节增生无关。

合成类固醇（胆汁淤积性反应）

补充替代药物所致最常见的肝损伤是胆汁淤积，如塑造体型所应用的合成类固醇。健身房和食品店销售的膳食补充品中就可能含有合成类固醇。黄疸伴胆汁淤积的青年男性，如果除外肝炎，且实验室检查结果保持不变，则可能是由某种雄激素制品导致。此类药物能够损伤胆管转运泵，导致严重的胆汁淤积。其发病时间早晚不一，通常情况下，缓解则需要数周到数月。最初，可能出现食欲减退、恶心和不适感，随后部分患者还可出现皮肤瘙痒，转氨酶通常小于 100 IU/L，碱性磷酸酶中度升高，胆红素多大于 342 μmol/L（20 mg/dl）。肝组织学检查可见胆汁淤积，不伴肝实质炎症或坏死。合成类固醇同样用于治疗骨髓衰竭，但用药后有肝窦扩张、肝紫癜、肝脏腺瘤以及肝癌的个别报道。

复方新诺明的肝毒性（特异质反应）

复方新诺明用来治疗免疫状态正常人群的尿路感染，以及预防和治疗免疫抑制人群的卡氏肺孢子菌肺炎（器官移植或艾滋病患者）。随着药物的频繁使用，少见的肝毒性作用被人们所认识。复方新诺明肝细胞毒性的发生不可预知，但其发生有相对固定的数周的潜伏期，并且通常伴有嗜酸细胞增多、皮疹和其他超敏反应表现。生化和组织学检查显示肝细胞坏死为主，但胆汁淤积亦不少见。偶有胆汁淤积不伴肝细胞坏死发生，极罕见的有严重胆汁淤积性肝损伤。大多数情况下，肝损伤具有自限性，但仍有罕见的死亡病例。肝细胞毒性可归咎于药物中的磺胺甲噁唑成分，与其他磺胺类药物有相似的特性，可见组织嗜酸性粒细胞增多和肉芽肿。HIV 感染患者应用复方新诺明，肝毒性风险增加。

HMG-CoA 还原酶抑制剂（肝细胞和胆汁淤积性特异质混合反应）

服用洛伐他汀、辛伐他汀、普伐他汀、氟伐他汀或其他新型他汀类药物治疗高脂血症的患者中，1%～2%会出现无症状的、可逆的转氨酶升高（>3 倍正常范围上限）。急性肝炎样组织改变、中心小叶坏死以及中心小叶胆汁淤积仅见于极少数病例。大多数情况下，开始用药治疗的数周内，转氨酶仅轻度升高。严密的实验室监测，可以区分轻微短暂的改变和严重持久的异常，前者可继续用药，后者则需中断治疗。由于他汀类药物引起有临床意义的转氨酶升高十分少见，且meta 分析显示药物治疗组和安慰剂组的实验室检查异常发生率无明显差异。肝脏专家向美国国家脂质协会安全工作小组建议，应用他汀类药物治疗的患者，无需监测肝功能，并且在用药过程中无症状的单纯转氨酶升高无需停药。他汀类药物的肝细胞毒性，在慢性丙型肝炎、脂肪肝或其他肝病患者中无明显增加，这些患者应用他汀类药物治疗是安全的。

肠外营养（脂肪变性和胆汁淤积）

肠外营养（TPN）经常合并脂肪变性、胆汁淤积或胆结石（或胆泥）引起的胆汁淤积性肝炎。脂肪变性或脂肪性肝炎可能是由营养支持中碳水化合物所提供热量过多引起，是成人肠外营养相关性肝脏病变的主要类型。随着肠外营养平衡公式的应用，依靠脂质作为热量替代来源，此类合并症的发生率已明显降低。胆汁淤积和胆石症的形成是由于没有食物摄入，缺乏胆汁分泌和排泄的刺激所导致，是新生儿，尤其是早产儿肠外营养相关肝脏病变的主要类型。通常情况下，新生儿胆汁淤积是多因素的，包括败血症、低氧血症以及低血压，偶有新生儿肠外营养相关性胆汁淤积进展至慢性肝病和肝衰竭的报道。当成人出现肠外营养相关性肝脏检查异常，应首先增加脂质以平衡肠外营养成分。新生儿出现肠外营养相关性胆汁淤积时，添加经口喂养可能会帮助缓解。治疗药物包括胆囊收缩素、熊去氧胆酸、S-腺蛋氨酸及牛磺酸（已被证实有效）。

补充替代药物（特异质肝炎和脂肪变性）

草药的功效尚未经科学验证，缺乏监管机构的安全性评估，美国 20%的药物性肝损伤与此有关。除合成类固醇外，最常见的膳食调节品或草药制品是减肥药。具有肝毒性的草药成分包括金不换、小柴胡汤、石蚕、小槲树、番泻叶、槲寄生、美黄芩、龙胆草、聚合草（包含吡咯里西啶生物碱）、麻黄、蜂花粉、缬草根、薄荷油、卡瓦胡椒、白屈菜、月桂美鳞菊、LipoKinetix（减肥药）、燃脂丸、草本营养品以及含有茶多酚（绿茶提取物）的草药茶。应用金不换的特征性改变为急性肝炎样组织改变，包括局灶肝细胞坏死、混合汇管区单核细胞浸润、凝固性坏死、肝细胞凋亡、组织嗜酸性粒细胞增多以及微泡性脂肪变性。大剂量应用维生素 A 同样可以损伤肝，类似于中草药制品中的吡咯里西啶生物碱，可以引起静脉闭塞性损伤，导致肝窦静脉闭塞。部分替代药物通过活性代谢产物导致肝毒性，刺激细胞色素 P450 的酒精和药物可以增强此类产物的毒性作用，部分替代药物同样具有类似的增强作用。广泛应用没有明确界定的草药制剂，肝毒性的出现可能会愈发频繁。因此，在询问急/慢性肝病患者用药史时，应该包括“替代药物”及其他所谓保健食品店销售的非处方制品。

HIV 感染的高效抗逆转录病毒治疗（HAART）（线粒体毒性、特异质反应及脂肪变性；肝细胞性、胆汁淤积性及混合性）

HIV 感染人群的药物肝毒性较为复杂，存在多种原因（慢性病毒性肝炎、脂肪浸润、浸润性病变、分枝杆菌感染等），但高效抗逆转录病毒治疗（HAART）相关的药物肝毒性是 HIV 感染人群中突出的、常见的肝损伤类型。尽管没有任何抗病毒药物被认为具有明显的肝毒性作用，但含有逆转录酶和蛋白酶抑制剂的复合制剂可使 10%的用药患者出现肝损伤。所涉及的最常用复合制剂包括核苷类似物逆转录酶抑制剂齐多夫定、地达诺新以及程度略轻的司他夫定，还有蛋白酶抑制剂利托那韦、茚地那韦及替拉那韦，以及非核苷类逆转录酶抑制剂奈韦拉平和程度较轻的依法韦仑。这些药物主要导致肝细胞损伤和胆汁淤积性损伤，持续使用（>6 个月）逆转录酶抑制剂与线粒体损伤、脂肪变性和乳酸酸中毒有关。高间接胆红素血症是由于葡萄糖醛酸转移酶直接抑制胆红素结合活性所致，通常不伴转氨酶或碱性磷酸酶活性的升高，可发生在 10%应用蛋白酶抑制剂茚地那韦治疗的患者中。区分 HIV 感染患者 HAART 相关肝毒性和所合并肝炎病毒感染对肝损伤的影响极具挑战性，难点包括①慢性乙型肝炎和慢性丙型肝炎能够影响 HIV 感染患者的自然转归和对 HAART 治疗的反应，②HAART 可以影响慢性病毒性肝炎。例如，合并慢性乙型肝炎且应用抗病毒治疗（如核苷类似物拉米夫定）的患者突然停药或出现核苷类似物抵抗，HAART 引起的免疫重建会导致免疫介导的肝细胞损伤。HIV 感染会增加慢性丙型肝炎患者肝纤维化的风险，尤其是低 CD4+ T 细胞计数的患者，而 HAART

治疗会导致慢性丙型肝炎患者血清转氨酶和HCV-RNA水平的升高。HIV/HCV合并感染的患者，地达诺新或司坦夫定不能与利巴韦林联用，否则会增加严重线粒体毒性和乳酸酸中毒的风险。

致谢

Kurt J. Isselbacher，MD，前一版哈里森内科学的本章作者。

第十九章　慢性肝炎

Chronic Hepatitis

Jules L. Dienstag

（王晔　宋志强　译　丁士刚　校）

慢性肝炎是指一系列由不同病因所致的、严重程度不等的肝脏疾病，其肝脏炎症反应和坏死持续至少6个月。轻型慢性肝炎并不进展，或者仅缓慢进展，重型慢性肝炎会导致瘢痕形成和结构重组，最终导致肝硬化。已经发现了多种类型的慢性肝炎，包括慢性病毒性肝炎、药物引起的慢性肝炎（第十八章）和自身免疫性肝炎。在很多情况下，仅凭临床表现和实验室检测结果不足以区分患者属于哪个类型的慢性肝炎，一些“特发性”病例也被认为可能属于自身免疫性慢性肝炎。在一些遗传性和代谢性疾病中，如Wilson病（铜超负荷）、α_1抗胰蛋白酶缺乏症（第二十二章）、非酒精性脂肪性肝病（第二十四章）以及偶见于酒精性肝损伤（第二十章）患者中，有时也会出现慢性肝炎的临床和实验室表现。尽管所有类型的慢性肝炎在某些方面具有相同的临床、实验室和组织病理学表现，但慢性病毒性肝炎和自身免疫性肝炎具有明显的自身特点，将进行单独讨论。急性肝炎详见第十七章。

慢性肝炎的分类

各种类型的慢性肝炎在组织病理学特点方面（主要基于肝损害的部位和程度）均具有明显的差别，可以是轻度改变（以前称之为慢性持续性肝炎或慢性小叶性肝炎），也可以是重度改变（以前称之为慢性活动性肝炎）。最初定义这些分类时，认为其与预后有关，但后续的研究并未证实这一点。慢性肝炎的分类从主要基于病理组织学诊断，已经发展为基于临床、血清和组织学变量的综合信息化分类方法，主要包括①病因，②组织学活动性或分级，③进展程度或分期。因此，单独依据临床特点，或者单独依据肝穿刺所获得的组织学特征，均不足以显示和区分慢性肝炎的不同分类。

病因分类

根据临床和血清学表现可以诊断慢性病毒性肝炎（包括乙型肝炎、乙型肝炎合并丁型肝炎和丙型肝炎）、自身免疫性肝炎（基于血清学特点分为Ⅰ型、Ⅱ型或Ⅲ型）、药物相关性慢性肝炎、原因未明或隐源性慢性肝炎等（表19-1）。

分级分类

分级是通过肝组织活检，对坏死炎症的活动性进行组织学评估，主要的组织学特点包括门静脉周围坏

表19-1　慢性肝炎临床和实验室表现

肝炎类型	诊断试验	自身抗体	治疗
慢性乙型肝炎	HBsAg， 抗-HBc IgG， HBeAg， HBV DNA	不常见	IFN-α，PEG IFN-α 口服药： 一线：恩替卡韦、替诺福韦 二线：拉米夫定、阿德福韦、替比夫定
慢性丙型肝炎	抗-HCV， HCV RNA	抗-LKM1[a]	PEG IFN-α加利巴韦林 替拉瑞韦[b] 波普瑞韦[b]
慢性丁型肝炎	抗-HDV， HDV RNA， HBsAg， 抗-HBc IgG	抗-LKM3	IFN-α，PEG IFN-α[c]
自身免疫性肝炎	ANA[d] （均质型）， 抗-LKM1（±） 高球蛋白血症	ANA，抗-LKM1 抗-SLA[e]	泼尼松 硫唑嘌呤
药物相关性肝炎	—	不常见	停药
隐源性肝炎	均阴性	无	泼尼松（?）， 硫唑嘌呤（?）

[a]肝肾微粒体抗体1型（Ⅱ型自身免疫性肝炎和一些丙型肝炎）。[b]与PEG IFN和利巴韦林联合为三联治疗，在撰写和出版本章时，两个替代药物simeprevir和索菲布韦已被批准用于丙型肝炎治疗（见www.hcvguidelines.org）。[c]早期临床试验表明IFN-α治疗有效；PEG IFN-α至少和IFN-α同样有效，可以取代IFN-α。[d]抗核抗体（Ⅰ型自身免疫性肝炎）。[e]可溶性肝抗原抗体（Ⅲ型自身免疫性肝炎）。

缩写：HBsAg，乙型肝炎表面抗原；HBc，乙型肝炎核心；HBeAg，乙型肝炎e抗原；HBV，乙型肝炎病毒；HCV，丙型肝炎病毒；HDV，丁型肝炎病毒；IFN-α，干扰素α；IgG，免疫球蛋白G；LKM，肝肾微粒体；PEG IFN-α，聚乙二醇干扰素α；SLA，可溶性肝抗原

死的程度，由炎症细胞所致的门静脉周围肝细胞界板的断裂（也叫作碎片状坏死或界板性肝炎），融合性坏死的程度（又称之为桥样坏死，其在血管结构之间形成桥样连接，如门静脉之间，甚至在门静脉和中央静脉之间），小叶内肝细胞变性和局灶性坏死的程度以及汇管区炎症的程度。已有几个评分系统可以将这些组织学特点进行量化，其中在美国最常用的是组织学活动性指数（HAI），在欧洲常用 METAVIR 评分（表 19-2）。根据是否出现这些组织学活动性特征及其程度，慢性肝炎可分为轻度、中度和重度。

分期分类

慢性肝炎的分期是基于肝纤维化的程度，反映了疾病的进展水平。当纤维化非常广泛，纤维隔板包绕了肝小叶实质，改变了正常的肝小叶结构，在组织学上即称之为肝硬化。可以采用数字量表对肝纤维化程度进行分期，从 0 到 6（HAI）或者从 0 到 4（METAVIR）（表 19-2）。许多无创检测方法被用来估计肝组织学分期，如血清肝纤维化标志物和肝弹性影像学检测。

慢性病毒性肝炎

甲型肝炎和戊型肝炎都是经肠道传染的病毒性肝炎，其病程是自限性的，不会导致慢性肝炎［虽然有罕见的报道，在某些遗传易感性的患者中，急性甲型肝炎诱发了自身免疫性肝炎的发生，或者在免疫抑制状态的患者中，如肝移植，急性戊型肝炎（见第十七章）导致了慢性肝脏疾病］。与之相反，慢性肝炎的整个临床病理学疾病谱均可见于慢性乙型肝炎、慢性丙型肝炎以及慢性丁型肝炎和乙型肝炎重叠感染的患者中。

慢性乙型肝炎

急性乙型肝炎后是否发生慢性化与年龄有关。出生时感染的患者，常表现为隐匿性临床急性感染，但 90%的患者出现感染的慢性化。而在免疫功能正常的青年人中，感染通常表现为临床显性的急性肝炎，发生慢性化的风险仅约 1%。绝大部分成年的慢性乙型肝炎患者，既往并未出现过临床上显性的急性乙型肝炎的表现。慢性乙型肝炎患者肝损伤的程度（分级）是多样的，从无活动性的携带者到轻度、中度或重度，组织学表现对提示预后具有重要的意义。在一项对慢性乙型肝炎患者的长期研究中发现，轻度慢性肝炎患者的 5 年生存率是 97%，中度到重度慢性肝炎患者是

表 19-2 慢性肝炎组织学分级和分期

组织学表现		组织学活动系数（HAI）[a]		METAVIR[b]	
		严重程度	评分	严重程度	评分
坏死炎症活动性（分级）					
汇管区坏死，包括碎屑样坏死，和（或）桥接坏死（BN）		无	0	无	0
		轻度	1	轻度	1
		轻度/中度	2	中度	2
		中度	3	重度	3
		重度	4		
				桥接坏死	有
					无
小叶内坏死	融合	无	0	无或轻度	0
		局灶	1	中度	1
		某些 3 带	2	重度	2
		较多 3 带	3		
		3 带坏死＋少量桥接坏死	4		
		3 带坏死＋多发桥接坏死	5		
		全小叶/多小叶	6		
	局灶	无	0		
		≤1 个局灶/10×视野	1		
		2～4 个局灶/10×视野	2		
		5～10 个局灶/10×视野	3		
		>10 个局灶/10×视野	4		
门脉炎症		无	0		
		轻度	1		
		中度	2		
		中度/显著	3		
		显著	4		
		合计	0～18		A0-A3[c]
纤维化（分期）					
无			0		F0
门脉纤维化-部分			1		F1
门脉纤维化-大部分			2		F1
桥接纤维化-少数			3		F2
桥接纤维化-多数			4		F3
早期肝硬化			5		F4
肝硬化			6		F4
		合计	6		4

[a] Ishak K，Baptista A，Bianchi L，et al：Histologic grading and staging of chronic hepatitis. J Hepatol 22：696，1995. [b] Bedossa P，Poynard T，French METAVIR Cooperative Study Group：An algorithm for grading activity in chronic hepatitis C. Hepatology 24：289，1996. [c] 坏死炎症分级：A0＝无；A1＝轻度；A2＝中度；A3＝重度

86%，慢性肝炎合并坏死后肝硬化患者是55%，而15年生存率分别是77%、66%和40%。另一方面，更多近年来的观察研究结果提示我们，不应如此乐观地预测轻度慢性肝炎患者的预后，对这些患者随访1～13年后发现，他们进展到更严重慢性肝炎和肝硬化的比例超过1/4。

比单独关注患者组织学情况更重要的是乙型肝炎病毒（HBV）的复制程度。正如第十七章所述，慢性HBV感染的患者乙型肝炎e抗原（HBeAg）可以阳性，也可以阴性，一般而言，无论HBeAg阳性还是阴性，慢性乙型肝炎患者的HBV DNA水平与肝损伤程度及进展风险有关。在HBeAg阳性的慢性乙型肝炎患者中，基于HBV复制的水平可以划分出两个时期。相对复制期的特点是血清中存在HBeAg，HBV DNA复制水平超过10^3～10^4 IU/ml，有时超过10^9 IU/ml，在肝可以检测到肝细胞内核衣壳抗原［主要是乙型肝炎核心抗原（HBcAg）］，有高度传染性，伴随着肝损伤。与之相反，相对非复制期缺乏传统的HBV复制血清标志物HBeAg，存在抗-HBe，HBV DNA水平低于阈值（约10^3 IU/ml），缺乏肝细胞内HBcAg，传染性有限，肝损伤轻微。患者在复制期容易有更严重的慢性肝炎，而在非复制期多为轻度慢性肝炎或者是无活动性乙型肝炎携带者。HBeAg阳性的慢性乙型肝炎患者自发的从复制期转换为非复制期的可能性大约是每年10%。然而，HBV复制情况和组织学分类并不总是一致的。在一些HBeAg阳性的慢性乙型肝炎患者中，特别是出生期或儿童期感染的患者，这在亚洲国家很常见，常可出现分化的表现，在开始的几十年中有很高的HBV复制水平（宿主对HBV耐受程度相当高）和很轻微的肝损伤表现。尽管表面上看这一人群在几十年呈现出肝相对良性的特性，但在中间的几十年中将出现肝损伤，宿主处于相对耐受期，HBV下降，儿童期的感染最终增加了生命后期肝硬化和肝细胞癌（HCC）的风险以及肝病相关死亡的风险。慢性乙型肝炎肝损伤机制详见第十七章。

HBeAg阴性的慢性乙型肝炎［即慢性乙型肝炎感染有活跃的病毒复制，可以容易地检测到HBV DNA，但没有HBeAg（抗-HBe阳性）］在地中海地区、欧洲和亚洲国家（相对应的，HBV基因型为非A型）比HBeAg阳性的慢性乙型肝炎更为常见。与HBeAg阳性患者相比，HBeAg阴性的慢性乙型肝炎患者HBV DNA更低（不超过10^5～10^6 IU/ml）。HBeAg阴性病例大多是因为在自然病史中（大部分是发病早期，年龄40～55岁，比HBeAg阳性慢性乙型肝炎患者年长）获得了前核心区或核心区的基因突变，这一变异阻止了HBeAg从HBV基因组的前核心区的翻译过程（前核心区变异），或者下调了前核心区mRNA的转录过程（核心启动子变异，第十七章）。尽管其HBV DNA水平常常低于HBeAg阳性的慢性乙型肝炎患者，HBeAg阴性的慢性乙肝肝炎患者的肝损伤依然可以进展（合并肝硬化和HCC），肝脏疾病间断激活，表现为转氨酶升高，处于波动水平（“复燃”）。HBeAg阴性患者的生化和组织学激活与HBV DNA复制水平紧密相关，这与上文提到的亚洲HBeAg阳性慢性乙型肝炎患者在感染初期几十年的情况不同。无论对于HBeAg阳性还是阴性患者，HBV DNA都是重要的进展至肝硬化和肝癌的危险因素。尽管HBeAg阴性的慢性乙型肝炎患者HBV DNA水平较低，而且治疗后常可迅速抑制病毒至检测不到的水平，但仅有少数患者能够获得持久应答而终止抗病毒治疗。不活动的病毒携带者是指患者的血液中有乙型肝炎表面抗原（HBsAg），血清转氨酶水平正常，检测不到HBeAg，HBV DNA水平也检测不到或者在阈值水平（≤10^3 IU/ml）。这种血清学表现不仅出现在不活动的病毒携带者，也可以出现在HBeAg阴性慢性乙型肝炎患者的相对不活动期。区分这两种情况需要经过多个月的一系列生化和血清学监测。

慢性乙型肝炎的临床表现是很广泛的，从无症状感染到衰弱表现，甚至是终末期致命性肝衰竭。在大部分患者中，疾病开始比较隐匿，极少数患者的慢性肝炎继发于临床显性的急性乙型肝炎治疗失败。预测从急性转化为慢性乙型肝炎的相关临床和实验室表现详见第十七章。

乏力是常见的症状，持续或间断出现黄疸是重度或进展期患者的常见表现。间断加深的黄疸，反复发作的不适和食欲减退，合并加重的乏力，均提示急性肝炎；这种病情加重是自发的，经常和病毒再次激活同时发生；可以导致肝损伤的进一步发展；当合并肝硬化时，导致肝功能失代偿。肝硬化并发症发生于慢性肝炎终末期，包括腹水、水肿、胃底食管静脉曲张破裂出血、肝性脑病、凝血功能异常或脾功能亢进。少数情况下，这些并发症是患者初诊的原因。慢性乙型肝炎的肝外并发症与前驱期的急性肝炎患者相似，主要是因为乙型肝炎抗原-抗体免疫复合物的沉积所致，包括常见的关节痛和关节炎、少见的皮肤紫癜（白细胞碎裂性血管炎）、免疫复合物性肾小球肾炎、系统性血管炎（结节性多发性血管炎）（第十七章）。

实验室检查并不能完全区分组织学上轻度和重度的慢性乙型肝炎。慢性乙型肝炎患者的转氨酶通常轻度或中度升高，波动范围在100～1000 U。和急性乙型肝炎一样，ALT一般比AST升高更多。一旦出现肝硬化，AST倾向于超过ALT。碱性磷酸酶的水平多正常或稍高于正常上限。在重度肝炎患者，血清胆红素出现中等程度的升高［51.3～171 μmol/L（3～10 mg/dl）］。低白蛋白血症和凝血酶原时间延长发生于重度或终末期患者。高球蛋白血症和血循环中检测到自身抗体在慢性乙型肝炎患者中很少见（与自身免疫性肝炎相反）。慢性HBV感染的病毒标志物详见第十七章。

治疗　慢性乙型肝炎的治疗

尽管重度比轻中度慢性乙型肝炎患者更容易进展为肝硬化，但在所有程度的患者中均可出现，进展主要发生在HBV复制活跃时。在具有HCC风险的慢性乙型肝炎患者中，存在持续高水平的HBV复制和最初高水平HBV DNA自发下降速度较慢的人群，其发生HCC的风险最高。因此，治疗慢性乙型肝炎应该直接抑制病毒复制水平。尽管临床试验大多倾向于关注那些可以在1～2年内达到的临床终点（如抑制HBV DNA至检测不到的水平、HBeAg/HBsAg消失、组织学改善或ALT恢复正常），但达到这些短期目标是为了降低临床进展、肝病失代偿和死亡的风险。目前许多药物已被用于慢性乙型肝炎的治疗：注射干扰素α、聚乙二醇干扰素［长效干扰素结合聚乙二醇，PEG（PEG IFN）］，口服药物拉米夫定、阿德福韦酯、恩替卡韦、替比夫定或替诺福韦。

乙型肝炎的抗病毒治疗从20世纪90年代中期开始随着HBV DNA检测的应用而迅速发展。当IFN和拉米夫定进行临床试验评估时，HBV DNA的检测采用的是不够敏感的杂交法，检测阈值是10^5～10^6病毒粒子/毫升；当阿德福韦酯、恩替卡韦、替比夫定、替诺福韦和PEG IFN进行临床研究时，HBV DNA的检测采用的是敏感的扩增分析法（聚合酶链反应PCR），检测阈值是10^1～10^3病毒拷贝/毫升或IU/ml。明确上述区别有助于比较不同临床试验的结果，更好地评估这些药物的疗效（下面的内容将按照有效性试验结果发表时间的顺序来讨论）。

干扰素

干扰素α是第一个用于治疗慢性乙型肝炎的药物。尽管它不再用于治疗乙型肝炎，但其历史地位是很重要的，具有很好的借鉴意义。在免疫功能正常、HBeAg阳性的慢性乙型肝炎患者［倾向于有高水平HBV DNA（超过10^5～10^6病毒颗粒/毫升），且肝穿刺有组织学证据］中，16周干扰素皮下注射治疗（每天500万单位或者每周三次，每次1000万单位）能够使30%的患者HBeAg消失、杂交检测法的HBV DNA消失（即低于10^5～10^6病毒颗粒/毫升）以及肝脏组织学得到改善。约20%的患者出现HBeAg到anti-HBe血清学转换，约8%的患者HBsAg消失。成功的IFN治疗和血清学转换经常伴有急性肝炎表现（转氨酶升高），这被认为与活化的溶细胞性T细胞清除HBV感染的肝细胞有关。成功治疗后的复发是很罕见的（1%～2%）。低水平HBV DNA和ALT明显升高可能获得更高的干扰素应答率。尽管干扰素治疗在儿童和成人患者中均可产生应答，但在出生时即感染的年龄很小的儿童中尚未被证实有效。在免疫抑制人群、出生时即获得感染的亚洲患者、轻度ALT升高患者以及失代偿慢性乙型肝炎患者（对这些患者的治疗实际上是有害的，有时会导致失代偿，引起严重的并发症）中干扰素未被证实有效。长期随访治疗中HBeAg消失的患者发现，80%最终HBsAg消失（即在治疗后至少9年，所有感染血清学标志物消失和ALT正常）。另外，有研究报道干扰素治疗能够改善长期和无并发症生存率，同时降低HCC的发生率，说明成功的抗病毒治疗可以改善慢性乙型肝炎的自然病史。

对HBeAg阴性的慢性乙型肝炎患者，最初的短期IFN治疗效果令人失望，虽然在治疗期间可以短暂地抑制HBV复制，但几乎没有持续性抗病毒应答。后续的干扰素治疗试验将疗程延长至1.5年，结果显示在20%的患者中能够抑制HBV DNA和降低转氨酶水平，可以达到至少几年的持久抑制。

干扰素治疗的并发症包括系统性“流感样”症状、骨髓抑制、情绪不稳定（易怒、抑郁或焦虑）、自身免疫反应（特别是自身免疫性甲状腺炎）以及其他各种副作用，如脱发、皮疹、腹泻或肢体麻木。除了自身免疫性甲状腺炎外，通过减量和停药可以减少和避免这些副作用的发生。

尽管和新一代抗病毒药物相比不再具有竞争力，但是IFN代表了第一个成功的抗病毒方法，建立了一系列用于药物检测和病情评价的标准，比如检测了药物在病毒学、血清学、生化和组织学方面的应答效果，评价了治疗后病毒复制和生化指标改善的持续时间，改善了慢性乙型肝炎的自然病史等。标准干扰素目前已经被长效 PEG IFN 所取代（见下文），干扰素无应答者可以采用更新的核苷类似物口服治疗。

拉米夫定

批准的第一个核苷类似物是双脱氧核苷拉米夫定，它可以抑制 HIV 和 HBV 的逆转录酶活性，是慢性乙型肝炎患者有效的治疗药物。尽管拉米夫定止逐渐被更新的、更强效的药物所取代，但在世界上的很多地区仍在被使用（这些地区新的药物尚未被批准或者患者负担不起）。在 HBeAg 阳性的慢性乙型肝炎患者中，拉米夫定每日 100 mg 持续 48～52 周治疗能够抑制约 40％患者的 HBV DNA 复制（PCR 扩增分析），病毒拷贝从中位数 5.5 $\log_{10}$/ml 至检测不出来的水平；可以使 32％～33％的患者 HBeAg 消失；16％～21％ HBeAg 血清转换（即 HBeAg 阳性到抗-HBe 阳性）；40％～75％ ALT 正常；50％～60％组织学改善；20％～30％纤维化停滞不进展，并预防肝硬化的进展。HBeAg 应答可以发生在 IFN 耐药亚组或者过去 IFN 治疗失败的患者。但在 ALT 基本正常的患者中不容易产生 HBeAg 应答（不管 HBV DNA 是否被抑制），而在 ALT 水平超过 5 倍正常上限的患者中 1 年 HBeAg 血清转化率为 50％～60％。一般地，HBeAg 血清转换只发生在 HBV DNA 水平下降至 10^4 拷贝/毫升（相当于 10^3 IU/ml）以下的患者中。拉米夫定相关的 HBeAg 应答率（治疗后 HBsAg 血清学转换）与 IFN 诱导的 HBeAg 应答率相似。在西方患者中，经过 1 年治疗获得 HBeAg 应答的患者，如果治疗结束后依然持续应答 4～6 个月以上，则绝大多数（＞80％）患者应答将是持久的。因此，获得 HBeAg 应答代表着可见的治疗终点。但在亚洲患者中，应答持久性降低。因此，为了获得 HBeAg 持久性应答，HBeAg 血清转换之后，患者应该接受一段时间的巩固治疗，西方患者≥6 个月，亚洲患者≥1 年。结束治疗后密切监测是非常必要的，如发现病情反复需要再次治疗。如果拉米夫定治疗后 HBeAg 没有变化，目前的方法是继续治疗直到 HBeAg 应答发生，从而抑制 HBV 的复制，降低肝损伤。HBeAg 血清学转换经过 5 年治疗后可以增加 50％，组织学将在第一年治疗后改善的基础上进一步获得持续性改善。拉米夫定累积治疗 3 年后，多数患者肝的坏死性炎症活性降低，甚至某些肝硬化患者逆转到肝硬化前期。

仅有少数患者在拉米夫定第一年治疗期间出现 HBsAg 消失，在这一点上以 IFN 为基础的治疗似乎优于拉米夫定的效果。然而，头对头的研究比较显示，无论是标准的 IFN 治疗还是拉米夫定治疗，HBsAg 消失都是罕见的。在初治患者或 IFN 无应答患者中，尚未证实拉米夫定联合 IFN 治疗优于拉米夫定单药治疗。

HBeAg 阴性的慢性乙型肝炎患者（前 C 区和 C 区 HBV 变异）经过 1 年拉米夫定治疗，3/4 的患者 HBV DNA 得到抑制和 ALT 正常化，2/3 的患者组织学获得改善。采用敏感的 PCR 扩增分析显示，治疗后约 70％的患者（基线 HBV DNA 水平低于 HBeAg 阳性患者）HBV DNA 从 $10^{4.5}$ 拷贝/毫升下降到检测不到的水平。由于从治疗开始就缺乏 HBeAg，HBeAg 阴性的慢性乙型肝炎患者不能获得 HBeAg 应答（此为 HBeAg 阳性患者的停药终点），当拉米夫定治疗不能继续时，总会发生复发。因此，这些患者需要长期治疗数年，HBV DNA 抑制和 ALT 正常的比例也会进一步增加。

拉米夫定的临床和实验室副作用可以忽略，观察到的副作用与安慰剂治疗组无明显差别。但拉米夫定在肌酐清除率下降的患者中应该减量。拉米夫定治疗期间会有 1/4 的患者发生短暂的 ALT 升高，这与 IFN 治疗期间和自发 HBeAg 血清学转换期间相似，这被认为是溶细胞性 T 细胞活性恢复，抑制了 HBV 复制的结果。然而，在安慰剂组似乎也可以观察到相同比例的患者出现一过性 ALT 升高，但与 HBeAg 血清转换相关的 ALT 升高仅发生于拉米夫定治疗的患者。当 1 年治疗停止后，20％～30％的拉米夫定治疗者出现 2～3 倍的 ALT 升高，提示 HBV DNA 复制的反复和肝细胞损伤再次出现。虽然这种治疗后波动是短暂而轻度的，罕见重度升高，特别是在肝硬化患者中，但建议终止治疗后要进行密切仔细的临床和病毒学监测。许多专家建议肝硬化患者不要停止治疗，因为治疗后波动可能会导致肝病失代偿。

长期拉米夫定单药治疗带来的基因突变与甲硫氨酸缬氨酸（M204V）或甲硫氨酸异亮氨酸（M204I）变异相关，主要在氨基酸 204 位点，位于 HBV DNA 聚合酶的酪氨酸-甲硫氨酸-天门冬氨酸（YMDD），类似于治疗 HIV 感染患者时发生的变异。经过 1 年的治疗，15％～30％的患者发生 YMDD 变异，而且每年递增，5 年后可达 70％。YMDD 变异患者会出现临床、生化和组织学应答的减弱。因此，如果出现拉米夫定耐药（表现为 HBV DNA 和 ALT 指标反复）则需要增加另一种对 YMDD 变异株敏感的抗病毒药物（如阿德福韦酯、替诺福韦等，见下文）。

尽管拉米夫定非常安全，还广泛应用于世界各地，但在美国和欧洲拉米夫定已经被高耐药屏障的强效药物所取代，不再被推荐作为一线治疗药物。然而，作为第一个成功应用于乙型肝炎的口服抗病毒药物，拉米夫定为聚合酶抑制剂能够获得病毒学、血清学、生化和组织学益处这一概念提供了证据。已被证明，拉米夫定对失代偿期乙型肝炎患者（IFN 治疗禁忌）有效，某些失代偿期患者可能发生逆转。此外，在肝硬化或进展期肝纤维化患者中，拉米夫定可有效地降低进展为肝脏失代偿和 HCC 的风险。随着拉米夫定治疗乙型肝炎引入美国 5 年，HBV 相关终末期肝病患者进行肝移植的比例下降了约 30%，说明口服抗病毒治疗对慢性乙型肝炎的自然病史产生了有益的影响。

对于 HIV 感染患者，拉米夫定单药治疗可快速普遍地导致 YMDD 变异株的出现，慢性乙型肝炎患者治疗前需检测抗-HIV，如果检测出 HIV 感染，每日 100 mg 拉米夫定单药治疗 HBV 是禁忌的。这些患者需要同时治疗 HIV 和 HBV，采用治疗 HIV 的药物方案，包含或补充至少 2 种可以用于 HBV 治疗的药物。抗逆转录酶治疗（ART）常包含 2 种具有抗 HBV 活性的药物（如替诺福韦和恩曲他滨），但是如果拉米夫定是方案中的药物之一，则每日剂量需要达到 300 mg。拉米夫定对妊娠的安全性尚未得到证实，但对啮齿类动物不会产生畸形，已经被安全地用于 HIV 和 HBV 同时感染的妊娠女性。有限的数据提示，对于乙型肝炎高病毒血症的母亲在妊娠最后几个月，可以服用拉米夫定来降低乙型肝炎围产期传染的可能性。

阿德福韦酯

每日口服剂量为 10 mg 的无环核苷酸阿德福韦酯是阿德福韦的前体药物，能够降低 HBV DNA 大约 3.5～4 $\log_{10}$ 拷贝/毫升，对于初治患者和 IFN 无应答患者同样有效。在 HBeAg 阳性的慢性乙型肝炎患者中，一项 48 周疗程的阿德福韦酯治疗研究证实，半数以上的患者可以获得组织学改善（同时减少肝纤维化的进展）和 ALT 正常化，12% HBeAg 血清转换，23% HBeAg 消失，13%～21% 抑制 HBV DNA 到检测不出的水平。与 IFN 和拉米夫定相似，对于 ALT 高基线水平患者（即 ALT 水平＞5 倍正常值上限）阿德福韦酯治疗更容易获得 HBeAg 应答，HBeAg 血清转化率升高至 25%。持久地口服阿德福韦酯可以得到更高的应答率（一项研究显示为 91%），因此可以考虑将 HBeAg 应答作为阿德福韦酯的停药终点。尽管对超过 1 年的追加治疗所带来的效果还缺乏足够的研究数据，但目前的结果显示其生化、血清学和病毒学的指标会有进一步的改善。

在 HBeAg 阴性的慢性乙型肝炎患者中，一项 48 周疗程的 10 mg/d 阿德福韦酯治疗研究结果显示，2/3 发生组织学改善，3/4 ALT 恢复正常，1/2～2/3 发生 HBV DNA 抑制到检测不出来的水平。与拉米夫定相似，由于 HBeAg 应答在 HBeAg 阴性的慢性乙型肝炎患者中无法获得，当阿德福韦治疗不能持续时，病情通常会复发，提示应该考虑长期治疗。超过 1 年的治疗可以巩固第一年的获益，经过 5 年以上的治疗，可以使 3/4 的患者肝脏炎症和纤维化得到改善和逆转，70% 的患者 ALT 恢复正常，约 70%的患者 HBV DNA 下降到检测不出来的水平。5 年后停止阿德福韦酯的治疗，依然保持了 HBV DNA 和 ALT 的持久抑制作用。但是在大部分 HBeAg 阴性患者中，治疗疗程是难以确定的，除非达到 HBsAg 消失（非常罕见）。

阿德福韦酯以一个柔软的单链代替了拉米夫定的 L-核苷环，避免了氨基酸变异产生的立体阻碍。磷酸化的阿德福韦酯与其天然底物非常相似，因此其变异也会影响绑定的天然底物，dATP。这些均是阿德福韦酯耐药少于拉米夫定的原因假说。在 1 年的临床试验治疗中，未发现阿德福韦酯耐药的发生，但在后续的几年中，阿德福韦酯耐药开始出现[主要是在氨基酸 236 位点从天门冬氨酸变异到苏氨酸（N236T），在氨基酸 181 位点从丙氨酸变异到缬氨酸或苏氨酸（A181V/T）]。治疗 2 年后的耐药率是 2.5%，5 年后是 29%（见于 HBeAg 阴性患者）。在同时感染 HBV 和 HIV 且 CD4＋T 细胞计数正常的患者中，阿德福韦酯能有效地抑制 HBV（一项研究中达到 5 $\log_{10}$ 拷贝）。阿德福韦酯对拉米夫定耐药和 YMDD 变异的 HBV 患者也是有效的，加用阿德福韦酯优于换用阿德福韦酯。而对阿德福韦酯产生变异的 HBV 患者，拉米夫定或更新的药物（如恩替卡韦）也会有应答。过去当阿德福韦酯用于 HIV 治疗时，需要 60～120 mg 才能抑制 HIV，这些剂量有肾毒性，甚至在 30 mg/d 时 10%的患者也会出现肌酐升高 40 μmol/L（0.5 mg/dl）；而对 HBV 的有效剂量仅为 10 mg/d，此时肌酐升高很少出现。肾毒性反应很少出现在治疗的前 6～8 个月。虽然肾小管损伤是罕见的潜在副作用，但依然建议在治疗期间监测肌酐，而且临床试验中观察到的高剂量时的肾毒性是可逆的。对于有潜在肾病患者，应该降低阿德福韦酯的服药频率，肌酐清除率在 30～49 ml/min 时降至每 48 h 一次，肌酐清除率 10～29 ml/min 时每 72 h 一次，血液透析患者在透析后每周一次。阿德福韦酯有很好的耐受性，在治疗期间和停药后可有一过性 ALT 升高，这与拉米夫定相似。阿德福韦酯的优点是相对更好的耐药屏障，但其疗效还不够强，抑制 HBV DNA 的速度还不够快。在所有药物中，阿德福韦酯 HBeAg 血清转换能力是最弱的，20%～50%的患者不能抑制 HBV DNA 到 2 $\log_{10}$ 拷贝（原发无应答）。因此，对于初治患者和拉米夫定耐药患者，阿德福韦酯都被更强效和低耐药的核苷酸类药物替诺福韦所取代，不再推荐用于一线治疗。

聚乙二醇干扰素

由于长效聚乙二醇干扰素（PEG IFN）在丙型肝炎的治疗中是有效的（见下文），人们对这种更为方便的药物在慢性乙型肝炎中的疗效也进行了评价。每周 1 次 PEG IFN 比给药频率更高的标准 IFN 方案更有效，在 HBeAg 阳性和 HBeAg 阴性的慢性乙型肝炎患者中，已经开展了许多大规模的临床试验，比较 PEG IFN 和口服核苷类似物的疗效。

在 HBeAg 阳性慢性乙型肝炎患者中，两项大规模研究已经进行。其中一项研究在 307 例受试者中评价 PEG IFN-α2b 的疗效（每周 100 μg 持续 32 周，接着每周 50 μg 持续 20 周，共 52 周，对照组是 PEG IFN 和拉米夫定联合治疗）。另一项研究纳入 814 例患者，主要是亚洲患者，其中 3/4 的患者 ALT≥2 倍正常上限，用 PEG IFN-α2a（每周 180 μg 持续 48 周）治疗，对照组是拉米夫定单药治疗和 PEG IFN 加拉米夫定联合治疗。在治疗结束时（48～52 周），PEG IFN 单药治疗组大约 30% HBeAg 消失，22%～27%发生 HBeAg 血清转换，10%～25%检测不到 HBV DNA（用 PCR 方法＜400 拷贝/毫升），34%～39% ALT 正常，平均 HBV DNA 减少 2 $\log_{10}$ 拷贝/毫升（PER IFN-α2b）到 4.5 $\log_{10}$ 拷贝/毫升（PEG IFN-α2a）。在这些研究中，PEG IFN 单药治疗结束后 6 个月，大约 35%的患者 HBeAg 消失，大约 30%HBeAg 血清转换，7%～14%检测不到 HBV DNA，32%～41%ALT 正常，平均 HBV DNA 减少 2～2.4 $\log_{10}$ 拷贝/毫升。尽管 PEG IFN 与拉米夫定的联合治疗在治疗结束时，血清学、病毒学或生化的结果有一项或多项优势，但是在治疗结束后 6 个月，与 PEG IFN 单药治疗相比，联合治疗（2 项研究中）和拉米夫定的单药治疗（PEG IFN-α2a 研究中）都没有更多获益。此外，接受 PEG IFN 治疗者（合并或不合并拉米夫定治疗），HBsAg 的血清转换率 3%～7%；这些血清转换，一些是发生在治疗结束时，但还有很多是发生在治疗后随访期间。在 HBeAg 阳性的患者接受 PEG IFN 治疗后，HBeAg 消失的可能性与 HBV 基因型相关，基因型 A＞B＞C＞D（见于 PEG IFN-α2b 的研究，不见于 PEG IFNα2a 的研究）。

基于这些结果，一些专家得出结论，PEG IFN 单药治疗应作为 HBeAg 阳性的慢性乙型肝炎患者的一线治疗；然而，这一结论已经受到挑战。尽管如果限定 1 年的疗程，PEG IFN 的持续应答率（治疗结束后 6 个月）比口服核苷/核苷酸类似物更高，然而这种比较是不恰当的，因为事实上，接受口服药治疗的患者 1 年后并没有停药。由于口服给药很方便，且副作用很少，口服药物可以无限期使用下去，直到发生 HBeAg 的应答。口服核苷类似物治疗 2 年后，HBeAg 应答率至少和 PEG IFN 治疗 1 年时一样高（如果不是更高的话）。口服药的好处是不需要注射和不存在难以忍受的副作用，实验室监测带来的直接和间接医疗费用和造成的不便更低。在 PEG IFN 治疗中仅有很少数患者获得 HBsAg 应答，为了治疗期间或治疗后即刻这一微不足道的 HbsAg 应答率，而让每一个患者都接受 PEG IFN 治疗的做法受到了质疑。而且，HBsAg 应答发生的比例与用早期核苷/核苷酸类似物治疗者相当，用更新、更强效的核苷类似物，在治疗第 1 年 HBsAg 消失的频率与 PEG IFN 治疗相当，在第 2 年和以后均超出（见下文）。当然，在使用 PEG IFN 治疗时不需要考虑耐药的问题，但新型口服药耐药的风险也非常低（初治的患者使用恩替卡韦联合替诺福韦治疗，3～6 年耐药率≤1%，见下文）。最后，新型药物，甚至拉米夫定所能达到的 HBV DNA 抑制水平都超过 PEG IFN 治疗，在某些病例中这种差异可达到几个数量级。

在 HBeAg 阴性慢性乙型肝炎患者，一项纳入 564 例患者的 PEG IFN-α2a 试验（每周 180 μg 48 周，对照组是拉米夫定单药治疗和联合治疗）显示，在治疗结束时，PEG IFN 单药治疗组 HBV DNA 平均下降 4.1 $\log_{10}$ 拷贝/毫升，63%的患者 HBV DNA 检测不到（PCR 方法＜400 拷贝/毫升），38%ALT 正常，4%HBsAg 消失，尽管在治疗结束时，拉米夫定单药治疗和拉米夫定-PEG IFN联合治疗都优于PEG IFN，但在治疗后6个月，拉米夫定单药治疗或联合治疗没有优于PEG IFN单药治疗——HBV DNA平均下降2.3 log_{10}拷贝/毫升，19% HBV DNA检测不到，59%ALT正常。在参加这项研究的患者中，最初接受PEG IFN治疗的患者有2/3随访5年以上，其中17%维持HBV DNA抑制＜400拷贝/毫升，但仅22%保持ALT正常，HbsAg阴转率逐渐增加到12%。最初接受拉米夫定单药治疗的患者中有一半随访至5年，7%的患者HBV DNA保持在＜400拷贝/毫升，16%的患者ALT保持正常，到第5年，3.5%的患者HBsAg消失。和接受普通干扰素治疗的HbeAg阴性患者一样，只有一小部分患者在完成PEG IFN治疗后能维持应答，这使得人们对有限疗程的PEG IFN治疗与长疗程的强效低耐药的口服药治疗孰优孰劣提出了疑问。此外，HBeAg阴性慢性乙型肝炎患者用PEG IFN治疗的价值还没有被确认。在仅有的另一项用PEG IFN治疗HBeAg阴性慢性乙型肝炎的对照试验中，采用治疗慢性丙型肝炎所用的PEG IFN加利巴韦林联合治疗方案与PEG IFN单药治疗比较。在这项试验中，两组患者加在一起也仅有7.5%HBV DNA抑制（＜400拷贝/毫升），没有一个受试者的HBsAg消失。

接受PEG IFN治疗的患者中，HBeAg和HBsAg应答与IL28B基因型CC型相关，这也是PEG IFN治疗慢性丙型肝炎的临床试验中疗效最好的基因类型。此外，HBsAg滴度下降也与PEG IFN治疗慢性乙型肝炎的疗效相关，可以用来预测治疗反应。如果在治疗的前12～24周，HBsAg滴度没有下降，或在24周时不能下降到＜20 000 IU/ml，那么PEG IFN治疗很可能是无效的，应该停止治疗。

恩替卡韦

恩替卡韦，一种口服环戊基鸟苷类似物聚合酶抑制剂，是最强效的HBV抗病毒药物，而且像拉米夫定一样有很好的耐受性。在一项纳入709例HBeAg阳性患者的临床试验中，口服恩替卡韦，每天0.5 mg，和拉米夫定每天100 mg比较，48周时，恩替卡韦优于拉米夫定，表现在HBV DNA下降的水平（分别为平均6.9 log_{10}拷贝/毫升和5.5 log_{10}拷贝/毫升），HBV DNA检测不到的比例（用PCR方法测，＜300拷贝/毫升；分别为67%和36%），组织学改善（炎症坏死评分HAI≥2分的改善；分别为72%和62%），ALT正常（分别为68%和60%）。两组治疗中，HBeAg消失的比例（分别为22%和20%）和血清转换的比例（分别为20%和18%）没有差异。在恩替卡韦治疗96周的患者中，累计HBV DNA检测不到的比例为80%（拉米夫定组为39%），HBeAg血清转换率是31%（拉米夫定组为26%）。经过3～6年恩替卡韦治疗，观察到HBeAg血清转换率是39%～44%，HBsAg的消失率是5%～6%。类似地，在一项纳入638例HBeAg阴性患者的临床试验中，治疗48周后，口服恩替卡韦组（每天0.5 mg），优于口服拉米夫定组（每天100 mg），表现在HBV DNA下降水平（分别为平均5.0 log_{10}拷贝/毫升和4.5 log_{10}拷贝/毫升），HBV DNA检测不到的比例（分别为90%和72%），组织学改善（分别为70%和61%），ALT正常（78%和71%）。对于初治患者，在恩替卡韦治疗96周时没有耐药变异的发生，这一队列治疗6年以上，仅1.2%发生耐药。恩替卡韦诱导的HBeAg血清转换和其他抗病毒药物同样持久。恩替卡韦的高耐药屏障和强效使其成为慢性乙型肝炎治疗的一线药物。

恩替卡韦对拉米夫定耐药的HBV感染者也有效。在一项纳入286例拉米夫定耐药患者的试验中，恩替卡韦，采用更高的每日1 mg的剂量，在治疗48周时疗效优于拉米夫定，表现在HBV DNA下降的水平（分别为平均5.1 log_{10}拷贝/毫升和0.48 log_{10}拷贝/毫升）、HBV DNA检测不到的比例（分别为72%和19%）、ALT正常的比例（分别为61%和15%）、HBeAg消失的比例（分别为10%和3%）和HBeAg血清转换率（分别为8%和3%）。但是，在接受过拉米夫定治疗的患者中，48周时发生恩替卡韦耐药的比例为7%。尽管，恩替卡韦耐药需要同时出现一个YMDD变异和在几个其他位点（即T184A、S202G/I、M205V）中的一个位点出现第二变异，但已经有报道在对拉米夫定耐药的慢性乙型肝炎患者中，恩替卡韦的耐药率会逐年增加，在第4年时达到43%；因此，对于拉米夫定耐药的乙型肝炎患者，恩替卡韦与阿德福韦酯或替诺福韦不同，不是有吸引力的选择。

在临床试验中，恩替卡韦有极好的安全性；此外，在接受恩替卡韦治疗的患者中，治疗中和治疗后ALT的波动也相对少见并且比较轻微。对肌酐清除率降低的患者应当降低剂量。恩替卡韦对HIV仅有低水平的抗病毒活性，因此在HIV/HBV同时感染的患者中，不能作为单药治疗HBV感染。

替比夫定

替比夫定是一个胞嘧啶类似物，疗效与恩替卡韦类似，但对 HBV DNA 抑制的强度略低于恩替卡韦（在 HBeAg 阳性患者中略低于恩替卡韦，平均减少 6.4 $\log_{10}$，在 HBeAg 阴性患者中也类似，平均减少 5.2 $\log_{10}$）。在替比夫定的注册试验中，替比夫定每天 600 mg 口服，在 60%的 HBeAg 阳性者和 88%的 HBeAg 阴性者中，可以抑制 HBV DNA＜300 拷贝/毫升，ALT 下降到正常的比例在 HBeAg 阳性者中为 77%，在 HBeAg 阴性者中为 74%，在 HBeAg 阳性者中 65%达到组织学改善，在 HBeAg 阴性者中为 67%。尽管在治疗 1 年时，替比夫定耐药率（M204I 变异，而不是 M204V 变异）比拉米夫定低，但治疗 2 年后的耐药变异发生率在 22%以上。总体来说，替比夫定有很好的耐受性，少数患者有肌酸激酶升高，极少数患者出现周围神经病。肌酐清除率下降的患者需要减少服药频次。尽管替比夫定有很好的疗效，但是较低的耐药屏障限制了其应用；因此替比夫定既没有作为一线治疗，也没有得到广泛应用。

替诺福韦

富马酸替诺福韦二吡呋酯是一种无环核苷酸类似物，是治疗 HIV 感染的强效抗逆转录病毒药物，它和阿德福韦相似，但抑制 HBV DNA 和介导 HBeAg 应答的作用更强。它对野生株和拉米夫定耐药株都有很强的疗效，它对于阿德福韦起效慢和（或）效果有限的患者也有活性。替诺福韦 300 mg 口服每日 1 次治疗 48 周，在 HBeAg 阳性患者中，可使 HBV DNA 下降 6.2 $\log_{10}$ [76%的患者达到检测不到的水平（＜400 拷贝/毫升）]，在 HBeAg 阴性患者中，可使 HBV DNA 下降 4.6 $\log_{10}$（93%的患者达到检测不到的水平）；在 HBeAg 阳性患者中 ALT 复常率为 68%，在 HBeAg 阴性患者中 ALT 复常率为 76%，HBeAg 阳性患者组织学改善率为 74%，HBeAg 阴性患者组织学改善率为 72%。在 HBeAg 阳性患者中，HBeAg 血清转换率在替诺福韦治疗满 1 年时为 21%，满 2 年时为 27%，满 3 年时为 34%，满 5 年时为 40%，HBsAg 转阴的比例在治疗满 1 年时为 3%，满 2 年时为 6%，满 5 年时为 8%。经过 5 年替诺福韦治疗后，87%的患者出现组织学改善，包括纤维化积分降低（51%）和肝硬化逆转（71%）。在治疗 5 年的安全性（1%的患者出现轻微的肾毒性，约 0.5%的患者骨密度轻度减少）和耐药（在 5 年中没有耐药记录）方面的表现也很好，因此替诺福韦已经取代阿德福韦成为慢性乙型肝炎治疗的一线药物以及拉米夫定耐药的慢性乙型肝炎治疗的辅助药物。对于肌酐清除率下降的患者，替诺福韦服药频次应减少。

目前使用的 6 种抗病毒药物的比较见表 19-3；它们相对抑制 HBV DNA 的能力见图 19-1。

联合治疗

尽管在治疗期间，拉米夫定和 PEG IFN 联合治疗抑制 HBV DNA 的效果比这两种药中的任一种单药治疗都强（而且发生拉米夫定耐药的可能也小得多），但这种 1 年的联合治疗，在获得持续应答方面，没有比 PEG IFN 单药治疗更好。到目前为止，口服核苷/核苷酸药物的联合治疗与单独使用这些药物相比，并没有在病毒学、血清学和生化方面显示出更好的疗效。在一项恩替卡韦联合替诺福韦与恩替卡韦单药治疗对照的 2 年试验中，有一小部分患者有非常高的 HBV DNA 水平（$\geq 10^8$ IU/ml），在这些患者中，HBV DNA 降低到＜50 IU/ml 的比例在联合治疗组更高（分别是 79%和 62%），然而，联合治疗与单药治疗组相比，即便是在高 HBV DNA 亚组，HBeAg 应答率和其他的终点也没有差异。从另一方面来说，联合使用没有交叉耐药的药物（例如拉米夫定联合阿德福韦或替诺福韦），有可能会降低耐药发生的风险，甚至可以起到预防耐药发生的作用。在未来，治疗的模式可能会从现在的单药序贯治疗转换为优先联合治疗，也许不是针对所有患者，但至少会在一部分患者（例如 HBV DNA 水平非常高的患者、免疫抑制的患者）采用这一治疗模式；然而，要设计和实施临床试验，证明联合治疗比恩替卡韦或替诺福韦单药治疗更有效仍然具有一定的挑战性。

新的抗病毒药物和策略

恩曲他滨是除了这 7 种已经批准的乙型肝炎抗病毒药物之外的一种新药，这是一种氟化胞嘧啶类似物，结构上与拉米夫定非常相似，疗效和耐药屏障并不优于拉米夫定。恩曲他滨和替诺福韦联合用药被批准用于 HIV 感染的治疗，并且也在申请用于乙型肝炎的治疗，特别是针对拉米夫定耐药的患者。然而，无论是恩曲他滨单药还是联合治疗乙肝都还没有获得批准。许多最初有希望的抗病毒药物由于

表 19-3 聚乙二醇干扰素（PEG IFN）、拉米夫定、阿德福韦、恩替卡韦、替比夫定和替诺福韦治疗慢性乙型肝炎的比较[a]

特点	PEG IFN[b]	拉米夫定	阿德福韦	恩替卡韦	替比夫定	替诺福韦
给药途径	皮下注射	口服	口服	口服	口服	口服
疗程[c]	48～52 周	≥52 周	≥48 周	≥48 周	≥52 周	≥48 周
耐受性	耐受性差	耐受性良好	耐受性良好；推荐监测肌酐	耐受性良好	耐受性良好	耐受性良好；推荐监测肌酐
HBeAg 血清转换率						
1 年方案	18%～20%	16%～21%	12%	21%	22%	21%
>1 年方案	NA	5 年达 50%	3 年 43%[d]	2 年 31% 6 年 44%	2 年 30%	5 年 40%
Log_{10} HBV DNA 下降（平均拷贝/毫升）						
HBeAg 阳性	4.5	5.5	平均 3.5～5	6.9	6.4	6.2
HBeAg 阴性	4.1	4.4～4.7	平均 3.5～3.9	5.0	5.2	4.6
HBV DNA PCR 检测阴性（<300～400 拷贝/毫升；阿德福韦<1000 拷贝/毫升），在 1 年结束时						
HBeAg 阳性	10%～25%	36%～44%	13%～21%	67%（4 年 91%）	60%	76%
HBeAg 阴性	63%	60%～73%	48%～77%	90%	88%	93%
ALT 正常，在 1 年结束时						
HBeAg 阳性	39%	41%～75%	48%～61%	68%	77%	68%
HBeAg 阴性	34%～38%	62%～79%	48%～77%	78%	74%	76%
HBsAg 消失 在 1 年时	3%～4%	≤1%	0%	2%	<1%	3%
>1 年时	1 年治疗后，5 年 12%	无数据	5 年 5%	6 年 6%	无数据	5 年 8%
组织学改善（HAI 下降≥2 分），在 1 年时						
HBeAg 阳性	6 个月后 38%	49%～62%	53%～68%	72%	65%	74%
HBeAg 阴性	6 个月后 48%	61%～66%	64%	70%	67%	72%
病毒耐药	无	1 年时 15%～30% 5 年时 70%	1 年时无 5 年 29%	1 年时≤1%[e] 6 年时 1.2%[e]	1 年时高达 5% 2 年时高达 22%	1 年时 0% 5 年 0%
妊娠分级	C	C[f]	C	C	B	B
1 年的费用（美元）	～$18000	～$2500	～$6500	～$8700[g]	～$6000	～$6000

[a] 一般而言，这些比较是基于每种药物单独与安慰剂对照的临床注册试验；因为，除极少数的意外，这些试验不是头对头地比较这些药物，应当谨慎地看待药物的相对优点和缺点。[b] 尽管干扰素 α 每日 1 次或每周 3 次的标准方案，已经被批准用于慢性乙型肝炎治疗，它已经被 PEG IFN 取代，PEG IFN 每周给药 1 次，更加有效。标准干扰素方案并不优于 PEG IFN。[c] 在临床有效性试验的治疗持续时间，临床实践中的应用可以有所不同。[d] 在临床试验的第 2 年，由于计算机产生的随机错误导致药物与安慰剂错误分配，HBeAg 血清转换率高于第 1 年，是一个基于正确应用阿德福韦的小规模亚组人群的估算结果（Kaplan-Meier 分析）。[e] 在拉米夫定耐药患者中，治疗 1 年耐药率是 7%（4 年时为 43%）。[f] 尽管定义为 C 级，在 HIV/AIDS 女性中，拉米夫定有广泛的孕妇安全性数据。[g] 对于拉米夫定耐药患者大约 $17400。

缩写：ALT，谷丙转氨酶；HAI，组织学活动指数；HBeAg，乙型肝炎 e 抗原；HBsAg，乙型肝炎表面抗原；HBV，乙型肝炎病毒；NA，不适用；PEG IFN，聚乙二醇干扰素；PCR，聚合酶链反应

其毒性（如克莱夫定，在临床研发过程中发现它与肌病相关）已经被抛弃了。由于在慢性乙型肝炎的治疗中，直接作用的抗病毒药物已经很成功了，其他不那么方便的方法——如免疫学（如 toll 受体激动剂）或遗传学（如 RNA 干扰——基因静默——以减少 HBV DNA 转录）的疗法不太可能具有竞争力，除非它们在 HBV 感染获得痊愈方面（HBsAg 血清转换）的表现超过目前抗病毒药物。最后，乙型肝炎抗病毒治疗早期发展的重点是单药治疗；联合治疗是否能产生附加或协同作用还有待证实。

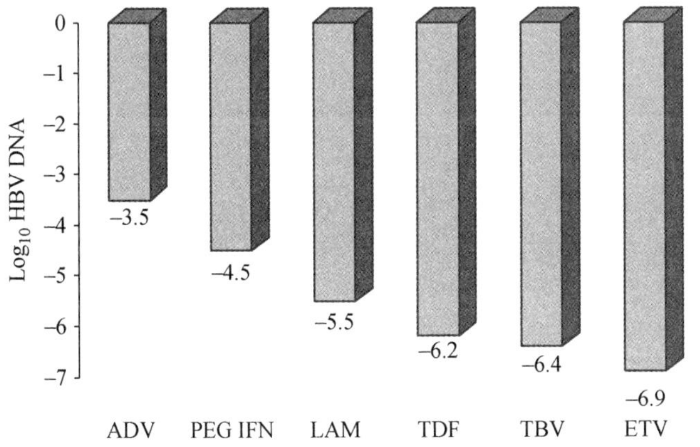

图 19-1　HBeAg 阳性的慢性乙型肝炎中，抗病毒药物的相对疗效，由 HBV DNA 平均 $\log_{10}$ 下降水平反应。这些数据来自于已获批药物的各个大型、随机对照注册试验。大部分情况下，研究人群不同，患者的基线数据不总是均一的，而且试验中 HBV DNA 检测方法的敏感性和动态范围不一，所以这些数据不能反映药物间的直接比较。ADV，阿德福韦酯；PEG IFN，聚乙二醇干扰素；LAM，拉米夫定；TDF，富马酸替诺福韦二吡呋酯；TBV，替比夫定；ETV，恩替卡韦

治疗建议

一些学术学会和专家医师组发布了慢性乙型肝炎患者的治疗指南，其中最权威并且不断更新（且没有药物公司的财务支持）的是美国肝病研究协会（AASLD）和欧洲肝病协会（EASL）发布的指南，尽管推荐内容有轻微不同，大部分关键点是一致的（表 19-4）。对于不活动的“非复制的”乙型肝炎携带者（通过一段时间的连续监测证实 HBeAg 检测不到，ALT 正常，HBV DNA$\leqslant 10^3$ IU/ml 的患者），不建议进行治疗，也没有有效的疗法。对于可以检测到 HBeAg，HBV DNA$\geqslant 2\times10^4$ IU/ml，按照 AASLD 指南，ALT 水平＞2 倍正常上限时推荐治疗（EASL 推荐在 HBeAg 阳性，HBV DNA$>2\times10^3$ IU/ml，ALT 大于正常上限时开始治疗）。对于 ALT≤2 倍正常上限的 HBeAg 阳性患者，他们不太可能有持续应答，可能需要多年的治疗，因此目

表 19-4　慢性乙型肝炎治疗建议[a]

HBeAg 状态	临床	HBV DNA（IU/ml）	ALT	建议
HBeAg 阳性	[b]	$>2\times10^4$	$\leqslant 2\times$ULN[c,d]	不治疗；监测。 40 岁以上患者，有肝细胞癌家族史，和（或）ALT 持续在 2 倍正常值高限，肝活检可能有助于决策是否治疗
	慢性肝炎	$>2\times10^4$[d]	$>2\times$ULN[d]	治疗[e]
	肝硬化代偿期	$>2\times10^3$	＜或＞ULN	口服药治疗[e]，非 PEG IFN
	肝硬化失代偿期	$<2\times10^3$	＞ULN	考虑治疗[f]
		检测得到	＜或＞ULN	口服药[g]治疗[e]，非 PEG IFN；申请肝移植
		检测不到	＜或＞ULN	观察，申请肝移植
HBeAg 阴性	[b]	$\leqslant 2\times10^3$	≤ULN	非活动携带者；不需要治疗
	慢性肝炎	$>10^3$	1 至$>2\times$ULN[d]	考虑肝活检；如果活检显示中到重度炎症或纤维化则治疗[h]
	慢性肝炎	$>10^4$	$>2\times$ULN[d]	治疗[h,i]
	代偿期肝硬化	$>2\times10^3$	＜或＞ULN	口服药治疗，非 PEG IFN
		$<2\times10^3$	＞ULN	考虑治疗[f]
	失代偿期肝硬化	检测得到	＜或＞ULN	口服药[g]治疗[h]，非 PEG IFN；申请肝移植
		检测不到	＜或＞ULN	观察；申请肝移植

[a] 根据美国肝病研究协会（AASLD）的实践指南。除了脚注部分，这些指南与欧洲肝病协会（EASL）发布的指南相似。[b] 临床上，肝脏疾病倾向于轻度或不活动；大部分这些患者不进行肝活检。[c] 这种模式在出生就感染的亚洲患者头几十年中很常见。[d] 依据 EASL 指南，如果 HBV DNA$>2\times10^3$ IU/ml 且 ALT＞ULN 就治疗。[e] 一种高耐药屏障的强效口服药物（恩替卡韦或替诺福韦）或 PEG IFN 可被用于一线治疗（见正文）。这些口服药，而非 PEG IFN，应当用于干扰素难治/不耐受和免疫缺陷患者。PEG IFN 每周 1 次，皮下注射治疗 1 年；口服药每天用药，至少 1 年，无限期持续用药或 HBeAg 血清转换后至少 6 个月。[f] 依据 EASL 指南，代偿期肝硬化患者只要可以检测到任何水平的 HBV DNA，即使 ALT 正常，这些患者都可治疗。甚至 HBeAg 阳性患者发生 HBeAg 血清转换后，大部分专家也会无限期治疗。[g] 在失代偿期肝硬化患者中，由于耐药出现，抗病毒益处会有所减少，病情会进一步恶化，因此推荐采用低耐药方案——恩替卡韦或替诺福韦单药治疗或更多耐药倾向的拉米夫定（或替比夫定）联合阿德福韦治疗。应当立即开始治疗。[h] 因为 HBeAg 血清转换并非一个选择，治疗目标是抑制 HBV DNA 和维持 ALT 正常。PEG IFN 采用皮下注射，每周 1 次，持续 1 年；需慎重考虑用治疗后 6 个月的时间间隔定义持续应答，因为大部分这类应答此后消失。恩替卡韦或替诺福韦这两个口服药，每日服用，疗程通常无限期，或直到病毒学和生化应答伴随着 HBsAg 血清转换（非常罕见）。[i] 对于老年患者和那些晚期肝纤维化者，治疗的“门槛”降低，到 HBV DNA$>2\times10^3$ IU/ml。

缩写：ALT，谷丙转氨酶；HBeAg，乙型肝炎 e 抗原；PEG IFN，聚乙二醇干扰素；ULN，正常上限

前不推荐抗病毒治疗。在出生时就感染的亚洲患者的早期几十年，这种情况是很常见的。然而即便是在这组人群中，对于那些年龄>40岁，ALT在2倍范围的高限，和（或）有肝癌的家族史，特别是如果肝活检显示中到重度坏死性炎症或纤维化的患者，也应给予治疗。这一组患者在生命的后期最终会出现ALT升高，这时应开始抗病毒治疗。对于HBeAg阴性的慢性乙型肝炎患者，ALT>2倍正常值上限（依据EASL指南，超过正常值上限），并且HBV DNA>2×10^{3} IU/ml，推荐抗病毒治疗。如果HBV DNA>2×10^{3} IU/ml，ALT在1～2倍正常上限之间，应该进行肝活检来帮助做出治疗与否的决定，如果活检提示存在明显的肝损伤，就开始治疗（如果根据EASL的指南，这一亚组的患者应接受治疗，因为其ALT是升高的）。

对于代偿期肝硬化患者，因为已经证实抗病毒治疗可以延缓临床进展，不管HBeAg状态和ALT，只要检测到HBV DNA>2×10^{3} IU/ml（EASL指南是检测到任何水平的HBV DNA）就推荐治疗；对于HBV DNA<2×10^{3} IU/ml，推荐监测而不需要治疗，除非ALT升高。对于失代偿期肝硬化，不管血清学、生化的状态，只要HBV DNA检测得到，就推荐治疗。失代偿期肝硬化者应作为肝移植的候选者接受评估。

在7个可用于乙型肝炎治疗的药物中，PEG IFN已经取代标准IFN，恩替卡韦已经取代拉米夫定，替诺福韦已经取代阿德福韦。PEG IFN、恩替卡韦、替诺福韦被推荐为一线治疗（表19-3）。PEG IFN治疗有固定的疗程，经过1年治疗后达到最高的HBeAg应答率，不存在病毒变异，但需要皮下注射，使用不方便，需要更密切的临床和实验室监测，不能耐受治疗的比例更高。在大多数患者中，口服核苷类似物需要长期用药，在单独应用时，拉米夫定和替比夫定会促进病毒耐药的出现，阿德福韦少一些，恩替卡韦（除了接受过拉米夫定治疗的患者）和替诺福韦非常罕见，口服药不需要注射或烦琐的实验室监测，有非常好的耐受性，可以使50%～90%的患者组织学改善，比PEG IFN抑制HBV DNA的作用更强，在以IFN为基础的治疗无效的患者中也有效。尽管口服药在治疗1年后HBeAg应答率可能不如PEG IFN，然而口服药物的疗程通常超过1年，在第2年治疗结束后，HBeAg应答率与PEG IFN治疗1年相当（而且没有相关副作用）（表19-5）。尽管阿德福韦和替诺福韦是安全的，但建议在治疗过程中监测肌酐。有相当多妊娠期应用拉米夫定的经验（见前文）证实其没有致畸性。尽管没有发现干扰素类药物导致先天畸形，但干扰素类药物有抗增殖的作用，应当避免在妊娠期应用。没有发现妊娠期应用阿德福韦与出生缺陷相关；但是可能增加自发流产的风险。还没有妊娠期恩替卡韦治疗的安全性数据发表。有充足的动物实验数据和有限的人类数据提示替比夫定和替诺福韦在妊娠期应用是安全的。总体来说，可能除了拉米夫定以外，除非有进一步的数据，否则应当避免在妊娠期使用其他乙型肝炎抗病毒药物，或者在使用时极其小心。

表19-5 慢性乙型肝炎中PEG INF与口服核苷类似物的疗效比较

	PEG IFN	核苷类似物
给药途径	每周注射	每日口服
耐受性	耐受性差，密切监测	耐受性良好，有限的监测
疗程	有限的48周	≥1年，多数患者终身用药
平均HBV DNA抑制的最大水平	4.5 $\log_{10}$	6.9 $\log_{10}$
对高水平HBV DNA（≥10^{9} IU/ml）有效	否	是
HBeAg血清转换		
治疗1年	约30%	约20%
治疗>1年	不适用	30%（2年时）高达50%（5年时）
HBeAg阴性患者治疗后HBV DNA抑制情况	5年时17%	4年（拉米夫定）时7%
HBsAg消失		
治疗1年	3%～4%	0～3%
治疗>1年	不适用	治疗5年时3%～8%
HBeAg阴性患者治疗1年后	5年12%	5年3.5%
抗病毒耐药性	无	拉米夫定：1年约30%，5年约70% 阿德福韦：1年0%，5年约30% 替比夫定：1年高达4%，2年22% 恩替卡韦：6年≤1.2% 替诺福韦：5年0%
用于肝硬化、肝移植、免疫抑制者	否	是
费用，治疗1年	++++	+～++

缩写： HBV，乙型肝炎病毒；HBeAg，乙型肝炎e抗原；HBsAg，乙型肝炎表面抗原；PEG IFN，聚乙二醇干扰素

如上文所述，一些医师和患者更喜欢把口服药作为一线治疗，而另一些医师则倾向于以 PEG IFN 作为初始治疗。对于失代偿期肝硬化患者，耐药出现可导致进一步恶化和抗病毒疗效的消失。因此，这一亚组患者，使用耐药率很低的药物（如恩替卡韦或替诺福韦）或联合治疗的门槛很低。PEG IFN 不应用于代偿期或失代偿期肝硬化患者。

对于进行肝移植的终末期慢性乙型肝炎患者，缺乏抗病毒治疗时，新肝脏的再感染几乎是一定的。大多数患者成为轻微肝损伤的高水平病毒携带者。在有效的抗病毒治疗之前，有一部分（发生率无法预测）患者会发生重度乙型肝炎相关的肝损伤，有时候表现为暴发性肝炎，有时候表现为最初的重度慢性乙型肝炎快速复发（第十七章）。然而目前已经可以通过乙型肝炎免疫球蛋白联合一种核苷或核苷酸类似物有效地预防肝移植后乙型肝炎复发（第二十五章）；初步资料显示，更新的、更强效的、更低耐药的口服药，可能代替乙型肝炎免疫球蛋白，作为移植后治疗。

HBV-HIV 同时感染的患者，其 HBV 相关肝病可能会进展，偶尔，由于 ART 治疗后免疫重建，会引起乙型肝炎严重恶化。对 HBV-HIV 同时感染的患者，不应使用拉米夫定单药治疗，因为两种病毒都会很快出现耐药。在 HBV-HIV 同时感染的患者中，阿德福韦曾经成功地用于治疗慢性乙型肝炎，但它已不再是 HBV 治疗的一线药物。恩替卡韦对 HIV 的活性较低，可导致 HIV 选择性耐药；因此，对 HBV-HIV 同时感染者，避免应用恩替卡韦。替诺福韦和替诺福韦与恩曲他滨复合制剂已经批准用于 HIV 治疗，对于 HBV-HIV 同时感染者，是治疗 HBV 感染的极好选择。一般而言，HBV-HIV 同时感染者，即便还没有达到 HIV 感染的治疗标准，也推荐同时治疗 HBV 和 HIV。

因恶性肿瘤接受细胞毒性化疗和接受免疫抑制剂、细胞因子或抗肿瘤坏死因子治疗的慢性乙型肝炎患者，在化疗期间，随着细胞免疫的下降，HBV 复制增强，病毒在肝细胞膜上的表达也增加。在化疗结束时，这些患者有乙型肝炎复发的风险，通常会很严重，偶尔会致死。这种反弹性复发，是由于溶细胞性 T 细胞功能恢复，而靶器官上有丰富的 HBV 表达。已经证实，在开始化疗之前提前拉米夫定治疗，可降低这种复发的风险。更新、更强效的口服抗病毒药物在预防乙型肝炎复发方面更有效，且抗病毒药物耐药的风险更低。尚不清楚在化疗结束后抗病毒维持治疗的最佳疗程，但建议对于非活动的 HBV 携带者维持 6 个月，而基线 HBV DNA 水平＞2×10^3 IU/ml 的患者建议维持更长的时间，直到达到标准的临床终点（表 19-4）。

慢性丁型肝炎（δ 肝炎）

慢性丁型肝炎病毒（HDV）可以发生在与乙型肝炎重叠急性感染之后，但其慢性化的比例不超过急性乙型肝炎慢性化的比例。也就是说，虽然 HDV 重叠感染会增加急性乙型肝炎的严重性，但并不增加急性乙型肝炎进展至慢性乙型肝炎的机会。然而，当 HDV 二重感染发生于已经慢性感染 HBV 的患者时，就一定会出现长期 HDV 感染，导致肝脏疾病的恶化。除了病情更严重之外，慢性乙型肝炎重叠丁型肝炎与单独的慢性乙型肝炎有相似的临床和实验室表现。一般而言，会表现为相对较严重和进展的慢性肝炎，伴或不伴肝硬化，只有个别情况会表现为轻度慢性肝炎。然而偶尔可能表现为轻度肝炎，甚至表现为乙型肝炎重叠丁型肝炎的非活动携带状态，这时疾病可以在感染后几年内都表现得很隐匿。慢性丁型肝炎标志性的血清学表现是循环中存在抗微粒体抗体（anti-LKM）；然而，丁型肝炎中的 anti-LKM，是 anti-LKM3，直接抑制尿苷二磷酸葡萄糖醛酸转移酶，不同于 anti-LKM1，后者存在于自身免疫肝炎患者和一组慢性丙型肝炎患者（见下文）中。慢性 HDV 感染的临床和实验室表现的概述见第十七章。

治疗　慢性丁型肝炎

慢性丁型肝炎的治疗方案尚无定论。糖皮质激素是无效的，不应使用。初步的研究显示，常规剂量和疗程的 IFN-α 可以降低 HDV-RNA 水平，在治疗期间转氨酶仅有一过性升高，不影响疾病的自然病程。相反，高剂量 IFN-α（900 万单位，每周 3 次）治疗 12 个月，可使多达 50%的患者 HDV 复制持续消失并获得临床改善。此外，观察显示，治疗所带来的获益可持续长达 15 年，包括肝坏死和炎症级别的降低、肝纤维化进展的逆转（改善分期），在一些患者中，还可能出现 HDV RNA 的清除。推荐的治疗方案是高剂量、长疗程的 IFN，至少维持 1 年，对治疗有效的患者，应延长疗程直到 HDV

RNA 和 HBsAg 清除。在慢性丁型肝炎的治疗中，PEG IFN 也是有效的（治疗 48 周后，1/4 的患者检测不到 HDV RNA，疗效可以持续到治疗后至少 24 周），可以作为标准 IFN 治疗的一种更为方便的替代方案。没有任何一种治疗乙型肝炎的核苷类似物对丁型肝炎有效。对于继发于慢性丁型肝炎的终末期肝病患者，肝移植是有效的，如果在移植肝发生丁型肝炎复发而没有乙型肝炎的表达（这种血清学情况不常见于免疫正常患者，但在移植患者常见），则肝损伤往往不严重。事实上，慢性丁型肝炎患者肝移植的效果比慢性乙型肝炎患者好；在这些患者中，应联合使用乙型肝炎免疫球蛋白和核苷类似物治疗乙型肝炎（第二十五章）。

慢性丙型肝炎

无论是通过怎样的流行病学方式感染丙型肝炎病毒（HCV），50%～70%的急性丙型肝炎患者随后会发生慢性肝炎；即便是在那些在急性感染之后转氨酶恢复正常的患者中，慢性感染也很常见，在急性丙型肝炎发生后，总共有 85%的患者会转为慢性丙型肝炎。很少有线索解释能与慢性感染相关的宿主差异，直到最近发现了 19 号染色体的 IL28B（编码 IFN-λ3）的单个核苷酸多态性（SNP）变异，这种变异在抗病毒治疗应答者和无应答者之间有显著差异（见下文）。同样的变异与急性感染自发恢复相关：在基因 C/C 型 53%自发恢复，基因 C/T 型为 30%，而基因 T/T 型仅 23%。如果 IL28B 为单倍体 G/G 型，且同时合并有第二类组织相容性抗原 *DBQ*1 * 03 ∶ 01 附近的 SNP 时，与急性感染后 HCV 自发清除将有更强的关联性。

在随访 20 年的慢性丙型肝炎患者中，大约 20%～25% 进展到肝硬化。这中间甚至有一些临床上相对较轻的慢性肝炎患者，包括那些无症状、仅有转氨酶轻度升高、肝活检为轻度慢性肝炎的患者。即使在那些临床研究中肝功能代偿良好的慢性丙型肝炎患者队列中（没有慢性肝病的并发症，肝合成功能正常），也有高达 50%的患者发生肝硬化。大多数丙型肝炎病例是在先前没有急性丙型肝炎病史的无症状患者中发现的（例如，在打算献血的人群中、在申请健康保险前的体检中，或在常规实验室检查中发现）。这些患者大部分不能确定 HCV 的感染源，尽管有相当一部分患者可以回忆起很久以前接受过经皮的操作（如使用注射药物），这很可能是大部分感染的途径；这些感染大部分发生在二十世纪六七十年代，而在几十年之后才得到临床的重视。

大约 1/3 慢性丙型肝炎患者转氨酶水平正常或接近正常；尽管其中 1/3～1/2 肝活检显示慢性肝炎，但大部分肝损伤的分级和纤维化的分期为轻度。也有一些更严重的病例报道——甚至在极少数情况下出现肝硬化，这很可能是之前组织学活动的结果。在转氨酶正常持续超过 5～10 年的患者，组织学进展很罕见；然而，大约 1/4 转氨酶正常的患者，在之后出现转氨酶升高，一旦重新出现生化指标的异常，组织学损伤就有可能进展。因此，即便对于转氨酶正常的患者，持续临床监测也是有指征的。

尽管有相当一部分的慢性丙型肝炎患者病情会进展，且终末期的慢性病型肝炎会导致肝衰竭，但大部分慢性丙型肝炎的患者长期预后相对较好。输血相关的慢性丙型肝炎患者，与没有发生丙型肝炎的接受过输血的匹配人群相比，10～20 年后的死亡率并无差异。尽管在肝炎组中死亡更可能是肝衰竭所致，在 10 年的病程中大约 15%的患者会出现肝功能失代偿，但大部分（几乎 60%）的患者保持没有症状的状态，肝功能代偿良好，没有出现慢性肝病的各种临床并发症。总体来说，在大多数患者中，慢性丙型肝炎即便进展，也非常缓慢和隐匿，然而在大约 1/4 的患者中，慢性丙型肝炎最终会进展至终末期肝硬化。事实上，由于 HCV 感染如此普遍，并且有一部分患者最终不可逆转地进展至终末期肝病，丙型肝炎是肝移植最常见的指征（第二十五章）。在美国，丙型肝炎占全部慢性肝炎的 40%，到 2007 年，慢性丙型肝炎所致的死亡率已经超过了 HIV/AIDS。此外，由于 HCV 感染在 1945—1965 年“婴儿潮”期间出生的人群中如此普遍，导致这一年龄人群 3/4 的死亡原因与丙型肝炎相关。三级医疗中心所报道的患者队列的预后更差（20 年中超过 20%的患者病情进展），而输血后急性肝炎患者的监测队列以及在社区获得诊断的患者队列的预后较好（20 年中仅 4%～7%的患者病情进展），这种差异可能是由于转诊偏倚造成的。然而目前还不能解释的是，不同的队列所报道的进展至肝硬化的比例差异很大，在一组因接受被污染的抗 D 免疫球蛋白而感染丙型肝炎的妇女中，17 年间进展至肝硬化的比例是 2%，而另一组接受被污染的静脉免疫球蛋白的患者中，不到 11 年间 30%的患者进展至肝硬化。

在以下患者中，慢性丙型肝炎更有可能进展：老年、感染持续时间长、组织学分级和分期较严重、更复杂的准种多样性、肝脏铁的水平增高、合并其他肝病（酒精性肝病、慢性乙型肝炎、血色沉着病、α_1 抗胰蛋白酶缺乏和脂肪性肝炎）、HIV感染和肥胖。在这些变量当中，感染的持续时间是最重要的因素之一，上述其他因素中的一部分（如准种的多态性、肝脏铁离子沉积），可能只是感染持续时间的一种反应。其他慢性丙型肝炎的流行病学和临床表现（如急性肝炎的严重程度，转氨酶升高的水平，HCV RNA的水平，急性肝炎期是否出现黄疸）不能预测最终的结局。尽管在大多数患者中，慢性丙型肝炎的病程相对良性，但慢性丙型肝炎所致的肝硬化在许多年之后与肝细胞癌（HCC）的发生相关；丙型肝炎肝硬化患者每年HCC的发生率是1%～4%，主要发生在HCV感染时间超过30年的患者。

慢性丙型肝炎最好的预后指标可能是肝活检；肝纤维化进展的速度可快可慢。坏死和炎症的程度较轻、纤维化比较局限的患者预后良好，较少进展至肝硬化。相反，那些存在中到重度坏死性炎症或纤维化、包括小叶间隔或桥接纤维化的患者，经过10～20年很可能会进展至肝硬化。以下这些因素可能会加重纤维化的进展：合并HIV感染、其他原因的肝脏疾病、过度饮酒和脂肪肝。在丙型肝炎相关代偿期肝硬化患者中，10年生存率接近80%；每年的死亡率2%～6%；每年失代偿率4%～5%；如上文所述，每年HCC发生率为1%～4%。慢性丙型肝炎患者的发病机制的讨论见第十七章。

慢性丙型肝炎的临床特点和上文描述的慢性乙型肝炎相似。一般而言，乏力是最常见的症状；黄疸罕见。免疫复合物介导的慢性丙型肝炎的肝外并发症不如慢性乙型肝炎常见（尽管慢性丙型肝炎患者免疫复合物的检测经常是阳性的），但特发性混合性冷球蛋白血症（第十七章）是个例外，这种疾病表现为皮肤血管炎、膜增生性肾小球肾炎和淋巴组织增殖性疾病（如B细胞淋巴瘤和无法解释的单克隆球蛋白血症）。另外，慢性丙型肝炎还与其他一些肝外并发症相关，这些并发症不是免疫复合物介导的损失造成的。这些并发症包括Sjögren综合征、扁平苔藓、迟发性皮肤卟啉病、2型糖尿病和代谢综合征（包括胰岛素抵抗和脂肪性肝炎）。

慢性丙型肝炎的实验室表现和慢性乙型肝炎相似，但是转氨酶水平往往更加波动（以阵发性升高为特征），升高的水平也更低，特别是对于那些长期患病的患者。在慢性丙型肝炎患者中发现的一个有趣、偶尔也令人困惑的现象是自身抗体的存在。偶尔，自身免疫性肝炎患者（见下文）和高球蛋白血症患者会有抗-HCV抗体假阳性。而另一方面，一些通过血清学检查确诊的慢性丙型肝炎患者，循环中存在抗-LKM抗体。这些抗体是抗-LKM1抗体，也可以在自身免疫性肝炎2型（见下文）患者中见到，直接针对细胞色素P450IID 6的一个由33个氨基酸组成的序列。在一些慢性丙型肝炎患者中出现抗-LKM1抗体，可能是由于抗-LKM1所识别的表位与HCV多聚蛋白的两个片段具有部分同源性。此外，在慢性丙型肝炎患者中存在这种自身抗体提示自身免疫在丙型肝炎的发病机制中起到一定作用。

慢性丙型肝炎的组织病理学特征，尤其是如何将其与乙型肝炎区别的内容见第十七章。

治疗 慢性丙型肝炎

自从IFN-α被用于治疗慢性丙型肝炎，二十年间丙型肝炎的治疗已经取得了重大的进展。治疗方法已经改进为PEG IFN联合利巴韦林，2011年，又引入了蛋白酶抑制剂替拉瑞韦和波普瑞韦联合PEG IFN与利巴韦林用于HCV基因1型患者。在刚被批准上市时，IFN-α采用经皮注射每周3次持续6个月的方案，但是其获得持续病毒学应答（SVR）率（图19-2）（治疗结束6个月以上，用PCR方法检测HCV RNA降低到检测不到的水平）的比例低于10%。如果将疗程加倍——但不增加剂量或改变IFN剂型——则SVR增加到约20%，联合利巴韦林（一种口服鸟嘌呤核苷）每日1次治疗，则SVR增加到40%。单独应用利巴韦林是无效的，不会明显降低HCV RNA水平，但利巴韦林可以减少那些在治疗结束时有应答（在治疗过程中有应答，并能维持到治疗结束时）的患者复发的可能（图19-2），从而提高IFN的疗效。利巴韦林可能的作用机制包括轻微地直接减少HCV复制，抑制宿主的肌苷-磷酸脱氢酶活性（和相关的鸟嘌呤核苷的清除），免疫调节，诱导病毒灾难性突变，提高IFN-刺激的基因表达。IFN治疗导致JAK-STAT信号转导通路的激活，这一通道调节细胞内一系列具有抗病毒活性的基因及其蛋白产物。丙型肝炎蛋白阻断JAK-STAT通路的许多位点，外源性的IFN恢复了许多IFN刺激的基因的表达及其抗病毒活性。

PEG IFN和利巴韦林的联合治疗增加总的应答率（SVR）到55%，基因1型和4型在40%以上，基因2型和3型在80%以上。许多关于慢性丙型肝炎抗病毒治疗的重要经验依然来自IFN单药治疗和IFN与利巴韦林联合治疗。即便在缺乏生化和血清学应答时，所有接受治疗的患者中也有3/4在组织学上有所改善。慢性丙型肝炎与乙型肝炎不同，治

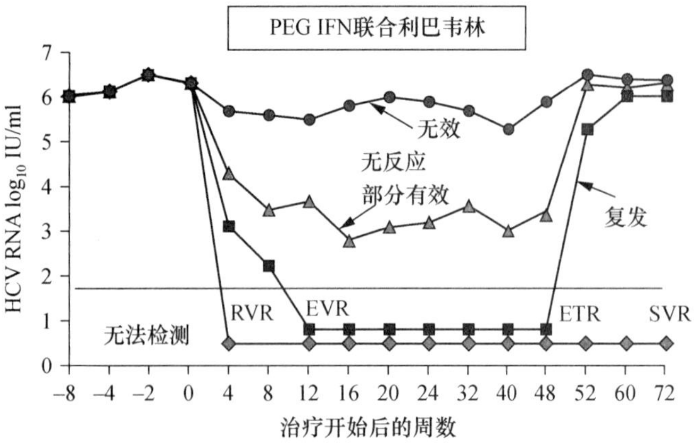

图 19-2 PEG IFN 联合利巴韦林抗病毒治疗丙型肝炎患者，基因 1 型或 4 型患者疗程 48 周（基因 2 型或 3 型，疗程为 24 周），治疗期间和之后，基于试验结果的病毒应答分类。 无应答者治疗 24 周时可被分为无应答者［丙型肝炎病毒（HCV）RNA 下降<2 $\log_{10}$ IU/ml］或部分应答者（HCV RNA 下降≥2 $\log_{10}$ IU/ml，但是未被抑制到检测不出的水平）。应答者，可出现以下转归：在 4 周内，用敏感的扩增分析方法，检测不出 HCV RNA（RVR，快速病毒学应答）；12 周内可下降≥2 $\log_{10}$ IU/ml［早期病毒学应答（EVR）；如果 HCV RNA 在 12 周时检测不到，可称为“完全”EVR］；或在治疗结束时，48 周检测不到（ETR，治疗结束时应答）。如果应答者 ETR 后 HCV RNA 检测持续阴性 24 周，即 72 周，患者有持续的病毒学应答（SVR），但是如果 HCV RNA 再次被检测到，认为该患者复发。在蛋白酶抑制剂为基础的治疗中，发现几项里程碑式的结果：①在波普瑞韦治疗的患者中，4 周的 PEG IFN-利巴韦林引导期内 HCV RNA 水平下降（>1 $\log_{10}$或≥1 $\log_{10}$ IU/ml）；②在波普瑞韦治疗期间，8 周时检测不到 HCV RNA（三药治疗 4 周；RVR）；③替拉瑞韦治疗的患者，在 4 周和 12 周检测不到 HCV RNA（延长的 RVR）。（Reproduced with permission，courtesy of Marc G. Ghany，National Institute of Diabetes and Digestive and Kidney Diseases，National Institutes of Health and the American Association for the Study of Liver Diseases. Hepatology 49：1335，2009.）

疗应答不常伴随短暂、类似急性肝炎的转氨酶升高。反之，应答常表现为治疗期间 ALT 水平突然降低。90%以上的病毒学应答发生在治疗最初的 12 周内；在此之后出现的应答罕见。大部分复发发生在治疗结束后最初 12 周内；因此，治疗结束后 12 周的 SVR 和 24 周的 SVR 大致相同。SVR 通常非常持久，研究证实在成功治疗后十年患者仍可保持 ALT 正常、组织学改善和血清中 HCV RNA 阴性，几乎没有听说过持续应答 2 年后发生“复发”。因此，慢性丙型肝炎抗病毒达到 SVR，等同于治愈。

与 IFN 治疗的持续病毒学应答相关的患者方面的因素包括：好的基因型（基因 2 型和 3 型，与之相对的是基因 1 型和 4 型）；低 HCV RNA 基线水平（<2 000 000 拷贝/毫升，按照目前常规的换算方法，相当于<800 000 IU/ml）；组织学上表现为轻度的肝炎和轻微的肝纤维化；年龄<40 岁；女性；不存在肥胖、胰岛素抵抗和 2 型糖尿病。肝硬化患者可以产生应答，但是可能性较小。对于 IFN 和利巴韦林联合治疗的患者，基因 1 型应当持续整个 48 周，而对于基因 2 型和 3 型，24 周的疗程是足够的（尽管依照患者发生应答的速度或其他相关因素可以精确地制订个体化的疗程，见下文）。非裔美国人的应答率明显要低，其原因尚不完全清楚。以下因素虽然不能解释全部原因，但可能与低应答率相关：非裔美国人中基因 1 型比例更高，治疗期间有更慢的早期病毒动力学，HCV 特异性免疫受损，以及最近公认的发生在 IL28B 等位基因的宿主遗传差异（见下文）。拉丁美洲患者的应答率也很低，尽管事实上拉丁美洲患者和白种人中有利于应答的 IL28B C 等位基因的频率相当。此外，依从性好的患者持续应答率最高（也就是说，患者所接受的药物剂量≥80%的 IFN 联合利巴韦林治疗剂量，治疗持续时间≥80%的预期疗程）。其他与应答率增加相关的因素包括感染时间短，低 HCV 准种多样性，免疫功能正常，没有脂肪肝，肝脏铁含量低。高水平 HCV RNA、更严重的组织学表现、高准种多样性这些都与感染时间较长相关，而后者是决定 IFN 应答的最重要的临床变量之一。具有讽刺意味的是，那些病情最不可能进展的患者恰恰是最有可能对 IFN 治疗有应答的患者，反之亦然。

在一些患者中，可以用病毒基因的改变解释治疗反应的差异（例如在感染基因 1b 型病毒的患者中，那些病毒在非结构蛋白 5A 基因发生氨基酸取代变异者，IFN 应答增加）。正如前文在急性丙型肝炎自发恢复部分讨论过的，最近在全基因组相关研究中发现 IFN 基因变异对基因 1 型患者抗病毒治疗的反应有重要影响。在用 PEG 和利巴韦林联合治疗的研究中，编码 IFN-λ3（一种Ⅲ型 IFN 受体，比 IFN-α 受体分布更加分散，更集中于肝细胞）的 IL28B SNP 变异株与应答显著相关。在这个位置是 C 等位基因纯合子的患者，获得 SVR 频率最高（约 80%），在这个位置是 T 等位基因纯合子的患者，获得 SVR 可能性最低（约 25%），那些在这个位置是杂合子（C/T）的患者，获得相对中等的应答率（SVR 率约 35%）。C/C 型等位基因常见于有欧洲血统的白种人，而在日本人中更常见，但是罕见于非裔美国人，这有助于解释这些人群中应答率的差异。

IFN 治疗的副作用在上文慢性乙型肝炎治疗的部分已经描述。利巴韦林最显著的副作用是溶血；可以预期血红蛋白减少 2～3 g 以上或红细胞比容减少 5%～10%。有一小部分、难以预测比例的患者出现显著、突发的溶血，导致有症状的贫血；因此，密切监测血细胞计数是重要的，利巴韦林避免应用于贫血或血红蛋白病患者，以及冠心病和脑血管病患者，在这些患者中贫血可导致缺血事件。当出现有症状的贫血时，需要将利巴韦林的剂量降低或加用促红细胞生成素来增加红细胞水平；已经证实红细胞生成素可以提高患者生活质量，但是不增加获得 SVR 的可能性。如果治疗期间停止使用利巴韦林，SVR 率会下降，但是只要利巴韦林没有停止，总的利巴韦林剂量超过计划剂量的 60%，应答就可以维持。另外，利巴韦林经肾代谢，不应用于肾功能不全患者；利巴韦林有致畸性，应避免用于妊娠期，治疗期间应采取有效的避孕措施（IFN 类由于有抗增殖作用，同样也禁用于妊娠期）。

利巴韦林也可能导致鼻和肺部充血、瘙痒、突发痛风。IFN 和利巴韦林联合治疗比 IFN 单药治疗更加难以忍受。在一项对比联合治疗和单药治疗的临床试验中，在那些治疗 1 年组中，联合治疗组 21%（而单药治疗组仅有 14%）不得不终止治疗，联合治疗组 26%（单药治疗组仅有 9%）需要减少剂量。

病毒动力学研究显示，尽管血清中病毒体半衰期仅有 2～3 h，但通过高水平的病毒复制，每天产生 10^{12} 个丙型肝炎病毒颗粒，使得 HCV 水平得以维持。IFN-α 阻止病毒的产生和释放，这一效果随着药物剂量的增加而增加；此外，在 IFN 治疗期间，被感染细胞的死亡率与 HCV RNA 水平呈负相关；那些被感染的肝细胞死亡速度最快的患者，最有可能在三个月时 HCV RNA 达到检测不出的水平；在临床实践中，如果不能获得早期病毒学应答（EVR）、12 周时 HCV RNA 下降≤2 $\log_{10}$，可以预测之后不能获得 SVR。同样地，HCV RNA 在 4 周内检测不到的患者［即获得快速病毒学应答（RVR）］有很高的可能获得 SVR（图 19-2）。因此，为了从血清和肝组织中快速清除病毒，推荐使用高剂量的治疗方案。然而，在实践中，高剂量的 IFN 治疗方案没有产生更高的持续病毒学应答。

在慢性丙型肝炎的治疗中，标准 IFN 治疗已被 PEG IFN 取代，它们比标准 IFN 的清除时间延长 7 倍以上（即有更长的半衰期），能够维持有效浓度更长的时间，允许每周用药 1 次（而不是 3 次）。短效 IFN 频繁的给药方式造成反复出现药物峰浓度（与副作用相关）和谷浓度（与药物缺乏相关），而使用 PEG IFN 则可以使药物浓度更加稳定和持久。每周 1 次的 PEG IFN 单药治疗的疗效是标准 IFN 单药治疗的 2 倍，接近标准 IFN 与利巴韦林联合治疗的疗效，和标准 IFN 有同样的耐受性，没有比标准 IFN 更难处理的血小板减少和白细胞减少。在 2011 年蛋白酶抑制剂被引入作为 HCV 基因 1 型治疗（见下文）之前的 10 年间，标准治疗方案是 PEG IFN 联合利巴韦林治疗所有基因型的 HCV 患者。

目前有两种 PEG IFN：PEG IFN-α2b 和 PEG IFN-α2a。PEG IFN-α2b 由 12 kD，线型 PEG 分子与 IFN-α2b 绑定，而 PEG IFN-α2a 包括一个更大的，40 kD 的分枝的 PEG 分子与 IFN-α2a 绑定；由于体积更大，血管外分布容积更小，PEG IFN-α2a 可以不依赖体重用统一的剂量，然而，体积较小的 PEG IFN-α2b，分布容积的变化范围更大，必须基于体重用药（表 19-6）。在 PEG IFN-α2b 联合利巴韦林的注册试验中，最好的方案是 PEG IFN 48 周，每周 1 次，1.5 μg/kg，联合利巴韦林每日 800 mg。事后分析显示基于体重调整利巴韦林剂量，比研究中固定的 800 mg 剂量会更有效（在后续研究中采用更宽泛的剂量/体重范围；见下文）。在最初的 PEG IFN-α2a 联合利巴韦林注册试验中，最佳方案是 48 周的 PEG IFN 180 μg 联合利巴韦林 1000 mg（体重＜75 kg 的患者）到 1200 mg（体重≥75 kg 的患者）。这两项研究中，SVR 率分别是 54% 和 56%。后续的 PEG IFN-α2a 联合利巴韦林的研究显示，对基因 2 型和 3 型患者，24 周疗程和 800 mg 利巴韦林便足够了。在这三项研究中，采用最佳治疗方案的患者，基因 1 型的 SVR 率是 42%～51%，基因 2 型和 3 型的患者是 76%～82%。在基因 2 型和 3 型之间，基因 3 型更难治，一些权威专家在治疗基因 3 型患者时，特别是当他们有进展期肝纤维化、肝硬化和（或）高水平 HCV RNA 时，将疗程延长到完整的 48 周。

在最初的 PEG IFN 联合利巴韦林的注册试验中，两种 PEG IFN 联合方案与标准 IFN-α2b 加利巴韦林的联合治疗方案比较。PEG IFN-α2b 联合治疗方案的副作用与标准 IFN 联合治疗方案相当；而 PEG IFN-α2a 方案与标准的 IFN-α2b 联合治疗方法相比流感样症状和抑郁更少见。尽管在不同的研究，这两种药物所报道的副作用也不同，当每种药物与标准的 IFN-α2b 加利巴韦林治疗进行比较时，PEG IFN-α2a 加利巴韦林联合治疗的耐受性更好。在一项两种 PEG IFN 头对头比较的试验中（IDEAL 试

表 19-6 聚乙二醇干扰素（PEG IFN）α2a 和 α2b 治疗慢性丙型肝炎

	PEG IFN-α2b	PEG IFN-α2a
PEG 大小	12 kD 线型	40 kD 分枝型
半衰期	54 h	65 h
清除	725 ml/h	60 ml/h
剂量	1.5 μg/kg（基于体重）	180 μg
保存	室温	冷藏
利巴韦林剂量		
基因 1 型	800～1400 mg[a]	1000～1200 mg[b]
基因 2/3 型	800 mg	800 mg
疗程		
基因 1 型	48 周	48 周
基因 2/3 型	48 周[c]	24 周
联合治疗的疗效[d]	54%	56%
基因 1 型	40%～42%	41%～51%
基因 2/3 型	82%	76%～78%

[a] PEG IFN-α2b 联合利巴韦林的注册试验中，最佳方案是 1.5 μg PEG IFN 联合 800 mg 利巴韦林；然而，本研究的事后分析显示，更高剂量的利巴韦林疗效更好。随后基因 1 型患者中进行的 PEG IFN-α2b 联合利巴韦林试验，验证了下面的每日利巴韦林剂量：体重＜65 kg 患者 800 mg，体重＞65～85 kg 患者 1000 mg，体重＞85～105 kg 患者 1200 mg，体重＞105 kg 患者 1400 mg。[b] 体重＜75 kg 患者 1000 mg；体重≥75 kg 患者 1200 mg。[c] PEG IFN-α2b 联合利巴韦林的注册试验，所有患者治疗 48 周；然而，其他标准干扰素和其他 PEG IFN 的试验数据显示，对于基因 2 型和 3 型患者，24 周是足够的。对于进展到纤维化/肝硬化和（或）高水平 HCV RNA 的基因 3 型患者，完整的 48 周治疗更好。[d] 试图基于注册临床试验结果，比较两种 PEG IFN 制剂很困难，因为两种药物的试验在方法学细节（利巴韦林剂量不同，记录抑郁和其他副作用的方法不同）和研究人群组成（桥接纤维化/肝硬化比例、来自美国和国际其他地区人群比例、平均体重、基因 1 型比例、高水平 HCV RNA 比例均不同）有所不同。2009 年发布的 IDEAL 试验头对头比较了两种 PEG IFN 制剂，这两种药物的耐受性和疗效相当。PEG IFN-α2b 每周 1 次，根据体重调整剂量 1.0 μg/kg 或 1.5 μg/kg，PEG IFN-α2a 每周 1 次，固定剂量 180 μg。对于 PEG IFN-α2b，利巴韦林根据体重每日剂量范围 800 mg 到 1400 mg（见脚注[a]，上文），而对于 PEG IFN-α2a，利巴韦林根据体重每日剂量范围 1000 mg 到 1200 mg（见脚注[b]，上文）。对于两种 PEG IFN-α2b 方案，利巴韦林剂量根据其副作用，可减少 200～400 mg；对于 PEG IFN-α2a，不能耐受利巴韦林者，剂量减少到 600 mg。低剂量 PEG IFN-α2b 组，持续病毒应答率 38.0%，标准、足量 PEG IFN-α2b 组为 39.8%，PEG IFN-α2a 组为 40.9%。

缩写：PEG IFN，聚乙二醇干扰素

验），两种 PEG IFN 的疗效（获得 SVR 率）和耐受性相当，尽管 PEG IFN-α2a 治疗组比标准剂量 PEG IFN-α2b 治疗组发生头痛、恶心、发热、肌肉疼痛、抑郁和任何原因所致停药的比例更低。相反，中性粒细胞减少和皮疹在 PEG IFN-α2a 治疗组比标准剂量 PEG IFN-α2b 治疗组更频繁。在两项后续的头对头试验和一项随机试验的系统回顾中，PEG IFN-α2a 比 PEG IFN-α2b 更有效（基因 1-4 型的 SVR：分别为 48%～55% *vs.* 32%～40%）。在一项 PEG IFN-α2b 治疗基因 1 型 HCV 患者的试验中，使用一个基于体重的范围较大的利巴韦林剂量被证明是有效的：体重＜65 kg 时 800 mg，体重 65～85 kg 时 1000 mg，体重 85～105 kg 时 1200 mg；＞105 kg 时 1400 mg。两种 PEG IFN 联合利巴韦林治疗的推荐剂量以及两种疗法之间的比较见表 19-6。

在 2011 年蛋白酶抑制剂出现之前，除非有利巴韦林的禁忌证（见上文），否则推荐的治疗方案是 PEG IFN 联合利巴韦林，在基因 2 型和 3 型中疗程是 24 周，在基因 1 型中是 48 周。如今，对于基因 1 型和 4 型患者，标准的治疗方案包括蛋白酶抑制剂或其他直接抗病毒药物（见下文）；然而，直到 2013 年，PEG IFN 联合利巴韦林仍然是基因 2 型和 3 型患者的标准治疗方案。对于 PEG IFN-利巴韦林联合治疗的患者，在 12 周时定量检测 HCV RNA 水平有助于指导治疗；如果这时 HCV RNA 的下降没有达到 2 $\log_{10}$，SVR 的机会就很小，追加治疗是无用的。如果 12 周 HCV RNA 下降达到 2 $\log_{10}$（EVR），治疗结束时 SVR 的机会大约是 2/3；如果 12 周 HCV RNA 检测不到（“完全” EVR），SVR 的机会超过 80%（图 19-2）。因为不发生 EVR 是最终不能达到 SVR 的很强的预测因素，当 12 周 HCV RNA 下降没有达到 2 $\log_{10}$ 时（EVR），应终止治疗。

研究显示，在采用 PEG IFN 联合利巴韦林治疗时，如果考虑到那些不利于应答的基线变量，采用个体化的治疗方案，可以增加 SVR 率，例如当 HCV RNA＞8×10^5 IU/ml，体重＞85 kg 时，增加 PEG IFN 的剂量（如将 PEG IFN-α2a 剂量增加到 270 μg）和（或）增加利巴韦林的剂量到 1600 mg（如果患者可以耐受，或给予促红素）或根据抗病毒治疗的反应个体化地延长治疗疗程，如在基因Ⅰ型和病毒学反应较慢的患者［即在 4 周内 HCV RNA 没有迅速下降至测不出的水平（缺乏 RVR）］中将疗程延长到 48～72 周。基于 HCV RNA 降低的动力学的个体化治疗，也被用于缩短基因 1 型（和 4 型）患者的疗程。许多临床试验的结果显示，在 4 周达到 RVR（发生率≤20%），特别是 HCV RNA 基线水平低的基因 1 型（和 4 型）患者中，PEG IFN 联合根据体重调整的足量的利巴韦林治疗 24 周，SVR 率可达到约 90%，与这一队列中治疗 48 周的患者效果相当。尽管最初的报告显示，在基因 2 型患者和基因 3 型患者（比基因 2 型的患者要少一些）中，那些 4 周检测不到 HCV RNA 的快速病毒学应答者，只需要 12～16 周的总疗程就能获得 SVR，但后续大样本的、决定性试验显示，如果治疗疗程缩短会增加复发，对这些基因型（除非监测

到非常低的 HCV RNA 基线水平），完整的 24 周疗程是更优选择。

慢性丙型肝炎感染者肝病相关死亡率增加。而另一方面，对慢性丙型肝炎进行成功的抗病毒治疗，达到 SVR，可改善生存（减少肝移植的需求），降低肝衰竭和肝病相关死亡及所有原因导致死亡的风险，减缓慢性丙型肝炎的进展，逆转纤维化甚至肝硬化。尽管成功的治疗可降低肝硬化患者（和那些进展到纤维化的患者）的死亡率，减少 HCC 的可能性，但肝病相关的死亡和 HCC 的发生风险依然存在（尽管风险很低），因此肝硬化患者在获得 SVR 后，进行持续的临床监测和癌症的监管仍是必要的。另一方面，如果没有达到 SVR，那么基于 IFN 的常规剂量/疗程的治疗并不能降低 HCC 的风险。同样地，对于 PEG IFN-利巴韦林联合治疗没有应答的患者，三项研究显示，长期维持 PEG IFN 治疗并不能降低组织学进展或临床失代偿的风险（包括发生 HCC 的风险）。对于采用全程足量的 PEG IFN-利巴韦林联合治疗无应答者，再次治疗——选用初始的 PEG IFN 或换用另一种 PEG IFN 或不同类型的 IFN 制剂（如组合干扰素）进行更高剂量或更长疗程的治疗的疗效甚微。幸运的是，现在这些无应答的患者可以采用基于蛋白酶抑制剂的方案再次治疗（见下文）。

第一代蛋白酶抑制剂（2011—2013）

HCV RNA 基因组编码单个多聚蛋白，这一蛋白在翻译过程中和翻译后被宿主和病毒所编码的蛋白酶裂解。其中一个参与病毒多聚蛋白裂解的蛋白酶是 NS3-4A 病毒蛋白，具有丝氨酸蛋白酶活性。替拉瑞韦和波普瑞韦是以 NS3-4A 为靶点的丝氨酸蛋白酶抑制剂。在 2011 年，美国食品和药品监督管理局（FDA）批准替拉瑞韦和波普瑞韦与 PEG IFN 和利巴韦林联合，用于治疗有持续肝脏疾病的丙型肝炎基因 1 型成人患者，包括初治患者和经过治疗失败的患者。因为目前可用的 HCV 蛋白酶抑制剂还没有在基因 1 型之外的其他基因型患者中接受充分的研究，所以不推荐其用于这些人群。

因为耐药产生速度很快，替拉瑞韦和波普瑞韦必须要和基于 PEG IFN 和利巴韦林的治疗方案联合，不应单药治疗。利巴韦林对基于蛋白酶抑制剂的治疗方案，有特别的作用，可显著降低复发率，对于那些不能应用或耐受利巴韦林的患者，加用蛋白酶抑制剂不大可能获益。所有目前的替拉瑞韦和波普瑞韦治疗方案都包括一段时期的三药治疗（蛋白酶抑制剂加 PEG IFN 和利巴韦林）和一段时期的两药治疗（PEG IFN 加利巴韦林）。替拉瑞韦方案在开始时为 12 周的三药治疗，基于第 4 周和第 12 周时 HCV RNA 的状态（"应答指导的治疗"）和以前治疗的状态，决定后续两药治疗的疗程。波普瑞韦的治疗方案包括诱导期 4 周的两药治疗（PEG IFN 和利巴韦林），随后三药治疗，在一些患者中，后续还有进一步的两药治疗，其疗程取决于第 4 周、8 周、24 周的治疗反应和以前治疗的状态（表 19-7）。

对于基因 1 型患者，与 PEG IFN 联合利巴韦林治疗比较，蛋白酶抑制剂显著提高 RVR 和 SVR 率。替拉瑞韦治疗初治患者的研究，采用 12 周三药治疗随后 12～36 周两药治疗的方案，SVR 率达到 79％以上，在那些 EVR（4 周和 12 周检测不到 HCV RNA）患者中，应答指导治疗终止于 24 周（12 周三药治疗，然后 12 周两药治疗），SVR 率 83％～89％（在后续的研究中达到 92％）。波普瑞韦治疗初治患者的研究中，患者的 SVR 率为 59％～66％，在这些患者中，8 周时检测不到 HCV RNA 者，SVR 率升高到 86％～88％。

蛋白酶抑制剂也被研究用于以前 PEG IFN 加利巴韦林治疗失败的患者。在使用替拉瑞韦的研究中，对以前有复发的患者 SVR 率为 83％～88％，部分应答者（HCV RNA 降低≥2 $\log_{10}$ IU/ml，但没有到检测不到的水平）SVR 率为 54％～59％，无应答者（HCV RNA 降低＜2 $\log_{10}$ IU/ml）SVR 率为 29％～33％。在使用波普瑞韦的研究中，对以前有复发的患者 SVR 率为 75％，以前部分应答者 SVR 率为 40％～52％；无应答者的应答率与基于替拉瑞韦的治疗相似。在相当一部分对蛋白酶抑制剂无应答的患者中，可以发现耐药相关的变异，但这种变异并不是持续的，在 1.5～2 年内几乎所有的病例都会重新出现野生型 HCV。蛋白酶抑制剂的 SVR 率在之前复发者并且没有使用过蛋白酶抑制剂的患者中（白种人＞黑种人）最高，以前部分应答者 SVR 率较低，以前无应答的肝硬化患者 SVR 率最低（图 19-3）。含蛋白酶抑制剂的三药治疗方案在 IL28B C 基因型患者比非 C 基因型患者中应答率更高，HCV 基因型 1b 型比 1a 型应答率高，纤维化分期进展较轻者比进展较重者应答率高，白种人比黑种人应答率高，体重指数（BMI）较低者比 BMI 升高者应答率更高，对于波普瑞韦，在 PEG IFN-利巴韦林诱导治疗的 4 周内获得 HCV RNA 下降＞1 $\log_{10}$ 的患者应答率更高。对于这些抗病毒药物的应答，年龄和

表 19-7　慢性丙型肝炎抗病毒治疗的适应证和建议[a]

治疗的标准适应证

可以检测到 HCV RNA（有或无 ALT 升高）
肝活检有汇管区/桥接纤维化或中到重度肝炎（治疗前肝活检不再普遍采用）
基于 IFN/利巴韦林治疗的适应证，成人和 2～17 岁儿童相同，儿童的治疗可考虑根据体重减量（见产品说明书）；蛋白酶抑制剂不推荐用于＜18 岁的儿童

再次治疗的推荐意见

基因 1 型
标准 IFN 单药治疗或标准 IFN/利巴韦林联合治疗或 PEG IFN/利巴韦林联合治疗后复发者、部分应答者或无应答者
一个疗程的 PEG IFN/利巴韦林联合蛋白酶抑制剂，见下文
基因 2，3，4 型
标准 IFN 单药治疗或标准 IFN/利巴韦林联合治疗后复发者
　一个疗程的 PEG IFN 联合利巴韦林治疗
标准 IFN 单药治疗或标准 IFN/利巴韦林联合治疗后无应答者
　一个疗程的 PEG IFN 联合利巴韦林治疗——对于下列患者更可能获得持续病毒学应答：此前没有应用利巴韦林治疗的白种人，低 HCV RNA 基线水平者，以前的治疗中 HCV RNA 下降≥2 log_{10} 者，基因 2 型和 3 型，利巴韦林剂量不减少者

抗病毒治疗方案的个体调整

儿童（年龄＜18 岁）——不推荐蛋白酶抑制剂
年龄＞70 岁［蛋白酶抑制剂试验中，替拉瑞韦试验纳入 18～70 岁患者；波普瑞韦试验纳入＞18 岁患者（没有上限）］
肝活检轻度肝炎
重度肾功能不全者（PEG IFN 和利巴韦林需要减少剂量）

长期维持治疗推荐建议

慢性丙型肝炎相关的皮肤血管炎和肾小球肾炎

不推荐在无应答者长期维持治疗

不推荐抗病毒治疗

失代偿期肝硬化（除非，有可能在有经验的移植中心，采用逐级增加剂量的低剂量疗法，在移植前使 HCV RNA 检测不到；结果是复杂的）
孕妇（利巴韦林的致畸性）
有使用抗病毒药物禁忌证

治疗方案

HCV 基因 1 型
初治患者（替拉瑞韦和波普瑞韦）和早期复发者（替拉瑞韦）

PEG IFN-α2a 180 μg 每周 1 次，联合利巴韦林，根据体重，1000 mg/d（＜75 kg）到 1200 mg/d（≥75 kg）或
PEG IFN-α2b 1.5 μg/kg 每周 1 次，联合利巴韦林，根据体重，800 mg/d（≤65 kg），1000 mg/d（＞65～85 kg），1200 mg/d（＞85～105 kg），或 1400 mg/d（＞105 kg）
应答指导治疗，应用蛋白酶抑制剂，包括 2 种：
1. 波普瑞韦 800 mg 每日 3 次，餐时服用，在 4 周 PEG IFN-利巴韦林诱导期后
- 8 周和 24 周检测不到 HCV RNA 的患者，应当接受三药联合治疗（PEG IFN、利巴韦林、波普瑞韦）28 周（4 周 PEG IFN-利巴韦林，随后 24 周三药治疗）。如果 HCV RNA 在 4 周时能检测到，继续抗病毒治疗，共持续 48 周（4 周 PEG IFN-利巴韦林，随后 44 周三药治疗）能增加持续应答率
- 患者 HCV RNA 在 8 周能检测到，24 周检测不到，应当接受三药治疗（PEG IFN、利巴韦林、波普瑞韦）36 周（4 周 PEG IFN，随后 32 周三药治疗），再回到 PEG IFN-利巴韦林 12 周以上治疗，总疗程 48 周
- 肝硬化初治患者，在 8 周和 24 周检测不到 HCV RNA，应当继续三药治疗（PEG IFN、利巴韦林、波普瑞韦）48 周（4 周 PEG IFN-利巴韦林，随后 44 周三药治疗）
- 治疗无效停药标准：12 周时 HCV RNA≥100 IU/ml 或 24 周时检测到 HCV RNA

或
2. 替拉瑞韦 750 mg，每日 3 次，脂肪餐时服用，在治疗开始即采用，不需要 PEG IFN-利巴韦林诱导
- 4 周和 12 周检测不到 HCV RNA 的患者，应当接受三药治疗（PEG IFN、利巴韦林、替拉瑞韦）12 周，随后 PEG IFN 联合利巴韦林治疗 12 周，共 24 周
- 4 周或 12 周检测得到，24 周检测不到 HCV RNA 的患者，应当接受三药治疗（PEG IFN、利巴韦林、替拉瑞韦）12 周，然后 PEG IFN 联合利巴韦林治疗 36 周，总疗程 48 周
- 4 周和 12 周检测不到 HCV RNA 的肝硬化初治患者，应当接受三药治疗 12 周，随后 PEG IFN 联合利巴韦林治疗 36 周，总疗程 48 周
- 治疗无效停药标准：4 周或 12 周时 HCV RNA＞1000 IU/ml 或 24 周时检测到 HCV RNA

表 19-7 慢性丙型肝炎抗病毒治疗的适应证和建议[a]（续）

经治患者

PEG IFN-α2a 180 μg，每周 1 次，联合利巴韦林，根据体重，1000 mg/d（<75 kg）到 1200 mg/d（≥75 kg）或

PEG IFN-α2b 1.5 μg/kg，每周 1 次，联合利巴韦林，根据体重，800 mg/d（≤65 kg），1000 mg/d（>65～85 kg），1200 mg/d（>85～105 kg），或 1400 mg/d（>105 kg）

加蛋白酶抑制剂，包括 2 种：

1. 应答指导治疗，波普瑞韦 800 mg 每日 3 次，餐时服用，在 4 周 PEG IFN-利巴韦林诱导期后，

- 对于以前复发和部分应答者（以前的治疗中 HCV RNA 下降≥2 $\log_{10}$），采用下面的应答指导治疗方案；对于以前无应答者（以前的治疗中 HCV RNA 下降<2 $\log_{10}$），推荐完整的 48 周治疗方案［4 周 PEG IFN-利巴韦林诱导，然后 44 周三药治疗（PEG IFN，利巴韦林，波普瑞韦）］
- 在 8 周和 24 周检测不到 HCV RNA 的患者，应当接受三药治疗（PEG IFN、利巴韦林、波普瑞韦）36 周（4 周 PEG IFN-利巴韦林，然后 32 周三药治疗）。如果 HCV RNA 在 4 周检测得到，继续 48 周治疗方案（4 周 PEG IFN-利巴韦林，然后 44 周三药治疗）可以提高持续应答率
- 在 8 周检测得到、24 周检测不到 HCV RNA 的患者，应当接受三药治疗（PEG IFN、利巴韦林、波普瑞韦）36 周（4 周 PEG IFN-利巴韦林，然后 32 周三药治疗），随后再继续 PEG IFN-利巴韦林治疗 12 周以上，总疗程 48 周
- 经治肝硬化患者，在 8 周和 24 周检测不到 HCV RNA，应当继续三药治疗（PEG IFN、利巴韦林、波普瑞韦）48 周（4 周 PEG IFN-利巴韦林，然后 44 周三药治疗）
- 治疗无效停药标准：在 12 周时 HCV RNA≥100 IU/ml 或 24 周时检测得到 HCV RNA

或

2. 替拉瑞韦 750 mg，每日 3 次，脂肪餐时服用，在治疗开始即采用，不需要 PEG IFN-利巴韦林诱导，不需要应答指导治疗，例如，所有患者接受完整 48 周疗程，无论是否早期应答。

- 对于早期复发者，遵从上文初治患者的建议
- 对于以前部分应答者和无应答者，应当接受三药治疗（PEG IFN、利巴韦林、替拉瑞韦）12 周，然后 PEG IFN 联合利巴韦林治疗 36 周，共 48 周
- 治疗无效停药标准：在 4 周或 12 周时 HCV RNA>1000 IU/ml，或在 24 周检测得到 HCV RNA

HCV 基因 1 型但不能获得或禁忌使用蛋白酶抑制剂者：48 周治疗

PEG IFN-α2a 180 μg 每周 1 次，联合利巴韦林，根据体重，1000 mg/d（<75 kg）到 1200 mg/d（≥75 kg）或

PEG IFN-α2b 1.5 μg/kg 每周 1 次，联合利巴韦林，根据体重，800 mg/d（≤65 kg），1000 mg/d（>65～85 kg），1200 mg/d（>85～105 kg），或 1400 mg/d（>105 kg）

HCV 基因 4 型：48 周 PEG IFN-利巴韦林治疗

PEG IFN-α2a 180 μg 每周 1 次，联合利巴韦林，根据体重，1000 mg/d（<75 kg）到 1200 mg/d（≥75 kg）或

PEG IFN-α2b 1.5 μg/kg 每周 1 次，联合利巴韦林，根据体重，800 mg/d（≤65 kg），1000 mg/d（>65～85 kg），1200 mg/d（>85～105 kg），或 1400 mg/d（>105 kg）

- 12 周时没有获得早期病毒应答的患者，应停止治疗
- 获得早期病毒应答的患者，24 周时应再次检测，如果 HCV RNA 仍能检测得到，应停止治疗

HCV 基因 2 型和 3 型：24 周治疗

PEG IFN-α2a 180 μg 每周 1 次，联合利巴韦林 800 mg/d 或

PEG IFN-α2b 1.5 μg/kg 每周 1 次，联合利巴韦林 800 mg/d［对于基因 3 型进展期纤维化和（或）高水平 HCV RNA 者，完整的 48 周治疗可能更好］

HCV/HIV 同时感染患者：无论何种基因型，疗程 48 周，每周 1 次 PEG IFN-α2a（180 μg）或 PEG IFN-α2b（1.5 μg/kg）联合利巴韦林，利巴韦林每日剂量至少 600～800 mg，如果能够耐受，根据体重，用到足量 1000～1400 mg。蛋白酶抑制剂可用于基因 1 型；然而，由于 HCV 蛋白酶抑制剂和 HIV 抗病毒药物之间可能的药物-药物相互作用，HCV 蛋白酶抑制剂应当慎重用于 HCV/HIV 同时感染患者中。如果使用蛋白酶抑制剂，不考虑应答指导治疗，推荐完整的 48 周疗程。对于波普瑞韦，4 周 PEG IFN-利巴韦林诱导，随之 44 周三药治疗（PEG IFN、利巴韦林、波普瑞韦）。对于替拉瑞韦，12 周三药治疗（PEG IFN、利巴韦林、替拉瑞韦），随之 36 周 PEG IFN-利巴韦林治疗。治疗无效停药标准见上文

导致应答下降的相关因素

IL28B 位点 T 等位基因（与 C 等位基因对照）单核苷多态性（SNP）

基因型 1a（与 1b 型相比）

高水平 HCV RNA（>800 000 IU/ml）[b]

进展期纤维化（桥接纤维化、肝硬化）

病程长

年龄>40 岁[b]

高 HCV 准种差异

免疫抑制

非裔美国人

拉丁美洲裔

表 19-7 慢性丙型肝炎抗病毒治疗的适应证和建议[a]（续）

肥胖
脂肪肝
胰岛素抵抗，2 型糖尿病[b]
依从性差（减少药物剂量和治疗疗程）
对于波普瑞韦，4 周内 PEG IFN-利巴韦林诱导治疗后 HCV RNA 下降<1 $\log_{10}$
对于蛋白酶抑制剂治疗，缺乏扩大的快速病毒应答（eRVR），例如，替拉瑞韦治疗第 4 周和 12 周，检测得到 HCV RNA；波普瑞韦治疗第 8 周和 24 周，检测得到 HCV RNA

[a] 本章正在审核之际，另两种药物被批准用于丙型肝炎，simeprevir 和索菲布韦。快速进展的新推荐意见正在取代此表中的推荐意见；关于最新的治疗推荐意见，请看 http://www.hcvguidelines.org。[b] 蛋白酶抑制剂的患者影响较小。

缩写：ALT，谷丙转氨酶；HCV，丙型肝炎病毒；IFN，干扰素；PEG IFN，聚乙二醇干扰素；IU，国际单位（1 IU/ml 约等于～2.5 拷贝/毫升）

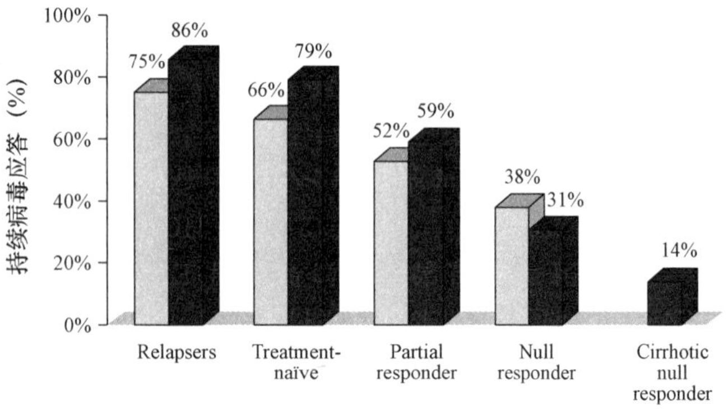

图 19-3 Ⅲ期临床试验中替拉瑞韦（黑色柱）和波普瑞韦（灰色柱）的最大疗效（持续病毒应答）。（Figure created using data from Bacon BR et al：N Engl J Med 364：1207，2011；Jacobson IM et al：N Engl J Med 364：2405，2011；Poordad F et al：N Engl J Med 364：1195，2011；Zeuzem S et al：N Engl J Med 364：2417，2011；Vierling JM et al：Hepatology 54 [Suppl 1]：796A-797A，2011；Ghany MG et al：Hepatology 54：1433，2011.）

HCV RNA 水平影响较小，胰岛素抵抗没有影响。

两种蛋白酶抑制剂都有潜在的毒性。在接受替拉瑞韦治疗的患者中，大约 6%出现重度、累及全身（躯干和四肢）、经常融合的斑丘疹样的瘙痒性皮疹。其他常见的副作用包括瘙痒症、直肠烧灼感、恶心、腹泻、乏力，可能相对难治、偶然需要输血的贫血。应当在基线和替拉瑞韦开始治疗后第 2 周、4 周、8 周和 12 周检查全血细胞计数。在波普瑞韦治疗的患者中，一半可能发生贫血，高达 30%的患者可能出现中性粒细胞减少，3%～4%的患者出现血小板减少。应当在基线和波普瑞韦开始治疗后第 4 周、8 周和 12 周检查全血细胞计数。波普瑞韦的其他副作用包括乏力、恶心、头痛、味觉障碍（味觉改变或感受到不愉快的味道）、口干、呕吐和腹泻。

使用蛋白酶抑制剂更多的并发症来自大量药物-药物相互作用。因为替拉瑞韦和波普瑞韦都是通过 CYP3A4 清除同时抑制 CYP3A4，这些药物不应和其他诱导 CYP3A4 或依赖 CYP3A4 清除的药物一起使用。应当小心检查蛋白酶抑制剂和患者服用的其他药物之间的任何潜在的相互作用，因为这可能会引起严重的副作用。有一个方便的网站可用来检查这些药物-药物相互作用（www.hep-druginteractions.org）。

治疗方案推荐*

治疗之前，需要明确 HCV 基因型，因为基因型决定疗程以及可以使用哪些药物。PEG IFN 加利巴韦林是所有 HCV 基因型的基础治疗；如果有蛋白酶抑制剂可用且没有禁忌时，感染基因 1 型的患者还需要接受蛋白酶抑制剂治疗（替拉瑞韦或波普瑞韦）（表 19-7）。对于基因 1 型慢性丙型肝炎感染，2011 年 AASLD 和 EASL 发表的治疗指南体现了 FDA 批准的使用新的蛋白酶抑制剂的指征，2012 年，英国和法国也发表了共识指南。对初治患者和曾经复发者，推荐依据应答指导原则用替拉瑞韦或波普瑞韦治疗。替拉瑞韦的治疗方案是 12 周的三药治疗，后续 12 周或 36 周的 PEG IFN-利巴韦林巩固

* 当这章将发表时，另外两个抗病毒药物，第二代蛋白酶抑制剂西米普韦和核苷类似物聚合酶抑制剂索菲布韦已被批准用于丙型肝炎治疗。西米普韦用法与第一代蛋白酶抑制剂相似，对基因 1 型有效，联合 PEG IFN 和利巴韦林治疗 12 周，随后 PEG IFN 和利巴韦林治疗 12 周（非应答指导治疗）。两种新药中，索菲布韦更为便利并且应用更广泛，必须与 PEG IFN 和利巴韦林合用，对基因 1 型、4-6 型患者仅应用 12 周；对基因 2 型和 3 型患者，不需要应用 PEG IFN。索菲布韦联合利巴韦林，对基因 2 型用 12 周，基因 3 型用 24 周。抗病毒治疗的进展迅速，到 2014 年底，完全口服、免干扰素的复合制剂（如：索菲布韦联合 NS5a 抑制剂 ledipasvir）将代替早期治疗方案。需要最新推荐的治疗方法，请咨询 www.hcvguidelines.org。

治疗，巩固治疗的疗程取决于患者是否达到了广义的 RVR 标准（在 4 周和 12 周时检测不到 HCV RNA）。波普瑞韦的方案为 4 周的 PEG IFN-利巴韦林诱导期，接着 24～32 周三药治疗，疗程取决于是否达到了 HCV RNA 的标准（在 8 周和 24 周时检测不到）；如果 HCV RNA 在 8 周时可以检测到，但 24 周时检测不到，经过 36 周的治疗（4 周 PEG IFN-利巴韦林诱导，加 32 周三药治疗）后，建议追加 12 周 PEG IFN-利巴韦林巩固治疗。对于以前部分应答和无应答者，推荐接受 48 周足疗程的替拉瑞韦（没有诱导期，没有应答指导治疗）；对于波普瑞韦，治疗方案为 4 周 PEG IFN-利巴韦林诱导期，随后应答指导治疗［如果 HCV RNA 在 8 周和 24 周检测不到，32 周的三药治疗，如果 HCV RNA 在 8 周还能检测到（但是 24 周检测不到），32 周的三药治疗，接着 12 周 PEG IFN-利巴韦林巩固治疗］。对肝硬化患者（和任何接受波普瑞韦治疗、4 周时 HCV RNA 下降没有＞1 $\log_{10}$ 的患者），应当考虑采用没有应答指导治疗的、完整的 48 周疗程的方案。

监测 HCV 血浆 RNA 对评估治疗应答是至关重要的。治疗的目标是根除 HCV RNA，如果停止治疗后 6 个月用 PCR 方法检测不到 HCV RNA（SVR），则可以预测患者达到治疗目标。对于 PEG IFN 联合利巴韦林的治疗方案，如果治疗 12 周时 HCV RNA 不能下降 2 $\log_{10}$（EVR），则提示进一步治疗不太可能达到 SVR。当 PEG IFN 和利巴韦林作为蛋白酶抑制剂方案的一部分，需要在基线、4 周、8 周（波普瑞韦）、12 周和 24 周检测 HCV RNA，评估治疗应答情况，帮助决定治疗疗程（应答指导治疗），同时在治疗结束后 12 周、24 周检测 HCV RNA。为防止耐药出现，停药原则是重要的；如果用替拉瑞韦治疗 4 周或 12 周时 HCV RNA＞1000 IU/ml（或 24 周仍能检测到），或者，如果用波普瑞韦治疗，在 12 周时 HCV RNA≥100 IU/ml（或 24 周能检测到），所有的治疗都应停止。

抗病毒治疗适应证*

慢性丙型肝炎患者，如果血清检测出 HCV RNA，无论转氨酶水平是否升高，或者存在至少是中度的慢性肝炎分级和分期（门脉或桥接纤维化），都需要 PEG IFN 加利巴韦林抗病毒治疗。大部分专家建议，除非利巴韦林是禁忌的，否则对于基因 2 型和 3 型的患者，利巴韦林联合两种 PEG IFN 的剂量都为 800 mg，对于基因 1 型（和 4 型）的患者，利巴韦林的剂量要基于体重，当使用 PEG IFN-α2a 时在 1000～1200 mg，当使用 PEG IFN-α2b 时在 800～1400 mg（表 19-7）。尽管 ALT 水平持续正常的患者往往组织学进展非常缓慢或完全不进展，他们对抗病毒治疗的反应和 ALT 升高的患者一样好；因此，尽管观察而不治疗是一种选择，但这些患者是抗病毒治疗的潜在候选者。如上文所述，已经证实 IFN 治疗可以改善生存率、无并发症的生存率、减慢纤维化进展（和逆转纤维化）。

HCV 基因型决定了 PEG IFN 和利巴韦林治疗的疗程：基因 2 型和 3 型患者为 24 周，基因 4 型和 1 型患者（如果没有蛋白酶抑制剂可用或存在蛋白酶抑制剂禁忌）为 48 周。对于基因 4 型的患者，如 12 周时未获得 EVR，则应停止治疗。对于基因 2 型和 3 型患者，完整的 24 周疗程是最有效的，尽管对基因 2 型患者，疗程可以减少到 12～16 周，特别是对低基线水平的病毒血症、RVR，耐受治疗很困难的患者。而对于基因 3 型的患者，如果存在严重的纤维化和（或）高基线水平病毒血症，应当考虑增加疗程到 48 周。如上文所述，如果 12 周时 HCV RNA 下降没有达到 2 $\log_{10}$（EVR），很可能不能达到 SVR；因此，推荐在 12 周时常规检测 HCV RNA（图 19-2），如果没有获得 EVR，治疗可以停止。在基因 4 型患者中，如果获得 EVR（HCV RNA 下降≥2 $\log_{10}$），但是在 24 周时 HCV RNA 仍能检测到，则不太可能获得 SVR，治疗可以终止。尽管在治疗开始前具备某些特征的患者应答率更低，但不应根据症状、基因型、HCV RNA 水平、感染丙型肝炎的途径或肝纤维化的进展来选择对哪些患者进行治疗。肝硬化患者可以产生应答，不应排除在治疗候选名单之外。对于接受替拉瑞韦和波普瑞韦治疗的患者，治疗医生应解释非 C 型 IL28B 基因型和进展的纤维化对治疗结果的负面影响。

接受 IFN 单药治疗后复发或无应答的患者（即需要更有效的治疗方案的患者），PEG IFN 加利巴韦林再治疗是潜在的候选方案（图 19-2），这一方案目前仍然用于基因 2 型、3 型或 4 型患者；然而，对于基因 1 型患者，应联合蛋白酶抑制剂/PEG IFN/利巴韦林治疗。对于先前的 IFN 单药治疗无应答的基因 2 型、3 型或 4 型患者，IFN 单药或 IFN 联合利巴韦林的再次治疗不太可能获得 SVR；然而，PEG IFN 加利巴韦林联合治疗的方案值得一试，尽管结果显示只有＜15％～20％的患者取得 SVR。那些没有接受过利巴韦林治疗、基因 2 型和 3 型、治疗前低 HCV RNA 水平、非肝硬化的无应答患者再治疗的 SVR 率较高，而那些非裔美国人、在以前的治疗过程中 HCV RNA 没有明显减少（无应答者，图 19-2）和那些需要利巴韦林减量的患者，SVR 率较低。对于之前无应答者，改进 PEG IFN-利巴韦林应答的可能方法包括，延长疗程的治疗；提高 PEG IFN、利巴韦林或两者的剂量；换用不同的干扰素制剂；然而，如上文所述，这些方法仅能给疗效带来微小的改善。对于那些治疗后复发或对 IFN 单药治疗或 PEG IFN 加利巴韦林治疗无应答的基因 1 型患者，应采用基于蛋白酶抑制剂的治疗方案，除非无法获得蛋白酶抑制剂或存在禁忌（表 19-7）。

急性丙型肝炎患者有早期接受 PEG IFN 治疗的指征；这些患者经常同时接受利巴韦林治疗，但与单独用 PEG IFN 相比，并没有显示出疗效的提高，新型蛋白酶抑制剂也没有被批准用于急性丙型肝炎（第十七章）。在生化和组织学表现为轻度慢性丙型肝炎的患者中，进展率较低，监测而不治疗是一种选择；然而，这些患者和接受 PEG IFN 加利巴韦林联合治疗或基于蛋白酶抑制剂的三药治疗（针对基因 1 型）的 ALT 升高、组织学表现更严重的肝炎患者比较，应答情况一样。因此，应当考虑对这些患者治疗，治疗的决定基于这些因素，患者的动机、基因型、纤维化分期、年龄和所伴随的其他疾病。通过在治疗前进行肝活检评估组织学分级和分期，可以获得既往丙型肝炎进展情况的信息，这对评估病情进展的可能和预后有价值，同时肝活检还能识别脂肪变性和肝纤维化程度等组织学特征，这些特征会影响治疗的反应。由于各种组织学严重程度的患者都能从治疗中获益，由于无创的评估纤维化的实验室标志物和影像学检查越来越普及，一些专家，特别是欧洲专家，认为肝活检不再具有那么高的价值，因此不推荐肝活检。另一方面，纤维化血清标志物被认为是不准确的，组织学发现给医生和患者提供了重要的预后信息。因此，尽管同行们对于治疗前肝活检的意见不太一致，治疗前肝活检还是提供了有用的信息，应当被考虑。

代偿期肝硬化患者能够对治疗有应答，尽管其持续应答低于非肝硬化者；而且，肝硬化患者成功抗病毒治疗后生存得到改善。尽管一些回顾性研究提示，对慢性丙型肝炎肝硬化患者进行抗病毒治疗，无论治疗结果如何，都可以降低 HCC 发生的频率，减少疾病进展。然而，在这些研究中观察到的接受治疗的肝硬化患者 HCC 发生率降低的结果，很可能是由于治疗组患者病情更轻（即领先时间偏倚）而不是治疗本身的效果；针对这一问题所进行的前瞻性研究显示，除非患者获得 SVR，否则治疗并不能带来获益。失代偿期肝硬化患者不适合 IFN 为基础的抗病毒治疗，但是应当被推荐进行肝移植。一些肝移植中心评估了在肝移植之前采用逐渐加量的、低剂量抗病毒治疗丙型肝炎病毒血症的疗法；这些治疗已经被证实可以降低但不能预防移植后 HCV 再感染的风险。丙型肝炎病毒引起的终末期肝病患者移植后，丙型肝炎几乎都会复发，疾病进展的速度，比免疫功能正常的患者更快（第二十五章）。目前，肝移植后 PEG IFN 和利巴韦林的治疗效果在大部分患者中不令人满意，但尽量减少免疫抑制是有益的。早期的蛋白酶抑制剂治疗的经验令人鼓舞，但是蛋白酶抑制剂抑制 CYP3A4 可导致钙调神经磷酸酶抑制剂（特别是他克莫司）免疫抑制的水平增加，这需要密切监测，可能会对治疗提出很大的挑战。HCV 相关的原发性混合型冷球蛋白血症所致的皮肤和肾脏血管炎（第十七章）对抗病毒治疗有反应，但治疗停止后的持续应答罕见；因此，对这组患者推荐长期的、有可能是终身的治疗（指以 IFN 为基础的治疗，目前没有长期蛋白酶抑制剂治疗的指征）。个案报道提示，对于丙型肝炎相关的迟发性皮肤卟啉病或扁平苔藓，抗病毒治疗是有效的。

HCV/HIV 共同感染的患者，比 HCV 单独感染患者更容易进展、病情更严重。尽管 HCV/HIV 共同感染患者对丙型肝炎抗病毒治疗有应答，但不如 HCV 单独感染患者应答好。4 项 HCV/HIV 共同感染患者的大型国家和国际抗病毒治疗试验显示，PEG IFN（α2a 和 α2b）加利巴韦林（每日剂量从固定的 600～800 mg 到基于体重的 1000/1200 mg）优于标准 IFN 方案；然而，SVR 率比 HCV 单药治疗患者低，对基因 1 型和 4 型患者 SVR 率范围从 14%到 38%，对基因 2 型和 3 型患者，SVR 率 44%到 73%。在 3 项最大的试验中，所有患者，包括那些基因 2 型和 3 型患者，都接受完整的 48 周治疗。另外，治疗的耐受性比 HCV 单独感染者更低；在这些试验中，由于副作用，12%～39%的患者停止治疗。基于这些试验的结果，对于这部分患者，无论是哪种基因型，都推荐给予 PEG IFN 每周一次加每日利巴韦林的治疗，疗程为完整的 48 周，其中利巴韦林的剂量按照 HCV 单独感染的剂量，从每日至少 600～800 mg 到完全基于体重的剂量（只要患者能够耐受）。对于利巴韦林的剂量选择，欧洲共识提出了另一种建议：对于基因 1 型和 4 型的患者采用标准的、基于体重的 1000～1200 mg，但是对于基因 2 型和 3 型的患者采用 800 mg 的剂量。一项头对头的 HCV/HIV 共同感染患者的 PEG IFN-利巴韦林联合治疗试验显示，两种 PEG IFN 的疗效并无统计学差异，尽管 PEG IFN-α2a 有微小的优势：对于 PEG IFN-α2b 和-α2a，在基因 1 型和 4 型患者中，SVR 率分别为 28%和 32%，在基因 2 型和 3 型患者中，分别为 62%和 71%。

尽管目前数据有限，并且还没有明确的推荐意见，但蛋白酶抑制剂有可能适用于治疗基因 1 型的患者；然而，由于在 HCV 蛋白酶抑制剂和 HIV 抗逆转录酶药物（特别是利托那韦 HIV 蛋白酶抑制剂）之间潜在的药物-药物相互作用，HCV 蛋白酶抑制剂用于 HCV-HIV 共同感染的患者应非常谨慎。如果使用蛋白酶抑制剂，推荐使用完整的 48 周疗程，而不是应答指导治疗：对于波普瑞韦，4 周 PEG IFN 和利巴韦林诱导，随后 44 周三药治疗（PEG IFN、利巴韦林、波普瑞韦），对于替拉瑞韦，12 周三药治疗（PEG IFN、利巴韦林、替拉瑞韦），随后 36 周 PEG IFN 和利巴韦林治疗。在 HIV/HCV 共同感染患者的预试验中，基于替拉瑞韦的三药治疗［不管其是否接受抗逆转录病毒治疗（无抗逆转录病毒药物，依法韦仑-替诺福韦-恩曲他滨，或利托那韦-阿扎那韦-替诺福韦-恩曲他滨，或拉米夫定）］，38 名患者中 28 名结果实现 SVR（74%），PEG IFN 和利巴韦林治疗的对照组患者中 22 人有 10 人实现 SVR（45%）（共 60 名受试者）；基于波普瑞韦的三药治疗（全部同时接受抗逆转录酶治疗），结果 64 名患者中 40 人实现 SVR（63%），PEG IFN 和利巴韦林治疗的对照组 34 名患者中 10 人实现 SVR（29%）（共 98 名受试者）。因此，尽管对于以前采用的标准治疗方案 PEG IFN 加利巴韦林，HIV-HCV 共同感染患者的 SVR 比 HCV 单独感染患者更低，但对于基于蛋白酶抑制剂的方案，HIV-HCV 同时感染者和 HCV 单独感染者的 SVR 率是相似的。

在 HCV/HIV 感染者中，利巴韦林可能加重地达诺新的毒性（如乳酸酸中毒），加重司他夫定引起脂肪萎缩，齐多夫定可使利巴韦林相关的溶血性贫血恶化；因此，应当避免联合使用这些药物。

有毒品注射和酒精依赖史的慢性丙型肝炎患者为获得治疗的成功，最好同时接受戒毒和酒精依赖的治疗。因为利巴韦林是经肾排泄的，所以那些终末期肾病患者，包括那些透析患者（透析不能清除利巴韦林）不是利巴韦林治疗的理想适应证。有个别研究报道建议可以应用较低剂量的利巴韦林，但是贫血的发生率非常高，而疗效方面的数据有限。如果患者肾衰竭（肾小球滤过率＜60 ml/min），PEG IFNα2a 剂量应从每周 180 μg 减少到 135 μg，PEG IFN-α2b 剂量从每周 1.5 μg/kg 减少到 1 μg/kg；类似地，这一人群如果需要透析，每日利巴韦林剂量应减少到 200～800 mg（但是，不是不应用或谨慎地用非常低剂量）。在这些人群中，最佳的治疗方案和治疗的有效性都还不确定。

新型抗病毒药物*

人们试图研发耐受性更好的利巴韦林后继药物，改进 IFN-α 类型或获取比 PEG IFN 更长效的 IFN，但到目前为止均未成功。编码 IFN-λ（如上文所述）的基因 IL28B 变异会影响抗病毒治疗的反应性，这提示 IFN-λ 可能是有效或更为有效治疗的丙型肝炎的 IFN；早期临床试验正在进行中，但接受治疗的受试者转氨酶水平升高，引起人们关注并延迟了研发进程。除替拉瑞韦和波普瑞韦外，以宿主编码蛋白为靶点的药物和其他直接抗病毒药物正在研究中，这些直接抗病毒药物以 HCV 聚合酶、蛋白酶或 NS5A（病毒复制复合物的膜磷蛋白成分）为靶点。新型抗病毒药物改进了药代动力学和耐药屏障，减少治疗复杂性，适用于各种基因型，更少的副作用，和更少的药物-药物相互作用。* 成功的全口服药方案临床试验速度已加快。全口服药方案已进入临床试验阶段，这些方案包括：一种二代蛋白酶抑制剂（asunaprevir）联合一种 NS5A 抑制剂（daclatasvir）；尿苷核苷聚合酶抑制剂（索菲布韦）* 联合利巴韦林；聚合酶抑制剂（索菲布韦）联合 NS5A 抑制剂（ledipasvir 或 daclatasvir）和利巴韦林；利托纳韦改进型蛋白酶抑制剂（ABT-450）及非核苷聚合酶抑制剂（ABT-333）联合 NS5A 抑制剂（ABT-267）的复合制剂加或不加利巴韦林。对于初治和经治患者（包括对第一代蛋白酶抑制剂无应答的患者），这些药物复合制剂覆盖所有 HCV 基因型，不依赖宿主 IL28B 基因型，疗程 12～24 周，甚至更短（8 周），其中一些复合制剂已经获得超过 90%以上的 SVR 率，甚至接近 100%。可能早到 2014 或 2015 年，直接抗病毒药物的复合制剂就将被用于鸡尾酒药物疗法，可以完全替代基于 IFN 的方案。

宿主蛋白抑制剂研发的进展不大，如口服、无免疫抑制作用的抑制剂环孢素 A（在 HCV 复制期与 NS5A 相互作用），和宿主肝表达 miRNA-122 的皮下反义拮抗剂（促进 HCV 复制）抑制剂。所有口服、短期治疗、高效、直接抗病毒药物已得到加速发展，但这些选择方案可能还不能实际应用或具有竞争力。

自身免疫性肝炎

定义

自身免疫性肝炎是一种以持续性肝细胞炎症和坏死为特点的慢性疾病，通常伴有纤维化，可进展到肝硬化和肝衰竭。这类慢性肝炎达到重度标准时，如果不治疗，6 个月的死亡率高达 40%。根据目前自身免疫性肝炎自然病程的数据，10 年生存率在治疗者为 80%～98%，在未治疗者为 67%。这一疾病肝外显著的自身免疫表现和血清免疫学异常，表明其发病机制由自身免疫介导；这一点，可从曾用名“狼疮性肝炎”和“浆细胞肝炎”看出。然而，并非所有病例都会存在自身抗体和其他自身免疫的典型特征；更宽泛的“特发性”或隐源性慢性肝炎中，可能很多甚至大多数，为自身免疫所致。肝脏疾病排除嗜肝病毒、代谢/基因紊乱（包括非酒精性脂肪性肝病）和肝毒性药物所导致的病例后，为一组未知原因的病例，这其中一部分很可能是自身免疫性肝炎。

免疫发病机制

有力证据显示，细胞免疫直接攻击肝细胞导致自身免疫性肝炎患者进行性肝损伤。最有可能的是，这些患者遗传了自身免疫易感性，而环境因素［例如：化学、药物（如米诺环素）或病毒］触发了肝特异性损伤。例如，已有病例报道，明显的自限性急性甲、乙或丙型肝炎导致自身免疫性肝炎，这可能是由于基因易感性或倾向所致。自身免疫介导这种类型肝炎发病的依据如下：①肝脏组织病理学病变主要由细胞毒 T 细胞和浆细胞组成；②循环中自身抗体（核抗体、平滑肌抗体、甲状腺抗体等，见下文），类风湿因子和高球蛋白血症常见；③自身免疫性肝炎患者和他们的亲属中，其他自身免疫疾病的发生率增加——如甲状腺炎、类风湿关节炎、自身免疫性溶血性贫血、溃疡性结肠炎、膜增生性肾小球肾炎、青少年糖尿病、乳糜泻和 Sjögren 综合征；④自身免疫性肝炎患者中，常见与自身免疫性疾病相关的组织相容性单倍体（如 HLA-B1，-B8，-DR3 和-DR4），和扩增的单倍体 DRB1 * 0301 和 DRB1 * 0401 等位基因；⑤糖皮质激素/免疫抑制治疗对各种自身免疫性疾病有效，对这种类型的慢性肝炎也同样有效。

细胞免疫在自身免疫性肝炎的发病机制中占有重要地位。体外研究显示，自身免疫性肝炎患者的 CD4＋T 淋巴细胞被肝细胞膜蛋白致敏，从而破坏肝细胞。包含与肝抗原相似表位的交叉反应抗原通过分子模拟激活 T 细胞，这些 T 细胞浸润肝并导致肝损伤。细胞毒淋巴细胞的免疫调控异常（CD4＋、CD25＋T 细胞作用受损）也发挥了重要作用。自身免疫性肝炎的基因易感性研究表明，该病与某些单倍体（如上文所述）相关，也与细胞毒 T 淋巴细胞抗原（CTLA-4）和肿瘤坏死因子 α（TNFA * 2）的多态性相关。这种类型肝损伤涉及诱发因素、遗传作用以及细胞毒和免疫调节机制，然而其确切机制未完全明确。

自身免疫性肝炎患者普遍存在循环抗体是探寻其发病机制的有趣线索，这些自身抗体包括：核抗体［所谓抗核抗体（ANA），主要是均质型］和平滑肌抗体（所谓抗平滑肌抗体，针对肌动蛋白、波形蛋白和骨骼蛋白）、F 肌动蛋白抗体、肝肾微粒体抗体（抗-LKM，见下文）、“可溶性肝抗原”抗体（针对尿嘧啶-鸟嘌呤-腺嘌呤 RNA 转移抑制蛋白）、α-辅肌动蛋白抗体和肝特异性去唾液酸糖蛋白受体抗体（或“肝凝集素”）以及其他肝细胞膜蛋白抗体。尽管其中一些抗体是辅助诊断的标志物，但它们在自身免疫性肝炎发病机制中的作用尚未确定。

自身免疫性肝炎和特发性肝炎的肝外表现中，体液免疫机制起到了一定作用。循环免疫复合物沉积在受累组织血管，随后补体激活，产生炎症和组织损伤，最终导致自身免疫性肝炎患者的关节痛、关节炎、皮肤血管炎和肾小球肾炎。尽管急性和慢性病毒性肝炎中发现存在特异性病毒抗原-抗体复合物，但这些免疫复合物在自身免疫性肝炎中的性质还未明确。

临床表现

自身免疫性肝炎的许多临床表现和慢性病毒性肝炎类似。可以隐匿或突然起病；起病时可以类似急性病毒性肝炎而引起混淆；以反复发作的“急性肝炎”为表现者并不少见。大约 1/4 的患者没有症状，通过异常的肝功能检查确诊。一部分患者有特征性的表现，这部分患者主要是中青年女性，有明显的高丙种球蛋白血症和高滴度的循环 ANA 水平。这组患者可表现出狼疮样红斑（最初被称为“狼疮样”肝炎），其他自身免疫表现也很常见。疲乏、无力、纳差、闭经、痤疮、关节痛和黄疸也很常见。偶尔也会出现关节炎、斑丘疹（包括皮肤血管炎）、结节性红斑、结肠炎、胸膜炎、心包炎、贫血、氮质血症、干燥综合征（角膜结膜炎、口腔干燥）。一些患者初诊的原因是因为出现了肝硬化的并发症，如腹水、水肿（与门脉高压和低蛋白血症相关）、肝性脑病、脾功能亢进、凝血病或静脉曲张出血。

自身免疫性肝炎的病程多变。那些病情轻微、组织学表现局限（即灶性坏死，没有桥接坏死）的患者很少发展至肝硬化，但即使是在这些患者中，临床监测以发现病情进展也是很重要的；病程超过 15 年的未经治疗的患者中，有一半发展至肝硬化。在北美，非裔美国人比白人更常以肝硬化就诊。在那些有严重症状（转氨酶＞10 倍正常，明显的高丙种球蛋白血症、严重的组织学病变——桥接坏死、多灶性小叶结构破坏、肝硬化）的自身免疫性肝炎患者中，如果不予治疗，6 个月的死亡率高达 40%。这些严重的病例仅占全部患者的 20%；病情较轻的患者的自然病史多变，以自发缓解和加重交替为表现。预后不良的标准包括初诊时组织学上有多灶性小叶结构破坏和治疗两周后胆红素没有改善。死亡的原因可能是肝衰竭、肝性脑病、肝硬化的其他并发症（如静脉曲张出血）和反复的感染。在已经出现肝硬化的患者中，HCC 是其晚期并发症，但比病毒性肝炎所致的肝硬化患者少见。

自身免疫性肝炎的实验室表现与慢性病毒性肝炎类似。肝生化检查总是异常的，但可能与临床严重程度或组织病理表现并不平行。许多自身免疫性肝炎患者血清胆红素、碱性磷酸酶和球蛋白水平正常，只有轻度的转氨酶升高。血清 AST 和 ALT 升高，波动在 100～1000 U/L。在严重的病例中，血清胆红素水平中度升高［51～171 μmol/L（3～10 mg/dl）］。低蛋白血症发生在病情非常活动或进展的患者中。血清碱性磷酸酶水平可能会轻度升高或正常。在一小部分患者中，会出现碱性磷酸酶显著升高，这些患者的临床和实验室表现和原发性胆汁性肝硬化患者重叠（第二十二章）。凝血酶原时间经常延长，特别是在疾病的晚期或活动期。

在自身免疫性肝炎患者中，高丙种球蛋白血症（＞2.5 g/dl）常见，这是因为类风湿因子的存在。正如上文所述，循环中自身免疫抗体也很常见，最具特征性的是均质型 ANA。抗平滑肌抗体的特异性较差，在慢性病毒性肝炎患者中也一样常见。由于一些自身免疫性肝炎患者循环中球蛋白水平很高，偶尔这些球蛋白会在检测病毒抗体的固相结合免疫分析中非特异性结合。如上文所述，这最常见于丙型肝炎病毒抗体的检测中。事实上，对自身免疫性肝炎中自身抗体的研究引出了自身免疫性肝炎的新分类。Ⅰ型自身免疫性肝炎是经典型，在北美和北欧常见，发生于青年女性，表现为明显的高球蛋白血症、狼疮样表现、循环 ANA、HLA-DR3 和 HLA-DR4（特别是 B8-DRB1*03）。与自身免疫性肝炎Ⅰ型相关的自身抗体还有抗肌动蛋白抗体和不典型的核周型抗中性粒细胞胞浆抗体（pANCA）。

Ⅱ型自身免疫性肝炎常见于儿童，更多见于地中海人群，与 HLA-DRB1 和 HLA-DQB1 单倍型相关，与 ANA 不相关，但存在抗-LKM。事实上，抗-LKM 代表了一组异质性的抗体。在Ⅱ型自身免疫性肝炎中，存在的抗体是抗-LKM1，直接针对细胞色素 P450 2D6。这和某些慢性丙型肝炎患者中存在的抗-LKM 抗体是一样的。抗-LKM2 见于药物所致的肝炎中，而抗-LKM3（直接针对尿苷二磷酸葡萄糖醛酸转移酶）见于丁型肝炎的患者。另一个见于Ⅱ型自身免疫性肝炎的抗体是针对肝细胞胞浆中的胺甲基四氢叶酸环化脱氢酶（抗-肝细胞胞浆抗体 1）。至于是否存在Ⅲ型自身免疫性肝炎则有更多的争议。这些患者缺乏 ANA 和抗-LKM 抗体，但循环中存在可溶性肝抗原抗体。这些患者大部分是女性，临床表现类似于Ⅰ型自身免疫性肝炎，但病情可能会更严重。Ⅲ型自身免疫性肝炎并不代表一个独立的分型，而是Ⅰ型自身免疫性肝炎疾病谱的一部分；这一亚类并没有得到国际专家共识的承认。

肝活检中所表现的异常与慢性病毒性肝炎类似。在自身免疫性肝炎中，单个核细胞浸润沿着门脉分布，并穿过门脉周围肝细胞进入肝实质（界板性肝炎或片状坏死），有时还伴有浆细胞浸润。肝细胞再生的证据反映为“玫瑰花结”的形成、肝细胞界板增厚和再生的“假小叶”。间隔纤维化、桥接纤维化和肝硬化常见。在以急性肝炎样表现来诊的早期自身免疫性肝炎患者中，有报道组织学表现为小叶或小叶中心坏死（与更常见的门脉周围坏死不同）。胆管损伤和肉芽肿不常见；然而有一组自身免疫性肝炎患者在组织学、生化和血清学特征上与原发性胆汁性肝硬化重叠（第二十二章）。

诊断标准

一个国际团体建立了一套自身免疫性肝炎的诊断标准，排除遗传性、病毒性、药物性和酒精性肝病，并符合高球蛋白血症、自身抗体和特征性组织学改变。这个国际团体同时提出一个综合诊断评分系统，该评分系统主要辅助诊断不典型病例，而对于典型病例则用处不大。支持诊断的因素包括：女性，转氨酶明显升高，球蛋白水平增高，出现抗核抗体、平滑肌抗体、

LKM1抗体和其他自身免疫抗体，合并其他自身免疫性疾病，特征性的组织学改变（界板性肝炎、浆细胞、玫瑰花结），HLA-DR3或-DR4标志物，治疗有效（见下文）。一个更为简化特异的评分系统涉及4项变量：自身抗体，血清IgG水平，典型或兼容的组织学特点，病毒性肝炎标志物阴性。不支持诊断的要点是：碱性磷酸酶显著升高、线粒体抗体、病毒性肝炎标志物、肝毒性药物应用史或过量饮酒史、胆管损伤的组织学改变或不典型组织学表现，如脂肪浸润、铁超负荷和病毒包涵体。

鉴别诊断

慢性肝炎早期，自身免疫性肝炎可能表现类似典型的急性病毒性肝炎（第十七章）。仅基于临床和生化标准，没有组织学检查，重度和轻度慢性肝炎难以区分。在青少年中，Wilson病（第二十二章）可能表现为慢性肝炎，很久以后才出现神经系统异常和Kayser-Fleischer环（角膜周围后弹力膜铜沉积）形成。在这个年龄组，需根据血清铜蓝蛋白，血清和尿液铜测定以及肝铜水平测定，建立正确诊断。坏死后或隐源性肝硬化和原发性胆汁性肝硬化（第二十二章）与自身免疫性肝炎有相同的临床表现，酒精性肝炎（第二十章）和非酒精性脂肪性肝炎（第二十四章）可能表现出许多自身免疫性肝炎的常见临床表现；病史、生化、血清学和组织学评估，通常足以鉴别自身免疫性肝炎和这些疾病。当然，自身免疫性肝炎和慢性病毒性肝炎之间的鉴别并不简单，特别是当自身免疫性疾病患者存在病毒抗体或病毒性肝炎患者存在自身抗体时，则更为困难。此外，如果不提及循环自身抗体，关节炎、皮肤血管炎或胸膜炎这些肝外表现，会造成自身免疫性肝炎与类风湿关节炎和系统性红斑狼疮等风湿性疾病相混淆。进行性坏死性炎性肝脏疾病的临床和生化表现将慢性肝炎和这些其他疾病区分开来，因为这些疾病不会造成严重的肝脏疾病。少见情况下，肝静脉流出道梗阻（布-加综合征）可能表现出自身免疫性肝炎的特点，但痛性肝大、腹水和血管影像可提供诊断线索。其他需要鉴别诊断的还包括乳糜泻和缺血性肝病，通过临床表现和实验室检查可轻易将这两种疾病与自身免疫性肝炎相区分。

最后，自身免疫性肝炎的表现偶尔会与自身免疫性胆道疾病相重叠，如原发性胆汁性肝硬化、原发性硬化性胆管炎（第二十二章和第二十六章）。这种重叠综合征很难归类，往往通过治疗反应来鉴别，明确诊断。

治疗　治疗自身免疫性肝炎

自身免疫性肝炎的主要治疗方案是糖皮质激素。一些临床对照试验已经证实，这种治疗可改善症状以及临床、生化和组织学指标，并提高生存率。患者的治疗应答率可达80%。不幸的是，临床试验未能证实糖皮质激素防止进展至肝硬化的作用；然而，已有病例报道治疗有效的患者中出现了纤维化和肝硬化的逆转，1年内的快速治疗应答可减慢肝硬化进展。尽管一些人提倡使用泼尼龙（泼尼松的肝代谢产物），泼尼松同样有效，并受到大多数专家喜爱。治疗可以从20 mg/d开始，但是美国流行的初始剂量是60 mg/d。大剂量泼尼松在1个月时逐渐减少到维持剂量20 mg/d。另一种替代治疗方案同样有效，即泼尼松半量（30 mg/d）起始联合硫唑嘌呤（50 mg/d）。硫唑嘌呤维持50 mg/d的情况下，逐渐减少泼尼松的剂量，一个月减到维持剂量10 mg/d。联合方案在长达18个月疗程中，可将类固醇激素严重的危及生命的并发症（例如：库欣样特征、高血压、糖尿病、骨质疏松）发生率从66%降低到20%以下，这是联合方案的优势所在。硫嘌呤甲基转移酶等位基因变异与硫唑嘌呤相关的血细胞减少或疗效不相关，因此已不常规在自身免疫性肝炎患者中进行该基因分析。联合方案中，6-巯基嘌呤可替代其前体药物硫唑嘌呤，但很少需要这样做。单独应用硫唑嘌呤或隔日一次糖皮质激素治疗，都不能有效获得缓解。布地奈德的类固醇副作用减弱，在非肝硬化患者中的有限治疗经验表明，布地奈德可能治疗有效。重度自身免疫性肝炎是指：AST≥10倍正常上限或≥5倍正常上限同时血清球蛋白高于正常2倍；肝活检为桥接坏死或多小叶坏死；出现症状，尽管已证实糖皮质激素治疗对这部分重度患者有效，由于其在轻度或无症状自身免疫性肝炎患者中的疗效并未得到确认，所以并没有治疗轻度慢性肝炎的指征。

一般几天到几周内，疲乏、食欲减退、不适感和黄疸会有所改善，几周到几个月内生化指标好转，表现为血清胆红素和球蛋白水平下降以及血清白蛋白水平升高。血清转氨酶水平通常快速下降，但是仅有AST和ALT改善并不是患者康复的可靠指标；组织学改善表现为单核细胞浸润和肝细胞坏死减少，可能在6～24个月后才会出现。然而，如果能谨慎地评价转氨酶水平，那么这是评价相对疾病活动性的有价值指标，许多专家不提倡用系列肝活检的方法评估治疗是否成功，或指导做出改变或停止治疗的决策。快速应答更多见于老年患者（≥69

岁）和 HLA DBR1 * 04 患者中；尽管快速应答者进展到肝硬化和肝移植的速度可能更慢，和慢速应答者比较，他们治疗后复发的可能性并未减少。治疗应持续至少 12～18 个月。逐渐减量和停止治疗后，复发的可能性至少是 50%，即使治疗后组织学改善为轻度慢性肝炎，大部分患者仍需要长期的维持剂量治疗。停止应用泼尼松后，维持硫唑嘌呤单药治疗（每天 2 mg/kg 体重）已证实可降低复发率。长期低剂量泼尼松（每天≤10 mg）维持也可控制自身免疫性肝炎病情，但硫唑嘌呤是更为有效的维持治疗方案。

对药物难以治疗的患者，应当尝试高强度治疗，即大剂量糖皮质激素单药治疗（每天 60 mg）或糖皮质激素（每天 30 mg）联合大剂量硫唑嘌呤（每天 150 mg）治疗。一个月后，泼尼松每个月减少 10 mg，硫唑嘌呤每个月减少 50 mg，直到最终传统的维持剂量。该方案治疗无效的患者可以应用环孢素、他克莫司或吗替麦考酚酯；然而，目前仅有少数个案报道支持这些方案。如果药物治疗失败，或当慢性肝炎进展到肝硬化，并出现肝失代偿期那些致命并发症时，肝移植是唯一的方法（第二十五章）；如果治疗 2 周后胆红素仍不能改善，应当尽早考虑肝移植。多数报道称，移植肝复发自身免疫性肝炎极少见，但其他一些报道中有 35%～40%病例复发。

像所有慢性肝病患者一样，自身免疫性肝炎患者如果可能应当在免疫抑制治疗开始前，接种甲型肝炎和乙型肝炎疫苗。

致谢

Kurt J. Isselbacher，医学博士，在前一版本书中对这一章所做贡献。

第二十章　酒精性肝病

Alcoholic Liver Disease

Mark E. Mailliard，Michael F. Sorrell

（孟灵梅　译　张莉　校）

长期大量饮酒是导致肝脏疾病的主要原因之一。酒精性肝病损伤的病理学有三种主要形式：①脂肪肝；②酒精性肝炎；③肝硬化，但要强调的是酒精性肝病很少以单纯一种肝损伤形式存在。每日狂饮者中有 90%以上存在脂肪肝。酒精性肝炎是肝硬化的前期病变，但酗酒者中仅少部分人发展为酒精性肝炎。重症酒精性肝病的预后很差，酒精性肝炎并发肝硬化患者 4 年的死亡率约为 60%。虽然（酒精）有直接的肝毒性，但只有 10%～20%的酗酒者会发展为酒精性肝炎。对这种明显矛盾的现象，尚无法解释，但可能一些综合因素所致，如饮酒方式、饮食、肥胖以及性别。目前尚无能够预测酒精性肝病个体易感性的诊断方法。

概述

饮酒是全球第三大疾病危险因素。每年因过量饮酒导致死亡的多达 250 万人。大部分死因为饮酒继发的肝硬化。在很多西方国家中（除英国、俄罗斯、罗马尼亚以及匈牙利之外），随着饮酒的减少，肝硬化的死亡率正持续下降。肝硬化及其并发症的升高与人均饮酒量的增加密切相关，与性别无关。

病因及发病机制

酒精的摄入量以及时间长短是酒精性肝病发展过程中最重要的危险因素（见表 20-1）。酒精饮料的种类（即葡萄酒、啤酒或烈酒）及饮酒方式（每日饮酒或者短期大量饮酒）的作用尚不明确。进展到比脂肪肝阶段更重的肝脏损伤需有其他尚不明确的危险因素参与。虽然酗酒有一定的遗传倾向，但性别是酒精性肝病一个很强的决定因素。与男性相比，女性更易于引起酒精性肝脏损伤。更少的饮酒量就可以发生晚期肝病。通常情况下，饮酒导致肝脏疾病所需时间与饮酒量有直接关系。以下换算关系有助于判断酒精消耗量：一

表 20-1　酒精性肝病的危险因素

危险因素	说明
饮酒量	男性，40～80 g/d 的乙醇导致脂肪肝；160 g/d 10～20 年可引起肝炎或肝硬化。仅 15%的酗酒者发展为酒精性肝病
性别	女性饮酒量超过 20 g/d 更易患酒精性肝病，每日 2 标准杯可能是安全的
丙型肝炎	丙型肝炎病毒感染与酒精性肝病并存，可使患者发生严重病变时的年龄更轻，组织学改变更重，生存率下降
遗传	包含 patatin 样磷脂酶结构域蛋白 3（PNPLA3）与酒精性肝硬化相关
脂肪肝	酒精的肝损伤与营养不良关系不大，但肥胖和非酒精性脂肪肝为危险因素。应注重患者的营养需求

瓶啤酒、四盎司（113.4 g）葡萄酒以及 1 盎司（28.3 g）80%白酒均含大约 12 g 乙醇。男性发展为酒精性肝病的阈值较高，而女性达到类似程度肝损伤所需的阈值则低很多。雌激素、体内脂肪比例以及酒精在胃代谢的不同可能是导致性别差异的原因，但目前知之甚少。肥胖、高脂饮食以及咖啡的保护作用等因素也可能在其发病机制中起一定作用。

丙型肝炎病毒（HCV）（第十九章）的慢性感染是长期大量饮酒者酒精性肝病进展至肝硬化的重要危险因素。丙型肝炎病毒感染者中，即使是中等量的饮酒（20～50 g/d）也增加了肝硬化和肝癌的风险。同时有酒精性肝损伤与 HCV 感染的患者在更年轻时就可发展至失代偿期肝硬化，并且其整体生存率更低。酗酒及 HCV 感染重叠造成肝脏损伤的后果是增加肝脏的铁负荷及更为少见的迟发性皮肤卟啉病。此外，丙型肝炎病毒感染患者的饮酒量超过 50 g/d 时，就会降低以干扰素为主的抗病毒治疗疗效。

目前酒精性肝损伤的发病机制尚不清楚。目前观点认为，乙醇有直接的肝毒性，而营养不良的作用不大。摄入酒精后，代谢为乙醛过程中启动了一系列炎症级联反应，导致各种代谢反应。脂肪生成、脂肪酸合成和脂肪酸氧化过程中出现的脂肪变性受固醇调节转录因子和过氧化物酶体增殖物激活受体 α（PPAR-α）的影响。肠源性内毒素通过 Toll 样受体 4 与肿瘤坏死因子 α（TNF-α）启动损伤机制，促进了肝细胞凋亡和坏死。乙醇及其代谢产物激活细胞损伤以及内毒素释放，并且也激活先天性免疫和获得性免疫，释放促炎细胞因子（如 TNF-α）、趋化因子，并且促进了 T 细胞和 B 细胞增殖。毒性蛋白-醛加合物的产生、还原当量的产生以及氧化应激也都造成了肝损伤。长期饮酒导致肝细胞损伤，并且使肝细胞再生能力受损，最终激活星状细胞，增加了胶原蛋白的合成，这是肝纤维化过程中最关键的。持续的饮酒导致纤维化，使得肝结构破坏，产生一系列病理生理过程。

病理

肝对损伤的反应形式很有限。脂肪肝是肝对毒性刺激（包括过度饮酒）出现最早并且是最为常见的组织学反应形式。肝小静脉周围肝细胞中脂肪沉积更多，与乙醇脱氢酶（即乙醇的主要代谢酶）的分布一致，持续饮酒可导致整个肝小叶脂肪沉积。尽管存在大范围脂肪变和脂肪大泡所致的肝细胞变形，戒酒后肝的结构及脂肪含量仍可恢复正常。传统观点认为酒精性脂肪肝的病程呈良性经过，但同非酒精性脂肪性肝病疾病谱的表现类似（第二十四章），脂肪性肝炎及某些病理特征如巨线粒体变、小静脉周围纤维化以及脂肪大泡等都可能与肝脏损伤进展有关。

脂肪肝与酒精性肝炎之间的转化机制尚不清楚。酒精性肝炎肝细胞损伤的特点是肝细胞气球样变性、点状坏死、多形核粒细胞浸润、小静脉周围以及窦周 Disse 间隙纤维化等。在典型病例中常常见到 Mallory 小体，但对于诊断酒精性肝炎既不特异也不是必需的。酒精性肝炎被认为是肝硬化的前驱期。但是，就像脂肪肝一样，戒酒之后酒精性肝炎也有可能逆转。肝活检结果证实，高达 50%以上酒精性肝炎患者同时合并肝硬化，这时病变的逆转是不确定的，甚至已经是不可逆转的。

临床表现

酒精性脂肪肝患者的临床症状隐匿，并且常常是以患者因其他不相关的事件所致不适就诊时，意外发现酒精性脂肪肝为特点。既往未曾怀疑的肝大常常是唯一的临床表现。有时脂肪肝患者可表现为右上腹不适、恶心，但黄疸很少见。除非患者的饮酒史明确，否则酒精性脂肪肝与非酒精性脂肪肝是难以鉴别的。对于每一例肝病患者，均应详细询问其饮酒史。标准化问卷能准确发现酒精相关疾患。酒精性肝炎临床表现多种多样。如发热、蜘蛛痣、黄疸，个别患者甚至出现类似急腹症的腹痛症状等，但多数患者并无症状。出现肝硬化时，可发生门脉高压、腹水、食管静脉曲张破裂出血。能正确识别酒精性肝炎的临床特征是酒精性肝炎能够得到正确诊断及有效治疗的关键。需要认识到的很重要一点，就是酒精性肝硬化患者同其他原因所致肝硬化的临床特点常常是相同的。

实验室特点

酒精性肝病患者常常通过常规筛查化验进行鉴别。脂肪肝典型的实验室异常并无特异性，包括 AST、ALT 以及 γ-谷氨酰转肽酶（GGTP）中等程度的升高，常伴有高三酰甘油（甘油三酯）血症和高胆红素血症。相对于其他原因所致的脂肪肝，酒精性肝炎患者的 AST、ALT 常可升高到正常值的 2～7 倍。AST、ALT 很少＞400 IU，AST/ALT 比值常大于 1（见表 20-2）。高胆红素血症伴有中等程度的碱性磷酸酶升高。肝合成功能的异常往往提示肝病更严重，晚期肝病中低白蛋白血症及凝血功能障碍很常见。肝超声检查有助于判断是否存在脂肪浸润以及肝大小。超声检查发现门静脉血流逆流、腹水以及腹腔侧支循环开放则提示严重的肝损伤，同时也意味着肝病逆转可

表 20-2　酒精性脂肪肝及酒精性肝炎的实验室诊断指标

检测项目	说明
AST	升高 2～7 倍，低于 400 IU/L，大于 ALT
ALT	升高 2～7 倍，低于 400 IU/L
AST/ALT	通常＞1
GGTP	对酒精性脂肪肝不特异，易诱导，在各种原因的脂肪肝均可升高
胆红素	酒精性肝炎时可明显升高，但碱性磷酸酶仅中等程度升高

缩写：ALT，谷丙转氨酶；AST，谷草转氨酶；GGTP，γ-谷氨酰转肽酶

能性很小。

预后

严重的酒精性肝炎患者短期内（30 天内）死亡率可超过 50%。以下指标提示重症酒精性肝炎：凝血功能异常（凝血酶原时间延长大于 5s）、贫血、血清白蛋白浓度低于 25 g/L（2.5 mg/dl）、血清胆红素＞137 μmol/L（8 mg/dl）、肾衰竭以及腹水等。预后判别公式：4.6×[凝血酶原时间－对照（秒）]＋血清胆红素（mg/dl），当结果大于 32 时患者预后差。终末期肝病模型（MELD）评分（第二十五章）≥21 时也提示酒精性肝炎的死亡率会明显升高。当出现腹水、静脉曲张破裂出血、重度肝性脑病或肝肾综合征时预后很差。肝损伤的病理分期也有助于判断患者的预后。当肝活检有助于明确诊断和指导治疗时，应进行肝活检。

治疗　酒精性肝病的治疗

完全戒酒是治疗酒精性肝病的最根本措施。生存率的提高以及肝组织损伤恢复的可能性与最初的临床表现无关，而与是否完全戒酒有关。在治疗酒精性肝病患者时应常规使患者接受有经验的专家指导和（或）进行有计划的治疗。在评定和治疗阶段应注意患者营养状况以及心理状态。因为有数据表明酒精性肝炎的发病机制涉及细胞因子的释放和免疫过程造成永久性肝损伤，所以糖皮质激素治疗酒精性肝炎的作用已被广泛评估。对于重症酒精性肝炎患者，其预后判别指数大于 32 或 MELD＞20，除外活动性消化道出血、肾衰竭或急性胰腺炎等，应给予泼尼松 40 mg/d，或泼尼龙 32 mg/d，治疗 4 周随后激素逐渐减量（见图 20-1）。尤其是女性重症酒精性肝炎合并肝性脑病的患者是糖皮质激素治疗的最佳人选。糖皮质激素治疗 7 天后，Lille 评分大于 0.45 时（采用治疗前变量加总胆红素的变化，网址 http://www.lillemodel.com）可以判定患者激素治疗无效。

TNF-α 的表达以及受体活性在酒精性肝损伤中起到一定作用，这使 TNF-α 抑制剂可以作为重症酒精性肝炎的一种糖皮质激素的替代治疗。非特异性 TNF 抑制剂，己酮可可碱，已被证实可改善重症酒精性肝炎生存率，主要是降低了肝肾综合征（见图 20-2）的发生率。中和血清 TNF-α 的单克隆抗体不

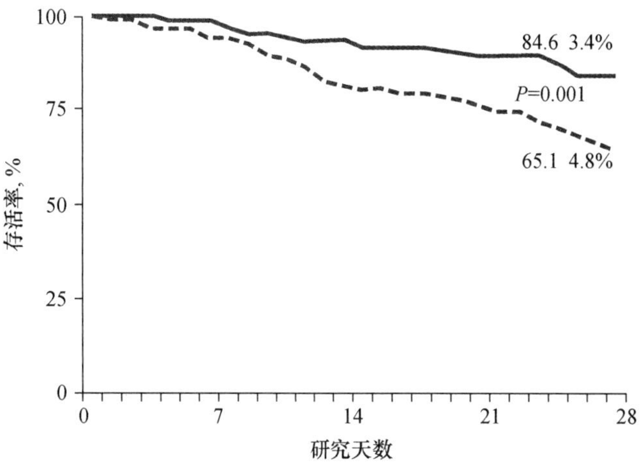

图 20-1　糖皮质激素治疗重症酒精性肝炎短期存活率观察：三项研究中的个体数据进行的 meta 分析。泼尼龙，实线；安慰剂，虚线。（Adapted from P Mathurin et al：J Hepatol 36：480，2002，with permission from Elsevier Science）

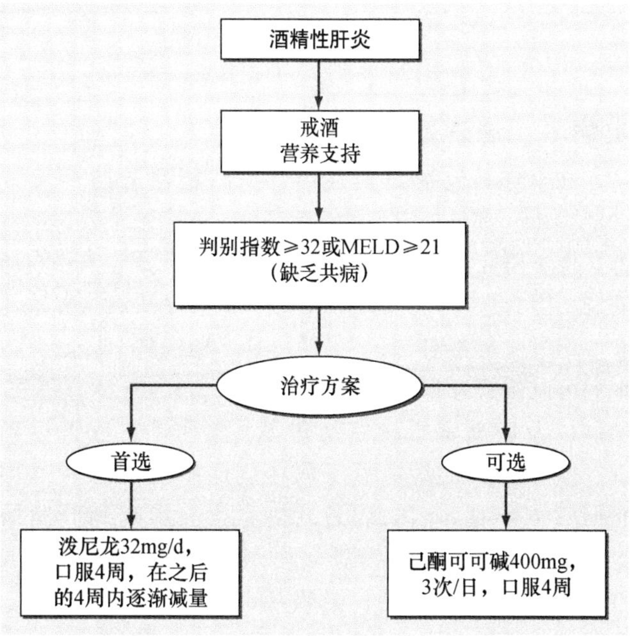

图 20-2　酒精性肝炎的治疗流程。重症酒精性肝炎患者，判别指数＞32（见正文），无消化道出血或感染，选择服用糖皮质激素或者己酮可可碱

能用于治疗酒精性肝炎，是由于有研究报道此类药物增加了继发于感染以及肾衰竭所致的死亡率。

肝移植公认的治疗指征是经过筛选，且积极要求治疗的终末期肝硬化患者。终末期酒精性肝硬化患者肝移植的效果等于或优于其他原因所致的终末期肝脏疾病的患者接受肝移植的效果。通常情况下，可经过一段戒酒期后再重新评价患者是否适宜行肝移植治疗。大部分酒精性肝炎患者不适宜肝移植，这是由于外科手术死亡率增加及移植后的高复发率。最近欧洲多学科小组报道了经过严格筛选的严重酒精性肝炎患者行肝移植治疗长期疗效良好。对此类患者进行肝移植治疗，必须要等待其他研究也证明相同的结果方可广泛开展。

第二十一章 非酒精性脂肪性肝病与非酒精性脂肪性肝炎

Nonalcoholic Fatty Liver Diseases and Nonalcoholic Steatohepatitis

Manal F. Abdelmalek，Anna Mae Diehl
（孟灵梅 译 张莉 校）

发病率、患病率以及自然病史

在全球，包括美国在内，非酒精性脂肪性肝病（NAFLD）都是最常见的慢性肝脏疾病。基于人群的腹部影像学研究结果证实，在美国超过25%成年人患有脂肪肝。因为这些人中的绝大多数否认过量饮酒（标准为女性超过1标准杯/日，男性超过2标准杯/日），所以他们可以诊断为非酒精性脂肪性肝病。NAFLD与超重/肥胖以及胰岛素抵抗密切相关。然而，它也可以出现在瘦人中，尤其常见于那些脂肪缺乏的患者（即脂肪营养不良）。民族/种族因素也会影响到肝脂肪沉积；据报道NAFLD患病率最低的是非裔美国人（约25%），最高的是拉美裔美国人（约50%），位于中间的是美国白人（约33%）。

NAFLD包括一系列临床预后不同的肝脏病理学形式。肝细胞内单纯三酰甘油（甘油三酯）沉积（肝脂肪变性）是临床上最轻的病变。相反，临床上最重的病变是肝硬化（第二十二章）和原发性肝细胞癌。慢性肝脂肪变性患者进展至肝硬化风险非常低，但病理组织学上并发大量肝细胞坏死和炎症时脂肪肝加重［即，非酒精性脂肪性肝炎（NASH)］，这时肝硬化的风险也随之增加。NASH本身也是一个异质性的疾病；有时它可逆转至脂肪变性甚至病理恢复至正常，有时它能相对稳定多年，但有时纤维瘢痕进行性加重直至发展为肝硬化。一旦进展至NAFLD相关的肝硬化，那么原发性肝癌的年发病率为1%。

腹部影像学检查不能确定哪些NAFLD患者存在肝细胞坏死和炎症（即NASH），并且目前尚无特异性的血液检测项目能够诊断NASH。然而，在一些基于人群的研究中，使用血清ALT升高作为肝损伤标志物，发现在美国约6%～8%成年人有血清ALT升高，而且这些异常升高不能用过量饮酒、其他已知原因的脂肪性肝病（见表21-1）、病毒性肝炎、药物性肝病以及先天性肝脏疾病来解释。由于这样的“隐源性”ALT升高伴随着体重指数的增加，所以推测它们是由NASH所致可能。因此，约25%NAFLD患者同时合并NASH（即，在美国大约6%的成人患NASH）。一些小的横断面研究结果显示，在三级转诊中心的NASH患者肝活检证实约有25%同时合并晚期肝纤维化甚至肝硬化。因此，推测约6%NAFLD（即，约1.5%～2%美国总人口）进展至肝硬化。年龄超过45～50岁以及超重/肥胖或患有2型糖尿病的NASH患者进展至晚期肝纤维化的风险最高。

透过这些数据，令人意识到在美国丙型肝炎后肝硬化的患病率仅0.5%。因此，NAFLD相关肝硬化约为丙型肝炎后肝硬化的3～4倍。通过这些数据，专家预测在美国未来的十年内，NAFLD将超过丙型肝炎成为肝脏移植的首位病因。同其他肝病引起的肝硬化相似，NAFLD所致的肝硬化也可增加原发性肝癌的风险。有报道在无肝硬化的NAFLD患者中，不仅发现了原发性肝细胞癌还发现了肝内胆管细胞癌（ICC），这都提示NAFLD本身可能是一种癌前状态。NAFLD、NASH以及NAFLD相关的肝硬化并不仅限于成年人。在儿童中也发现存在这三种病变。与成人一样，肥胖和胰岛素抵抗也是儿童NAFLD的主要危险因素。因此，儿童肥胖发病率和患病率的持续上升表明，在未来NAFLD可能会成为肝脏疾病中一个更大的社会负担。

表 21-1　肝脂肪变性的其他病因

酒精性肝病
丙型肝炎（特别是基因型 3）
先天性代谢缺陷
无 β 脂蛋白血症
胆固醇酯贮积病
半乳糖血症
糖原贮积病
遗传性果糖不耐受症
高胱氨酸尿
系统性肉碱缺乏
酪氨酸血症
Weber-Christian 综合征
Wilson 病
Wolman 病
药物（见表 21-2）
混杂病因
石化工业暴露
炎症性肠病
脂肪营养不良
细菌过度生长
饥饿
肠外营养
手术操作
胆胰转流
广泛小肠切除术
胃旁路手术
空回肠旁路手术
Reye 综合征
妊娠急性脂肪肝
HELLP 综合征（溶血、肝酶升高、血小板减少）

发病机制

NAFLD 发生发展的机制尚不完全清楚。最为接受的机制是肝脂肪变性。已证实由于肝细胞内三酰甘油（甘油三酯）的合成（例如，脂质摄取和脂肪的生成）超过甘油三酯的降解（例如，降解代谢和脂蛋白的排出），导致肝细胞内脂肪（即甘油三酯）沉积。肥胖可加重肝细胞内甘油三酯的沉积，这可能是通过改变肠道菌群从而提高了食物能量吸收以及肠道黏膜通透性增加所致。肠道屏障功能减弱可增加肝接触肠源性物质的风险，这就会刺激肝细胞产生炎症介质，而这些炎症介质可以抑制胰岛素的活性。过多的脂肪也可产生过量的可溶性因子（脂肪因子），这些因子抑制组织对胰岛素的敏感性。胰岛素抵抗引起血糖升高。这促使胰腺分泌更多胰岛素以维持血糖平衡。然而，高胰岛素血症也可促进脂质的吸收、脂肪合成以及脂肪贮存。最终的结果是肝内甘油三酯蓄积（即脂肪变性）。

三酰甘油（甘油三酯）本身无肝毒性。然而，它的前体［例如脂肪酸和二酰甘油（甘油二酯）］和代谢副产物（例如活性氧）会损伤肝细胞，导致肝细胞脂毒性。脂毒性也刺激其他因子（例如，炎性细胞因子、激素介质）的产生，这些因子使正常调节肝细胞功能的机制发生紊乱。最终结果是肝细胞死亡增加。反过来，死亡的肝细胞释放各种因子，触发创伤愈合反应，以替换（再生）死亡的肝细胞。这种修复涉及其他类型细胞短暂扩增，如肌纤维母细胞和祖细胞，这些细胞合成并且降解基质，重塑血管，生成新生肝细胞，并且可以使释放调节肝损伤以及修复因子的免疫细胞集聚。NASH 是脂毒性和由此产生的创伤愈合反应的形态学表现。因为脂毒性肝损伤的严重程度和持续时间决定了修复的强度和持续时间，所以 NASH 的组织学特征与结局是可变的。慢性 NAHS 的最终结局可能是肝硬化和肝癌。肝硬化是无效修复的结局，即创伤愈合细胞、纤维基质以及异常血管（瘢痕）的进行性堆积，而不是健康肝实质的有效重建/再生。当癌变的肝细胞逃脱正常再生机制的控制时，就会发展为原发性肝癌。无效修复的机制（肝硬化）和肝癌变的发生机制尚不完全清楚。由于正常肝细胞再生是一个非常复杂的过程，有多个环节可以出现失控，因此，造成了疾病的异质性。迄今为止，这种异质性使得针对肝修复过程中的缺陷/失控（即肝硬化和肝癌）而开发出的诊断以及治疗项目变得更为混杂。因此，目前的策略重点放在通过预防和（或）减少脂毒性肝损伤来避免错误修复。

诊断

NAFLD 的诊断要求在饮酒量未超标情况下肝脂肪含量增加。饮酒量超标的标准为女性超过 1 标准杯/日，男性超过 2 标准杯/日，这一标准是基于流行病学证据而设定，饮酒量超过这一标准时血清转氨酶异常升高的发生率增加。在这些研究中，1 标准杯酒定义为 10 g 乙醇，也就是说，1 标准杯酒相当于 1 罐啤酒、4 盎司（113.4 g）葡萄酒或 1.5 盎司（一份，42.5 g）的白酒。也要排除肝内脂肪沉积（尤其是服用某些药物，见表 21-2）和肝损伤的其他原因（例如病毒性肝炎、自身免疫性肝病、铁或铜沉积、α_1 抗胰蛋白酶缺乏症）。因此，NAFLD 的诊断无需有创检查：通过病史和体格检查、肝影像学检查（超声是一线检查，CT 或 MRI 可提高对肝脂肪检测的灵敏度，但费用昂贵）以及血液化验检测，排除其他肝脏疾病后可明确 NAFLD 的诊断。需要强调的是，NAFLD 患者可能不

表 21-2 肝脂肪变性相关的药物

细胞毒性和抑制细胞生长药物
左旋门冬酰胺酶
阿扎胞苷
重氮丝氨酸
博来霉素
甲氨蝶呤
嘌呤霉素
四环素
强力霉素
金属
锑
钡盐
铬酸盐
磷
原子序数较低的稀土
铊化合物
铀化合物
其他药物和毒素
胺碘酮
4,4'二盐酸二乙氨基乙氧基己烷雌酚
乙硫氨酸
溴乙烷
雌激素
糖皮质激素
高效抗逆转录病毒疗法
肼屈嗪
次甘氨酸
乳清酸盐
顺丁烯二酸环己哌啶
黄樟素
他莫昔芬

一定有肝大，血清转氨酶和肝功能化验（如，胆红素、白蛋白、凝血酶原时间）也可能是完全正常的。因为目前尚无诊断 NAFLD 的特异性化验检查，所以识别 NAFLD 的危险因素可增加诊断的准确性。危险因素包括患者及其家庭成员的体重指数增加、胰岛素抵抗/2 型糖尿病以及其他代谢综合征的指标（例如，高血压病、血脂异常、高尿酸血症/痛风、心血管疾病）。

相对于单纯诊断 NAFLD，明确 NAFLD 相关的肝损伤严重程度及瘢痕的严重程度（即，NAFLD 分期）更难。然而，NAFLD 分期非常重要，因为它对于评估预后并且指导后续治疗十分必要。分期的目的在于区分 NASH 患者与那些单纯脂肪变性患者，并且要发现那些合并晚期肝纤维化的 NASH 患者。肝脂肪变性所致的 10 年肝病相关发病率或死亡率可以忽略不计，因此，这部分的 NAFLD 患者倾向于保守治疗（见下文）。相比之下，NASH 患者应密切随访和积极治疗，而且合并晚期肝纤维化的 NASH 患者肝病的发病率和死亡率明显增加，所以这部分患者需严密观察和积极治疗。

分期的检查方法可分为无创检查（即血液检测、体格检查和影像学检查）和有创检查（即肝活检）。肝功能障碍的血液化验结果（如高胆红素血症、低蛋白血症、凝血酶原时间延长）或者门脉高压症（如血小板减少）以及门脉高压症体征（如蜘蛛痣、肝掌、脾大、腹水、杵状指、肝性脑病）都提示晚期 NAFLD。然而，目前对于明确 NAFLD 病情而言，肝活检比其他检查更为敏感和特异，所以肝活检是明确肝损伤和纤维化程度的金标准。虽然为有创性检查，但肝活检很少出现严重的并发症，如大出血、疼痛，或意外穿刺到其他器官，所以它是相对安全的。然而，如果肝活检获取的组织条短于 2 cm，那么可能会出现取样误差。同时，在一个时点的组织学检查对于评估病变是进展还是逆转并不可靠。短期内连续的肝活检是不可行的，除非用于科研。肝活检的这些局限性促使大力开发 NAFLD 分期的无创性检查方法。同其他类型的慢性肝病一样，血清转氨酶水平（AST 和 ALT）并不能可靠地反映 NAFLD 患者肝细胞损伤的严重程度、肝细胞坏死程度以及肝脏炎症和纤维化。因此，血清转氨酶并不能明确哪些 NAFLD 合并 NASH。这些促使研究致力于发现更完美的肝损伤标志物。血清角蛋白 8 和角蛋白 18 水平似乎有望成为替代检查。角蛋白 8 和 18（K8/18）是上皮细胞骨架蛋白，在程序性细胞死亡（细胞凋亡）过程中出现裂解。肝细胞死亡时裂解的和完整的 K8/18 都释放入血，研究表明，相对于血清转氨酶水平，血清 K8/18 对于区分 NASH 与单纯肝脂肪变性或正常肝组织更为可靠。此外，K8/18 水平似乎与肝纤维化程度相平行，其值越高提示瘢痕（即晚期肝纤维化或肝硬化）越严重。虽然很有前景，但 K8/18 检测尚未成为临床实践标准。其他量化肝纤维化的血液检测和影像学方法也在开发中。最近，美国食品和药物监督管理局（FDA）批准了一项基于超声测定的方法，就是测量肝硬度作为肝纤维化的替代指标（FibroScan©）（第十五章）。这个新的诊断方法将来可能被用于连续监测 NAFLD 患者的肝纤维化进展和逆转情况。通过比较 K8/18 加 FibroScan© 与肝活检对监测 NAFLD 进展情况的受试者工作曲线结果即将揭晓。

NAFLD 的临床表现

大部分 NAFLD 患者无症状。通常因其他原因接受检查时发现肝酶异常或者脂肪肝特征性表现时才诊断 NAFLD。不有时也因右上腹痛接受检查、肝大或者腹部手术中发现肝脏异常而诊断 NAFLD 的病例。50%～90%患者有肥胖。大部分 NAFLD 患者有代谢综合征的其他特征。一些患者有慢性肝病的体征，如蜘蛛痣、肝掌或脾大。少数晚期 NAFLD 患者，可以终末期肝病的并发症表现（例如，黄疸、门脉高压表现如腹水或静脉曲张破裂出血）为首发症状。

众所周知，NAFLD 与肥胖、糖尿病、高甘油三酯血症、高血压和心血管疾病相关。其他相关的情况包括慢性疲劳、情绪改变、阻塞性睡眠呼吸暂停、甲状腺功能异常以及慢性疼痛综合征。NAFLD 是代谢综合征的独立危险因素。纵向研究表明，NASH 患者合并代谢综合征的风险增高 2～3 倍。同样，有研究表明，NASH 患者合并高血压和糖尿病的风险也较高。NAFLD 也是血管内皮功能障碍、颈动脉内膜厚度增加以及颈动脉与冠状动脉斑块数量的独立危险因素。这些数据表明，NAFLD 对人类健康危害颇多。

NAFLD 的治疗

NAFLD 的治疗分为三个部分：①NAFLD 相关肝脏疾病的特异性治疗；②NAFLD 合并症的治疗；和③晚期 NAFLD 并发症的治疗。随后的讨论侧重于 NAFLD 的特异性治疗方法，也部分涉及对 NAFLD 合并症（胰岛素抵抗/糖尿病、肥胖以及脂代谢紊乱）的影响。晚期 NAFLD 并发症的治疗包括肝硬化和门脉高压症并发症的治疗，包括原发性肝癌。方法步骤与其他慢性肝病相似，在本书其他地方也会发现（第二十二章）。

目前，尚无 FDA 批准的用于 NAFLD 治疗的方法。因此，目前 NAFLD 治疗侧重于控制 NASH 的危险因素（即肥胖、胰岛素抵抗、代谢综合征、脂代谢紊乱）。基于 NAFLD 的自然病史，目前认为只有 NASH 患者或那些肝活检明确有肝纤维化的患者需使用针对肝的药物治疗。随着我们对疾病病理生理机制的深入理解以及针对肝治疗方法的进展，治疗方法也在不断变化。

饮食和运动　NAFLD 基本治疗是改变生活方式和饮食调节。许多研究表明，生活方式的改变可以降低血清转氨酶水平并且减轻肝脂肪变性，体重至少下降 3%～5%才可减轻肝脂肪变性，然而减轻脂肪性肝炎则需体重下降的更多（高达 10%）。不同膳食营养素含量的受益（例如，低碳水化合物与低脂饮食，饱和与不饱和脂肪饮食）与不同程度的热量限制似乎差不多。成人 NAFLD 患者中，运动疗法足以减轻肝脂肪变性，但对其他肝组织学改变的作用尚不清楚。但是，大多数 NAFLD 患者无法保持体重减轻。虽然药物如奥利司他、托吡酯以及芬特明有利于体重减轻，但其治疗 NAFLD 仍处于实验阶段。

药物治疗　在临床实践和研究领域中已尝试了一些药物治疗。目前尚无 FDA 批准用于治疗 NAFLD 的药物。因此，这仍然是一个研究十分活跃的领域。因为 NAFLD 与代谢综合征以及 2 型糖尿病密切相关，所以对各种胰岛素增敏剂的疗效也进行了研究。二甲双胍，一种主要增加肝胰岛素敏感性的药物，已经在几项成人小样本、开放性研究以及一项儿童大样本、前瞻性随机试验（简称为 TONIC 研究）中进行了评估。虽然有几项成人 NASH 的研究结果表明二甲双胍可降低转氨酶水平和（或）改善肝组织学，但儿童 NASH 的 TONIC 研究结果显示二甲双胍并不能改善患儿的肝组织学。因此，目前不推荐二甲双胍治疗 NASH。一些非对照、开放性试验还研究了噻唑烷二酮类药物（罗格列酮和吡格列酮）治疗成人 NASH 的疗效。已知这类药物是用来改善全身胰岛素抵抗。在小样本、非对照研究中，吡格列酮和罗格列酮都可以降低 NASH 患者的转氨酶水平，并且改善了部分 NASH 的组织学病变。一项大样本、国家卫生机构赞助、随机、安慰剂对照的临床试验，PIVENS 研究（吡格列酮与维生素 E 或安慰剂对照治疗 247 例成人非糖尿病 NASH 患者），结果表明治疗 18 个月时，与安慰剂组相比，吡格列酮治疗组（30 mg/d）中 NASH 组织改善者所占的比例更多（47% *vs.* 21%，*P*=001）。然而，在吡格列酮组中许多受试者体重增加，肝纤维化并无改善。同时，应该指出的是，NASH 患者服用噻唑烷二酮类药物的长期安全性和有效性尚未明确。罗格列酮治疗组五年随访结果证实肝纤维化无减轻，并且长期服用罗格列酮可增加心血管疾病的死亡风险。因此，不推荐其治疗 NAFLD。因为最近的一项大样本的 meta 分析结果显示，吡格列酮可降低总体死亡率、心肌梗死以及卒中发生率，所以吡格列酮可能会更安全。然而，心功能受损的患者必须谨慎使用。

因为氧化应激可能在 NASH 发病中起一定作用，所以也评估了抗氧化剂治疗 NAFLD 的疗效。维生素 E，一种廉价而有效的抗氧化剂，已经在几个小样本的儿童以及成人试验中进行了研究，但研究结果不尽相同。在所有这些研究中，维生素 E 的耐受性均非常良好，大部分结果显示治疗后肝脂肪变性患者的血清转氨酶水平有适度下降，影像学表现改善，和（或）NASH患者病理组织学改善。在PIVENS和TONIC研究中，也将维生素E（800 IU/d）同安慰剂进行了比较研究。在PIVENS研究中，维生素E是唯一达到了预定主要终点的药物（即，脂肪性肝炎改善、小叶炎症减轻以及肝脂肪变性评分下降，肝纤维化评分没有增加）。43%的维生素E组患者（$P=0.001$与安慰剂比较），34%的吡格列酮组患者（$P=0.04$与安慰剂比较），以及19%安慰剂组患者，达到这一研究终点。维生素E也改善了儿童NASH（TONIC试验）组织学病变。然而，最近的一项以人群为基础的研究表明，长期服用维生素E治疗有增加心血管疾病死亡率的风险。因此，维生素E只为非糖尿病NASH患者的一线用药。同时，鉴于其对心血管健康有潜在的负效应，所以，在维生素E的风险获益比以及长期疗效更明确之前，应谨慎服用维生素E。在NASH患者中，同安慰剂相比，服用熊去氧胆酸（一种治疗胆汁淤积性疾病的胆汁酸）和甜菜碱（胆碱的代谢产物，可提高SAM的水平并且减轻细胞氧化损伤）并无组织学改善。有研究证据支持ω-3脂肪酸治疗NAFLD；然而，最近的一个大样本的、多中心、安慰剂对照研究并未能证实组织学改善。其他药物（例如，益生菌、法尼醇X受体激动剂、细胞因子抑制剂、胰高血糖素样肽受体激动剂、二肽Ⅳ拮抗剂）也可用于治疗NAFLD；然而，尚无充足数据支持这些药物用于NASH的标准临床治疗。

他汀类药物是一类非常重要的药物，用于治疗脂代谢紊乱和降低心血管风险。尚无证据表明，他汀类药物可导致慢性肝病患者（包括NAFLD在内）出现肝衰竭。同健康对照组或其他慢性肝病患者服用他汀类药物相比，NAFLD患者服用他汀类药物引起肝酶升高的发生率并无差异。此外，一些研究表明，他汀类药物可以降低NASH患者转氨酶水平并且改善肝组织学病变。然而，NAFLD患者一直不愿服用他汀类药物。尚无证据表明他汀类药物能引起NAFLD患者的肝损害，而NAFLD患者心血管疾病发病率和死亡率的风险增加，所以NAFLD/NASH患者应该服用他汀类药物治疗血脂异常。

减肥手术 虽然人们对减肥手术作为一种NAFLD的治疗方法很感兴趣，但是最近发表的一篇Cochrane综述指出，作为NASH的一种治疗方法，减肥手术由于缺乏随机临床试验或充分的临床研究而无法充分评估其受益及危害。大多数减肥手术的研究表明，代偿期的慢性肝病患者接受减肥手术通常是安全的，并且使肝细胞脂肪变性和坏死性炎症（即NAFLD/NASH）病情减轻；然而，它对肝纤维化的疗效则不同。一些最大样本的前瞻性研究表明，减肥手术后肝纤维化会进展。因此，Cochrane评价结果认为减肥手术作为NASH的主要治疗尚不成熟。也有共识认为减肥手术的候选人应排除NAFLD相关的肝硬化以及门脉高压患者。然而，鉴于越来越多的证据表明，减肥手术可使顽固性肥胖者减少代谢综合征的并发症，那么在其他方面符合手术标准的NAFLD或NASH患者也不是手术禁忌。

肝移植 NAFLD患者进展至肝脏疾病终末期时应进行肝移植评估（第二十五章）。严格筛选的NAFLD患者接受肝移植的预后总体上是好的，但与NAFLD有关的合并症，如糖尿病、肥胖以及心血管疾病，往往限制了肝移植的进行。NAFLD在肝移植术后可能复发。肝移植术后复发或新发NAFLD的危险因素有很多方面，包括高三酰甘油（甘油三酯）血症、肥胖、糖尿病、免疫抑制治疗（尤其是糖皮质激素）。

全球健康思考

肥胖流行是目前一个全球性问题，并且有加速发展趋势。在世界范围内，有超过10亿的成年人超重，其中至少有3亿是肥胖者。在肥胖流行后随之出现众多的合并症，其中就包括NAFLD。NAFLD是西方国家最常见的肝病，而且是全球发病率上升最快的慢性肝脏疾病。目前对NAFLD自然病史的认识，主要是基于针对成年后超重/肥胖并且出现代谢综合征的白种人的研究。全球性儿童肥胖的流行对NAFLD发病机制/进展的影响，目前尚未知。新的证据表明，晚期NAFLD，包括肝硬化和原发性肝细胞癌，可发生于儿童，这引发了人们的担忧：就是儿童NAFLD的病程可能比成人NAFLD更为严重。全球人口发病率最高的时期处于工业革命时，似乎某些环境污染物加剧了NAFLD。一些研究还表明，与白人相比，NASH和NAFLD相关肝硬化的风险在某些人种中更高，如亚裔、某些拉美裔、美国土著人，而其他人种如非裔美国人的风险较小。虽然所有这些因素使肥胖相关肝脏疾病对全球健康的最终影响变得更为复杂，但可预见的是，未来NAFLD很可能仍是全球慢性肝病的主要原因。

第二十二章　肝硬化及其并发症

Cirrhosis and Its Complications

Bruce R. Bacon

（王晔　译　张静　校）

肝硬化是一种通过组织病理学定义的疾病，有多样的临床表现和并发症，其中有些是致命的。过去曾认为肝硬化是不可逆的；然而，现在我们知道，当引起肝硬化的损伤因素被去除之后，纤维化是可逆的；一个最明显的例子是成功治疗后的慢性丙型肝炎；此外，在成功治疗的血色病患者和戒酒后的酒精性肝病患者中也可以见到纤维化逆转。

无论肝硬化的病因如何，其病理学特征都包括纤维化导致的结构扭曲和再生结节的形成。这导致肝细胞数量的减少、肝功能的减退和血流的改变。纤维化的发生是源于肝星状细胞的激活，这导致胶原和其他细胞外基质生成的增加。

肝硬化的临床表现是病理改变的结果，也反映了肝脏疾病的严重程度。大多数的肝脏病理学家在评估肝活检标本时会使用分级和分期系统。不同的肝脏疾病有不同的分级和分期体系，大多数肝脏疾病，包括慢性病毒性肝炎、非酒精性脂肪性肝病和原发胆汁性肝硬化都发展了这样的体系。进展期的纤维化通常包括第 3 期的桥接纤维化和第 4 期的肝硬化。肝硬化的患者其肝功能可以处于不同的代偿水平，临床医生需要区分稳定的、代偿期肝硬化患者和失代偿期肝硬化患者。那些出现肝脏疾病严重并发症的患者和失代偿期肝硬化的患者应考虑接受肝移植。许多肝硬化的并发症需要接受专门的治疗。门脉高压是失代偿期肝硬化的一个重要并发症，表现为腹水和食管胃底静脉曲张出血，这是失代偿期肝硬化的两个标志性并发症。肝细胞功能的丧失引起黄疸、凝血功能障碍、低白蛋白血症，也是发生门体分流性脑病的原因之一。无论肝硬化的病因是什么，其并发症的表现基本上都是一样的。不过，根据肝脏疾病的病因将患者进行分类还是有用的（表 22-1）；肝硬化患者可以大致分为酒精性肝硬化、慢性病毒性肝炎所致的肝硬化、胆汁性肝硬化以及其他少见原因所致的肝硬化，比如心源性肝硬化、隐源性肝硬化以及其他各种病因的肝硬化。

表 22-1　肝硬化的病因

酒精中毒	心源性肝硬化
慢性病毒性肝炎	遗传代谢性肝病
乙型病毒性肝炎	血色病
丙型病毒性肝炎	肝豆状核变性
自身免疫性肝炎	α_1-抗胰蛋白酶缺乏
非酒精性脂肪性肝炎	囊性纤维化
胆汁性肝硬化	隐源性肝硬化
原发性胆汁性肝硬化	
原发性硬化性胆管炎	
自身免疫性胆管疾病	

酒精性肝硬化

长期过量饮酒可以导致好几种类型的慢性肝病，包括酒精性脂肪肝、酒精性肝炎和酒精性肝硬化。此外，过量饮酒还可以导致患有其他肝脏疾病的患者肝进一步损伤，比如丙型肝炎、血色病以及肥胖相关脂肪性肝病。长期饮酒可以导致纤维化而不伴有炎症和（或）坏死。纤维化可以位于小叶中心、小叶周围和门脉周围。当纤维化达到一定程度时，正常的肝脏结构被破坏，肝细胞被再生结节所取代。在酒精性肝硬化中，结节的直径通常<3 mm；这种类型的肝硬化被称为小结节型肝硬化。在戒酒之后，会形成较大的结节，导致小结节和大结节混合型肝硬化。

发病机制　在美国，酒精是最常应用的成瘾物质，有超过 2/3 的成年人每年饮酒。30%的人在最近一个月里曾经暴饮过，超过 7%的人规律地每天饮酒 2 杯以上。不幸的是，在美国有 1400 万人符合酒精滥用或酒精依赖的诊断标准。在美国，慢性肝病是成年人死亡的第 10 位原因，而酒精性肝硬化大约占肝硬化死亡的 40%。

乙醇主要在小肠吸收，还有一小部分在胃吸收。胃乙醇脱氢酶（ADH）启动了酒精的代谢。有三个酶系统负责酒精在肝的代谢，包括胞浆 ADH、微粒体乙醇氧化系统（MEOS）以及过氧化物酶体中的过氧化氢酶。大部分乙醇通过 ADH 氧化为乙醛，这是一种具有很强化学活性的分子，可能具有多种作用。最终，乙醛被乙醛脱氢酶（ALDH）代谢为乙酸。摄入乙醇会增加脂肪酸的摄取、减少脂肪酸的氧化并减少脂蛋白的分泌，从而导致三酰甘油（甘油三酯）在细胞内聚集。蛋白质合成、糖基化和分泌也会受损。由于活性氧的形成，肝细胞膜发生氧化损伤；乙醛是一种具有很强化学活性的分子，可以与蛋白质结合形成蛋白-

乙醛加合物。这些加合物会影响特定的酶活性，包括微管形成和肝蛋白转运。在乙醛介导的肝细胞损伤中，活性氧会导致 Kupffer 细胞的激活，从而产生促纤维化的细胞因子，这会激活星状细胞，并使其持续处于激活状态，导致过量的胶原和细胞外基质产生。结缔组织出现在门脉周围和小叶中央区周围，最终连接汇管区和中央静脉而形成再生结节。肝细胞数量减少，胶原产生增加并沉积伴随肝细胞的持续破坏，导致肝收缩、体积变小。这一过程通常需要数年至数十年才会发生，而且需要肝反复受到损害。

临床表现 要诊断酒精性肝病，需要准确地采集病史，不但要了解饮酒量，还要考虑饮酒的时间。酒精性肝病的患者可以因右上腹隐痛、发热、恶心、呕吐、腹泻、纳差、不适等非特异性症状来诊，也可以表现出慢性肝病更具特异性的并发症，包括腹水、水肿或上消化道出血。很多病例是在尸检或择期手术时偶然发现的。其他临床表现包括黄疸或肝性脑病。患者首次就诊的原因可能是上述任何一种并发症突然出现。另外一些患者则是因为常规实验室检查发现异常而被诊断。在体格检查时，可能会发现肝、脾大，肝的边缘质硬、有结节、不平。其他经常发现的体征包括巩膜黄染、肝掌（图 22-1）、蜘蛛痣（图 22-2）、腮腺增大、杵状指、肌肉萎缩以及出现水肿和腹水。男性可能会出现体毛减少、乳房发育以及睾丸萎缩，这可能是激素分泌异常的结果，也可能是由于酒精对睾丸的直接毒性作用。在进展期酒精性肝硬化的女性中，经常会出现月经不规律，一些女性会出现闭经。这些表现在戒酒后通常可以逆转。

在早期代偿期酒精性肝硬化患者中，实验室检查结果可以完全正常。然而，在进展期肝病患者中，通常会出现许多实验室检查异常。患者可能会出现贫血，

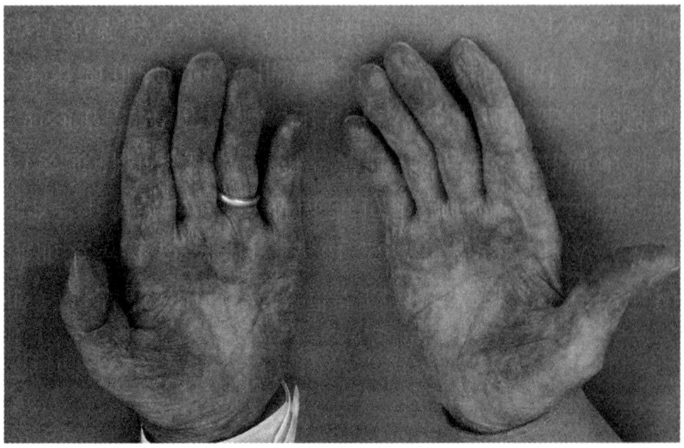

图 22-1（见书后彩图） 肝掌。此图显示了一名酒精性肝硬化患者的肝掌。红斑位于手掌的外周，而中心苍白

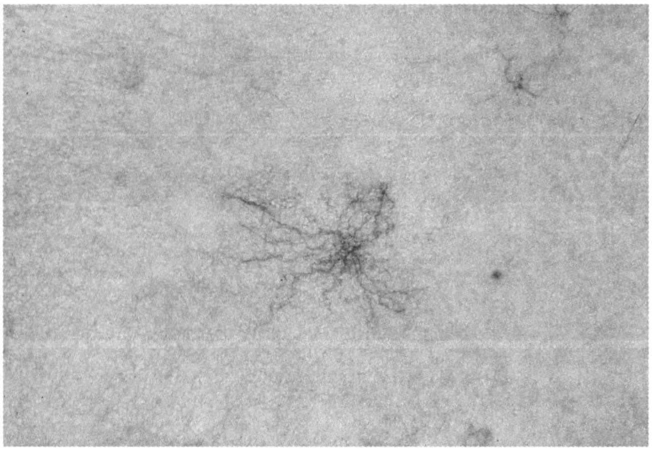

图 22-2（见书后彩图） 蜘蛛痣。此图显示了一名丙型病毒性肝炎患者的蜘蛛痣。在放松中心的压迫后，小动脉从中心开始充盈，并向四周扩展

这可能是由于慢性胃肠道失血、营养不良、门脉高压所致的脾功能亢进或者酒精对骨髓的直接抑制作用。在酒精性肝硬化的患者中，可以发生一种特殊类型的溶血性贫血（出现棘红细胞），称为 Zieve 综合征。血小板减少通常发生较早，反映了门脉高压所致的脾功能亢进。在疾病进展期，血清总胆红素可以正常或升高。总胆红素正常的患者直接胆红素经常轻度升高，不过随着病情的恶化，胆红素升高也随之进展。凝血酶原时间经常延长，而且对胃肠外给予的维生素 K 没有反应。血清钠通常正常，除非患者出现腹水，这时血清钠可以降低，主要是由于摄入了过多的自由水。血清谷丙转氨酶（ALT）和谷草转氨酶（AST）通常升高，特别是在继续饮酒的患者中，AST 水平高于 ALT 水平，通常呈 2∶1 的比例。

诊断 具有上述任何临床表现、体格检查异常或实验室检查异常的患者应考虑酒精性肝病的诊断。然而，明确诊断需要获得患者持续过量饮酒的确切病史。此外，还要考虑或除外其他慢性肝病（如慢性病毒性肝炎、代谢性或自身免疫性肝病）的诊断，如果存在其他慢性肝病，要评估除了酒精之外，这种肝病在发病中所起的作用。肝活检可能有助于确诊，但是对于患有酒精性肝炎并且仍然持续饮酒的患者，肝活检要等到患者戒酒至少 6 个月以后再进行，以评估残余的不可逆病变。

那些出现肝硬化并发症后仍持续饮酒的患者，其 5 年生存率＜50%。而那些能够坚持戒酒的患者，其预后明显改善。进展期肝病的患者预后仍然不良，然而在那些能够坚持戒酒的患者中，肝移植是可行的选择。

治疗　酒精性肝硬化

戒酒是治疗酒精性肝病的基石。此外，患者需要良好的营养，并接受长期的医学管理，以处理那些可能发生的潜在并发症。一旦发生并发症如：腹水和水肿、静脉曲张出血、门体分流性脑病，均需要特殊的处理和治疗。极少数情况下，在没有合并感染的严重酒精性肝炎患者中可以使用糖皮质激素。一些研究显示这可以改善生存。这一治疗限制在判别函数（discriminant function，DF）计算值＞32 的患者中应用。DF 的计算公式是：血清总胆红素＋（凝血酶原时间－正常对照）（s）×4.6。在结果＞32 的患者中，使用糖皮质激素 28 天的生存率改善。

其他治疗方法包括口服己酮可可碱，这种药物可以减少肿瘤坏死因子 α（TNF-α）和其他促炎症细胞因子的产生。应用糖皮质激素可能会产生副作用，与之相比，己酮可可碱给药相对容易，几乎没有副作用。很多肠内或肠外营养治疗被尝试，然而还不清楚这些疗法是否能明显改善生存率。

近期的研究使用胃肠外给药的 TNF-α 抑制剂如英夫利昔单抗或依那西普。早期的结果没有发现不良事件；然而也没有发现生存率有明确的改善。合成类固醇、丙硫氧嘧啶、抗氧化剂、秋水仙碱和青霉胺都曾经被使用，但没有显示出明确的疗效，因此并不推荐使用。

如上所述，治疗的基石是戒酒。最近的一些研究显示能够减少对酒精渴望度的药物如阿康钙（acamprosate）具有较好的疗效。即便存在肝硬化，有些患者可能还是需要服用其他一些药物。通常不建议肝病患者使用对乙酰氨基酚；然而如果每日的使用量不超过 2 g，一般不会引起什么问题。

慢性乙型或丙型病毒性肝炎所致的肝硬化

暴露于丙型肝炎病毒（HCV）的患者中，大约 80％发生慢性丙型肝炎，其中 20％～30％会在 20～30 年内发生肝硬化。这些患者中许多同时还存在饮酒现象，因此并不清楚单独由丙型肝炎所致的肝硬化的发生率。然而这代表了相当一部分患者群体的状况。在经过更长的时间之后，预计会有更高比例的患者发生肝硬化。在美国，大约有（500～600）万人暴露于 HCV，其中 400 万为慢性病毒血症。在世界范围内，约有 1.7 亿人患有丙型肝炎，其中有些地区（如埃及）人群感染率可高达 15％。HCV 是不导致细胞病变的病毒，肝损害很可能是通过免疫机制介导的。慢性丙型肝炎所致的肝脏病变的进展过程的特征为门脉周围纤维化伴有桥接纤维化，随后再生结节形成，最终发展为肝硬化。在慢性丙型肝炎所致的肝硬化中，肝体积减小、挛缩，在肝活检中呈现出混合型或大结节型肝硬化的典型特征。除了丙型肝炎所致的肝硬化中可以见到纤维化之外，在门脉区还可以看到炎症细胞浸润，形成界面性肝炎，偶尔会出现小叶肝细胞损伤和炎症。在 HCV 基因 3 型的患者中，通常存在脂肪变性。

类似的病理表现也见于慢性乙型肝炎所致的肝硬化患者。暴露于乙型肝炎病毒的成年患者中，大约 5％会发展为慢性乙型肝炎，这些患者中大约 20％会进一步进展为肝硬化。针对乙型肝炎核心抗原（HBc）和表面抗原（HBs）的特殊染色呈阳性，肝细胞毛玻璃样改变意味着胞浆内存在乙型肝炎表面抗原（HBsAg）。在美国，大约有 200 万乙型肝炎病毒携带者，而在世界上其他一些乙型肝炎病毒（HBV）流行地区（如亚洲、东南亚、撒哈拉以南的非洲），超过 15％的人群感染乙型肝炎病毒，在出生的时候通过垂直传播被感染。因此在世界范围内，有超过（3～4）亿人感染乙型肝炎病毒。他们当中大约 25％会发展为肝硬化。

临床表现和诊断　无论是丙型还是乙型病毒性肝炎所致的肝硬化患者都会表现出慢性肝病的常见症状和体征。乏力、不适、右上腹隐痛和实验室检查异常是常见的表现。明确诊断需要进行全面的实验室检查，包括 HCV RNA 定量测定、HCV 基因型分析或乙型肝炎病毒血清学检查，包括 HBsAg、抗-HBs、HBeAg（乙肝病毒 e 抗原）、抗-HBe 和 HBV DNA 定量测定。

治疗　慢性乙型或丙型肝炎所致的肝硬化

肝硬化并发症的处理主要取决于发生了哪种并发症（如食管静脉曲张出血、腹水和水肿或肝性脑病），然后采取针对性的治疗。在慢性乙型肝炎患者中，许多研究显示了抗病毒治疗的效果，抗病毒治疗可以抑制病毒，表现为转氨酶和 HBV DNA 水平的下降，同时在组织学上减轻炎症和纤维化。许多临床试验和病例系列研究证明直接针对乙型肝炎病毒的抗病毒治疗可以使得失代偿期肝病的患者成为代偿期患者。现有的治疗药物包括拉米夫定、阿德福韦、替比夫定、恩替卡韦和替诺福韦。干扰素 α 也可以用于治疗乙型病毒性肝炎，但不能用于肝硬化患者。

治疗丙型病毒性肝炎所致的肝硬化要更困难一些，因为聚乙二醇干扰素和利巴韦林治疗的副作用通常难于处理。剂量限制性的血细胞减少（血小板、白细胞、红细胞）或严重的不良反应可能会导致治疗终止。然而，如果患者可以耐受治疗，并且如果治疗成功，其获益是巨大的，并且可以减缓疾病的进展。近期的研究显示，如果患者血小板$<100\,000$，白蛋白<3.5 g/dl，终末期肝病模型（MELD）积分>10，以干扰素为基础的抗病毒治疗发生严重并发症的风险就很高。最近获得批准的直接作用抗病毒药物（DAA）会改善治疗的效果，同时更安全也更容易耐受。

自身免疫性肝炎和非酒精性脂肪性肝病所致的肝硬化

其他病因所致的肝炎后肝硬化包括自身免疫性肝炎和非酒精性脂肪性肝炎所致的肝硬化。许多自身免疫性肝炎（AIH）患者来诊时已经发生了肝硬化。一般来说，这些患者不能从糖皮质激素或硫唑嘌呤等免疫抑制治疗中获益，因为此时 AIH 已发展至“燃烧殆尽”的阶段。在这种情况下，肝活检并不能发现明显的炎症细胞浸润。在这种情况下，做出诊断需要自身免疫标志物如抗核抗体（ANA）或抗平滑肌抗体（ASMA）阳性。当 AIH 患者因肝硬化和活动性炎症来诊，同时伴有肝酶升高时，使用免疫抑制治疗可能会受益。

越来越多的研究发现，非酒精性脂肪性肝炎的患者可以进展至肝硬化。由于肥胖在西方国家的流行，越来越多的患者被发现患有非酒精性脂肪性肝病（第二十一章）。在这些患者中，有相当一部分是非酒精性脂肪性肝炎，可能会进展至肝纤维化和肝硬化。在过去的几年里，人们逐渐认识到许多以前认为是隐源性肝硬化的患者其实患有非酒精性脂肪性肝炎。随着肝硬化进展，患者进入分解代谢状态，于是肝活检不再能发现显示脂肪变性的征象。AIH 或非酒精性脂肪性肝炎所致的肝硬化患者并发症的处理和其他类型的肝硬化类似。

胆汁性肝硬化

胆汁性肝硬化的病理特征和酒精性肝硬化或肝炎后肝硬化都不同，不过其终末期肝病的表现是一样的。坏死性炎症、先天或代谢异常、肝外胆管受压均可以引起胆汁淤积性肝病。因此，根据胆汁淤积发生的解剖部位可以粗略地将其分为两类：肝内胆汁淤积和肝外胆汁淤积。区分这两者对进一步的治疗十分重要。外科手术或内镜下胆道减压可以使肝外胆道梗阻的患者获益，而对于肝内胆汁淤积，这些干预措施无效，需要采取不同的疗法。

慢性胆汁淤积综合征的主要病因包括：原发性胆汁性肝硬化（PBC）、自身免疫性胆管炎（AIC）、原发性硬化性胆管炎（PSC）以及特发性成人肝内胆管缺失症。这些综合征通常可以通过抗体检测、胆管造影表现和临床表现加以区分。不过，它们都有共同的慢性胆汁淤积的病理表现，如胆酸盐淤积、铜沉积、肝细胞黄素瘤样变，以及被不规范地称为胆汁性纤维化的病理改变。此外，还会有慢性门脉炎症、界面性肝炎和慢性小叶炎症。胆管缺失是这种进展性疾病发展至肝硬化的结果。

原发性胆汁性肝硬化

大约每一百万人中有 100～200 人患有 PBC，女性患者占大多数，诊断时的中位年龄约 50 岁。PBC 的病因尚不清楚。其病理特征是门脉区炎症及中小胆管的胆管细胞坏死。淤胆是这类患者的突出表现，胆红素升高是胆汁性肝硬化的特征，并会进展至肝衰竭。肝移植是 PBC 所致的失代偿期肝硬化患者的治疗选择。许多治疗方法被提出，但只有熊去氧胆酸（UDCA）被证实对减缓疾病进展有一定效果。

大约 90% 的 PBC 患者存在抗线粒体抗体（AMA）。这些自身抗体识别线粒体内膜上的蛋白，这些蛋白是丙氨酸脱氢酶复合体（PDC）、支链 2-氧酸脱氢酶复合体以及丙戊二酸脱氢酶复合体中的酶。大部分抗体与丙氨酸脱氢酶相关。这些抗体并不是致病性抗体，但却是诊断 PBC 的有用标志物。

病理学　对 PBC 患者肝活检标本进行组织病理学分析后发现，疾病进展过程可以明确地分为四期。最早期的病变称为慢性非化脓性破坏性胆管炎，这是一种发生在汇管区的坏死性炎症。中小胆管被淋巴细胞浸润，引起胆管破坏，发生轻度的纤维化，有时还引起胆汁淤积。随着病情进展，炎细胞浸润变得不那么明显，而胆管数量开始减少，直径更小的小胆管开始出现增殖性改变。随着纤维化进展，门脉周围纤维化发展为桥接纤维化，最终发展为小结节或大结节型肝硬化。

临床表现 目前，大多数PBC的患者能够在出现终末期肝病的表现之前得到诊断，因此，大多数患者其实是无症状的。当症状出现时，最突出的症状是乏力，乏力的程度与患者肝病的严重程度和年龄不相符。大约50%的患者确诊时有瘙痒，这种瘙痒可以使人变得虚弱。瘙痒可以间断出现，通常在夜间最明显。在一些患者中，瘙痒可以在妊娠的末期出现，其中一些患者被误诊为妊娠期肝内胆汁淤积而不是PBC。瘙痒在黄疸发生之前出现提示病情严重，预后不良。

体格检查可以发现黄疸和其他慢性肝病的体征，包括肝大、脾大、腹水和水肿。其他PBC特有的体征包括色素沉着、睑黄瘤和黄色瘤，这些体征与胆固醇代谢改变相关。色素沉着在躯干部及手臂比较明显，也见于因瘙痒抓挠所致的皮肤破损和苔藓化的部位。因骨质减少或骨质疏松所致的骨痛很少会在刚刚诊断时出现。

实验室检查 PBC患者的实验室检查会发现提示胆汁淤积的肝酶异常：γ-谷氨酰转肽酶和碱性磷酸酶（ALP）升高伴有转氨酶（ALT和AST）轻度升高。免疫球蛋白，特别是IgM会升高。一旦发生肝硬化，通常会出现高胆红素血症。在门脉高压和脾功能亢进的患者中可能会出现血小板减少、白细胞减少和贫血。通过肝活检，任何有经验的肝脏病理学家都能够发现上述典型的病理改变。有超过10%具备PBC特征的患者同时也有AIH的表现，被称为“重叠”综合征。这些患者的治疗方案通常和PBC患者一样，发展为肝硬化的比例也和典型的PBC患者相同。有些患者也需要免疫抑制治疗。

诊断 在有慢性胆汁淤积型肝酶异常的患者中应考虑PBC的诊断。该病最常见于中年女性。AMA检测有可能是阴性的，应该记住有多达10%的PBC患者AMA阴性。在AMA阴性的PBC患者中，最重要的诊断方法是肝活检。在AMA阴性的淤胆型肝酶异常患者中，应通过胆管造影除外PSC的可能。

治疗 原发性胆汁性肝硬化

PBC患者典型肝硬化表现的治疗与其他类型的肝硬化患者并没有什么不同。UDCA可以改善疾病的生化指标和组织学改变。治疗开始得越早，获益越大，当PBC患者已经出现肝硬化表现时，使用UDCA获得显著改善的可能性就较低了。UDCA的剂量是每日13～15 mg/kg；这一药物的耐受性良好，虽然有些患者在开始治疗后瘙痒可能加重。有少数患者可能出现腹泻或头痛的副作用。UDCA可以延缓PBC的进展，但不能逆转或治愈疾病。PBC的患者需要由对于该病有经验的医生进行长期随访。有些患者在出现肝功能失代偿后可能要考虑接受肝移植。

PBC患者的主要症状是乏力和瘙痒，对症治疗十分重要。很多疗法被用于治疗乏力，但没有一种成功；应鼓励患者经常小睡。瘙痒可以通过抗组胺药物、阿片受体拮抗剂（纳曲酮）和利福平治疗。消胆胺是一种胆盐隔离剂，对一些患者有效，不过其口感不佳难以下咽。极少数情况下，血浆置换被用于治疗严重的难以控制的瘙痒。在胆汁淤积型肝病患者中，骨质减少和骨质疏松的发生率增加，应该进行骨密度测定。如发现骨病，应开始双磷酸盐治疗。

原发性硬化性胆管炎（PSC）

和PBC一样，PSC的病因仍不清楚。PSC是一种慢性胆汁淤积综合征，其特征是累及整个胆道系统的弥漫的炎症和纤维化，导致慢性胆汁淤积。这一病理过程最终导致肝内和肝外胆管闭塞，引起胆汁性肝硬化、门脉高压和肝衰竭。尽管有大量的研究提出了各种各样的发病机制，然而PSC的病因仍不清楚，细菌和病毒感染、毒物、基因易感性、免疫机制都被假定参与了这一综合征的发病和进展。

PSC患者可能出现的病理改变包括胆管的增生、胆管减少、纤维化性胆管炎（胆管周围炎）。肝活检通常不能发现特征性的病理改变，确诊PSC需要胆道的影像学检查。胆管周围纤维化很少能在活检标本中发现，但对确诊PSC十分有帮助。随着病情进展，胆汁性肝硬化将是PSC的终末期表现。

临床表现 PSC通常出现淤胆性肝病的临床表现，包括乏力、瘙痒、脂肪泻、脂溶性维生素缺乏及其相关的临床表现。和PBC患者一样，乏力是突出而非特异性的表现。瘙痒和胆汁淤积相关，常常令人衰弱。瘙痒的严重程度和疾病的严重程度并不相关。和PBC一样，患者可以发生代谢性骨病，应该加以治疗（见上述）。

实验室检查 PSC通常在评价患者肝酶异常的时候被发现。大部分患者ALP至少升高两倍，同时还可以伴有转氨酶升高。白蛋白水平可能会降低，有相当一部分患者在确诊时凝血酶原时间延长。通过给予胃肠外维生素K，凝血酶原时间延长可以得到部分纠正。有一小部分患者转氨酶升高超过正常上限的5倍，这些患者活检可能会有AIH的病理特征。这些患者被认为具有 PSC 和 AIH 的重叠综合征。在重叠综合征患者中自身抗体经常阳性，而在仅有 PSC 的患者中通常是阴性的。其中一种自身抗体，核周型抗中性粒细胞胞浆抗体（p-ANCA）在 65%的 PSC 患者中呈阳性。超过 50%的 PSC 患者同时患有溃疡性结肠炎（UC）；因此，一旦 PSC 的诊断确立，应进行结肠镜检查寻找 UC 的证据。

诊断 确诊 PSC 需要胆道影像学检查。在过去的几年里，通过磁共振成像（MRI）进行磁共振胰胆管造影（MRCP）已经成为了胆道影像学评估的第一选择。在患者经过 MRCP 进行了最初的筛查之后，一些研究者认为应该进行内镜下逆行胰胆管造影（ERCP）以确定是否存在明显的狭窄。PSC 患者胆管造影的典型表现是多节段的狭窄和串珠样改变同时累及肝内和肝外胆管。尽管患者可以只有肝内胆管受累或肝外胆管受累，但更常见的是肝内外胆管同时受累。狭窄的节段通常较短，其间弥漫分布着正常或轻度扩张的胆管，形成典型的串珠样改变。多达 15%的患者胆囊和胆囊管也受累。肝内胆管严重、弥漫狭窄的患者总的预后较差。患者会慢慢进展至胆汁性肝硬化，逐渐出现腹水、食管静脉曲张出血、肝性脑病等失代偿期肝病的表现。

治疗 原发性硬化性胆管炎

没有一项针对 PSC 的治疗被证明有效。最近完成的一项高剂量（每日 20 mg/kg）UDCA 治疗 PSC 的研究发现这一疗法有害。在个案报道中，一些医生使用“PBC 剂量”（每日 13～15 mg/kg）的 UDCA 治疗 PSC 可以改善病情。内镜下扩张明显狭窄的胆管会有帮助，但最终的治疗是肝移植。PSC 的一个严重并发症是发生胆管癌，这是肝移植的相对禁忌证。瘙痒症状很常见，治疗方法已经在前面 PBC 患者的讨论中提及（见上述）。

心源性肝硬化

定义 长期右侧充血性心力衰竭的患者可能出现慢性肝损伤和心源性肝硬化。由于在心力衰竭患者治疗方面的进展，心力衰竭成为了慢性肝病越来越少见（如果不是罕见的话）的病因。

病因和病理学 在长期右侧心力衰竭的患者中，升高的静脉压力通过下腔静脉和肝静脉传导到肝血窦，使得肝血窦扩张充血。肝增大肿胀，长期被动充血和循环不良导致小叶中心的肝细胞坏死，引起小叶中心纤维化。这种模式的纤维化可以向外扩展至小叶外周，最终这种特殊类型的纤维化将导致肝硬化。

临床表现 患者通常具有充血性心力衰竭的体征，体格检查可以触及增大、质硬的肝。ALP 升高具有特征性，转氨酶水平可以正常或轻度升高，AST 通常大于 ALT。患者不太容易发生静脉曲张出血和肝性脑病。

诊断 有明确心脏疾病的患者如果出现 ALP 升高和肝大通常可以做出诊断。有经验的肝脏病理学家可以识别出肝活检下特殊的纤维化模式。在布加综合征患者中可以见到红细胞溢出，而在心源性肝病中则不会见到，据此可以鉴别两者。静脉闭塞性疾病也可以影响肝血液的流出，在肝活检下具有特征性的病理改变。静脉闭塞性疾病可以见于放疗和化疗后接受骨髓移植的患者；服用某些中草药茶或吡咯烷生物碱也可以引起静脉闭塞性疾病。这通常见于加勒比海国家，而在美国少见。心源性肝硬化的治疗主要是处理基础心脏疾病。

其他类型的肝硬化

还有其他一些不太常见的病因所致的慢性肝病可以进展至肝硬化。包括遗传代谢性疾病如血色病、肝豆状核变性、α_1-抗胰蛋白酶（α_1 AT）缺乏及囊性纤维化。所有这些疾病其肝硬化的表现都是相似的，与其他病因所致的肝硬化相比，只有细微的差别。

血色病是一种遗传性的铁代谢疾病，可以导致肝铁沉积逐渐增加，随着时间推移，导致门脉周围纤维化，最终引起肝硬化、肝衰竭和肝细胞癌。血色病相对常见，大约每 250 名个体中有 1 人具有遗传易感性，但发生该病终末期表现的比例相对较低，这些患者中大约 5%会发生血色病所致的严重肝病。血色病的诊断要通过血清铁的检查发现转铁蛋白饱和度增加及血清铁水平升高，同时基因分析发现 *HFE* 基因突变。治疗的方法很直接，即定期治疗性放血。

肝豆状核变性是一种导致铜稳态失衡的遗传性疾病，由于不能排出过量的铜，导致铜在肝内蓄积。这种疾病相对少见，大约每 30000 名个体中有 1 人患病。肝豆状核变性通常在青少年中发病。在不可逆的终末期表现出现之前及时诊断可以使患者的临床症状得到明显改善。诊断需要血铜蓝蛋白降低、24 h 尿铜升高及典型的体格检查发现，包括 Kayser-Fleischer 环，以及肝活检的特征性改变。治疗方法是使用铜螯合剂。

α_1AT 缺乏是一种导致 α_1AT 蛋白折叠异常的遗传性疾病，使得该蛋白无法从肝分泌。尚不清楚蓄积的蛋白如何导致肝脏疾病。α_1AT 缺乏 ZZ 表型的患者发生慢性肝病的风险最高，但也仅有 10%～20%会发生慢性肝病。诊断依据于检测 α_1AT 水平和表型。肝活检可以见到特征性的过碘酸-雪夫（PAS）染色阳性的耐淀粉酶颗粒。唯一有效的治疗方法是肝移植，可以达到治愈。

囊性纤维化是一种少见的遗传疾病，见于北欧的白人后裔。患者可能会发生胆汁性肝硬化，长期应用 UDCA 可能会使一些患者获益。

肝硬化的主要并发症

进展期肝硬化患者的临床过程会因为一系列重要并发症的出现而变得复杂，无论潜在的肝脏疾病的病因是什么，这些并发症都可能会发生。这些并发症包括门脉高压症及其继发的食管胃底静脉曲张出血、脾大、腹水、肝性脑病、自发性细菌性腹膜炎（SBP）、肝肾综合征和肝细胞癌（表 22-2）。

门脉高压症

门脉高压被定义为肝静脉压力梯度（HVPG）> 5 mmHg。门静脉压力的升高源于两个同时发生的病理生理过程的共同作用：①由于肝硬化和再生结节形成造成血流通过肝内的阻力增加；②继发于内脏血管床血管扩张所致的内脏血流增加。门脉高压与肝硬化的两个主要并发症直接相关：静脉曲张出血和腹水。静脉曲张出血是即刻危及生命的并发症，每次发作的死亡率在 20%～30%。正常情况下，门静脉系统引流来自胃、肠道、脾、胰腺和胆囊的血流，门静脉是由肠系膜上静脉和脾静脉汇合形成的。来自小肠以及胰头、升结肠、部分横结肠的静脉血引流至肠系膜上静脉。与之相对，脾静脉则引流脾和胰腺的血流，肠系膜下静脉引流横结肠、降结肠以及直肠上 2/3 的血流，之后汇入脾静脉。因此，正常情况下，门静脉几乎接收来自整个消化道的血流。

门脉高压的病因可以进一步分为肝前、肝内和肝后性（表 22-3）。肝前性门脉高压的病因累及门静脉系统进入肝之前的部分，包括门静脉血栓和脾静脉血栓。肝后性的病因累及肝静脉及其后引流至心脏的静脉，包括布加综合征（BCS）、静脉闭塞性疾病、慢性右侧充血性心力衰竭。肝内的病因占全部门脉高压病例的 95%，其代表是各种类型的肝硬化。肝内性门脉高压可以进一步分为窦前性、窦性和窦后性门脉高压。窦后性的病因包括静脉闭塞性疾病，而窦前性的病因则包括先天性肝纤维化和血吸虫病。窦性的病因包括各种原因所致的肝硬化。

在美国，肝硬化是门脉高压最主要的原因，超过 60%的肝硬化患者存在有临床意义的门脉高压。门静脉阻塞可以是特发性的或者与肝硬化、感染、胰腺炎或腹部创伤有关。

可以导致门静脉血栓的凝血疾病包括真性红细胞增多症，原发性血小板增多症，蛋白 C、蛋白 S、抗凝血酶 3、莱登 V 因子（factor V Leiden）缺乏，基因调控的凝血酶原生成异常，还有一些患者可能患有亚临床的骨髓增殖性疾病。

表 22-2　肝硬化的并发症

门脉高压	凝血异常
食管胃底静脉曲张	凝血因子缺乏
门脉高压性胃病	纤维蛋白溶解
脾大、脾功能亢进	血小板减少
腹水	骨病
自发性细菌性腹膜炎	骨质减少
肝肾综合征	骨质疏松
Ⅰ型	骨软化症
Ⅱ型	血液系统异常
肝性脑病	贫血
肝肺综合征	溶血
门脉性肺动脉高压	血小板减少
营养不良	中性粒细胞减少

表 22-3　门脉高压的分类

肝前性
　门静脉血栓
　脾静脉血栓
　巨脾（Banti 综合征）
肝性
　窦前性
　　血吸虫病
　　先天性肝纤维化
　窦性
　　肝硬化——各种病因
　　酒精性肝炎
　窦后性
　　肝窦阻塞综合征（静脉闭塞综合征）
肝后性
　布-加综合征
　下腔静脉网
　心源性
　　限制性心肌病
　　缩窄性心包炎
　　严重的充血性心力衰竭

临床表现 门脉高压的三个主要并发症是食管胃底静脉曲张出血、腹水和脾功能亢进。因此，患者可以表现为上消化道出血，内镜检查发现出血来源于食管或胃底静脉曲张；可以表现为腹水及外周水肿；也可以表现为常规实验室检查发现的与脾大相关的血小板和白细胞减少。

食管静脉曲张 最近十年里，在确诊肝硬化的患者中进行内镜检查以筛查食管静脉曲张已经成为了临床常规。这类筛查研究发现，在组织学确诊的肝硬化患者中大约1/3存在静脉曲张。每年大约有5%～15%的肝硬化患者出现静脉曲张，据估计绝大多数肝硬化患者在一生中都会出现静脉曲张。此外，预计大约1/3的静脉曲张患者会出血。一些因素可以预测出血的风险，包括肝硬化的严重程度（Child分级，MELD评分）；肝静脉楔压的高低；曲张静脉的直径；曲张静脉的位置；内镜下的特殊征象，包括红色征、血疱样红斑、弥漫红斑、曲张静脉呈蓝色、樱桃红斑、白乳头征（white-nipple spots）。存在张力性腹水的患者发生静脉曲张出血的风险也会增加。

诊断 在接受长期随访的肝硬化患者中，发生血小板减少、脾大、腹水、肝性脑病、食管静脉曲张伴或不伴出血通常提示患者已出现门脉高压。在没有确诊的患者中，出现上述任何临床表现，都需要进一步检查以确定是否存在门脉高压和肝脏疾病。静脉曲张可以通过内镜检查发现。腹部影像学检查，无论是CT还是MRI，都有助于发现肝结节样改变以及门脉高压和腹腔内侧支循环建立的表现。如果必要，可以进行介入放射学的检查，测量肝静脉楔压和自由压，进一步计算肝静脉楔压与肝静脉自由压之间的梯度，其数值等于门脉压力。正常的压力梯度是5 mmHg，压力梯度＞12 mmHg的患者有发生静脉曲张出血的风险。

治疗 静脉曲张出血

门脉高压并发的静脉曲张出血的治疗主要分为两类：①一级预防；②静脉曲张出血后预防再出血。一级预防要求所有的肝硬化患者常规接受内镜筛查。一旦发现有出血风险的静脉曲张，就给予非选择性β受体阻滞剂或曲张静脉套扎治疗进行一级预防。已经有大量关于普萘洛尔或纳多洛尔的安慰剂对照临床研究发表。最严格的研究仅纳入曲张静脉显著增宽的患者或肝静脉压力梯度＞12 mmHg的患者。随访1年及2年后，接受β受体阻滞剂治疗的患者发生静脉曲张出血的风险低于安慰剂组。静脉曲张出血相关的死亡率也降低。然而仅有一项研究证实总的生存率有改善。进一步的研究发现，决定治疗成功与否的关键是门脉压力降低的程度。因此，建议重复测量肝静脉压力梯度以指导药物治疗；然而，费用问题可能会限制这一方案的实施。一些研究评估了静脉曲张套扎和硬化治疗作为一级预防方法的效果。

内镜下静脉曲张套扎术（EVL）获得了一定程度的成功，大多数处理门脉高压患者的胃肠病学家对其效果满意。因此，在筛查门脉高压的肝硬化患者中，如果发现大的静脉曲张，建议接受β受体阻滞剂或EVL一级预防。

对于已经发生静脉曲张出血的患者，其处理流程第一步是治疗可能危及生命的急性出血，此后要预防再次出血。一般需要通过反复进行曲张静脉套扎术来预防再出血，直到所有的曲张静脉都消失。急性出血的治疗包括液体及血制品复苏治疗，以及EVL治疗防止再次出血。

急性静脉曲张出血的药物治疗包括血管收缩药物，通常使用生长抑素或奥曲肽。过去也曾使用血管加压素，但如今不再常用。在不能立刻接受内镜治疗或在内镜治疗前需要先稳定生命体征的患者中，可以采用气囊压迫止血（Sengstaken-Blakemore管或Minnesota管）。在大多数患者中出血都可以得到控制；然而，如果不采取有效的内镜治疗，大部分患者都会再次出血。奥曲肽是一种直接作用的内脏血管收缩剂，以50～100 μg/h的速度持续静脉输注。一些内镜学家采用曲张静脉注射治疗（硬化治疗）作为初始治疗，特别是当出血十分凶猛的时候。在超过90%的病例中，采用曲张静脉套扎术控制急性出血，之后应重复治疗，直到所有的曲张静脉都完全消失。当食管静脉曲张延伸至近端胃时，套扎治疗效果较差。在这种情况下，如果胃底静脉曲张持续出血，应考虑行经颈静脉肝内门体分流术（TIPS）。这一技术通过经皮的入路使用可膨胀金属支架建立门静脉和体循环之间的分流，支架在血管造影的引导下经肝静脉穿过肝实质在门-腔静脉之间形成直接的分流。这一技术为急诊门静脉减压提供了外科手术之外的替代方案。有多达20%的患者在TIPS术后发生肝性脑病，在老年患者和之前存在肝性脑病的患者中这一问题尤为突出。TIPS应该保留作为内镜或药物治疗失败或外科风险很高的患者的替代方案。外科食管横断术已经很少进行，这一术式与预后不良相关。

预防出血复发（图 22-3）

在患者的急性出血被成功控制之后，应把注意力放在预防再出血上。这通常需要反复进行曲张静脉套扎术，直至所有的曲张静脉都消失。在接受重复静脉曲张套扎治疗的患者中，β受体阻滞剂可以作为辅助治疗，一旦曲张静脉均被套扎，使用β受体阻滞剂的必要性就减小了。尽管成功接受了静脉曲张套扎术，许多患者仍有门脉高压性胃病，也可以导致出血。在套扎了曲张静脉之后，非选择性的β受体阻滞剂有助于预防门脉高压性胃病所致的出血。

随着 TIPS 技术的出现，外科门体静脉分流术的应用减少了；然而，肝脏合成功能良好的患者仍可以从门脉减压手术中获益，应在这些患者中考虑这一术式。

脾大和脾功能亢进

在门脉高压患者中，充血性脾大很常见。临床表

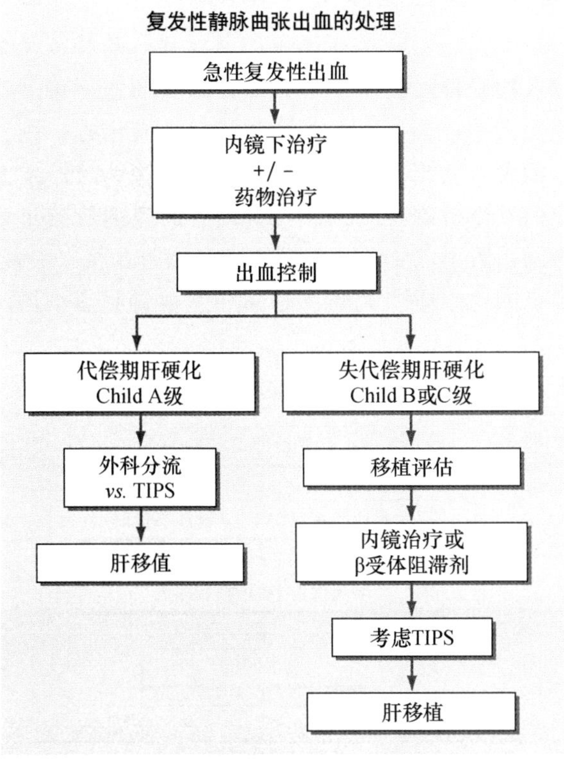

图 22-3　复发性静脉曲张出血的处理。本图描述了复发性食管静脉曲张出血患者的处理流程。最初的治疗是内镜治疗，药物治疗通常作为辅助。在出血控制后，如果患者肝功能为 Child A 级，应决定患者是否继续接受外科分流术或 TIPS 术；如果患者肝功能 Child B 或 C 级，则应考虑患者是否接受 TIPS 并考虑肝移植。TIPS：经颈静脉肝内门体分流术

现包括体格检查发现脾大和在肝硬化的患者中出现血小板和白细胞减少。一些患者会出现和脾大充血相关的比较明显的左侧和左上腹痛。脾大本身通常不需要特殊治疗，尽管在非常特殊的情况下可以很成功地进行脾切除术。

在肝硬化患者中，继发于脾功能亢进的血小板减少是常见表现，通常是门脉高压的最初征象。

腹水

定义　腹水是指液体积聚于腹腔。腹水的最常见原因是继发于肝硬化的门脉高压；然而，临床医生不应忘记恶性肿瘤和感染也是腹水的病因，显然区分不同的病因对于患者的处理十分重要。

发病机制　在肝硬化患者中，门脉高压的出现促进腹水的发生（图 22-4）。随着肝内阻力的增加，门脉压力增加，然而肝硬化患者同时还存在内脏动脉系统血管扩张，这会进一步增加门静脉血流。这两种异常都会增加内脏淋巴液的产生。引起这种血管扩张效应的是一氧化氮之类的血管扩张因子。这种血流动力学改变通过激活肾素-血管紧张素-醛固酮系统导致高醛固酮血症，引起钠潴留。增加的醛固酮通过肾脏作用导致钠潴留，对腹水的发生也起到了一定作用。钠潴留导致细胞外容量扩张，引起外周水肿和腹水。由于内脏血管床的动脉扩张，导致动脉循环的充盈不足，而钠潴留是为了维持内稳态的一种反应。由于潴留的液体不断由血管内漏出到腹腔，不能达到血管充盈，导致这一过程持续存在。低白蛋白血症和血浆胶体渗

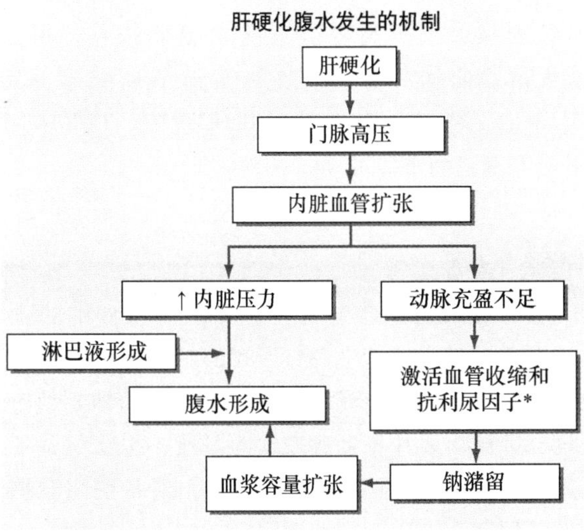

图 22-4　肝硬化腹水发生的机制。本图显示了门脉高压伴内脏血管扩张在腹水发生中的重要作用。*抗利尿因子包括肾素-血管紧张素-醛固酮系统和交感神经系统

透压降低也会导致液体从血管内漏至腹腔。低白蛋白血症是硬化的肝合成功能降低所造成的。

临床表现 患者通常会注意到腹围增加，经常还伴有外周水肿。腹水的发生通常很隐匿，令人吃惊的是，有些患者延误就诊的时间如此之长，以至于腹部已经膨隆得非常明显才就医。当患者注意到腹围增加的时候，腹腔内通常至少有 1～2 L 大的液体聚积了。如果存在大量腹腔积液，会影响呼吸功能，患者会有气短的主诉。在这种情况下，可能会出现肝源性胸腔积液，也会引起呼吸系统症状。有大量腹水的患者通常也有营养不良和肌肉萎缩，会有明显的疲劳和虚弱。

诊断 腹水可以通过体格检查诊断，通常还需要腹部影像学检查的辅助。患者会出现侧腹部膨隆，可能会有液波震颤或存在移动性浊音。移动性浊音是通过让患者从平卧位转向左侧或右侧卧位，然后叩诊发现浊音界移动来确定的。少量的腹水可以通过超声或 CT 发现。肝源性胸腔积液最常见于右侧，这提示膈裂孔是游离腹水流入胸腔的通道。

在首次因腹水就诊的患者中，建议进行诊断性穿刺明确腹水的性质。腹水检查应包括腹水总蛋白和白蛋白测定、细胞计数和分类以及培养。在某些情况下，应测定淀粉酶并行细胞学检查。在肝硬化患者中，腹水的蛋白浓度非常低，大多数患者的腹水蛋白浓度<1 g/dl。血清腹水白蛋白梯度（SAAG）概念的发展已经取代了渗出液或漏出液的描述。当血清白蛋白和腹水白蛋白之间的梯度>1.1 g/dl 时，腹水的病因很可能是门脉高压，这通常是在肝硬化的情况下。当梯度<1.1 g/dl 时，应考虑感染性或恶性腹水。在腹水蛋白水平非常低的时候，患者发生 SBP 的风险增加。腹水红细胞水平升高可能意味着穿刺损伤、肝细胞癌或大网膜曲张静脉破裂。当多形核白细胞的绝对值>250/μl 时，一定要考虑腹水感染。应该在床旁使用培养基进行腹水培养。

治疗 腹水

少量腹水的患者通常仅需要限制饮食中的钠即可。在美国日常饮食中每日所含的钠为 6～8 g，如果患者在餐厅或快餐店就餐，则每日摄入的钠要超过这个量。因此，要让患者改变饮食习惯，按照推荐每日摄入<2 g 的钠往往是非常困难的。患者往往会惊讶地发现原来在美国标准饮食中含有那么多的钠。一般来说，一个简单的建议是多吃新鲜或冷冻的食物，避免罐头食品或加工食品，后者一般是通过加入钠来保质的。当患者存在中等量的腹水时，通常需要利尿剂治疗。传统的方案是以螺内酯 100～200 mg/d 单剂量作为起始，可以同时加用呋塞米 40～80 mg/d，特别是对于那些存在外周水肿的患者。对于那些以前从未接受过利尿剂治疗的患者，如果使用上述剂量的利尿剂治疗失败，提示没有依从低钠饮食的建议。如果确认了患者的依从性，而腹水的量仍没有减少，螺内酯可以加量至 400～600 mg/d，而呋塞米可以加量至 120～160 mg/d。如果坚持低钠饮食的患者在这种利尿剂剂量下仍存在腹水，则被定义为难治性腹水，应考虑替代的治疗方案，包括大量放腹水或 TIPS（图 22-5）。最近的研究发现 TIPS 在用于治疗腹水时并不改善患者的生存。TIPS 经常与肝性脑病发生率的增加相关，在使用 TIPS 时一定要根据每名患者的具体情况仔细斟酌。肝硬化合并腹水的患者预后不良，一些研究显示，一旦出现腹水，患者的 2 年生存率<50%。因此，在出现腹水的患者中，应考虑肝移植。

自发性细菌性腹膜炎（SBP）

SBP 是腹水常见而严重的并发症，其特征是在没有腹腔内感染灶的情况下自发地出现腹水感染。在肝硬化患者中，如果腹水严重到需要住院治疗，则其中 30% 的患者会出现 SBP，院内的死亡率为 25%。SBP 假定的发生机制是细菌移位，即胃肠道菌群跨过肠道进入肠系膜淋巴结，导致菌血症和细菌在腹水中种植。最常见的病原体是大肠埃希菌和其他胃肠道细菌；然

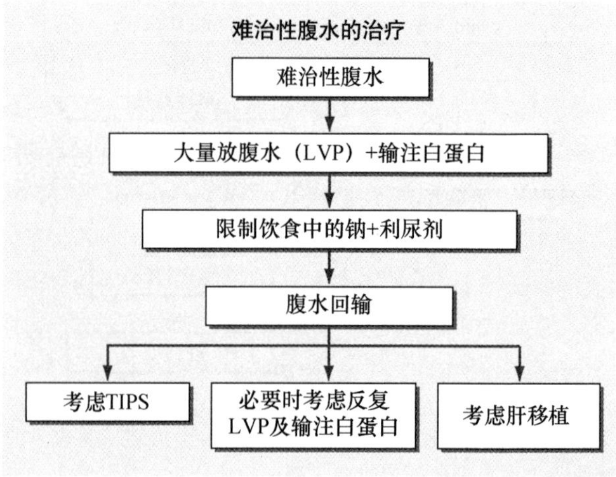

图 22-5 难治性腹水的治疗。接受利尿剂治疗过程中出现氮质血症的患者，有些需要反复大量放腹水（LVP），有些要考虑行经颈静脉肝内门体分流术（TIPS），而另一些则是肝移植的适应证。需要个体化地选择治疗方案

而革兰氏阳性菌，包括草绿色链球菌、金黄色葡萄球菌和肠球菌也可以出现。如果发现两种以上的病原菌，则应考虑内脏穿孔所致的继发性腹膜炎。当腹水中性粒细胞绝对值>250/μl时，可以做出SBP的诊断。腹腔穿刺时应在床旁进行腹水培养。SBP的患者可以表现为发热、意识状态改变、白细胞升高、腹痛或腹部不适，也可以没有任何上述临床表现。因此，在临床上需要对这一并发症高度警惕，腹腔穿刺对于诊断至关重要。通常使用二代头孢菌素进行治疗，头孢噻肟是最常使用的抗生素。在静脉曲张出血的患者中，SBP的发生率显著增加，因此在有上消化道出血的患者中建议使用抗生素预防SBP。此外，在发生SBP后恢复的患者中，应每周使用一次抗生素预防SBP复发。

肝肾综合征

肝肾综合征（HRS）是一种功能性肾衰竭，不存在肾本身的病变，发生于进展期肝硬化或急性肝衰竭患者中。在HRS患者中，肾动脉循环明显地受到干扰；包括肾血管阻力增加伴随体循环血管阻力下降。肾血管收缩的原因是多因素的，目前尚不十分清楚。在有大量腹水的患者中，出现血肌酐逐步升高通常可以做出诊断。1型HRS的特征是肾功能进行性受损，在起病的1～2周内肌酐清除率显著降低。2型HRS的特征是肾小球滤过率下降，血肌酐水平升高，但病情相对稳定，2型HRS的预后好于1型HRS。

HRS经常见于难治性腹水的患者，需要除外其他病因所致的肾衰竭。然而其治疗是十分困难的，在过去，多巴胺或前列腺素类似物被用作肾血管扩张剂。严谨的研究没有发现这些治疗方案有明确的获益。如今，这类患者的治疗是使用α受体兴奋剂米多君，同时联合应用奥曲肽和静脉输注白蛋白。HRS患者最有效的治疗是肝移植；通常可以使肾功能恢复。无论1型还是2型HRS患者，除非能在短时间内进行肝移植，否则均预后不良。

肝性脑病

门体分流性脑病是慢性肝病的严重并发症，可以粗略地定义为在肝衰竭患者中出现意识状态和认知功能的改变。在伴有暴发性肝衰竭的急性肝损伤患者中，出现肝性脑病是诊断暴发性肝衰竭的必备条件。肝性脑病在慢性肝病的患者中更为常见。由于血管分流和肝脏体积的减小，胃肠道来源的神经毒素不能被肝清除，从而引起我们所知的肝性脑病的症状。在肝性脑病患者，血氨水平通常升高，但是肝脏疾病的严重程度和血氨水平的相关性通常很差，大部分肝病学家并不依赖血氨水平做出诊断。其他和肝性脑病发生相关的化合物和代谢产物包括某些假性神经递质和硫醇。

临床表现 在急性肝衰竭患者中，意识状态的改变发生在数周到数月内。在这些患者中可以见到脑水肿，在严重的肝性脑病中可以见到脑灰质肿胀。在急性肝衰竭患者中，脑水肿所致的脑疝是一种可怕的并发症，其治疗主要是通过甘露醇减轻脑水肿，并谨慎地使用静脉输液。

在肝硬化患者中，肝性脑病通常能找到某些诱因，如低钾血症、感染、饮食蛋白负荷增加或电解质紊乱。患者会变得糊涂或出现人格改变。可能会变得暴力，难于管理；患者也可能会变得非常嗜睡难以叫醒。由于绝大多数患者都有诱发事件，因此应该仔细地寻找诱因。如果患者存在腹水，应进行腹腔穿刺以除外感染。应寻找胃肠道出血的证据，并适当地给予患者水化治疗。应检测电解质水平，纠正电解质异常。在肝性脑病患者中，通常存在扑翼样震颤。可以让患者伸直手臂并向后弯曲手腕来诱发扑翼样震颤。通过这种手法，可以让肝性脑病患者出现“肝扑动”——即手腕突然向前运动。这一手法要求患者能够配合检查者，因此显然无法在严重肝性脑病或肝性脑病的患者中引出。

肝性脑病主要依靠临床诊断，需要有经验的医生意识到其不同的临床表现并把它们整合到一起。通常当患者首次发作肝性脑病的时候，他们并不能意识到发生了什么，但是当他们经历过第一次发作后，在随后的发作中他们就能意识到自己的病情，通常会采取自我治疗的措施以避免肝性脑病的发生或恶化。

治疗 肝性脑病

肝性脑病的治疗是多因素的，包括处理上述诱因。有些情况下，仅需补液及纠正电解质失衡。在过去，在肝性脑病的患者中建议限制饮食中的蛋白；然而这一做法对营养状况的不良影响超过了其获益，因此不再推荐。在一些治疗困难的肝性脑病患者中，使用植物蛋白代替动物蛋白可能会有某些好处。除了纠正诱因之外，肝性脑病的最主要治疗是使用乳果糖，这是一种不吸收的双糖，会导致结肠酸化。该药有通便作用，有助于清除胃肠道产生的促进肝性脑病发生的含氮物质。乳果糖治疗的目标是达到每日2～3次软便。应让患者逐渐增加乳果糖的服用量以达到这一效果。在不方便使用乳果糖的患者中，口服不吸收的抗生素可以作为辅助治疗。通常交替使用新霉素和甲硝唑来减少单独使用其中一种药物的副作用：新霉素的副作用主要是肾功能不全和耳毒性，甲硝唑的副作用主要是外周神经病变。最近发现，利福昔明 550 mg 一日两次可以非常有效地治疗肝性脑病，而不发生已知的新霉素和甲硝唑的副作用。在肝性脑病患者中，补充锌剂有时是有帮助的，而且相对无害。在慢性肝病患者中出现肝性脑病是预后不良的标志，不过，在大多数患者中这一并发症可以治疗。

肝硬化患者的营养不良

由于肝在调节机体的蛋白质和能量代谢中起到关键作用，进展期肝病的患者通常会出现营养不良就毫不奇怪了。一旦患者出现肝硬化，他们就处于分解代谢状态，同时肌肉蛋白分解。许多因素会引起肝硬化患者营养不良，包括饮食摄入不足，胃肠道营养吸收改变，蛋白质代谢改变。在肝硬化患者中进行饮食补充治疗有助于防止他们进入分解代谢状态。

凝血异常

几乎所有的肝硬化患者均有凝血异常。这些患者存在凝血因子合成减少和抗凝血因子清除受损。此外，患者还可能会存在门脉高压所致的脾功能亢进引起的血小板减少。Ⅱ、Ⅶ、Ⅸ、Ⅹ是维生素 K 依赖的凝血因子。维生素 K 的吸收需要胆汁的分泌；因此，在慢性胆汁淤积综合征的患者中，维生素 K 吸收经常减少。静脉或肌内注射维生素 K 可以迅速纠正这一异常。更常见的情况是，由于肝细胞数量减少，维生素 K 依赖的凝血因子合成减少，在这种情况下，胃肠道外给予维生素 K 并不能改善凝血因子或凝血酶原时间异常。在慢性肝病患者中，除了脾功能亢进所致的血小板数量减少之外，血小板功能也经常存在异常。

肝硬化患者的骨病

在慢性淤胆型肝病患者中，骨质疏松很常见，这是由于维生素 D 吸收不良和钙摄入减少。在肝硬化患者中，骨吸收的速度超过新生骨形成的速度，导致骨质丢失。在慢性肝病患者中，双能 X 线吸收测量法（DEXA）是诊断骨质疏松和骨质减少的有效方法。当 DEXA 扫描发现骨密度下降时，应给予双磷酸盐治疗，这一药物可以有效地抑制骨吸收而治疗骨质疏松。

肝硬化患者的血液系统异常

肝硬化患者存在许多血液系统异常表现，包括多种原因所致的贫血，这些原因有：脾功能亢进、溶血、铁缺乏、营养不良所致的叶酸缺乏。慢性肝病患者常见的红细胞形态异常是巨红细胞血症，还可以见到脾功能亢进所致的中性粒细胞减少。

第二十三章 肝活检图谱

Atlas of Liver Biopsies

Jules L. Dienstag，Atul K. Bhan
（田雪丽 译 张静 校）

尽管临床表现和实验室检查可以提供炎症的严重程度（疾病分级）、瘢痕形成和组织结构变形的程度（疾病分期）以及疾病自然病程的线索，但是，肝活检被认为是评价肝损伤和纤维化严重程度的金标准。肝组织学检查不仅可以对疾病活动和进展进行定量评分，而且可以为指导诊治提供丰富的定性信息。

正常肝小叶由汇管区（1 区）、小叶区（中间区或 2 区）及中央区（3 区）组成。汇管区包含了肝动脉（hepatic artery，HA）、门静脉（portal vein，PV）及胆管（bile duct，BD），其中肝动脉和门静脉为肝提供了双重血液供应。小叶区由肝细胞排列形成的肝细胞索构成，肝细胞索之间是肝血窦。中央区由中央静脉（central vein，CV）和肝静脉的终末分支构成（如下图所示）。

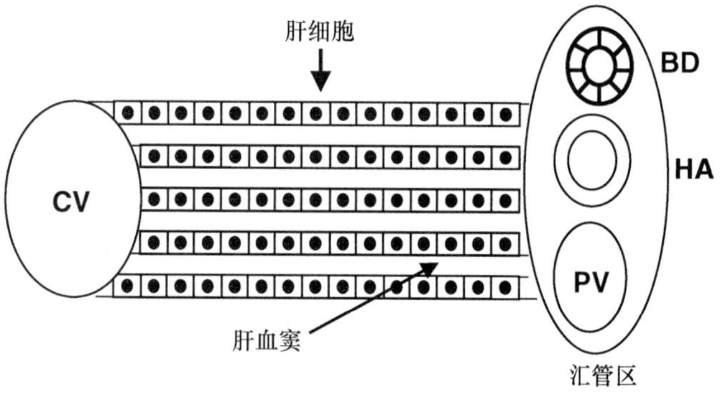

下列肝活检图谱包括了急性和慢性肝病的常见病理学特点，部分病变累及小叶区［例如：急性肝炎的小叶性炎症改变、急性和慢性肝炎的肝细胞凋亡变性、位于肝细胞胞质和（或）胞核内的病毒抗原分布、病毒包涵体的存在、铜或铁沉积、其他包涵体的存在等］，其他病变则累及了汇管区（例如：当存在慢性丙型肝炎、自身免疫性肝炎、肝移植排斥反应时，单核

细胞浸润，可以超出汇管周围肝细胞边界）或中央区（例如对乙酰氨基酚引起的急性肝中毒）。其他重要的组织病理学改变包括肝脂肪变性（见于酒精性肝损伤、非酒精性脂肪肝、包括线粒体损伤在内的代谢性疾病和慢性病毒性肝炎）；汇管区的胆管损伤，是原发性胆汁性肝硬化、原发性硬化性胆管炎和肝移植排斥反应的重要诊断标志；肝内或肝外胆管梗阻或浸润性疾病引起的胆汁淤积；明显肝细胞坏死区域的胆管增生；常见于自身免疫性肝炎的浆细胞浸润；在肝移植排斥反应中出现汇管区炎症累及门静脉（“内皮炎”）；此外，轻至重度纤维化是很多疾病引起肝损伤的常见结果，可表现为不同分布和类型（所有图片显示的放大倍数均为所用物镜的放大倍数）。

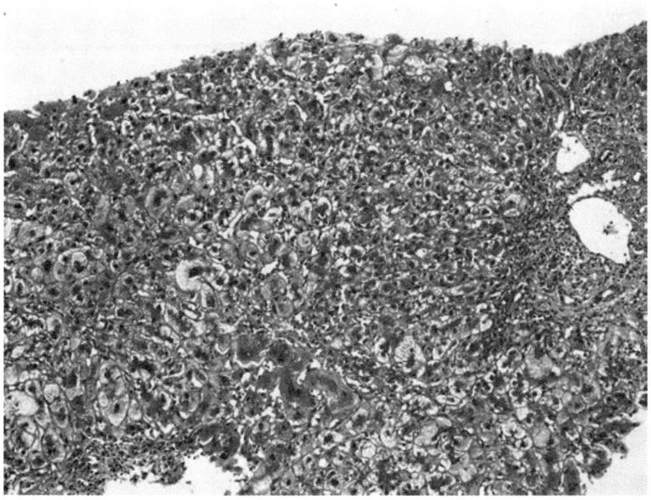

图 23-1（见书后彩图） 急性肝炎，表现为小叶内炎症和肝细胞气球样变［苏木精和伊红染色（HE），10 倍］

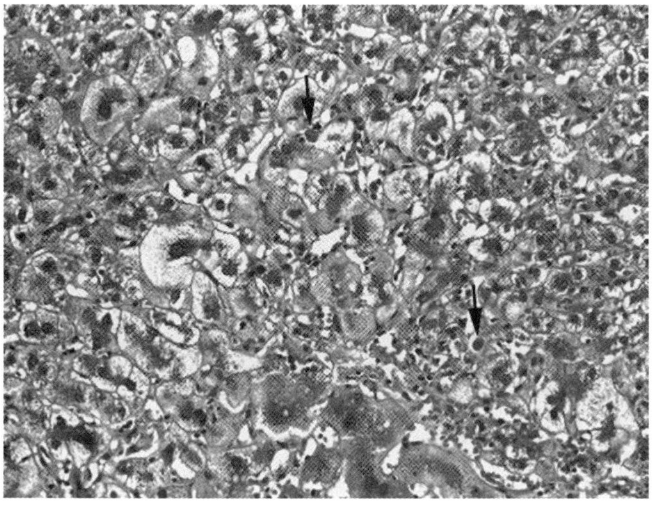

图 23-2（见书后彩图） **急性肝炎**，高倍镜下显示小叶内炎症、肝细胞气球样变和嗜酸小体（箭头所指）（HE，20 倍）

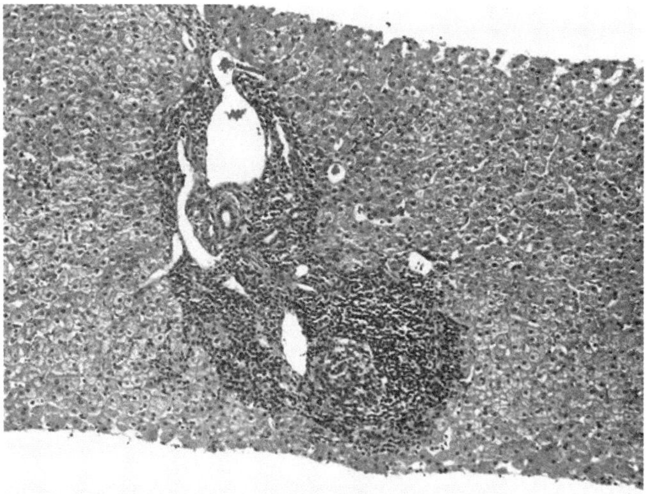

图 23-3（见书后彩图） 慢性丙型肝炎，门静脉淋巴细胞浸润和包含生发中心的淋巴滤泡形成（HE，10 倍）

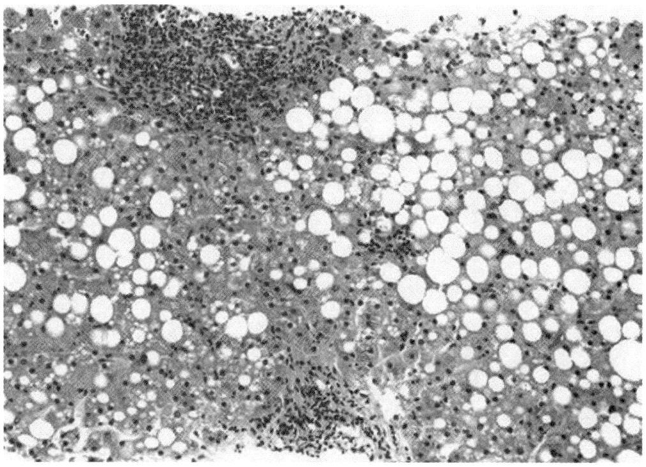

图 23-4（见书后彩图） 慢性丙型肝炎，门静脉和小叶内炎症及脂肪变性（HE，10 倍）

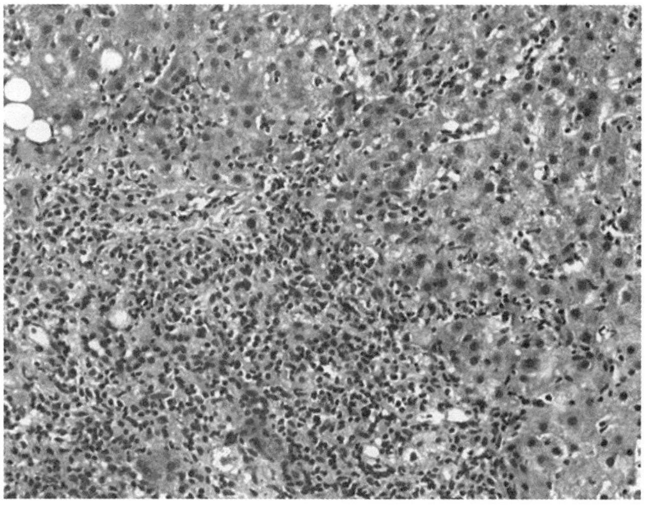

图 23-5（见书后彩图） 慢性丙型肝炎，门静脉炎症和界面性肝炎（局限于门静脉周围肝细胞界板的单核细胞浸润）（HE，20 倍）

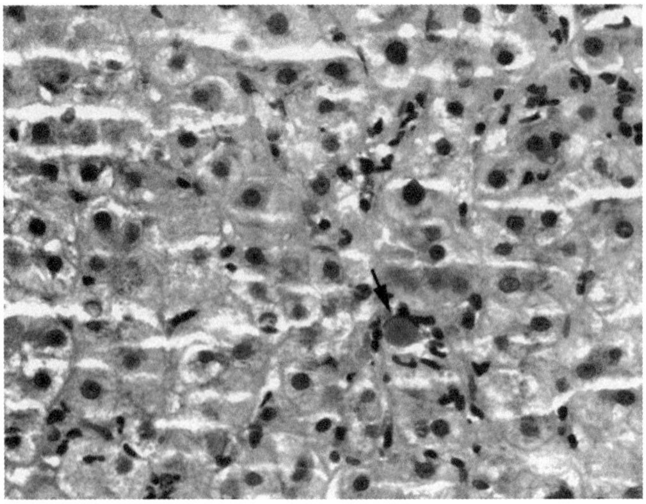

图 23-6（见书后彩图） 小叶内炎症，被淋巴细胞环绕的嗜酸小体（凋亡小体）（HE，40 倍）

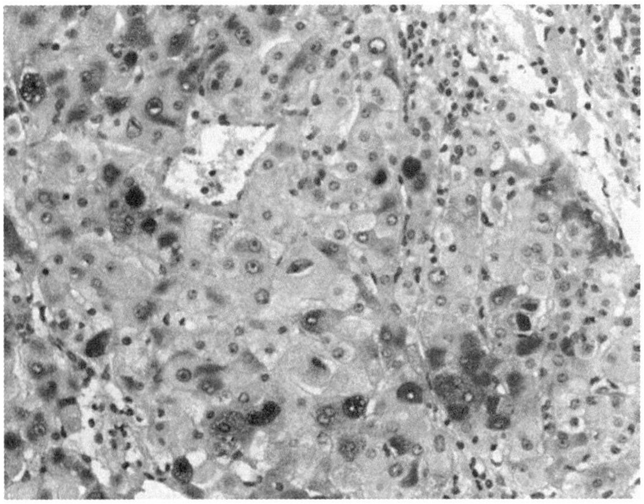

图 23-7（见书后彩图） 慢性乙型肝炎，肝细胞胞质内可见染色的乙型肝炎表面抗原（免疫组化染色，20 倍）

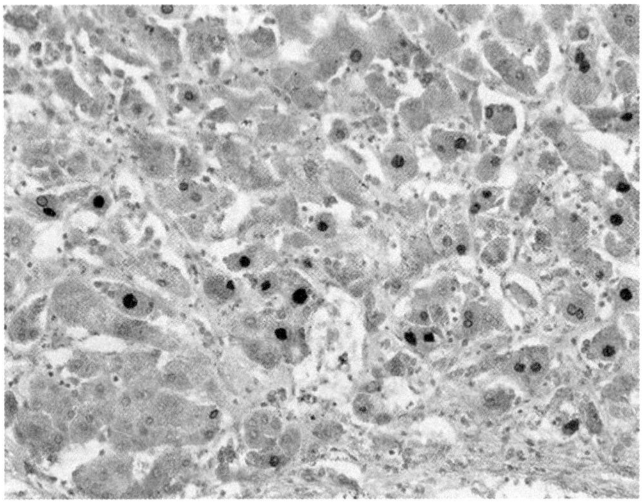

图 23-8（见书后彩图） 慢性乙型肝炎，肝细胞胞核内可见染色的乙型肝炎核心抗原（免疫组化染色，20 倍）

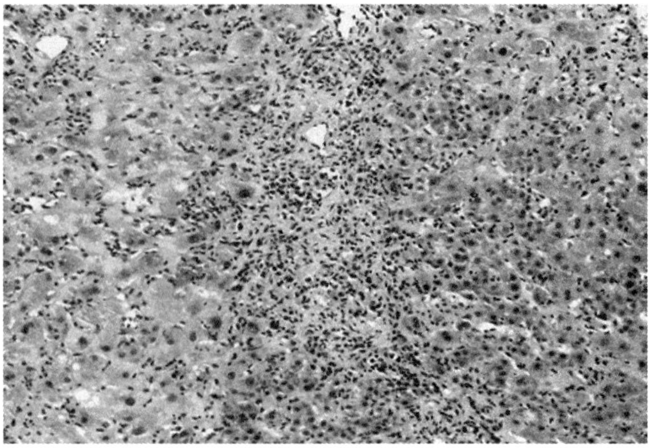

图 23-9（见书后彩图） 自身免疫性肝炎，门静脉和小叶内炎症，界面性肝炎和胆汁淤积（HE，10 倍）

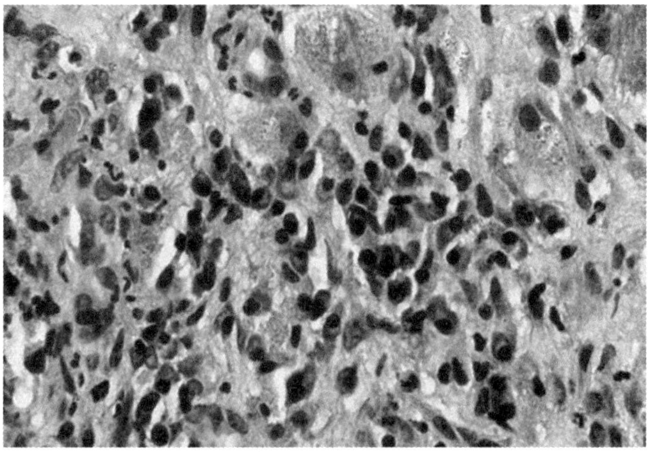

图 23-10（见书后彩图） 自身免疫性肝炎，高倍镜显示，门静脉和门静脉周围区域存在密集的浆细胞浸润（HE，40 倍）

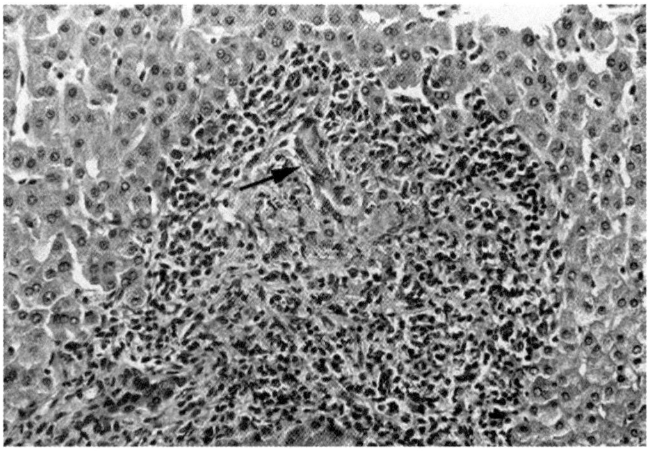

图 23-11（见书后彩图） 原发性胆汁性肝硬化，退化的胆管上皮细胞（“红色胆管病变”）（箭头所指）伴周围上皮样肉芽肿反应和淋巴浆细胞浸润（HE，40 倍）

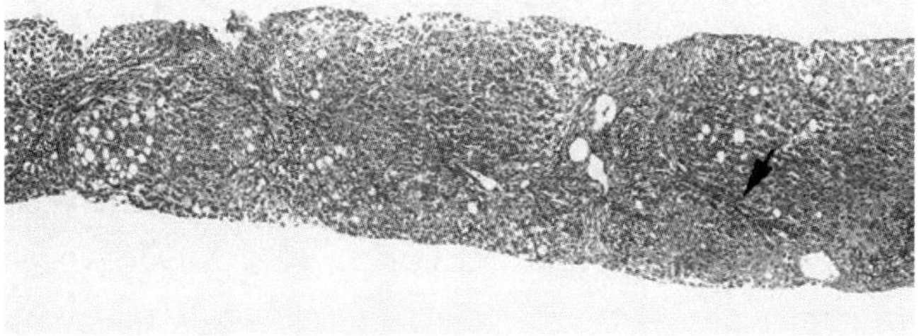

图 23-12（见书后彩图） 慢性丙型肝炎，桥接纤维化（箭头所指）（马松三色法染色，10 倍）

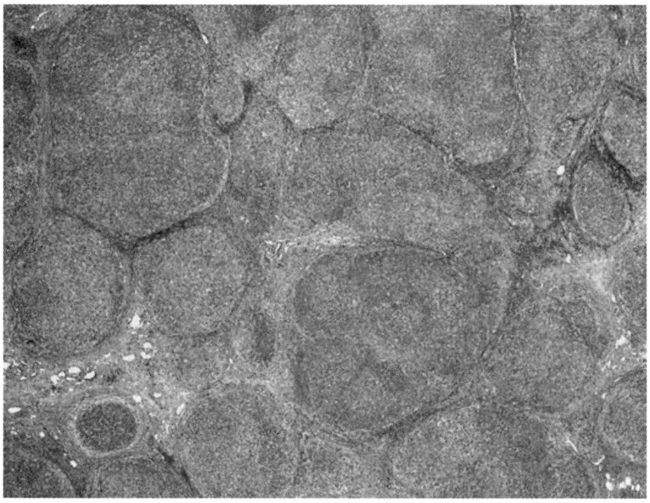

图 23-13（见书后彩图） 肝硬化，纤维化和结节性肝细胞再生导致组织结构变形（马松三色法染色，2 倍）

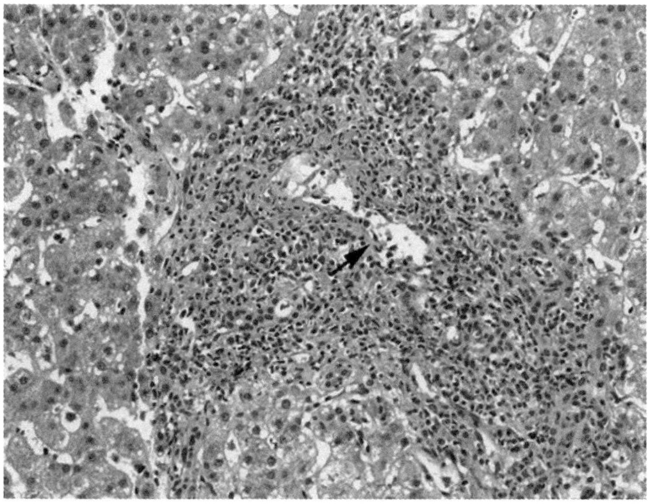

图 23-14（见书后彩图） 原位肝移植发生的急性细胞排斥反应，表现为汇管区的混合炎症细胞（淋巴细胞、嗜酸性粒细胞、中性粒细胞）浸润以及门静脉内皮炎（箭头所指）和胆管损伤（HE，10 倍）

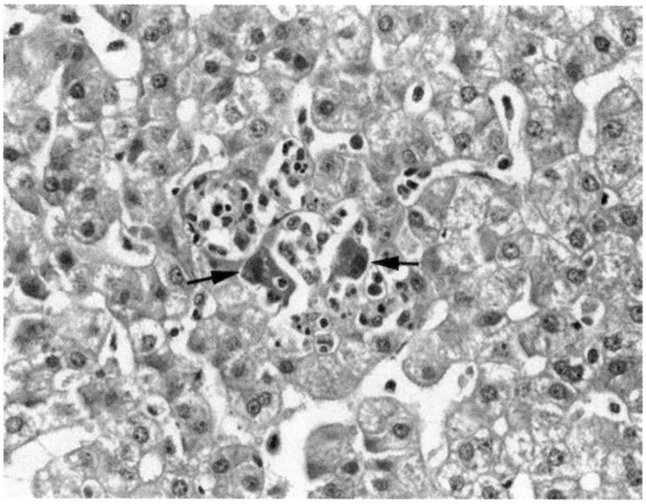

图 23-15（见书后彩图） 肝移植后巨细胞病毒感染，肝细胞出现核包涵体（箭头所指），其周围被中性粒细胞和淋巴细胞浸润包绕（HE，10 倍）

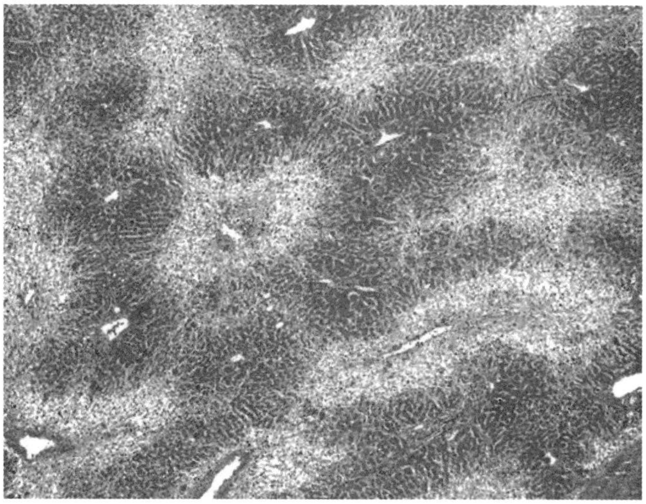

图 23-16（见书后彩图） 对乙酰氨基酚的肝中毒联合酒精性肝损伤，导致小叶中心区域的广泛坏死（HE，4 倍）

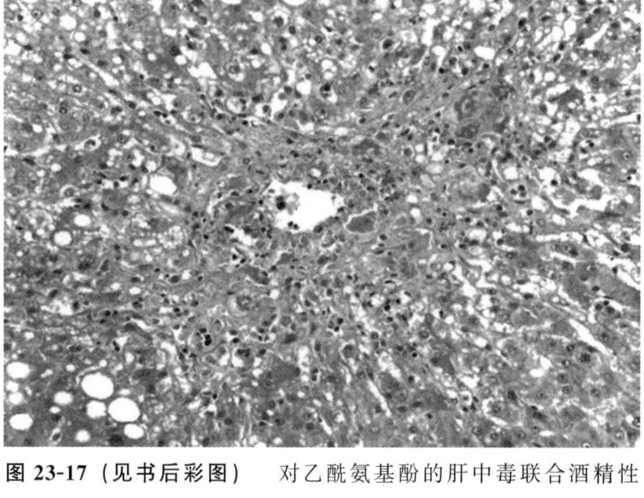

图 23-17（见书后彩图） 对乙酰氨基酚的肝中毒联合酒精性肝损伤，高倍镜显示，坏死小叶中心区域可见 Mallory 小体（HE，20 倍）

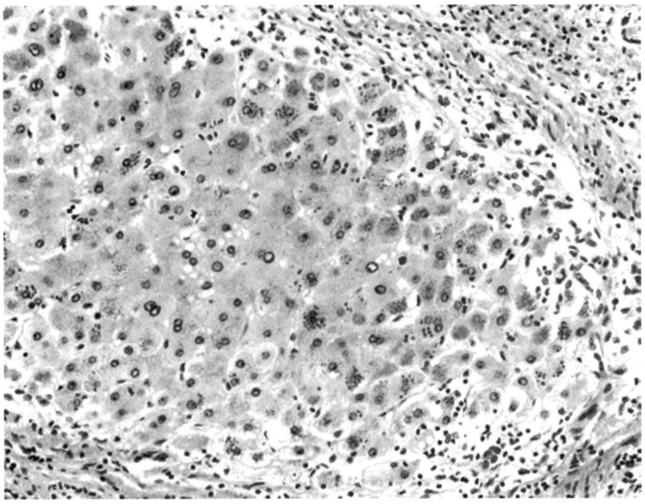

图 23-18（见书后彩图） α_1 抗胰蛋白酶缺乏症，很多肝细胞的胞质内出现 PAS（periodic acid-Schiff，过碘酸雪夫染色，即糖原染色）阳性的抗淀粉酶颗粒，主要分布在肝硬化结节周围（PAS，20 倍）

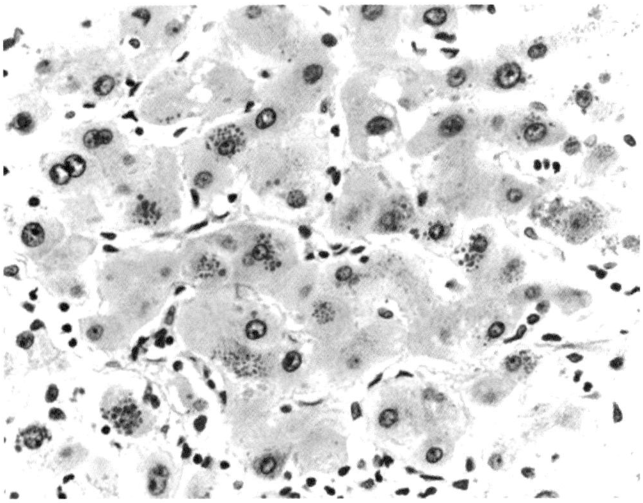

图 23-19（见书后彩图） α_1 抗胰蛋白酶缺乏症，高倍镜显示 PAS 阳性的抗淀粉酶颗粒（PAS，40 倍）

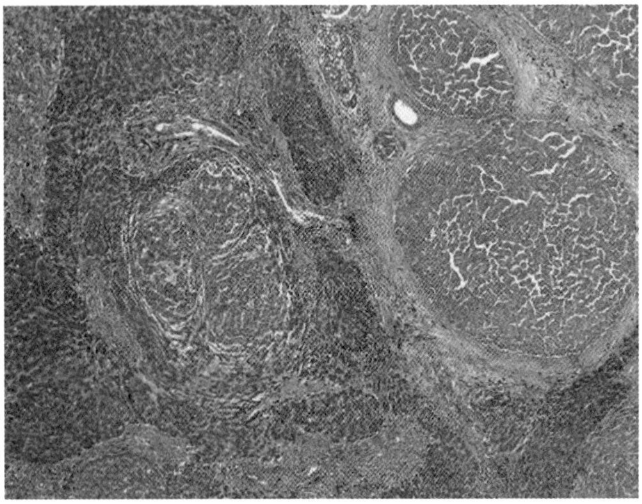

图 23-20（见书后彩图） 继发于血色病的肝硬化合并肝细胞癌，在肝硬化结节内存在棕色含铁血黄素（铁）沉积，而肝细胞癌性结节不受累（HE，4 倍）

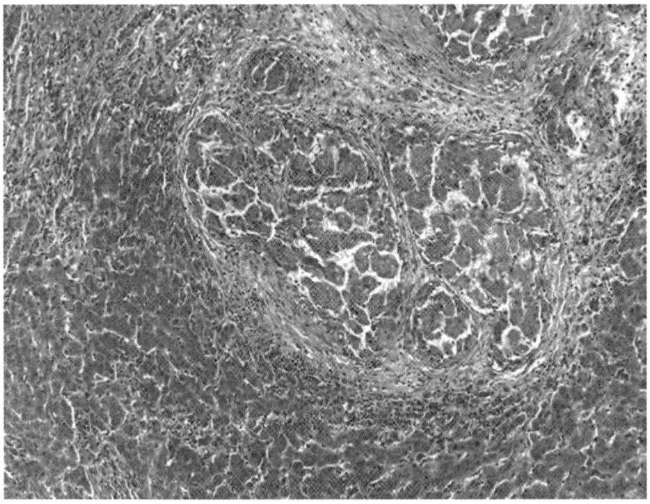

图 23-21（见书后彩图） 继发于血色病的肝硬化合并肝细胞癌，高倍镜显示巨大的恶性细胞形成的结节，组织结构严重紊乱（HE，10 倍）

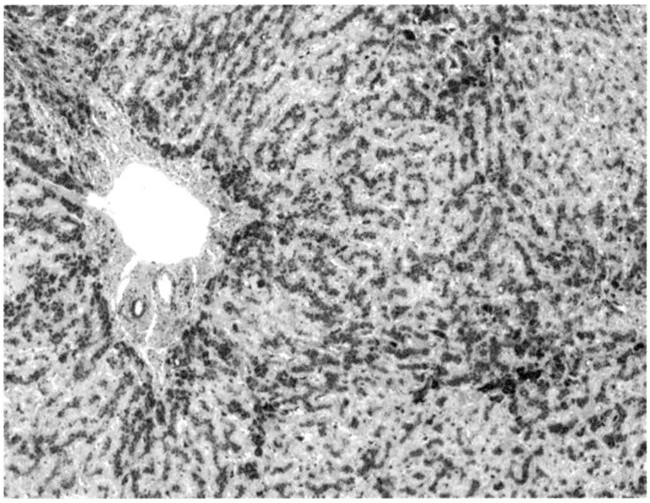

图 23-22（见书后彩图） 血色病铁染色，可见广泛铁沉积，特征性地分布于小管周围（铁染色，10 倍）

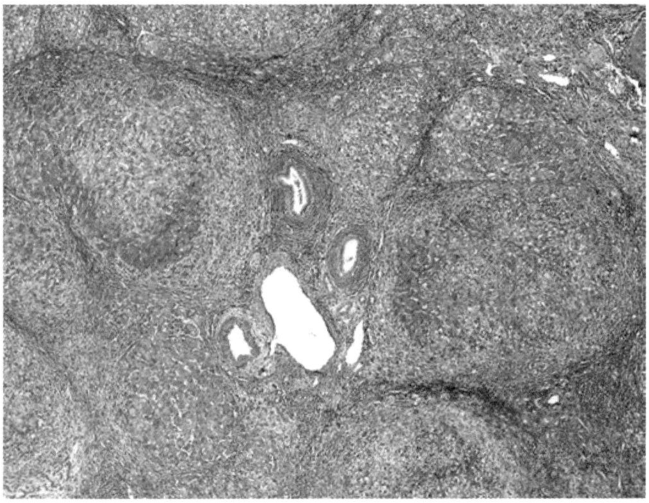

图 23-23（见书后彩图） 原发性硬化性胆管炎，可见肝硬化和胆管周围纤维化（马松三色法染色，4 倍）

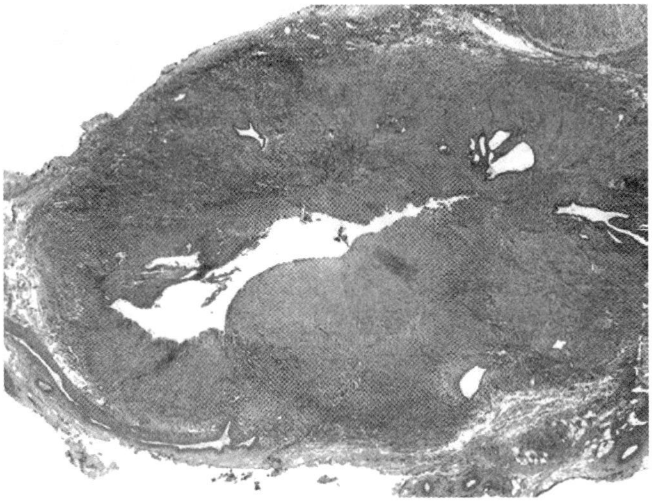

图 23-24（见书后彩图） 原发性硬化性胆管炎，可见存在明显管壁慢性炎症和纤维化的肝外胆管（原位肝移植在肝切除治疗时获得的供体）及胆管周围腺体（HE，2 倍）

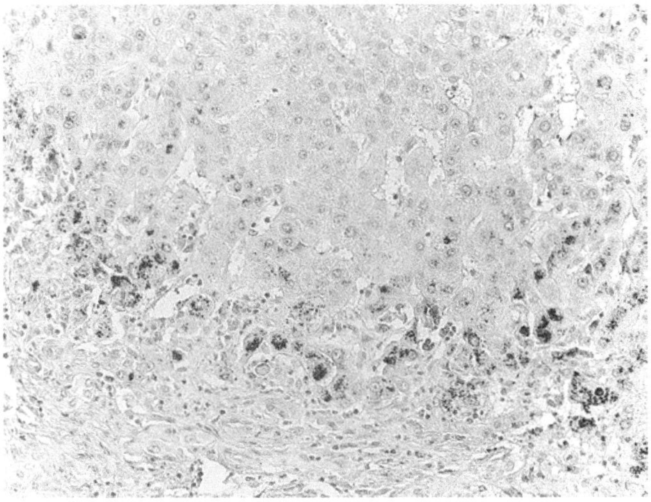

图 23-25（见书后彩图） 原发性硬化性胆管炎，可见外周胆汁淤积（绿色），肝细胞胞质内可见染成红色颗粒的铜沉积（罗丹明铜染色，20 倍）

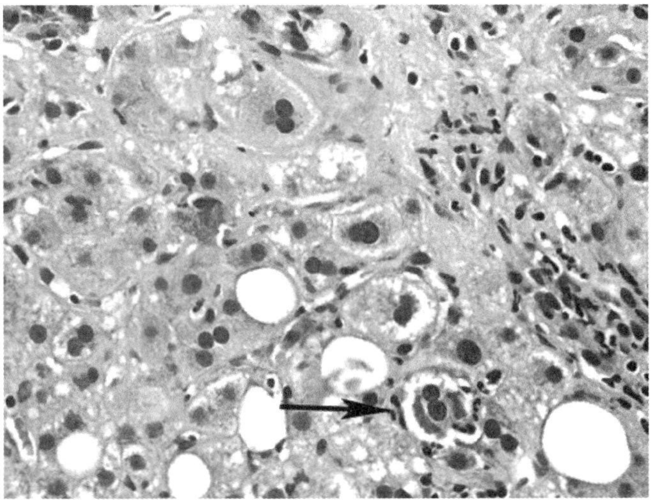

图 23-26（见书后彩图） 非酒精性脂肪性肝炎（NASH），可见脂肪变性、肝细胞气球样变和 Mallory 小体，伴多形核白细胞浸润（箭头所指）（HE，20 倍）

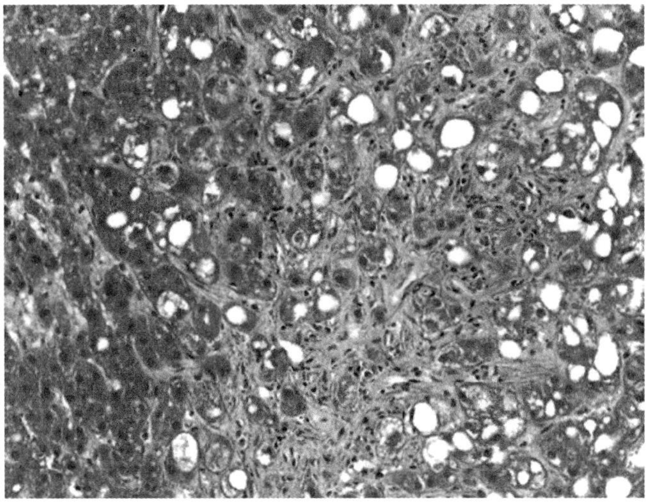

图 23-27（见书后彩图） 非酒精性脂肪性肝炎（NASH），可见脂肪变性伴肝窦周围和细胞周围纤维化（HE，20 倍）

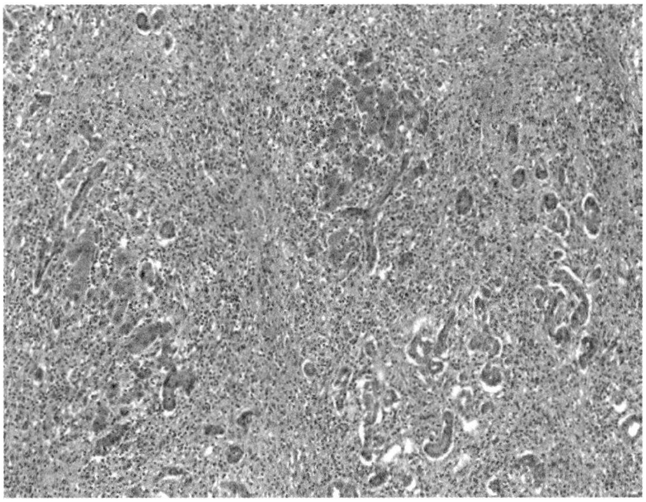

图 23-28（见书后彩图） 急性肝炎，次广泛性肝坏死伴明显实质塌陷，残存肝细胞岛和明显的胆管反应（HE，10 倍）

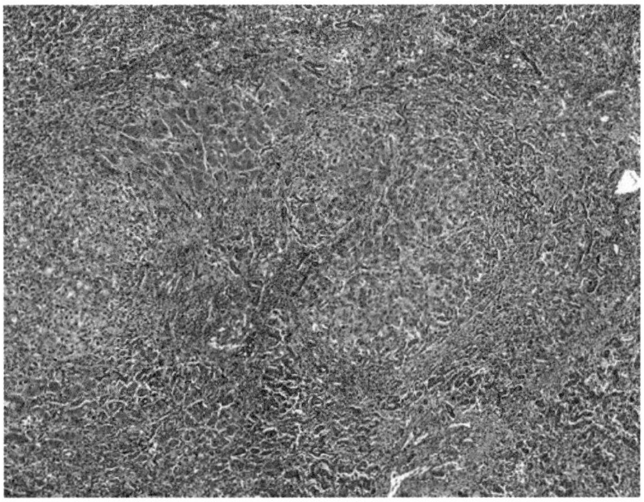

图 23-29（见书后彩图） Wilson 病，一位有急性症状的青少年患者，病理可见肝硬化、广泛坏死和胆管反应（HE，4 倍）

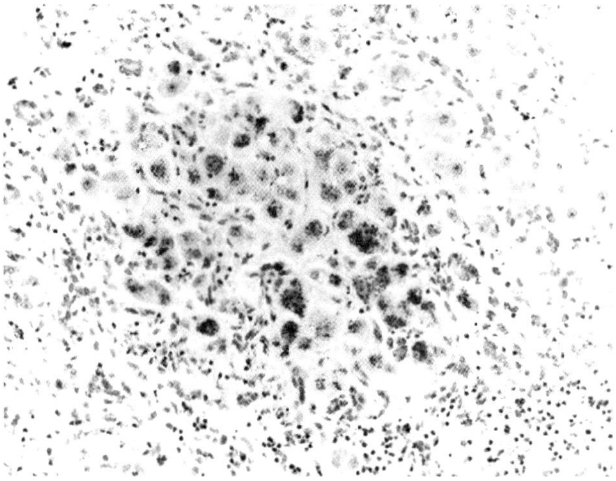

图 23-30（见书后彩图） Wilson 病，在肝硬化结节内，大量肝细胞胞质内沉积的铜被染色，呈红色颗粒样改变（罗丹明铜染色，20 倍）

第二十四章 遗传、代谢及浸润性肝脏疾病

Genetic, Metabolic, and Infiltrative Diseases Affecting the Liver

Bruce R. Bacon
（田雪丽 译 张静 校）

累及肝的疾病大致分为遗传、代谢和浸润性疾病（表 24-1）。遗传性疾病包括血色病、Wilson 病、α_1 抗胰蛋白酶缺乏症（α_1 antitrypsin，α_1 AT）和囊性纤维化（cystic fibrosis，CF）。血色病是白种人最常见的遗传性疾病之一，遗传易感性为 1/250。在过去的 15 年里，非酒精性脂肪性肝病（nonalcoholic fatty liver disease，NAFLD）已经逐渐成为美国人肝酶升高的最常见原因，该病在第二十一章进行了更加详细的讨论。肝脏浸润性疾病相对罕见。

表 24-1 遗传、代谢及浸润性肝脏疾病

遗传性疾病
- 遗传性血色病
- Wilson 病
- α_1 抗胰蛋白酶缺乏症
- 囊性纤维化

代谢性疾病
- 非酒精性脂肪性肝病
- 脂质贮积病
  - Gaucher 病
  - Niemann-Pick 病
  - Tangier 病
  - Fabry 病
- 卟啉病
  - 迟发性皮肤卟啉病

浸润性疾病
- 淀粉样变性
- 肉芽肿
- 结节病
- 淋巴瘤

遗传性肝脏疾病

遗传性血色病 遗传性血色病（hereditary hemochromatosis，HH）是一种常见的铁代谢异常的遗传性疾病。1996 年发现 HH 的相关基因，称为“HFE”，从此，我们对该病和其基因表达的认识发生了改变，并且可以对 HFE 相关 HH 的两个主要突变基因（C282Y 和 H63D）进行基因检测。随后，一些参与调节铁代谢平衡的辅助基因/蛋白被发现，有助于更好地理解细胞铁的摄取和释放，以及其他引起遗传性铁负荷疾病的特征。

大多数 HH 患者无症状；即使患者出现症状，也常是非特异性的，包括乏力、疲劳、嗜睡和体重减轻。

表 24-2 铁超负荷综合征分类

遗传性血色病（HH）

HFE 相关（1 型）
- C282Y/C282Y
- C282Y/H63D
- 其他 HFE 突变

非 *HFE* 相关
- 少年血色病
  - HJV—铁调素调节蛋白（2a 型）
  - HAMP—铁调素（2b 型）
- TfR2 相关的血色病（3 型）
- 膜铁转运蛋白相关血色病（4 型）
- 非洲铁超负荷

继发性铁超负荷

铁负荷性贫血
肠外铁超负荷
慢性肝病

其他

新生儿铁超负荷
无铜蓝蛋白血症
先天性转铁蛋白缺乏症

缩写：TfR2，转铁蛋白受体 2

特异的器官相关症状包括腹痛、关节痛、慢性肝病的症状和体征。通过家族研究或铁代谢筛查研究，越来越多的患者在出现症状之前就可以被确诊。几项前瞻性人群研究发现，C282Y 纯合子在北欧血统人中的发生率约为 1/250，而杂合子发生率大约为 1/10。当患者出现相关的症状和体征时，考虑到血色病对于建立诊断很重要。当遇到血清铁化验异常时，临床医生不应该在出现血色病的典型症状或体征时才考虑该诊断。尽管如此，一旦考虑到血色病的诊断，明确诊断相对简单，主要通过家族研究时系列筛查铁检查结果异常、患者存在异常基因，或者对任何典型症状（表 24-3）或临床体征（表 24-4）进行评价。对疑诊患者应检测转铁蛋白饱和度［血清铁除以总铁结合力（total iron-binding capacity，TIBC）或转铁蛋白，×100%］和铁蛋白水平。这两项指标在有症状的患者中会升高。但需要注意铁蛋白是一种应急产物，可以在很多炎性疾病（如类风湿关节炎）或肿瘤性疾病（如淋巴瘤或其他癌症）中升高。同时，在没有铁超负荷的情况下，也可以出现血清铁蛋白升高，如绝大多数非酒精性脂肪性肝炎（nonalcoholic steatohepatitis，NASH）、丙型肝炎和酒精性肝病患者。

表 24-3　遗传性血色病的症状

症状	%
乏力，嗜睡，疲劳	40～85
冷漠，缺乏兴趣	40～85
腹痛	30～60
体重减轻	30～60
关节痛	40～60
性欲减退，阳痿	30～60
闭经	20～60
充血性心力衰竭症状	0～40

表 24-4　遗传性血色病的阳性体征

发现	%
肝大	60～85
肝硬化	50～95
皮肤色素沉着	40～80
关节炎（第二、第三掌指关节）	40～60
临床糖尿病	10～60
脾大	10～40
脱发	10～30
睾丸萎缩	10～30
扩张型心肌病	0～30

现在，如果患者的转铁蛋白饱和度或铁蛋白水平升高，应对其进行基因检测；如果存在 C282Y 纯合子或复合杂合子（C282Y/H63D），则可以确诊。如果肝酶（ALT、AST）升高或铁蛋白＞1000 μg/L，应考虑进行肝活检，因为这些患者发生晚期肝纤维化的比例较高。肝活检可以发现，在汇管区周围出现铁沉积，并由汇管区向环中央区呈梯度分布；并且主要沉积在肝细胞，而不累及库弗细胞。

治疗　遗传性血色病的治疗

HH 的治疗相对简单，每周放血治疗的目的是减少铁储备，因为每单位血液中含有 200～250 mg 铁。如果患者在进展至肝纤维化之前被诊断和治疗，可以避免全部并发症。多数患者需要维持放血治疗，一般每 2～3 个月放 1 单位血。患者的所有一级亲属均应进行家族检查，包括转铁蛋白饱和度、铁蛋白及基因检测。

Wilson 病　Wilson 病是一种遗传性铜代谢障碍疾病，在 1912 年被首次描述。在 1993 年发现 Wilson 病的致病基因是 ATP7B。该 P 型 ATP 酶参与铜转运，是铜从肝细胞输出时必需的转运工具。因此，当患者 ATP7B 基因发生突变时，铜滞留在肝，储铜增加，最终导致肝脏疾病。

Wilson 病临床表现多样，包括慢性肝炎、肝脂肪变性以及青少年和年轻人肝硬化。出现神经系统症状提示存在肝病，包括语言障碍和多种运动障碍。诊断依据包括：血清铜蓝蛋白水平下降、尿铜排泄增加、出现眼角膜 K-F 环和肝铜水平升高，同时伴有相关临床表现。对 Wilson 病进行基因诊断是很困难的，因为 ATP7B 基因突变类型众多，目前已发现 500 多种，并且人群中突变频度不一致。

治疗　Wilso 病的治疗

治疗包括铜螯合药物如 D-青霉胺和三亚基四胺。醋酸锌也有一定作用。该病需终身药物治疗，中止治疗后复发严重时可以导致肝衰竭和死亡。由于该病是由潜在的代谢缺陷所致，因此，肝移植是一种有效的治疗方法，并可以恢复正常的表型来维持铜代谢平衡。

α_1 抗胰蛋白酶缺乏症　α_1 抗胰蛋白酶缺乏症首次报道是在 20 世纪 60 年代后期，见于重症肺病患者。

α_1抗胰蛋白酶是一个 52-kDa 的糖蛋白，由肝细胞、吞噬细胞和肺上皮细胞产生，可以抑制丝氨酸蛋白酶，主要是中性粒细胞弹性蛋白酶。α_1抗胰蛋白酶缺乏时，中性粒细胞弹性蛋白酶增加，导致弹性蛋白被降解，从而引起进行性肺损伤，结果发生早产儿肺气肿。在 20 世纪 70 年代，发现 α_1抗胰蛋白酶缺乏症是新生儿肝病的原因之一，即所谓的“新生儿肝炎”。现在发现 α_1抗胰蛋白酶缺乏症是婴幼儿、儿童、青少年和成年人肝病的病因之一。

α_1抗胰蛋白酶缺乏症时，蛋白酶抑制子（proteinase inhibitor，Pi）的变异基因位于 14 号染色体，它改变了 α_1抗胰蛋白酶结构，干扰了肝细胞的输出。聚集变形的 α_1抗胰蛋白酶聚合体在肝细胞内质网内堆积。α_1抗胰蛋白酶变异体超过 75 种。具有正常功能的变异体依据传统命名法称为 PiMM；其血清中 α_1抗胰蛋白酶的水平正常。最常见的异常变异体被称为 S 和 Z。具有纯合子 Z 基因突变（PiZZ）个体的血清中 α_1抗胰蛋白酶含量降低（大约是正常值的 15%），这些患者易患肝和（或）肺疾病，但只有一部分（约 25%）PiZZ 患者出现疾病症状。空变异体患者几乎检测不到 α_1抗胰蛋白酶，很容易发生早产儿肺病。

所有人种都可以患 α_1抗胰蛋白酶缺乏症，然而，最常见的易患人种是北欧和伊比利亚血统。在北美患病率约为（1500～2000）：1。α_1抗胰蛋白酶缺乏症的自然病程迥异，因为许多 PiZZ 变异体可以不发病，而有些患者则可以进展为儿童肝硬化而需要肝移植。

在成人中，患者经常是因肝功能异常或者肝硬化评价病情时被发现并诊断该病。也有一部分患者因年幼时患肺病或有肝病和（或）肺病家族史而提供诊断线索。患者可出现咳嗽和呼吸困难的肺病症状。肝病患者除疲劳外可以无症状，也可出现失代偿期的并发症表现。

α_1抗胰蛋白酶缺乏症是通过检测血清 α_1抗胰蛋白酶降低，同时存在 Pi 而确诊。大多数肝病患者携带 PiZZ 或 PiSZ；偶尔，携带 PiMZ 的患者出现 α_1抗胰蛋白酶水平降低，但其降低的水平不足以导致疾病。肝活检常用来确定肝纤维化分期，典型表现为肝小叶周边出现 PAS 阳性抗淀粉酶颗粒。

治疗　α_1抗胰蛋白酶缺乏症的治疗

α_1抗胰蛋白酶缺乏症尚无特效疗法，多为支持治疗。对于累及肝的患者应避免其他可加重肝损伤的因素，如酒精。应该明确是否存在其他肝病（例如，乙型肝炎和丙型肝炎、血色病、非酒精性脂肪性肝病），如果发现，应给予相应治疗。α_1抗胰蛋白酶缺乏症的患者吸烟会加重肺病进展，因此需要戒烟。肺病患者可以输注 α_1抗胰蛋白酶，有研究证明该疗法可中止进一步肺损伤。如果肝病已进入失代偿期，可以考虑肝移植，肝移植可以治愈本病。移植后，患者可以表达供者的 Pi 基因型。最后，α_1抗胰蛋白酶缺乏导致的肝硬化患者患肝细胞癌的风险显著增加。

囊性纤维化（cystic fibrosis，CF） 也是一种需要考虑的可能引起慢性肝病的遗传性疾病，但是 CF 的主要表现还包括慢性肺病和胰腺功能不全。少数存活至成年的 CF 患者可表现为胆汁性肝硬化，以胆汁淤积性肝酶异常和进展至慢性肝病为特征。熊去氧胆酸对改善肝功能异常和缓解症状偶尔有效。本病进展较缓慢。

代谢性肝病

非酒精性脂肪性肝病　NAFLD 和 NASH 是引起肝功能异常和进展为肝硬化的常见原因。NAFLD 和 NASH 在第二十一章中详细讨论。

脂质贮积病　有很多罕见的脂质贮积病可以累及肝，包括遗传性 Gaucher 病和 Niemann-Pick 病。其他罕见疾病包括 β 脂蛋白缺乏症、Tangier 病、Fabry 病及Ⅰ型和Ⅴ型高脂蛋白血症（表 24-5）。肝脂肪沉积导致肝大，并可发现肝内糖原增加。

血卟啉病　卟啉病是一组因血红蛋白、肌红蛋白、血红素合成途径中有关的酶缺乏导致卟啉代谢紊乱而发生的疾病。卟啉病可呈急性或慢性表现，急性表现为反复发作的腹痛，而慢性则以痛性皮损为特征。迟发性皮肤卟啉病（porphyria cutanea tarda，PCT）是最常见的卟啉病。患者表现为阳光暴露处皮肤出现特征性水疱样病变，主要受累部位是手背、耳尖或脸颊。约 40% 的 PCT 患者携带血色病的突变基因（HFE），约 50% 的患者合并丙型肝炎；因此，所有 PCT 患者

表 24-5　脂质贮积病
Gaucher 病
Niemann-Pick 病
β-脂蛋白缺乏症
Tangier 病
Fabry 病
Ⅰ型和Ⅳ型高脂蛋白血症

第二部分　肝脏和胆道疾病

都应检查铁、HFE 突变基因及丙型肝炎。此外，酗酒、药物，尤其是雌激素也可以引起 PCT。

治疗　卟啉病

PCT 的治疗主要是通过治疗性放血来降低铁，绝大多数患者可以因此逆转皮肤病变。合并丙型肝炎时，也应同时进行治疗。急性间歇性卟啉病表现为腹痛，避免某些诱因如饥饿或某些饮食可改善症状，由此可做出诊断。静脉注射血红素已用于治疗该病。

浸润性疾病

淀粉样变性　淀粉样变性是一种代谢贮积病，因异常折叠和组装的不溶性蛋白沉积所致，各种组织均可发生沉积。淀粉样变性分为两型：原发性和继发性，从广义上讲，与骨髓瘤相关的称为“原发性”，与慢性炎症性疾病相关的称为“继发性”。本病一般被认为是罕见病，但是在某些疾病状态或在某些人群中，本病比较多见。例如，伴有家族性地中海热时，该病在亚美尼亚居住的犹太人和亚美尼亚人中很常见，而在德系犹太人、土耳其人和阿拉伯人中不常见。结核和麻风病的患者易并发淀粉样变性，高达 10%～15%的强直性脊柱炎、类风湿关节炎或克罗恩病患者存在淀粉样变性。在一项手术病理学研究中，<1%的病例存在淀粉样蛋白。肝是全身淀粉样变性最常见受累的器官，但通常缺乏明显的临床表现，仅在尸检时被发现。肝病理显示为刚果红组化染色阳性，在偏振光下呈苹果绿色双折射。

肉芽肿　肉芽肿常因胆汁淤积性肝病进行肝检查时被发现。其可见于原发性胆汁性肝硬化，但确诊原发性胆汁性肝硬化还需要具备特征性的临床表现（例如皮肤瘙痒、疲劳等）和实验室检查（胆汁淤积相关检测及抗线粒体抗体异常）。肉芽肿性浸润也可视为结节病累及肝的主要表现，而结节病也是肝肉芽肿最常见的病因。除治疗结节病的常规方案，绝大多数患者一般不需要其他特殊治疗。一小部分患者可以出现促纤维增生性反应而引起纤维化，然后进展至肝硬化和肝衰竭。这些患者可能需要用免疫抑制剂治疗，甚至需要进行肝移植。非结节病相关的肉芽肿疾病很少需要治疗。

诊断需要肝活检，而且确定诊断很重要，从而可以明确引起肝酶升高的确切病因。一些药物可引起肝肉芽肿性浸润，其中最常见的是别嘌呤醇。

淋巴瘤　肝淋巴瘤可表现为肿块型病变，也可表现为腹部影像学检查无特征性发现的浸润性疾病，导致诊断困难。患者可能出现严重的肝脏疾病、黄疸、低蛋白血症、轻至中度转氨酶升高和碱性磷酸酶升高。

诊断需要肝活检；当常规血液检查不能明确肝功能异常的病因时，需要考虑进行肝活检。

第二十五章　肝移植

Liver Transplantation

Raymond T. Chung，Jules L. Dienstag

（王丽　译　宋志强　校）

肝移植，即将原有的病肝替换为正常器官（同种异体移植），已经逐渐成熟，从一种实验性的仅用于严重患者的治疗方法，转变为终末期肝病患者挽救生命的、更加积极的手段。最常用的也是技术上最先进的方法是原位肝移植，即移除原有的肝，将供肝置于相同的解剖位置。肝移植在 20 世纪 60 年代由科罗拉多大学的 Thomas Starzl 率先开展，随后是由匹兹堡大学以及英国剑桥大学的 Roy Calne 开展，目前已在世界范围广泛开展。肝移植成功与否由 1 年生存率来评价，现在已经由 20 世纪 70 年代的 30%升高至 90%以上。生存率的提高是由手术技术提高、器官获得及保存条件的改善、免疫抑制治疗的进步以及患者及手术时机的选择（最重要的）所决定的。尽管在围术期存在较高的发病率和死亡率，技术上存在巨大的挑战，而且需要较高的费用，但对于患有进展性、致命性肝病的患者，在药物治疗无效时，肝移植仍然是他们可以选择的一种治疗方法。基于现有的成功率，肝移植的数量每年都在增长，2012 年美国有 6256 例患者接受了同种异体肝移植；截至 2013 年中期，美国等待肝移植供体的名单上有 15806 位患者。基于供体的巨大短缺，许多移植中心以活体移植作为尸体供体不足的补充方案。

适应证

肝移植的潜在候选者包括无禁忌证（见下）、患有严重的不可逆性肝病、无有效的药物及手术治疗方法的儿童和成人。手术的时机至关重要，在20世纪80年代，手术时机及患者选择的改善，对于增加肝移植成功率的作用要高于其他技术与免疫抑制疗法的改进。尽管所选患者的疾病应属进展期，而且应该尝试疾病自然进程或药物治疗来稳定或改善病情，但肝移植还是应该尽早进行，以便给手术更大的成功机会。理想情况下，肝移植应该在患有终末期肝病，并且因肝功能受损而伴发或曾经出现威胁生命的并发症，或者生活质量已经下降到了无法忍受程度的患者中实施。虽然代偿良好的肝硬化患者可以存活很多年，但很多稳定期的慢性肝病患者存在比其所表现出来的疾病更为严重的情况。移植前患者情况越好，预期成功的概率越大。决定移植实施的时间需要多方面综合考虑，需要由有经验的肝病医师、移植外科医师、麻醉医师和支持治疗方面的专家组成的团队共同判断，同时需要充分告知患者和家属，并获得同意。

儿童移植

儿童移植的适应证在表25-1中列出。最常见的是胆道闭锁。与肝衰竭相关的遗传性代谢性疾病构成了儿童和青少年肝移植的另一个主要适应证。在Ⅰ型Crigler-Najjar病和一些特殊的尿素循环、氨基酸或乳酸-丙酮酸代谢障碍的遗传性疾病中，虽然患者本来的肝脏结构是正常的，但肝移植是唯一的预防远期中枢神经系统损伤的方法。在患有纯合子型家族性高胆固醇血症的患儿中，心-肝联合移植可以显著改善心功能和胆固醇水平。在患有Ⅰ型原发性高草酸尿症的患儿中，肝-肾联合移植已经获得了成功。在输血相关肝炎及肝衰竭的血友病患者中，肝移植与Ⅷ因子合成的恢复密切相关。

表25-1 肝移植适应证

儿童	成人
胆道闭锁	原发性胆汁性肝硬化
新生儿肝炎	继发性胆汁性肝硬化
先天性肝纤维化	原发性硬化性胆管炎
Alagille综合征[a]	自身免疫性肝炎
Byler综合征[b]	Caroli病[c]
a_1-抗胰蛋白酶缺乏症	隐源性肝硬化
遗传性代谢性疾病	慢性肝炎伴肝硬化
Wilson病	肝静脉血栓
酪氨酸血症	暴发性肝炎
糖原贮积症	酒精性肝硬化
溶酶体贮积症	慢性病毒性肝炎
卟啉病	原发性肝细胞恶性肿瘤
Ⅰ型Crigler-Najjar病	肝腺瘤
家族性高胆固醇血症	非酒精性脂肪性肝炎
Ⅰ型原发性高草酸尿症	家族性淀粉样多神经病
血友病	

[a] 肝血管异型增生，伴有胆管缺乏，以及先天畸形，包括肺动脉狭窄。[b] 肝内胆汁淤积、进行性肝衰竭，以及智力和生长发育延迟。[c] 肝内胆系多发性囊性扩张

成人移植

所有原因的终末期肝硬化（表25-1）都是肝移植的适应证。在硬化性胆管炎和Caroli病（肝内胆管多发囊性扩张）中，反复感染及脓毒症伴有胆道炎性及纤维性梗阻是肝移植的适应证。由于前期的胆道手术会导致移植操作更为复杂，并且是肝移植的相对禁忌证，因此对于硬化性胆管炎禁止行外科手术引流胆道。对于因肝静脉血栓（Budd-Chiari综合征）行肝移植的患者，术后抗凝是必需的。潜在的骨髓增生异常应在术前处理，但并不是肝移植的禁忌证。如果可以迅速得到供肝，在致命的并发症脑水肿出现之前，急性肝衰竭的患者可以作为肝移植的实施对象。接受肝移植的患者主要包括酒精性肝硬化、慢性病毒性肝炎以及原发性肝细胞恶性肿瘤。尽管这三类患者手术风险均较高，但经过仔细选择的患者是可以接受肝移植的。目前，慢性丙型肝炎和酒精性肝病是肝移植最常见的适应证，占成人肝移植的40%。酒精性肝硬化的患者在达到严格戒酒的标准后可以作为肝移植的实施对象，但是对于反复酗酒者，1/4遵循此标准所选择的患者并不能避免再次酗酒。在少数移植中心，一些经过严格挑选的重症急性酒精性肝炎的患者已经成功接受了肝移植术。然而，因为急性酒精性肝炎的患者仍在饮酒，后续的酒精滥用仍是需要考虑的问题，故急性酒精性肝炎目前仍不是肝移植的常规适应证。丙型肝炎患者在肝移植后早期，供肝存活率和患者存活率与因其他疾病行肝移植的患者相似。然而，供肝的再感染很常见，丙型肝炎复发是一个潜在的过程，术后5年20%～30%的移植肝出现肝硬化，5年后肝硬化及后续肝衰竭发生率更高。应用高度有效的直接作用于HCV的抗病毒药物，在今后几年对同种异体肝移植预后的显著改善是值得期待的。慢性乙型肝炎患者如果不接受预防乙型肝炎复发的治疗措施，移植后的生存率会下降10%～20%。然而，在移植术中和术后预防性使用乙型肝炎免疫球蛋白（HBIg），可以将移植的成功率升高至与非病毒原因所致的失代偿肝病患者类似的水平。特定的口服抗病毒药物（如恩替卡韦、富马酸替诺福韦酯等）（第十九章）可以用于预防和治疗

复发性乙型肝炎，可进一步改善终末期乙型肝炎患者肝移植后的预后。大多数移植中心依靠抗病毒药物联合/不联合 HBIg 来治疗乙型肝炎患者。有关疾病复发将在下文详述。未转移的原发性肝胆肿瘤患者，如原发性肝细胞癌（HCC）、胆管细胞癌、肝母细胞瘤、血管肉瘤、上皮样血管内皮瘤以及巨大的肝腺瘤患者，很多已经接受了肝移植术。但是，某些肝胆恶性肿瘤患者，总体生存率显著低于其他肝病的患者。根据大多数移植中心的报道，对于无法手术切除的原发性肝细胞癌患者，如单个肿物小于 5 cm 或者肿物不多于 3 个且均小于 3 cm，肝移植 5 年内无复发生存率与其他肝移植的非恶性肿瘤患者相类似。因此，目前对肝恶性肿瘤患者，肝移植的适应证被限定在上述标准内，扩大的标准仍有待研究。因为胆管细胞癌的复发率很高，仅对严格选择、病灶局限，并且接受了强化化疗和放疗后的患者才会考虑肝移植的可能性。

禁忌证

肝移植的绝对禁忌证包括威胁生命的系统性疾病、未控制的肝外细菌或真菌感染、前期存在的严重心血管或肺部疾病、多种无法逆转的威胁生命的先天性疾病、转移性恶性肿瘤以及持续的药物或酒精滥用（表 25-2）。由于经过选择的 60 余岁甚至 70 余岁的患者也成功接受了肝移植，因此高龄本身不再被认为是绝对禁忌证。但是，年长的患者应该接受更加全面的术前评估，以除外缺血性心脏病以及其他合并疾病。但高龄（>70 岁）应被视为相对禁忌证，也就是当其他相对禁忌证存在时需要进一步考虑的情况。其他相对禁忌证包括门静脉血栓、HIV 感染、先前存在的与肝病无关的肾病（此种情况应考虑肝肾联合移植）、肝内或胆管内脓毒症、因肺内右向左分流造成的严重的低氧血症（PO_2<50 mmHg）、高肺动脉平均压的门脉性肺动脉高压（>35 mmHg）、前期肝胆大范围的外科手术、任何未控制的精神系统异常以及缺乏有效的社会支持。任何相对禁忌证自身都不足以阻止肝移植。例如，门静脉血栓可以通过重建供体肝门静脉与受体肠系膜上静脉来解决。现有的高选择性抗逆转录病毒药物已经大大提高了 HIV 患者的生存率，因为慢性丙型肝炎和慢性乙型肝炎造成的终末期肝病在 HIV 患者中具有较高的发病率和死亡率，因此在控制良好的 HIV 患者中已经成功地进行了肝移植，目前，筛选出的合并 CD4±T 细胞计数>100/μl、HIV 病毒血症药物控制良好的终末期肝病患者，已经成功地进行了肝移植。在 HIV 患者中，由于慢性乙型肝炎导致的终末期肝病而接受了同种异体肝移植后，其生存率与因相同疾病行肝移植的 HIV 阴性患者相类似。与之相反，丙型肝炎导致的终末期肝病患者，如移植肝出现复发性丙型肝炎，其手术的远期成功率有限。需强调的是，应用直接作用于 HCV 的抗病毒药物能够显著提高肝移植的预后。

表 25-2 肝移植禁忌证

绝对	相对
未控制的肝外感染	年龄大于 70 岁
活动性、未治疗的脓毒症	前期肝胆大范围手术史
无法控制的、影响寿命的先天异常	门静脉血栓
活动性药物或酒精滥用	非肝病原因的肾衰竭
进展期心肺疾病	既往肝外恶性肿瘤（不包括非黑色素瘤的皮肤恶性肿瘤）
肝外恶性肿瘤（不包括非黑色素瘤的皮肤恶性肿瘤）	重度肥胖
肝转移性恶性肿瘤	重度营养不良/消耗状态
胆管细胞癌	不遵从医嘱
AIDS	血清学 HIV 阳性同时无法控制 HIV 病毒血症或者 CD4<100/μl
危及生命的系统性疾病	肝内脓毒症 继发于右向左肺内分流的严重低氧血症（PO_2<50 mmHg） 严重肺动脉高压（平均肺动脉压>35 mmHg） 未控制的精神异常

技术上的考虑

尸体供肝的选择

尸体供肝主要选取头部外伤的死者。如果遵从下述原则，最高至 60 岁的脑死亡者都可以作为器官的供体：血流动力学稳定，氧合充分，无细菌或真菌感染，无腹部创伤，无肝功能异常，血清学除外乙型肝炎、丙型肝炎以及 HIV 感染。偶尔来自患有乙型肝炎或丙型肝炎的供体亦被采用（可能受体亦分别患有乙型肝炎或丙型肝炎）。当需要迫切时，HBV 核心抗体阳性的供体亦可作为选择，器官接受者需要预防性使用抗病毒药物。心血管和呼吸系统的功能在移除供肝之前由人工支持。在某些情况下，疾病引起心脏死亡的患者亦成功地作为器官供体，其缺血时间需要尽量缩短，同时肝组织学应保存良好。在选择供体时，供体与受体 ABO 血型相容、器官的大小相似是需要重点考虑的问题。然而，ABO 血型不相容、劈裂式肝移植、缩减供体器官移植在紧急情况下或者器官来源非常稀缺时亦可以考虑。人白细胞抗原（HLA）的组织分型配型并不需要，先前存在的细胞毒性 HLA 抗体不是肝移植的禁忌证。在经过冷电解液灌流后，供肝被移除并保存在冰内，应用富含乳糖和棉籽糖的 UW 液可以延长缺血时间至最长 20 h，但 12 h 是更加合适的时限。改进的技术可以从同一个供体上获得多个器官，从而增加了供肝的数量，然而对供肝的需求仍远高于这个数量。目前在美国，所有的供肝都通过全国范围的器官共享网络（美国器官共享网络，UNOS）进行分配，此网站是基于地域和受者疾病的紧急程度进行器官分配的。病情最严重的受者一般具有接受供体的最高优先权，但是分配方案也会平衡考虑疾病严重度与移植后的预后情况，以便更加高效地进行分配。基于 Child-Turcotte-Pugh（CTP）积分中的五个临床指标（脑病程度、腹水、胆红素、白蛋白和凝血时间）以及等待时间的分配方法目前已经代替了仅仅考虑疾病本身严重程度的方法，并且采用终末期肝病模型（MELD）积分来进行计算。MELD 积分是基于一个包含胆红素、肌酐和凝血时间（由 INR 表示）的数学模型（表 25-3），对等待时间和移植预后都没有进行考虑（除了当两位受者 MELD 积分相同时），但是 MELD 的应用可以使等待移植人群死亡率下降，缩短移植前的等待时间，更好地预测移植前死亡率，能够满足目前将主流医疗因素作为主要考虑的观点，并消除了 CTP 评分系统（腹水量和肝性脑病）中的主观因素影响以及全国不同地区等待时间的差异。现有数据显示，与仍在等待列表上分级相同的其他患者相比，MELD 评分<15 的患者在移植术后死亡率会升高。这一观察使得 UNOS 的政策有所调整，将器官分配给本区域积分<15 的患者之前，先将器官分配给本区域积分>15 的患者。此外，血清钠的水平作为另一个预测肝移植存活率的重要指标，在分配器官时亦被考虑。

表 25-3	美国肝移植器官共享等待名单标准
状态 1	暴发性肝衰竭（包括原发性移植物无功能、移植后 7 天内肝动脉血栓形成以及急性失代偿性 Wilson 病）[a]
终末期肝病模型评分（MELD）在一个连续性量表上[b]，确定剩余的供体器官的分配。这个模型基于下列计算方式：	
3.78×$\log_e$胆红素（mg/100 ml）±11.2×$\log_e$国际标准比值（INR）±9.57×$\log_e$肌酐（mg/100 ml）±6.43（酒精性和淤胆性肝病×0，其他类型肝病×1）[cde]	
可以获得在线的 MELD 积分计算器，例如下述网址：http://optn.transplant.hrsa.gov/resources/professionalresources.asp?index=9.	

[a] 小于 18 岁的儿童，状态 1 包括需要 ICU 治疗的急性或慢性肝衰竭，或者先天性代谢异常。状态 1 用于暴发性肝衰竭的患者，取代了 MELD 积分。[b] MELD 积分是连续性的，从 6 到 40 具有 34 个等级。除非 MELD 超过 20，否则一般无法得到供体器官。[c] T2 期肝细胞癌可以得到疾病相关的 22 分。[d] 包括肌酐，因为肾功能是肝病患者有效预测生存的指标。对于每周进行 2 次透析的成年人，方程中的肌酐被设为 4 mg/100 ml。[e] 小于 18 岁的儿童，可以使用儿童终末期肝病评分（PELD）。这个评分是基于白蛋白、胆红素、INR、生长不足以及年龄而确定的，状态 1 被保留

暴发性肝衰竭和原发性移植物无功能的患者仍然具有最优先权利（表 25-3 状况 1）。由于患有原发性肝癌的肝移植候选者肝功能失代偿的程度往往未达到紧急肝移植的指征，从而无法申请紧急肝移植，而长时间等待尸体供体常常导致肿瘤生长的程度超出了肝移植能够接受的限度，此类患者可以应用疾病特异的 MELD 积分进行评价（表 25-3）。其他疾病特异的 MELD 情况包括肺动脉高压、肝肺综合征、家族性淀粉样多神经病、原发性高草酸尿症（需要肝-肺联合移植）、囊性纤维化以及经过选择的肝门区胆管癌病例。

活体移植

某些情况下，尤其是儿童肝移植，一个供体脏器可以被分配给两位受体使用（一位成人和一位儿童）。目前一种更加可行的替代方案被更多地应用，即从健康成年供体上获得肝右叶移植给另一位成年个体。活体左叶移植（左外侧段）在 20 世纪 90 年代开始应用，主要是为了缓解小儿供体器官来源不足的问题，目前在儿童肝移植中占了近 1/3 的比例。由于尸体供体的不足，在成人中更多的考虑是针对更大的肝右叶进行的活体移植，然而，并不能期望活体移植能够解决器官来源不足的现状，2012 年完成了 246 例活体移植，仅占美国肝移植总数的 4%。

活体供体移植可以缩短等待时间和冷缺血时间，具有选择的余地和时间而不是急诊进行，可以挽救无法等待尸体供体患者的生命。当然，其不足之处是健康的供体存在风险（平均 10 周的医学失能期，少于 5%的患者出现胆道并发症，术后并发症如伤口感染、小肠梗阻、9%～19%出现切口疝，甚至 0.2%～0.4%的死亡率等）。同时，受体的胆道（15%～32%）和血管（10%）相关并发症发生率亦升高。供体必须是自愿而非受强迫的，移植团队必须进行充分的考虑，来排除供体可能受到的强迫或者心理异常，并且需要对供体和受体双方都充分告知此过程潜在的益处和风险。供体年龄应在 18～60 岁、与受体血型相合、无慢性疾病或腹部重要脏器的手术史以及与受体有遗传或情感联系，并且需要进行全面的临床、生化、血清学化验来排除潜在的医学异常情况。受体需要和接受尸

体脏器的患者一样，满足 UNOS 肝移植受体标准。目前已经收集了成人-成人活体肝移植预后的大量数据（www.hih-a2all.org）。

外科技术

将受者原有肝移除在技术上是很困难的，特别是存在门脉高压并伴有相关侧支循环以及广泛静脉曲张时，尤其是有前期腹部手术史的患者。同时存在门脉高压和凝血功能异常（凝血时间延长和血小板计数下降）会导致大量输血的需求。门静脉、肝下下腔静脉和肝上下腔静脉分离后，再进行肝动脉和胆总管的分离，然后移除原肝，置入供肝。在无肝期，患者会面临凝血功能异常、低三酰甘油（甘油三酯）血症、低钙血症和低体温，这些问题必须由麻醉团队来设法处理。腔静脉、门静脉、肝动脉和胆管的吻合依次进行，最后进行供体和受体胆总管的端端缝合（图 25-1），当受体的胆总管不能用于重建时（如硬化性胆管炎），则最后进行 Roux-en-Y 胆肠吻合术。典型的移植手术持续 8 h，一般在 6～18 h。由于大量出血，术中需要大量的全血、血制品以及扩容药物。随着外科手术技术的改进、血液救助的干预和经验的积累已经使输血量大幅度下降。

目前原位肝移植的替代方式主要包括劈裂式肝移植和活体肝移植。劈裂式肝移植是指一个供肝被分作两部分，供给两位受者使用。活体肝移植是从健康成年供体上获得部分左肝（儿童受体）、左肝（儿童或成人受体）或者右肝（成人受体）作为移植供肝，供肝的右肝静脉与受体的右肝静脉残端吻合，然后进行供体与受体门静脉的吻合，然后是肝动脉，最后进行胆管吻合，如可能则进行胆管-胆管吻合，或者 Roux-en-Y 式吻合。异位肝移植，即置入供肝的同时，受体原有的肝不被移除，除了在个别中心之外，其成功率及使用率均较低。为了支持病情危重的患者直到确定合适的供肝，一些移植中心正在研究体外人工肝灌流技术，使用结合有肝细胞的中空纤维系统制成的滤芯，作为临时的肝支持设备，但其有效性有待于确定。一些研究领域的成果可能会帮助解决目前供肝不足的现状，包括肝细胞移植和使用基因修饰的非人类来源（如猪）的脏器进行的异种移植。

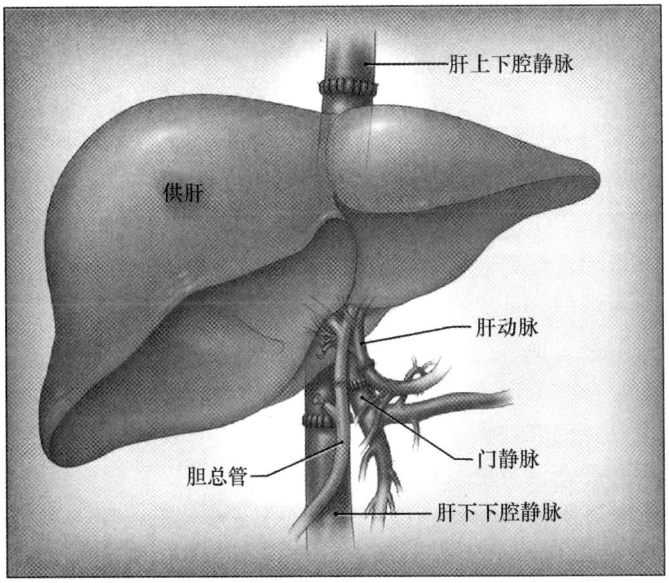

图 25-1（见书后彩图） 原位肝移植的吻合口。这些吻合遵照以下顺序：①肝上及肝下下腔静脉，②门静脉，③肝动脉，和④胆总管端-端吻合。（Adapted from JL Dienstag，AB Cosimi：N Engl J Med 367：1483，2012.）

术后管理

免疫抑制治疗

1980 年出现的免疫抑制剂环孢素大幅度改善了肝移植术后的生存情况。环孢素是一种钙调神经磷酸酶抑制剂，阻断 T 细胞的早期活化，并特异性阻断 T 细胞与受体结合后由钙离子依赖的信号途径介导的相关 T 细胞功能。因此，环孢素可以抑制淋巴因子基因的活化，阻断白介素 2、3 和 4，肿瘤坏死因子以及其他淋巴因子的活化。环孢素亦可抑制 B 细胞功能。此过程可以不影响骨髓内快速分裂细胞，这样就减少了移植后全身性感染发生的概率。环孢素最常见也是最重要的副作用是神经毒性，还可以导致剂量依赖的肾小管损伤以及直接导致肾动脉痉挛。因此应用环孢素时，监测肾功能很重要，可能比监测血药浓度更重要。神经毒性是可逆的，可以通过减少剂量来控制，其他副作用包括高血压、高钾血症、震颤、多毛症、糖耐量异常以及牙龈增生。

他克莫司，一种从日本土壤真菌（驻波链霉菌）中分离出来的大环内酯类抗生素，和环孢素具有类似的作用，但效果是环孢素的 10～100 倍。他克莫司最初被用作使用环孢素出现排异反应患者的补救治疗，并且显示出与急性、复发性和慢性排异反应下降的相关性。虽然两种抗排异药物对于患者及移植物的预后效果相同，但他克莫司可以减少排异反应的发生，减少糖皮质激素的用量，降低细菌和巨细胞病毒（CMV）感染的机会，从而使接受肝移植患者的治疗更加简单。另外，他克莫司口服吸收比环孢素具有更好的预测性，尤其是在术后早期，因为 T 管引流会干扰环孢素的肠肝循环。因此，在大多数的移植中心，他克莫司已经取代了环孢素，成为一线使用的免疫抑制剂，很多中心一开始使用口服制剂，而不是静脉给药。对于偏向使用环孢素的移植中心，可以购买吸收更加良好的微乳剂制剂。

虽然比环孢素效果更强，他克莫司的毒性作用也更大，因副作用而停药者也更多。他克莫司和环孢素的副作用类似，最常见的是肾毒性和神经毒性，神经毒性（震颤、癫痫、幻觉、精神异常和昏迷）在他克莫司治疗的患者中更常见，也更严重。两种药物都可以引发糖尿病，但他克莫司不会导致多毛症或齿龈增生。由于环孢素和他克莫司的副作用具有重叠性，尤其是肾毒性，而且他克莫司会降低环孢素的清除率，因此两种药物不能同时使用。99%的他克莫司通过肝代谢，肝功能异常会降低其清除率，因此在原发性移植肝无功能的情况下（技术原因或移植前的缺血损伤而导致供肝功能缺陷，从一开始就无法发挥正常功能），他克莫司的剂量必须大幅度减少，尤其是儿童。环孢素和他克莫司都通过细胞色素 P450 ⅢA 系统代谢，所以诱导细胞色素 P450 的药物（如苯妥英、苯巴比妥、卡马西平和利福平）可使环孢素和他克莫司的有效血浓度下降；而抑制细胞色素 P450 的药物（如红霉素、氟康唑、酮康唑、克霉唑、伊曲康唑、维拉帕米、地尔硫䓬、达那唑、甲氧氯普胺、HIV 蛋白酶抑制剂利托那韦、HCV 蛋白酶抑制剂特拉匹韦和博赛泼维）可以增加环孢素和他克莫司的血药浓度。有时伊曲康唑可用于升高环孢素和他克莫司的血药浓度。与硫唑嘌呤类似，环孢素和他克莫司也会导致发生淋巴增殖性恶性肿瘤的风险增加，并且可能出现得更早。由于上述副作用，目前在免疫治疗方案中，更加倾向于将环孢素/他克莫司联用泼尼松以及某一种抗代谢药物（硫唑嘌呤或霉酚酸），这些药物都可以减少环孢素/他克莫司的用量。

霉酚酸是一种非核苷类嘌呤代谢抑制剂，从一些青霉素菌株的发酵物中获得，是目前用于肝移植患者的另一种免疫抑制药物。在肾移植后预防排异反应的治疗中，与其他免疫抑制剂联用时，霉酚酸酯显示出了比硫唑嘌呤更好的效果，并已经被广泛用于肝移植中。霉酚酸酯的最常见副作用是骨髓抑制和胃肠道症状。

当患者术前有肾功能不全或术中及术后短期出现肾功能受损时，他克莫司或环孢素就不应再使用。此时可以使用抗胸腺细胞球蛋白（ATG）或者 T 细胞单克隆抗体 OKT3 来进行免疫抑制治疗。这些方案对于逆转移植后急性排异反应尤其有效，并且是对于甲泼尼龙冲击治疗后无反应患者的标准治疗方法。现有的证据支持胸腺球蛋白可以延迟钙调神经磷酸酶抑制剂的使用，延迟了其相关的肾毒性发生。静脉输注胸腺球蛋白可能会出现发热和寒战，这些副作用可以通过事先给予解热镇痛药或小剂量糖皮质激素来缓解。静脉输注 OKT3 可能出现发热、寒战、腹泻或肺水肿，后者可能是致命性的。因为 OKT3 是一种强效的免疫抑制剂，其使用更容易引发机会性感染或淋巴增殖性疾病，因此应谨慎使用，或者选择其他可选择的药物。

西罗莫司是一种哺乳动物雷帕霉素靶蛋白抑制剂（mTOR），能够阻断 T 细胞活化后的后期事件，目前已获批在肾移植中使用，但尚未在肝移植中被批准，有报道其与术后第 1 个月肝动脉血栓风险增加有关。在出现钙调神经磷酸酶抑制剂相关的肾毒性时，改为西罗莫司治疗被证实可以有效预防排异反应，同时改善肾功能。由于其强效的抑制增殖作用，西罗莫司在既往或目前患有恶性肿瘤（例如 HCC）的患者中是一种良好的免疫抑制剂。副作用包括高脂血症、外周水肿、口腔溃疡以及间质性肺病。依维莫司是西罗莫司的羟乙基衍生物，其与小剂量的他克莫司联用可以有效地预防急性排异反应，与标准剂量的他克莫司相比，此方案对肾功能的影响更小。依维莫司和西罗莫司的副（例如 HCC）类似，因此也未能在同种异体肝移植中获批使用。

最重要的免疫抑制治疗原则是在免疫抑制和免疫力维持之间找到一个平衡。一般来说，给予充分免疫抑制治疗后，肝移植急性排异反应绝大多数可逆。一方面，处理不充分的急性排异反应预示着慢性排异反应的发生，并会威胁到移植物的存活。另一方面，如果免疫抑制剂累积剂量过高，患者会发生机会性感染。在丙型肝炎患者中，甲泼尼龙的冲击治疗或 OKT3 的使用可以加速移植肝丙型肝炎的发生。另外，还会引起更多复杂的情况，而且急性排异反应与丙型肝炎复发在组织学上常难以鉴别，因此免疫抑制药物必须审慎使用。同时，此类治疗需要密切关注后续的感染，并谨慎地确定急性排异反应的诊断。在这种情况下，人们努力地减少糖皮质激素（主要免疫抑制剂）的使用，一些情况下可以达到无皮质激素的免疫抑制治疗。因自身免疫性疾病（如原发性胆汁性肝硬化、自身免疫性肝炎以及原发性硬化性胆管炎）而接受肝移植的患者，大多无法停止使用糖皮质激素。

术后并发症

肝移植术后并发症可以分为非肝脏和肝脏两大类（表 25-4 和表 25-5）。术后急性和迟发性并发症均可发生。

表 25-4 肝移植非肝脏并发症

液体过量	
心血管不稳定	心律失常
	充血性心力衰竭
	心肌病
肺功能不全	肺炎
	肺毛细血管通透性增加
	液体过量
肾功能不全	肾前性氮质血症
	低灌注性损伤（急性肾小管坏死）
	药物肾毒性
	腹腔内压升高导致的肾血流下降
血液系统	继发于胃肠道和（或）腹腔内出血的贫血
	溶血性贫血、再生障碍性贫血
	血小板减少症
感染	细菌性：早期术后常见的感染
	真菌/寄生虫：晚发、机会性感染
	病毒：晚发、机会性感染，复发性肝炎
神经心理学	癫痫
	代谢性脑病
	抑郁症
	心理社会调节困难
供体疾病	感染性
	恶性肿瘤
恶性肿瘤	B细胞淋巴瘤（移植后淋巴细胞增殖性疾病）
	新发肿瘤（尤其是皮肤鳞状细胞癌）

表 25-5 肝移植肝脏并发症

大手术后常见的肝功能异常	
肝前性	色素累积
	溶血
	血液聚积（血肿、腹腔内积血）
肝内	
早期	肝毒性药物与麻醉
	低灌注（低血压、休克、脓毒症）
	良性术后胆汁淤积
晚期	输血相关性肝炎
	肝原发病加重
肝后性	胆道梗阻
	肾清除结合型胆红素能力下降（肾功能异常）
仅与肝移植相关的肝功能异常	
原发性移植物无功能	
血管功能异常	门静脉梗阻
	肝动脉血栓形成
	吻合口漏伴有腹腔内出血
胆道异常	狭窄、梗阻、胆瘘
排异反应	
肝原发病复发	

一般来讲，接受肝移植的患者都经历了长期慢性疾病，可能有营养不良以及慢性消耗。这些慢性疾病及与肝衰竭伴随的多脏器功能不全在术后仍然需要关注。由于术中的大量液体丢失、补充和转移，术后患者可能容量负荷过高，并消耗了心血管的储备能力，这一问题在出现一过性肾功能不全和肺毛细血管通透性增加时会更加严重。持续监测心血管和肺功能、保持血管内容量的平稳、治疗血管外液体过量以及密切注意潜在的感染病灶都非常重要。循环不稳定亦可能继发于移植肝后再灌注导致的电解质紊乱、移植后体循环血管阻力的恢复等情况。肺功能可能进一步受到右侧膈肌麻痹的影响，这是由膈神经损伤导致的。在肝移植成功后，肝衰竭患者典型的伴有心排血量增加的高动力循环状态可以得到迅速改善。

另一种需要紧急处理的情况包括肾功能不全。肾前性氮质血症、低灌注导致的急性肾损伤（急性肾小管坏死）以及抗生素、他克莫司或者环孢素导致的肾毒性是肝移植术后肾功能异常的常见原因，某些情况下需要进行透析治疗。溶血尿毒症综合征可能与环孢素、他克莫司或 OKT3 有关。术后腹腔内出血会增加腹内压，从而影响肾血流，通过腹腔镜探查，发现和结扎出血点并移除血凝块，使腹内压下降，这一问题即可得到迅速缓解。

贫血可由急性上消化道出血及一过性溶血性贫血导致，其中溶血可能是自身免疫性的，尤其是当 O 型血的供肝被移入 A 型或 B 型血的受者时。此种自身免疫性溶血性贫血由供肝内淋巴细胞所介导，这些细胞可以识别受者的 A 型或 B 型红细胞抗原，一般为一过性。当供肝被来自于受者骨髓的淋巴细胞再次充填后，此过程即可得到缓解。这种贫血可以通过输注 O 型红细胞和（或）使用大剂量的糖皮质激素来缓解。一过性血小板减少症亦很常见。再生障碍性贫血是少见的迟发事件，据报道在不明原因急性重型肝炎而接受肝移植的患者中发生率近 30%。

术后细菌、真菌或病毒的感染均常见，并可能威胁生命。移植术后早期，术后常见的感染（此时机会性感染不是主要部分）包括肺炎、伤口感染、腹腔内引流感染、泌尿系统感染以及静脉输液管路感染等，也可能出现胆系和肝的感染。术后 1 个月后，免疫抑制剂的副作用开始显现，机会性感染占了大部分，包括 CMV、疱疹病毒、真菌感染（曲霉菌、念珠菌和隐球菌病）、分枝杆菌感染、寄生虫感染（肺孢子虫和弓形虫）以及细菌感染（诺卡菌、军团菌和李斯特菌）。少见情况下，早期感染来源于供肝，为供体现症感染或在器官获得及处理过程中出现的感染。新发的病毒性肝炎（来自供肝或者极少见情况下来自输注的血制品）在疾病典型的潜伏期后发病（远超过术后一个月）。发生在免疫抑制个体上的感染需要早期发现并进行治疗，术后需要早期常规进行预防性抗生素治疗。使用磺胺甲基异噁唑-甲氧苄啶减少了术后卡氏肺囊虫肺炎的发生。在高危患者中应使用更昔洛韦来预防性抗CMV治疗（如血清学CMV阳性的供体器官被移入血清学CMV阴性的受体体内时）。

神经心理方面的并发症包括癫痫（多发于环孢素和他克莫司的毒副作用）、代谢性脑病、抑郁症以及心理调整困难。少见情况下，供体的疾病可以通过移植物转递给受者。除了病毒和细菌感染，供体来源的恶性肿瘤亦有发生。移植后淋巴增殖性疾病尤其是B细胞淋巴瘤，已经在硫唑嘌呤、他克莫司、环孢素等免疫抑制药物使用中被发现。Epstein-Barr病毒在部分此类肿瘤的发生中起到了一定的作用，这种状况当免疫抑制治疗减少时亦会减轻。肝移植后新发的肿瘤有所增加，尤其是皮肤鳞状细胞癌，因此需要常规进行筛查。

肝移植后由免疫抑制治疗导致的长期并发症包括糖尿病和骨质疏松（与糖皮质激素和钙调神经磷酸酶抑制剂有关），还有高血压、高脂血症以及慢性肾功能不全（与环孢素和他克莫司有关）。检测和治疗这些疾病是移植术后护理的常规组成部分。在一些患者中，需要调整免疫抑制治疗的方案或者接受针对这些问题的治疗。美国一个大规模数据库的资料显示，肝移植后5年肾衰竭的发生率为18%，10年为25%。类似的情况还有糖尿病、高血压、高脂血症、肥胖以及代谢综合征的风险增加，这些因素都导致肝移植后的患者成为心血管疾病的易患人群。肝脏并发症是肝移植后主要的致死病因，肾衰竭和心血管疾病亦是肝移植后的其他重要致死病因。

肝脏并发症

肝移植后肝脏并发症的发生与其他腹部和心胸大手术类似。然而除此之外，还包括原发性移植物无功能、血管功能不全、胆道吻合失败或狭窄以及排异反应。与非移植外科手术一样，术后黄疸可能是由于肝前性、肝性或肝后性的原因导致。肝前性黄疸提示大量血红蛋白性色素的产生，可能源自输血、溶血、血肿、瘀斑、其他血液聚积等。早发的肝性黄疸病因包括肝毒性药物、麻醉、与低血压相关的低灌注损伤、脓毒症、休克、良性术后胆汁淤积等。迟发的肝性黄疸原因包括肝功能不全（包括胆道梗阻）、肾对结合型胆红素清除下降等。肝移植后特有的肝脏并发症包括与获取器官时缺血有关的原发性移植物无功能、门静脉和肝动脉吻合口血栓形成或狭窄导致的血管功能异常、血管吻合口漏、胆总管吻合口狭窄、梗阻或胆漏、肝脏原发疾病复发以及排异反应。

移植排异反应

尽管使用了免疫抑制剂，一些患者仍然出现移植肝的排异反应，发生于术后1～2周。提示排异反应的临床表现包括发热、右上腹痛、胆汁颜色变浅及引流量减少。白细胞可能会升高，但最确切的指标是血清胆红素和转氨酶的升高。因为这些检查都缺乏特异性，故鉴别排异反应、胆道梗阻、原发性移植物无功能、血管功能异常、病毒性肝炎、CMV感染、药物肝毒性以及原发病复发常常非常困难。胆系的放射检查和（或）经皮经肝穿刺活检有助于确定正确的诊断。急性排异反应的形态学特点包括肝门区混合性细胞浸润、胆管损伤以及内皮的炎症（内皮炎），此类发现会令人想到移植物抗宿主反应、原发性胆汁性肝硬化或移植肝丙型肝炎复发。一旦怀疑出现了排异反应，治疗上需要反复静脉甲泼尼龙冲击治疗。如果无法缓解排异反应，很多中心会使用胸腺球蛋白或OKT3。丙型肝炎的患者在使用糖皮质激素冲击或OKT3治疗急性排异反应时，需要特别注意，因为此时造成移植物丙型肝炎复发的风险很高。

慢性排异反应相对少见，可以发生在反复急性排异反应之后，亦可能与前期的排异反应无关。形态学上，慢性排异反应的特点是进展性胆汁淤积、局灶性间质坏死、单核细胞浸润、血管损伤（内膜纤维化、内膜下泡沫细胞、纤维素样坏死等）以及纤维化。此过程表现为胆管的消失（胆管消失综合征），在因为自身免疫性肝病而接受肝移植的患者中更加常见。慢性排异反应的逆转非常少见，在治疗无效的慢性排异反应患者中，再次移植已经取得了令人鼓舞的结果。

预后

生存

接受肝移植患者的生存率自1983年以来不断升高，1年生存率已由20世纪80年代早期的70%，提高到了2003年至今的85%～90%，目前5年生存率已经超过了60%。一项重要的观察结果显示移植前的临床情况与预后密切相关，当接受肝移植患者处于良好代偿期时（如仍在工作或仅有局部功能丧失），一般

1年生存率>85%，而处于失代偿期、移植前需要住院治疗患者的1年生存率仅约70%。然而，对于需要在监护室内接受支持治疗的患者，1年生存率更低，约50%。由于2002年UNOS引入了MELD系统用于器官分配，人们发现当移植候选人MELD积分>25时（被认为疾病严重），其术后生存情况较差，说明移植前疾病的严重程度与术后生存率下降相关。另一个重要的生存率差异因素是患者高危与低危的分组。无高危因素的患者，1年和5年生存率分别是85%和80%。相反，高危组（肿瘤、暴发性肝炎、年龄大于65岁、现存的肾衰竭、呼吸机依赖、门静脉血栓、门腔静脉分流术病史或多种右上腹手术史）患者的1年和5年生存率分别下降至60%和35%。由于原发性移植物无功能而进行二次移植的生存率仅约50%。肝移植失败的原因随时间而不同，术后3个月内的失败多由技术原因、术后感染和出血导致，术后3个月后的失败更倾向于感染、排异反应以及疾病复发（如恶性肿瘤或病毒性肝炎）。

原发病复发

自身免疫性肝炎、原发性硬化性胆管炎以及原发性胆汁性肝硬化的特点与移植后胆道排异损伤具有类似之处。对于自身免疫性肝炎和硬化性胆管炎在肝移植后是否会复发目前仍有争议。支持自身免疫性肝炎复发的证据（一些地区报道最高达1/3的患者）比硬化性胆管炎的证据更加确切。亦有类似报道关于原发性胆汁性肝硬化在肝移植后复发的情况。然而，原发性胆汁性肝硬化与慢性排异反应在组织学上是无法区分的，同时其发生的概率在原发性胆汁性肝硬化行肝移植的患者与因其他原因行肝移植的患者也无区别。当发现florid炎性胆管病变时，则高度提示原发性胆汁性肝硬化，但此种病变有时也可见于急性排异反应。遗传性疾病（如Wilson病和遗传性α_1抗胰蛋白酶缺乏）未被发现肝移植术后复发，但在一些血色病患者中发现了铁代谢异常的复发。肝静脉血栓（Budd-Chiari综合征）同样可能发生，治疗潜在的骨髓增生性疾病以及抗凝治疗可以减少其出现。因为胆管细胞癌的复发常难以避免，有很少中心为此类患者进行肝移植。然而，一些经过严格选择的患者，处于手术确定的Ⅰ期或Ⅱ期胆管癌时，接受肝移植治疗后同时进行新辅助化疗，其预后良好。HCC的患者如能符合肝移植的标准，1年和5年生存率与因其他非肿瘤性疾病接受肝移植的患者相似。代谢性疾病如非酒精性脂肪性肝病可以发生，尤其当潜在的代谢异常未被纠正时。由于非酒精性脂肪性肝病复发、免疫抑制药物和（或）丙型肝炎患者HCV导致的胰岛素抵抗、糖尿病和脂肪肝等因素，代谢综合征在肝移植后经常出现。

暴发性甲型肝炎在肝移植后可能出现，但这种急性复发并无严重的临床后果。暴发性乙型肝炎并不一定复发，但在没有预防性措施时，终末期乙型肝炎在肝移植后经常复发。在预防性抗病毒药物治疗被应用之前，足够防止排异反应剂量的免疫抑制药物会导致不可避免的乙型肝炎病毒血症，无论移植前水平如何。总体的移植物及患者的生存情况较差，一些患者移植后会出现迅速发生的肝损伤（重型慢性肝炎，甚至暴发性肝炎）。在抗病毒治疗应用之前，纤维性胆汁性肝炎亦被发现，表现为迅速进展的肝损伤，伴有高胆红素血症、潜在的凝血时间延长（不成比例或者适度的转氨酶活性升高）以及快速进展的肝衰竭。这种病变的特征是肝细胞被高密度乙型肝炎病毒蛋白所淹没。肝移植术后脓毒症、胰腺炎等并发症在抗病毒治疗出现之前更多见，长期预防性HBIg的应用使得慢性乙型肝炎患者接受肝移植的预后出现了明显的改变。术前乙型肝炎疫苗，术前或术后的干扰素治疗，或者短期（小于2个月）HBIg预防性治疗均有效。对欧洲患者移植后3年回顾性分析发现，长期（大于6个月）预防性使用HBIg与HBV再感染下降有关，从75%降至35%，并且死亡率从50%降至20%。

在美国，相似的预后改善情况已被观察到，慢性乙型肝炎肝移植后长时间使用HBIg后，1年生存率在75%～90%。目前在HBIg预防性治疗的情况下，慢性乙型肝炎接受肝移植的预后与其他慢性肝病无差别，总体上，已经没有了慢性乙型肝炎接受肝移植的医学方面顾虑。HBIg被动免疫预防治疗应开始于手术无肝期，术后前6天每日重复，然后每4～6周规律或交替静脉给药，直到乙肝表面抗原的滴度小于100 m IU/ml。多数中心目前的做法是持续使用HBIg，这样每年会增加20 000美元的医疗费用。一些中心正在对术后晚期患者减少给药次数或者改为肌注给药，以及低危患者仅使用抗病毒治疗来维持等方案进行评价。然而，乙型肝炎病毒的“突破”感染仍有发生。

目前下列抗病毒药物如拉米夫定、阿德福韦、恩替卡韦、富马酸替诺福韦酯等（第十九章）的使用，使肝移植的预后得到进一步改善。失代偿期肝病的患者使用这些药物后，一部分可以得到有效改善，使得肝移植得以延迟进行。另外，抗病毒药物在移植前给药可以预防乙型肝炎的复发，可以治疗移植后复发的乙型肝炎（包括“突破”HBIg预防的患者），还可以在某种程度上逆转致命的纤维性胆汁淤积型肝炎的进程。临床研究发现拉米夫定抗病毒治疗可以大幅度降低 HBV 的复制，有时甚至可以清除乙型肝炎表面抗原，降低 ALT 水平，改善组织学坏死和炎症的情况。长期使用拉米夫定是安全并有效的，但应用数月之后，部分患者出现拉米夫定耐药，这是由于 HBV 聚合酶基序发生了 YMDD（酪氨酸-蛋氨酸-天冬氨酸-天冬氨酸）变异（第十九章）。在此类耐药患者中，接近半数随后再次出现肝损伤。阿德福韦酯和富马酸替诺福韦酯均可用于治疗拉米夫定相关 YMDD 变异，能够有效地挽救因拉米夫定突破造成的肝功能失代偿。目前大多数肝移植中心将 HBIg 与拉米夫定、阿德福韦酯或富马酸替诺福韦酯联用。在移植时检测不到乙型肝炎病毒血症的低危患者，抗病毒治疗即可满足需要，不需要联用 HBIg 或者在有限的时间内使用 HBIg。慢性乙型肝炎患者肝移植预防性抗病毒治疗措施亦在非乙型肝炎患者接受乙肝核心抗体阳性供体器官后应用。因慢性乙型肝炎重叠丁型肝炎而接受肝移植的患者，其肝损伤复发的概率小于单纯慢性乙型肝炎接受肝移植的患者，此种双重感染的患者在术后应预防性给予标准的乙型肝炎的治疗。

慢性丙型肝炎导致的终末期肝病是最常见的肝移植指征之一，最多占肝移植的 40%。肝移植后几乎所有患者 HCV 均会复发。移植后 5 年内丙型肝炎复发的临床后果有限。虽然肝移植后早期丙型肝炎复发呈现相对良性的临床过程，对于患者生存的影响也可以忽略，但组织学上却有近半数的患者出现中到重度慢性肝炎，5 年时 20%的患者出现肝硬化。在同种异体肝移植术后 1 年肝活检显示有中度肝炎的患者中，其后更容易发生肝硬化，5 年时最高可达 2/3。由此可以解释，因丙型肝炎接受肝移植的患者，其移植物与患者在移植后 5 年和 10 年的生存率均逐渐下降。

在部分患者中，即使是术后的早期丙型肝炎的复发在生化和组织学方面都很严重，需要进行抗病毒治疗。聚乙二醇干扰素可以抑制 HCV 相关的肝损伤，但是很少带来持续性获益，除了持续性病毒学的应答，耐受性下降经常是具有剂量限制性的。如果已经发生了感染，那么肝移植后应立即开始抗病毒治疗，优先选择聚乙二醇干扰素与核苷类似物利巴韦林的组合，但并不一定因此而获得益处。与之相似，虽然在肝功能失代偿的患者中移植前并不推荐干扰素为基础的抗 HCV 病毒治疗，但某些中心与此相关的初步研究结果显示了一定的希望。终末期肝病患者接受干扰素治疗可能会引起肝功能失代偿的加重，并且在接受移植后容易出现 HCV 的复发。肝移植后给予丙型肝炎免疫球蛋白预防治疗的效果并不理想。也有报道使用针对 HCV E2 囊膜糖蛋白的高滴度单克隆抗体进行治疗，但也不能预防病毒血症的再次出现。

目前，对于治疗移植肝丙型肝炎的方案主要是聚乙二醇干扰素和利巴韦林。一些研究评估了已获批的 HCV 蛋白酶抑制剂（特拉匹韦或博赛泼维）与聚乙二醇干扰素和利巴韦林联合治疗在基因Ⅰ型复发性丙型肝炎患者中的效果和安全性。由于 HCV 蛋白酶抑制剂对钙调神经磷酸酶抑制剂的代谢具有强大的抑制作用（可以使环孢素的血药浓度升高近 5 倍，他克莫司浓度升高近 70 倍），在这些患者中必须下调钙调神经磷酸酶抑制剂的剂量到一个安全的水平。一项多中心研究结果显示，基于特拉匹韦或博赛泼维的三联疗法（联用聚乙二醇干扰素和利巴韦林）可以将 HCV 的清除率提高到与未接受肝移植的慢性丙型肝炎患者相似的水平。令人遗憾的是，这些基于蛋白酶抑制剂的方案在这些患者中的耐受性存在问题，尤其是存在供肝肝硬化的情况下，肝功能失代偿的发生率明显增加。几种新型直接抗病毒（DAA）药物的批准以及不含干扰素的 DAA 方案，可能会对移植前和移植后 HCV 感染的治疗和预后产生巨大影响。这些治疗方法①在大部分失代偿肝硬化患者中使病毒血症得到清除，从而预防移植肝的感染，并且可以改善这些患者的临床状况，延迟或避免肝移植；②由于提高了抗病毒效率和耐受性，从而使更多的移植肝 HCV 感染的患者获得持续性病毒学应答。

小部分接受同种异体移植的患者死于早期 HCV 相关性肝损伤或一种罕见的类似纤维性淤胆型肝炎的综合征。由于排异反应严重或频繁的患者会接受更多的免疫抑制治疗，而免疫抑制治疗会增加 HCV 的病毒复制，因此排异反应严重或多次发作的患者更易出现移植后早期丙型肝炎复发。高病毒载量以及老年供体都与复发性 HCV 相关肝病以及移植后早期复发相关。

终末期酒精性肝硬化患者在接受肝移植后具有再次酗酒的风险，这是酒精性肝损害再次出现的潜在原因。目前，酒精性肝病是肝移植最常见的适应证之一，占所有肝移植的 20%～25%，大多数中心谨慎地选择可以长期戒酒的患者。移植前戒酒时间少于 6 个月的患者再次发生酗酒的可能性更大。酒精性肝硬化患者如能长期戒酒，并且由包括药物滥用咨询专家的团队共同管理，则能够成功接受肝移植，并且其预后与其他慢性肝病具有可比性。

移植后生活质量

大部分在术后早期存活并且避开了慢性排异反应

或无法控制的感染的患者可以获得完全康复。少数患者由于医学并发症而出现心理社会适应不良的困扰，但是大多数可以遵从免疫抑制治疗方案，这也是必须遵从的。在一项研究中，85%术后存活的患者都回到了有报酬的工作岗位。实际上，一些妇女在移植后得以受孕并妊娠至足月，并且未发生对胎儿的明确影响。

第二十六章　胆囊和胆管疾病

Diseases of the Gallbladder and Bile Ducts

Norton J. Greenberger，Gustav Paumgartner
（李柯　译　常虹　校）

胆汁产生和流动的生理学

胆汁的分泌和构成

在肝小叶中形成的胆汁被分泌入由毛细胆管、小胆管和更大的小叶间胆管组成的复杂管道系统，小叶间胆管则和淋巴管、门静脉及肝动脉分支共同伴行于位于肝小叶间的汇管区。这些小叶间胆管汇合成更大的间隔胆管并进一步汇合形成左右肝管，左右肝管汇合后形成肝总管。胆囊管汇入肝总管后形成胆总管（CBD），胆总管常常在和主胰管汇合后通过 Vater 壶腹开口于十二指肠。

肝产生的胆汁是一种电解质成分，类似于血浆的等渗液体。由于绝大部分无机阴离子、氯化物及重碳酸盐通过胆囊上皮细胞被再吸收，因此储存在胆囊中胆汁的电解质成分不同于肝胆汁。因为水分被再吸收，所以胆汁的总溶质浓度从肝胆汁的 3～4 g/dl 升高到胆囊胆汁的 10～15 g/dl。

如果以摩尔百分比计算胆汁中的主要溶质成分，则胆酸占 80%、卵磷脂和微量的其他磷脂占 16%、未酯化的胆固醇占 4%。在导致结石的状态时，胆固醇水平可以达到 8%～10%。其他成分包括结合胆红素、蛋白质（所有的免疫球蛋白、白蛋白、激素的代谢产物及其他在肝中代谢的蛋白质）、电解质、黏液和药物及其代谢产物。

肝胆汁的每日基础分泌量约为 500～600 ml。多种肝细胞合成或摄取的物质被分泌入毛细胆管。毛细胆管膜形成微绒毛结构并与肌动蛋白微丝、微管及其他可收缩成分相关联。在被分泌入胆汁之前，许多物质首先由肝细胞摄取，而另一些物质如磷脂、一部分初级胆酸和一些胆固醇则在肝细胞内重新合成。调节胆汁流有三种重要的机制：①胆汁从肝细胞进入毛细胆管的主动运输，②对其他有机阴离子的主动转运，③胆管细胞的分泌。其中，最后一种是促胰液素介导的环磷酸腺苷依赖机制，它可以导致富含钠和重碳酸盐的液体分泌入胆管。

胆汁成分从门脉血流到毛细胆管的主动矢量分泌是由位于肝细胞基底外侧（肝窦）和小管顶端膜区域的一组极化转运系统所驱动的。人类已经可以克隆两种窦胆盐摄取系统，一种是钠离子/牛磺胆酸共转运蛋白（NTCP，SLC10A1），另一种是有机阴离子-转运蛋白（OATP），后者也转运多种非胆盐有机阴离子。目前已认识到数种称为“出口泵”的 ATP 依赖性小管转运系统，它是 ATP 结合匣式转运蛋白，又称 ABC 转运子，其中最重要的是胆盐出口泵（BSEP，ABCB11），阴离子共轭出口泵（MRP2，ABCC2，作用是介导由第二相位共轭形成的多种两亲性结合物，如胆红素单葡萄糖醛酸酯、胆红素双葡萄糖醛酸酯及药物的小管排泌），磷脂出口泵（MDR3，ABCB4）和针对疏水阳离子复合物的多药出口泵（MDR1，ABCB1）。ABCG5/G8 是两个半转运子，它们成对发挥作用，构成了小管的胆固醇和植物甾醇类转运子。F1C1（ATP8B1）是一种胺磷脂转移酶（“翻转酶”），它对维持小管膜脂质的不对称性是不可或缺的。小管膜也含有负责重碳酸盐分泌的不依赖 ATP 的转运系统，如 Cl/HCO_3 阴离子交换亚型 2（AE2，SLC4A2）。对于这些转运子的绝大部分，我们已经识别出与多种形式胆汁淤积或胆汁排泌障碍相关联的基因缺陷。F1C1 在Ⅰ型进行性家族性肝内胆汁淤积（PFIC1）和Ⅰ型良性复发性肝内胆汁淤积（BRIC1）的患者中是有缺陷的，这种缺陷可以导致所有其他 ATP 依赖转运子功能的缺损。BSEP 在 PFIC2 和 BRIC2 存在缺陷。MRP2 的突变（ABCC2）导致 Dubin-Johnson 综合征，这是一种遗传性高结合胆红素血症（第十六章）。MDR3 的缺陷（ABCB4）导致 PFIC3。负责胆固醇和其他中性固醇转运的小管半转运子 ABCG5/G8 在谷固醇血症患者中存在缺陷。位于胆管上皮细胞而非小管膜的囊性纤维化跨膜调节因子（CFTR，ABCC7）在囊性纤维化患者中存在缺陷，这种缺陷与胆管内胆汁形成过程中受损的胆管细胞 pH 调节功能以及慢性胆汁淤积性肝病有关，偶尔可以导致胆汁性肝硬化。

胆酸

初级胆酸、胆酸和鹅去氧胆酸（CDCA）在肝中由胆固醇合成而来，它们和甘氨酸或牛磺酸结合后排泌入胆汁。次级胆酸（包括脱氧胆酸和石胆酸的解离形式）作为初级胆酸的细菌代谢产物在结肠中形成。但是和脱氧胆酸相比，石胆酸从结肠的吸收远不及前者。另一种次级胆酸是低浓度的熊去氧胆酸（UDCA），它是CDCA的立体异构体。在健康人群中，甘氨酸和牛磺酸结合物在胆汁中的比例约为3∶1。

胆酸在水溶液中具有类似洗涤剂的分子构型，它的临界浓度大约是2 mmol/L，超过这一浓度就会形成被称作为微团的分子聚集。胆固醇本身缺乏水溶性，它在胆汁中的溶解力取决于胆汁的总脂质浓度及胆酸和卵磷脂的相对摩尔百分比。这些成分保持正常比例有利于可溶性混合微团的形成，而异常的比例则通过中间液晶相促进胆固醇结晶的析出沉淀。

除了有助于胆固醇从胆汁的排泌，胆酸通过微团转运机制（第六章）协助饮食中的脂肪（主要是胆固醇和脂溶性维生素）在肠道的吸收。胆酸也是肝胆汁流的主要生理性驱动力量，同时有助于小肠和结肠的水电解质转运。

肠肝循环

在正常情况下，胆酸被有效地保存下来。非结合和部分结合胆酸通过被动弥散的方式在全消化道内得到吸收。但是对于胆盐再循环，在量上更为重要的是回肠远端结合胆酸的主动转运机制（第六章）。再次被吸收的胆酸进入门静脉血流后被肝细胞迅速摄取、再结合并再次分泌入胆汁（肠肝循环）。

正常的胆酸池大约有2～4 g。在一餐的消化过程中，根据摄入食物的量和成分，胆酸池要经过至少一次或数次的肠肝循环。通常情况下，胆酸池每日循环约5～10次。肠道可以有效再吸收约95%，所以胆酸的粪便丢失仅为0.2～0.4 g/d。在稳定状态，肝每日合成等量的胆酸来补偿这种丢失，所以胆酸池的量是稳定的。肠道中的胆酸向循环中释放成纤维细胞生长因子19（FGF19），这种因子被转运到肝后通过抑制限速酶细胞色素P450 7A1（CYP7A1）的活性，从而减少来自胆固醇的胆酸合成，同时也促进胆囊松弛。尽管胆盐在粪便中的丢失常常可以通过肝的合成增加来补偿，这种合成最高仅约5 g/d，但是当肠道胆盐再吸收的机制受到显著损伤时，肝合成量的增加也不足以弥补胆酸池的损失。

核受体（一种配体激活转录因子）通过协调的方式控制肠肝循环中ABC转运子、胆酸和胆固醇合成过程中限速酶的表达。法尼醇X受体（FXR）可以上调肝脏的BSEP（ABCB11），这种受体作为胆酸传感器也可以抑制胆酸的合成。肝X受体（LXR，一种氧化固醇传感器）可以上调胆固醇转运子ABCG5/G8的表达。

胆囊和括约肌的功能

在禁食状态下，Oddi括约肌提供一高压区以阻止胆汁从CBD进入十二指肠。它的紧张性收缩有以下作用：①阻止十二指肠内容物反流入胰胆管，②促进胆囊的充盈。控制胆囊排空的主要因子是属于肽类激素的胆囊收缩素（CCK），这种物质在消化脂肪和氨基酸时将从十二指肠黏膜释放。CCK可以产生如下作用：①引起胆囊的有力收缩，②使Oddi括约肌松弛，③促进胆汁成分进入十二指肠。

在胆囊内，水和电解质通过耗能的跨膜吸收使肝胆汁进一步浓缩。经过一整夜的禁食，几乎全部胆酸池都被排入胆囊内，等待在早餐时送入十二指肠。胆囊的胆汁储备能力一般约为30 ml。

胆囊疾病

先天异常

胆系异常在临床上并不少见，它包括数量、大小和形状的异常（如胆囊发育不全、重复畸形、发育不全的或体积过大的巨胆囊、胆囊憩室）。倒圆锥帽这一概念并无临床意义，它是由于部分或完全的隔膜将胆囊的底部和体部隔离。位置的异常同样也不少见，包括左侧胆囊、肝内胆囊、胆囊后倾和“浮动”胆囊，后者容易导致胆囊的急性扭转或疝的形成。

胆结石

流行病学和发病机制 胆结石在绝大多数西方国家均十分常见。胆结石的形成在50岁后开始增加。在美国进行的第三次全国健康及营养调查（NHANES Ⅲ）发现，胆石症在男性和女性中的患病率分别为7.9%和16.6%。患病率在墨西哥裔美国人中最高（男性8.9%，女性26.7%），非西班牙裔白人居中（男性8.6%，女性16.6%），亚裔美国人最低（男性5.3%，女性13.9%）。

胆石形成源于异常的胆汁成分。它们主要分为两种类型：胆固醇结石和胆色素结石。在西方工业化国家，超过90%为胆固醇结石。胆固醇结石一般是由50%以上的胆固醇一水化物以及钙盐、胆色素、蛋白和脂肪酸混合构成。胆色素结石则主要由胆红素钙构成，它们含有的胆固醇不到20%，并进一步分为“黑色”和“棕色”型，后者继发于慢性胆道感染。

胆固醇结石和胆泥 胆固醇的性质是非水溶性的，它要求通过水弥散的方式进入微团或小囊泡，两者均需要第二种脂质的存在来溶解胆固醇。胆固醇和磷脂以单室双层囊泡的方式被分泌入胆汁，在胆酸的作用下这些囊泡转变成含有胆酸、磷脂和胆固醇的混合微团。如果胆固醇的量过多导致其与磷脂、胆酸的比例失常，就会存在不稳定的、富含胆固醇的小囊泡，它们会进一步聚集成可以析出胆固醇结晶的多室大囊泡（图26-1）。

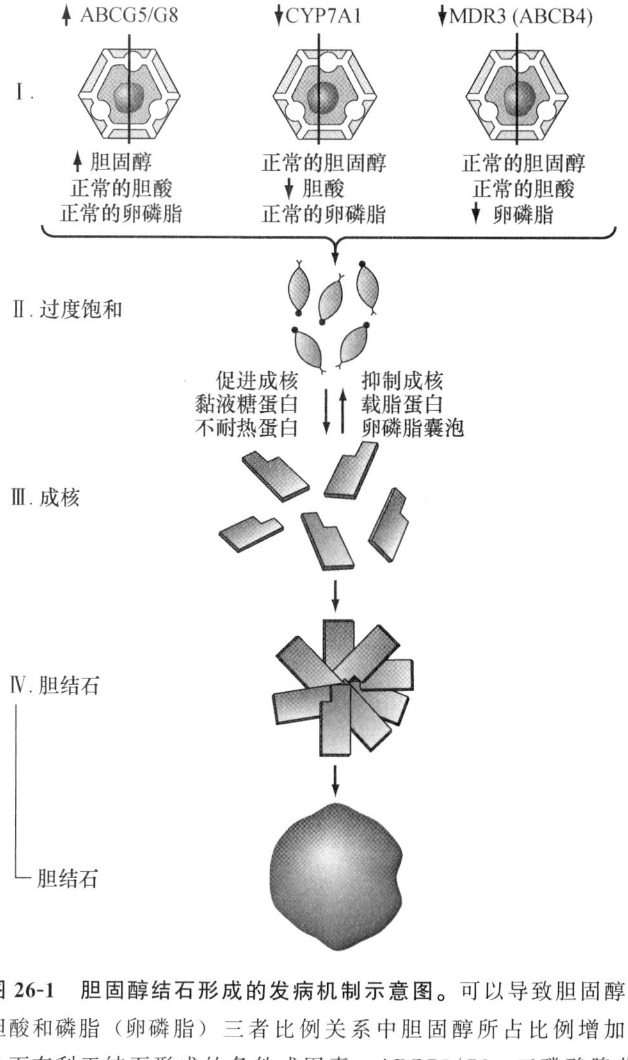

图26-1 胆固醇结石形成的发病机制示意图。可以导致胆固醇、胆酸和磷脂（卵磷脂）三者比例关系中胆固醇所占比例增加，从而有利于结石形成的条件或因素。ABCG5/G8，三磷酸腺苷结合转运体G5/G8；CYP7A1，细胞色素P450 7A1；MDR3，多药耐药蛋白3，也称为磷脂出口泵；ABCB4，三磷酸腺苷结合转运体

有多种重要机制参与了致石胆汁的形成。最重要的是胆固醇在胆汁中的分泌量增加。这种情况的发生可能和肥胖、代谢综合征、高热量及富含胆固醇饮食或药物（如氯贝丁酯）有关，这些情况可以导致作为肝胆固醇合成限速酶的羟甲基戊二酰辅酶A（HMG-CoA）还原酶的活性增加，也可以使肝对血中胆固醇的摄取增加。在胆石症患者中，饮食中的胆固醇能够增加胆汁中胆固醇的排泌。这种情况并不发生在高胆固醇饮食的非结石患者中。除了高热量和富含胆固醇饮食等环境因素外，遗传因素在胆石症发病中也发挥了重要作用。在瑞典双胞胎中进行的一项有症状胆结石患者的大型研究中，提供了遗传因素在胆结石发病机制中发挥作用的有力证据。在同卵双胞胎中，遗传因素、共同的环境因素和个人环境因素分别解释25%、13%和62%的表型变异。目前已发现在21%的胆结石患者中存在编码肝胆固醇转运子ABCG5/G8基因的单核苷酸多态性现象，但在一般人群中仅为9%。这种多态性被认为可以导致胆固醇转运子的功能增强和胆固醇的过量分泌。胆结石的高流行性存在于胆结石携带者的一级亲属及某些民族人群中，如美国印第安人、智利印第安人和智利的西班牙后裔。通过线粒体DNA分析，发现他（她）们中的部分人群存在共同的遗传特点。在一些患者中，也可能会发生肝将胆固醇转变为胆酸的功能受损，这可以引起致石性的胆固醇/胆酸比例上升。尽管绝大多数胆固醇结石患者有多基因遗传基础，但在极少数情况下也可以由单基因导致（符合孟德尔遗传规律）。最近有研究描述了CYP7A1基因的突变，这一突变导致了催化胆固醇分解代谢的始动步骤和胆酸合成的胆固醇7-羟化酶的不足。纯合子状态会导致高胆固醇血症和胆结石。因为在杂合子状态也为显性表现，因此CYP7A1基因的突变可能会导致这些人群对胆固醇结石疾病的易感性增加。MDR3（ABCB4）基因编码位于肝细胞小管膜的磷脂出口泵，这一基因的突变可能会造成磷脂向胆汁的分泌缺陷，从而导致胆汁中的胆固醇过饱和及胆固醇结石在胆囊和胆管中的形成。所以，胆汁中的胆固醇相对于胆酸和磷脂的比例增加主要是由于胆固醇的高分泌所致，而胆酸和磷脂的低分泌也可能发挥了作用。导致胆汁中胆固醇过饱和的另外一种干扰胆酸代谢的机制是胆酸向脱氧胆酸的转化增强，扩大的脱氧胆酸池就会取代胆酸池。这种情况可能是由于增强的胆酸脱羟基作用和对新形成的脱氧胆酸的吸收增加所致。脱氧胆酸盐的分泌增加与胆固醇过量分泌入胆汁有关。

尽管胆汁中胆固醇过饱和是胆结石形成的重要前

提，但一般来说仅凭这一点尚不足以在机体内导致胆固醇沉淀。绝大多数存在胆汁中胆固醇过饱和的人并不发展成结石，这是因为胆固醇结晶成核及增大所需要的时间长于胆汁在胆囊内的存留时间。

一个重要的机制是胆固醇单水结晶的成核现象，在人类的致石胆汁中这一过程明显加速。胆汁中胆固醇一水化物加速成核现象可能是由于促成核因子过量或抗成核因子不足所致。黏蛋白和某些非黏糖蛋白，主要是免疫球蛋白，可能是促成核因子，而载脂蛋白A-Ⅰ和A-Ⅱ及其他糖蛋白可能是抗成核因子。色素颗粒可能是作为成核因子而发挥作用。在一项血清胆红素水平全基因组分析中，尿苷二磷酸葡萄糖醛酸转移酶1A1（UGT1A1）Gilbert综合征基因变异和胆结石疾病的出现相关。因为绝大多数和UGT1A1变异相关的胆结石是胆固醇结石，这一发现表明色素颗粒在胆囊结石的发病机制中发挥了作用。胆固醇单水结晶的成核现象和结晶的增大可能发生在黏蛋白凝胶层内。小囊泡融合形成液态的晶体，再进一步聚合成固态的胆固醇单水结晶。晶体的继续增大则依靠来自过饱和的单室或多室胆汁小囊泡中胆固醇分子的直接成核作用。

导致胆固醇结石形成的第三个重要机制是胆囊的动力不足。如果胆囊排空了全部的过饱和或含有晶体的胆汁，结石将不能形成。在高比例的胆囊结石患者中表现出胆囊排空功能的异常。超声研究表明胆囊结石患者在禁食时表现为胆囊体积的增加，同样在摄入试验餐后胆囊的残余体积也是增加的，胆囊受到刺激后的排空是减弱的。胆囊结石的发生率在胆囊经常不排空或胆囊排空受损的状态下是增高的，这些情况包括禁食、肠外营养、妊娠和使用抑制胆囊动力的药物等。

胆泥是一种厚的、黏稠的物质，在显微镜下观察可以发现卵磷脂-胆固醇液晶、胆固醇单水结晶、胆红素钙和黏蛋白凝胶。胆泥在胆囊中形成典型的新月样覆盖层，在超声检查中可以通过独特的回声来识别（见下）。胆泥的出现提示存在两种异常情况：①胆囊黏液素分泌和清除之间的正常平衡被打乱，②胆汁中的溶质出现成核现象。多项观察表明胆泥的形成可能是胆石症的前奏。在一项研究中，通过连续的超声检查前瞻性地观察96位出现胆泥的患者，18%的患者胆泥消失且至少2年没有复发，60%的患者胆泥消失后又再次出现，其中14%发展为胆囊结石（8%无症状，6%有症状），6%发生重度胆源性疼痛伴或不伴有急性胰腺炎。共有12位患者接受了胆囊切除术，其中6名患者是由于结石相关的胆源性疼痛，3名患者存在症状但没有胆结石，他们在既往均有急性胰腺炎发作并在胆囊切除术后未再复发。应当强调的是，胆泥可以出现在导致胆囊低动力的疾病状态下，例如外科手术、烧伤、全胃肠外营养、妊娠和口服避孕药，所有这一切均和胆结石的形成相关。胆泥的出现意味着胆汁中胆固醇或胆红素钙的过饱和。

另外还有两种情况和胆固醇结石或胆泥的形成有关：妊娠和通过食用极低热量饮食的方法使体重迅速减轻。在妊娠时有两个关键变化有助于“致石状态”的形成：①在妊娠晚期胆汁中的胆固醇饱和度显著增加；②胆囊对标准试餐表现为收缩迟缓，导致胆囊排空受损。多项研究表明在分娩后这些异常状态会快速恢复正常，说明这些变化和妊娠本身有关。在妊娠期间，20%～30%的女性会出现胆泥，5%～12%会罹患胆石症。尽管在妊娠期间经常可以发现胆泥，但通常无症状且在产后自行消散。至于和胆绞痛有关的胆结石，在妊娠期间不如胆泥常见，因为产后随着胆汁中的胆固醇变为不饱和状态而导致胆结石自发溶解和消散。

在通过食用极低热量饮食而达到快速体重减轻的人群中，大约10%～20%的人随后出现胆结石。在一项研究中，600名患者在食用520 kcal/d饮食的同时服用UDCA 600 mg/d，为期3个月，证明UDCA对阻止胆结石的形成是非常有效的，UDCA服用者的胆结石发生率仅为3%，而安慰剂组的发生率为28%。在接受胃囊带手术治疗的肥胖患者中，一项为期6个月的随访观察发现，每日服用UDCA 500 mg可以使胆结石的发生风险从30%降低到8%。

总之，胆固醇结石的发生是由以下几种缺陷所致：①胆汁中胆固醇过饱和，②胆固醇一水化物的成核现象及随后的晶体滞留和结石增大，③伴有延迟排空和停滞的胆囊动力异常。其他有利于胆固醇结石形成的重要因素总结于表26-1。

色素结石 黑色的色素结石由纯胆红素钙或含有钙及黏蛋白的聚合物样复合体构成。它们在那些有慢性溶血状态（伴随胆汁中结合胆红素水平升高）、肝硬化、Gilbert综合征或囊性纤维化的患者中更为常见。在回肠疾病、回肠切除或回肠旁路的患者中，所产生的胆囊结石一般也是黑色的色素结石。在回肠疾病状态时胆红素肠肝循环异常是导致这一病理现象的重要原因。棕色的色素结石由非结合胆红素钙盐和不等量的胆固醇及蛋白质组成，它们是由于胆汁中的不可溶性非结合胆红素增加继而沉淀而形成的结石。过量的可溶性胆红素单葡萄糖醛酸酯和双葡萄糖醛酸酯的早期解离可能是在内源性β-葡萄糖苷酸酶的介导下进行的，但自发性水解也可能发生。有时当胆汁存在慢性细菌感染时也会产生这种酶，此时形成的结石也是棕色的。色素结石的形成在亚洲多见，它经常和胆囊及胆管的感染有关（表 26-1）。

诊断 表 26-2 描述了在诊断胆石症和其他胆囊疾病中可能用到的检查手段。胆囊超声在识别胆石症方面是非常准确的，已经替代了口服胆囊造影术（图 26-2A）。只要使用严格的标准（如在胆囊腔中出现的因重力作用随患者体位改变的声影），直径小到 1.5 mm 的结石也有可能被准确地识别出来。在大型医学中心，超声在胆结石患者检查中的假阴性和假阳性率约为 2%～4%。胆泥是低回声的物质，通常情况下会在胆囊中形成层状结构，会随着患者姿势的改变而移动，不会产生声影，根据这两个特点可以区分胆泥和胆结石。超声也可以评估胆囊的排空功能。

表 26-1 导致胆固醇和色素结石形成的易感因素

胆固醇结石
1. 人口/遗传因素：在北美印第安人、智利印第安人和智利西班牙人后裔中患病率最高，北欧和北美的患病率高于亚洲，日本最低；家族倾向；遗传方面
2. 肥胖，代谢综合征：胆酸的分泌和胆酸池是正常的，但胆固醇向胆汁中的排泌增加
3. 体重减轻：组织中胆固醇的动员导致胆固醇向胆汁中的排泌增加，而胆酸的肠肝循环却是减弱的
4. 雌性激素
a. 雌激素类刺激肝的载脂蛋白受体，增加对饮食中胆固醇的摄取，增加向胆系的胆固醇排泌
b. 天然雌激素、其他雌激素类和口服避孕药可以导致胆盐分泌的下降和胆固醇向胆固醇酯的转化减少
5. 妊娠：在雌激素和孕激素的共同影响下胆囊的排空功能受损，雌激素同时还导致向胆系的胆固醇排泌增加
6. 年龄增长：胆固醇向胆系的排泌增加，胆酸池减小，胆盐分泌减少
7. 胆囊低动力导致胆汁瘀滞和胆泥的形成
a. 持久的肠外营养
b. 禁食
c. 妊娠
d. 药物，如奥曲肽
8. 氯贝丁酯治疗：胆汁中胆固醇的排泌增加
9. 胆酸分泌减少
a. 原发性胆汁性肝硬化
b. CYP 7A1 基因的遗传缺陷
10. 磷脂分泌减少：MDR3 基因的遗传缺陷
11. 其他
a. 高热量、高脂肪饮食
b. 脊髓损伤
色素结石
1. 人口/遗传因素：亚洲，农村地区
2. 慢性溶血
3. 酒精性肝硬化
4. 恶性贫血
5. 囊性纤维化
6. 慢性胆道感染，寄生虫感染
7. 年龄增长
8. 回肠疾病，回肠切除或旁路

腹平片可以发现含钙的、不透 X 线的结石（10%～15%的胆固醇结石和约 50%的色素结石）。腹平片还有助于气囊肿性胆囊炎、瓷胆囊、石灰样胆汁和胆石性肠梗阻的诊断。

口服胆囊造影（OCG）过去曾是诊断胆结石的有用方法，但目前已经过时而被超声检查所取代。它在评估胆囊管是否通畅和胆囊排空功能方面仍有可能发挥作用。另外，OCG 也可以勾勒出结石的大小和数量，并判断它们是否钙化。

即使在轻中度血清胆红素升高的情况下，放射性药物如^{99m}Tc 标记的 N-亚氨基二乙酸（HIDA，DIDA，DISIDA 等）可以迅速从血液中被提取并以高浓度排泌入胆道系统。如果在胆道显影的情况下胆囊没有显影，则提示胆囊管梗阻、急性或慢性胆囊炎以及胆囊已被切除。这种扫描在诊断急性胆囊炎时有时会用到。

胆石症的症状 胆结石通常在移动进入胆囊管或 CBD 后导致炎症或梗阻而产生症状，胆石症最具特征性的症状是胆绞痛，这通常是一种长时间的持续性疼痛（见下）。结石阻塞胆囊管或 CBD 后会导致管腔内的压力升高和胆系扩张，这种情况无法通过反复的胆管收缩来缓解。所产生的内脏性疼痛特点常常表现为放射至肩胛间区、右侧肩胛或右肩部的、严重而持续的、上腹部或右上腹疼痛或饱胀感。

胆绞痛常突然发作且严重的疼痛可能持续 30 min 至 5 h，然后逐渐或迅速地缓解。尽管在世界范围内均使用胆绞痛这个词，但实属用词不当，因为胆绞痛是稳定而持续的，而绞痛这个词意味着疼痛是间歇和断断续续的。如果一次胆源性疼痛的持续时间超过 5 h，就应当怀疑是否存在急性胆囊炎（见下）。胆源性疼痛的发作经常伴随恶心和呕吐。血清胆红素和（或）碱性磷酸酶的升高提示 CBD 结石。胆源性疼痛伴有发热或寒战常常提示并发症的出现，如胆囊炎、胰腺炎和胆管炎。至于持续时间短的、模糊不定的上腹部饱胀感、消化不良、打嗝或胃肠胀气，特别是发生于脂餐后的，则不应同胆源性疼痛相混淆。有或没有胆结石这些症状均可以出现，并非胆石症患者所特有。进食脂肪餐、在长时间禁食后的一顿大餐或仅为正常的膳食均可能诱发胆绞痛，常在夜间就寝后的数小时内发作。

自然史 在无症状患者中发现胆结石或患者的临床症状和胆结石无关是常见的临床问题。对无症状胆

表 26-2 胆囊疾病的诊断方法评价

诊断的优势	诊断的局限性	建议
胆囊超声		
快速 准确地识别胆石（>95%） 可以同时扫查胆囊、肝、胆管和胰腺 “实时”扫描允许对胆囊体积和收缩性进行评估 使用不受黄疸、妊娠的限制 可能发现非常小的结石	肠道气体 非常肥胖 腹水	诊查结石时选用
腹部平片		
费用低廉 简单易行	阳性率相对低 ？禁忌在妊娠期使用	特殊的钙化结石 石灰样胆汁，瓷胆囊 气肿性胆囊炎 胆结石所致肠梗阻
放射性同位素扫描（HIDA、DIDA 等）		
胆囊管梗阻的准确识别 同时对胆囊管进行评估	？禁忌在妊娠期使用 血清胆红素>103～205 μmol/L（6～12 mg/dl） 胆囊造影照片的分辨率低	确诊可疑的急性胆囊炎；在慢性胆囊炎中敏感性和特异性略低；在诊断非结石性胆囊炎时是有用的，特别是在同时使用胆囊收缩素以评估胆囊排空功能的时候

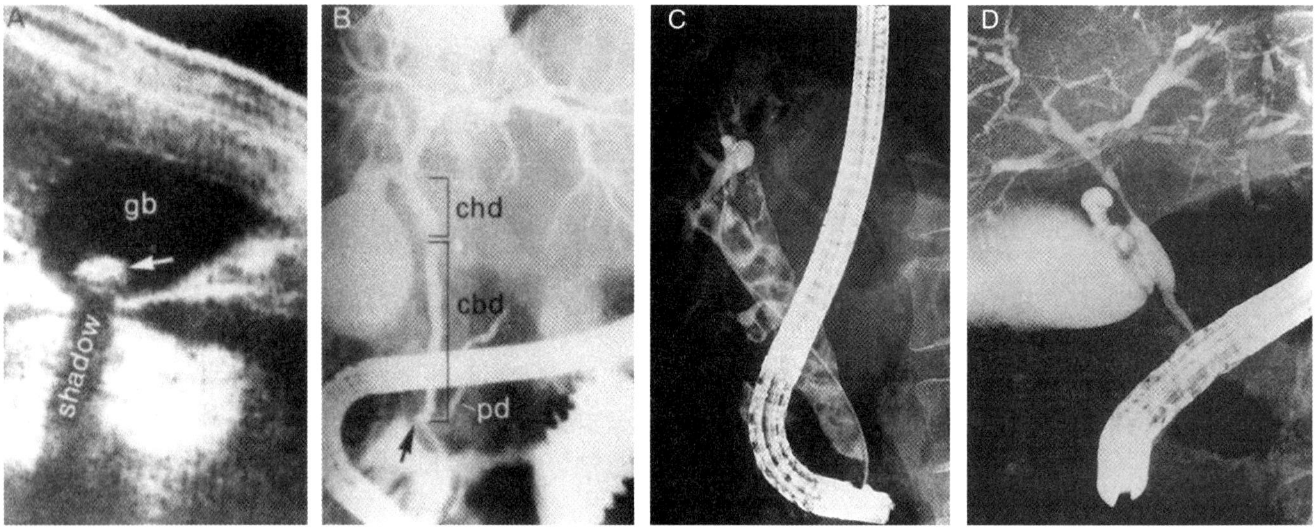

图 26-2 胆管超声和 X 线检查图例。A. 超声显示扩张的胆囊，其内有一个伴有声影的单个大结石。**B.** 内镜下逆行胆胰管显像显示的正常胆管解剖结构。除了可以看到内镜和增大的、垂直的、充满造影剂的胆囊，还显示了肝总管、胆总管和胰管。箭头所指的是 Vater 壶腹部。**C.** 内镜下逆行胆管显像显示的胆总管结石，可见扩张的胆管和多发的阴性结石。**D.** 内镜下逆行胆胰管显像显示的硬化性胆管炎，可见胆总管的狭窄范围

结石患者随访 25 年，60%～80%的患者仍然没有症状。在诊断后的 5 年内，出现症状的概率为每年 2%～4%，以后则降低为 1%～2%。每年并发症的发生率约为 0.1%～0.3%。随访 15 年始终没有症状的患者在以后的随访中一般也没有症状，绝大部分胆结石出现并发症的患者曾有一些前期的报警症状。类似的结论也适用于存在胆结石但没有症状的糖尿病患者。决策分析后给出的建议是：①在定期随访的过程中，胆石症导致死亡的累计风险是很小的，②预防性胆囊切除是不合理的。

对于已经出现胆源性疼痛的胆石症患者，常常出现需要行胆囊切除的并发症。在年轻时就发现存在胆结石的患者比在首次诊断时年龄已经超过 60 岁的患者更有可能出现症状。同时患有糖尿病的胆石症患者可能对感染性并发症更加易感，但这种情况下的风险大小尚不完全明确。

外科治疗

在无症状胆石症患者中，出现需要外科治疗的症状或并发症的风险是相当小的（见上）。所以建议胆结石患者行胆囊切除术应该建立在评估以下三种情况的基础上：①症状经常发作或严重到干扰患者的日常生活，②以前出现过胆结石的并发症，也就是说有急性胆囊炎、胰腺炎和胆石瘘等病史，③患者存在导致罹患胆石症并发症风险升高的不利基础状况［例如钙化的或瓷胆囊和（或）以前有过急性胆囊炎发作史而不论目前是否有症状］。结石巨大（直径＞3 cm）的患者和结石存在于先天异常胆囊中的患者也应考虑预防性胆囊切除术。尽管在无症状胆石症患者中年纪轻是一个令人担忧的因素，但目前很少有作者建议对所有无症状的年轻患者行常规胆囊切除术。腹腔镜下胆囊切除术是一种移除胆囊及其结石的微创方法，它的优势包括显著缩短住院时间、非常短的恢复期和医疗费用降低，是绝大部分择期胆囊切除术患者的最佳选择。

从多个病例数超过 4000 例的腹腔镜下胆囊切除术的研究资料中可以得出如下要点：①手术并发症的发生率约为 4%，②5%的患者需要中转开腹手术，③死亡率非常低，不足 0.1%，④具有和开腹胆囊切除术同样低的胆管损伤率（0.2%～0.6%）。这些数据说明了为什么腹腔镜下胆囊切除术已经成为治疗有症状胆石症的“金标准”术式。

药物治疗——溶石术

在胆囊仍具有功能、结石为 X 射线可以穿透以及直径小于 10 mm 的患者中，约 50%在 6 个月到 2 年的时间内可以获得胆结石完全溶解。如果要在合理的时间段内得到良好的治疗效果，最好选择 X 射线可以穿透且直径小于 5 mm 的结石。UDCA 的剂量应为每日 10～15 mg/kg。直径超过 10 mm 的结石则很少可以溶解。UDCA 治疗对色素结石无效。可能只有≤10%的有症状胆结石患者适合这种治疗方案。但除了存在结石复发这一令人烦恼的问题之外（3～5 年后的复发率为 30%～50%），患者也需要服用这种昂贵的药物达 2 年之久。对于那些不愿意或不合适行择期开腹胆囊切除术的患者，腹腔镜下胆囊切除术极大地减少了溶石术的应用。但是，对于因胆固醇结石行胆囊切除术后再次发作胆管结石的患者则需要长期服用 UDCA。

急性和慢性胆囊炎

急性胆囊炎 胆囊壁的急性炎症常常继发于结石阻塞胆囊管。以下三种因素诱发了这种炎症反应：①胆囊的膨胀和腔内压力升高导致胆囊黏膜和胆囊壁的缺血，引起机械性炎症，②碱性磷酸酶作用于胆汁中的卵磷脂导致溶血卵磷脂及其他局部组织因子的释放，引起化学性炎症，③细菌性炎症，在 50%～85%的急性胆囊炎中可能发挥了作用。对这些患者胆囊内胆汁进行培养后最常分离到的菌株包括大肠杆菌、克雷伯菌属、链球菌属和梭状芽孢杆菌属。

急性胆囊炎常常以一次胆源性疼痛开始，这种疼痛会在以后的发作中进行性加重。大约 60%～70%的患者会自述经历过数次这种可以自发缓解的疼痛。随着发作的不断进展，越来越多的时候表现为右上腹疼痛。同胆绞痛一样，胆囊炎的疼痛可以放射到肩胛间区、右侧肩胛或右肩部，可能会出现在震动或深吸气时疼痛加重的腹膜刺激症状。患者会厌食并经常恶心，呕吐是常见的可能引起血管和细胞外容量严重不足的原因。在急性胆囊炎的早期黄疸并不常见，但当水肿炎症的改变影响到胆管和周围淋巴结时就有可能发生。

患者通常会出现低热，寒战也不少见。患者的右上腹几乎总存在压痛，25%～50%的患者可以触及增大、紧张的胆囊。对患者右上腹肋下胆囊区进行触诊时，嘱其深吸气或咳嗽常导致疼痛加重和吸气停止（墨菲征）。右上腹局部的反跳痛和因麻痹性肠梗阻导致的腹胀和肠鸣音减弱是常见的体征，但在没有穿孔的情况下，一般没有涉及全腹部的腹膜刺激征和腹肌紧张。

急性胆囊炎的诊断常常建立在特征性的病史和体格检查之上。突然出现的右上腹压痛、发热和白细胞升高三联征表现具有很高的提示性。白细胞升高通常达 10 000～15 000/ml，并伴有核左移。不到一半的患者血清胆红素轻度上升［＜85.5 μmol/L（5 mg/dl）］，大约 1/4 的患者血清转氨酶中度升高（一般小于 5 倍正常值）。超声检查可以在 90%～95%的患者发现结石，并且有助于发现胆囊炎症的征象（胆囊壁增厚和胆囊周围积液）和胆管扩张。如果超声看到胆管影像却未看到胆囊，放射性核素（如 HIDA）胆系扫描可能有确诊作用。

住院后经过治疗，约 75%的患者急性症状在 2～7

天内得到缓解。尽管进行了保守治疗，仍有25%的患者会出现急性胆囊炎的并发症（见下）。这种情况下，需要积极的外科治疗。在上述经过保守治疗得到缓解的患者中，约25%的患者一年内会再次经历胆囊炎的复发，60%的患者在6年内至少会复发一次。鉴于这种疾病特点，只要有可能，急性胆囊炎最佳的治疗策略是尽早外科手术。

Mirizzi综合征是由于胆结石嵌顿于胆囊管或胆囊颈部导致CBD受压而出现梗阻和黄疸的一种少见并发症。超声检查可以发现位于肝管旁的结石。内镜下逆行胆胰管造影术（ERCP）（图26-2B）、经皮经肝胆道造影术（PTC）或磁共振胆胰管成像术（MRCP）常常显示CBD特征性的外压改变。外科手术需要切除胆囊、胆囊管和嵌顿的结石。术前对Mirizzi综合征的正确诊断对避免术中损伤CBD至关重要。

非结石性胆囊炎 在5%～10%的急性胆囊炎患者中，术中并没有发现结石阻塞胆囊管。超过50%的这类患者，并没有找到有关非结石性炎症的原因。罹患非结石性胆囊炎的危险性升高和以下因素密切有关：严重的创伤或烧伤、持久产程的产后期、整形手术和其他非胆系大手术的术后期间，这段时期可能是复杂的长期肠外静脉高营养期。这些患者中的一部分是由于胆囊管中的胆泥所致，其他诱发因素还包括血管炎、胆囊的阻塞性腺瘤、糖尿病、胆囊扭转、胆囊的非常见细菌感染（如钩端螺旋体、链球菌、沙门菌或霍乱弧菌）和胆囊的寄生虫感染。非结石性胆囊炎也见于其他系统性疾病（如结节病、心血管疾病、结核病、梅毒和放线菌病）。

尽管非结石性胆囊炎和结石性胆囊炎的临床表现没有区别，但急性胆囊炎导致业已存在的基础疾病复杂化是非结石性胆囊炎的特点。超声或CT检查可以发现一个大的、张力较高的、静止但没有结石的胆囊，结合胆囊的排空能力较正常明显减弱，在一些患者中可以做出诊断。非结石性胆囊炎的并发症发生率超过结石性胆囊炎。对非结石性胆囊炎的成功处理似乎主要依靠早期诊断和外科介入，同时术后细致周到的护理也很重要。

非结石性胆囊疾病 在没有结石的患者中，胆囊的运动障碍可以产生复发性胆源性疼痛。在胆道闪烁显像时，可以通过注射八肽胆囊收缩素的方法来测量胆囊的"射胆汁分数"。术后病理包括多种异常发现，如慢性胆囊炎、胆囊平滑肌的肥厚和（或）胆囊管的明显狭窄。一些患者很可能以前就有胆囊疾病。可以使用以下标准来识别非结石性胆囊疾病患者：①反复发作的位于右上腹的胆源性疼痛，②CCK胆道闪烁显像显示胆囊的射胆汁分数小于40%，③注入CCK可以使相同的疼痛再次出现。另一条线索是超声检查发现增大的胆囊。最后，应该注意Oddi括约肌功能障碍同样也可以引起右上腹痛和CCK闪烁显像的异常。

气肿性胆囊炎 所谓气肿性胆囊炎开始于结石性或非结石性胆囊炎，在随后的胆囊壁缺血或坏疽以及产气微生物感染的情况下发展而来。在这种情况下，最常培养出来的细菌包括厌氧菌类（如魏氏梭菌或产气荚膜梭菌）和需氧菌类（如大肠杆菌）。这种情况最常见于老年人和糖尿病患者。其临床表现和那些非产气胆囊炎没有区别。腹平片发现以下征象可以帮助做出诊断：胆囊内存在气体、气体切入胆囊壁形成气环或存在于胆囊周围组织中。气肿性胆囊炎的发病率和死亡率是需要引起关注的，必须给予这类患者合理的抗生素治疗和积极的外科治疗。

慢性胆囊炎 胆囊壁的慢性炎症几乎总和胆结石的存在有关，它被认为是由于急性或亚急性胆囊炎反复发作或结石对胆囊壁的持续机械性刺激所致。慢性胆囊炎患者胆汁中的带菌率超过25%。对于有胆汁感染的慢性胆囊炎患者，行择期胆囊切除术可能并不会增加手术的风险。慢性胆囊炎可能多年没有症状，也可能进展为有症状的胆囊疾病或急性胆囊炎，或者以并发症的形式表现出来（见下）。

胆囊炎的并发症·积脓和积水 胆囊积脓常常是由于存在胆囊管持续梗阻因素的急性胆囊炎进展所致，此时胆囊内瘀滞的胆汁会受到产脓细菌微生物的二重感染。临床表现类似胆管炎，表现为高热、严重的右上腹疼痛、显著的血白细胞升高和极度的衰弱。胆囊积脓的患者发生革兰氏阴性脓毒败血症和（或）穿孔的风险很高。一旦怀疑该诊断，应立即给予合理的抗生素治疗和紧急外科手术。

胆囊积水或胆囊黏液囊肿也可能是由于胆囊管的长期梗阻所致，此时常常可见一枚大的单一结石。这种情况下，由于胆囊黏膜上皮细胞产生黏液（黏液囊肿）或清亮的漏出液（积水），梗阻的胆囊腔会在一段时间内进行性扩张。查体时有时可以发现易触及的、无压痛的包块从右上腹延伸至右髂窝。尽管也可以有慢性右上腹痛，但胆囊积水的患者常常是没有症状的。因为积脓、穿孔和坏疽可能会使问题复杂化，因此应行胆囊切除术。

坏疽和穿孔 胆囊坏疽是指囊壁的缺血和部分或完全的组织坏死。基本致病因素包括胆囊的显著扩张、血管炎、糖尿病、胆囊积脓或胆囊扭转导致动脉梗阻等。坏疽后的胆囊易于发生穿孔，但穿孔也可以发生于毫无前期预警症状的慢性胆囊炎患者。网膜的包裹或反复发作的胆囊炎症产生的粘连常常使穿孔局限化。细菌对破壁后流出的胆囊内容物的二重感染可以导致脓肿形成。虽然绝大多数这类患者的最佳治疗方案是胆囊切除术，但一些病情严重的患者应首先进行胆囊造瘘术和脓肿引流。相对而言，游离穿孔并不常见，但一旦发生其死亡率约为30%。由于扩张的胆囊瞬间减压，患者会有右上腹痛迅速而短暂的缓解，随后出现弥漫性腹膜炎的表现。

瘘管形成和胆石性肠梗阻 炎症和粘连可能引起胆囊和邻近器官之间的瘘管形成。胆囊十二指肠瘘最为常见，其他发生部位依次为结肠肝曲、胃、空肠、腹壁和肾盂。在因急性胆囊炎接受胆囊切除术的患者中，临床上无症状胆肠瘘的发生率可以达到5%。在腹平片中发现胆系中存在气体有时可以对无症状的胆肠瘘做出诊断。钡剂双重造影检查以及胃镜或结肠镜检查可以证实瘘的存在。对于有症状患者的治疗常常需要胆囊切除术、CBD探查和瘘道关闭等。

胆石性肠梗阻是由于大的结石进入肠道后引起的机械性小肠梗阻。结石通常会通过十二指肠的胆肠瘘进入十二指肠。只要小肠部分的直径是正常的，嵌顿结石的梗阻部位一般是在回盲瓣。大部分患者既往没有可以提示急性胆囊炎或瘘道形成的胆道系统疾病症状或相关表述。通过对胆囊底部的逐渐侵蚀，直径大于2.5 cm的大结石易于导致瘘的形成。腹平片检查结果（如伴有胆系积气和钙化的异位结石所致的小肠梗阻）或上胃肠道造影检查（如伴有回盲瓣处小肠梗阻的胆囊十二指肠瘘）偶尔可以证实该诊断。缓解梗阻的方法是开腹取石或将结石推入结肠，也应取出胆囊中大的结石。一般来说，胆囊和瘘道本身不用处理。

石灰样胆汁和瓷胆囊 当胆囊腔中的钙盐达到足够浓度时可以引起钙的沉积和胆汁弥漫性或薄雾状钙化，或者在腹平片中表现出分层效果。这种所谓的石灰样胆汁或钙乳胆汁虽然在临床上不会引起明显症状，但仍建议行胆囊切除术，特别是当它发生在积水的胆囊时。所谓的瓷胆囊，腹平片检查可能会发现钙盐沉积在处于慢性炎症中的胆囊壁内。因为在很多患者中这种表现似乎和胆囊癌有一定关系，所以建议所有瓷胆囊患者均应行胆囊切除术。

治疗 急性胆囊炎的治疗

药物治疗

尽管外科手术是治疗急性胆囊炎及其并发症的主要手段，但在胆囊切除术前仍然可能需要患者的病情在住院后稳定一段时间。患者需要禁食，必要时鼻胃管吸引，来恢复细胞外容量的严重损失和电解质紊乱。和吗啡类药物相比较，哌替啶或非甾体抗炎药（NSAID）不容易导致Oddi括约肌痉挛，因此常被用来做对症止痛。尽管在炎症的早期阶段可能尚没有发生胆汁中细菌的二重感染，但对重症的急性胆囊炎患者常常需要静脉使用抗生素。抗生素的选择应覆盖可能出现的最常见微生物（如大肠杆菌、克雷伯菌属和链球菌属）。有效的抗生素包括脲基青霉素（如哌拉西林和美洛西林）、氨苄西林/舒巴坦、环丙沙星、莫西沙星或第三代头孢菌素。如果考虑坏疽性或气肿性胆囊炎，应当加上覆盖厌氧菌的药物，如甲硝唑。亚胺培南和美罗培南是可以覆盖所有导致逆行性胆管炎细菌谱的强有力抗生素。当其他方案无效时，它们仅仅应当用于那些最严重和致命的感染。抗生素治疗的患者术后并发伤口感染、脓肿形成和败血症的机会明显减少。

外科治疗

急性胆囊炎最佳的外科治疗时机取决于患者病情稳定程度。早期外科手术是目前主要的趋势，部分原因是为了缩短住院日。在绝大多数可疑或证实存在急性胆囊炎并发症的患者，如积脓、气肿性胆囊炎或穿孔，紧急胆囊切除术可能是合理的。对于没有并发症的急性胆囊炎患者，应当选择尽早择期行腹腔镜下胆囊切除术（最好是在诊断确立后的48～72 h）。早期手术和延期手术（诊断后超过6周）的术后并发症发生率是相同的。以下患者最好延期手术：①患者的整体状况不佳，早期手术的风险过高，②患者急性胆囊炎的诊断尚存在疑点。所以，早期胆囊切除术（72 h内）应是大部分患者的选择。尽管在60岁以下患者中早期择期胆囊切除术的死亡率约为0.5%，但在大多数医疗中心紧急胆囊切除术的死亡率在1%～3%。伴随着年龄相关的其他系统疾病和胆囊本身疾病的长期或短期并发症的出现，手术的风险也会增高。非常严重或虚弱的患者可能需要先行胆囊造瘘术和置管引流，以后择期进行胆囊切除术。

胆囊切除术后并发症 胆囊切除术后的早期并发症包括肺不张和其他肺部疾病、（多发生在膈下的）脓肿形成、外部或内部出血、胆肠瘘和胆漏。黄疸的出现可能提示胆漏后对腹腔内积液中胆汁成分吸收或残存结石、胆管内血凝块以及外压导致的 CBD 机械性梗阻。

总体来说，胆囊切除术是非常成功的手术，它可以使 75%～90% 的患者术前症状完全或接近完全缓解。导致胆囊切除术后持续出现一些症状的最常见原因是被忽视的非胆源性疾病（如反流性食管炎、消化性溃疡、胰腺炎或者是最常见的肠易激综合征）。但在一小部分患者中，持续的症状谱是由于肝外胆道功能紊乱所致。这些所谓的胆囊切除术后综合征可能是由于以下原因所致：①胆道狭窄，②残存结石，③胆囊管残端综合征，④Oddi 括约肌狭窄或运动障碍，⑤胆盐诱发的腹泻或胃炎。

胆囊管残端综合征 在胆道显像中没有发现残存结石的情况下，胆囊切除术后患者发生的类似胆源性疼痛或胆囊炎症状常被归咎于胆囊管残端综合征（术后胆囊管残端的长度大于 1 cm）。但是经过仔细的分析后发现，几乎所有的原来以为是胆囊管残留过长所致的症候群其实是由于其他原因引起的。因此，在将患者胆囊切除术后出现症状的原因归咎于胆囊管残端综合征之前，应审慎地分析其他可能的多种因素。

乳头功能障碍、乳头狭窄、Oddi 括约肌痉挛和胆道运动功能障碍 多种原因可以导致反复发作的提示胆道梗阻征象的胆绞痛症状，包括非结石性胆囊病、乳头功能障碍、乳头狭窄、Oddi 括约肌痉挛或胆道运动功能障碍等。乳头狭窄被认为是由于乳头的急慢性炎症或乳头段的腺体增生所致。确定乳头狭窄需要满足 5 条标准：①上腹部疼痛，②肝功能异常，③ERCP 检查时发现 CBD 扩张，④胆道造影剂排空时间延迟（大于 45 min），⑤Oddi 括约肌基础压升高。最后一条可能并不重要。如果 ERCP 和（或）胆道测压无法施行，可以使用磁共振胆道成像（MRC）替代 ERCP。在排除非结石性胆囊病之后，治疗可以采用内镜下或外科括约肌成形术以确保胆胰管汇入乳头开口部位足够通畅。上述标准满足的越多，诊断正确的可能性越大，也就越有理由进行针对性的治疗。括约肌切开术的指征包括：①症状持续时间长，②对症治疗无效，③出现严重的功能障碍，④患者倾向于选择括约肌切开术而非外科手术（前提是向患者充分说明了两种方法的不同之处和所存在的风险）。

Oddi 括约肌运动功能障碍的诊断标准比乳头狭窄的诊断标准更存有争议。提出的机制包括括约肌痉挛、失神经敏感性导致的高张力或括约肌收缩波顺序或频率的异常变化。当评估后不能找到导致疼痛的其他原因，而且胆道成像和测压检查提示胆道运动功能障碍时，建议使用亚硝酸盐或抗胆碱能药物来尝试使括约肌松弛。对于那些经过 2～3 个月的试验性药物治疗仍然没有效果的患者，特别是伴有 Oddi 括约肌基础压升高者，可以考虑行内镜下胆道括约肌切开术（EBS）或外科括约肌成形术。EBS 已经成为解决胆管结石和其他胰胆疾病的重要选择。

胆盐诱发的腹泻和胃炎 胆囊切除术后的患者可能由于胆汁的十二指肠胃反流而出现消化不良症状。但目前并没有确凿的证据表明这些症状和胆囊切除术后的胆汁性胃炎有关。胆囊切除术可以诱发消化道转运状态的持久性改变，而这些改变会明显地影响肠道原有的功能。通过加快粪团在结肠（特别是右半结肠）的通过速度，胆囊切除术缩短了胃肠通过时间，所以导致结肠的胆酸输出增加和胆酸成分向更容易引起腹泻的次级胆酸（脱氧胆酸）转化。胆囊切除术后腹泻的概念是指严重的每日至少 3 次的水样泻，这种情况在择期胆囊切除术患者中的发生率为 5%～10%。使用胆酸螯合剂，如考来烯胺或考来替泊，在缓解烦人的腹泻方面经常是有效的。

胆囊增生性疾病

胆囊增生性疾病是指一组以胆囊正常组织成分过度增殖为特点的疾病。

腺肌瘤病 是以胆囊黏膜上皮细胞的良性增殖为特点，同时可以有上皮细胞的腺样构型、壁内憩室（罗-阿窦）、横向狭窄和（或）胆囊底的结节（“腺瘤”或“腺肌瘤”）的形成。

胆固醇沉着病 是脂质（特别是胆固醇酯）在胆囊壁固有层巨噬细胞内的异常沉积。当弥漫性沉积（“草莓胆囊”）时，胆囊黏膜呈红棕色并有亮黄色脂质斑点的散在分布。局灶性病变则表现为“镶嵌”在胆囊壁上的、单个或多发的“胆固醇息肉”。近一半患者同时存在胆固醇结石。如果有症状或胆结石存在时，腺肌瘤病和胆固醇沉着病均应行胆囊切除术。

在成年人中，胆囊多发息肉的患病率约为 5%，主要以男性为主。在无症状的直径小于 10 mm 的胆囊多发息肉患者中，超过 5 年的随访并没有发现明显的改变。对于有症状的患者、虽无症状但年龄大于 50 岁者、直径大于 10 mm 的多发息肉者、伴有结石者或随访超声检查发现息肉不断增大者均建议行胆囊切除术。

胆管疾病

先天异常

胆道闭锁和发育不全 肝外和大的肝内胆管闭锁和发育不全是婴幼儿临床上最常见的胆管异常。在出生的第一个月就可以有严重的梗阻性黄疸表现，并伴有灰白色粪便。当临床、实验室和影像学表现均怀疑患者存在胆道闭锁时，手术探查及术中胆道造影可以证实该诊断。大约10%的胆道闭锁患者的治疗方法是Roux-en-Y胆总管空肠吻合术，而Kasai手术（肝门空肠吻合术）则尝试在剩余的患者中应用，以求尽量恢复部分胆汁流。绝大多数患者，即使接受了成功的胆肠吻合术，最终还是会出现慢性胆管炎、大范围的肝纤维化或门脉高压症。

胆总管囊肿 囊状扩张可能仅涉及CBD的游离部分（胆总管囊肿），或者表现为胆总管十二指肠壁内段的憩室形成。在后一种情况下，胰液慢性反流入胆道系统可以产生炎症和肝外胆管狭窄，导致胆管炎和胆道梗阻。因为这是一个逐渐发展的过程，约50%的患者在10岁后才出现症状。超声、腹部CT、MRC或胆道造影检查可以明确诊断。只有1/3的患者表现出典型的腹痛、黄疸和腹部包块三联征。超声检查发现独立于胆囊外的囊肿提示胆总管囊肿的诊断，显示肝外胆管汇入囊肿则可以证实诊断。外科治疗包括“囊肿”切除术和胆肠吻合术。胆总管囊肿患者以后罹患胆管癌的风险增大。

先天性胆管扩张 肝内胆管的扩张可能累及主要的肝内胆管的胚根部（Caroli病）、小叶间和小叶内胆管（先天性肝纤维化）或两者均受累。Caroli病的临床表现包括复发性胆管炎、病变胆管及其周围脓肿形成以及常发生于扩张肝内胆管胚根部的棕褐色色素结石。超声、MRC和CT检查对诊断肝内胆管囊状扩张有很大价值。需要经常采取持续的抗生素治疗来降低胆管炎反复发作的频率和严重程度。随着病情的进展，继发性胆汁性肝硬化伴有门静脉高压、肝外胆道梗阻、胆管癌或反复发作败血症伴有肝脓肿形成是很常见的。

胆总管结石

病理生理和临床表现 大约10%～15%的胆囊结石患者会发生结石进入CBD的情况。胆总管结石的发病率随年龄增加而升高，因此高达25%的老年患者在接受胆囊切除时胆总管内有结石。约1%～5%切除胆囊的患者中有未发现的胆管结石残留。绝大多数的胆管结石是在胆囊中形成的胆固醇结石，然后通过胆囊管进入肝外胆道系统。原发胆管结石一般是棕褐色的色素结石，见于以下患者：①肝胆的寄生虫感染或慢性复发性胆管炎，②先天性胆管异常（特别是Caroli病），③扩张的、硬化的或狭窄的胆管，④MDR3（ABCB4）基因缺陷导致胆汁中磷脂分泌受损（低磷脂相关的胆固醇结石）。胆总管结石可能数年无症状、可能自行进入十二指肠或者（最常见）出现胆绞痛或并发症。

并发症·胆管炎 胆管炎可能是急性或慢性的，通常是由于胆道梗阻（至少部分）所导致的炎症引起临床症状。在症状出现的早期阶段，约75%的急性胆管炎患者胆汁培养中能够发现细菌。急性胆管炎的临床表现包括胆源性腹痛、黄疸和高热寒战（Charcot三联征）。血培养经常是阳性的，并伴有外周血白细胞增多。非化脓性急性胆管炎是最常见的，采用支持和抗生素治疗见效较快。但是对于化脓性急性胆管炎，在完全梗阻的胆道系统中的高压力下，脓液会导致严重的毒性反应，如谵妄、菌血症和感染中毒性休克。在这种情况下单用抗生素治疗效果差，患者常出现多发性肝脓肿，除非迅速实施内镜或外科手术来解除梗阻和引流感染的胆汁，否则死亡率接近100%。细菌性胆管炎的内镜处理和外科手术同样有效。ERCP及内镜下括约肌切开术是安全的，是明确诊断和有效治疗的首选步骤。

梗阻性黄疸 数周或数月的CBD渐进性梗阻首先表现为黄疸或瘙痒，而没有与胆绞痛或胆管炎相关的症状。虽然无痛性黄疸可以见于胆总管结石的患者，但它更多见于胰头、胆管或Vater壶腹部恶性肿瘤所引起的胆道梗阻。

对于胆总管结石引起梗阻的患者，相关的慢性结石性胆囊炎是很常见的，在这种情况下的胆囊可能无法扩张。大多数因为胆管结石导致胆道梗阻的患者，其胆囊是触摸不到的，这是Courvoisier征的基础，换句话说，可以触摸到增大的胆囊提示患者的胆道梗阻继发于恶性疾病而非结石。随着胆管内压的升高，胆道梗阻可以引起进行性肝内胆管扩张。肝内正常的胆汁流动受到抑制，结合胆红素再吸收并反流入血导致黄疸并伴有尿色加深（胆红素尿）和缺乏胆汁的浅色粪便。

任何血清胆红素水平超过85.5 μmol/L（5 mg/dl）的胆囊炎患者均应怀疑是否存在CBD结石。除非同时存在可以导致显著高胆红素血症的肝肾疾病或其他因素，胆总管结石患者的血清胆红素水平很少超过256.5 μmol/L（15.0 mg/dl）。血清胆红素水平达到或超过342.0 μmol/L（20 mg/dl）则提示恶性梗阻。胆道梗阻时血清碱性磷酸酶水平几乎总是升高的。碱性磷酸酶的升高常常发生在黄疸出现之前，并且可能是常规肝功能检查中唯一异常的指标。血清转氨酶可以升高 2～10 倍，特别是在急性梗阻时。一旦梗阻缓解，血清转氨酶水平常常迅速地回落至正常，而血清胆红素则需要 1～2 周后才能逐渐回落至正常水平。迟于血清胆红素的下降，血清碱性磷酸酶水平常常是缓慢回落的。

胰腺炎 非酒精性急性胰腺炎患者的最常见原因是胆道疾病。15％的急性胆囊炎和超过 30％的胆总管结石患者有并发胰腺炎症的生化学检测证据，共同的致病因素可能均是结石通过胆总管所致。有胆囊炎症状的患者在出现以下症状时应怀疑是否合并胰腺炎：①背部疼痛或腹部中线左侧疼痛，②持续呕吐并伴有麻痹性肠梗阻，③出现胸腔积液，特别是左侧。胆石症的外科治疗常常和胰腺炎的治愈紧密相关。

继发性胆汁性肝硬化 不论是否伴有反复发作的胆管炎，持久的或间断发生的胆管梗阻可能导致继发性胆汁性肝硬化。尽管这种并发症可以见于胆总管结石患者，但它更多见于由于狭窄或肿瘤引起的持久梗阻。这种疾病一旦形成，即使梗阻因素解除也不能阻止病情的进展，不断发展的严重的肝硬化可以导致门脉高压、肝功能衰竭甚至死亡。持久的胆道梗阻也和临床相关的脂溶性维生素 A、D、E 和 K 的缺乏有关。

诊断和治疗 胆总管结石常通过胆管造影诊断（表 26-3），它们可以是术前 ERC、MRCP 或胆囊切除术时进行的术中胆道造影（图 26-2C）。15％的接受胆囊切除术的患者证实存在 CBD 结石。如果在腹腔镜下胆囊切除术之前怀疑患者存在 CBD 结石，优先考虑术前进行治疗性 ERCP（括约肌切开并取石术）。这种方法不仅能够去除胆管结石，而且可以明确肝外胆道系统和胆囊管的解剖关系。具有下列任意一项危险因素的胆结石患者均应考虑 CBD 结石的存在：①具有黄疸或胰腺炎的病史，②肝功能指标异常，③超声或 MRCP 显示 CBD 扩张或其内存在结石。如果术中胆道造影发现胆总管内存在结石，可以在术后行治疗性 ERCP。随着腹腔镜下胆道探查技术的提高，需要行术前 ERCP 的患者有望进一步减少。

腹腔镜下胆囊切除术和 ERCP 技术的广泛应用已使胆道疾病并发症的发生率下降，同时降低了对胆总管切开取石术以及胆道 T 管引流术的需要。对于 CBD 结石患者，特别是老年人和一般情况较差的患者，EBS 后促使结石自行排出或取出结石应该是治疗方法的最佳选择。

创伤、狭窄和胆道出血

绝大部分肝外胆管的良性狭窄是由于外科手术损伤所致，约每 500 例胆囊切除术就会发生一例。狭窄可以在术后很快出现，并伴有胆漏和脓肿的形成，也可以在损伤发生后的 2 年甚至更长时间出现，并伴有胆道梗阻和胆管炎。经皮或内镜下胆管造影可以确立诊断。内镜下狭窄部位的刷检有助于病变性质的判断，这样做比单靠胆汁的细胞学检查更为准确。当脱落细胞学检查是阳性的，恶性肿瘤引起的狭窄则可以诊断。对于易于罹患胆管癌的原发性硬化性胆管炎（PSC）患者，这一过程尤为重要。尽管手术并发症的高死亡率、复发性胆管炎或继发性胆汁性肝硬化的发生率较高，然而依靠富有经验的外科医生通过胆肠吻合来成功地解除非 PSC 患者的胆管狭窄常常是可能的。

多种原因可以导致胆道出血，包括肝或胆管的外伤或手术损伤、肝脓肿或肝动脉瘤破溃入胆管、肝和胆系的肿瘤出血、胆总管结石或肝胆寄生虫所引起的机械性损伤。诊断技术（如肝活检、PTC 或经肝胆道引流管放置）也可能产生胆道出血的并发症。患者经常表现出典型的三联征，即胆源性腹痛、梗阻性黄疸和黑便或便潜血阳性。有时可以通过胆管显影发现胆系中的血凝块来做出诊断，但可能需要进一步的选择性血管造影来证实诊断。尽管少量的胆道出血可以不需要外科手术而自行停止，但外科手术缝扎出血部位常常是需要的。

胆管外压

部分或完全的胆道梗阻可能是由于胆管外的病灶压迫所致。这种情况导致的梗阻性黄疸最常见于胰头癌。胆道梗阻也可能是急性或慢性胰腺炎的并发症，也有可能是由于淋巴瘤或转移癌侵犯肝门部淋巴结所致。后者需要与肿瘤对肝的大范围侵犯所导致的胆汁淤积相鉴别。

肝胆的寄生虫病

成年蠕虫或它们的卵侵袭胆道可以导致慢性、复发性、化脓性胆管炎，伴有或不伴有多发肝脓肿、胆管结石或胆道梗阻。这种情况虽然相对少见，但在中国南方和东南亚一些地方的居民中确有发生。最常见的是吸虫类，包括华支睾吸虫、麝后睾吸虫、猫后睾吸虫或肝片吸虫。胆道的受累也可以由十二指肠成年蛔虫的侵袭或细粒棘球绦虫属在肝内形成的包虫囊肿破溃入胆道所致。诊断依靠胆道造影和在粪便中检测

表 26-3 胆管疾病诊断方法评价

诊断的优势	诊断的限制	禁忌证	并发症	建议
肝胆超声				
快速 可以同时对胆囊、肝、胆管和胰腺进行扫查 准确识别胆管扩张 不受黄疸、妊娠的限制 引导细针穿刺组织学检查	肠气 肥胖 腹水 钡剂 部分胆管梗阻 对胆总管远端的观察效果差	无	无	怀疑胆道梗阻时的初步选择
计算化机断层显像				
可以同时对胆囊、肝、胆管和胰腺进行扫查 可以准确地识别扩张的胆管和占位性病变 不受黄疸、肠气、肥胖和腹水的限制 高分辨率影像 引导细针穿刺组织学检查	极度衰弱的患者 运动伪影 肠梗阻 部分胆管梗阻	妊娠	如果使用碘造影剂，可能引起副作用和过敏现象	肝、胆和胰腺占位性病变的诊断 怀疑胆道梗阻，但存在限制肝胆超声发挥作用情况时的选择
磁共振胆胰管造影				
观察胰管和胆管的有效方法 对胆管扩张、狭窄和管内的异常改变具有高度敏感性 识别胰管的扩张或狭窄、胰腺分裂	不具有治疗作用 费用贵	幽闭恐惧症 存在金属（如铁）	无	
内镜下逆行胆胰管造影				
可以同时进行胰管显影 对远端胆管显影效果最佳 胆汁或胰腺的细胞学检查 内镜下括约肌切开和取石 胆道测压	胃十二指肠梗阻 ？Roux-en-Y 胆肠吻合	妊娠 ？急性胰腺炎 ？严重的心肺疾病	胰腺炎 胆管炎，败血症 感染性胰腺假性囊肿 穿孔（少见） 低氧血症，误吸	以下情况胆道显影的选择： 胆管无扩张 ？胰腺、壶腹部或胃十二指肠疾病 既往胆道手术史 内镜下括约肌切开等治疗性操作可能
经皮经肝胆道造影				
胆道扩张时成功率极高 对近端胆管观察效果好 胆汁细胞学/培养 经皮经肝引流	非扩张的或硬化的胆管	妊娠 未纠正的凝血功能异常 大量腹水 ？肝脓肿	出血 胆道出血 胆汁性腹膜炎 菌血症，败血症	无法进行内镜下逆行胆胰管造影或操作失败者
内镜超声				
探查壶腹部结石最敏感的方法				

出特征性的虫卵。当出现胆道梗阻表现时，治疗的选择应该是在使用抗生素的情况下进行开腹手术，同时进行 CBD 探查和胆道引流。

硬化性胆管炎

原发或特发性硬化性胆管炎的特点是累及肝外和（或）肝内胆管的进行性、炎症性、硬化性和闭塞性的过程。这种疾病患者 75%伴有炎症性肠病，特别是溃疡性结肠炎。它也与自身免疫性胰腺炎和多灶性纤维硬化综合征［如腹膜后、纵隔和（或）输尿管周围纤维化］、Riedel 甲状腺炎或眼眶假瘤有关。

免疫球蛋白 G4（IgG4）相关性胆管炎是最近才有

报道的、病因不明的胆道疾病。本病在生化和胆道影像学方面的表现难以和 PSC 相区别，常常和自身免疫性胰腺炎及其他纤维化状态有关，特点是血清 IgG4 水平升高和胆管壁及肝组织中 IgG4 阳性浆细胞的浸润。和 PSC 相反，它与炎症性肠病无关，如果伴有血清 IgG4 水平升高和不能解释的胰腺疾病应该考虑此病。糖皮质激素被认为是初始治疗的选择。但激素减量或停用后疾病复发是常见的，特别是在伴有近端狭窄的患者中。对治疗反应差或停药后复发的患者，可能需要糖皮质激素和（或）硫唑嘌呤的长期治疗（第二十八章）。

PSC 患者经常表现出慢性或间断发作的胆道梗阻的症状和体征：右上腹痛、皮肤瘙痒、黄疸或急性胆管炎。在疾病的后期，可能发生完全的胆道梗阻、继发性胆汁性肝硬化、肝衰竭或门脉高压所致的曲张静脉出血。胆道造影时的串珠样改变常可以确立诊断，即发现多灶的、弥漫性分布的阶段性狭窄，狭窄段之间的胆管正常或扩张（图 26-2D）。对可疑病例可以选择 MRCP 或 ERCP 进行胆道显影。当硬化性胆管炎的诊断确定后，就应着手寻找是否存在和该病相关的其他疾病，特别是慢性炎症性肠病。

最近一项研究描述了 305 例具有瑞典血统的 PSC 患者的自然病程和愈后，134 例（44%）患者在诊断时尚无症状，这些患者比有症状患者具有明显更高的生存率。提示愈后差的独立预测因子包括高龄、血清胆红素水平和肝的组织学改变。24 例（8%）患者最终罹患胆管癌。在这项研究中，炎症性肠病和 PSC 的关系十分密切，81%的患者同时罹患两种疾病。

小胆管 PSC 的定义是有慢性胆汁淤积的表现且肝的组织学检查和 PSC 一致，但胆管造影无异常发现。约 5%的 PSC 患者为小胆管 PSC，它可能是 PSC 的早期阶段且长期预后明显较好。但是，这类患者的病情也可能进展成为典型的 PSC 和终末期肝病而最终需要肝移植。

在获得性免疫缺陷综合征（AIDS）患者中，胰胆显像可以发现胆管的多种改变，同样也可以有胰管梗阻和胰腺炎的表现。进一步说，AIDS 患者的胆管病变包括感染和类似 PSC 的胰胆影像学改变。这些改变包括：①仅仅为肝内胆管的弥漫性受累，②肝内和肝外胆管均受累，③壶腹部狭窄，④CBD 胰腺段的狭窄，⑤胰管受累。有关致病微生物常常包括隐孢子虫、鸟胞内分枝杆菌、巨细胞病毒、微孢子虫和等孢子球虫。另外，多达 10%的患者会出现非结石性胆囊炎。虽然有风险，但内镜下乳头括约肌切开术可以明显减轻 AIDS 相关乳头狭窄所导致的腹痛。长期的胆管结石、胆管癌、手术以及外伤性胆道损伤或持续的炎症过程可能引起继发性硬化性胆管炎。

治疗　硬化性胆管炎的治疗

应用消胆胺有助于缓解瘙痒的症状，而当胆管炎出现时使用抗生素是有效的。补充维生素 D 和钙有助于防止慢性胆汁淤积患者常见的骨质流失。糖皮质激素、甲氨蝶呤和环孢素在 PSC 中是无效的。大剂量服用 UDCA（20 mg/kg）虽可以使血清肝功能指标有所改善，但并不能延长生存期。在严重狭窄的病例，可以考虑球囊扩张或支架置入，一般不需要外科手术治疗。对于胆管炎反复发作和狭窄进一步发展的患者，可能需要进行胆肠吻合或支架置入。不管是否治疗，该病的预后并不乐观，其确诊后的中位生存期为 9～12 年。年龄、血清胆红素水平、组织学分期和脾大这四个变量可以构建风险评分系统来预测患者的生存期。PSC 是肝移植的最常见指征之一。

第三部分　胰腺疾病
SECTION 3　DISORDERS OF THE PANCREAS

第二十七章　如何诊断胰腺疾病患者
Approach to the Patient with Pancreatic Disease

Darwin L. Conwell，Norton J. Greenberger，Peter A. Banks
（常虹　译　姚炜　校）

概述

正如第二十八章中所强调的，胰腺炎的病因和临床表现是多种多样的。尽管普遍认为胰腺炎主要继发于胆道疾病和酗酒，但也可以由药物、基因突变、创伤、病毒感染等引起，且与代谢和结缔组织病有关。约30%的急性胰腺炎患者和25%～40%的慢性胰腺炎患者病因不明。

全世界范围内，急性胰腺炎的发病率为每年（5～35)/100 000，死亡率约3%。慢性胰腺炎的发病率为每年（4～8)/100 000，患病率为（26～42)/100 000。在美国医疗中心收治的急性和慢性胰腺炎患者的数量正在大幅度增加，估计目前急性胰腺炎274 119例，慢性胰腺炎19 724例。急性胰腺炎已成为美国最常见的需要住院治疗的消化科疾病。每年用于急性和慢性胰腺炎的花费估计为30亿美元。这些数字可能低估了真实的发病率和患病率，因为非酒精性胰腺炎在很大程度上被忽略了。尸检中，慢性胰腺炎的患病率为0.04%～5%。

急性胰腺炎的诊断通常需要结合实验室、影像学和临床表现。慢性胰腺炎，尤其是轻型病例，由于对胰腺直接进行检查相对较为困难，而且慢性胰腺炎的腹痛表现特异性低，因此诊断常常面临困难。很多慢性胰腺炎患者的血淀粉酶和脂肪酶不高。一部分慢性胰腺炎患者会出现胰腺外分泌功能不全的症状和体征，可以作为胰腺疾病的客观证据。然而，胰腺外分泌贮备功能巨大，只有超过90%的胰腺被损伤破坏后，才会发生脂肪和蛋白质消化不良的表现。与疾病表现隐匿的患者相比，晚期慢性胰腺炎（如胰腺钙化、脂肪泻和糖尿病）的患者，非侵入性的间接胰腺外分泌功能试验（如粪便弹性蛋白酶测定）更可能得到异常的结果。对于早期慢性胰腺炎患者，当影像学表现不明确或正常时，侵入性的直接胰腺分泌功能试验（如胰泌素试验）则是敏感性和特异性最高的检测方法。

用于诊断胰腺疾病的方法

有几种方法已被证实在诊断胰腺疾病中具有较好的价值。用于急性和慢性胰腺炎的特异性试验及其诊断价值总结于表27-1和图27-1。在某些情况下，当非侵入性检查［如超声、计算机化断层显像（CT)、磁共振胰胆管造影（MRCP)］或侵入性检查［如内镜下逆行胰胆管造影（ERCP)、超声内镜检查（EUS)］的结果正常或不确定时，即慢性胰腺炎的诊断仍不能明确时，可以考虑进行胰腺功能检测，此时应用胰泌素直接刺激胰腺的检测方法是敏感性最高的。

体液中的胰酶　对于急性腹痛或背痛的患者，血淀粉酶和脂肪酶水平测定已经广泛应用于急性胰腺炎的筛查。超过正常值上限的3倍，并伴有上腹痛，如果能够除外肠穿孔、肠坏死等，则强烈提示急性胰腺炎的诊断。急性胰腺炎时，血淀粉酶和脂肪酶通常在发病24 h内升高并持续3～7天。除非存在胰管断裂、胰管阻塞或假性囊肿形成，一般7天内降至正常水平。约85%的急性胰腺炎患者存在血淀粉酶和脂肪酶水平3倍或以上的升高。急性胰腺炎在几种情况下血淀粉酶和脂肪酶水平可能是正常的：①延迟（2～5天）获得血液标本；②潜在的疾病是慢性胰腺炎，而不是急性胰腺炎；③存在高三酰甘油（甘油三酯）血症。伴有高甘油三酯血症的急性胰腺炎患者可表现为假性低水平的淀粉酶和脂肪酶活性。若腹部超声、CT扫描、MRCP或EUS检查未发现胰腺炎的客观证据，则淀粉酶和（或）脂肪酶的轻度至中度升高对于慢性胰腺炎的诊断没有帮助。

血淀粉酶升高还可见于其他情况（表27-2)，部分原因是由于很多脏器中都存在这种酶。除胰腺和唾液腺之外，输卵管、肺、甲状腺和扁桃体中也存在少量的淀粉酶，多种肿瘤组织（肺癌、食管癌、乳腺癌和卵巢癌）中也可以产生此酶。淀粉酶同工酶测定不能准确地区分升高的血淀粉酶水平是来源于胰腺炎还是非胰腺源性的，尤其是当血淀粉酶水平仅为中度升高

表 27-1　用于急慢性胰腺炎和胰腺肿瘤的诊断性检测

检测	原理	注释
体液中的胰酶		
血脂肪酶	胰腺炎导致血脂肪酶水平升高	胰酶测定用于急性胰腺炎的诊断
淀粉酶		
1. 血清	胰腺炎导致血淀粉酶水平升高	简单；结果为正常上限 3 倍或以上比较可靠
2. 尿	急性胰腺炎时淀粉酶的肾清除率增加	很少应用
3. 腹水	腺体或主胰管的破裂导致淀粉酶浓度升高	可帮助明确腹水的来源；肠梗阻和溃疡穿孔可以出现假阳性；还可以测定脂肪酶
4. 胸腔积液	胰腺炎伴随渗出性胸腔积液	肺癌和食管穿孔可产生假阳性
关于胰腺结构的检查		
X 线和放射性核素检查		
1. 腹平片	急慢性胰腺炎可显示正常	很少应用
2. 上消化道 X 线		很少应用
3. 超声检查（US）	可提供水肿、炎症、钙化、假性囊肿和肿块的信息	简单，非侵入性；可连续检查；用于胆结石的诊断；受表面肠管积气的干扰使得胰腺显像受限
4. 计算机化断层显像（CT）	可得到胰腺和胰周结构的精细影像，胰腺液体积聚，假性囊肿；评估坏死或间质病变	用于诊断胰腺钙化、胰管扩张和胰腺肿瘤；可能无法区分炎性和肿瘤性病变
5. 磁共振胰胆管造影（MRCP）	非侵入性的三维成像技术，可以对胰胆管系统产生质量非常好的图像	作为诊断性检查已经取代 ERCP；非侵入性
6. 超声内镜（EUS）	应用高频传感器可获得高分辨率图像，并可显示胰管和胰腺实质的细节改变	可用于评估胆囊结石、慢性胰腺炎和胰腺癌
7. 内镜下逆行胰胆管造影（ERCP）	胰管或胆总管插管显像可观察胰胆管系统	主要是治疗手段；侵入性
US 或 CT 引导下胰腺活检术	胰腺肿块性病变的经皮针吸活组织检查	较高的诊断率；避免剖腹探查；可在超声内镜引导下应用来诊断慢性胰腺炎、自身免疫性胰腺炎和胰腺癌
胰腺外分泌功能试验		
直接刺激胰腺及十二指肠液分析		
1. 胰泌素试验	胰泌素导致胰液和 HCO_3^- 分泌增加；胰腺的排泌反应与胰腺组织功能容量有关	对诊断隐匿性疾病较为敏感；内镜置入十二指肠和 X 线下十二指肠置管；无法准确反映胰酶的排泌；在慢性胰腺炎患者中有重叠；胰腺分泌储备能力大；目前仅在少数几个医学中心进行
2. 内镜下胰泌素试验	代替十二指肠置管	对诊断隐匿性疾病较为敏感；较高的阴性预测值；避免了十二指肠置管和放射线辐射；需要镇静麻醉
管腔内消化产物的测定		
1. 粪便脂肪定量	脂解酶的缺乏导致脂肪消化功能受损	定义吸收不良严重程度的可靠参考标准；不能区分消化不良和吸收不良
粪便中胰酶的测定		
1. 弹性蛋白酶	胰腺蛋白水解酶的排泌；在肠内不降解	固体粪便的检测值若＜100 μg/g 时诊断准确性最高

时。当患者存在不明原因的高淀粉酶血症时，巨淀粉酶测定可以协助诊出某些罕见疾病，从而避免大量的检测和试验。

腹水淀粉酶升高可见于急性胰腺炎患者，同样也可见于：①主胰管断裂导致的腹水或胰漏所致的假性囊肿；②其他疑似胰腺炎的腹部疾病（如肠梗阻、肠坏死或消化性溃疡穿孔）。胸腔积液淀粉酶升高可以发生于急性胰腺炎、慢性胰腺炎、肺癌和食管穿孔。脂肪酶是诊断急性胰腺炎最好的酶。目前，还没有一种单一血液检查能够明确地诊断伴有肾衰竭的急性胰腺炎。胰酶的升高通常小于正常上限的 3 倍。判断伴有肾衰竭的腹痛患者是否发生胰腺炎仍然是一个棘手的临床问题。一项研究结果显示，肾功能不全的患者只有当肌酐清除率＜0.8 ml/s（＜50 ml/min）时血淀粉酶水平才

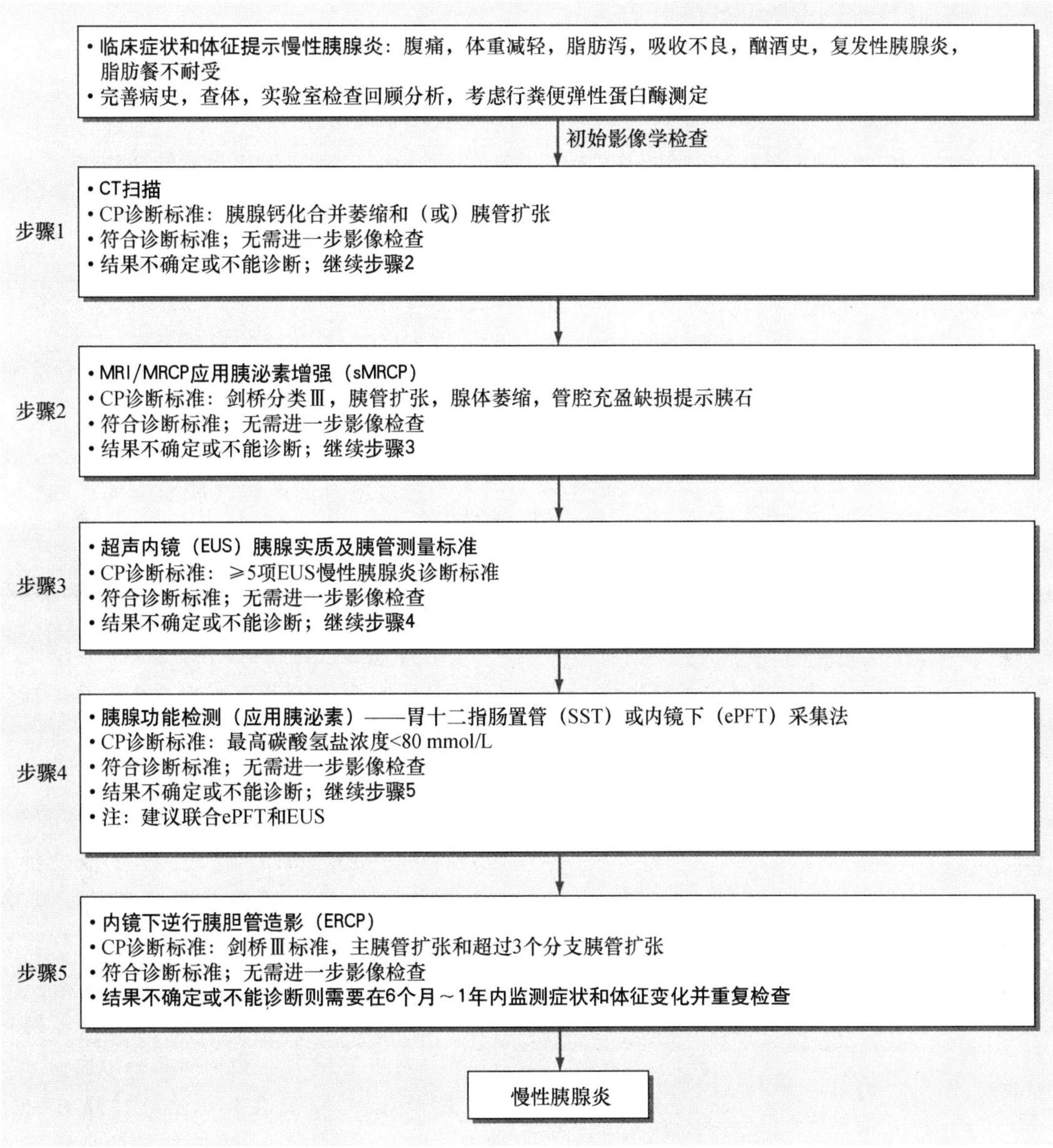

图 27-1　疑似慢性胰腺炎（CP）患者的诊断流程。超声内镜（EUS）和磁共振胰胆管造影术（sMRCP/MRCP）相对于内镜下逆行胰胆管造影（ERCP）是更合适的诊断方法

会升高。这些患者血淀粉酶一般都＜500 IU/L，并缺乏其他诊断急性胰腺炎的客观证据。在该研究中还发现，血脂肪酶和胰蛋白酶水平与血淀粉酶是平行的。考虑到检测的局限性，推荐血脂肪酶测定作为伴有肾病的急性胰腺炎的筛查试验。

胰腺结构的相关检查 · 影像学检查　腹平片曾为急性和慢性胰腺炎患者提供了有价值的信息，但目前已被其他更准确精细的影像学检查（如超声、EUS、CT 和 MRCP）所替代。

超声（US）可为急性胰腺炎、慢性胰腺炎、假性囊肿和胰腺癌患者提供重要的信息。超声显像可以提示是否存在水肿、炎症和钙化（在腹平片中常不明显），还可以显示假性囊肿、肿块和胆囊结石。急性胰腺炎时胰腺常常表现为特征性的肿大。胰腺假性囊肿在早期常常表现为光滑圆形的液体积聚。胰腺癌主要表现为边缘不规整的肿块，肿块大小＞3.0 cm 时通常为局灶的实性病变。对于怀疑胰腺疾病的大多数患者来说，超声检查通常为最初选择的方法。然而，肥胖和肠道内过多的气体会明显干扰超声下胰腺显像。

计算机化断层显像（CT）不仅是早期诊断胰腺疾病的良好方法，而且是评价急性和慢性胰腺炎并发症的最佳影像学手段，尤其是在检测胰腺内及其周围急性液体积聚、含液性病变（如假性囊肿）、包裹性坏死、钙沉积以及胰腺肿瘤方面（见第二十八章、图 28-1、

表 27-2 高淀粉酶血症和高尿淀粉酶的病因

胰腺疾病
Ⅰ. 胰腺炎
A. 急性
B. 慢性：胰管阻塞
C. 胰腺炎并发症
1. 胰腺假性囊肿
2. 胰管破裂致腹水
3. 胰腺坏死
Ⅱ. 胰腺创伤
Ⅲ. 胰腺癌
非胰腺疾病
Ⅰ. 肾功能不全
Ⅱ. 唾液腺病变
A. 流行性腮腺炎
B. 结石
C. 放射性涎腺炎
D. 颌面外科手术
Ⅲ. “肿瘤性”高淀粉酶血症
A. 肺癌、食管癌、乳腺癌或卵巢癌
Ⅳ. 巨淀粉酶血症
Ⅴ. 烧伤
Ⅵ. 糖尿病酮症酸中毒
Ⅶ. 妊娠
Ⅷ. 肾移植
Ⅸ. 脑外伤
Ⅹ. 药物：阿片类制剂
其他腹部疾病
Ⅰ. 胆道疾病：胆囊炎和胆总管结石
Ⅱ. 腹腔内疾病
A. 消化性溃疡穿孔或穿透
B. 肠梗阻或炎症
C. 宫外孕破裂
D. 腹膜炎
E. 主动脉瘤
F. 术后高淀粉酶血症

图 28-2 和图 28-4)。急性胰腺炎 CT 影像学的特点是：①胰腺肿大；②胰腺轮廓模糊和不规则；③不同程度的密度降低，胰腺内积液。CT 检查中应用口服水溶性造影剂是为了显示胃和十二指肠，从而更加准确地勾勒出不同的器官和病变。动态 CT 检查（应用快速静脉造影剂）对于评价胰腺坏死的范围以及预测并发症发生率和死亡率是很有用处的。CT 可以快速地获得清晰的影像，较好地避免因患者的躁动带来的伪影。如果根据血清学检测和体格检查的结果诊断为急性胰腺炎，则不建议在 3 天内进行 CT 检查，以避免浪费医疗费用。

超声内镜（EUS）可以通过固定于内镜上的超声传感器产生高分辨率的胰腺实质和胰管的图像，能够透过胃或十二指肠壁紧贴于胰腺表面进行扫描观察。在许多医疗中心，很大程度上已将 EUS 和 MRCP 作为主要的诊断方法，从而取代 ERCP。EUS 可以同时获得胰腺实质和胰管的影像，与 ERCP（5%～10%会并发术后胰腺炎）相比，极少出现与操作相关的并发症。EUS 还可以用于检测急性胰腺炎患者是否合并胆总管结石。对于怀疑胰腺癌的胰腺肿块性病变，还可以通过 EUS 进行活组织取材检查。为了缓解慢性胰腺炎或胰腺癌的疼痛，可以通过 EUS 穿刺注射进行神经节阻滞治疗。EUS 已经被作为慢性胰腺炎的重要诊断方法，并建立了相关的诊断标准。在表 27-3 中，若满足 9 条标准中的 5 条或以上则高度怀疑慢性胰腺炎。近期，有研究对比了 EUS 和 ERCP 与胰泌素试验对原因不明腹痛患者怀疑慢性胰腺炎的诊断价值，结果显示两者检测慢性胰腺炎早期改变的准确性相似。EUS 与 CT、MRCP 或胰腺功能检测相比，对于慢性胰腺炎的早期诊断价值尚有待确定。

磁共振成像（MRI）和磁共振胰胆管造影（MRCP）目前主要被用于观察急性和慢性胰腺炎患者的胆管、胰管和胰腺实质。对于慢性胰腺炎的影像学诊断，无需屏气的三维快速自旋回波技术可以产生极佳的 MRCP 图像质量，清楚地显示主胰管和胆总管，但是否可以检测到二级分支胰管的改变仍不确定。正常胰腺的二级分支胰管是看不到的。胰泌素增强的 MRCP 作为新型的、更好的评估胰胆管改变的影像学技术正处于研发之中。在前后位显像时，液体积聚的 T2 信号可以区分坏死碎屑和可疑的包裹性坏死，而 T1 信号可以显示假性动脉瘤破裂出血。

EUS 和 MRCP 在胰腺疾病诊断方面已经在很大程度上取代了 ERCP。随着技术的日臻完善，特别是胰泌素的联合应用，EUS 和 MRCP 很可能成为评价胰管病变的很好选择。ERCP 主要用于胆胰管病变的治疗需要。ERCP 的价值主要体现在 CT、EUS 或 MRCP 检查发现异常后的内镜介入治疗。对于其他影像学检查无法明确的，ERCP 可以帮助进一步明确（见第二十八章和图 28-1）。胰腺癌的特征性表现是胰管或胆总管的狭窄或梗阻，胰胆管系统常常同时受累

表 27-3 超声内镜慢性胰腺炎诊断标准（共 9 项）

胰管	胰腺实质
结石	线样强回声
主胰管边缘强回声	点状强回声
主胰管不规则	小叶样结构
主胰管扩张	囊性
分支胰管可见	

（双管征）。慢性胰腺炎主胰管和分支胰管的 ERCP 异常表现在剑桥分类中已有阐述。仅靠管腔狭窄和不规则表现是很难区分慢性胰腺炎和胰腺癌的。胰管老化的继发改变或急性胰腺炎发作的后遗改变有时会被误认为是慢性胰腺炎的 ERCP 改变。尽管老化可能会导致明显的管腔改变，但并不会影响胰腺功能试验的结果（如胰泌素试验）。ERCP 术后多数患者都会出现血淀粉酶水平的升高，术后胰腺炎的发生率为 5%～10%。最近的研究数据显示，胰管支架和直肠应用吲哚美辛栓可以降低 ERCP 术后胰腺炎的发生率。ERCP 应该很少仅仅作为诊断目的来应用，尤其要避免用于术后胰腺炎的高危患者。

影像学引导下胰腺活检　胰腺肿块经皮针吸活检术或穿刺活检术通常可以鉴别胰腺炎性病变和肿瘤。

胰腺外分泌功能试验

胰腺功能试验（表 27-1）可以分为以下几种：

1. 直接刺激胰腺　通过静脉滴注胰泌素，随后收集十二指肠液并进行检测。

胰泌素试验可用于检测弥漫性胰腺疾病，其生理学原理是基于胰腺的分泌反应直接与胰腺组织中的功能性基团相关。在标准试验中，一次性静脉推注 0.2 μg/kg 的人工合成胰泌素。标准胰泌素试验的正常值是：①胰液排出量每小时＞2 ml/kg；②碳酸氢盐（HCO_3^-）浓度＞80 mmol/L；③HCO_3^- 第 1 小时排出量＞10 mmol/L。该方法的重复性最好，对正常个体和外分泌功能不全慢性胰腺炎患者的区分能力也最强，尤其是在最高碳酸氢盐浓度指标方面。低于 80 mmol/L 被认为是异常的分界点，通常在慢性胰腺炎的早期就可以检测到分泌功能的异常。

胰泌素试验和其他吸收功能试验结果之间可能存在偏差。例如，慢性胰腺炎患者应用胰泌素后通常碳酸氢盐排泌量减少，但粪便脂肪排泄正常。胰泌素试验是检测胰管上皮细胞的排泌功能，而粪便脂肪排泄间接地反映了肠腔内脂肪分解的活性。只有当肠腔内脂肪酶水平显著下降时才会出现脂肪泻，这说明肠腔内消化活动只需要少量的酶即可。需要强调的是，异常的胰泌素试验结果只提示存在慢性胰腺损伤。

2. 粪便胰酶检测（如弹性蛋白酶）

肠腔内消化产物的检测（如未消化肌纤维、粪便脂肪或粪氮）已在第六章阐述。粪便中人弹性蛋白酶的含量反映了胰腺蛋白水解酶的分泌量。粪便弹性蛋白酶-1（FE-1）的活性降低是检测慢性胰腺炎和囊性纤维化患者严重胰腺外分泌功能不全（pancreatic exocrine insufficiency，PEI）的最佳试验方法。FE-1 水平＞200 μg/g 为正常，100～200 μg/g 为中度 PEI，＜100 μg/g 为重度 PEI。虽然该检测是简单、非侵入性的方法，但可能会得出假阳性结果，敏感性也较低。粪便检测水平＜50 μg/g 可以明确为 PEI，但提供的粪便标本必须是固体样本。

用于胰腺外分泌功能不全和吸收不良的鉴别诊断方法也在第六章和第二十八章进行讨论。

第二十八章　急性和慢性胰腺炎

Acute and Chronic Pancreatitis

Darwin L. Conwell，Peter Banks，
Norton J. Greenberger
（姚炜　译　李柯　校）

胰腺外分泌功能的生化与生理学

概述

胰腺每天分泌 1500～3000 ml 等渗碱性液体（pH＞8），其中包含约 20 种酶。胰腺分泌的酶和碳酸氢盐能够影响消化系统的主要消化吸收功能，并为保持消化酶的活性提供了适合的 pH 值。

胰腺外分泌功能的调节

胰腺的外分泌功能受到各种激素和神经系统的精密调节。胃酸可以刺激十二指肠黏膜（S 细胞）分泌胰泌素，继而刺激胰腺腺管细胞分泌水和电解质。十二指肠和近端空肠黏膜（Ito 细胞）主要受到长链脂肪酸、必需氨基酸（色氨酸、苯丙氨酸、缬氨酸、甲硫氨酸等）以及胃酸的刺激，分泌胆囊收缩素（CCK）。CCK 可以刺激胰腺腺泡细胞分泌大量富含消化酶的胰液。副交感神经系统（通过迷走神经）也对胰腺的分泌产生明显的影响。胰泌素和 CCK 的分泌受到迷走神经的调控，这在消化酶的分泌中显得尤为重要，相对而言，水和碳酸氢盐的分泌更依赖于胰泌素的刺激，而对 CCK 的依赖较少。迷走神经还可以刺激血管活性肠肽（VIP）的分泌，这是一种胰泌素的刺激物。胰

腺的外分泌功能同时也受到抑制性神经肽的影响，如生长抑素、胰多肽、多肽 YY、神经肽 Y、脑啡肽、胰抑制素、降钙素基因相关肽、胰高血糖素以及甘丙肽。胰多肽和多肽 YY 主要作用于胰腺外的神经系统，而生长抑素则作用于多个不同的部位。一氧化氮（NO）也是一种重要的神经介质。

水和电解质的分泌

碳酸氢盐是胰腺分泌的电解质中最重要的成分。腺管细胞分泌的碳酸氢盐主要来自血浆（93%），少部分来自细胞内的代谢产物（7%）。通过钠-碳酸氢盐协同转运蛋白，碳酸氢盐随着氯离子经囊性纤维化跨膜转导调节因子（CFTR）外流产生的去极化进入腺管腔内。胰泌素和 VIP 与细胞基底侧结合，引起第二信使细胞内 cAMP 含量的增加，最终导致腺管细胞顶部 CFTR 结构的开放，并促进碳酸氢盐的分泌。CCK 作为一种神经调节因子，可以明显增强胰泌素的作用。乙酰胆碱在腺管细胞分泌中也有重要的作用。从腺管细胞中分泌的碳酸氢盐可以中和胃酸，同时为胰酶和胆盐消化食物创造适合的 pH 环境。

酶的分泌

腺泡细胞高度分化，与分泌胰腺消化酶密切相关。酶原颗粒、溶酶体及其他细胞器等蛋白质在粗面内质网合成后，由高尔基体进行加工，然后转运至适当的位置。酶原颗粒移行到腺泡细胞的顶部，在此等待适当的神经或激素刺激进行分泌。胰腺分泌脂肪酶、淀粉酶以及蛋白酶。分解淀粉类物质的酶，如淀粉酶，可以将淀粉类物质水解为低聚糖和双糖。分解脂肪的酶类包括脂肪酶、磷脂酶 A_2 以及胆固醇酯酶。单纯的脂肪酶可以被胆盐抑制，而另一种胰腺分泌物（共脂肪酶）可以和脂肪酶结合，从而阻止这种抑制作用。胆盐可以激活磷脂酶 A_2 和胆固醇酯酶。分解蛋白质的酶包括肽链内切酶（胰蛋白酶和糜蛋白酶，这些酶作用于蛋白质及多肽内部的肽键处）、肽链端解酶（羧肽酶和氨基肽酶，这些酶分别作用于肽链游离的羧基末端或氨基末端）以及弹性蛋白酶。这些分解蛋白质的酶类都是以无活性的酶原形式释放的。另外，胰腺还分泌核糖核酸酶（脱氧核糖核酸酶和核糖核酸酶）。来自十二指肠黏膜的肠激酶可以裂解胰蛋白酶原的赖氨酸异亮氨酸连接处，从而将其转变为胰蛋白酶。胰蛋白酶随后可以通过瀑布级联效应激活其他蛋白酶原和磷脂酶 A_2。所有胰酶都是在碱性环境中具有最佳的活性。神经系统首先刺激胰酶的分泌，主要通过胆碱能神经，包括胰腺外的迷走神经和随后的胰腺内胆碱能神经。刺激性的神经递质包括乙酰胆碱和胃泌素释放多肽。这些神经递质激活钙依赖的第二信使系统，刺激胰腺分泌各种酶原进入胰腺导管内。胰腺内神经系统内的 VIP 可以增强乙酰胆碱的作用。与其他物种相比，人类腺泡细胞没有 CCK 受体。生理浓度的 CCK 可以刺激胰腺分泌，其机制是通过刺激迷走神经的传入纤维和胰腺内的神经系统。

胰腺的自身保护机制

胰腺可以通过以下机制防止自身消化：①胰腺所分泌的酶都是以酶原颗粒形式分泌的；②细胞内钙离子的稳定（腺泡细胞内较低的钙离子浓度可以促进自发激活胰蛋白酶的灭活）；③酸碱平衡；④蛋白酶抑制因子的合成［胰分泌性胰蛋白酶抑制因子（PSTI）或 SPINK1］，这些因子能结合并灭活约 20% 细胞内胰蛋白酶的活性。糜蛋白酶 C 也可以溶解并灭活胰蛋白酶。在腺泡细胞内和胰液中均可找到这些物质，还可以找到裂解的 α_1 和 α_2 球蛋白。以上 4 种保护性机制的任何一种缺失都会导致胰酶的提前激活、自身消化以及急性胰腺炎。

肠胰轴及其反馈性抑制

胰酶的分泌至少部分是受到肠胰轴的反馈性抑制，其是由十二指肠肠腔内激活的丝氨酸蛋白酶所诱导的。在十二指肠肠腔内灌注苯丙氨酸（刺激早期的消化过程），就会引起血浆内 CCK 水平的升高，同时引起糜蛋白酶及其他胰酶分泌的增加。同时灌注胰蛋白酶（刺激后期的消化）能够同时减缓这两个过程。相反，在十二指肠肠腔内灌注蛋白酶抑制因子可以导致酶分泌水平的增加。目前的证据显示，十二指肠内含有一种被称为 CCK 释放因子（CCK-RF）的肽，其与 CCK 的释放有关。丝氨酸蛋白酶可以通过在肠腔内灭活 CCK-RF 来抑制胰腺的分泌。因此，碳酸氢盐和胰酶的分泌均受到这两类物质的反馈性调节。十二指肠肠腔内的酸化会导致胰泌素的分泌，刺激迷走神经及其他神经通路激活胰腺腺管细胞，分泌碳酸氢盐。碳酸氢盐中和肠腔内的酸，反馈过程终止。食物中的蛋白质和蛋白酶结合后，导致 CCK-RF 增加，生理浓度的 CCK 被释放到血液中，这一过程主要依靠神经调节通路（迷走-迷走通路），导致乙酰胆碱介导的胰酶分泌。胰腺持续分泌蛋白酶，直到十二指肠内的蛋白质被完全消化为止，胰腺蛋白酶分泌水平回落到基线，这就是整个反馈过程。

急性胰腺炎

概述

最近对美国所有住院患者的调查显示，美国最常见的胃肠疾病入院原因是急性胰腺炎。急性胰腺炎的发病率和病因在不同的国家存在差异，如酒精、胆石症、代谢因素和药物（表 28-1）。年发病率为（13～45）/100 000。急性胰腺炎每年导致超过 250 000 例患者入院，平均住院时间 4 天，平均住院花费 6096 美元，死亡率约为 1%，每年总花费约 26 亿美元。住院率随年龄的增加而升高，黑人的比例高出 88%，男性比例高于女性。1988—2004 年，年龄调整的急性胰腺炎诊断增加了 62%，而在 2000—2009 年这一比例增加了 30%。因此，急性胰腺炎的发病率在不断增长，造成了明显的医疗费用和医疗资源的负担。

表 28-1 急性胰腺炎的病因
常见原因
胆结石（包括微结石）
酒精（急性和慢性嗜酒）
高甘油三酯血症
内镜下逆行胰胆管造影（ERCP），特别是做了胆道测压的患者
药物因素［硫唑嘌呤、6-巯嘌呤、磺胺类药、雌激素、四环素、丙戊酸、抗 HIV 药物、5-氨基水杨酸（5-ASA）］
创伤（特别是上腹部的钝挫伤）
手术后（腹部以及非腹部手术）
不常见原因
血管原因以及血管炎（心脏手术后的缺血性低灌注）
结缔组织病以及血栓性血小板减少性紫癜（TTP）
胰腺癌
高钙血症
壶腹周围憩室
胰腺分裂
遗传性胰腺炎
囊性纤维化
肾衰竭
感染（腮腺炎、柯萨奇病毒、巨细胞病毒、埃可病毒、寄生虫）
自身免疫性胰腺炎（1 型和 2 型）
导致反复发作胰腺炎的病因
胆道以及胰管的阻塞，特别是微结石、胆泥
药物
酒精依赖
代谢性高甘油三酯血症、高钙血症
解剖因素：胰腺分裂
胰腺癌
胰管内乳头状黏液瘤（IPMN）
遗传性胰腺炎
囊性纤维化
自身免疫
特发性

病因与发病机制

急性胰腺炎的病因多样（表 28-1），但其发病机制尚未完全阐明。在大多数病例中，胆结石是急性胰腺炎的主要原因（30%～60%）。在至少有一枚直径小于 5 mm 胆结石的患者中，其发生胰腺炎的风险是较大结石患者的 4 倍。酒精是第二常见原因，在美国导致了 15%～30%的胰腺炎。但在嗜酒者中，胰腺炎发生的比例仅为 5/100 000，这提示除了饮酒量之外，还有其他易感因素（如吸烟）。急性胰腺炎发生于 5%～10%接受内镜下逆行胰胆管造影（ERCP）的患者，其危险因素包括副乳头切开、Oddi 括约肌功能紊乱、既往 ERCP 术后胰腺炎病史、年龄小于 60 岁、2 次以上的胰管显影以及初学者操作。预防性使用胰管支架和直肠应用非甾体抗炎药（NSAID）可以减少 ERCP 术后胰腺炎的风险。

高甘油三酯血症导致了 1.3%～3.8%的急性胰腺炎，多数情况下血浆的甘油三酯水平大于 11.3 mmol/L（>1000 mg/dl）。大多数此类患者在随后的检查中都显示出潜在的脂肪代谢障碍，而脂肪代谢障碍本身与胰腺炎可能无关。任何导致血浆甘油三酯水平突然增加的因素（如药物或酒精）都可以诱发急性胰腺炎。载脂蛋白 CⅡ 缺乏的患者发生胰腺炎的机会增加，载脂蛋白 CⅡ 可以活化脂蛋白脂肪酶，后者在清除血中乳糜微粒中具有重要作用。酮症酸中毒的糖尿病患者或服用某些药物（如口服避孕药）的患者可能会产生较高的甘油三酯水平。0.1%～0.2%的急性胰腺炎患者与药物因素有关。药物导致急性胰腺炎是由于超敏反应或者是毒性代谢产物所致。在某些病例中原因不明（表 28-1）。

从病理学角度看，胰腺炎可以是自限性的间质性胰腺炎（胰腺的血供仍维持），也可以是严重的坏死性胰腺炎（胰腺的血供中断），后者坏死的严重程度与疾病的严重程度以及系统性并发症的严重性密切相关。自身消化是目前广泛接受的病理学学说，该理论认为胰腺炎是由于负责蛋白水解的酶类（如胰蛋白酶原、糜蛋白酶原、弹性蛋白酶原、磷脂酶 A_2 等）在胰腺腺泡内被激活（而不是在肠道内被激活）。胰蛋白酶的提前激活可能与很多因子有关，如内毒素、外毒素、病毒感染、缺血、氧化应激、溶酶体钙离子浓度以及直接创伤。激活的蛋白酶类，特别是胰蛋白酶，不仅消化胰腺和胰周组织，同时也激活了其他酶类，如弹性蛋白酶和磷脂酶 A_2。有时，胰蛋白酶也可以自身激活。

急性胰腺炎病理过程中胰酶的激活

几项近期的研究显示，胰腺炎的发生可以分为3期。初期是胰腺内消化酶的激活和腺泡的损伤。胰蛋白酶的激活可能是由溶酶体水解酶调控，如组织蛋白酶B，这些酶和消化酶一起局限在细胞内的细胞器中。目前认为腺泡细胞的损伤是胰蛋白酶激活的结果。第二个阶段是胰腺内白细胞和巨噬细胞的激活、趋化以及聚集，导致胰腺内炎症反应增强。实验证实，通过注射抗中性粒细胞血清导致的中性粒细胞耗竭可以减轻实验诱发的胰腺炎。也有证据显示中性粒细胞可以激活胰蛋白酶原。因此，胰腺腺泡细胞内胰蛋白酶的激活可以分为两个阶段，即早期与中性粒细胞无关的阶段和后期中性粒细胞依赖的阶段。第三个阶段是由于激活的蛋白水解酶和病变胰腺释放的细胞因子作用于远隔脏器导致的。激活的蛋白水解酶，特别是胰蛋白酶，不仅消化胰腺和胰腺周围组织，同时也激活了其他酶类。这些激活的酶和细胞因子会消化细胞膜，导致蛋白质分解、水肿、组织出血、血管破坏、凝固性坏死、脂肪坏死和实质细胞坏死。细胞损伤和坏死导致缓激肽、血管活性物质以及组胺的释放，继而导致许多脏器的血管舒张、血管通透性增加以及水肿等严重后果。这种局部和远隔脏器的瀑布效应结果可以导致系统性炎症反应综合征（SIRS）、急性呼吸窘迫综合征（ARDS）以及多脏器衰竭。

一些遗传相关的因素可能会影响急性胰腺炎、复发性胰腺炎以及慢性胰腺炎中胰腺损伤的严重程度。所有的遗传易感性都主要集中于对胰蛋白酶在腺泡内活化的控制。目前发现有5种基因变异与胰腺炎的易感性有关，包括：①阳离子胰蛋白酶原基因（*PRSS1*）；②胰分泌性胰蛋白酶抑制因子（*SPINK1*）；③囊性纤维化跨膜传导调节因子基因（*CFTR*）；④糜蛋白酶C基因（*CTRC*）；⑤钙敏感受体（*CASR*）。将来可能会加入新的基因，目前正在研究中。这些基因改变会产生许多医学、伦理以及精神心理问题，建议向专业人士咨询。

患者处理方法

腹痛

急性胰腺炎的主要症状是腹痛。腹痛的程度可以从轻度不适到严重持续性剧烈疼痛。其特点是持续的令人难以忍受的疼痛，位置位于上腹部或脐周，有时可以放射到背部、胸部、侧腹部以及下腹部。由于胃肠动力障碍和化学性腹膜炎，患者可以伴有恶心、呕吐和腹胀。

体格检查常会发现患者烦躁不安。低热、心动过速以及血压下降较为常见。休克并不少见，其原因可能是：①由于血浆和蛋白质渗出到腹膜后导致的血容量下降；②由于激肽的合成和释放增加，导致血管扩张和通透性增加；③蛋白水解酶和脂肪酶释放到血中导致的全身性反应。黄疸并不常见，如有发生则提示胰头部水肿压迫胆总管或者胆结石导致胆总管梗阻。由于皮下脂肪坏死导致的皮肤结节性红斑较为少见。在10%～20%的患者会有肺表现，包括双下肺啰音、肺不张以及胸腔积液，后者常见于左侧。患者常会有不同程度的腹部压痛和肌紧张，但与腹痛相比，程度常较轻。肠鸣音常会减弱甚至消失。在疾病的后期（即4～6周）可能会在上腹部摸到包块，其原因可能是肿大的胰腺、坏死物的包裹以及假性囊肿形成。由于腹腔内出血可能会导致脐周的淡蓝色色素沉着（Cullen征）。在急性重型坏死性胰腺炎合并出血的患者中，由于血红蛋白的分解，可在两肋部出现蓝-红-紫或者绿-棕色的颜色变化（Turner征）。

实验室检查

在排除消化道穿孔、缺血以及内脏栓塞的诊断之后，如果血清淀粉酶和脂肪酶上升超过正常值上限的3倍，诊断即可确立。血清脂肪酶是首选检查，但血清脂肪酶和淀粉酶上升的程度与胰腺炎的严重程度之间并无相关性。3～7天之后，即使患者仍然表现出胰腺炎的征象，但总淀粉酶会逐渐下降趋向正常，而血清异淀粉酶和脂肪酶水平仍然会升高持续7～14天。值得注意的是，血清和尿中的淀粉酶水平升高还可见于许多其他疾病（见第二十七章和表27-2）。有酸中毒的患者（动脉血 pH≤7.32）可能会出现血清淀粉酶升高的假象，这一现象可以解释为何糖尿病酮症酸中毒的患者在没有任何急性胰腺炎症状的情况下会出现血清淀粉酶的升高。血清脂肪酶的活性常常与淀粉酶水平平行，而前者的特异性更好。血清脂肪酶的测定对鉴别是由于胰腺还是非胰腺原因导致的高淀粉酶血症有意义。患者常会出现白细胞升高（15 000～20 000/μl）。病情严重的患者由于血浆渗出到腹膜后间隙或腹腔内，导致血液浓缩（血细胞比容大于44%）和（或）肾

表 28-2 修订的亚特兰大诊断标准对于胰腺炎的影像学诊断

形态学特点	定义	CT 诊断标准
间质性胰腺炎	胰腺及胰周组织的急性炎症，但是没有明确的组织坏死	胰腺在静脉增强造影过程中显影正常 没有胰腺周围坏死的证据
坏死性胰腺炎	与胰腺实质坏死和/或胰周坏死相关的炎症	胰腺在静脉增强造影过程中显影减弱和（或）胰周坏死的发现（见下面提到的 ANC 和 WON）
急性胰周液体积聚	胰腺周围由于间质水肿导致的胰腺炎，进一步液体渗出，胰腺周围液体积聚，同时没有发生胰周的坏死。这一概念仅适用于在间质水肿型胰腺炎发作 4 周内胰腺周围的液体积聚，同时没有假性囊肿的形成	发生于间质水肿型胰腺炎，胰腺周围出现水样密度的均质性液体积聚 被胰腺周围正常的筋膜组织所局限 没有形成假性囊肿的包裹 紧靠着胰腺（而不是胰腺内）
胰腺假性囊肿	这是一种在胰腺外形成的有明确包裹的囊性病变，可以伴有轻微的胰腺坏死或没有坏死。这种病变大多数在间质水肿型胰腺炎发作的 4 周后出现	完整的包裹性病变，一般是圆形或椭圆形病变表现为均质的液体密度 没有非液体的成分 病变被囊壁完全地包裹 形成一般需要 4 周以上时间，一般在急性间质水肿型胰腺炎后发生
急性坏死物质聚集（ANC）	一般发生在坏死性胰腺炎之后，积聚物中含有液体以及坏死物质。坏死可能波及胰腺实质和（或）胰周组织	只发生在急性坏死性胰腺炎之后 不同程度的不均质和非液性密度物质，分布在不同的区域（有些在早期呈均质等密度） 积聚物外没有明确的囊壁包裹 位置位于胰腺内和（或）胰腺外
包裹性坏死（WON）	成熟的包裹的坏死物，可以是胰腺坏死和/或胰周坏死，逐渐被炎性组织囊壁完全包裹。WON 常常在坏死性胰腺炎发生 4 周后出现	不均质的液性或非液性密度物质，可以不同程度的包裹（某些可以呈现密度均匀的病变） 病变包裹完整 位置位于胰腺内和（或）胰腺外 成熟多在坏死性胰腺炎发作 4 周之后

前性氮质血症［血尿素氮（BUN）大于 22 mg/dl］。

血液浓缩常是疾病严重的征象（如胰腺坏死），而氮质血症常是死亡的重要危险因素。血糖升高比较常见，原因包括胰岛素释放减少、胰高血糖素释放增加、肾上腺皮质激素以及儿茶酚胺释放增加等。不到 25% 的患者会出现低钙血症，原因并不完全清楚。早期的研究认为，甲状旁腺对低血钙的反馈性调节作用减弱，但后来的研究未能证实。有些患者腹腔内脂肪坏死区中的脂肪酸和钙离子会发生皂化反应，导致大量（可以多达 6 g）的钙溶解或存留在腹水中。这种“皂化反应”对于胰腺炎伴有轻度低钙血症，或者仅有少量或没有明显腹水的患者同样具有重要意义。不到 10% 的患者会出现高胆红素血症（血清胆红素＞68 mmol 或＞4.0 mg/dl），多为一过性的，血清胆红素水平会在 4～7天内回到正常。血清碱性磷酸酶水平和谷草转氨酶水平可以一过性升高，其与血清胆红素水平是平行的，这说明患者的胰腺炎是胆源性的或者提示胰头的炎症比较明显。高甘油三酯血症见于 5%～10% 的患者，这些患者的血清淀粉酶水平常是假性正常（第二十七章）。5%～10% 的患者会出现低氧血症（动脉氧分压≤60 mmHg），提示患者有发生 ARDS 的趋势。急性胰腺炎患者的心电图有时也会出现异常，主要表现为 ST 段和 T 波的改变，类似于心肌缺血时的表现。

建议在急诊就诊时即进行腹部超声检查，初步的影像学检查是必需的，也非常有用，可以评价患者的胆石症和胰头病变情况。

修订的亚特兰大诊断标准针对患者的 CT 表现进行了总结，主要包括：①间质性胰腺炎；②坏死性胰腺炎；③急性胰腺周围液体积聚；④胰腺假性囊肿；⑤急性坏死物质聚集（acute necrotic collection，ANC）；⑥包裹性坏死（walled-off necrosis，WON）（表 28-2 和图 28-1）。急性胰腺炎放射影像学诊断在第二十七章中讨论。

诊断

任何急性发作的严重腹痛或背痛都应考虑急性胰腺炎的可能，符合以下三项条件中的两项即可确诊急性胰腺炎：①典型的上腹痛可以放射到背部；②3 倍以上的血清脂肪酶和（或）淀粉酶升高；③腹部影像学检查有典型的急性胰腺炎表现。患者也可以同时伴有恶心、呕吐、发热、心动过速以及腹部阳性体征。实验室检查可以发现血白细胞升高、低钙血症以及高血糖。某些指标虽与诊断无关，但可以帮助判断病情的严重程度，如血液浓缩（血细胞比容＞44%）、入院时氮质血症（BUN＞22 mg/dl）、SIRS 以及器官衰竭相关的指标（表 28-3）。

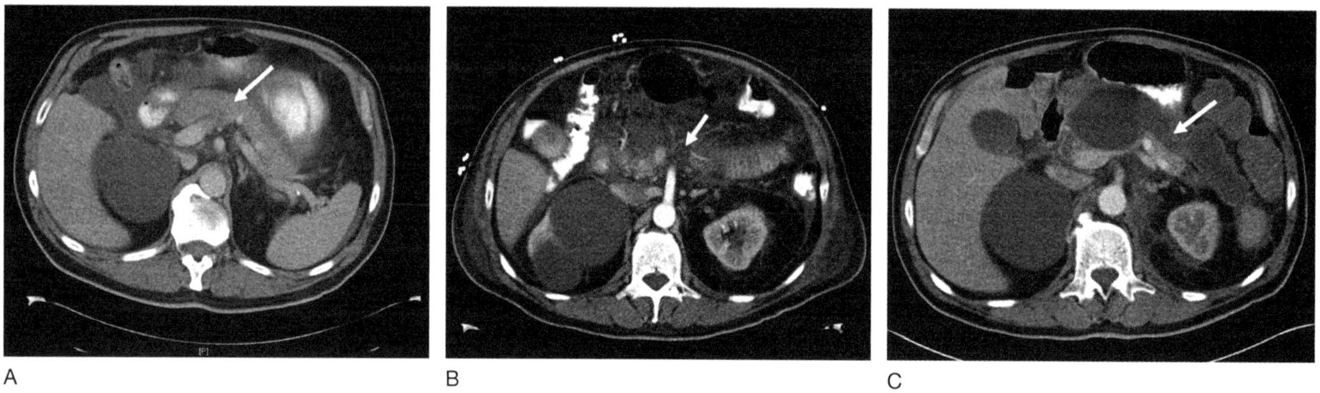

A　　B　　C

图 28-1　急性胰腺炎：CT 影像学评价。A. 对于一名刚刚入院的患者进行的增强 CT 扫描，这名患者的临床症状以及实验室检查都支持急性胰腺炎的诊断。注意胰腺实质异常的增强（箭头所示），这提示间质性胰腺炎。**B.** 对于同一名患者 6 天后进行的增强 CT 扫描，这名患者表现出持续的发热，并有系统性炎症反应综合征。此时患者的胰腺有明显的增强减弱区域，这提示胰腺发生了坏死，特别是在胰腺的体部以及颈部（箭头所示）。这提示我们如果在住院的 48 h 内进行 CT 扫描有可能低估或者遗漏这些坏死病变。**C.** 同一个患者在急性胰腺炎起病后 2 个月做了腹部的增强 CT 扫描。CT 提示患者出现了液体积聚以及包裹性坏死（WON）（箭头所示）。（Courtesy of Dr. KJ Mortele，Brigham and Women's Hospital；with permission.）

表 28-3　重症胰腺炎

重症的危险因素
• 年龄＞60 岁 • 肥胖，BMI＞30 • 合并其他疾病［查尔森合并症指数（Charlson Comorbidity Index）］
入院时或 24 h 内提示患者为重症的标志
• SIRS——定义为符合 2 项或多项以下诊断标准： 　• 体温＜36℃或＞38℃ 　• 心率＞90 次/分 　• 呼吸频率＞20 次/分或 PCO_2＜32 mmHg 　• 血白细胞＞12 000/μl 或＜4000/μl，或杆状核细胞＞10% • APACHE Ⅱ • 血液浓缩（血细胞比容＞44%） • 入院时 BUN（＞22 mg/dl） • BISAP 评分系统 　•（B）BUN＞25 mg/dl 　•（I）精神状态异常 　•（S）SIRS：4 项中具备≥2 项 　•（A）年龄大于 60 岁 　•（P）胸腔积液 • 器官衰竭（根据改良的 Marshall 评分） • 心血管系统：收缩压＜90 mmHg，心率＞130 次/分 • 呼吸系统：PO_2＜60 mmHg • 肾脏系统：血清肌酐＞2.0 mg%
住院期间严重程度的指标
• 持续器官衰竭 • 胰腺坏死

缩写：APACHE Ⅱ，急性生理与慢性健康评估Ⅱ（Acute Physiology and Chronic Health Evaluation Ⅱ）；BMI，体重指数；BISAP，急性胰腺炎严重程度床旁评分（Bedside Index of Severity in Acute Pancreatitis）；BP，血压；BUN，血尿素氮；SIRS，系统性炎症反应综合征

鉴别诊断主要包括：①脏器穿孔，尤其是消化性溃疡；②急性胆囊炎和胆绞痛；③急性肠梗阻；④肠系膜血管栓塞；⑤肾绞痛；⑥下壁心肌梗死；⑦主动脉夹层动脉瘤；⑧伴有血管炎的结缔组织病；⑨肺炎；⑩糖尿病酮症酸中毒。鉴别急性胆囊炎和急性胰腺炎常常存在难度，因为两者都有可能出现血清淀粉酶升高。胆道系统疾病的腹痛常常更靠近上腹部的右侧，疼痛的程度也更剧烈，一般不会伴有肠梗阻。超声检查对于确定胆石症和胆囊炎的诊断是有意义的。由于机械原因导致的肠梗阻可以通过以下方法进行鉴别：阵发性发作的腹部绞痛、体格检查的阳性体征以及腹部 CT 显示机械性肠梗阻征象。对于年老体弱的患者，如果伴有轻度血白细胞升高、腹胀和血性腹泻则应考虑肠系膜血管闭塞性疾病的可能，可通过 CT 或磁共振血管造影进行确诊。继发于系统性红斑狼疮和结节性多动脉炎的血管病变可能会与胰腺炎混淆，特别是这些疾病也可以继发胰腺炎。糖尿病酮症酸中毒可以表现为腹痛和血清淀粉酶水平升高，非常类似于胰腺炎的表现，但糖尿病酮症酸中毒时血清脂肪酶水平不升高。

临床过程、定义及分类

下面概述改良的亚特兰大分类，包括：①急性胰腺炎的分期；②急性胰腺炎的严重程度分级；③急性胰腺炎的影像学分级。

急性胰腺炎的分期　急性胰腺炎可以分为两期：早期（＜2 周）和后期（＞2 周），这主要是描述住院的病程。急性胰腺炎的早期，严重程度的评定主要依

靠临床参数而不是形态学改变。大多数患者有 SIRS 表现，如果病情迁延常会出现器官功能的衰竭，尤其应该关注呼吸系统、循环系统以及肾三个器官系统功能。在改良的 Marshall 评分中，三个器官系统中的一个评分达到 2 分或以上，即认为存在器官衰竭。持续的器官衰竭（>48 h）在急性胰腺炎严重程度评价中是最重要的。影响到一个以上器官的衰竭称之为多系统器官衰竭。在急性胰腺炎入院的第一个 48 h 内 CT 检查并不是必需的。

后期是疾病早期病程的延续，在这一个时期需要通过影像学检查来评价是否出现局部并发症。如同在早期一样，持续器官衰竭是患者严重程度的重要临床参数，这些患者可能需要支持措施，如肾透析、机械通气、通过鼻空肠管或胃肠外途径进行营养支持。后期通过 CT 检查判断有无坏死性胰腺炎具有极其重要的意义。坏死的发生会延长患者的住院时间，而且一旦继发感染，可能需要外科手术、内镜或者经皮穿刺引流治疗。

急性胰腺炎的严重程度　急性胰腺炎的严重程度包括轻型、中重型和重型。轻型胰腺炎没有局部并发症或器官衰竭的发生。绝大多数急性间质性胰腺炎患者属于轻型胰腺炎，其病情是自限性的，多在治疗后 3～7 天内自行缓解。如果患者没有恶心和呕吐，排便正常，而且有饥饿感，可以经口进食。一般开始建议进流食，病情恢复之后，则建议进低脂饮食。

中重型急性胰腺炎的特点是一过性器官衰竭（48 h 之内恢复）或者有局部或全身并发症，但没有持续性的器官衰竭。这些患者可以有或没有胰腺的坏死，可能会出现一些局部并发症（如液体积聚），而导致患者住院时间延长超过 1 周。

急性重症胰腺炎的特点是持续的器官衰竭（>48 h）。器官衰竭可以是胆胰器官，也可以是多脏器衰竭。患者应该接受 CT 扫描或者磁共振成像（MRI）以判断坏死和（或）局部并发症。如果发现了局部并发症，应该根据患者的临床症状、是否合并感染、液体积聚性病变的成熟程度以及临床稳定程度来制订合适的治疗策略。不建议预防性使用抗生素。

急性胰腺炎的影像　根据影像学上胰腺的灌注水平可以将急性胰腺炎分为间质性胰腺炎和坏死性胰腺炎。当患者对支持治疗反应不佳时，为了明确患者是否有胰腺坏死等局部并发症，最好在入院 3～5 天的时候进行 CT 检查。近期的调查结果显示，CT 影像学检查在急性胰腺炎中存在过度应用的情况，其在早期阶段的诊断价值还不如根据临床数据所做出的判断。改良的诊断标准中规范了局部并发症和液体积聚的 CT 诊断描述模板，具体影像学特点详见表 28-1。急性间质性胰腺炎占所有入院急性胰腺炎患者的 90%～95%，其特点是弥漫性胰腺肿大，增强扫描时显示均质的造影剂增强、轻度的炎症改变以及胰周的造影剂滞留。患者的症状在入院一周左右缓解。坏死性胰腺炎占入院胰腺炎患者的 5%～10%，患者的症状直到入院后数日才会逐渐缓解，其影像学特点是胰腺实质在增强扫描时造影剂灌注不良和（或）胰腺及周围的坏死。基于修订的亚特兰大标准，胰腺及周围坏死的自然病程差异很大，这取决于坏死物是固态的还是液态的、是无菌性坏死还是有继发感染以及坏死病灶会持续存在还是逐渐吸收。CT 扫描用于明确这些局部并发症，特别是对发现坏死是非常重要的，尤其对于那些对治疗效果不佳的患者，因为伴有感染和无菌性坏死的患者死亡率很高（图 28-1B、图 28-2 和图 28-3）。在坏死性胰腺炎患者中，器官衰竭的发生率是 54%，在合并感染的患者中比例要更高。单器官系统衰竭患者的死亡率是 3%～10%，多脏器衰竭患者的死亡率是 47%。

急性胰腺炎的治疗

我们将简述急性胰腺炎的治疗，根据患者的严重程度和并发症情况选择不同的治疗方法，我们将论述从急诊室、住院以及出院的整个治疗过程。85%～90%的急性胰腺炎患者病情是自限性的，可以自行缓解，一般治疗后 3～7 天内即可痊愈，不会出现器官衰竭和局部并发症。

急性胰腺炎的治疗开始于急诊室，诊断明确后应马上开始充分的液体复苏，静脉使用止痛药物，评估患者的严重程度，同时寻找病因，这对患者的治疗具有重要的意义。如果患者对液体复苏效果欠佳则应收入重症监护治疗病房继续进行液体复苏、血流动力学监测以及处理胰腺坏死或器官衰竭。

液体复苏及监测对治疗的反应　对于急性胰腺炎最重要的治疗是安全的、充分的液体复苏。患者需要禁食以便让胰腺得到休息，给予静脉麻醉镇痛剂控制腹痛，并给予鼻导管吸氧（2 L）。

最初的静脉补液应该选择乳酸林格液或生理盐水 15～20 ml/kg（负荷剂量，1050～1400 ml），随后以 3 ml/(kg・h)（200～250 ml/h）的速度输液，维持尿量>0.5 ml/(kg・h)。持续在床旁监测患者的生命体征以及氧饱和度和体征的变化，每 6～8 h 一次。乳酸

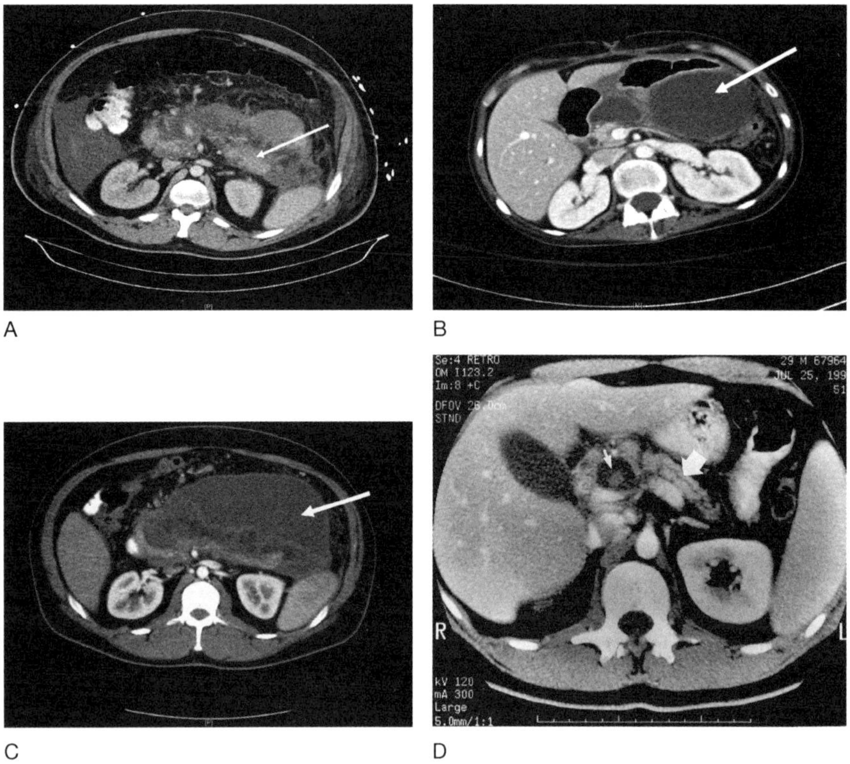

图 28-2 **A.** 急性坏死性胰腺炎：造影剂增强 CT 扫描提示伴有坏死的急性胰腺炎。箭头所指是部分增强的胰腺体/尾部，周围有液体渗出，患者的胰腺颈部/体部增强减低。**B.** 急性液体积聚：CT 扫描。造影剂增强 CT 扫描显示在腹膜后间隙内可见液体积聚（箭头），前方含有气体的胃腔受到压迫，这是一名天冬酰胺酶诱发的急性坏死性胰腺炎患者。**C.** 包裹性胰腺坏死：CT 扫描。CT 扫描显示一名坏死性胰腺炎患者在胰腺以及胰腺周围出现的明显包裹性坏死（箭头），附：在过去几年内，图 28-2B 和 28-2C 的胰腺 CT 扫描结果都会被笼统解释为假性囊肿。**D.** 螺旋 CT 显示假性囊肿（小箭头）伴有假性动脉瘤（假性囊肿内的亮区域）。注意图中的主胰管（大箭头），ERCP 显示胰管轻度扩张。（A，B，C，courtesy of Dr. KJ Mortele，Brigham and Women's Hospital；D，courtesy of Dr. PR Ros，Brigham and Women's Hospital；with permission.）

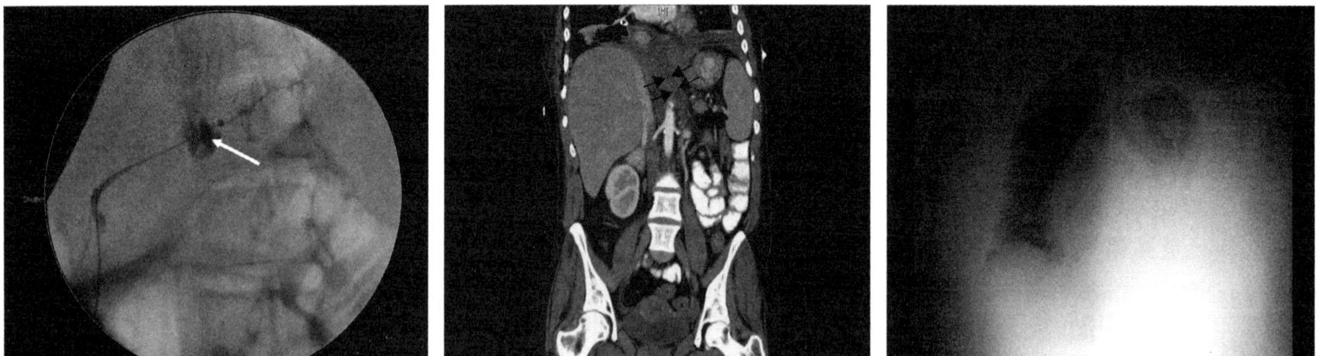

图 28-3 **A.** 胰腺胸膜瘘：ERCP 造影中显示的胰管瘘。在胰腺逆行造影中显示的胰管瘘（箭头）。这是一名由于酒精诱发的急性或慢性胰腺炎患者。**B.** 胰腺胸膜瘘：CT 扫描。造影剂增强 CT 扫描（冠状位）显示，在胰腺胸膜瘘内可以看到胰管破裂。**C.** 胰腺胸膜瘘：胸部 X 线检查。由于胰管断裂导致的胰腺胸膜瘘，可以在左侧胸腔内见到大量渗出。对于胸腔积液的检查提示淀粉酶水平升高。（Courtesy of Dr. KJ Mortele，Brigham and Women's Hospital；with permission.）

林格液可以减轻患者的炎症，作为晶体液较生理盐水更好。为了实现更精确的液体复苏和监测对治疗的反应，可以每 8～12 h 监测一次血细胞比容和 BUN 水平。需要注意的是，对于轻型胰腺炎患者的液体复苏可以不需要那么激进。BUN 水平的升高不仅意味着输液量不足，同时也意味着住院死亡率的升高。

在第一个 12～24 h 内血细胞比容和 BUN 水平下降意味着患者已经摄入了充分的液体。继续在床旁进行连续监测，评价患者是否有液体超负载，维持合适的输液量。对于患有心脏、肺或肾疾病的患者应该调整补液量。对于在连续监测中血细胞比容或 BUN 水平升高的患者应该再次给予 2 L 的晶体液作为冲击量补液，随后增加输液量 1.5 ml/(kg・h)。如果血细胞比容或 BUN 水平仍然没有变化，强烈建议将患者转到重症监护治疗病房密切监测血流动力学变化。

评估严重程度并制订治疗策略 急性胰腺炎患者诊断明确后应该进一步评估病情的严重程度，从而决定患者在哪里接受治疗比较合适（普通病房、急诊观察病房或者重症监护治疗病房）。急性胰腺炎严重程度床旁评分（BISAP）包含 5 个重要的临床及实验室指标，这些指标在入院的第一个 24 h 内获得（表 28-3），包括 BUN＞25 mg/dl、精神状态异常（Glasgow 昏迷指数＜15）、SIRS、年龄＞60 岁以及影像学检查发现胸腔积液。如果有 3 项或更多阳性意味着入院后死亡风险的增加。另外，血细胞比容＞44％和入院时 BUN＞22 mg/dl 也提示为重症急性胰腺炎。综合这些指标和患者对初步液体复苏的反应，可以帮助医生决策下一步应当采取何种治疗措施。

总体来说，较低的 BISAP 指数、血细胞比容以及入院时 BUN 水平常常预示着患者对初步治疗可能有较好的反应，可以考虑收入普通病房接受治疗。如果在第一个 24 h 内没有出现 SIRS，患者可能不会再发展到器官衰竭和坏死。对于 24 h 内有持续 SIRS 表现或者合并基础疾病的患者（如慢性阻塞性肺疾病、充血性心力衰竭等）应当收入急诊观察病房。对于有较高 BISAP 指数并且入院时血细胞比容和 BUN 水平较高的患者，如果对初步液体复苏治疗反应不佳，同时表现出呼吸衰竭、血压下降或者器官衰竭，则应当考虑直接收入重症监护治疗病房。

基于病因学的特殊考虑 为了对患者进行有针对性的治疗，建议在急诊室阶段详细询问病史，回顾用药史，有选择性地进行实验室检查（肝功能、血清甘油三酯水平和血清钙），进行腹部超声检查。腹部超声是初步的影像学检查，可以用于评估患者的胆囊、胆总管以及胰头。

胆源性胰腺炎 对于有上行性胆管炎症的患者（白细胞数和肝酶水平升高），入院 24～48 h 内应接受 ERCP 检查及治疗。发生胆源性胰腺炎的患者复发的风险较高，应该考虑在本次入院或是出院 4～6 周后接受胆囊切除手术。对于无法接受外科手术的患者，可以考虑在出院之前接受内镜下胆总管括约肌切开术。

高甘油三酯血症 血清甘油三酯水平＞1000 mg/dl 与急性胰腺炎的发生有关。初步的治疗包括胰岛素、肝素以及血浆置换。患者在门诊的治疗包括控制可能存在的糖尿病、使用降脂药物、控制体重以及避免使用升高血脂的药物。

其他潜在的病因包括高钙血症、自身免疫性胰腺炎、ERCP 术后胰腺炎以及药物诱发的胰腺炎。治疗甲状旁腺功能亢进和恶性骨破坏疾病可以降低血清钙水平。自身免疫性胰腺炎对糖皮质激素治疗常常有效。胰管支架和术前直肠吲哚美辛栓治疗可以减少 ERCP 术后胰腺炎的发生率。应当停用可能导致胰腺炎的药物，很多药物都被怀疑有诱发胰腺炎的可能，但只有约 30 种证据明确（1A 类证据）。

营养治疗 对于轻型胰腺炎患者，当腹痛停止之后即可服用低脂固体食物。对于较重的胰腺炎患者入院 2～3 天后可以接受肠内营养，而不是完全胃肠外营养（TPN）。肠内营养有助于维持肠道屏障的完整性、减少细菌移位，而且医疗花费和并发症更少。应该选择胃管还是鼻空肠营养管进行肠内营养目前尚不明确。

治疗局部并发症（表 28-4） 对于已经给予积极液体复苏和血流动力学监测的患者，如果临床病情仍然恶化，应当积极评估患者是否出现局部并发症，包括坏死、假性囊肿形成、胰管断裂、胰腺周围血管并发症以及胰腺外感染。如有出现则应进行多学科团队协作处理，包括胃肠病学家、外科医生、放射介入专家以及重症监护专家，也应当考虑将患者转往胰腺疾病中心接受诊治。

坏死 对于坏死的处理也需要多学科团队协作。如果患者出现白细胞升高、发热或者器官衰竭表现，则意味着可能存在胰腺感染，需要对坏死部位进行经皮穿刺吸引以及革兰氏染色和细菌培养。预防性抗生素治疗在坏死性胰腺炎的治疗中没有价值。对已经表现出脓毒血症的患者，在等待细菌革兰氏染色和培养结果的同时，应该进行经验性广谱抗生素治疗。如果培养结果阴性，则应当停止抗生素治疗，以便减少发生机会性感染或者真菌感染的可能。如果患者持续发热，可以每隔 5～7 天对胰腺坏死部位进行细针穿刺，进行革兰氏染色和细菌培养。为了明确是否存在局部并发症，可以定期重复 CT 或者 MRI 检查，以便了解病情变化和局部并发症情况（如血栓形成、出血和腹腔间隔室综合征）。

一般来说，如果没有并发症，无菌性坏死可以通过保守治疗得到控制。而感染性坏死的诊断一旦确立，同时又发现了感染微生物，就应给予有针对性的抗生素治疗。感染性坏死的彻底治疗手段是胰腺清创手术

表 28-4 急性胰腺炎的并发症

局部
坏死
无菌性
感染性
包裹性坏死
胰腺液体积聚
胰腺假性囊肿
主胰管或分支胰管的断裂
胰源性腹水
坏死性胰腺炎累及周围器官
血管（脾静脉、门静脉）血栓栓塞
胰肠瘘
肠梗死
梗阻性黄疸
系统性
呼吸系统
胸腔积液
肺不张
纵隔积液
肺炎
急性呼吸窘迫综合征（ARDS）
低氧血症（未被认识的）
心血管系统
低血压
低血容量
心电图上非特异的 ST-T 改变，类似于心肌梗死的图形
心包积液
血液系统
弥散性血管内凝血（DIC）
胃肠道出血
消化性溃疡出血
糜烂性胃炎
出血性胰腺坏死后侵犯内脏大血管
门静脉血栓、脾静脉血栓、静脉曲张出血
肾
少尿（<300 ml/d）
氮质血症
肾动脉和（或）肾静脉血栓
急性肾小管坏死
代谢
高血糖
高甘油三酯血症
高血钙
脑病
突然失明（Purtscher 视网膜病）
中枢神经系统
精神病
脂肪栓塞
脂肪坏死
皮下组织（红斑性结节）
骨骼
多发的（纵隔、胸膜以及神经系统）

（坏死物切除手术），然而是否采用取决于患者对抗生素的治疗效果和患者的临床状况。如果出现了在修订的亚特兰大诊断标准中描述的有症状的局部并发症，就需要接受彻底的治疗。

在一些胰腺治疗中心，已经报告了升阶梯治疗策略（先进行经皮穿刺或经内镜引流，如果有必要随后外科手术）的成功。1/3 的患者经过升阶梯治疗策略无需接受大的外科手术治疗。最近，在一些需要介入治疗的胰腺包裹性坏死患者中进行的随机对照研究中，一部分患者接受了内镜治疗，而另一部分患者接受了外科手术。多年来，在多学科团队的严密观察治疗中，形成了一些更保守的治疗方案。保守治疗方案可以持续 4～6 周，这样胰腺坏死物质可以自行吸收或者被包裹，此时再接受内镜或者外科介入治疗对于患者会更加安全和容易耐受。

假性囊肿 发生假性囊肿的机会比较低，大多数急性的液体积聚会自行吸收。不到 10%的患者经过 6 周的观察仍然会有持续的液体积聚，形成假性囊肿。只有那些有症状的液体积聚才需通过外科手术、内镜或者经皮穿刺进行引流。

胰管断裂 对于腹痛持续不缓解和呼吸困难伴有大量液体积聚的患者，确诊的方法可以通过磁共振胰胆管造影（MRCP）或是 ERCP。放置一枚桥接型的胰管支架并保留 6 周对缓解胰液渗漏效果较好（可达到 90%的成功率）。非桥接型支架的效果较差。

周围血管的并发症 周围血管的并发症包括脾静脉血栓伴有胃底静脉曲张和假性动脉瘤。胃底静脉曲张破裂出血的发生率不到 5%，假性动脉瘤破裂造成的致命性出血可以通过肠系膜血管造影进行诊断和栓塞治疗。

胰腺外的感染 高达 20%的急性胰腺炎患者会发生院内感染。患者应接受持续监测以了解有无肺炎、泌尿系统感染以及各种导管相关感染的可能。患者住院期间应反复进行尿液培养、胸部 X 线检查，并常规更换静脉留置导管。

随访 中重型和重型胰腺炎患者需要住院治疗数周到数月，其中常包括一段时间的重症监护治疗病房，患者出院后也需要康复及医疗护理。随访过程中需要评价患者有无糖尿病、外分泌功能不全、反复发作的胆管炎以及液体积聚的感染。如果胰腺炎是由简单型胆囊结石造成的，则应当在出院后 4～6 周内考虑进行胆囊切除。

复发性胰腺炎

大约 25%发生急性胰腺炎的患者会反复发作，其主要原因是酒精和胆石症。对于那些反复发作胰腺炎却找不到明确原因的患者，鉴别诊断应当考虑隐匿的胆道疾病（包括胆道微小结石）、高甘油三酯血症、药物、胰腺癌、胰腺分裂以及囊性纤维化（表 28-1）。在一个包含 31 名诊断为特发性或复发性胰腺炎患者的系列研究中，23 名发现有隐匿的胆系疾病。由此可见，约三分之二病因不明的复发性急性胰腺炎事实上存在微小胆结石。遗传缺陷包括囊性纤维化基因突变可以引起遗传性胰腺炎，包括复发性胰腺炎。其他胆系和胰管疾病包括胆总管囊肿、十二指肠壶腹肿瘤、胰腺分裂以及胰管病变（结石、狭窄和肿瘤）。2%～4%的胰腺癌患者可以表现出急性胰腺炎的症状。

艾滋病患者的胰腺炎

艾滋病患者发生急性胰腺炎的风险增加，原因包括：①艾滋病患者机会性感染风险增加（累及胰腺），如巨细胞病毒、隐孢子虫以及鸟复合分枝杆菌；②艾滋病患者使用以下药物的机会明显增加，如去羟肌苷、喷他脒、甲氧苄啶-磺胺甲噁唑以及蛋白酶抑制剂，这些药物可能会增加胰腺炎的发生机会。目前，随着艾滋病治疗技术的提高，胰腺炎发生的概率已经明显降低了。

慢性胰腺炎及胰腺外分泌功能不全

病理生理学

慢性胰腺炎与急性胰腺炎不同的是，该病以胰腺的不可逆破坏为特征，而急性胰腺炎的病变是可逆的（表 28-4）。导致胰腺炎症迁延不愈的原因目前已逐渐明确。无论任何机制，引起星形细胞活化、细胞因子表达、细胞外基质蛋白产生，最终导致急性和慢性炎症以及胶原在胰腺内沉积。因此，这一疾病的命名是根据胰腺组织学的改变，包括慢性炎症、纤维化以及内、外分泌功能的持续性破坏（萎缩）。病因多样，临床表现主要包括腹痛、脂肪泻、体重减轻及糖尿病（表 28-5）。

酒精被认为是慢性胰腺炎的主要病因，但其他因素也参与其发病，因为并不是所有大量饮酒的患者都会发生慢性胰腺炎。吸烟和慢性胰腺炎之间也有很强的关联性。吸烟会使胰腺对自身消化的易感性增强，而且容易使胰管细胞的囊性纤维化跨膜转导调节因子（CFTR）功能紊乱。吸烟是慢性胰腺炎和复发性胰腺炎独立的、剂量依赖的危险因子。长期饮酒和吸烟都与胰腺纤维化、钙化以及胰腺炎的进展有关。

表 28-5　慢性胰腺炎和胰腺外分泌功能不全：TIGAR-O 分类系统

毒性代谢产物
酒精依赖
吸烟
高钙血症
高脂血症
慢性肾衰竭
药物——非那西丁滥用
毒物——有机锡化合物（例如二丁基二氯化锡、DBTC）
特发性
早期起病型
晚期起病型
热带性
遗传性
阳离子胰蛋白酶原（*PRSS1*）
囊性纤维化跨膜传导调节因子基因（*CFTR*）
钙敏感受体（*CASR*）
糜蛋白酶 C 基因（*CTRC*）
胰分泌性胰蛋白酶抑制因子基因（*SPINK1*）
自身免疫
1 型自身免疫性慢性胰腺炎
IgG4 相关性疾病
2 型自身免疫性慢性胰腺炎
复发性和重症急性胰腺炎
坏死后胰腺炎（重症急性胰腺炎）
复发性急性胰腺炎
血管性疾病/缺血
放射性诱发的胰腺炎
梗阻原因导致
胰腺分裂
胰管梗阻（例如肿瘤）
壶腹周围十二指肠壁的囊肿
创伤后胰管的瘢痕

在慢性胰腺炎的发病机制中，近期对胰腺星形细胞（PSC）的研究使人们对慢性胰腺炎背后的细胞学反应有了新的理解。正常情况下胰腺星形细胞在维持胰腺正常结构中起到了重要的作用，但在慢性胰腺炎过程中该细胞可以导致纤维化。前哨急性胰腺炎事件（sentinel acute pancreatitis event，SAPE）假说描述了这些病因在慢性胰腺炎病理过程中的意义。酒精或其他刺激性因素导致正常胰腺间质遭到破坏（在基质金属蛋白酶介导下），引起胰腺间质的重建。促炎症反应细胞因子、肿瘤坏死因子 α（TNF-α）、白细胞介素 1（IL-1）和 6（IL-6）以及氧化复合物都在随后的新胶原合成过程中诱导了 PSC 的活性。除了上述刺激，PSC 也可以通过自分泌途径分泌转化生长因子 β（TGF-β）刺激自身活化，这也可以解释为什么慢性胰腺炎在去除外源性刺激后炎症仍然持续。

病因学

美国成年人中，嗜酒是慢性胰腺炎最主要的原因，囊性纤维化是儿童慢性胰腺炎最主要的原因。约 25%的美国成年人的慢性胰腺炎是特发性的。最近的研究发现，高达 15%的特发性慢性胰腺炎患者是由于遗传因素导致的（表 28-5）。

Whitcomb 等调查了几个遗传性慢性胰腺炎的家族，确定了他们在胰蛋白酶编码基因方面的缺陷，其他一些基因缺陷也被发现。这些基因缺陷可以阻止灭活在胰腺内被提前激活的胰蛋白酶，使得细胞内的保护机制（如胰蛋白酶抑制因子）失效，这些不断在胰腺内活化的酶导致急性炎症的反复发作，最终形成慢性胰腺炎。自从发现 *PRSS1* 突变缺陷以来，很多其他的遗传缺陷得以确认（表 28-5）。

目前已经发现了囊性纤维化跨膜传导调节因子基因（*CFTR*）的突变。该基因的功能是作为 cAMP 调节的氯离子通道。在囊性纤维化患者中，高浓度的大分子物质阻塞胰管。*CFTR* 基因缺陷存在多种类型，已有超过 100 种 *CFTR* 基因突变缺陷被确认。由于基因缺陷的类型太多，使得确定不同缺陷类型与胰腺疾病表现的关系变得很困难。*CFTR* 基因突变的发现大大拓展了既往对该病的认识水平。目前已明确了 *CFTR* 基因突变和其他单症状囊性纤维化（如慢性胰腺炎）之间的相关性。估计在特发性胰腺炎患者中，*CFTR* 单基因突变患者的风险是预期的 11 倍，两个等位基因均发生突变是预期的 80 倍。在这些研究中，患者诊断胰腺炎时均已成人，没有一个患者表现出肺部症状，发汗实验也不支持囊性纤维化的诊断。人群中这些突变的频率尚不明确，需要进一步研究。另外，在治疗胰腺炎的过程中这些发现的预后意义尚不明确，需要长期的随访研究。*CFTR* 基因突变在普通人群中也很普遍，目前尚不清楚作为常染色体隐性遗传，仅仅 *CFTR* 突变是否就可以引起胰腺炎。一项在 39 例特发性慢性胰腺炎患者中的研究发现了疾病与这些基因突变之间的相关性。同时携带两个 *CFTR* 基因突变者（复合杂合子），其 *CFTR* 功能在典型的囊性纤维化患者和囊性纤维化携带者之间，患胰腺炎的风险增加了 40 倍，而携带 *N34S SPINK1* 突变的风险会增加 20 倍。如果同时携带有 2 个 *CFTR* 突变和一个 *N34S SPINK1* 突变，则患胰腺炎的风险会增加 900 倍。对遗传缺陷作用的了解催生了新的基因疗法，可以在患有囊性纤维化的儿童中改善其肺功能和生活质量，并增加体重和改善营养。表 28-5 列出了引起慢性胰腺炎和外分泌功能不全的已知病因。

自身免疫性胰腺炎（表 28-6）

自身免疫性胰腺炎（autoimmune pancreatitis，AIP）是一种少见疾病，是由自身免疫导致的，有特征性的实验室、组织学和形态学特点。在 1 型自身免疫性胰腺炎中，胰腺是 IgG4 自身抗体系统性疾病中受累的一部分，符合下面提到的 HISORt 诊断标准。特征性的胰腺组织学表现包括淋巴细胞浸润、席纹样纤维化以及大量的 IgG4 阳性细胞。2 型自身免疫性胰腺炎主要的组织学表现是特发性的导管中心性胰腺炎伴有导管壁的粒细胞浸润（GEL 细胞），但没有 IgG4 阳性的细胞和全身性受累。开始人们认为自身免疫性胰腺炎是一种胰腺原发性疾病，但目前被认为与其他自身免疫性疾病密切相关，被统称为 IgG4 相关系统性疾病。这些疾病的临床特点包括 IgG4 胆管炎、类风湿关节炎、干燥综合征、溃疡性结肠炎、纵隔纤维化、淋巴结肿大、自身免疫性甲状腺疾病、小管间质性肾炎、腹膜后纤维化、慢性主动脉周围炎、慢性硬化性唾液腺炎以及 Mikulicz 病。患者的症状较轻，主要表现为腹痛，复发性急性胰腺炎并不常见。自身免疫性胰腺炎并不是特发性复发性胰腺炎的常见原因。

患者可以出现体重减轻和新发的糖尿病。肝功能检查可以出现胆道梗阻的检查结果（如不成比例的血清碱性磷酸酶明显升高，但转氨酶仅轻度升高）。血清中 IgG4 水平升高是该疾病的一个标志，特别在西方人中更为明显。正常人血清 IgG4 水平仅占总 IgG 水平的 5%～6%，但在自身免疫性胰腺炎患者中可以>280 mg/dl。大多数患者 CT 扫描可以发现胰腺明显异

表 28-6　自身免疫性胰腺炎（AIP）的临床特征

- 症状较轻，一般是轻度腹痛，不伴有频繁发作的急性胰腺炎
- 胰腺的弥漫性增大和肿胀
- 2/3 的患者表现为梗阻性黄疸或者是胰腺头部类似于胰腺癌的肿块
- 胰管不规则弥漫性狭窄（MRCP 或 ERCP）
- 血清 γ 球蛋白特别是 IgG4 水平升高
- 其他自身抗体（ANA）、类风湿因子（RF）阳性
- 伴有其他自身免疫性疾病：干燥综合征、原发性硬化性胆管炎、溃疡性结肠炎、类风湿关节炎
- 胰腺外的胆管病变，例如胆总管以及肝内胆管的狭窄
- 胰腺钙化（少见）
- 胰腺活检提示广泛的纤维化以及淋巴浆细胞浸润
- 糖皮质激素在控制症状、减轻胰腺肿胀、逆转组织学改变方面有效

缩写：ERCP，内镜下逆行胰胆管造影；MRCP，磁共振胰胆管造影

常改变，包括胰腺弥漫性肿大、局部增大以及胰头明显增大。超过三分之一的自身免疫性胰腺炎患者 ERCP 或 MRCP 会提示胆管狭窄，狭窄部位包括胆总管、肝内胆管或是近端胆管，被称为自身免疫性 IgG4 相关性胆管炎。特征性的组织学发现包括大量淋巴浆细胞浸润伴有大量环绕胰管的纤维化。大量淋巴浆细胞的浸润导致了闭塞性静脉炎。

在 Mayo 临床 HISORt 诊断标准中，符合以下至少 3 条可以诊断自身免疫性胰腺炎：①组织学（Histology）；②影像学（Imaging）；③血清学（Serology），血清 IgG4 水平升高；④其他器官（Other organs）受累；⑤糖皮质激素治疗有效，胰腺和胰腺外症状明显好转。

糖皮质激素可以缓解患者的症状、减轻胰腺的肿胀，并逆转组织学改变。糖皮质激素治疗 2～4 周后症状会有戏剧化改善。一般使用泼尼松，初始剂量为 40 mg/d，持续 4 周，随后逐渐减量（每周 5 mg 的速度递减），治疗期间密切监测患者，包括症状、腹部影像学改变（主要是胰腺和胆管）、γ 球蛋白、IgG4 水平以及肝功能的改善情况。如果 2～4 周的治疗效果不佳，需要重新评估诊断，如胰腺癌或其他类型慢性胰腺炎的可能。近期的多中心国际合作研究回顾了 1064 名 AIP 患者，结果显示激素治疗在 99%的 1 型和 92%的 2 型自身免疫性胰腺炎患者中都显示了疗效，但在 31%的 1 型和 9%的 2 型患者中出现了症状复发。对于复发的患者，295 例患者中的 201 例再次使用获得了病情的再次缓解，58 例患者中的 52 例服用硫唑嘌呤后病情缓解。少数患者使用 6 巯基嘌呤、利妥昔单抗、环孢素以及环磷酰胺有效。1 型和 2 型自身免疫性胰腺炎的初次激素治疗效果都很好。1 型患者的复发更常见，特别是那些有胆道狭窄的患者。大多数复发见于停用激素之后。对于那些症状顽固和有狭窄的患者需要接受免疫调节剂治疗。在自身免疫性胰腺炎诊断后的一段时间内继发癌症的机会并不多。

慢性胰腺炎的临床特征 慢性胰腺炎患者就医的两个主要原因是腹痛和消化不良导致的体重减轻。腹痛的部位、程度以及频率可以不同。腹痛可以是持续的或间断的，进食常可以加重，导致患者因为恐惧进食而体重持续下降。腹痛的程度可以从轻度一直到相当严重，常常导致患者对麻醉药产生依赖。消化不良的表现包括腹泻、脂肪泻、体重减轻以及乏力。具有腹痛的患者常伴有消化不良症状，少数（不到 20%）患者仅有消化不良症状而无腹痛。慢性胰腺炎患者有较高的致病率和死亡率，占用了大量的医疗资源。虽然患者常有脂肪泻，但明显的脂溶性维生素缺乏非常少见。体格检查多无特殊发现，常常只有一些腹部的轻压痛。患者较严重的腹痛症状常和轻微的腹部体征之间不相符合。

早期或者说轻度慢性胰腺炎的诊断常比较困难，因为本病没有明确的生物学标志物。和急性胰腺炎相比，慢性胰腺炎患者的血清淀粉酶和脂肪酶水平升高不明显。血清胆红素和碱性磷酸酶水平的升高常意味着胆总管狭窄（慢性炎症所致）继发的胆汁淤积。许多患者的糖耐量水平异常，空腹血糖水平上升。对怀疑胰腺原因引起的脂肪泻，检测粪便弹性蛋白酶 1 和小肠黏膜活检有助于诊断，在胰源性病因中，粪便弹性蛋白酶 1 水平异常，而小肠黏膜活检是正常的。每克粪便弹性蛋白酶水平＜100 μg 强烈提示严重的胰腺外分泌功能不全。

对怀疑慢性胰腺炎患者的影像学检查一般是从无创检查开始的，然后再考虑有创的检查。腹部 CT 常常是最初的选择（图 28-4A 和 B），随后考虑 MRI（图 28-4C）、超声内镜以及胰腺功能检查。CT 检查除了能够排除胰腺假性囊肿、胰腺癌等之外，还可以发现胰腺钙化、胰管扩张或胰腺萎缩。虽然腹部 CT 和 MRCP 在诊断胰腺疾病方面有很大的作用，但在诊断方面敏感性和特异性最高的诊断方法是胰泌素刺激试验。当胰腺外分泌功能丧失超过 60%时，胰泌素刺激试验即会出现异常，这一数值与慢性胰腺炎患者出现腹痛症状的时间相吻合。超声内镜（EUS）在诊断慢性胰腺炎中的作用仍有待明确，9 个特点可以提示慢性胰腺炎，满足 5 条或以上就可以考虑该诊断。单独依靠超声内镜来诊断早期慢性胰腺炎，其敏感性不够好（第二十七章），在一般消化不良患者或是年老患者中超声内镜也可能显示某些慢性胰腺炎的特点。近期的研究提示，在慢性腹痛患者中，可以通过超声内镜联合胰腺功能检测（EUS-ePFT）来筛查慢性胰腺炎。如果在腹平片中发现胰腺弥漫钙化，则提示胰腺已明显破坏，符合慢性胰腺炎的病理学证据（图 28-4A）。虽然酒精是胰腺钙化最常见的原因，但这种钙化在遗传性胰腺炎、创伤后胰腺炎、高钙血症胰腺炎、特发性慢性胰腺炎以及热带胰腺炎中也可见到。

慢性胰腺炎的并发症 慢性胰腺炎具有多种并发症（表 28-7）。虽然大多数患者的糖耐量异常，但糖尿病酮症酸中毒和糖尿病昏迷很少见，其他器官的病变（如视网膜病变、神经病变和肾病）也比较少见。非糖尿病性视网膜病变可能是由于维生素 A 和（或）锌的缺乏所致。患者可以出现消化道出血，原因包括消化性溃疡、胃炎、假性囊肿侵蚀破溃入十二指肠、动脉出血直接进入胰管（胰管出血）以及胰尾部慢性炎症

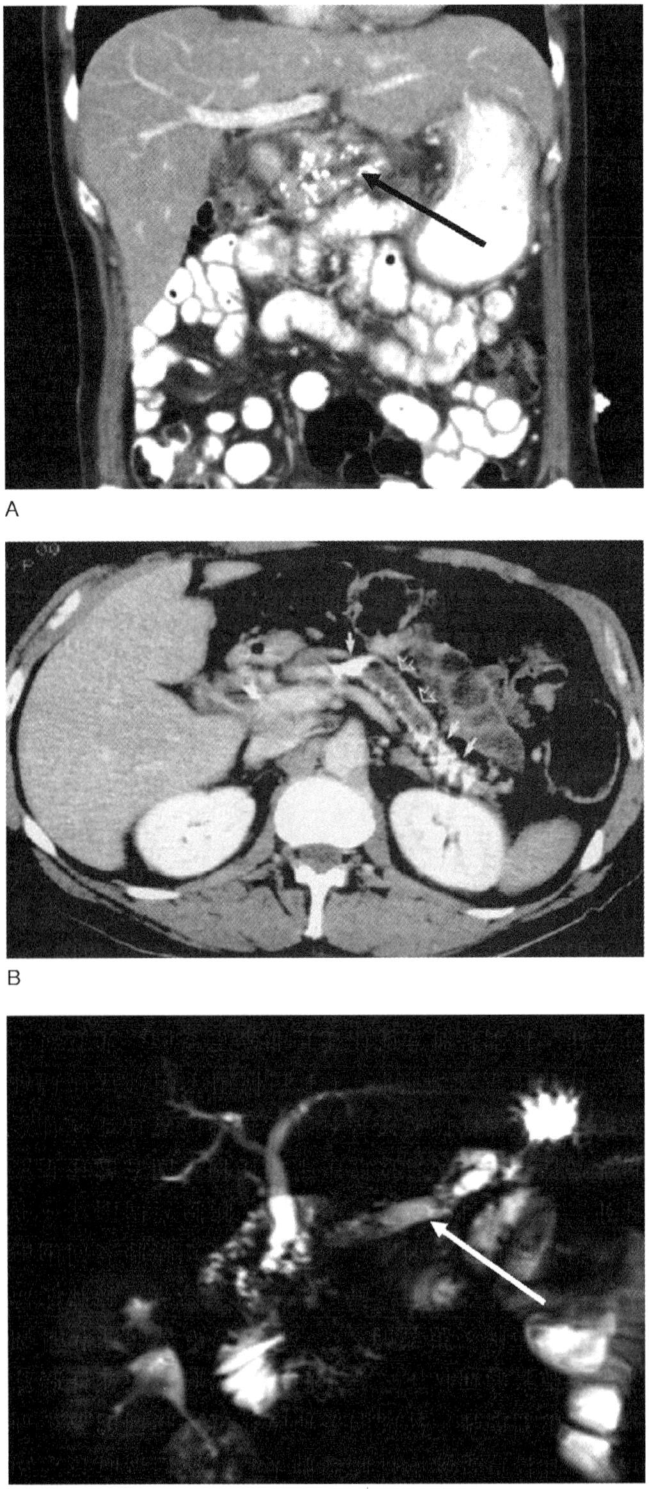

图 28-4 A. 慢性胰腺炎及胰腺结石：CT 扫描图片。在这个腹部增强 CT 扫描图片中可以看到胰腺萎缩，在胰腺实质及胰管中都可以见到多发的钙化以及结石（箭头）。B. 在这个造影剂增强的腹部 CT 扫描图片中，可以见到胰腺萎缩以及多发的钙化结石（箭头）。注意在这张图片上可以看到贯穿胰腺体尾部的胰管明显增宽（空心箭头）。C. 慢性胰腺炎在磁共振胰胆管造影（MRCP）上的表现：扩张的胰管伴有充盈缺损。钆增强的磁共振成像/MRCP 显示慢性胰腺炎患者扩张的胰管（箭头）伴有多发充盈缺损，提示胰管结石。（A，C，courtesy of Dr. KJ Mortele，Brigham and Women's Hospital；with permission.）

表 28-7 慢性胰腺炎的并发症

慢性腹痛	黄疸
麻醉药成瘾	视网膜病变
糖尿病/糖耐量异常	胆道狭窄和（或）胆汁性肝硬化
胃轻瘫	假性囊肿
吸收不良/消化不良	代谢性骨病
	胰腺癌

导致脾静脉血栓形成进而静脉曲张破裂出血。由于胆总管胰腺段的慢性炎症可以导致黄疸、胆汁淤积以及胆汁性肝硬化。结石性慢性胰腺炎后 20 年，胰腺癌的累积发生率是 4%。遗传性胰腺炎患者继发胰腺癌的概率增加 10 倍以上。

治疗 慢性胰腺炎的治疗

脂肪泻

脂肪泻的治疗需要直接补充胰酶，但常难以完全纠正。胰酶治疗会在一定程度上控制脂肪泻，并恢复脂肪吸收达到可以接受的水平，患者的体重也可以增加。补充胰酶是治疗脂肪泻的基石，使用有效的胰酶制剂可以提供充足的脂肪酶进入十二指肠腔，减轻消化不良和脂肪泻。为了标准化胰酶制剂的活性、效力和生物活性，2008 年 4 月美国食品和药品监督管理局（FDA）要求所有在美国销售的胰酶制剂获得新药审批（NDA）。表 28-8 列出了常用的药物配方，其使用需要遵从 FDA 的授权。近期的数据建议患者进食时需要使用 80 000～100 000 单位的脂肪酶，才能改善慢性胰腺炎营养不良患者的营养指标，有些患者需要使用抑酸药物，如质子泵抑制剂。

腹痛

治疗慢性胰腺炎所致的腹痛是存在争议的。

近期的 meta 分析显示，胰酶补充治疗在缓解慢性胰腺炎腹痛方面没有持续的益处。在某些慢性特发性胰腺炎患者中，常规使用非肠衣包裹的、含有高浓度丝氨酸蛋白酶的胰酶制剂可能会减轻轻度腹痛及不适症状。患者体会到的疼痛减轻可能是因为消化不良症状的改善。

胃轻瘫也是慢性胰腺炎患者很常见的症状，需要对患者使用促动力药物治疗。仅仅给予胰酶治疗是无效的，因为胃动力障碍会导致胰酶无法从胃部

表 28-8　FDA 批准使用的胰酶（胰脂肪酶）制剂

产品	酶的含量/单位，美国处方单位		
	脂肪酶[a]	淀粉酶[a]	蛋白酶[a]
立即释放的胶囊			
无肠衣包裹			
Viokace 10 440	10 440	391 550	39 150
Viokace 20 880	20 880	78 300	78 300
缓释的胶囊			
肠衣包裹的微球体			
Creon 3000	3000	15 000	9500
Creon 6000	6000	30 000	19 000
Creon 12 000	12 000	60 000	38 000
Creon 24 000	24 000	120 000	76 000
肠衣包裹的小片			
Ultresa 13 800	13 800	27 600	27 600
Ultresa 20 700	20 700	41 400	41 400
Ultresa 23 000	23 000	46 000	46 000
肠衣包裹的小珠			
Zenpep 3000	3000	16 000	10 000
Zenpep 5000	5000	27 000	17 000
Zenpep 10 000	10 000	55 000	34 000
Zenpep 15 000	15 000	82 000	51 000
Zenpep 20 000	20 000	109 000	68 000
Zenpep 25 000	25 000	136 000	85 000
肠衣包裹的微片			
Pancreaze 4200	4200	17 500	10 000
Pancreaze 10 500	10 500	43 750	25 000
Pancreaze 16 800	16 800	70 000	40 000
Pancreaze 21 000	21 000	61 000	37 000
碳酸氢盐缓冲肠衣包裹的微球体			
Pertzye 8000	8000	30 250	28 750
Pertzye 16 000	16 000	60 500	57 500

[a] 每片或每个胶囊的美国处方单位。

注： FDA 在发现市场上的胰酶制剂差别很大之后，要求所有的胰酶生产厂家都需遵循新药审批（NDA）流程。很多厂家都在这个新的标准下试图获得 FDA 的生产批准，用于治疗囊性纤维化或其他疾病引起的胰腺外分泌功能不全。

进入近端小肠。近期的前瞻性研究显示，普瑞巴林可以改善由于慢性胰腺炎导致的腹痛，并减轻止痛药的使用量。

慢性胰腺炎腹痛的内镜治疗包括胰管括约肌切开、放置支架、取出胰腺结石以及引流胰腺假性囊肿等。当有明显的主胰管狭窄时，应该对胰管进行处理，尤其是有胰管结石梗阻时。对于有慢性腹痛而无主胰管狭窄的患者，内镜下放置支架治疗的效果尚不确定。支架置入可以引起明显的并发症，如出血、胆管炎、支架移位、胰腺炎以及支架堵塞。对于胰管有较大结石导致的梗阻，可以通过外科手术进行胰管减压治疗，这种情况常见于酒精引起的慢性胰腺炎患者。80%患者的症状可以立刻获得缓解，但手术 3 年后有一半的患者腹痛会复发。两项前瞻性随机研究比较了内镜和外科手术治疗慢性胰腺炎的效果，结果显示在胰管扩张和腹痛患者中，在减轻疼痛和提高生活质量方面外科手术优于内镜治疗。上述结果提示，对于胰管扩张和腹痛的慢性胰腺炎患者应当考虑外科治疗，对于术前放置胰管支架是否可以预测手术的疗效目前尚无定论。

对于常规治疗无效的慢性胰腺炎腹痛患者，Whipple 手术、全胰切除术以及自体胰岛细胞移植术均已有选择地在患者中实施。没有接受过胰腺手术且无胰岛细胞功能不全的患者最能从全胰切除及自体胰岛细胞移植中获益。虽然该手术的效果还有待明确，但可能有助于替代胰管减压手术以及在难治性胰管狭窄所致腹痛患者中的胰腺切除手术。标准的外科手术会减少胰岛细胞数量。腹腔神经节阻滞术对长期减轻腹痛的效果并不满意。

遗传性胰腺炎

遗传性胰腺炎比较少见，和慢性胰腺炎的表现类似，但起病比较早且有遗传因素参与的证据。使用基因组分析发现遗传性胰腺炎的基因位于第 7 号染色体。突变位于编码阳离子胰蛋白酶原基因的密码子 29（外显子 2）和密码子 122（外显子 3），可以导致常染色体显性遗传的遗传性胰腺炎。密码子 122 的突变可以导致相应位置的精氨酸被其他氨基酸所取代，一般是组氨酸。胰蛋白酶一旦在胰腺腺泡内被提前激活，会有保护机制使被激活的酶灭活。这种氨基酸的取代一旦发生，该灭活机制就会被破坏。患者会有反复发作的剧烈腹痛，持续数日到数周。血清淀粉酶和脂肪酶水平在腹痛发作期可以升高，但多数是正常的。患者很可能会发生胰腺钙化、糖尿病以及脂肪泻，胰腺癌发生概率也会增加，到 70 岁时胰腺癌累积发生率增加 40%。近期，在法国超过 200 例遗传性胰腺炎患者中进行的研究发现，腹痛开始发生的年龄约为 10 岁，脂肪泻开始的年龄约为 29 岁，糖尿病发生的年龄约为 38 岁，胰腺癌约为 55 岁。这些患者常常需要外科手术进行胰管减压来治疗腹痛。遗传性胰腺炎患者的家属如果发生腹痛，也应该考虑本病的可能。

胰分泌性胰蛋白酶抑制因子（PSTI）或者说是丝氨酸蛋白酶抑制剂 Kazal Ⅰ型（SPINK1）是一种 56

个氨基酸组成的多肽，能特异性地与胰蛋白酶活性部位结合，从而灭活其活性。SPINK1是灭活腺泡内提前激活胰蛋白酶原的第一道防线。最近，有研究提示SPINK1突变在慢性特发性胰腺炎患者中明显增加，提示这些突变与胰腺炎的发生可能有关。

胰腺内分泌肿瘤

胰腺内分泌肿瘤在《哈里森内科学》（第19版）的其他部分中进行讨论。

其他类型异常改变

环形胰腺

当腹侧胰腺没有与背侧胰腺很好地融合，即形成环形胰腺，包绕十二指肠，在新生儿或成人中可能导致肠道梗阻。症状主要包括餐后腹胀、上腹痛、恶心以及呕吐，常常在诊断之前数年就已经存在。造影检查会发现近端十二指肠均匀扩张，肠腔两侧相当于环形胰腺位置隆起，十二指肠黏膜病变但并无破坏，这些病变在右前斜位时更加明显，多次检查也不会变化。其他的鉴别诊断包括十二指肠蹼、十二指肠或胰腺肿瘤、球后消化性溃疡、局限性肠炎以及肠粘连。环形胰腺患者发生胰腺炎和消化性溃疡的机会增加。鉴于上述表现及潜在的并发症，即使患者症状已持续多年也应进行手术治疗。结肠后十二指肠空肠吻合术是主要的术式选择，有些外科医生也建议进行毕Ⅱ式胃切除手术、胃肠吻合术以及迷走神经切断术。

胰腺分裂

胰腺分裂见于7%～10%的人群。患病的原因是腹侧和背侧胰腺原基没有很好地融合，整个胰腺的胰液通过副乳头进行引流。胰腺分裂是最常见的人类胰腺遗传性解剖变异。目前认为，即使有这种解剖异常，大多数患者并不表现出胰腺炎的症状，但若同时伴有副乳头开口狭小则会导致背侧胰管堵塞。但要确定这种异常改变，常常面临困难，通过ERCP进行背侧胰管的插管相对于腹侧胰管来说具有一定难度。对于胰腺分裂合并胰腺炎的患者来说，首选保守治疗。在许多胰腺分裂患者中，胰腺炎是特发性的，与胰腺分裂无明显关系。仅当患者的胰腺炎反复发作且找不到其他原因时才需要进行内镜或外科手术治疗。如果证实患者的背侧胰管明显增宽，应当进行外科胰管减压。需要注意的是，类似胰腺分裂的ERCP/MRCP表现（如腹侧胰管纤细并伴有分叉）也有可能是由胰腺肿瘤所致的继发性主胰管梗阻。

巨淀粉酶血症

在巨淀粉酶血症患者中，患者的淀粉酶以多聚物的形式存在于血循环中，由于分子量太大无法通过肾正常清除。此病患者血清淀粉酶水平升高而尿淀粉酶水平下降。巨淀粉酶的存在可以通过血清层析法进行诊断。巨淀粉酶血症的患病率在非酒精相关疾病住院的成人中大约是1.5%。一般情况下，巨淀粉酶血症是偶然发现的，与胰腺和其他器官的疾病无关。巨淀粉酶血症还见于一些肝硬化和非霍奇金淋巴瘤患者，在这些患者中胰腺在超声和CT检查中都显示正常。脂肪酶可以和免疫球蛋白A形成复合物。因此，同时具有高淀粉酶血症和高脂肪酶血症时，应该考虑是由于血中这些酶的水平升高所致。

感谢

本章是前版的更新，感谢Drs. Norton J. Greenberger、Phillip P. Toskes和Bechien Wu在前期版本中的工作。

第四部分　消化系统感染性疾病
SECTION 4　INFECTIOUS DISEASES OF ALIMENTARY SYSTEM

第二十九章　腹内感染与脓肿
Intraabdominal Infections and Abscesses

Miriam Baron Barshak，Dennis L. Kasper
（宋志强　译　丁士刚　校）

腹腔内感染主要是因为腹腔正常解剖屏障遭到破坏而产生。导致屏障破坏的原因包括：①阑尾、憩室或溃疡穿孔；②缺血、肿瘤或炎症（如炎症性肠病）所致的肠壁薄弱；③周围组织器官炎症，如胰腺炎、盆腔炎等所致的酶或微生物漏至腹腔。任何原因所致的炎症或者肠道和其他器官内的微生物进入无菌的腹腔内，均会导致一系列的腹腔内感染。腹腔内感染分为两个阶段，第一阶段是腹膜炎，如果患者未经治疗而度过这一阶段，则进入第二阶段，即脓肿形成。各个感染阶段中微生物的种类决定了疾病的发病机制和过程。

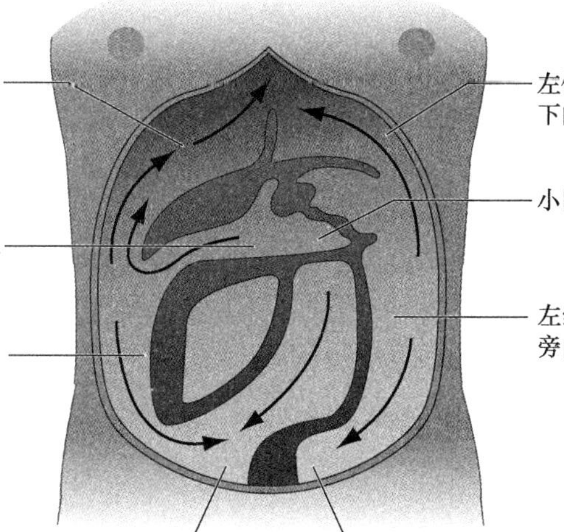

图 29-1　腹腔内间隙图。显示了腹腔液体循环及可能形成脓肿的区域。一些区域较易积聚液体和脓液，如骨盆（腹腔最低处）、左右两侧膈下间隙、莫里森袋（位于肝下间隙的后上方，为平卧位时脊柱旁沟的最低处）。由于镰状韧带将左、右膈下间隙分隔开来，作为屏障阻止了炎症扩散，所以双侧膈下积液的情况较为罕见。（Reprinted with permission from B Lorber [ed]：Atlas of Infectious Diseases，vol VII：Intra-abdominal Infections，Hepatitis，and Gastroenteritis. Philadelphia，Current Medicine，1996，p 1.13.）

腹膜炎

腹膜炎是一种致命性疾病，通常伴随菌血症及败血症。腹膜腔虽然很大，但有分隔。横结肠系膜将腹膜腔分隔为上腹膜腔和下腹膜腔，大网膜自横结肠系膜延伸至胃的下极，勾画出下腹膜腔的界线。胰腺、十二指肠、升结肠和降结肠位于腹膜前间隙，肾、输尿管和肾上腺位于腹膜后间隙，其他脏器如肝、胃、胆囊、脾、空肠、回肠、横结肠、乙状结肠、直肠和阑尾均位于腹膜腔内。腹膜腔被覆浆膜层，可以作为液体交换通路，这是临床上腹膜透析的解剖学基础（图 29-1）。正常情况下，腹膜腔内可存在少量浆液，其蛋白质（主要为白蛋白）含量应小于 30 g/L，白细胞（主要为单核细胞）数应小于 300/μl。细菌感染时，大量粒细胞在腹膜腔内聚集，早期为中性粒细胞浸润，之后有单核细胞迁移。炎症反应中浸润的粒细胞种类受细胞趋化因子合成的调节。

原发性（自发性）细菌性腹膜炎

腹膜炎可分为原发性（没有明确感染来源）或继发性两种，二者中发现的病原体和临床表现各不相同。成人原发性细菌性腹膜炎（primary bacterial peritonitis，PBP）多为肝硬化（经常由酗酒所致）的并发症。然而，也有报道在恶性疾病伴转移、坏死后肝硬化、慢性活动性肝炎、急性病毒性肝炎、充血性心力衰竭、系统性红斑狼疮、淋巴水肿以及没有基础疾病的患者中出现 PBP。PBP 几乎都发生于已有腹水的患者中，但总体发病率不高，仅见于 10%的肝硬化患者。PBP 的原因目前尚未明确，可能主要是因为肝病变导致门脉系统滤过功能缺陷继发的病原体血液播散。腹水是病原体繁殖生长的良好介质，肝硬化患者腹水中的补体级联蛋白含量低于其他原因所致的腹水，晚期肝病患者的中性粒细胞调理吞噬功能也有所减弱。肝硬化可导致肠道菌群改变，且会增加潜在致病菌如肠杆菌类的发病率。在进展期肝硬化患者中，常发生小肠细菌过度生长及病菌易位和 PBP。促使肝硬化患者发生上述改变的因素包括潘氏（Paneth）细胞防御素的缺乏、肠蠕动的减弱、胰腺分泌的减少和门脉高压性肠病。

PBP 的临床表现与继发性腹膜炎不同，最常见的症状为发热，发生于 80%以上的患者。腹水的出现几乎都在感染发生之前。腹痛常常急性出现，体格检查发现腹膜刺激征阳性有助于诊断。但缺少上述任何一种表现都不能除外此病，患者出现不明原因的非局限性症状，如不适感、乏力或脑病等也需考虑 PBP 可能。腹水合并发热的患者进行腹水化验至关重要，白细胞>250/μl 可确诊 PBP（依据 Conn 标准，http://jac.oxfordjournals.org/cgi/content/full/47/3/26），但这一标准不适用于继发性腹膜炎（见下文）。PBP 的病原学具有特异性，最常见革兰氏阴性肠杆菌如大肠埃希菌，也可见到革兰氏阳性菌如链球菌、肠球菌、甚至是肺炎球菌。一项研究发现，近些年在肝硬化患者中，对高危患者广泛应用喹诺酮类药物来预防 PBP、经常住院和应用广谱抗生素会导致 PBP 病原菌种类的改变，革兰氏阳性菌及产 β 内酰胺酶肠杆菌较常见。出现多重耐药菌的风险包括院内感染、长时间预防性应用诺氟沙星、近期感染多重耐药菌以及近期应用 β 内酰胺类抗生素。PBP 多为单一病原体感染，厌氧菌感染较继发性腹膜炎少见。如果怀疑 PBP，但腹水中发现多种细菌及厌氧菌感染，则应该积极寻找继发感染灶。

PBP 不易确诊，需先除外原发的腹部感染灶，增强 CT 检查有助于识别。直接抽取腹水在培养基上接种很难培养出细菌，但可以将 10 ml 腹水置于血液培养瓶进行优化细菌培养。由于 PBP 常并发菌血症，需要同时完善血液培养。为提高培养检出率，应在使用抗生素前获得。影像学检查对 PBP 的诊断无特异性提示作用，腹平片可见腹水。腹痛患者应完善胸部及腹部影像学检查除外游离气体，与穿孔相鉴别（图 29-2）。

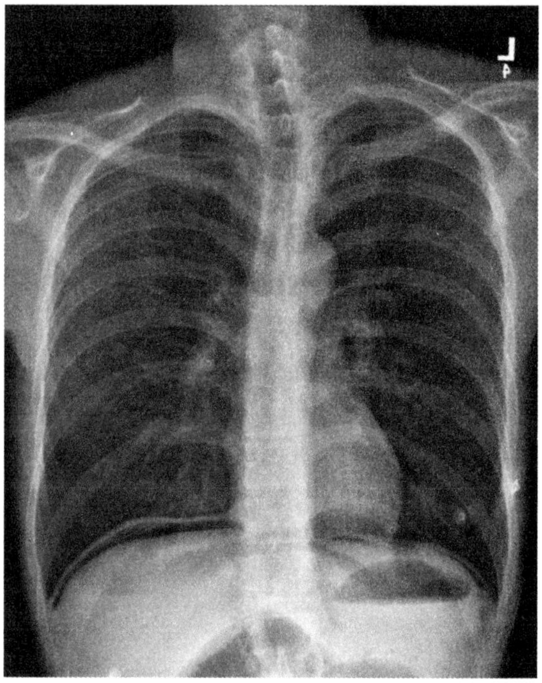

图 29-2　气腹。胸部正位片可见膈下游离气体，提示胃肠道穿孔，继发性腹膜炎。（Image courtesy of Dr. John Braver；with permission.）

治疗　原发性细菌性腹膜炎的治疗

PBP 需根据血液及腹水细菌培养结果指导治疗方案。由于腹水革兰氏染色通常为阴性结果，因此在得到细菌培养结果之前，经验性应用抗生素应覆盖革兰氏阴性杆菌和革兰氏阳性球菌。三代头孢菌素如头孢噻肟（2 g q8 h 静脉输液）可作为轻中度患者的经验性用药，也可以选择广谱抗生素如青霉素/β 内酰胺酶抑制剂组合（如哌拉西林/他唑巴坦 3.375 g q6 h 静脉输液，用于肾功能正常的成年人）或头孢曲松（2 g q24 h 静脉输液）。抗菌谱更加广泛的药物（如碳青霉烯类）则建议等到培养结果出来之后再给予。不需要经验性给予抗厌氧菌药物。对于血清肌酐≥1 mg/dl、血尿素氮≥30 mg/dl 或血清总胆红素≥4 mg/dl 的患者，给予白蛋白（前 6 小时 1.5 g/kg，第 3 天 1.0 g/kg）可以降低死亡率，但不满足以上条件的患者不适用。检测到病原菌后，应选用针对该病原菌的抗生素。PBP 患者在应用正确的抗生素后 72 h 内症状将有所改善。如果药物起效迅速，血液培养阴性，抗菌治疗疗程可短至 5 天。但对于菌血症的患者或症状改善缓慢的患者，疗程应增加，最多 2 周。治疗后腹水中仍有白细胞者需积极寻找其他原因。

预防·一级预防　一些调查研究和一篇 meta 分析提示，应用质子泵抑制剂会增加 PBP 的风险，但尚无前瞻性研究表明避免使用该药可预防 PBP。非选择性 β 受体阻滞剂可能会有利于预防原发性细菌性腹膜炎。美国肝病研究协会在 2012 年的指南中推荐：对于 PBP 最高危患者，即腹水总蛋白<1.5 g/dl，伴有肾功能失代偿（血清肌酐≥1.2 mg/dl，血尿素氮≥25 mg/dl 或血钠≤130 mg/dl）和（或）肝衰竭（Child-Pugh 评分≥9 分，胆红素≥3 mg/dl），可预防使用抗生素，用药方案见下。对于肝硬化伴消化道出血患者，推荐预防使用抗生素，疗程为 7 天。

二级预防　PBP 的复发率较高，1 年内复发率高达 70%。既往有 PBP 病史的患者建议预防性使用抗生素，可将其复发率降至＜20%，并提高短期生存率。肾功能正常的成年患者预防抗生素方案为氟喹诺酮类（环丙沙星 750 mg 每周 1 次或诺氟沙星 400 mg/d）或甲氧苄啶-磺胺甲噁唑（每天双倍剂量）。但长时间应用广谱抗生素会增加严重金黄色葡萄球菌感染的风险。

继发性腹膜炎

继发性腹膜炎是腹部脏器溢出的细菌污染腹膜所引起的炎症性疾病。病原体通常为多种菌株，以兼性厌氧的革兰氏阴性杆菌和厌氧菌为主，特别是在感染来源为结肠时。感染早期，宿主免疫系统通过纤维素和中性粒细胞的渗出来应对腹腔的污染。早期患者死亡的主要原因是革兰氏阴性菌的脓毒血症以及内毒素血症。患者血液中常可分离出革兰氏阴性杆菌，主要为大肠埃希菌，但也可出现脆弱拟杆菌菌血症。腹痛的剧烈程度和临床过程取决于炎症发展的速度。腹膜分离出的菌株种类随原发病灶而有所不同。继发性腹膜炎的产生包括化学刺激和细菌污染。例如，胃溃疡穿孔患者，在无胃酸缺乏的状态下，低 pH 值的胃内容物对腹膜产生化学刺激，由于胃内的正常菌群和口腔内菌群种类一致，而细菌量较口腔内少，所以胃溃疡穿孔产生的细菌负荷与阑尾穿孔相比是可以忽略不计的。Treitz 韧带以下的肠腔内，每克粪便中厌氧菌数量约 10^{11}，而需氧菌仅 10^{8}/g，厌氧菌占菌群总数的 99.9%。结肠内容物的泄漏（pH 7～8）并不引起显著的化学性腹膜炎，但大量的细菌负荷可导致严重的感染。

继发性腹膜炎的患者由于病因的不同可以出现不同的局限性症状。例如，胃溃疡穿孔患者会出现上腹部疼痛；阑尾炎患者（第十三章）初始症状常不明确，表现为脐周不适和恶心，数小时后转移至右下腹局限性疼痛；异位阑尾（包括盲肠后位阑尾）可使症状表现更加复杂。一旦感染播散至腹膜腔，尤其是感染播散至有广泛神经支配的壁腹膜，腹痛会明显加重。患者通常无法活动，采取屈膝蜷曲体位以避免牵拉腹腔的神经纤维，咳嗽、打喷嚏等增加腹腔压力的动作时，会伴有剧烈疼痛。疼痛可局限或不局限于原发感染或病变的器官处。腹部查体常有异常发现，伴随有意识或无意识的腹前肌群保护动作，可出现压痛，特别是反跳痛。另外，炎症区域处也会有局部体征。全身表现可有发热，白细胞升高并伴有核左移。

由于继发性腹膜炎的腹水较原发性腹膜炎更易于恢复，故腹部穿刺很少用于继发性腹膜炎患者。但存在创伤时需要在早期除外血性腹水，因此常需要进行腹部穿刺。紧急检查（如腹部 CT）寻找腹部病灶需在患者循环稳定时进行，循环不稳定的患者则需直接手术探查，而不需先行影像学检查。

治疗　继发性腹膜炎的治疗

继发性腹膜炎的治疗包括早期应用针对需氧革兰氏阴性杆菌和厌氧菌的抗生素（见下文）。对于轻中度的患者，很多药物均可覆盖上述细菌，例如广谱抗菌的青霉素/β 内酰胺酶抑制剂合剂（替卡西林/克拉维酸盐 3.1 g q4～6 h 静脉输液）、头孢西丁（2 g q4～6 h 静脉输液）、氟喹诺酮类（如左氧氟沙星 750 mg q24 h 静脉输液）或三代头孢菌素类（如头孢曲松 2 g q24 h 静脉输液）联合甲硝唑（500 mg q8 h 静脉输液）。重症监护患者可给予亚胺培南（500 mg q6 h 静脉输液）、美罗培南（1 g q8 h 静脉输液）或联合用药（如氨苄西林＋甲硝唑＋环丙沙星）。肠球菌和念珠菌类在混合菌感染中的作用尚有争议。继发性腹膜炎通常需要外科手术处理原发病灶，同时应用抗生素可以治疗早期菌血症和降低脓肿形成及伤口感染的风险，并防止感染向远处播散。虽然外科手术治疗在成年 PBP 患者中应用较少，但对继发性腹膜炎患者是可挽救生命的治疗方法。重组人活化蛋白 C 曾被认为可用于治疗继发性腹膜炎等疾病所引起的严重脓毒血症，但因此药可增加患者出血风险，且其治疗效果并不明确，故在 2011 年退出市场。

腹膜炎可以是外科手术的术后并发症，这种感染可引起局部疼痛和（或）全身性症状和体征，如发热、乏力、食欲缺乏和中毒症状。手术后腹膜炎属于院内感染，病原菌可为金黄色葡萄球菌、革兰氏阴性菌种以及其他上文所述的可引起 PBP 和继发性腹膜炎的细菌。

连续性非卧床腹膜透析相关腹膜炎

这种腹膜炎是在接受连续性非卧床腹膜透析（continuous ambulatory peritoneal dialysis，CAPD）的患者中发生的。与 PBP 和继发性腹膜炎多为内生菌感染所不同，CAPD 相关腹膜炎的病原菌常为皮肤来源，故与血管内穿刺术相关感染相似。皮肤上的细菌沿导管进入腔内，而导管既作为病原菌进入的通路，又发挥体外异物的作用。CAPD 相关腹膜炎可伴或不伴有导管口处或皮肤隧道感染。CAPD 相关腹膜炎常为单一细菌引起，这点与 PBP 相似。如今，腹膜炎通常为腹膜透析患者中止 CAPD 的最常见原因，而新设备的发明，特别是连接三通管，已使腹膜炎的发生从平均使用 CAPD 9 个月发生一例下降至 24 个月发生一例。

CAPD 相关腹膜炎的临床表现类似于继发性腹膜炎，多有弥漫性腹痛与腹膜刺激征阳性。腹膜透析液表现为浑浊，白细胞数大于 100/μl，中性粒细胞>50%。不过，细胞数的多少会受到腹膜透析留置时间的影响。根据国际腹膜透析学会的指南（2010 年），全自动腹膜透析患者由于是在夜间完成腹膜透析，透析液留置时间远远少于 CAPD。中性粒细胞百分数比白细胞绝对值对腹膜炎的诊断更有意义。由于腹膜的中性粒细胞数量很少，所以即使白细胞总数不到 100/μl，中性粒细胞百分比达到 50%以上也是诊断腹膜炎强有力的依据。另外，全自动腹膜透析，可能无法抽出液体，这种情况下可将 1 L 的透析液注入腹腔留置至少 1～2 h，然后放液观察浑浊度，并送检细胞计数和分类。不同留置时间透析液的变化比白细胞绝对值更有意义，在诊断不明确或虽然患者有腹痛但流出液清亮时，可将第二次透析留置时间增加到 2 h 以上再次观察。临床的判断决定开始治疗的时机。

最常见的致病菌为金黄色葡萄球菌，一项研究结果显示约在 45%的病例中发现金黄色葡萄球菌。以往这些感染多为凝固酶阴性的葡萄球菌所致，但近年来该菌的检出率有所下降。化脓性金黄色葡萄球菌感染多见于鼻腔携带该菌患者，该菌也是导管出口开放性感染的主要病原菌。革兰氏阴性杆菌、假丝酵母菌等真菌、耐万古霉素的肠球菌和万古霉素中介的金黄色葡萄球菌在 CAPD 相关腹膜炎患者中也有检出。而透析液中培养出两种及以上细菌时则需考虑继发性腹膜炎可能。与 PBP 一样，将透析液置于血液培养瓶中检测亦可增加培养检出率。为了更有利于诊断，大量的透析液应先经离心浓缩后再进行培养。

治疗 **连续性非卧床腹膜透析（CAPD）相关腹膜炎的治疗**

在得到培养结果之前，CAPD 相关腹膜炎的经验性治疗主要应针对化脓性金黄色葡萄球菌、凝固酶阴性葡萄球菌及革兰氏阴性杆菌。指南建议抗生素的选用应结合当地细菌耐药情况而定。一些医疗机构中，一代头孢菌素类如头孢唑林（针对革兰氏阳性细菌）结合氟喹诺酮类，或者三代头孢菌素如头孢他啶（针对革兰氏阴性细菌）较为合理。而在较多耐甲氧西林金黄色葡萄球菌的机构中，可用万古霉素替代头孢唑林，并应增加对革兰氏阴性菌的覆盖（如氨基糖苷类、头孢他啶、头孢吡肟或碳青霉烯类抗生素）。万古霉素等广谱抗生素应特别用于感染中毒患者或导管出口感染患者，以及耐甲氧西林葡萄球菌患者、有严重青霉素及头孢菌素过敏史的患者。负荷剂量采取腹腔内注射，剂量根据透析方法及患者的肾功能而定。抗生素可连续给药（如每次液体交换时），也可间断给药（一天一次，腹腔内留置至少 6 h）。如患者病情较重，也可根据患者肾功能适当加用静脉抗生素。经验治疗的临床起效通常很快，如果患者在治疗 48～96 h 仍无好转，应重新留置样本进行细胞计数和细菌培养，并应考虑拔除导管。对于无导管出口或皮肤隧道感染的患者，抗生素治疗疗程通常为 14 天。如存在导管出口或皮肤隧道感染，则应考虑拔除导管并延长抗生素疗程至最多 21 天。而对于真菌感染者，则应尽快拔除导管。

结核性腹膜炎

详见《哈里森内科学》（第 19 版）的其他部分介绍。

腹部脓肿

腹腔内脓肿

腹腔内脓肿多形成于腹膜炎未经治疗且未发生革兰氏阴性菌脓毒血症，或者已发生脓毒血症但未致命的情况下。在脓肿形成的动物实验模型中，腹腔注射含需氧菌与厌氧菌的混合菌株，在未经针对厌氧菌的治疗下，实验动物形成了腹腔脓肿。对人体而言，脓肿可散布于腹膜腔内、大网膜或肠系膜上，甚至在肝等脏器表面或内部。

发病机制和免疫 关于脓肿形成的主要因素是疾病状态还是宿主免疫水平，目前尚有争议。有观点认为二种因素均有。脓肿既属于感染菌和白细胞都包裹在纤维囊性结构中的一种感染，也是宿主免疫系统将细菌局限在有限空间以防止感染向远处播散的一个过程。不管如何，脓肿会导致一系列明显症状，脓肿患者病情也会较重。多项研究工作已阐明了宿主细胞和细菌感染因素均参与了脓肿的形成，尤其是在对脆弱拟杆菌的研究中。这种细菌虽然在正常结肠菌群中仅占 0.5%，却是在腹内感染尤其是腹腔脓肿中以及在血液中最多被分离出的厌氧菌。临床观察中也发现脆弱拟杆菌具有较强的毒性。另外，在腹内感染的动物模型中，脆弱拟杆菌可以单独形成脓肿，而其他菌则需要与兼性厌氧菌协同才可形成脓肿。

在脆弱拟杆菌的毒性因素中，最关键的是该菌表面的荚膜多糖复合物。这一复合物包括了至少 8 种不同的表面多糖，对这些多糖的结构分析显示，其主结构上存在带有相反电荷的糖基，具有这种两性离子特性的多糖（如多糖 A）可激发宿主腹膜腔处的免疫反应，将细菌局限形成脓肿。体外研究发现脆弱拟杆菌和多糖 A 可附着在腹腔间皮细胞上，刺激腹腔内的巨噬细胞产生肿瘤坏死因子 α 和细胞间黏附分子 1。虽然脓肿内含有较多的中性粒细胞，但脓肿形成过程的关键在于两性离子多糖引起 T 淋巴细胞的激活，CD4＋ T 淋巴细胞释放白细胞聚集因子和趋化因子，而补体旁路途径和纤维蛋白原也参与了脓肿形成。

宿主产生的荚膜多糖复合物抗体增加了对脆弱拟杆菌的血液清除，而 CD4＋ T 细胞是对脓肿的重要免疫因子。皮下注射脆弱拟杆菌多糖 A 可产生免疫调节，通过白细胞介素 2 依赖途径激活 CD4＋ T 调节细胞，产生白细胞介素 10。白细胞介素 10 下调炎症反应，防止了脓肿形成。

临床表现 在腹腔内脓肿中，74％为腹膜或腹膜后脓肿而非内脏脓肿。多数腹腔内脓肿是由于阑尾炎等大肠病变引起的粪便溢出而形成的，也可由其他原因形成。脓肿经常形成于腹膜炎发生后的数周内，可位于大网膜、肠系膜、盆腔、腰大肌、膈下、内脏表面或内部等不同位置，阑尾周围脓肿和憩室脓肿较常见。憩室脓肿不易发生穿孔。女性生殖系统感染和胰腺炎也是引起腹腔内脓肿的常见病因。女性生殖系统疾病来源的脓肿可为原发感染（如输卵管卵巢脓肿）或其他感染播散至盆腔或腹腔所致，其中分离出的菌株都以脆弱拟杆菌为主。正常阴道分离出的菌株中含有少量的脆弱拟杆菌。盆腔炎性疾病和子宫内膜炎伴随相关的脓肿。胰腺炎可以导致胰酶溢出引起周围器官的损伤，使炎症较为显著。根据临床表现如发热、白细胞升高，甚至是腹痛等都无法区分这些症状是由胰腺炎症本身所致，还是胰腺假性囊肿、脓肿等并发症（第二十八章）或者是腹腔内积脓所致。坏死性胰腺炎患者，胰腺局部感染的发生率高达 30％。明确诊断需要 CT 引导下穿刺抽液进行培养。很多医疗机构对坏死性胰腺炎患者预防性应用抗生素，常用药为亚胺培南，因为该药在胰腺的组织浓度较高。而近期的随机对照试验显示这样做并无显著获益，一些指南也不再推荐提前应用抗生素治疗急性坏死性胰腺炎患者。如在急性坏死性胰腺炎起病时进行穿刺抽液，可应用抗生素治疗联合外科手术或经皮穿刺引流治疗。急性胰腺炎继发的假性囊肿感染较少出现大量坏死组织，可行外科手术或经皮穿刺引流联合适当的抗生素治疗。

诊断 影像学检查有助于腹腔内脓肿的诊断。腹部 CT 检查的检出率最高。腹部超声对于右上腹部、肾和盆腔的检查也较有帮助。铟标记白细胞或镓扫描可用于脓肿的定位，由于镓能够被肠道摄取，铟标记白细胞可更好地找到肠道附近的脓肿，但铟标记白细胞或镓扫描均不作为基本的确诊手段，都需要在腹部 CT 等其他更具特异性的检查手段发现异常后做进一步定位用。与憩室相邻或在憩室内的脓肿较难用影像手段发现，虽然在穿孔时不适合行钡剂检查，但钡灌肠可能会发现其他影像手段未发现的憩室脓肿。一次检查阴性的患者，再次检查时也可能会有阳性发现。尽管在 CT 出现后，开腹探查术已较少应用，但在临床高度怀疑有脓肿时，必要时也应开腹探查。

治疗　腹腔内脓肿的治疗

经皮穿刺引流治疗腹内脓肿（包括腹腔内脓肿）的治疗方案详见图 29-3。腹内感染的治疗重点在于确定原发感染灶，应用广谱抗生素覆盖相关病原菌，以及在一个或多个脓肿形成后行穿刺引流。抗菌治疗是引流或外科手术治疗同时的辅助治疗方法。大部分腹腔内感染需要引流治疗，但是憩室相关脓肿在憩室破裂后囊壁也随之破坏，这种情况不需要常规外科手术治疗。

很多药物会对其中的需氧革兰氏阴性杆菌有很好的疗效。由于腹腔内脓肿患者的死亡与革兰氏阴性

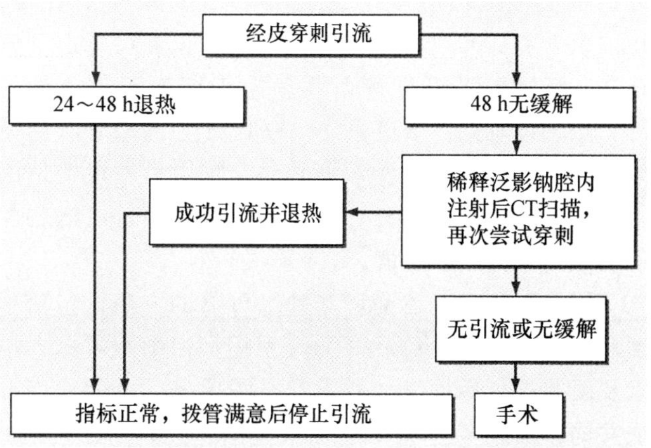

图 29-3　腹内脓肿患者经皮穿刺引流治疗方案。抗生素治疗应与以上治疗联合进行（Reprinted with permission from B Lorber [ed]：Atlas of Infectious Diseases，vol VII：Intra-abdominal Infections，Hepatitis，and Gastroenteritis. Philadelphia，Current Medicine，1996，p 1.30，as adapted from OD Rotstein，RL Simmons，in SL Gorbach et al [eds]：Infectious Diseases. Philadelphia，Saunders，1992，p 668.）

杆菌脓毒血症紧密相关，对腹内感染的经验用药也均应全面覆盖革兰氏阴性需氧、兼性厌氧及厌氧菌。腹内脓肿的经验用药与继发腹腔内感染用药相同，详见上文。

内脏脓肿

肝脓肿 肝是脓肿的器官。在 540 例腹腔内脓肿患者的研究中，26％为内脏脓肿，13％为肝脓肿。肝脓肿占内脏脓肿的 48％。肝脓肿可为单发或多发，可因细菌血性播散或邻近腹腔内感染播散形成。早先，阑尾炎破裂继发感染播散是肝脓肿的最常见病因，而如今是以胆道相关疾病最为常见。门静脉炎（门静脉脓栓）多继发于盆腔感染或腹腔其他部位的感染，也是细菌在肝种植的另一常见病因。

发热是肝脓肿的最常见症状。一些患者，特别是有相关胆道疾病的患者，可出现右上腹局限性症状及体征，包括腹痛、肌紧张、腹部压痛及反跳痛。也可出现一些非特异性症状，如寒战、食欲减退、体重下降、恶心、呕吐等。仅 50％的肝脓肿患者可触及肝大、右上腹压痛或出现黄疸，而另一半患者并没有肝区的局部症状及体征。不明原因的发热可能是肝脓肿患者的唯一表现，尤其是在老年患者中。故腹部查体，特别是右上腹部查体是不明原因发热患者必查的项目。碱性磷酸酶水平的升高是最可靠的实验室检查项目，70％的肝脓肿患者有碱性磷酸酶的升高。肝功能化验可能是正常的，但 50％患者有胆红素水平的升高，48％患者有谷草转氨酶的升高。77％患者可见白细胞升高，50％患者可见贫血（多为正细胞正色素性）。33％患者可有低白蛋白血症，1/3～1/2 的患者有菌血症。X 线检查有时可提示肝脓肿，特别是发现新发的右侧膈肌抬高时。另外，右肺基底部浸润及右侧胸腔积液也提示肝脓肿可能。

影像学检查是诊断肝脓肿最可靠的方法，包括超声检查、CT 检查（图 29-4）、铟标记白细胞或镓扫描以及磁共振成像检查。通常需要两项或以上的检查方法共同诊断。

肝脓肿的病原菌种类根据来源的不同而各异。胆道来源的肝感染中，需氧革兰氏阴性肠杆菌和肠球菌多见。20 多年前，肺炎克雷伯菌肝脓肿首次报道于非洲东南部，如今也可见于北美及其他地区。这种社区获得性感染是由高毒力高黏液表型的肺炎克雷伯菌亚型和特殊基因型细菌所致，可以引起肝脓肿、菌血症以及转移性感染的综合征。氨苄西林/阿莫西林

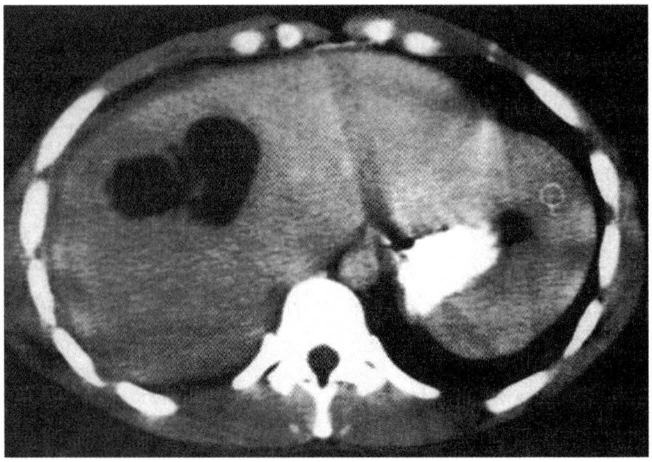

图 29-4 多囊性肝脓肿的 CT 影像。多发或多囊性肝脓肿较孤立脓肿常见（Reprinted with permission from B Lorber [ed]: Atlas of Infectious Diseases, vol VII: Intra-abdominal Infections, Hepatitis, and Gastroenteritis. Philadelphia, Current Medicine, 1996, Fig. 1.22.）

增加了这种综合征的风险，这可能是药物选择的结果。厌氧菌在胆道感染继发的肝脓肿中较少见，除非患者曾行手术治疗。与胆源性肝脓肿不同，盆腔及腹腔内其他来源的肝脓肿病原菌多为需氧菌和厌氧菌的混合菌株，脆弱拟杆菌是被分离出最多的细菌。血液播散的感染通常为单一菌种，可以是金黄色葡萄球菌或者链球菌属的某些种（如米氏链球菌）。脓肿引流液的细菌培养结果对感染来源的确定并不可靠。肝脓肿也可由假丝酵母菌引起，通常见于肿瘤化疗患者继发的真菌血症，多发生于白细胞减少后中性粒细胞数上升期。阿米巴肝脓肿是较少见的疾病，95％以上的该病患者阿米巴血清学检测可呈阳性。另外，PCR 检测在近些年来也有应用，阴性结果可除外此诊断。

治疗 肝脓肿的治疗

引流（图 29-3）是包括肝脓肿在内的腹腔内脓肿最主要的治疗手段。可采用经皮穿刺法（留置猪尾导管或应用间歇灌洗装置清除肝脓肿内的半固体物质）或外科手术。然而，单用药物治疗肝脓肿也越来越普遍，经验性治疗用药与腹腔内感染和继发性腹膜炎相同。通常在经验性用药前进行血液培养和诊断性穿刺，再根据细菌染色和培养结果针对性地给予抗生素治疗。未经完全引流治疗的患者，抗生素治疗的疗程通常较长。经皮穿刺引流与外科手术引流相比，虽然二者在发热消退时间和降低死亡率方面无明显区别，但前者的平均住院时间约为后者的一倍。即使经过治疗，肝脓肿的平均病死率仍高达 15％。很多原因会导致经皮穿刺引流失败，从

而需要外科手术干预。这些原因包括多发性或巨大脓肿、脓肿内含有容易堵塞导管的黏性内容物、有需要手术治疗的相关疾病（如胆道疾病）、酵母菌感染、脓肿与未处理的梗阻胆道相连通以及经皮引流4～7天仍无临床改善时。

假丝酵母菌肝脓肿的治疗需要首先给予两性霉素B或脂质体两性霉素，随后给予氟康唑治疗。有些情况下，例如当患者临床情况稳定且分离株对氟康唑敏感时，也可以单用氟康唑（每天6 mg/kg）治疗。

脾脓肿 脾脓肿较肝脓肿少见。根据不同的尸检研究得到的结果，脾脓肿的发病率在0.14%～0.7%。临床症状和分离出的病原体也与肝脓肿有所不同。脾脓肿的诊断在临床上需要高度重视，因为该病如不治疗往往会危及患者生命，而近期发表的研究结果显示，37%的患者是在尸检时才确诊的。虽然脾脓肿可以发生于邻近感染灶的播散或脾的直接创伤，但血行播散更为常见。细菌性心内膜炎是最常见的相关疾病。脾脓肿也可发生于接受免疫抑制剂治疗的患者（尤其是脾存在恶性肿瘤的患者）以及有血红蛋白病或其他血液系统异常的患者（尤其是镰状细胞性贫血患者）。

虽然约50%的脾脓肿患者存在腹痛，但仅有一半患者的腹痛局限于左上腹。50%的患者会出现脾大。患者基本都会出现发热和白细胞升高，一项研究显示，从出现发热到确诊此病的平均时间长达20天。左侧胸部查体可发现听诊异常，X线检查也可发现左侧胸腔积液。腹部CT扫描是最敏感的检查手段，超声检查也有助于诊断，但欠敏感，肝脾扫描和镓扫描也有一定的帮助。链球菌类是脾脓肿分离出的最常见病原体，其次为金黄色葡萄球菌，这点可能反映出了该病与感染性心内膜炎的相关性。据报道，目前脾脓肿患者革兰氏阴性需氧菌的检出率有所增加，这些病原菌多来源于泌尿系统并伴有菌血症，或来源于腹腔内其他部位。沙门菌属也较常见，特别是在镰状细胞性贫血患者中。大样本研究显示，厌氧菌仅发现于5%的分离菌株，但有些报道"无菌性脓肿"的病例也可能是因为未采用优化方法来分离厌氧菌所致。

治疗　脾脓肿的治疗

由于脾脓肿的病死率高，脾切除辅以抗生素治疗被认为是标准治疗方案，且对复杂的多灶性或多发性脾脓肿均为最佳方案。不过，对于手术风险高的单发、小型（<3 cm）脾脓肿患者经皮引流也有作用。在行脾切除的患者中，需要对潜在感染菌进行预防（肺炎链球菌、流感嗜血杆菌和脑膜炎奈瑟菌）。脾脓肿治疗成功的关键在于早期诊断。

肾周和肾脓肿 肾周和肾脓肿并不常见。在Altemeier研究的540例腹腔内脓肿患者中，肾周脓肿仅占约0.02%，肾脓肿仅占约0.2%。在抗生素出现之前，大多数肾周和肾脓肿为血行播散而来，通常合并继发菌血症，以金黄色葡萄球菌最为多见。如今，75%以上的肾周和肾脓肿来源于泌尿系统感染。感染从膀胱逆行上升至肾，引发肾盂肾炎并形成肾脓肿。细菌可直接侵犯肾实质的髓质和皮质，肾局部血管也为细菌传播提供了便利。肾和肾上腺均被肾周脂肪组织所包裹，再被肾筋膜包裹。肾筋膜向上延伸至膈，向下至盆腔。肾实质中形成的脓肿可破溃入肾周组织中，并可沿肾筋膜到达腰大肌或腹横筋膜，进入前腹膜腔，上至膈下间隙，下至盆腔。在肾周脓肿形成的危险因素中，最重要的是肾结石所致尿路梗阻。在肾周脓肿患者中，20%～60%都有肾结石，其他尿道结构异常、泌尿系统手术史、创伤和糖尿病也都是肾周脓肿的危险因素。

肾脓肿和肾周脓肿中最常见的病原菌是大肠埃希菌、变形杆菌类和克雷伯菌类。需氧的大肠埃希菌常见于结肠菌群，对泌尿道具有特殊的毒性作用，包括可增加对尿路上皮细胞的黏附作用等。变形杆菌具有尿素酶，可以分解尿素，为细菌增殖提供碱性和适宜的环境。变形杆菌常被发现于碱性环境中由硫酸铵镁沉淀所形成的巨大结石中，这些结石成为泌尿道逆行感染的原发灶。虽然肾周脓肿和肾脓肿中大多数为单一病原菌，但有时也可为多种病原菌。如果尿液培养未被尿道周围菌株所污染且发现一种以上的病原菌，在鉴别诊断时应该考虑到肾周脓肿和肾脓肿。另外，膀胱憩室患者的尿液培养中也可以发现多种病原菌。

假丝酵母菌也可以引起肾脓肿，这种真菌可经血行播散或膀胱逆行向上到达肾，巨大真菌菌团堵塞尿道是逆行感染途径的标志性表现。

肾周和肾脓肿的临床表现缺乏特异性。常见腹及侧腹部疼痛，50%以上患者伴有发热。疼痛可放射至腹股沟和腿部，特别是存在感染扩散时。和脾脓肿相似，肾周脓肿的诊断通常较为滞后，死亡率也较高，尽管较之以前已经有所降低。当患者出现肾盂肾炎的症状与体征，且治疗后4～5天仍有发热时，需要特别警惕是否出现肾周脓肿和肾脓肿。另外，当已存在肾结石的患者尿液培养发现多种微生物时，或者当患者发热合并脓尿而尿液培养提示为无菌时，也需考虑肾周脓肿和肾脓肿的诊断。

肾超声和腹部 CT 是最有用的确诊手段。如果诊断了肾或肾周脓肿，则需要除外是否合并肾结石，尤其是尿液 pH 升高提示存在可分解尿素的微生物时。

治疗　肾周和肾脓肿的治疗

肾周脓肿和肾脓肿的治疗方案同其他腹内感染，包括脓液的引流和应用抗生素覆盖相关病原菌。经皮引流对肾周脓肿通常具有较好的疗效。

腰大肌脓肿　腰大肌是另一个容易形成脓肿的位置。腰大肌脓肿可来源于腹内或盆腔感染灶的血行播散，也可来源于邻近骨组织（如腰椎椎体）感染的扩散。炎症在肌肉和骨骼之间扩散形成的骨髓炎是腰大肌脓肿的常见并发症。结核分枝杆菌是腰大肌脓肿的常见病原体。近年来，在美国也从腰大肌脓肿中分离出了金黄色葡萄球菌或含革兰氏阴性需氧及厌氧菌的混合菌株。血行播散或临近骨髓炎感染灶来源的腰大肌脓肿常可分离出金黄色葡萄球菌，而混合肠道菌感染多来自于腹内或盆腔感染灶。腰大肌脓肿患者多有发热、下腹部或背部疼痛，疼痛可放射至臀部或膝盖。CT 扫描是最有效的确诊手段。

治疗　腰大肌脓肿的治疗

腰大肌脓肿的治疗包括外科手术引流和针对感染病原菌的抗生素治疗。

胰腺脓肿　详见第二十八章。

致谢

对 Dori F. Zaleznik 博士为此章节内容早先版本的编辑所做出的重大贡献表示由衷的感谢。

第三十章　急性感染性腹泻及细菌性食物中毒

Acute Infectious Diarrheal Diseases and Bacterial Food Poisoning

Regina C. LaRocque，Edward T. Ryan，Stephen B. Calderwood

（薛艳　译　周丽雅　校）

急性腹泻是全球范围内常见的疾病，每年急性腹泻相关的死亡病例数约 140 万。在小于 5 岁的儿童中，因感染所致的死亡病因中，急性腹泻占第二位，仅次于下呼吸道感染。在中低收入国家，平均每个儿童每年发生 2.9 次感染性腹泻，全球每年发生 17 亿次。腹泻的病死率也相当可观。反复的肠道感染可以使儿童身心发育受阻，同时由于消耗增加，可引起微量元素缺乏及营养不良。总之，腹泻性疾病在全球范围内发病率及病死率均较高。

急性胃肠道疾病的临床表现多种多样，其致病因子也多种多样，包括病毒、细菌及寄生虫（表 30-1）。本章将介绍胃肠道疾病的病原学、宿主的防御机制以及急性腹泻的评估和治疗。不同病原体所致急性胃肠道疾病将在后面的章节详细叙述。

发病机制

肠道病原体为了克服宿主的防御机制“采取了多种多样的手段”。了解病原体的毒力因子对于疾病的诊断和治疗都非常重要。

接种量

不同的微生物致病所需的数量不同。像志贺菌、肠

表 30-1　急性腹泻的消化道病原体

机制	病变部位	疾病表现	大便情况	涉及的病原体
非炎症性（肠毒素）	近端小肠	水样大便	大便中没有白细胞；粪便乳铁蛋白轻度增高或不增高	霍乱弧菌，肠毒性大肠埃希菌（LT 和/或 ST），聚集性大肠埃希菌，产气荚膜梭状芽孢杆菌，蜡样芽孢杆菌，金黄色葡萄球菌，嗜水气单胞菌，类志贺邻单胞菌，轮状病毒，诺如病毒，肠道腺病毒，贾第鞭毛虫，隐孢子虫，环孢子虫，微孢子虫
炎症性（侵袭性或细胞毒素）	大肠或远端小肠	痢疾或炎症性腹泻	大便中白细胞明显增加，粪便乳铁蛋白明显增加	志贺菌属，沙门菌，空肠弯曲菌，肠出血性大肠埃希菌，肠侵袭性大肠埃希菌，李斯特菌，小肠结肠炎耶尔森菌，副溶血性弧菌，嗜水气单胞菌，难辨梭状芽孢杆菌、类志贺菌，溶组织内阿米巴，产酸克雷伯菌
渗透性	远端小肠	伤寒	大便单核细胞增多	伤寒沙门菌，小肠结肠炎耶尔森菌

LT：不耐热肠毒素；ST：耐热肠毒素

出血性大肠埃希菌、蓝氏贾第鞭毛虫或阿米巴等 10～100 个细菌或包囊就可能引起感染。然而 10^5～10^8 的霍乱弧菌才可能致病。沙门菌的致病剂量因菌种、宿主及食物媒介的不同而不同。病原体克服宿主防御机制的能力对于疾病的传播有重要的意义。志贺菌、肠出血性大肠埃希菌、贾第鞭毛虫通过人与人之间的接触传播。在某些情况下，沙门菌需要在食物中生长几个小时以达到有效的感染量才能致病。

附着

许多致病菌致病的第一步是附着在胃肠道黏膜，这些致病菌与正常的肠道菌群竞争并定植于肠道黏膜，这对于疾病的发生是重要的一步。细菌表面特定的黏附蛋白是细菌重要的毒力因子。引起水样腹泻的产毒大肠埃希菌产生一种黏附蛋白，称为定居因子抗原。在产生肠毒素前，这种黏附蛋白使细菌定植在上段小肠黏膜。肠致病性大肠埃希菌（儿童腹泻的一种致病菌）及肠出血性大肠埃希菌（可以导致出血性肠炎及溶血性尿毒症综合征）可以产生毒力因子，使之定植于小肠黏膜的刷状缘并破坏刷状缘。

毒素的产生

对于大多数肠道微生物来说，产生一种或多种外毒素是非常重要的。这些外毒毒（包括肠毒素）可以直接作用于肠黏膜的分泌机制，引起水样腹泻。细胞毒素可以破坏肠黏膜细胞，引起炎症性腹泻。神经毒素可以直接作用于中枢或外周神经系统。

典型的肠毒素是霍乱毒素。霍乱毒素是一种异质二聚体，由一个 A 和五个 B 亚单位构成。A 亚单位包含毒素的酶活性，B 亚单位使全毒素结合在肠黏膜上皮的受体——神经节苷脂 G_{M1} 上。全毒素结合以后，A 亚单位的一个片段就从真核细胞膜进入到细胞质，催化鸟苷三磷酸-结合蛋白的腺苷二磷酸核糖基化，导致腺苷酸环化酶持续活化。其结果是肠黏膜内环单磷酸腺苷（cAMP）增加，使 Cl^- 分泌增加，Na^+ 吸收减少，肠道内液体丢失，引起腹泻。

产肠毒素的大肠埃希菌菌株可以产生一种蛋白，称为不耐热肠毒素（LT），和霍乱毒素相似，它们通过相同的机制引起分泌性腹泻。另外，产肠毒素大肠埃希菌也可以产生耐热肠毒素（ST），通过活化鸟苷酸环化酶，提高细胞内环磷酸鸟苷水平引起腹泻。一些产肠毒素大肠埃希菌菌株既产生不耐热肠毒素，又产生耐热肠毒素。

细菌的细胞毒素通过破坏肠黏膜细胞产生痢疾症状，如含有炎症细胞的血便。能够产生细胞毒素的肠道病原体包括 1 型痢疾志贺菌、副溶血性弧菌、难辨梭状芽孢杆菌和产志贺毒素大肠埃希菌菌株。这些细菌可以产生很强的细胞毒素，引起出血性肠炎及溶血性尿毒症综合征的暴发。

神经毒素多由细菌在宿主体外产生，宿主摄入后会很快引起症状。如葡萄球菌及蜡样芽孢杆菌毒素可以作用于神经系统，引起呕吐。

发病

细胞毒素的产生以及细菌入侵破坏肠黏膜细胞的共同作用导致痢疾的发生。由志贺菌及肠侵袭性大肠埃希菌所引起的感染，其特点是病原体入侵黏膜上皮细胞，在上皮细胞内繁殖，然后蔓延到邻近细胞。沙门菌通过侵入肠黏膜引起炎症性腹泻，但是并不破坏肠道细胞，其引起的症状也不是痢疾的典型症状。伤寒沙门菌和耶尔森菌可以穿透完整的肠道黏膜，在 Peyer 集合淋巴结及肠道淋巴结内繁殖，然后通过血行传播引起伤寒，其症状特点为发热、头痛、相对缓脉、腹痛、脾大、白细胞减少。

宿主防御机制

我们每餐都要随食物摄入大量微生物，正常的宿主每天都与潜在的肠道病原体做持续的“斗争”。研究感染患者防御机制的变化可以使我们对正常宿主如何抵御疾病有更深刻的认识。

肠道菌群

肠道内有大量的正常细菌定植，称为肠道菌群。肠道菌群是宿主防御机制的重要组成部分，可以阻止肠道潜在病原体的定植。肠道细菌减少的人群受肠道病原体感染的风险大，这些人群包括没有建立起正常肠道菌群的婴儿以及应用抗生素的患者。肠道菌群的组成和菌群的数量同样重要，正常肠道菌群 99% 为厌氧菌，这些微生物产生的酸性 pH 及挥发性脂肪酸对于防止病原体定植有极其重要的作用。

胃酸

胃内的酸性 pH 对于肠道病原体来说是个重要的屏障。有报道显示行胃部手术后的患者或其他原因所致胃酸缺乏的患者，沙门菌或肠道寄生虫的感染增加。住院患者经常接受抗酸剂、质子泵抑制剂或 H_2 受体阻滞剂等治疗，使胃内 pH 升高，这部分患者病原体肠道定植的风险增加。另外，一些微生物，如轮状病毒，可以在胃内酸性环境下生存，因此这类病原体对酸是耐受的。

肠道运动

正常的肠道蠕动对于清除近端小肠的细菌有重要的意义。如果肠道运动受损（如应用阿片类或其他抑制肠道运动的药物，解剖学异常或肠道运动减退），可以导致肠道细菌过度生长，引起小肠病原体感染增多。应用含阿托品的盐酸地芬诺酯（Lomotil）治疗志贺菌感染可能使患者发热时间延长和病原体脱落。用阿片类药物治疗沙门菌感染所致的轻度胃肠炎，和不应用阿片类药物相比，菌血症的发生率高。

免疫

细胞免疫和抗体的产生对于保护肠道免受感染非常重要。针对肠道病原体的体液免疫包括 IgG、IgM 和 IgA。黏膜免疫系统是抵抗肠道病原体的第一道屏障。末端小肠肠腔表面的 M 细胞结合细菌抗原，接下来将抗原呈递给上皮下淋巴组织导致敏感性淋巴细胞增殖。这些淋巴细胞作为分泌 IgA 的浆细胞循环和定植于机体所有黏膜组织。

遗传因素

宿主的遗传变异性影响到腹泻疾病的易感性。O 型血的人对霍乱弧菌、志贺菌、O157 大肠埃希菌及诺如病毒更易感。基因编码的多态性使聚集性大肠埃希菌、产肠毒素大肠埃希菌、沙门菌、难辨梭状芽孢杆菌和霍乱弧菌感染的结果不同。

患者处理方法
感染性腹泻或细菌性食物中毒

图 30-1 显示了治疗感染性腹泻或细菌性食物中毒患者的流程。

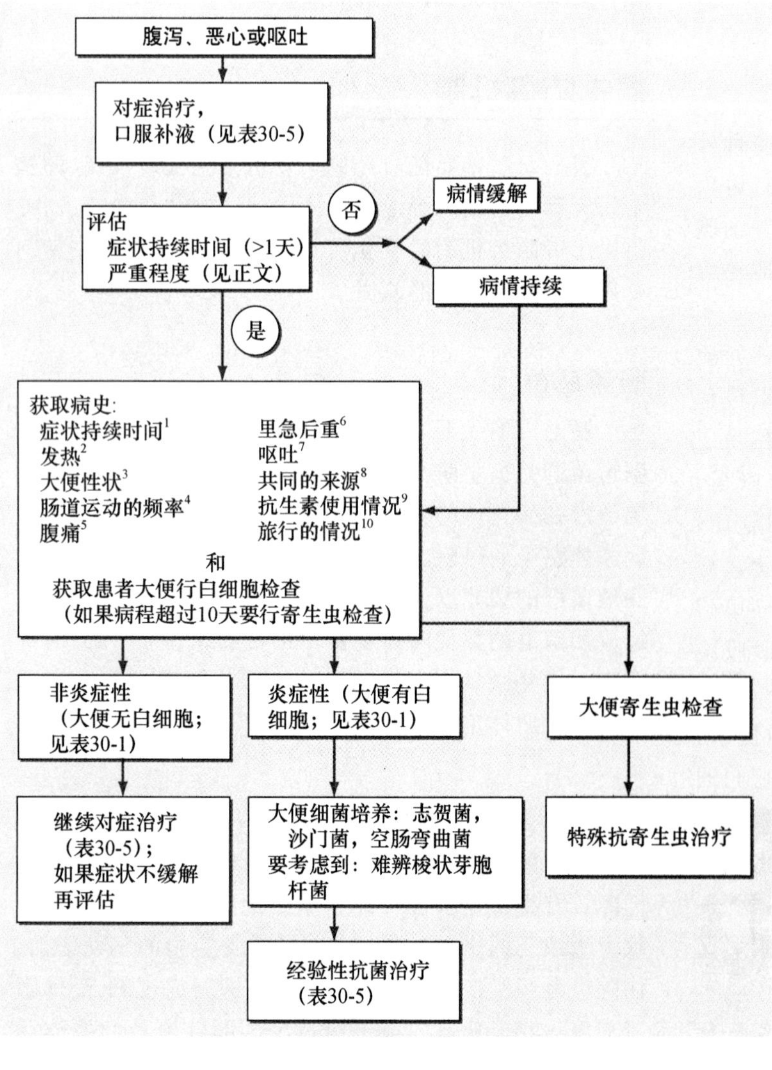

图 30-1　社区获得性感染性腹泻或细菌性食物中毒患者的临床治疗流程。上标的要点：1. 腹泻时间超过 2 周通常定义为慢性腹泻；许多急性腹泻的病因在慢性腹泻中不常见，因此对于慢性腹泻的患者，要重新考虑其病因。2. 虽然胃肠道外的感染（如疟疾）可以导致腹泻和发热同时发生，但是发热的存在通常意味着侵袭性疾病。3. 大便中存在白细胞或黏液提示大肠溃疡形成。没有白细胞的血便要警惕肠出血性大肠埃希菌感染。大量的白色便提示小肠吸收不良。米汤样大便提示霍乱或类似的毒素所致的感染。4. 一定时间内大便的次数会使医生对于患者是否脱水做出初步的判断。5. 大多数严重的炎症反应（如志贺菌、弯曲杆菌、坏死性毒素等感染）可以有腹痛的症状。严重的霍乱导致的电解质丢失可以引起腹肌痉挛。贾第虫病常见的症状是腹胀。如果患者表现为阑尾炎样症状，需要用冷富集法行结肠耶尔森菌培养。6. 里急后重（特点是直肠痉挛样痛，有强烈的排便感，但仅排出少量大便）是直肠炎的特点，如细菌性痢疾或阿米巴肠炎可以表现为这种症状。7. 呕吐常提示急性感染（如毒素介导的疾病或食物中毒）。但是在一些系统性疾病（如疟疾、肠梗阻）也可以有呕吐的症状。8. 为了查明疾病的病因，可以询问患者周围有无相同症状的人，或让患者列出所食用的食物。但前者更有助于找到相同的暴露源。如果有共同的发病者，就需要对可疑的食物进行检测（见食物中毒的相关内容）。9. 近期应用抗生素后所导致的腹泻需要考虑难辨梭状芽孢杆菌感染。10. 见旅行者腹泻的相关章节。（After TS Steiner，RL Guerrant：Principles and syndromes of enteric infection，in Mandell，Douglas，and Bennett's Principles and Practice of Infectious Diseases，7th ed，GL Mandell et al［eds］. Philadelphia，Churchill Livingstone，2010，pp 1335-1351；RL Guerrant，DA Bobak：N Engl J Med 325：327，1991；with permission.）

病史

患者对医生所询问问题的回答具有重要的价值，往往可以缩小腹泻病因的范围，并且可以协助医生判断该患者是否需要治疗。图 30-1 列出了询问病史的要点。

体格检查

检查患者是否有脱水的体征对于判断腹泻疾病的严重程度非常重要，并且对于医生决定是否需要立即开展治疗也很重要。轻度脱水的表现为：口渴、口干、腋窝出汗减少、尿量减少、体重轻度下降。中度脱水的表现为：立位性低血压、皮肤出现皱折、眼窝凹陷（幼儿可表现为囟门凹陷）。严重脱水的表现为：倦怠、迟钝、脉搏微弱、低血压、明显的休克。

诊断方法

对疾病的严重程度进行评价后，医生需要判断出患者是炎症性或非炎症性疾病。通过分析患者的病史及流行病学，医生需要迅速地做出判断：是否需要对病因学进行进一步检测，是否需要进行治疗干预。大便检测是对患者病史的补充。黏液血便提示肠道炎症性病变。腹泻的患者，如果大便中有白细胞存在（检测方法为：于载玻片上涂一层薄大便，滴一滴亚甲蓝，对湿涂片进行检查），也常常提示炎症性疾病。但是这一方法的预测价值也常有争论。采用胶乳凝集法和酶联免疫吸附试验对大便乳铁蛋白（大便白细胞的标志物）进行检测，其敏感性更高。急性感染性腹泻的病因分为炎症性和非炎症性（见表 30-1）。

表 30-2 急性感染性腹泻后的并发症

并发症	注释
慢性腹泻 • 乳糖酶缺乏 • 小肠细菌过度生长 • 吸收不良综合征（热带口炎性腹泻）	在出现急性腹泻的旅行者中发生率约 1% • 原生动物所致的占 1/3
初发炎症性肠病或炎症性肠病的症状加重	可能由旅行者腹泻所致
肠易激综合征	见于 10%旅行者腹泻的患者
反应性关节炎	常见于侵袭性病原体感染（如志贺菌、沙门菌、空肠弯曲菌、耶尔森菌）
溶血性尿毒症综合征（溶血性贫血、血小板减少、肾衰竭）	见于志贺菌毒素感染后所致的菌血症（痢疾志贺菌型 1 型、肠出血性大肠埃希菌）
Guillain-Barré 综合征	常见于空肠弯曲菌感染后

腹泻后的并发症

急性腹泻缓解后可能合并慢性并发症。如果患者出现表 30-2 列出的情况，医生需要询问患者既往的腹泻病史。

流行病学

旅行史

每年有数百万人从温带发达国家到亚洲、非洲、中南美洲的热带地区旅行。这些人中 20%～50%会出现腹部痉挛、食欲减退及水泻。旅行者腹泻是最常见的旅行相关的感染性疾病。旅行者腹泻通常发生于旅行者到达相对贫穷地区后的第 3 天至 2 周，大多数病例发生于第 3～5 天。这一疾病通常是自限性的，持续 1～5 天后可缓解。旅行者到不发达国家和地区后腹泻的发生率高，其原因可能与摄入不洁食物和水有关。

导致旅行者腹泻的病原体因不同的地区和不同的细菌耐药性而不同（见表 30-3）。产毒性和致病性大

表 30-3 旅行者腹泻的病因

病原体	所占百分比	注释
细菌	**50～75**	
肠毒性大肠埃希菌	10～45	是最常见的病原体
聚集性大肠埃希菌	5～35	近年来常见的肠道病原体，在世界范围内分布
空肠弯曲杆菌	5～25	亚洲更常见
志贺菌	0～15	痢疾最常见的致病菌
沙门菌	0～15	
其他	0～5	包括气单胞菌、邻单胞菌、霍乱弧菌等
病毒	**0～20**	
诺如病毒	0～10	和乘坐游轮旅行相关
轮状病毒	0～5	儿童中更常见
寄生虫	**0～10**	
蓝氏贾第鞭毛虫	0～5	常见于饮河水的徒步旅行者及露营者
隐孢子虫	0～5	氯不能清除
溶组织性阿米巴	<1	
环孢子虫	<1	
其他	**0～10**	
急性食物中毒[a]	0～5	
未发现病原体	10～50	

[a] 急性食物中毒常见的病原体见表 30-4

来源：After DR Hill et al：The practice of travel medicine：Guidelines by the Infectious Diseases Society of America. Clin Infect Dis 43：1499，2006.

肠埃希菌是所有旅行者腹泻患者中最常见的致病菌。空肠弯曲菌所致的感染在亚洲更为常见。

地点

封闭及半封闭的场所，如日托机构、学校、住宅设施、游轮等是肠道感染常见的暴发地点。诺如病毒由于其传染性强，可以生存于物体表面且生存力强，因此成为急性胃肠炎暴发常见的病原体。这类场所中其他常见的病原体通常通过粪-口途径传播，如志贺菌、空肠弯曲菌、隐孢子虫等。在美国自从 2006 年轮状病毒疫苗广泛应用后，轮状病毒所致的腹泻暴发非常少见。医院也是容易发生肠道感染的场所。腹泻是最常见的非社区获得性感染之一。在美国成年人中，难辨梭状芽孢杆菌是非社区获得性腹泻最常见的致病菌。卫生保健机构中诸如病毒感染暴发也很常见。产酸克雷伯菌是抗生素相关性出血性腹泻的一种病原体。致病性大肠埃希菌与婴儿室腹泻暴发有关。慢性病护理机构中的老年患者中，有 1/3 每年罹患一次明显的腹泻疾病，在这些患者当中，约 1/2 是由产毒性难辨梭状芽孢杆菌感染所致。应用抗生素治疗可以破坏肠道的正常菌群，从而导致难辨梭状芽孢杆菌感染，引起伪膜性肠炎（第三十一章）。

年龄

全球范围内，年龄小于 5 岁的儿童是肠道病原体最易累及的人群，发病率和死亡率都是最高的。母乳喂养的儿童，因为很少接触污染的食物和水，并且母乳中获得的抗体具有保护作用，因此发病率较低。但是，这些儿童一旦开始进食固体食物，其发病率会显著增加。儿童患者中轮状病毒感染在全球范围内都非常常见。对于未接种疫苗的儿童来说，在 0～1 岁或 1～2 岁首次感染轮状病毒。年龄较大的儿童及成年人更容易感染诺如病毒。其他一些病原体，如产毒性、致病性及肠出血性大肠埃希菌、志贺菌、空肠弯曲菌、蓝氏贾第鞭毛虫等在儿童中的感染率也高于成年人。

宿主的免疫状态

免疫抑制状态的患者发生急、慢性感染性腹泻的风险均较高。细胞免疫受损的人（包括艾滋病患者）发生侵袭性肠病的风险较高（包括沙门菌病、李氏杆菌病、隐孢子虫病等）。低丙种球蛋白血症的患者发生难辨梭状芽孢杆菌结肠炎和贾第虫病的风险高。肿瘤患者因为化疗和频繁的住院感染难辨梭状芽孢杆菌的机会较高。对于免疫抑制状态的患者来说，感染性腹泻可能是致命性的，其并发症可能有菌血症及其他部位的感染。另外，脱水可能影响肾功能，并且增加免疫抑制剂的毒性。

细菌性食物中毒

如果患者的病史和粪便检查都提示非炎症性腹泻，并且有多人共同发病，那么就需要详细询问进食的特定食物、腹泻距离进餐的时间。这将为我们寻找腹泻的致病菌提供一定的线索。细菌性食物中毒的潜在原因见表 30-4。

金黄色葡萄球菌或蜡样芽孢杆菌等在体外产生肠毒素，由这些细菌感染引起的腹泻潜伏期短（1～6 h），持续时间也较短（＜12 h）。大多数金黄色葡萄球菌食物中毒是由感染的携带者污染食物所致。金黄色葡萄球菌可以在很宽的温度范围内进行繁殖，煮熟后的食物如果在室温下缓慢冷却，金黄色葡萄球菌就可能产生肠毒素。集体野餐过程中食用了被金黄色葡萄球菌污染的土豆沙拉、沙拉酱及奶油糕点，可能导致疾病的暴发。腹泻、恶心、呕吐、腹部绞痛是常见的症状，而发热较少见。

表 30-4 细菌性食物中毒

潜伏期，病原体	症状	常见的食物
1～6 h		
金黄色葡萄球菌	恶心，呕吐，腹泻	火腿、家禽、马铃薯或鸡蛋沙拉、沙拉酱、奶油糕点
蜡样芽孢杆菌	恶心，呕吐，腹泻	炒饭
8～16 h		
产气荚膜梭菌	腹部绞痛，腹泻（呕吐少见）	牛肉、家禽、蔬菜、葡萄酒
蜡样芽孢杆菌	腹部绞痛，腹泻（呕吐少见）	肉类、蔬菜、干豆类、谷物
超过 16 h		
霍乱弧菌	水样泻	贝类、水
产肠毒素大肠埃希菌	水样泻	沙拉、奶酪、肉类、水
肠出血性大肠埃希菌	血性腹泻	牛肉馅、烤牛肉、意大利腊肠、生牛奶、生蔬菜、苹果汁
沙门菌属	炎症性腹泻	牛肉、禽类、蛋类、奶制品
空肠弯曲菌	炎症性腹泻	禽类、生牛奶
志贺菌属	痢疾	土豆或鸡蛋沙拉、生菜或生蔬菜
副溶血性弧菌	痢疾	软体动物，甲壳动物

蜡样芽孢杆菌感染后，可以由与金黄色葡萄球菌类似的肠毒素产生潜伏期短的呕吐症状，也可以由类似于大肠埃希菌 LT 的肠毒素产生潜伏期较长（8～16 h）的腹泻症状。后者腹泻和腹部绞痛较常见而呕吐少见。以呕吐为主要表现的蜡样芽孢杆菌食物中毒常与食用污染的炒米饭有关。蜡样芽孢杆菌常存在于生大米中，因为其孢子耐高温，即使煮沸亦不能将其杀灭。如果煮熟的米饭未能及时放入冰箱冷藏，蜡样芽孢杆菌的孢子可能会发芽并且产生毒素。因为该毒素也是耐高温的，所以炒米饭的过程中不能杀灭毒素。

产气荚膜梭菌所致的食物中毒潜伏期也较长（8～14 h）。产气荚膜梭菌的孢子也是耐高温的，可以存在于未煮熟的肉类、禽类及豆类中。该细菌被人体摄入后，在肠道内产生毒素，引起中等程度的腹部绞痛和腹泻，呕吐和发热少见。该疾病为自限性，多在 24 h 内缓解。

食物中毒不都是因为细菌感染所致。其他非细菌性的因素（例如辣椒中的辣椒素及各种鱼类和贝类中的毒素）也可以引起潜伏期较短的食物中毒。

实验室检查

许多非炎症性腹泻是自限性的，可以通过经验性治疗好转，在这种情况下不需要检测特定的病原体。通常情况下，不能通过常规的粪便培养检出致病性大肠埃希菌，在大多数临床实验室也不能对肠毒素进行检测。如果疑诊霍乱，那么就需要用特殊的培养基如硫代硫酸盐-枸橼酸-胆盐-蔗糖（TCBS）或碲牛磺胆酸钠明胶（TTG）琼脂进行粪便培养。在许多实验室中，应用乳胶凝集法快速检测大便中轮状病毒。反转录酶 PCR 法及特定抗原酶免疫测定法也用于诺如病毒的检测。如果临床上怀疑贾第鞭毛虫或隐孢子虫感染，要进行这些病原体的检测，需要取粪便标本，通过免疫荧光快速试验或标准显微镜进行检测。

所有在院外起病、有发热及表现为炎症性腹泻的患者，均需要进行粪便培养，检测沙门菌、志贺菌及弯曲杆菌。麦康基琼脂［无乳糖发酵（无色）菌落］、SS 琼脂或亚硒酸钠肉汤可用于沙门菌和志贺菌的培养。除了沙门菌和志贺菌，大多数其他病原体都不能在这些培养基上生长。院内起病的腹泻要重点考虑难辨梭状芽孢杆菌感染，在这种情况下，进行其他细菌培养的性价比会降低。致病性难辨梭状芽孢杆菌可以产生毒素 A 和毒素 B。可以通过快速酶免疫测定、乳胶凝集试验或 PCR 法进行毒素 A 和毒素 B 的检测。分离空肠弯曲菌需要将新鲜粪便接种于特定的培养基，在 42°C 微需氧环境下进行培养。在美国的许多实验室，在肉眼血便中分离出的最常见的致病菌为大肠埃希菌 O 157：H7。在一些特定的实验室，这些肠出血菌株可以通过血清学进行检测，在医院的实验室也可以通过乳糖发酵山梨醇、非发酵菌吲哚阳性菌落（白色菌落）进行检测。如果患者的临床表现提示肠道阿米巴感染，那么需要通过快速抗原分析（敏感性或特异性均较低）或显微镜下观察来检测病原体。

治疗　感染性腹泻或细菌性食物中毒的治疗

在许多情况下，腹泻不需要特异性的诊断，特异性诊断对治疗没有指导意义。临床医生需要做的就是问病史、粪便检查及判断脱水程度。对于旅行者腹泻的经验性治疗见表 30-5。

治疗的核心是充分的补液。口服补液盐的升级为霍乱等脱水性腹泻的治疗带来了革命性的变化。在霍乱毒素存在的情况下，口服补液盐治疗的原理是葡萄糖可以促进水、钠在小肠的吸收。口服补液盐的应用使霍乱的死亡率从＞50%（未治疗的患者）下降到＜1%。口服补液盐有一些应用公式。口服补液最初的方案是基于对霍乱的治疗，每升水中包含 3.5 g 氯化钠、2.5 g 碳酸氢钠（或 2.9 g 枸橼酸钠）、1.5 g 氯化钾、20 g 葡萄糖（或 40 g 蔗糖）。这样的配方仍用于严重霍乱的治疗。许多其他原因导致的分泌性腹泻其电解质丢失量少于霍乱所致的电解质丢失。自 2002 年开始，世界卫生组织推荐了“低渗透压/低盐”口服补液盐，其耐受性及治疗效果均好于传统的口服补液盐。其配方为：每升水中包含 2.6 g 氯化钠、2.9 g 枸橼酸钠、1.5 g 氯化钾、13.5 g 葡萄糖（或 27 g 蔗糖）。口服补液盐配方中含有大米或谷物作为碳水化合物来源，可能比以葡萄糖为基础的配方更有效。严重脱水或因为呕吐不能应用口服补液盐的患者，需要静脉补液治疗。

大多数表现为分泌型腹泻的旅行者腹泻（多数是由产肠毒素或肠聚集性大肠埃希菌、空肠弯曲菌感染所致）都可以通过补液、碱式水杨酸铋、抑制肠蠕动药物等获得有效治疗。抗生素的应用可以使病程由 3～4 天缩短为 24～36 h。改变饮食对疾病的病程没有影响，益生菌的应用也一直有争议。有痢疾症状的患者（血便、发热）应给予经验性抗生素治疗（氟喹诺酮类或大环内酯类），同时要进行粪便

表 30-5 基于临床特点的旅行者腹泻的治疗[a]

临床特点	推荐的治疗方案
水样泻（大便中不带血，没有发热），每天 1～2 次不成形便（不伴有严重的肠道症状）	口服补液（口服补液盐、Pedialyte 平衡盐溶液、Lytren 或风味矿泉水）和威化饼干
水样泻（大便中不带血，没有发热），每天 1～2 次不成形便（伴有严重的肠道症状）	成年人：每 30 分钟给予碱式水杨酸铋 30 ml 或 2 片（每片 262 mg），共 8 次。或洛哌丁胺[b]（首剂 4 mg，每次排不成形便后给予 2 mg，每天不超过 16 mg；或者每天给予 8 mg）。用药时间可以为 2 天
水样泻（大便中不带血，没有发热），每天超过 2 次不成形便	成年人：抗生素治疗[c]加洛哌丁胺治疗（剂量见上）
痢疾（排血便）或发热（体温超过 37.8℃）	抗生素治疗
呕吐，腹泻不严重	成年人：碱式水杨酸铋（剂量见上）
婴儿腹泻（＜2 岁）	补充液体及电解质（口服补液盐、Pedialyte 平衡盐溶液、Lytren），继续喂养（尤其是母乳）。中重度脱水、发热超过 24 h、血便或腹泻持续数天的患儿要到医院就诊

[a]所有的患者均需口服补液（口服补液盐、Pedialyte 平衡盐溶液、Lytren 或风味矿泉水）及进食威化饼干。如果腹泻发展为中重度，或者发热持续、出现血便或脱水，则需要到医院就诊。[b]发热或痢疾的患者不能应用洛哌丁胺治疗，志贺菌或其他侵袭性微生物感染的患者应用洛哌丁胺治疗可能会延长腹泻的时间。[c]推荐的抗生素如下：

如果耐氟喹诺酮类空肠弯曲菌感染的可能性不大：

成年人：①环丙沙星 750 mg 1 次或 500 mg bid，疗程 3 天；左氧氟沙星 500 mg 1 次，或 500 mg qd，疗程 3 天；诺氟沙星 800 mg 1 次，或 400 mg bid，疗程 3 天。②阿奇霉素 1000 mg 1 次，或 500 mg qd，疗程 3 天。③利福昔明 200 mg tid 或 400 mg bid，疗程 3 天（不推荐应用于痢疾患者）。

儿童：第一天：阿奇霉素 10 mg/kg，如果腹泻持续，第 2 天和第 3 天给予 5 mg/kg。

如果怀疑耐氟喹诺酮类空肠弯曲菌感染（例如在东南亚旅行）

成人及儿童均给予阿奇霉素治疗（剂量见前述）

来源：After DR Hill et al：The practice of travel medicine：Guidelines by the Infectious Diseases Society of America. Clin Infect Dis 43：1499，2006。

检查，以协助明确病原体。细菌性痢疾的患者治疗疗程为 3～7 天。抗生素治疗对于空肠弯曲菌感染亦有效。因为空肠弯曲菌对氟喹诺酮类抗生素广泛耐药（尤其是在亚洲的一些地区），因此可以选择大环内酯类抗生素（如红霉素或阿奇霉素）治疗空肠弯曲菌感染。

对于沙门菌感染必须实施个体化治疗。一些抗生素可能会延长沙门菌在肠道的定植，因此儿童、装有假肢患者、老年人、免疫抑制状态的患者，其发生播散性沙门菌病的风险高，在这些患者中应用抗生素应有所保留。如果怀疑肠出血性大肠埃希菌感染，不能应用抗生素治疗（尤其是儿童患者）。对于肠出血性大肠埃希菌菌株的实验室检查发现，许多抗生素可以诱导产志贺毒素-人字噬菌体的复制，明显增加这些菌株毒素的产生。临床研究也证实了实验室研究的结果，对于肠出血性大肠埃希菌感染的患者应用抗生素治疗，可以使溶血-尿毒症综合征和肾衰竭的发生率增加 20 倍。临床上诊断肠出血性大肠埃希菌感染的线索是：患者有血便，但是不发热或仅有低热。

预防

在发展中国家如果要降低腹泻性疾病的发生率，需要改善卫生条件以减少肠道病原体的粪口传播。减少旅行者腹泻的方法为：进食新煮熟的食物，不吃生蔬菜、沙拉及未削皮的水果，饮用开水或者经过处理的水，饮用水时不要加冰块。但是很少有旅行者遵守这些饮食的限制。碱式水杨酸铋是预防旅行者腹泻的廉价的药物，服用方法是每日服用 4 次，每次 2 片（525 mg）。该药物疗程达到 3 周都是有效和安全的，但是有一些一过性的不良反应，如舌苔发黑、耳鸣等。有 meta 分析显示，应用碱式水杨酸铋预防旅行者腹泻，可以使该疾病发生率减少 15%。虽然预防性抗生素治疗也有效，但是不常规推荐用于旅行者腹泻的预防。仅仅在一些特殊的患者，如免疫抑制状态或其他潜在疾病使胃肠道感染发生的风险极高，可以预防应用抗生素。因为预防性抗生素治疗可能有药物的副作用、耐药菌感染的风险及更严重的侵袭性细菌感染的风险，所以如果症状有进展，可以谨慎地给予短期经验性治疗。如果确实需要预防性抗生素治疗，可以选择肠道不吸收的抗生素，如利福昔明。

为了在世界范围内减少腹泻性疾病的发生率和致死率，研究者们努力研发针对肠道常见致病细菌和病毒的疫苗。目前已经成功研制出轮状病毒疫苗。伤寒沙门菌和霍乱弧菌疫苗也已经成功研制，但是其保护性不完全，且保护时间短。目前还没有针对志贺菌、空肠弯曲菌、非伤寒沙门菌、诺如病毒或肠道寄生虫的疫苗。

第三十一章　难辨梭状芽孢杆菌感染：包括伪膜性肠炎

Clostridium difficile Infection, Including Pseudomembranous Colitis

Dale N. Gerding, Stuart Johnson
（李传凤　译　顾芳　校）

定义

难辨梭状芽孢杆菌感染（*Clostridium difficile* infection，CDI）是一种独特的结肠疾病，通常是由于使用抗菌药物使正常结肠菌群受到破坏所致。CDI是院内获得性腹泻的最常见病因，是由患者摄入的难辨梭状芽孢杆菌的孢子所引起。在大多数严重病例，摄入的孢子进一步生长、繁殖并分泌毒素，导致腹泻及伪膜性肠炎（pseudomembranous colitis，PMC）。

病原学及流行病学

难辨梭状芽孢杆菌是一种革兰氏阳性、专性厌氧的芽孢杆菌，它的孢子在自然界中广泛存在，特别是在医院环境和慢性患者的诊治设备中。CDI经常发生于抗生素使用率高、易被难辨梭状芽孢杆菌孢子污染的医院和疗养院（或在患者离开医院和疗养院不久后发生）。

克林霉素、氨苄西林、头孢菌素类抗生素是最容易诱发CDI的抗生素。第二代和第三代头孢菌素类抗生素，特别是头孢噻肟、头孢曲松、头孢呋辛、头孢他啶，也为诱发CDI的常见原因。氟喹诺酮类抗生素（环丙沙星、左氧氟沙星、莫西沙星）是近年来引起医院CDI暴发的最主要原因。青霉素/β-内酰胺酶抑制剂，如替卡西林/克拉维酸、哌拉西林/他唑巴坦诱发CDI的风险相对较小。然而，所有的抗生素，包括最常用于治疗CDI的万古霉素和甲硝唑，均有诱发CDI的风险。亦有未使用抗生素而发生CDI的罕见病例报告。

难辨梭状芽孢杆菌的外源性感染最常见于医院或疗养院，但也可能发生于门诊。难辨梭状芽孢杆菌存在于有症状和无症状患者的粪便中。住院>1周的成人患者粪便中难辨梭状芽孢杆菌的定植率往往≥20%；而社区居民粪便中的定植率仅为1%～3%。无近期住院、疗养院居住史或在门诊未接触诊治设备而患CDI的社区居民占所有病例的不超过10%。难辨梭状芽孢杆菌感染风险同住院时间的增加成正比。无症状的难辨梭状芽孢杆菌粪便携带在健康新生儿很常见，在婴幼儿（<1岁）中为多种菌株的重复定植，但极少引起发病。难辨梭状芽孢杆菌孢子存在于环境表面（可以存活数月）及不注意手部卫生的医务人员的手上。医院CDI可以由难辨梭状芽孢杆菌单一菌株引起，也可以由多菌株感染所致。其他确定的CDI危险因素包括高龄、较为严重的基础疾病、胃肠道手术、使用电子直肠温度计、肠内管饲和抗酸治疗。应用质子泵抑制剂可能是一个危险因素，但这种风险可能不高，没有确定的数据显示质子泵抑制剂为未使用抗生素患者发生CDI的危险因素。

病理与发病机制

产毒的难辨梭状芽孢杆菌孢子被摄入体内，可在胃酸中存活，在小肠内出芽、生长，在远端肠管中定植并产生两大毒素：毒素A（肠毒素）和毒素B（细胞毒素）。这两种毒素导致上皮细胞的屏障功能破坏、腹泻和伪膜形成。毒素A是一种强效的中性粒细胞趋化因子。两种毒素使调节细胞骨架肌动蛋白的Rho亚家族的鸟苷三磷酸（GTP）结合蛋白糖基化。对等位基因突变株毒素基因进行分子破坏的研究表明毒素B是更重要的毒力因子。如果得到证实，就解释了毒素A阴性的菌株也可致病的原因。细胞骨架破坏导致细胞形态、黏附功能及紧密连接的丧失，结果出现细胞液的漏出。第三种毒素——二元毒素CDT，以前只在不足6%的菌株中被发现，但是它存在于被广泛认可的传染性NAP1/BI/027株的所有分离株中（见下面的“全球概况”）；这种毒素同产气荚膜梭菌iota毒素相关，它在CDI发病机制中的作用尚未阐明。

PMC的伪膜局限于结肠黏膜，最初为1～2 mm淡黄色斑块。伪膜间的黏膜看起来没有明显异常。但是，随着疾病的进展，伪膜互相融合成更大的斑块并且可以覆盖整个结肠壁（图31-1）。通常整个结肠均被累及，但是有10%的患者直肠不被累及。用显微镜观察，伪膜有一个黏膜附着点，含有坏死的白细胞、纤维蛋白、黏液和细胞碎片。病灶区域的上皮细胞被侵蚀、发生坏死，伴有黏膜中性粒细胞浸润。

最初认为体内有难辨梭状芽孢杆菌定植的患者患CDI的风险高。然而，四项前瞻性研究显示既往没有CDI的难辨梭状芽孢杆菌定植者患CDI的风险降低。CDI的发生至少需要有三个条件（图31-2）。第一个条件是使用抗菌药物。抗菌药物可能是通过破坏胃肠道

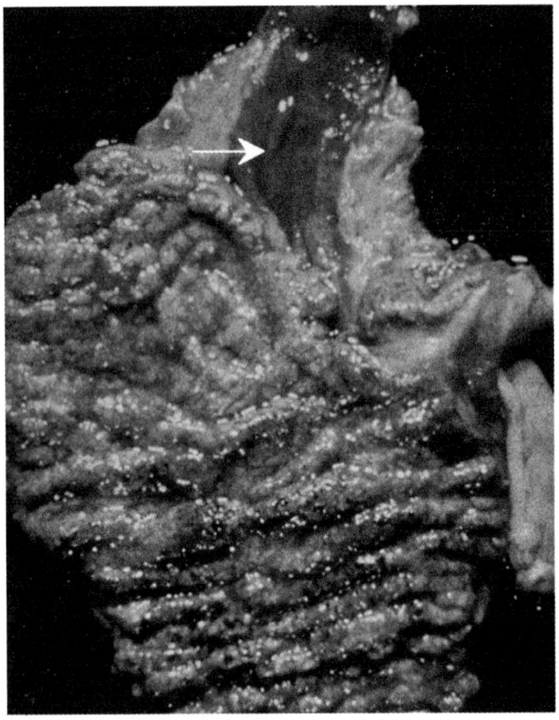

图 31-1（见书后彩图） 尸检标本显示融合的伪膜覆盖伪膜性结肠炎患者的盲肠。注意末端回肠未受累（箭头）

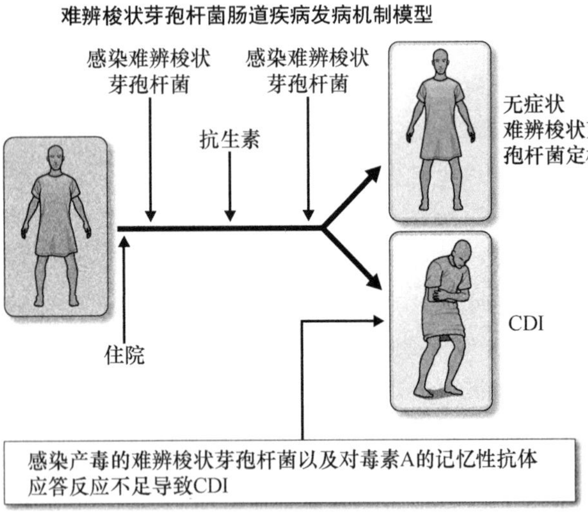

图 31-2 医院获得性 CDI 的致病模型。难辨梭状芽孢杆菌感染（CDI）致病需至少三个条件：①使用抗生素，从而对感染易感。②一旦易感，患者可能感染非产毒（非致病）或产毒的难辨梭状芽孢杆菌菌株，此为第二个条件。③感染产毒素菌株后出现无症状定植或 CDI 取决于一个或多个条件（例如，机体对难辨梭状芽孢杆菌毒素 A 的记忆性 IgG 应答反应不足）

正常菌群起作用，进而对难辨梭状芽孢杆菌感染易感。第二个条件是暴露于产生毒素的难辨梭状芽孢杆菌。鉴于大多数具备前两个条件的患者并未发展为 CDI，显然第三个条件对 CDI 的发生非常重要。第三个条件包括暴露于特殊毒力的难辨梭状芽孢杆菌菌株、使用更易引起 CDI 的抗生素及存在宿主免疫反应缺陷。宿主对难辨梭状芽孢杆菌毒素 A 的记忆性血清 IgG 抗体反应是最有可能的第三个条件，它决定了患者是出现腹泻或者是无症状感染。大多数人第一次产生难辨梭状芽孢杆菌毒素抗体的时间在出生后第一年无症状难辨梭状芽孢杆菌定植时或童年发生 CDI 后。婴儿不会发生有症状的 CDI，因为婴儿缺乏在以后的生命中才会出现的黏膜毒素受体。在成年期，无症状携带者针对毒素 A 的血清 IgG 抗体水平较发生 CDI 的成人高。随着 CDI 患者在治疗期间抗毒素 A 抗体水平不断增加，CDI 复发的风险降低。一项临床试验表明除了标准治疗外，使用针对毒素 A 和毒素 B 的单克隆抗体治疗 CDI 的复发率显著低于安慰剂＋标准治疗组。

全球概况

在 2000 年以后，美国、加拿大和欧洲的 CDI 发生率及严重程度显著增加。美国 CDI 的发生率于 2000—2005 年间增长了 3 倍。蒙特利尔、魁北克医院报告 2005 年的 CDI 发生率高于 1997 基线水平的 4 倍，死亡率由 1.5% 增加到 6.9%。一种流行菌株 NAP1/BI/027，被认为是发病率增加的主要原因。该菌株曾被称为毒素Ⅲ型、REA 型 BI、聚合酶链反应（PCR）核糖体分型 027 和北美脉冲凝胶电泳 Ⅰ 型 NAP1，已经在美国北部、欧洲和亚洲被发现。目前已经发现起源于美国和加拿大的 NAP1/BI/027 的两个克隆蔓延到英国、欧洲和亚洲。该流行菌株的特征为：①在体外，同对照菌株相比，它产生的毒素是对照菌株的 16～23 倍；②存在第三种毒素（二元毒素 CDT）；③具有对所有氟喹诺酮类药物的高抗药性。新菌株已经并可能继续导致暴发，包括常见于食用动物中并携带二元毒素的菌株（毒素Ⅴ型、核糖体分型 078），人类感染这些菌株的死亡率高。在过去 5 年中，英国 CDI 的发生率明显降低，欧盟国家 NAP1/BI/027 菌株的感染率也同样降低。然而，没有任何证据表明在北美 CDI 发生率或 NAP1/BI/027 菌株的感染率降低。在美国大部分地区，NAP1/BI/027 菌株感染仍占所有 CDI 的 25%～35%。

临床表现

腹泻是难辨梭状芽孢杆菌感染最常见的表现。几乎从来没有肉眼可见的血便，大便性状为软便、不成形便、水样便或黏液便，伴有特征性臭味。患者可能每天多达 20 次排便。临床表现和实验室检查包括：28%病例有发热，22%病例有腹痛，50%病例有白细胞增多。当患者出现麻痹性肠梗阻（X 线检查发现，见于不足 20%的病例）而停止排大便时，经常会忽略 CDI 的诊断。诊断这类患者的一个重要线索就是原因不明的白细胞增多，血白细胞≥15 000/μl。此类患者出现并发症的风险高，特别是发生中毒性巨结肠症和脓毒症。

15%～30%难辨梭状芽孢杆菌引起的腹泻在治疗后会复发，而且这一数字可能正在增加。复发可以为同一菌株的复发或新菌株再感染引起。临床上 CDI 容易复发的原因可能为治疗 CDI 的抗生素导致的持续粪便菌群失调。

诊断

CDI 的诊断需符合以下临床标准：①排除其他原因所导致的腹泻（每 24 小时≥3 次未成形的粪便，持续≥2 天），加上②粪便中检测出毒素 A 或 B，大便中通过 PCR 或培养检测出产生毒素的难辨梭状芽孢杆菌或结肠可见伪膜。PMC 是 CDI 的严重形式，在粪便难辨梭状芽孢杆菌培养阳性及毒素检测阳性的腹泻患者中，仅有不足 50%的患者在内镜下表现为 PMC。对疑似 PMC 和急腹症的重症患者中，内镜检查是一个快速诊断方法，但内镜检查结果阴性并不能排除 CDI 的诊断。

尽管具有针对难辨梭状芽孢杆菌及其毒素的一系列检测（表 31-1），但这些检测方法均不具备高敏感性、高特异和快速诊断的优点。大多数针对毒素的实验室检查，包括酶联免疫测定均缺乏敏感性，但也不推荐检测多份粪便样本。核酸扩增试验，包括聚合酶链反应（PCR）检测，现在已经被批准用于诊断，具有快速和高敏感性，并保持高特异性。除流行病学研究需要外，不推荐对无症状患者进行检测，特别是所谓的治疗后监测，因为腹泻停止后超过 50%的患者体内继续携带难辨梭状芽孢杆菌及毒素，而且测试结果阳性并不总是预示 CDI 复发。因此，不应根据这些检测结果而限制患者在长期护理机构或养老院中的安置。

治疗　难辨梭状芽孢杆菌感染

初次 CDI

治疗 CDI 的首要措施是尽可能停用任何正在使用的抗菌药物。之前的研究表明，这一简单的措施对 15%～23%的患者有效。然而，随着目前流行菌株的出现及一些患者的临床情况快速出现恶化，尽快开始针对 CDI 的治疗已成为标准治疗。如果临床高度怀疑 CDI，可以进行经验性治疗。一般治疗指南包括补液、避免使用可能掩盖症状或使疾病恶化的抑制肠蠕动药物和麻醉镇静剂。但抑制肠蠕动药物与万古霉素或甲硝唑联合用于治疗轻、中度 CDI 并未出现不良反应。

推荐口服万古霉素、非达米星或甲硝唑治疗 CDI。静脉注射万古霉素对 CDI 是无效的，非达米星只有口服剂型；在急性腹泻期间静脉给予甲硝唑时，粪便中可以达到杀菌的药物浓度。但在麻痹性肠

表 31-1　难辨梭状芽孢杆菌感染（CDI）诊断方法的灵敏度和特异度

检测项目	敏感性[a]	特异性[a]	注释
大便难辨梭状芽孢杆菌培养	++++	+++	最敏感的试验；如果培养出的难辨梭状芽孢杆菌毒素试验为阳性，其特异性为++++；结合临床资料可诊断为 CDI。获得检查结果太慢
细胞培养法粪便毒素检测	+++	++++	结合临床资料可诊断 CDI；特异性高但敏感性不如粪便培养；获得结果慢
粪便中毒素 A 或毒素 A 和 B 的酶联免疫分析	++～+++	+++	结合临床资料可诊断 CDI；获得结果迅速，但敏感性不如大便培养或细胞培养毒素试验
粪便中难辨梭状芽孢杆菌共同抗原的酶联免疫分析	+++～++++	+++	对产毒素及非产毒素的难辨梭状芽孢杆菌菌株及大便中其他病原体进行谷氨酸脱氢酶检测。与毒素的酶联免疫分析相比，具有更好的敏感性，但特异性降低；获得结果快速
粪便难辨梭状芽孢杆菌毒素 A 或 B 基因的核酸扩增试验	++++	++++	检测大便中产毒素的难辨梭状芽孢杆菌，最近用于临床检测。与毒素酶联免疫分析相比，敏感性更高，特异性至少相同
结肠镜或乙状结肠镜	+	++++	如果见到伪膜具有高特异性；但不如其他检测敏感

[a] 根据临床和检验的标准。++++，>90%；+++，71%～90%；++，51%～70%；+，～50%

梗阻时，静脉给予甲硝唑治疗 CDI 无效。两个比较非达米星和万古霉素效果的大型临床试验表明二者治疗腹泻的作用相当（约 90%患者有效），而非达米星在降低 CDI 复发率方面优于万古霉素。在以往的随机试验中，口服万古霉素或甲硝唑治疗腹泻的有效率≥94%。但四个观察性研究发现甲硝唑治疗腹泻的有效率已下降至 62%～78%。虽然腹泻缓解的平均时间为 2～4 天，但甲硝唑起效可能会慢得多，甲硝唑治疗不足 6 天时不能评判治疗是否失败。基于较短疗程万古霉素治疗 CDI 和两个大型临床试验的结果，推荐非达米星、万古霉素及甲硝唑至少要应用 10 天。美国食品和药物管理局（FDA）未批准甲硝唑用于治疗 CDI。但甲硝唑 500 毫克/次，每日 3 次口服 10 天对于大多数轻、中度 CDI 是有效的，对起效慢的患者可能需要延长治疗时间。甲硝唑治疗失败的报道在增加，一项前瞻性随机双盲安慰剂对照研究证实万古霉素治疗严重 CDI 的效果优于甲硝唑。该研究中严重程度评分包括年龄、实验室参数（体温升高、低白蛋白水平或白细胞计数升高）、内镜检查是否存在 PMC 及是否在 ICU 治疗 CDI。虽然还没有经过验证的有效的严重程度评分标准，但对病情严重的患者给予口服万古霉素是十分重要的，尤其是当他们白细胞计数升高（>15 000/μl）或血清肌酐水平≥发病前的 1.5 倍时（表 31-2）。此外，一项随机盲法试验比较了毒素结合聚合物 Tolevamer 与两种抗生素联合治疗 CDI 的疗效，结果显示对所有患者（不论病情轻重），万古霉素疗效均优于甲硝唑。关于硝唑沙奈、杆菌肽、利福昔明及夫西地酸治疗 CDI 的小型随机试验已经进行。这些药物还未被深入研究，未显示优越性，亦未被 FDA 批准可用于治疗 CDI，但可作为非达米星、万古霉素和甲硝唑的潜在替代品。

复发性 CDI

总体来说，15%～30%成功治疗的 CDI 患者会复发，无论是由原菌株引起复燃或治疗后的再感染。接受非达米星治疗的患者 CDI 复发率显著低于万古霉素治疗的患者。接受万古霉素和甲硝唑治疗者的

表 31-2 难辨梭状芽孢杆菌感染（CDI）的治疗推荐[a]

临床背景	治疗	注释
初发，轻-中度	甲硝唑（500 mg，一天 3 次×10～14 天）	万古霉素（125 mg，一天 4 次×10～14 天）可能较甲硝唑（200 mg，一天 2 次×10 天）更有效。非达米星（200 mg，一天 2 次×10 天）是另一种治疗选择
初发，重度	万古霉素（125 mg，一天 4 次×10～14 天）	重症的指标包括白细胞增多（≥15 000/μl）和肌酐水平≥1.5 倍于发病前水平。非达米星是另一种治疗选择
初发，严重并发症或暴发性	万古霉素（500 mg，口服或鼻饲）加甲硝唑（500 mg，静脉注射每 8 小时一次）。可考虑附加直肠给予万古霉素（500 mg 加入 100 ml 生理盐水中保留灌肠，每 6～8 小时一次）	严重并发症或暴发性 CDI 定义为伴有低血压、休克、肠梗阻或中毒性巨结肠的严重 CDI。治疗的持续时间可能需要>2 周并且由治疗反应决定。可考虑使用替吉环素（在 100 mg 的负荷剂量后给予 50 mg 静脉注射，每 12 小时一次）代替甲硝唑
第一次复发	治疗同初发	如果复发后 CDI 的严重程度发生改变，则要调整治疗。可考虑使用能够明显减少进一步复发可能性的非达米星
第二次复发	万古霉素逐渐减量/脉冲疗法	典型的逐渐减量/脉冲方案：万古霉素 125 mg，一天 4 次×10～14 天，然后一天 2 次×1 周，一天 1 次×1 周，最后每 2～3 天 1 次，共 2～8 周
多次复发	考虑以下方案： • 重复万古霉素逐渐减量/脉冲方案 • 万古霉素（500 mg，一天 4 次×10 天）加布拉迪酵母菌（500 mg，一天 2 次×28 天） • 万古霉素（125 mg，一天 4 次×10～14 天）；然后停用万古霉素，开始利福昔明（400 mg，一天 2 次×2 周） • 硝唑沙奈（500 mg，一天 2 次×10 天） • 粪便菌群移植 • 静脉注射免疫球蛋白（400 mg/kg）	唯一一个治疗初次复发或更多次复发 CDI 的对照研究显示采用万古霉素加布拉迪酵母菌治疗，与万古霉素加安慰剂相比，二者疗效存在临界显著性差异，粪便菌群移植疗效明显优于高剂量万古霉素治疗（未与万古霉素逐渐减量治疗方案进行比较）

[a] 除非特殊说明，所有的药物均为口服给予

复发率相当。年龄≥65岁、在治疗CDI同时继续应用抗生素及CDI初发后仍留在医院的患者的CDI复发率高。CDI初次复发的患者，其第二次复发率增高（33%～65%）。初次复发再治疗时甲硝唑与万古霉素的疗效相当（表31-2）。非达米星在降低初次复发患者的进一步复发风险方面优于万古霉素。复发性CDI曾一度被认为表现相对温和，现已证明CDI复发有发生严重并发症（30天内出现休克、巨结肠、结肠穿孔、结肠切除或死亡）的风险（达11%）。目前对于多次复发尚没有标准的治疗方法，鉴于潜在的神经毒性，应避免长时间或重复甲硝唑治疗。治疗多次复发的最实用方法是万古霉素逐渐减量或每隔1天给予脉冲剂量，疗程2～8周。其他方法包括万古霉素治疗后给予布拉迪酵母菌，万古霉素治疗后经由鼻十二指肠管、结肠镜或灌肠进行粪便菌群移植以及特意的非产毒的难辨梭状芽孢杆菌菌株定植。这些生物治疗方法目前尚未被FDA批准用于美国。其他FDA尚未批准的抗生素治疗方法包括：①万古霉素序贯治疗（125 mg，每日4次，共10～14天），随后给予利福昔明（400 mg，每日2次，共14天）；②硝唑沙奈治疗（500 mg，每日2次，共7天）。静脉注射免疫球蛋白具有一定疗效，可能是源于提供了难辨梭状芽孢杆菌毒素的抗体。

伴有严重并发症或暴发性CDI

暴发性（快速进展和严重）CDI的治疗最难也最具有挑战性。暴发性CDI患者通常没有腹泻，临床表现更像外科的急腹症。严重CDI可导致脓毒症（发热、低血压、心动过速、白细胞增多）。急腹症（伴或不伴中毒性巨结肠）的表现包括肠梗阻体征、肠绞痛，腹部CT显示肠壁增厚及腹水，外周血白细胞增多（≥20 000/μl）。如果患者在过去2个月内接受过抗生素治疗，无论有或无腹泻，对其急腹症、脓毒症或中毒性巨结肠的鉴别诊断均应考虑CDI的可能性。对于无腹泻的患者，小心进行乙状结肠镜或结肠镜检查发现PMC和腹部CT扫描是最好的诊断方法。

暴发性CDI的治疗不是非常理想，因为肠梗阻时口服非达米星、甲硝唑或万古霉素很难到达结肠（表31-2）。在一些非对照研究中，经由鼻胃管和保留灌肠给予万古霉素联合静脉输注甲硝唑具有一定疗效。在小规模的非对照研究中，静脉输注替吉环素也获得了一定的疗效。如果对药物治疗无反应，外科结肠切除术可能挽救患者的生命。如有可能，结肠切除术应在血清乳酸水平达到5 mmol/L之前进行。随着CDI流行情况的不断演变，暴发性CDI患者需要结肠切除的可能性在不断增加。然而，腹腔镜下进行回肠造瘘及术后经回肠造瘘口给予聚乙二醇结肠灌洗及灌注万古霉素至结肠可能降低结肠切除术相关的并发症发生率及死亡率。

预后

CDI以前的死亡率是0.6%～3.5%，在最近的暴发中，死亡率已达到6.9%，并随年龄增长而逐步上升。大多数患者可以康复，但复发是常见的。

预防与控制

对于CDI的预防策略重点在两部分内容：一是防止病原体传播给患者，二是病原体传播后，怎样降低CDI的风险。在临床实践中，通过医务人员戴手套、禁止使用受污染的电子温度计、使用次氯酸钠（漂白剂）对患者房间进行消毒可阻断难辨梭状芽孢杆菌的传播。手卫生非常重要，因为乙醇手消毒凝胶不能杀死孢子，在CDI暴发时推荐规范洗手。限制使用特殊的抗生素，如克林霉素、第二代和第三代头孢菌素，是控制CDI暴发的最有效措施。限制克林霉素的应用后，克林霉素耐药菌株引起的暴发已被迅速控制。未来的预防措施可能包括使用单克隆抗体、疫苗以及生物疗法（如给予具有恢复肠道菌群作用的活菌）。

第三十二章 病毒性胃肠炎

Viral Gastroenteritis

Umesh D. Parashar，Roger I. Glass
（张静 译 宋志强 校）

急性感染性胃肠炎是世界各地各年龄段人群的常见疾病。急性感染性胃肠炎是发展中国家儿童死亡的首要原因，估计每年死亡率约为0.7/1 000 000，在包括美国在内的发达国家中，其占所有儿童住院人数的10%～12%。老年人（尤其是健康状况不佳者）是急性胃肠炎导致严重并发症和死亡的高危人群。在健康的年轻人中，虽然急性胃肠炎很少致命，但会产生大量的医疗花费和社会成本。

一些肠道病毒是引起急性感染性胃肠炎的重要病原体（表 32-1 和图 32-1）。虽然大多数病毒性胃肠炎是由 RNA 病毒引起的，但本章也包括了不常见的、可导致病毒性胃肠炎的 DNA 病毒（如腺病毒 40 型和 41 型）。病毒性胃肠炎的主要临床表现是急性发作的呕吐和（或）腹泻，可伴有发热、恶心、腹部绞痛、食欲减退和乏力。如表 32-2 所示，某些特征有助于鉴别胃肠炎是由病毒引起的还是由细菌所致。但仅仅依靠临床和流行病学特征进行鉴别常常比较困难，需要实验室检测结果来证实诊断。

人类杯状病毒

病原体 诺沃克病毒原型株在电子显微镜下是一种微小的（27～40 nm）、无包膜、圆形、二十面体且表面相对无固定形状的病毒。这种病毒不能在培养的细胞中生长，也没有可利用的动物模型，因此很难将其进行分类。分子克隆和鉴定技术已经证实该病毒基因组为单股正链 RNA，全长 7.5 kb，且拥有与典型杯状病毒相似的、分子量为 60 000 的单一病毒体相关蛋白。基于这些分子特征，目前将这种杯状病毒科的病毒分为两个属：诺如病毒和札如病毒（以前分别称作诺沃克样病毒和札幌样病毒）。

流行病学 诺沃克病毒和相关的人类杯状病毒感染在世界范围内很常见，大多数成人有这些病毒的抗体。发展中国家人口在年幼时已获得病毒抗体，与假定的粪口途径传播的模式一致。虽然全年均可发生感染，但在寒冷的月份感染明显增加。诺如病毒是社区各个年龄段人群轻型胃肠炎最常见的病原体，而札如病毒主要引起儿童胃肠炎。诺如病毒也可以引起旅行者腹泻，世界不同地方的军队中也曾暴发过该病毒的感染。有限的数据显示，诺如病毒是引起小儿腹泻的第二大病因（仅次于轮状病毒），也是年龄大一些儿童和成人腹泻的最常见病因。在美国，随着轮状病毒疫苗的接种，严重轮状病毒所致的疾病正在减少，诺如病毒已成为幼儿胃肠炎的首要病因，也是世界范

表 32-1 引起人类胃肠炎的病毒

病毒	家族	基因组	高危年龄组	临床严重性	检测分析
轮状病毒 A 组	呼肠病毒科	双链片段 RNA	<5 岁儿童	+++	EM、EIA（商品化）、PAGE、RT-PCR
诺如病毒	杯状病毒科	单股正链 RNA	各个年龄段	++	EM、RT-PCR
札如病毒	杯状病毒科	单股正链 RNA	<5 岁儿童	+	EM、RT-PCR
星状病毒	星状病毒科	单股正链 RNA	<5 岁儿童	+	EM、EIA、RT-PCR
腺病毒（主要为 40 型和 41 型）	腺病毒科	双链 DNA	<5 岁儿童	+/++	EM、EIA（商品化）、PCR

缩写：EIA，酶免疫分析法；EM，电子显微镜；PAGE，聚丙烯酰胺凝胶电泳；PCR，聚合酶链反应；RT-PCR，反转录 PCR

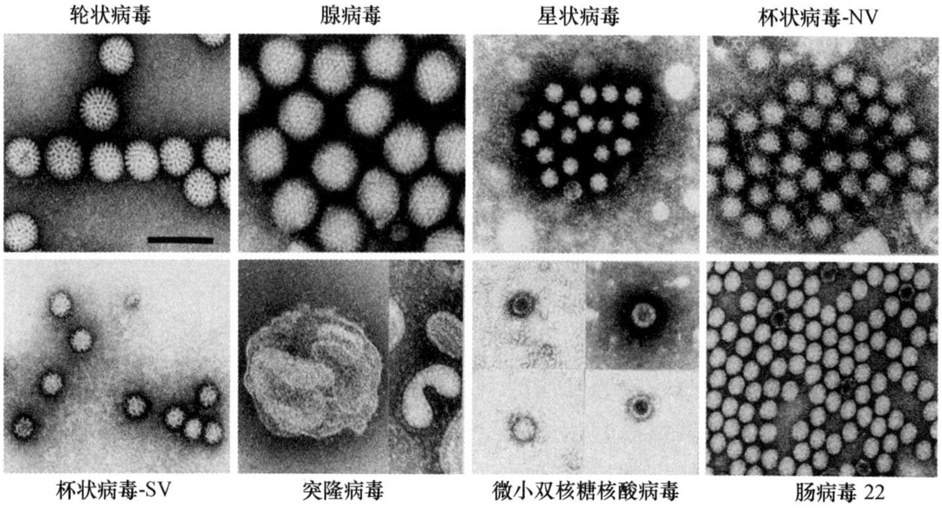

图 32-1 引起胃肠炎的病毒。NV，诺如病毒；SV，札如病毒

表 32-2 病毒和细菌所致胃肠炎的特点

特征	病毒性胃肠炎	细菌性胃肠炎
发病地区	发达国家和发展中国家发病率相似	卫生条件差的地区更常见
感染量	大多数病毒低（10～100 个病毒颗粒）	大肠埃希菌、沙门菌、弧菌高（$>10^5$ 个细菌）；空肠弯曲菌中等（10^2～10^5 个细菌）；志贺菌低（10～100 个细菌）
季节性	温带地区，大多数病毒冬季发病；热带地区全年均发病	夏季或雨季更常见，尤其是疾病负担重的发展中国家
潜伏期	大多数病毒 1～3 天，诺如病毒更短	常见病原体 1～7 天（如空肠弯曲菌、大肠埃希菌、志贺菌、沙门菌）；产生毒素的细菌数小时（如金黄色葡萄球菌、枯草芽孢杆菌）
存留地	主要是人类	依靠物种、人类（如志贺菌、沙门菌）、动物（如空肠弯曲菌、沙门菌、大肠埃希菌）和水库中生存（如弧菌）
发热	轮状病毒和诺如病毒常见；其他病原不常见	引起炎症性腹泻的病原常见（如沙门菌、志贺菌）
呕吐	显著，有时是唯一的症状，尤其在儿童	因细菌产生毒素而常见，因其他病原导致腹泻较少见
腹泻	常见，几乎所有患者大便中没有血	显著，由于致病原引起炎症性腹泻而大便带血
病程	诺如病毒和札如病毒 1～3 天，其他病毒 2～8 天	产毒素细菌 1～2 天，大多数其他细菌 2～8 天
诊断	在临床实践中常常是排除性诊断。商品化的酶免疫分析用于检测轮状病毒和腺病毒，但其他病毒的鉴定限于研究实验室和公共健康实验室	检查粪便白细胞和血有助于鉴别诊断。有时在特殊培养基上进行粪便培养能鉴别一些病原体。分子技术对流行病学调查有用，但不常规用于大部分实验室中。
治疗	应给予支持治疗以维持充足的水化和营养。抗生素和抗动力药是禁忌	对大多数患者水化支持治疗足够。志贺菌引起的痢疾、霍乱弧菌引起的腹泻和一些艰难梭菌结肠炎患者建议使用抗生素治疗。

围内胃肠炎流行的主要原因。在美国，超过 90％非细菌性胃肠炎的暴发都是由诺如病毒引起的。

病毒主要通过粪口途径传播，也存在于呕吐物中。由于极少数的病毒就能引起感染，因此雾化、接触污染物和人与人的接触都能传播该病毒。在急性病患者中病毒的传播性和感染性是最严重的，但在志愿者中进行的有关诺沃克病毒的研究显示无症状的感染者也可以传播病毒，有症状患者症状出现前和疾病缓解后数周依然能够传播病毒。免疫功能低下者传播病毒的时间会延长。

发病机制 病毒颗粒黏附的确切部位和细胞受体尚不明确。有资料显示存在于人胃十二指肠分泌型上皮细胞中的、与人类组织血型抗原相似的分泌型碳水化合物可能是诺沃克病毒黏附的配体。另有其他研究更充分地阐明了诺如病毒和碳水化合物的相互作用，包括潜在的病毒株出现特异性变异。志愿者感染后，空肠上段出现可逆性改变，表现为绒毛增粗变钝、微绒毛短缩、上皮层空泡化、隐窝增生和固有层中性粒细胞及淋巴细胞的浸润。这些改变持续至症状缓解后至少 4 天，与碳水化合物和脂肪的吸收不良以及刷状缘酶的减少有关，而腺苷酸环化酶的活性是不变的。胃和结肠虽没有组织病理学改变，但胃动力会发生减退，这种改变可能与此类疾病典型的恶心和呕吐症状的发生有关。

临床表现 诺沃克病毒和相关人类杯状病毒引起的胃肠炎是急性起病的，平均潜伏期为 24 h（12～72 h）。疾病通常持续 12～60 h，特征性表现包括如下一项或多项：恶心、呕吐、腹部绞痛和腹泻。儿童中呕吐更为常见，而大部分成人表现为腹泻。常见的基本症状包括头痛、发热、寒战和肌痛。大便的特征是不成形、水样，没有黏液、血或白细胞。血白细胞计数通常是正常的，偶尔可见中性粒细胞增多而淋巴细胞相对减少。体弱者（如身体虚弱的老年人）常会出现严重的脱水，死亡罕见。

免疫力 大约 50％接触诺沃克病毒的人会感染诺沃克病毒而致病，并由此获得对抗感染株的短期免疫力。对诺沃克病毒的免疫力与抗体水平呈负相关，如存在越高水平的诺沃克病毒其抗体水平也越高，对疾病就越易感。这提示某些个体对疾病有遗传易感倾向。其他与疾病易感相关的因素包括特异的 ABO、Lewis 和分泌腺血型表型等。

诊断 通过聚合酶链反应（PCR）技术进行的病毒基因组克隆和序列分析，可以检测粪便和呕吐物中是否有诺沃克病毒和其他人类杯状病毒。通过酶免疫分析法（EIA），使用病毒外壳蛋白产生的病毒样颗粒（在重组杆状病毒载体中表达）来检测粪便或血清中是否有病毒特异性抗原。与以往检测方法（如电子显微镜、免疫电子显微镜和基于人体试剂的 EIA）相比，这些新型诊断技术具有更高的敏感性。然而，由于遗传性和抗原性的多样化，目前还没有单一的方法能检测所有的人类杯状病毒。此外，虽然该检测方法逐渐被公共健康实验室所接受，用于常规筛查胃肠炎暴发人群的粪便标本，但该方法还是比较复杂和低效，目前主要用于研究性实验室中。商品化的 EIA 试剂盒敏感性较低，在临床实践中的应用有限。然而，该试剂盒可以用于疾病暴发时病毒的检测，因为部分样本阳性即可提示致病原为诺如病毒。

治疗 诺沃克病毒和相关人类杯状病毒感染

该病呈自限性，但口服补液治疗要充分，若发生严重脱水，需要静脉补充液体。目前尚无特异性的抗病毒治疗。

预防 疾病防治有赖于具体的措施，例如减少食物和水源的污染、患病的食品加工人员暂离工作岗位、加强个人卫生和污染物消毒以减少疾病在人与人之间的传播。免疫预防的作用尚不明确，但诺如病毒的疫苗正在研发中。在一项临床研究中，候选的病毒样颗粒（诺如病毒疫苗）可使机体免于同源病毒的感染。

轮状病毒

病原体 轮状病毒是呼肠病毒科的家族成员。病毒基因组包含 11 个双链 RNA 片段，包裹在一个三层、无包膜、直径 75 nm 的二十面体外壳中。病毒蛋白 6（VP6，主要的结构蛋白）是商品化免疫分析的靶点，也决定了轮状病毒的型特异性。轮状病毒有 7 个主要的型（A～G），人类疾病主要由 A 型引起，其次是 B 型和 C 型。外壳蛋白 VP7（G 蛋白）和 VP4（P 蛋白）决定了病毒血清型的特异性，可产生中和抗体并形成轮状病毒的两个分类（G 型和 P 型）。在感染过程中，病毒的片段基因组可进行遗传重组（如病毒间交换基因片段），这不仅有利于病毒进化，并且可以应用于发展重组的动物-人轮状病毒疫苗。

流行病学 世界上几乎所有 3～5 岁儿童都感染过轮状病毒。新生儿感染常见但往往无症状或症状轻微，这可能归功于母体抗体或乳汁的保护作用。与工业化国家轮状病毒疾病相比，发展中国家该病发病年龄更小，季节性更不明显，并多由不常见的轮状病毒株引起。而且，由于水化治疗不充分，轮状病毒是发展中国家儿童腹泻死亡的首要原因，在撒哈拉以南非洲地区和南亚儿童死亡率最高（图 32-2）。

出生 3 个月后的初次感染可能是有症状的，高峰发病年龄在 4～23 个月。再感染常见，但随着感染次数的增多，其严重程度逐渐降低。因此，与年龄小的儿童相比，年龄大的儿童和成人出现严重轮状病毒感染的情况不常见。轮状病毒能引起感染患儿的家长、儿童管理人员、免疫功能低下者、旅游者和老年人也发病，因此在成人胃肠炎鉴别诊断时，也需考虑轮状病毒感染。

在热带，轮状病毒疾病全年均可发生，而温带地区有明显的发病季节高峰，在稍冷的秋季和冬季高发。在轮状病毒疫苗使用前，美国每年轮状病毒感染在秋季和早冬（10～12 月）开始于西南部，逐渐在大陆蔓延开，高峰在晚冬和春季（3～5 月）的东北部。这种特征性流行模式的原因尚不清楚，可能与地区出生率

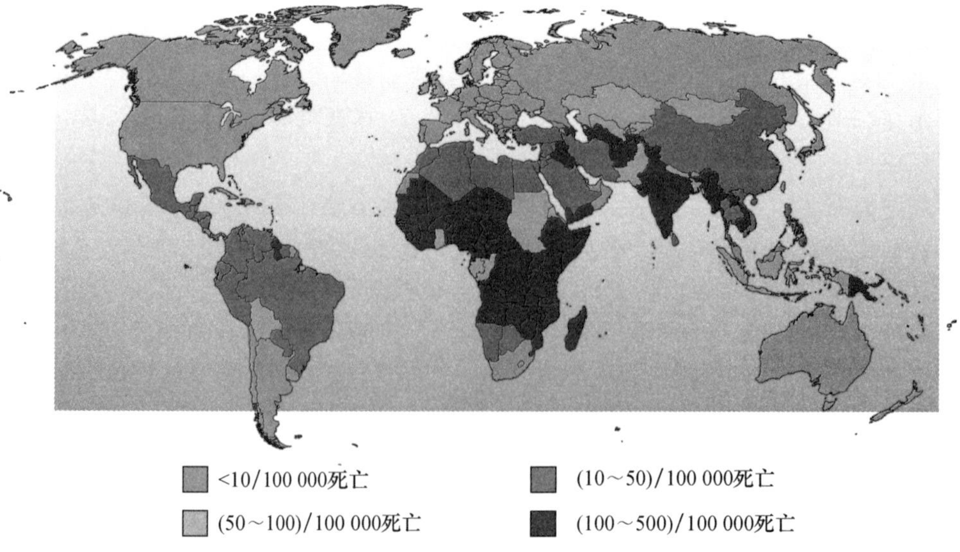

图 32-2（见书后彩图） 不同地区轮状病毒感染死亡率（每 100 000 个<5 岁儿童）（Reproduced with permission from UD Parashar et al：J Infect Dis 200：S9，2009.）

的差别有关，后者可影响轮状病毒高发季节后易感婴幼儿的数量。2006年，美国开始对婴幼儿接种轮状病毒疫苗，病毒感染的地区和时间特征明显地发生了改变，同时国家网络监测实验室轮状病毒的检出率明显下降（图32-3）。在最近2年的资料中（2010—2012年），轮状病毒的检出数量比疫苗使用前的基线水平下降了74%～90%，2年中轮状病毒检测阳性的比例不足10%（疫苗使用前的基线中位数为26%）。疫苗使用后的5年（2007—2012年）出现了每2年1次的轮状病毒活动性增强，但仍基本低于疫苗使用前的水平。

在轮状病毒相关性腹泻发作时，病毒大量脱落于粪便中（10^7～10^{12}/g）。通过EIA检测发现脱落的病毒通常在1周内逐渐减少，但在免疫功能低下个体中可能会持续超过30天。敏感的分子分析方法检测到的时间会更长（如PCR）。病毒主要通过粪-口途径传播。不考虑卫生条件，病毒通过呼吸道分泌物、人与人之间接触或者污染的环境表面传播可能是3岁以内儿童快速获得抗体的主要原因。

在人类至少已鉴定出A型轮状病毒的10个不同G血清型，但只有5个型（G1～G4和G9）是常见的。尽管已鉴定出人类轮状病毒株与动物株有高度遗传同源性，但动物-人之间的传播并不常见。

B型轮状病毒与1982年以来在中国发生的几次严重的大规模成人胃肠炎的流行有关，同时印度也发现了该型病毒。C型轮状病毒与世界范围内几个地区的小部分儿童胃肠炎病例有关。

发病机制 轮状病毒感染最终会破坏近端小肠绒毛上皮的成熟细胞。吸收性绒毛上皮细胞的丧失以及分泌性隐窝细胞的增生导致分泌性腹泻的发生。分化细胞的刷状缘酶特征性地减少，这种改变导致糖代谢变化，由此发生渗透性腹泻。小鼠研究表明，非结构性轮状病毒蛋白（NSP4）具有肠毒素功能，可以通过改变上皮细胞的功能和渗透性导致分泌性腹泻。此外，轮状病毒可通过激活肠壁的肠神经系统而促进液体分泌。虽然血清中病毒抗原和RNA水平均低于粪便，但在急性轮状病毒感染的儿童中轮状病毒抗原血症和病毒血症还是比较常见的。

临床表现 轮状病毒感染的临床表现可以从亚临床感染到严重胃肠炎导致的致命性脱水。经过1～3天的潜伏期，突然起病，腹泻发生前可有频繁的呕吐。1/3患者的体温超过39℃。典型的大便是不成形或水样便，很少含有血或白细胞。胃肠道症状通常在3～7天内逐渐缓解。

有报道在儿童轮状病毒感染中，可以出现呼吸道和神经系统症状，但因果关系尚未阐明。而且，轮状病毒感染与多种临床疾病有关（如婴儿猝死综合征、坏死性小肠结肠炎、肠套叠、川崎病和1型糖尿病），但与这些综合征的因果关系尚未证实。

轮状病毒不是儿童HIV感染者主要的机会致病原。在严重的免疫缺陷儿童中，轮状病毒可引起持久的腹泻，伴有长期病毒排泄，少见情况下还可以导致系统性病毒播散。骨髓移植后免疫抑制者也是严重的

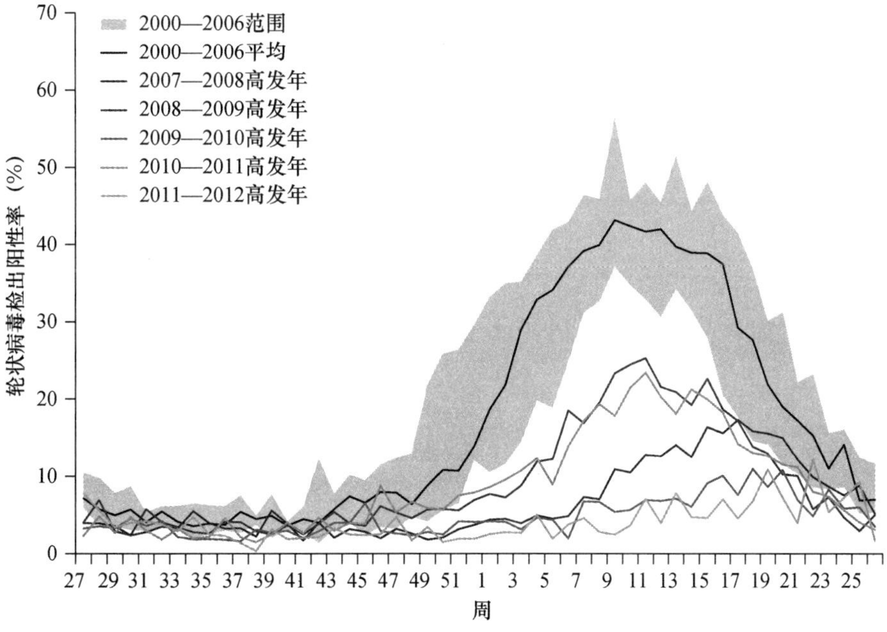

图32-3（见书后彩图） 轮状病毒检测阳性率（%）。2000年7月—2012年6月，按高发年的周计算。2000—2006年轮状病毒阳性检出最大或最小百分比可能出现在6个基线季节中的任意一个。资料来自国家呼吸和肠道病毒监测系统。（Adapted from Centers for Disease Control and Prevention，2012.）

甚至是致命的轮状病毒疾病的高危人群。

免疫力 轮状病毒的免疫力与肠道和血清中病毒特异性分泌型 IgA 抗体有关。肠黏膜表面产生的病毒特异性 IgA 存在时间较短，因此其保护作用只是暂时的。然而，每次感染和再感染可使机体逐渐获得更强的免疫力，因此严重的疾病在幼儿第 1 次或第 2 次感染时最常见。当再次感染时疾病的严重程度减弱，免疫记忆可能起到了重要作用。

诊断 仅仅依靠临床表现很难将轮状病毒引起的疾病与其他肠道病毒疾病区分开。由于大量病毒脱落在粪便中，因此通常可以利用各种商品化检测技术进行诊断，如 EIA 方法或病毒 RNA 检测技术（凝胶电泳、探针杂交或 PCR）。

治疗 轮状病毒感染

轮状病毒胃肠炎可引起严重的脱水，应尽早开始治疗。对大多数可以口服液体的儿童来说，标准的口服补液治疗是有效的，但是当严重脱水或因频繁呕吐不能耐受口服治疗时可进行静脉补液。临床研究已经评价了益生菌、次水杨酸铋、脑啡肽酶抑制剂和硝唑沙奈的治疗作用，但未得到明确的结论。应避免使用抗生素和抗动力药物。在伴有免疫功能低下的、慢性症状性轮状病毒疾病的儿童中，口服免疫球蛋白或初乳可能会缓解症状，但尚无高质量的研究来指导药物的选择和剂量，一般都是经验性治疗。

预防 发展中国家和发达国家发病率相似，这说明改善卫生条件并不能减少疾病的发生，因此开发轮状病毒疫苗显得尤为重要。然而，1998 年在美国获批的第一代轮状病毒疫苗由于可以引起少量肠套叠和严重的肠梗阻而退市。

2006 年，北美、欧洲和拉丁美洲通过大规模的临床试验报道了两种新型的轮状病毒疫苗，其结果安全而有效。目前这两种疫苗推荐用于美国所有婴儿的常规免疫接种，疫苗的使用使美国医院因轮状病毒住院和急诊就诊的人数迅速下降了 70%～80%。2009 年 4 月，世界卫生组织建议在全世界范围内使用轮状病毒疫苗。到 2013 年 5 月，共有 42 个国家（包括 5 个非洲和亚洲的低收入国家）已将轮状病毒疫苗接种纳入到国家儿童免疫计划中。在墨西哥和巴西，已经观察到轮状病毒疫苗使用后儿童腹泻死亡率的下降。上市后的监察发现，在一些国家中有低危的肠套叠发生。然而，疫苗使用的益处远远大于风险，因此已经实施的疫苗接种政策并没有改变。

轮状病毒疾病的流行病学特征是不同的。在发展中国家，营养不良、各种合并症和其他肠道病原体共同感染的情况更为多见，这可能对口服轮状病毒疫苗的效果产生不利的影响，正如在脊髓灰质炎、霍乱、伤寒等疾病中看到的那样。因此，特别推荐在非洲和亚洲资源贫乏的地区评价轮状病毒疫苗的有效性。已完成的试验结果表明，这些地区轮状病毒疫苗的有效性是中等（50%～65%）。然而，即使轮状病毒疫苗是中等有效，也会对这些疾病高负担地区产生重要的公共卫生效益。

胃肠炎的其他病毒致病原

肠道腺病毒血清型 40 和 41 属于 F 亚型，包含双链 DNA，大小 70～80 nm，占小儿腹泻病因的 2%～12%。与引起呼吸系统疾病的腺病毒不同，肠道腺病毒很难在细胞系中培养，但能用商品化的 EIA 方法检测出。腺病毒 31 型和 42～49 型与 HIV 感染者和其他免疫功能低下者的腹泻有关。

星状病毒的大小为 28～30 nm，有特征性的二十面体结构，包含单股正链 RNA。已经鉴定出至少 7 种血清型，其中 1 型最常见。星状病毒主要是小儿的致病原，在儿童轻至中度胃肠炎中占 2%～10%。利用简单的免疫分析方法检测粪便标本中的病毒，进一步使用分子生物学方法确认和描述病毒株的特征，以便更好地综合评价这些病原的作用。

突隆病毒（Toroviruses）的大小为 100～140 nm，是有包膜的正链 RNA 病毒，已证实可引起马（伯尔尼病毒）和牛（布雷达病毒）的胃肠炎。这种病毒引起人类腹泻的作用机制尚不明确，但加拿大的研究显示突隆病毒排泄和院内胃肠炎以及新生儿坏死性小肠结肠炎有关，这种相关性需要进一步评价。

微小双核糖核酸病毒（Picobirnaviruses）是体积很小的、双片段、双链 RNA 病毒，可引起各种动物胃肠炎。作为人类胃肠炎的主要病因，这种病毒的作用尚不清楚，但是一些研究已经发现微小双核糖核酸病毒和成人 HIV 感染者胃肠炎之间的关系。

已发现其他一些病毒（如肠道病毒、呼肠孤病毒、瘟病毒和细小病毒 B）存在于腹泻患者的粪便中，但这些病毒在胃肠炎发病中的作用尚未被证实。目前认为，主要引起严重呼吸系统疾病的病毒感染也可以导致腹泻。例如，与冠状病毒相关的重症急性呼吸综合征（SARS-CoV）、H5N1 型禽流感病毒和目前流行的甲型 H1N1 流感病毒株。

索 引

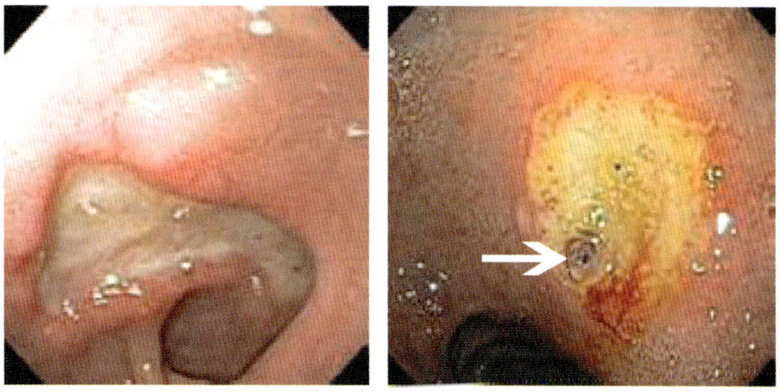

A　B

彩图 2-1

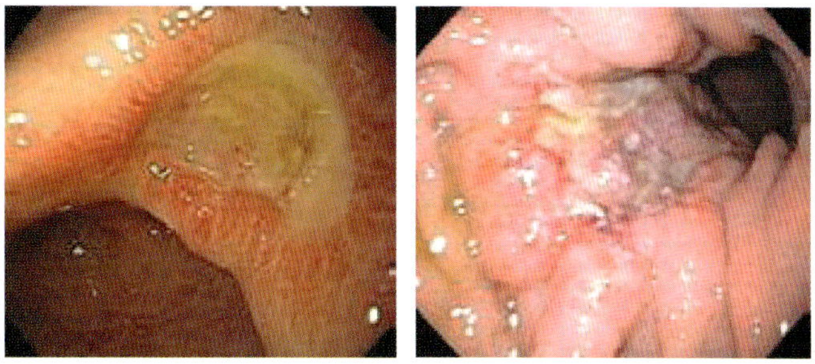

A　B

彩图 2-2

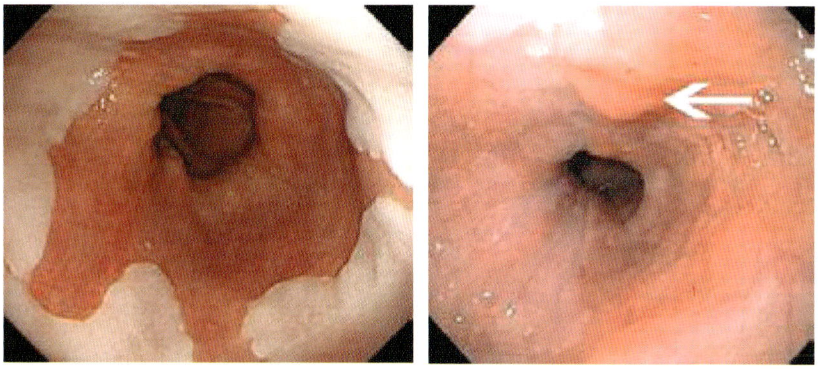

A　B

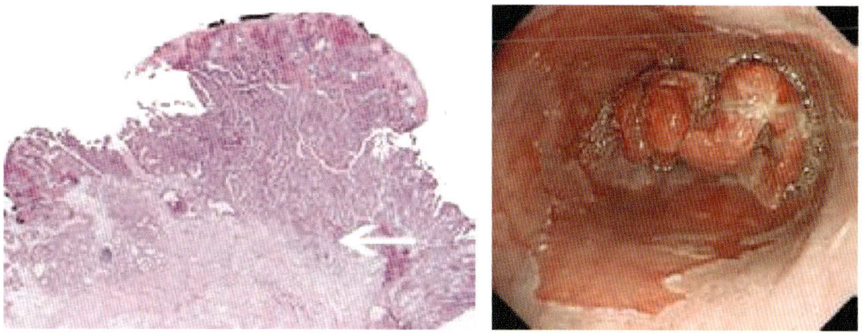

C　D

彩图 2-3

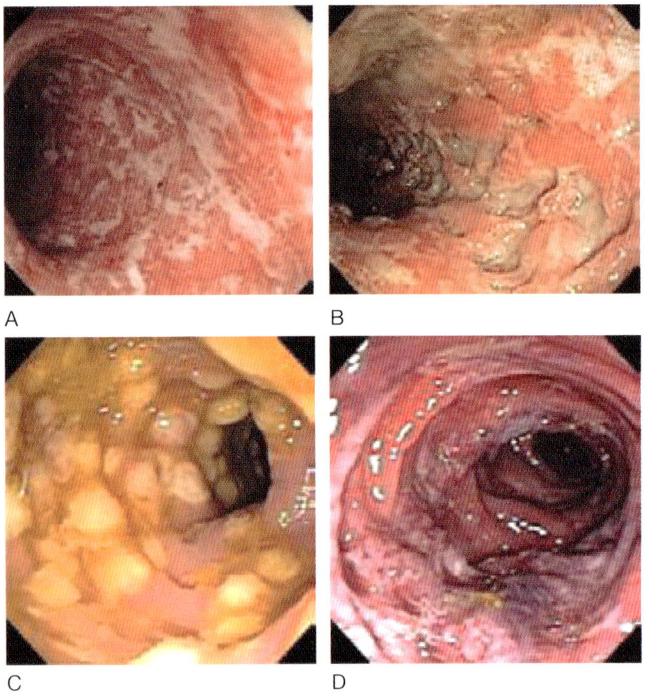

彩图 2-4

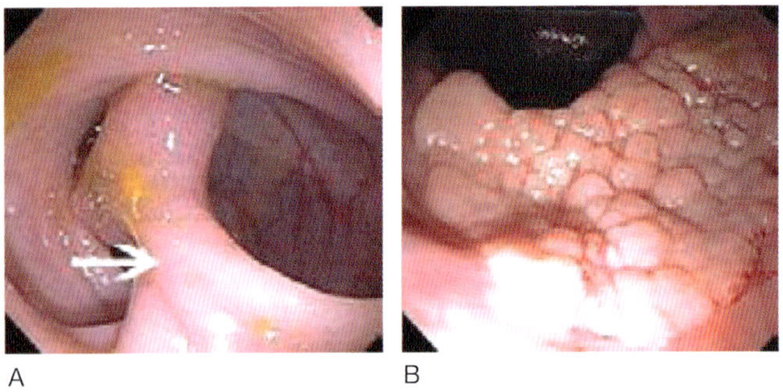

彩图 2-5

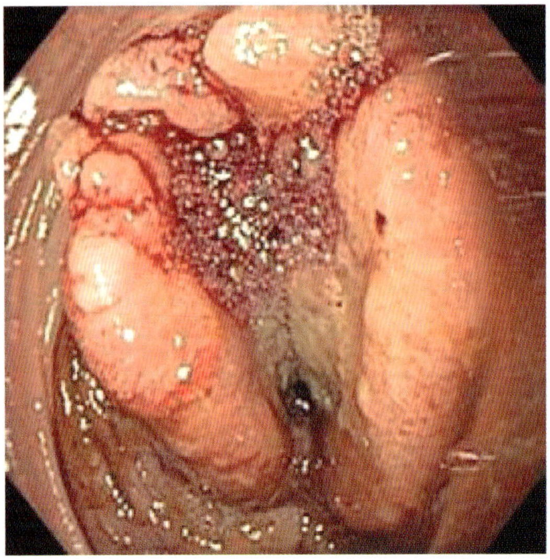

彩图 2-6

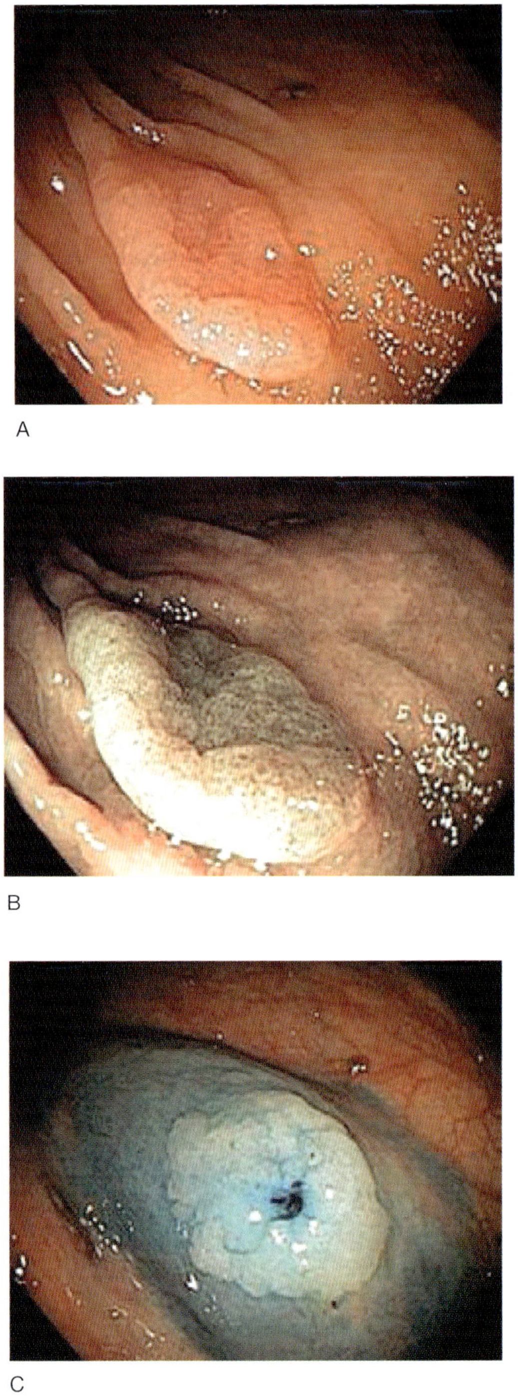

彩图 2-7

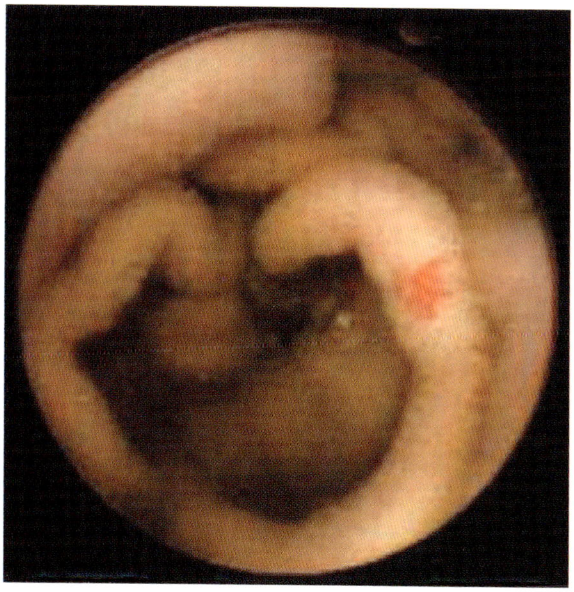

彩图 2-8

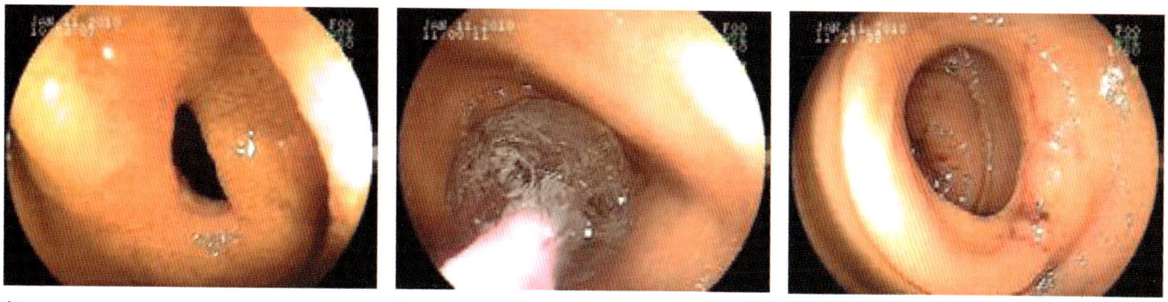

A B C

彩图 2-10

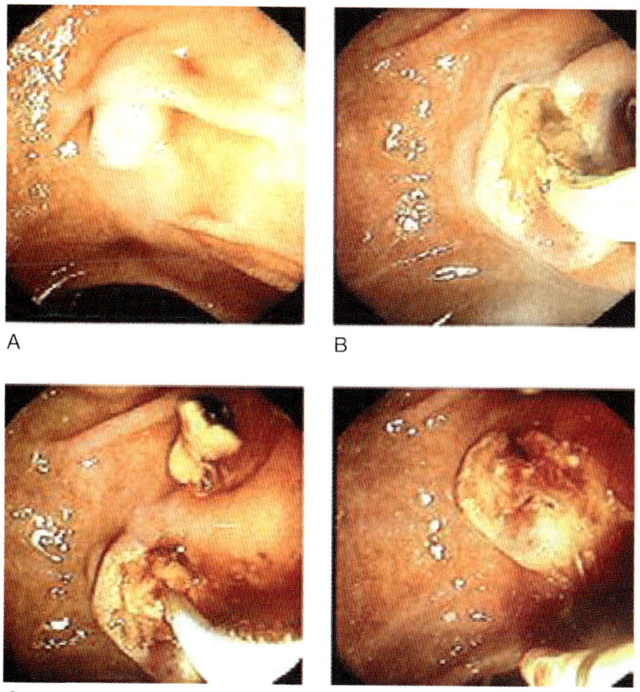

A B C D

彩图 2-12

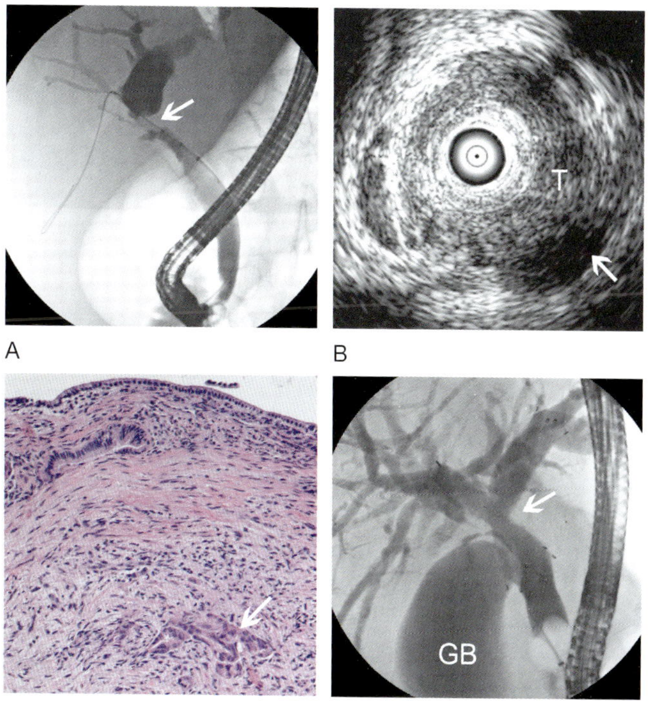

A B C D

彩图 2-13

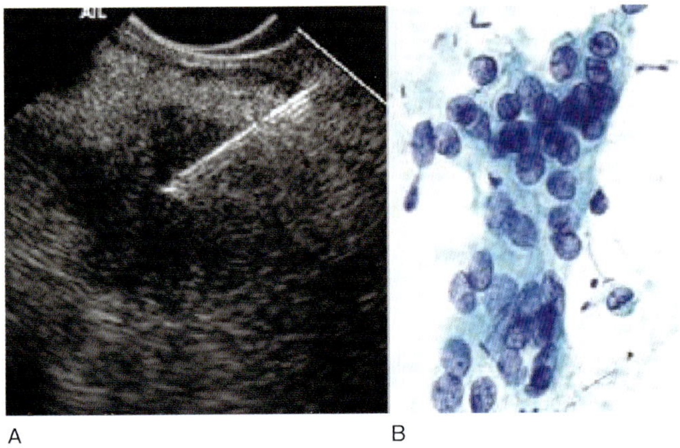

彩图 2-16

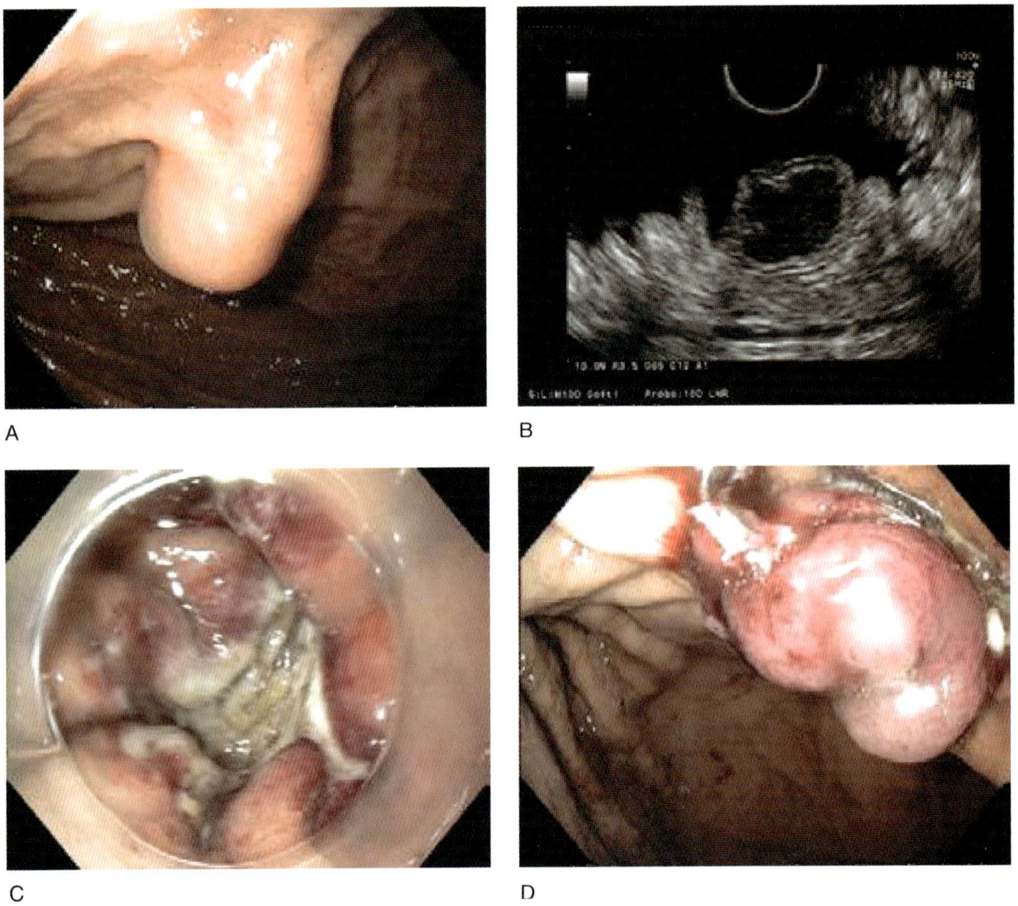

彩图 2-17

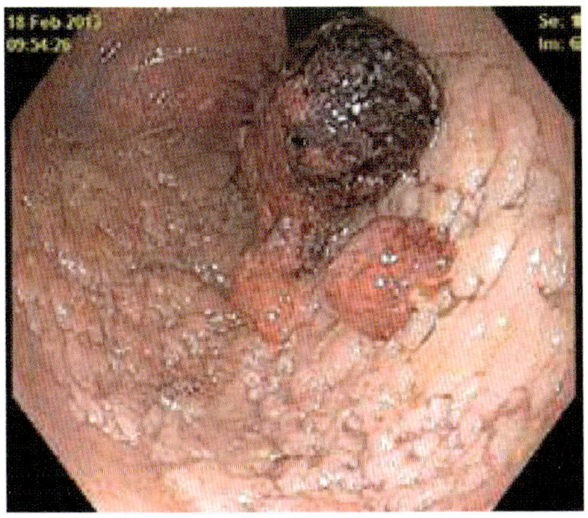

A

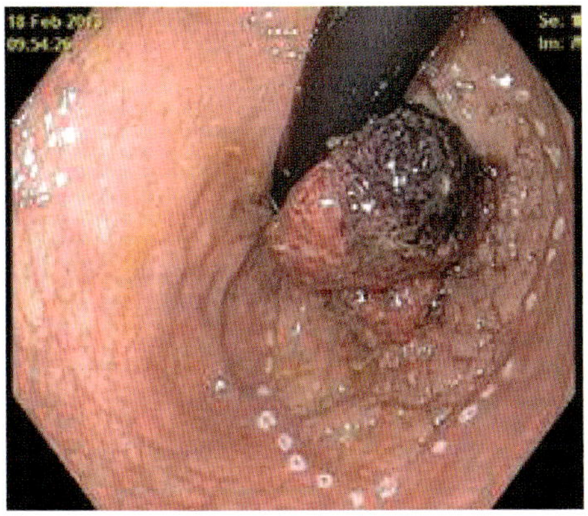

B

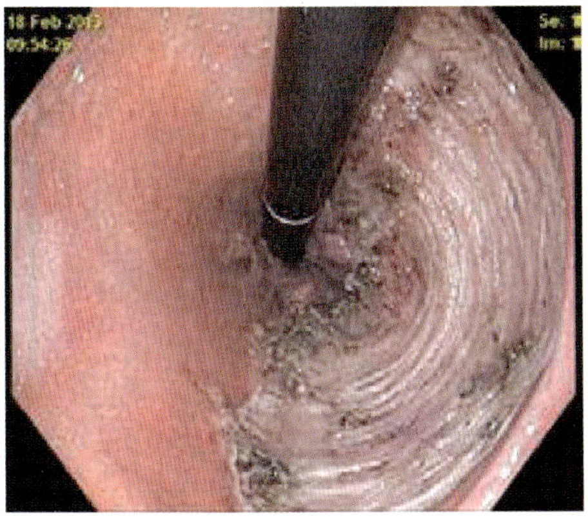

C

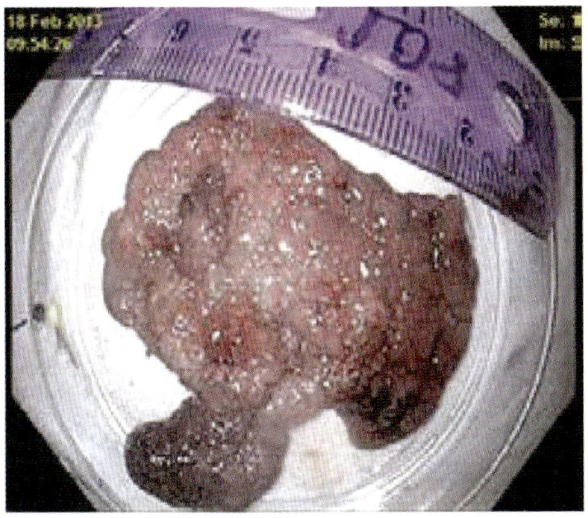

D

彩图 2-18

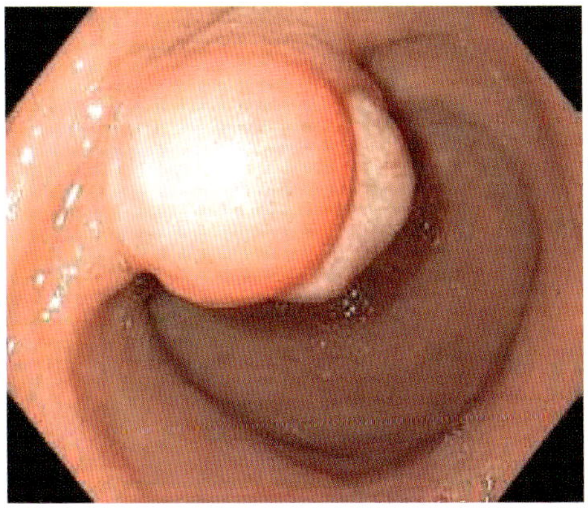

A

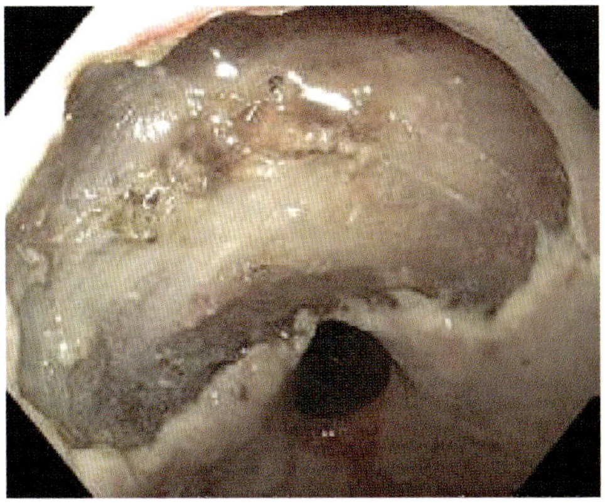

B

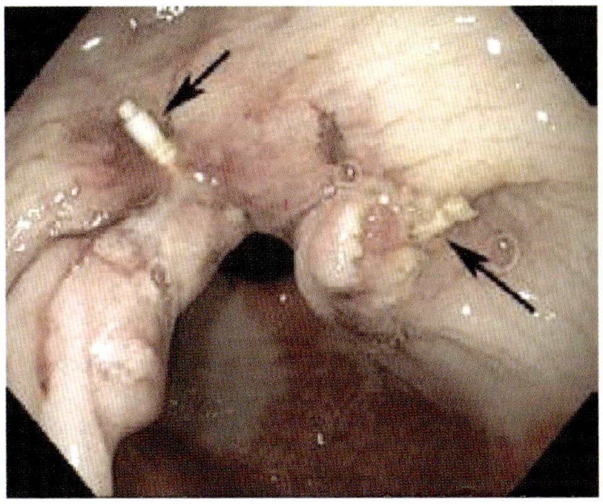

C

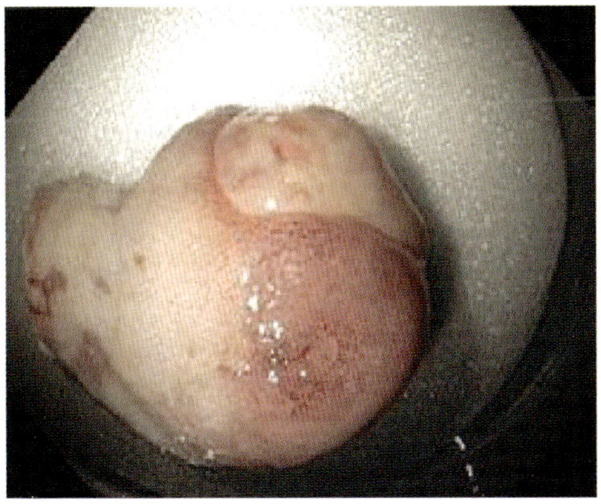

D

彩图 2-19

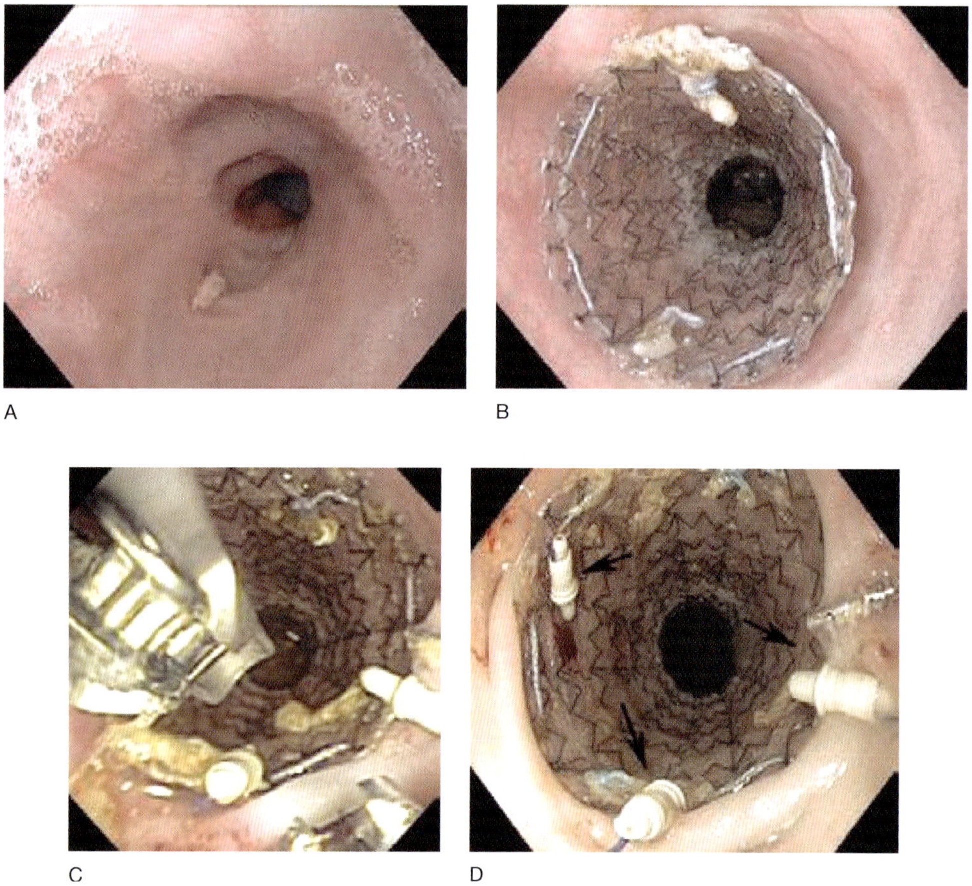

彩图 2-20

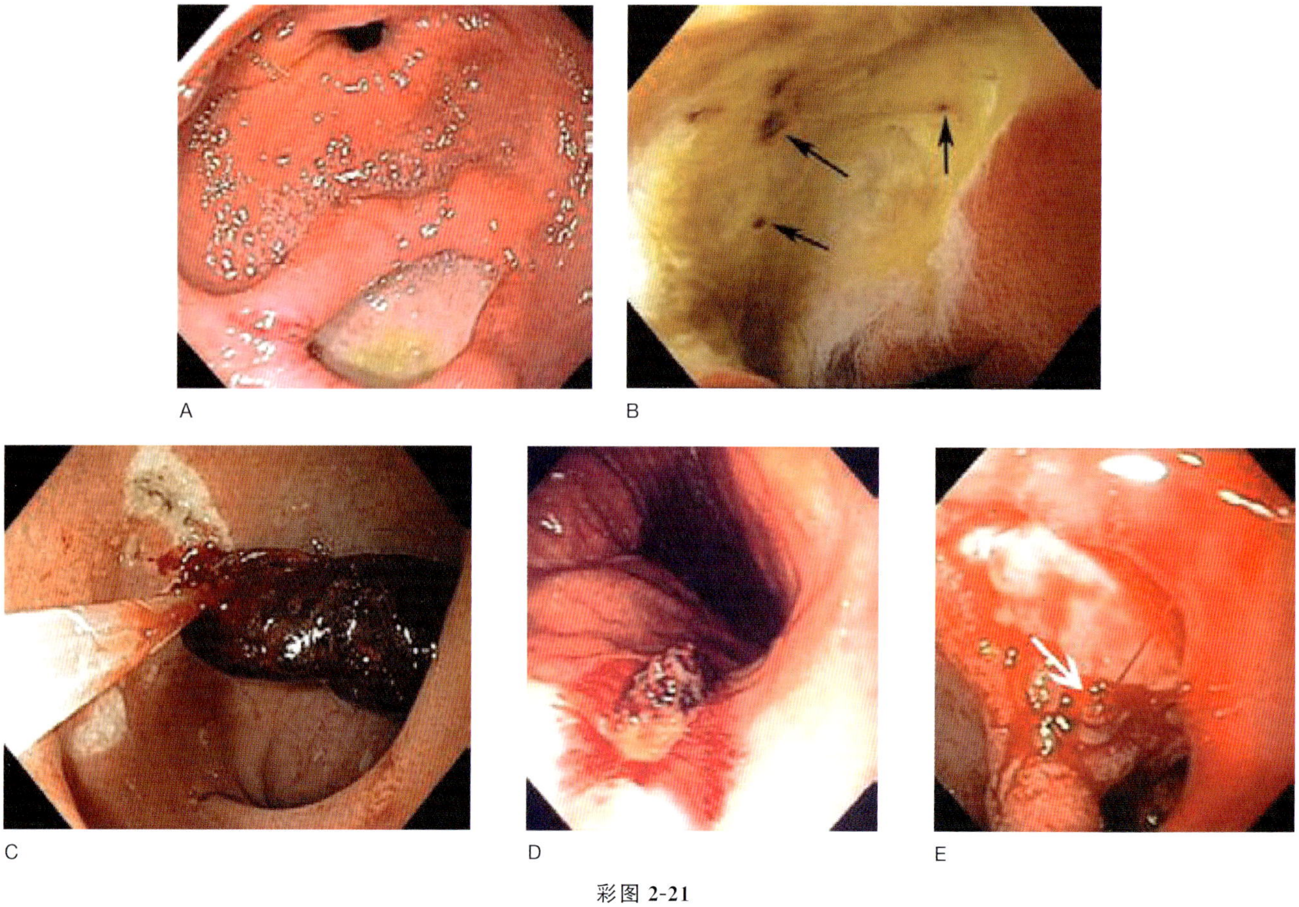

彩图 2-21

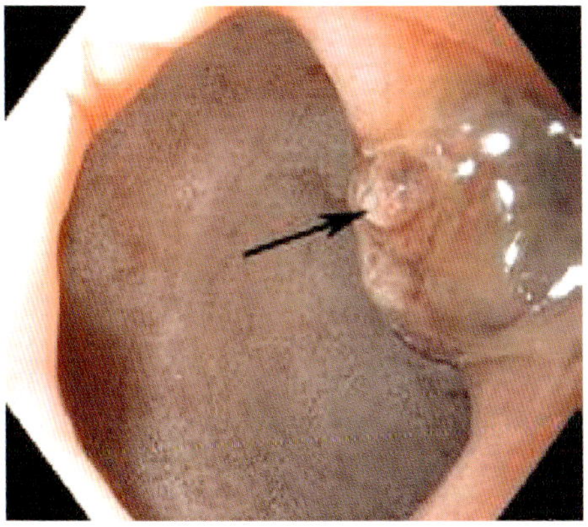

A

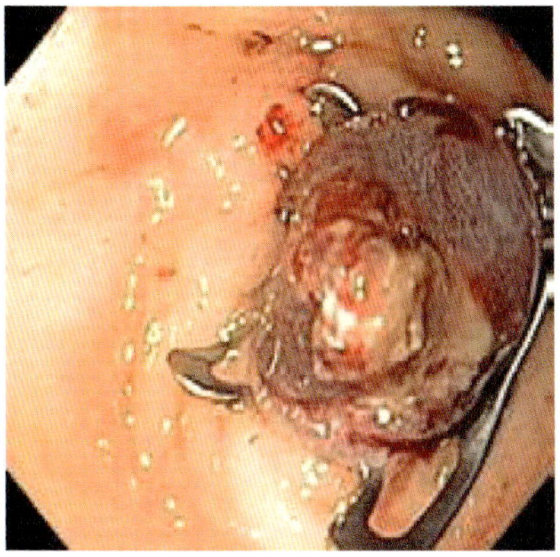

B

彩图 2-22

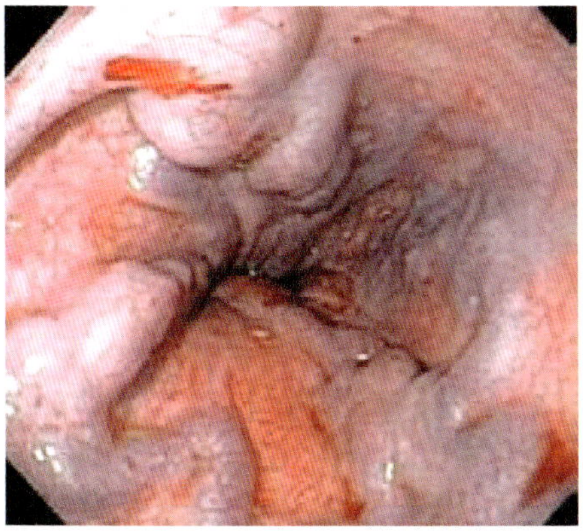

彩图 2-23

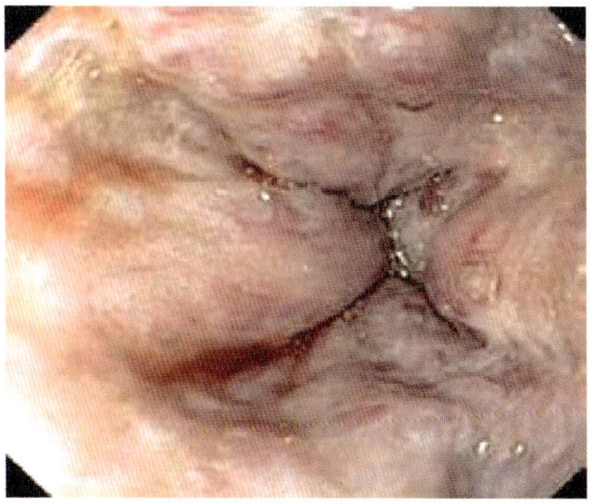

A

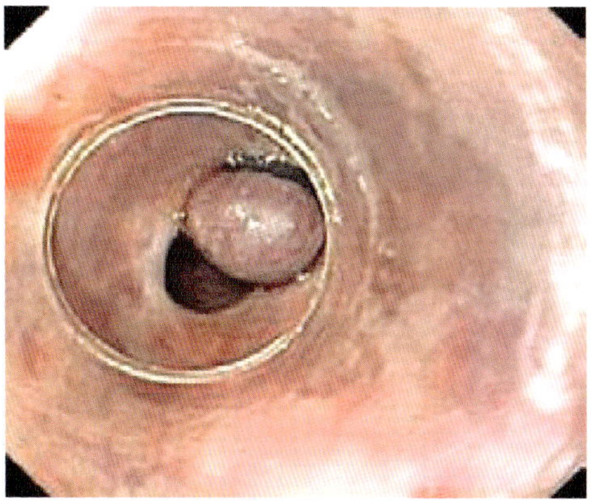

B

彩图 2-24

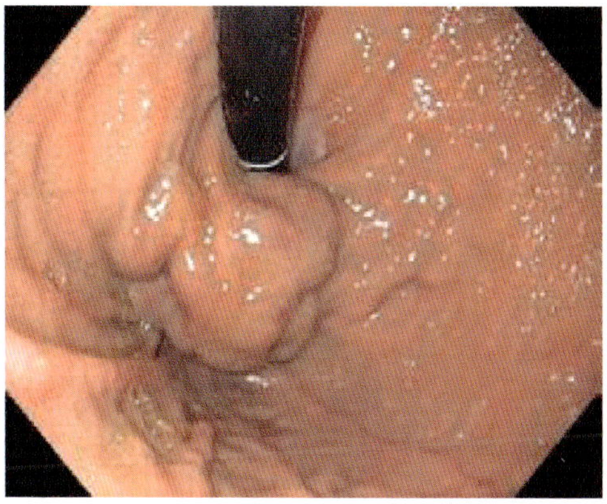

A

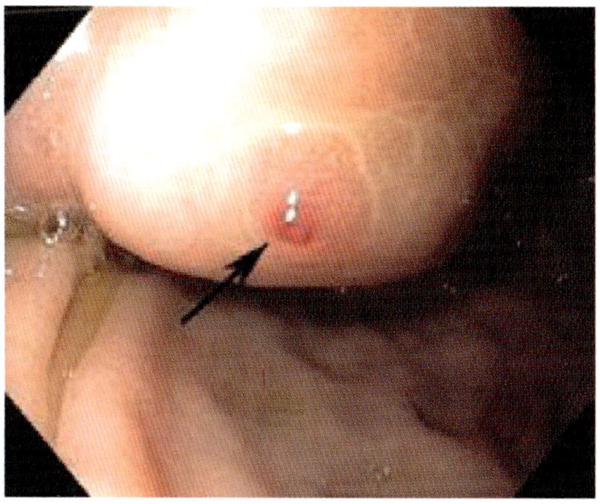

B

彩图 2-25

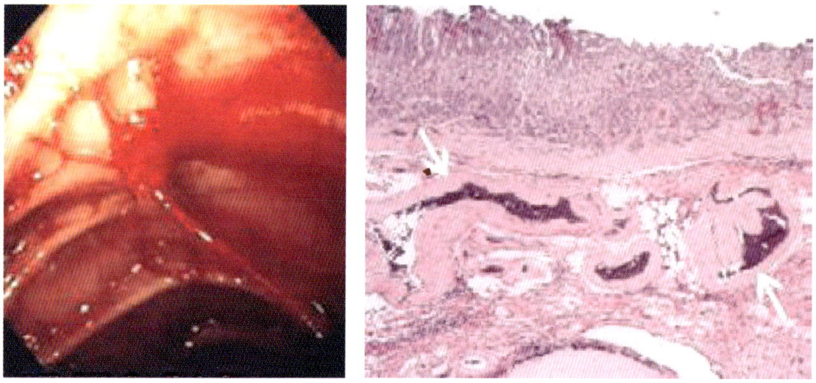

A B

彩图 2-26

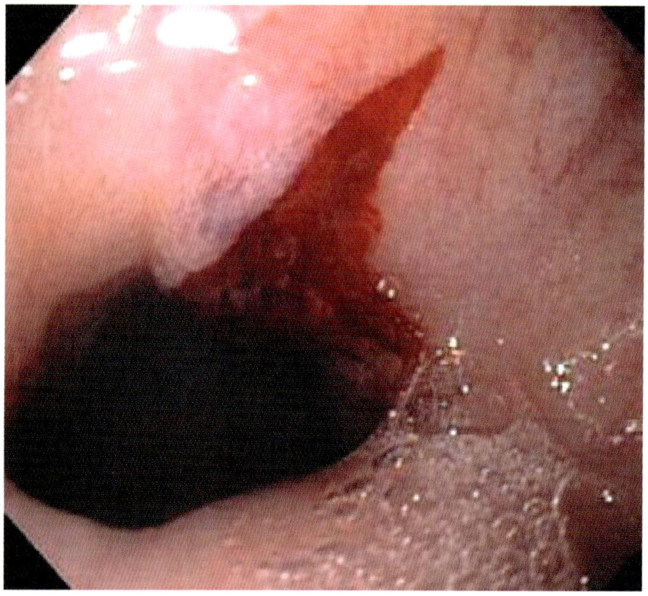

彩图 2-27

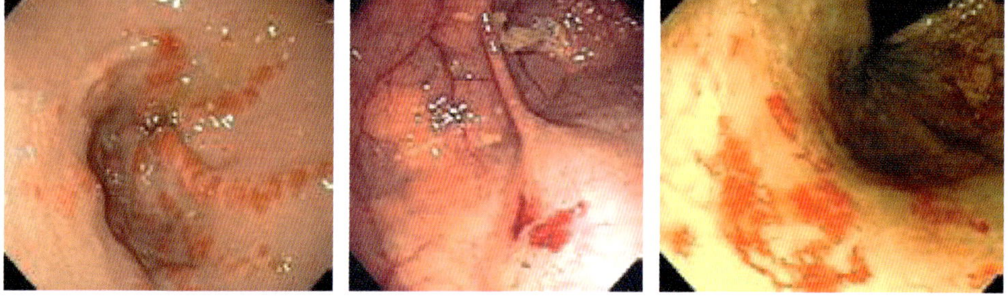

A B C

彩图 2-28

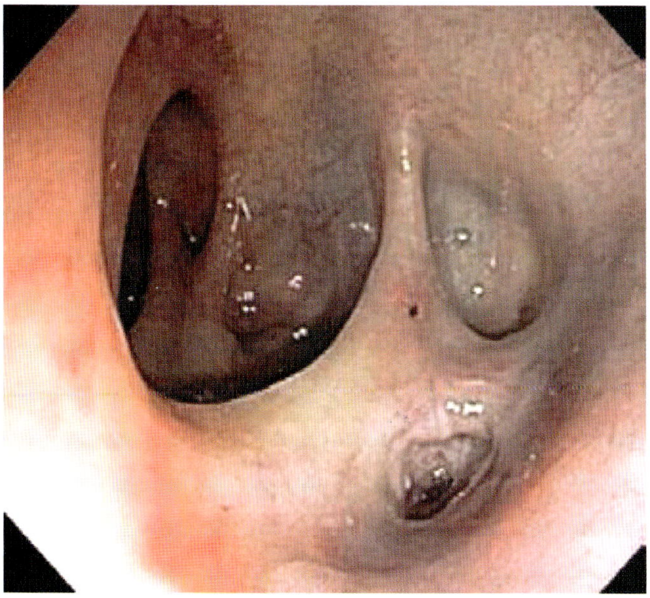

彩图 2-29

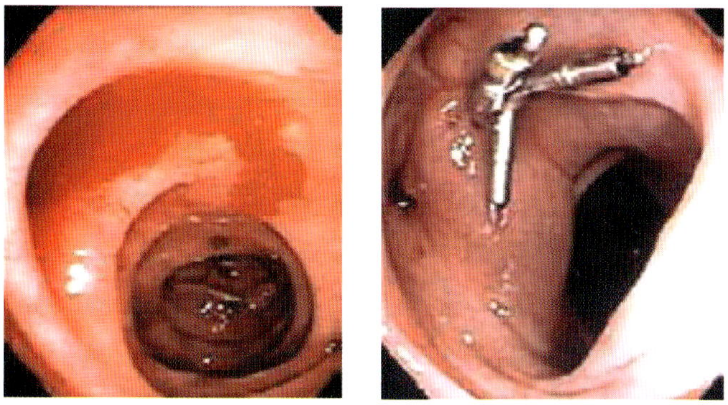

A　B

彩图 2-30

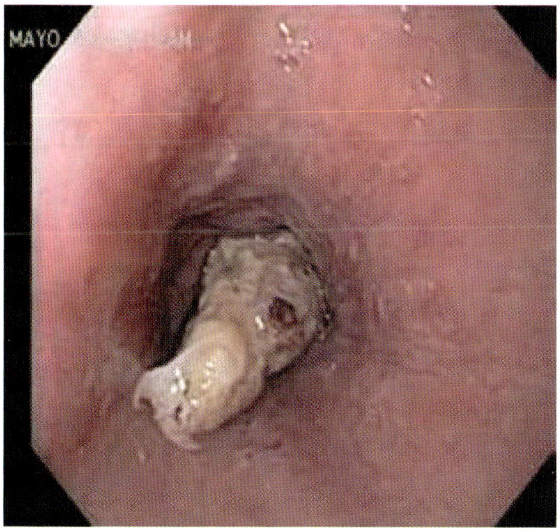

彩图 2-31

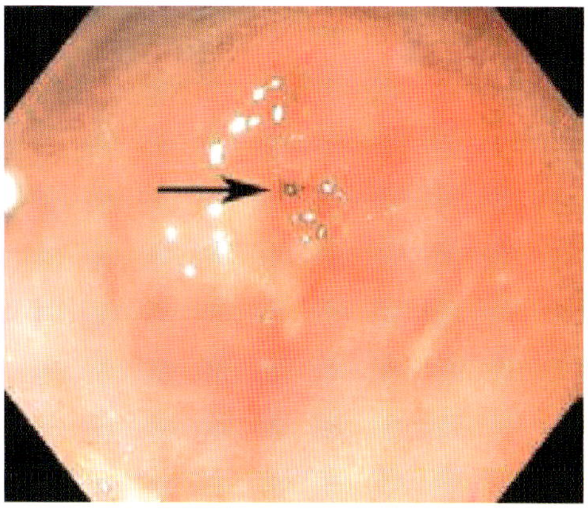

A

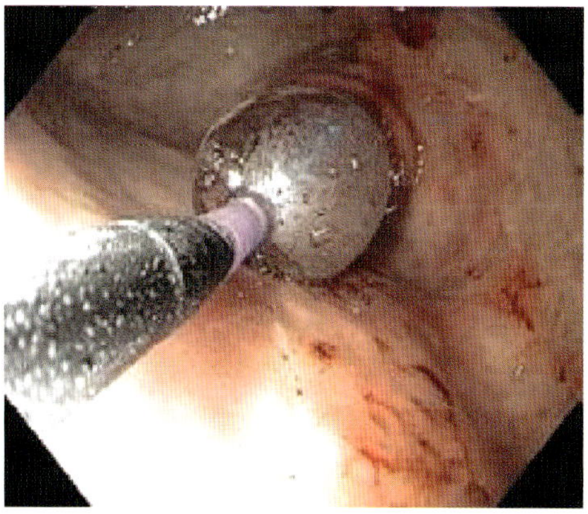

B

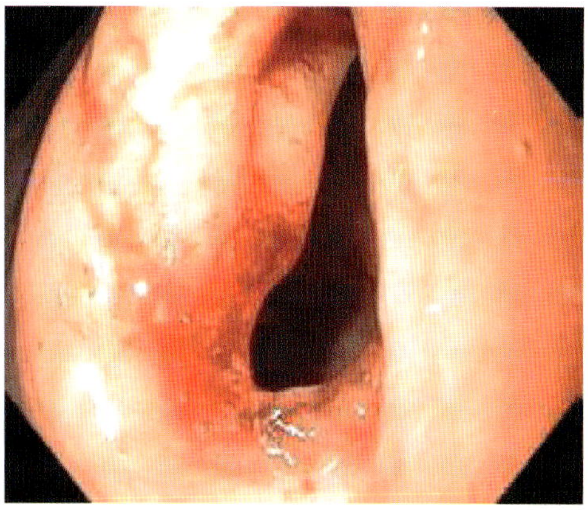

C

彩图 2-32

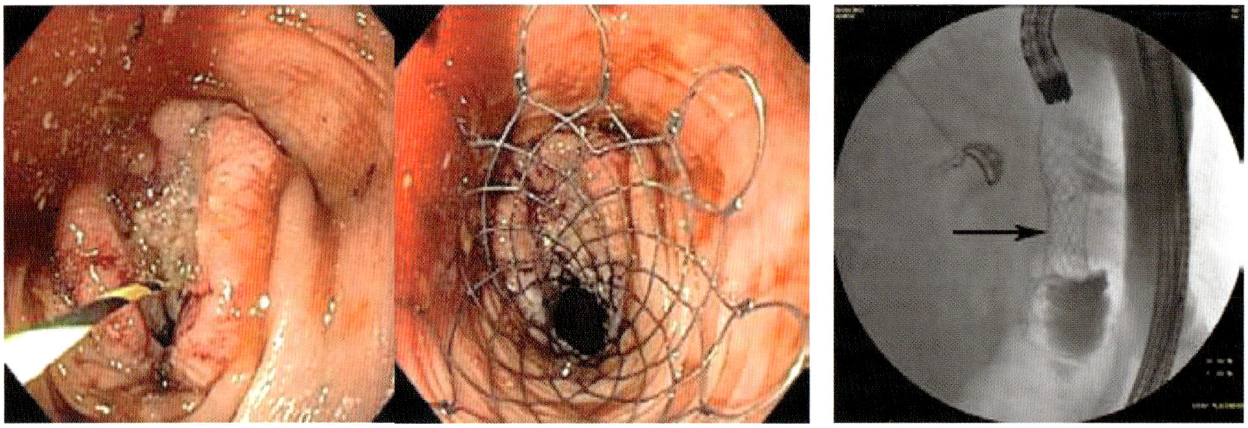

A　B　C

彩图 2-36

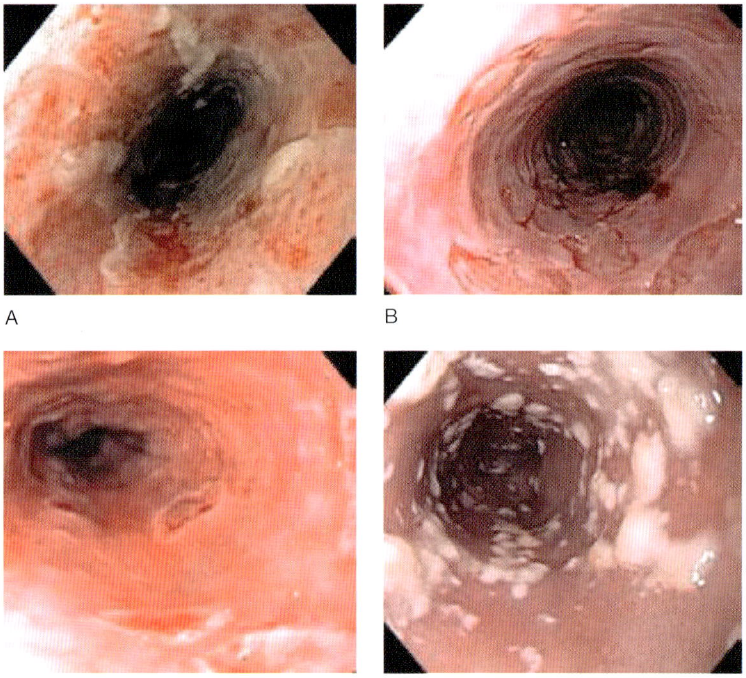

A　B　C　D

彩图 2-38

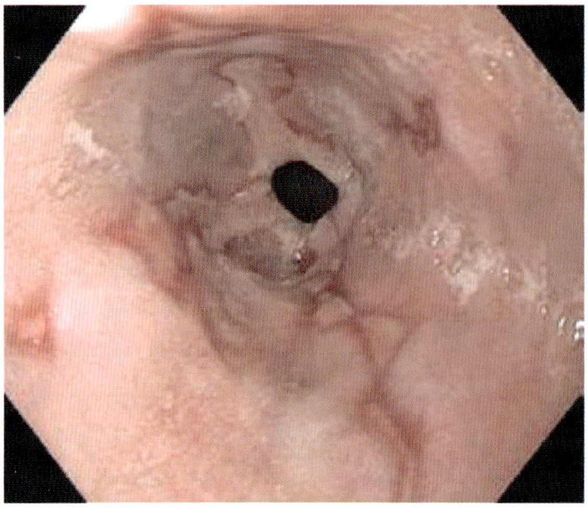

彩图 2-39

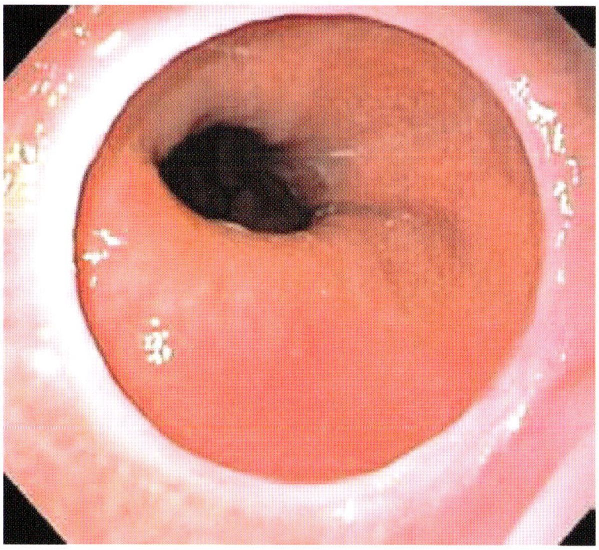

彩图 2-40

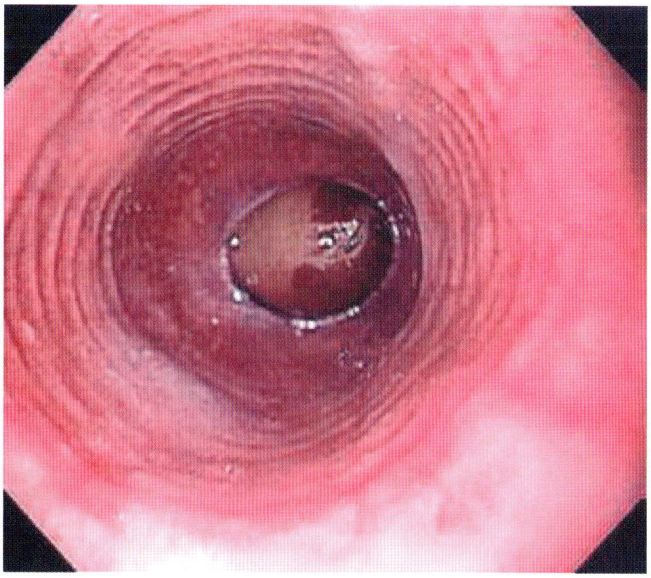

彩图 2-41

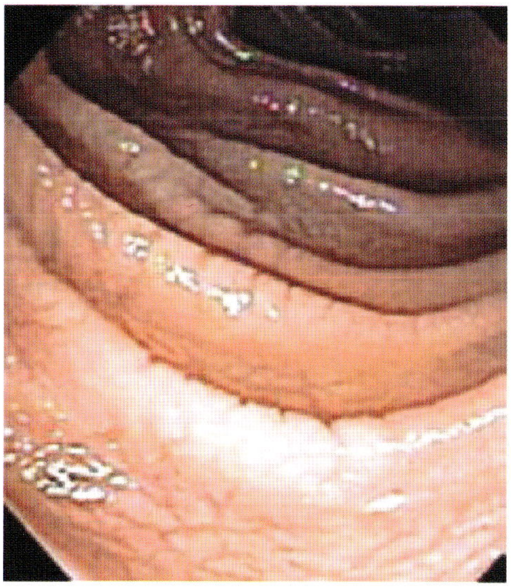

彩图 2-42

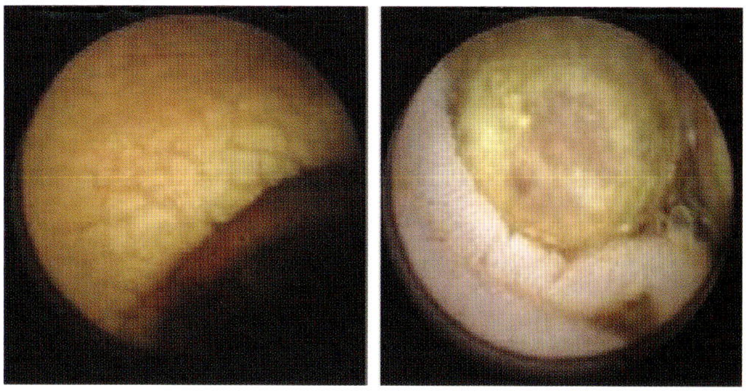

彩图 2-43

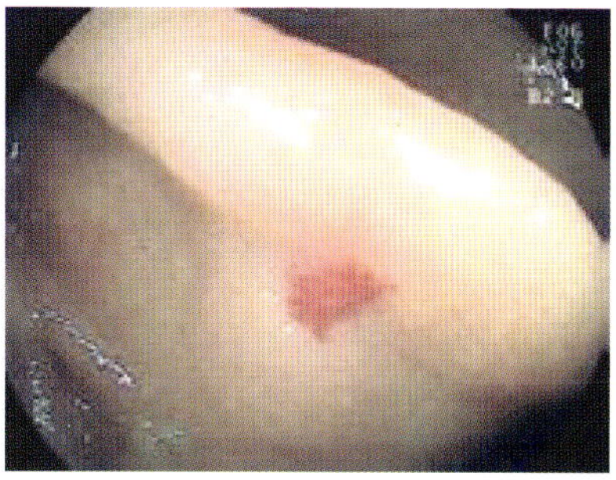

A

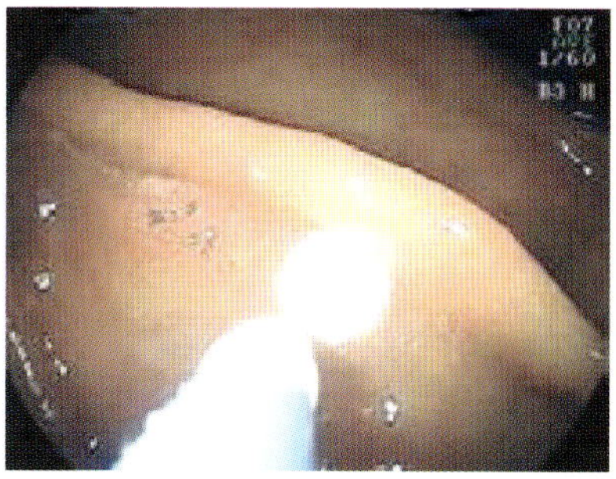

B

彩图 2-44

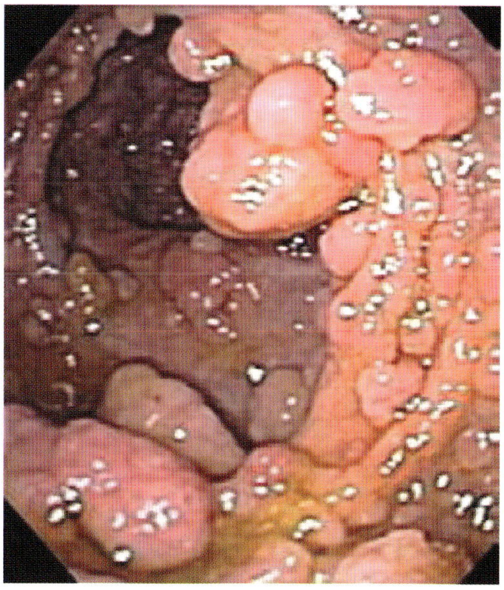

彩图 2-45

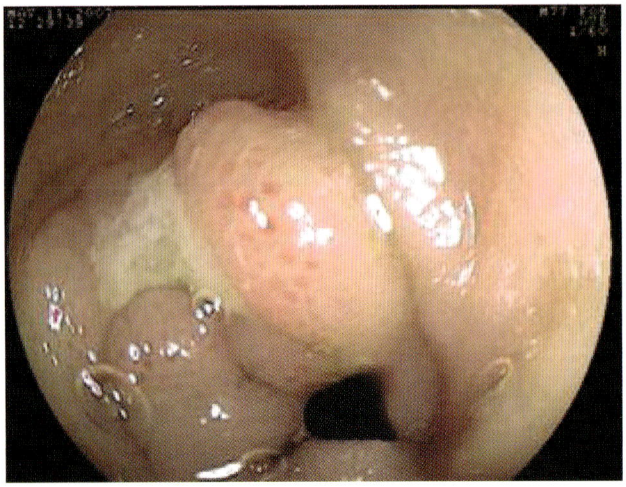

彩图 2-47

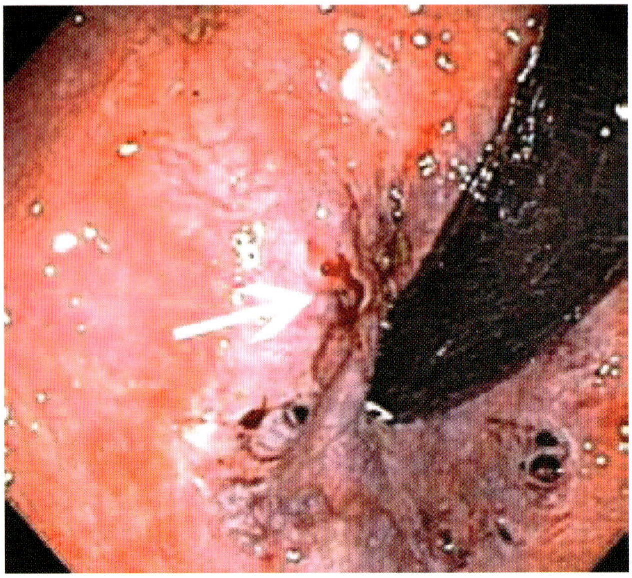

彩图 2-48

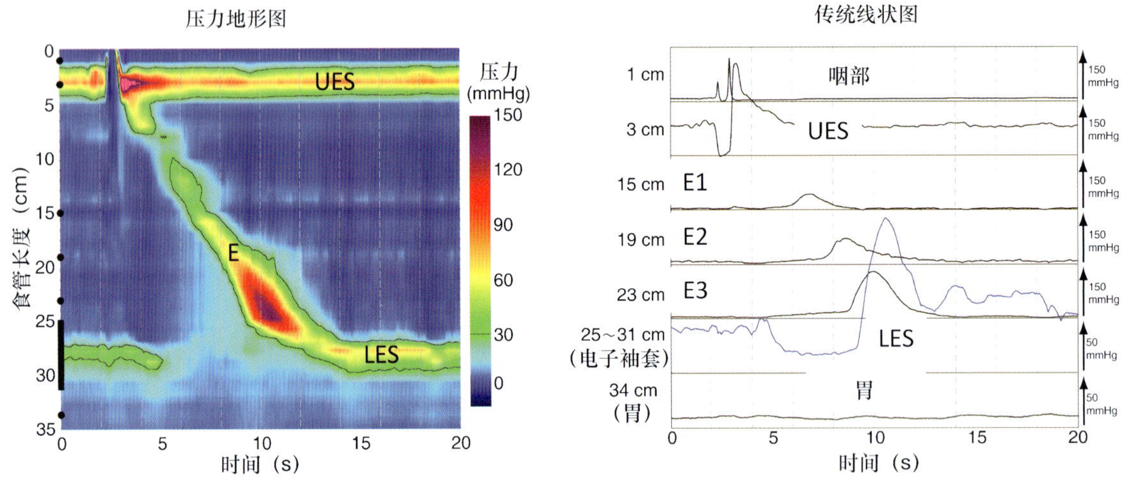

彩图 4-1

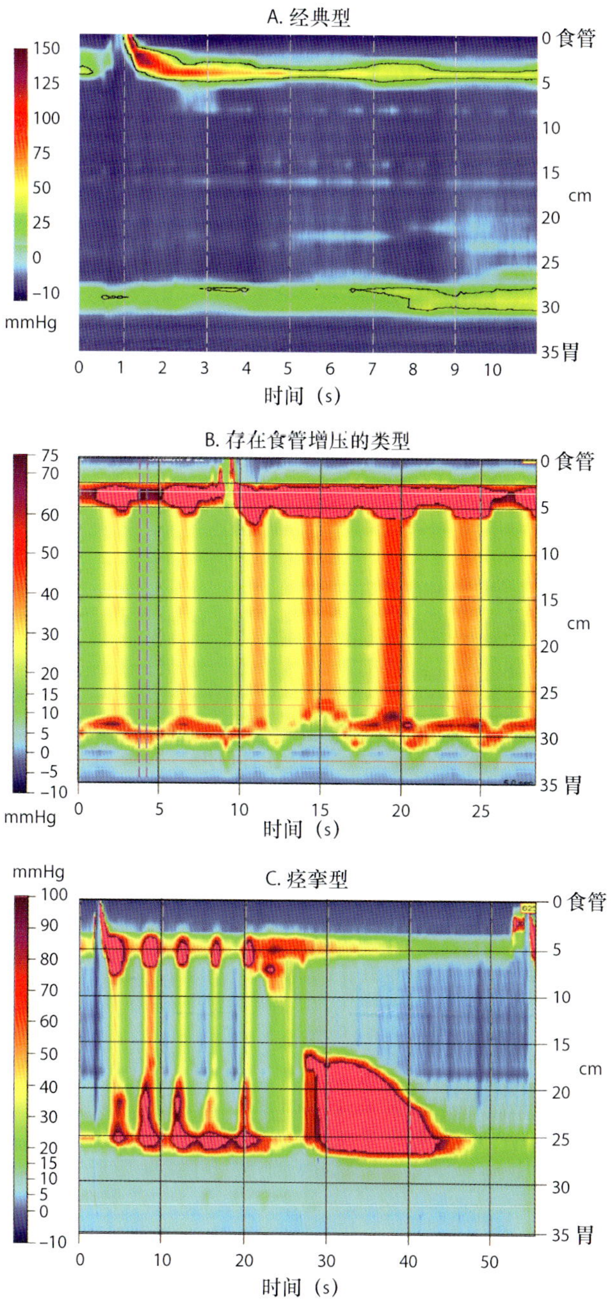
A. 经典型
150
125
100
75
50
25
0
−10
mmHg
0 食管
5
10
15
cm
20
25
30
35 胃
0 1 2 3 4 5 6 7 8 9 10
时间（s）
B. 存在食管增压的类型
75
70
60
50
40
30
20
15
10
5
0
−5
−10
mmHg
0 食管
5
10
15
cm
20
25
30
35 胃
0 5 10 15 20 25
时间（s）
mmHg
C. 痉挛型
100
90
80
70
60
50
40
30
20
15
10
5
0
−10
0 食管
5
10
15
cm
20
25
30
35 胃
0 10 20 30 40 50
时间（s）

彩图 4-6

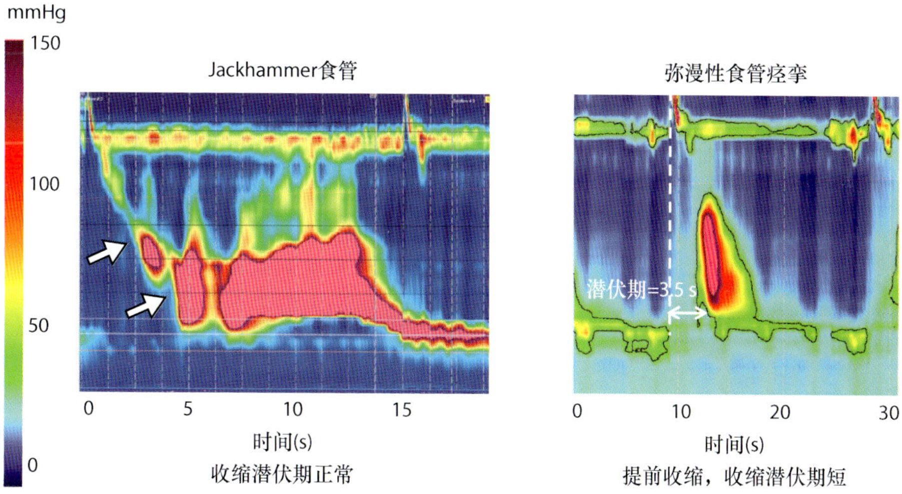
mmHg
150
100
50
0
Jackhammer食管
0 5 10 15
时间(s)
收缩潜伏期正常
弥漫性食管痉挛
潜伏期=3.5 s
0 10 20 30
时间(s)
提前收缩，收缩潜伏期短

彩图 4-8

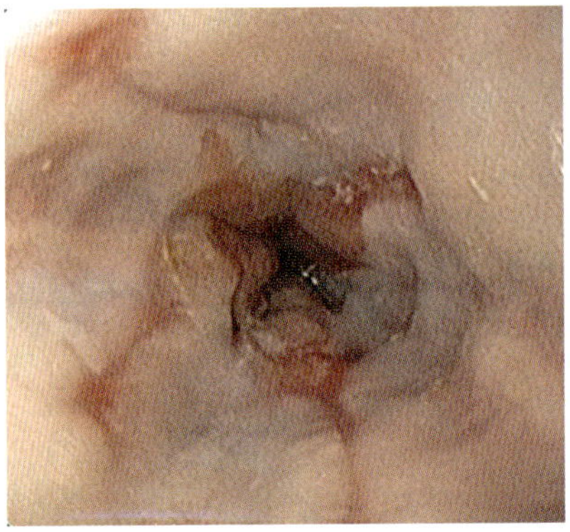

A 糜烂性食管炎

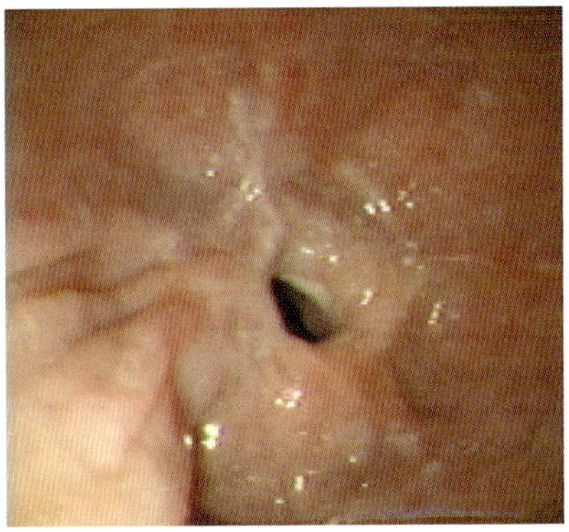

B 伴有慢性糜烂性食管炎的食管狭窄

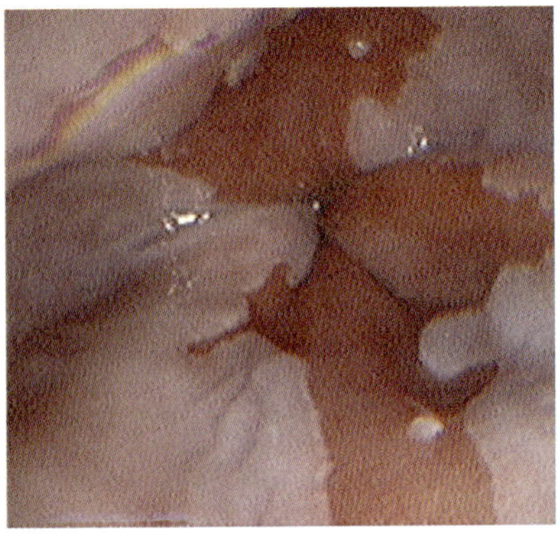

C Barrett食管

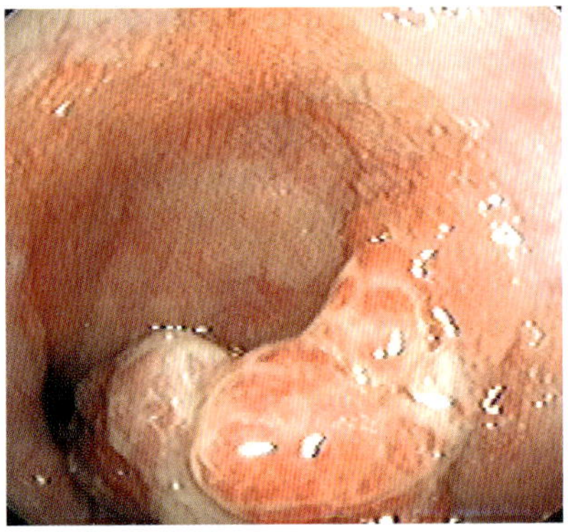

D 发生于Barrett食管区域的食管腺癌

彩图 **4-9**

Barrett食管肠化生

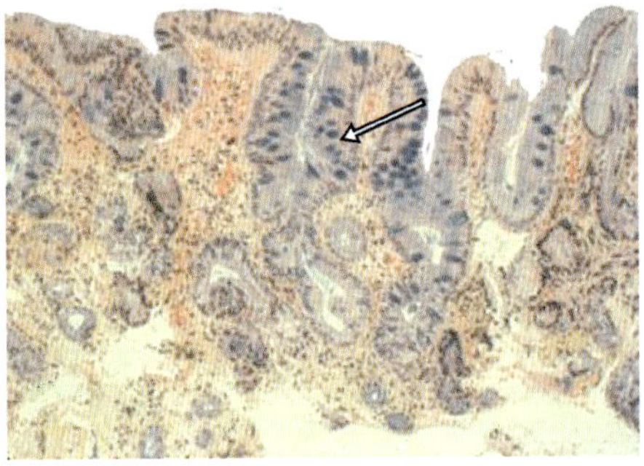

阿辛蓝染色

高级别异型增生

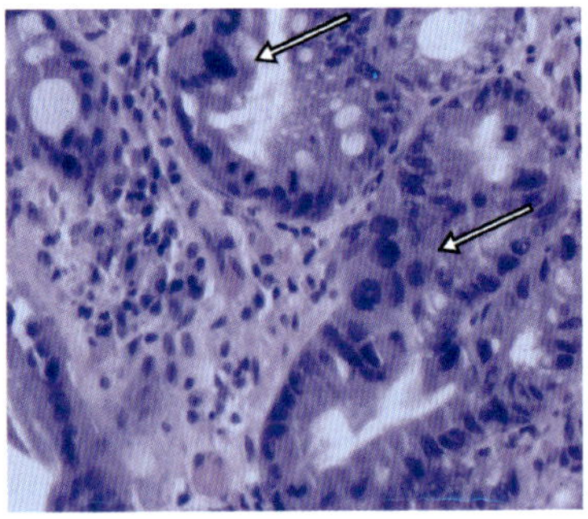

H&E染色

彩图 **4-10**

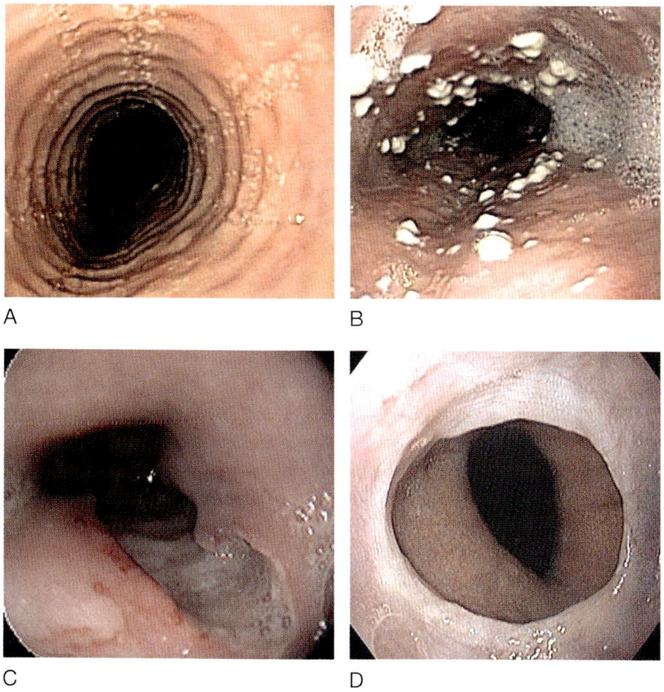

彩图 4-11

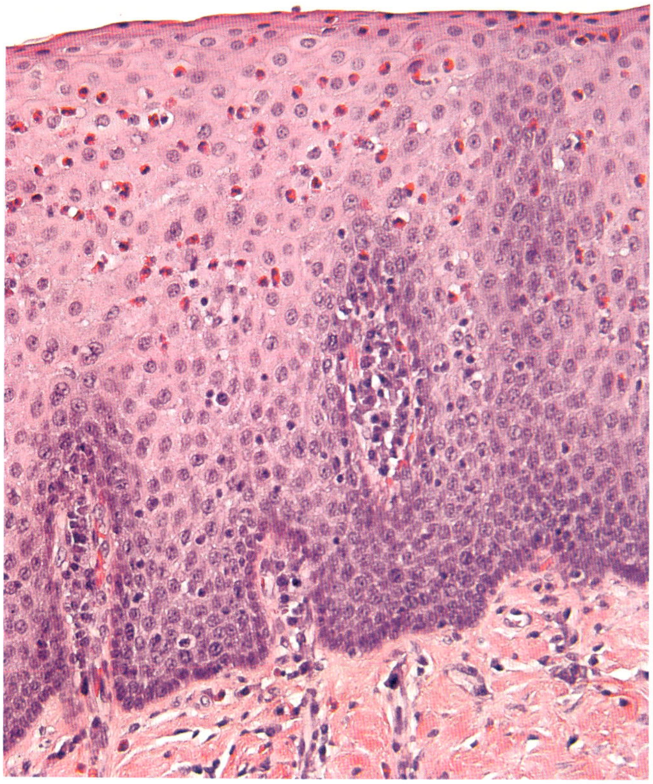

彩图 4-12

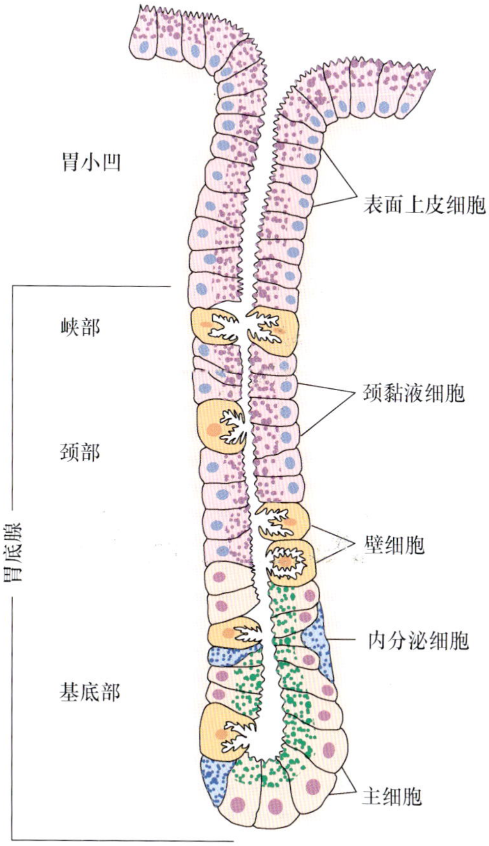

彩图 5-1

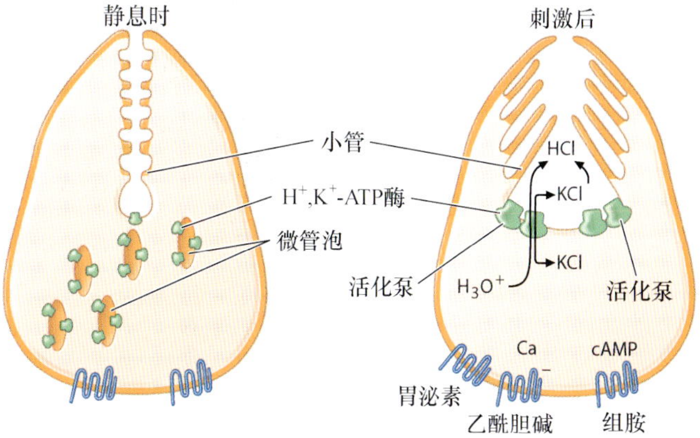

彩图 5-2

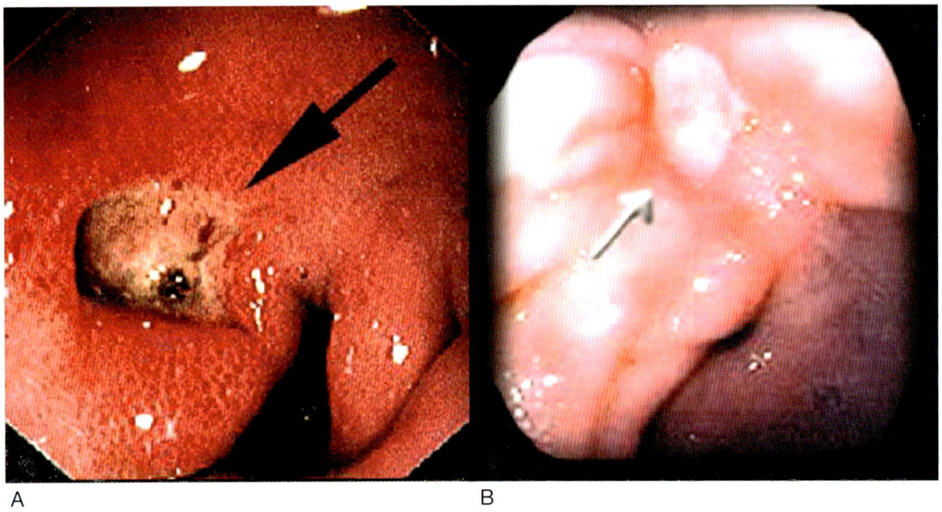

彩图 5-11

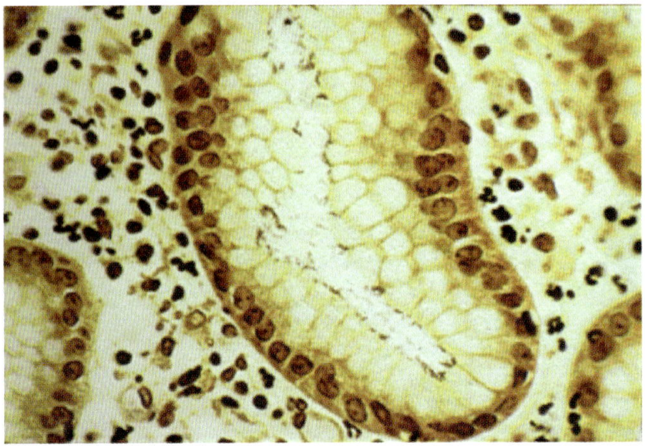

彩图 5-14

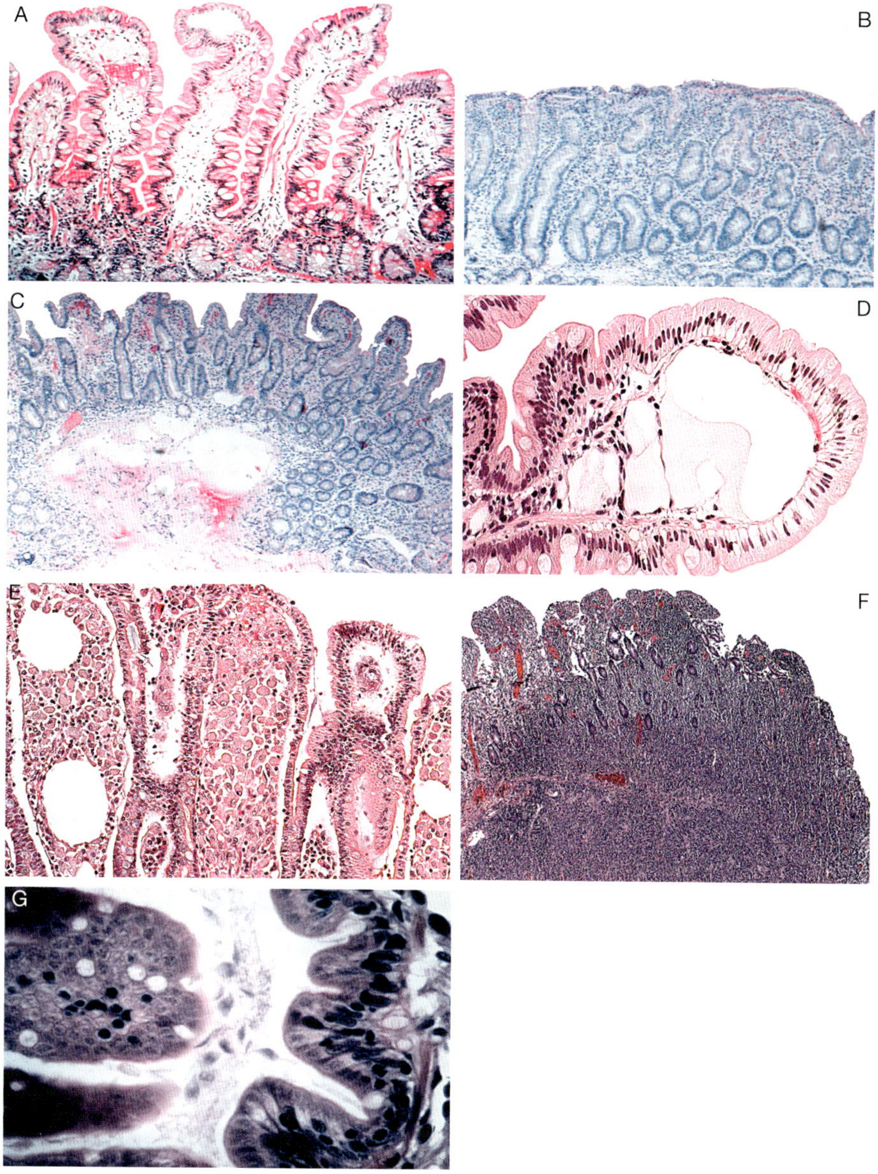

彩图 6-4

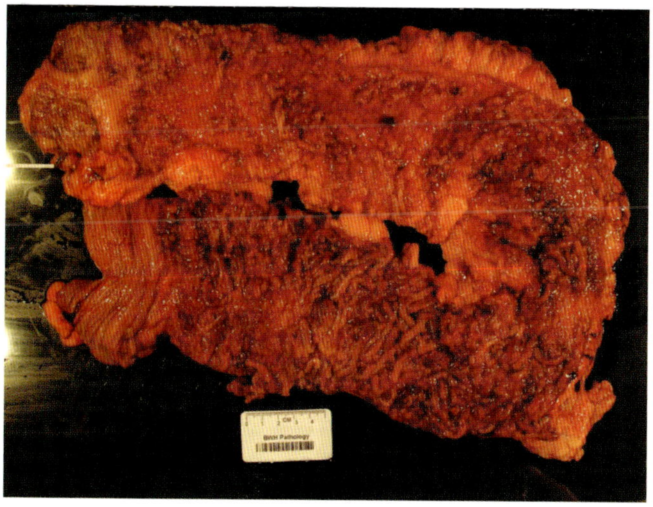

彩图 8-3

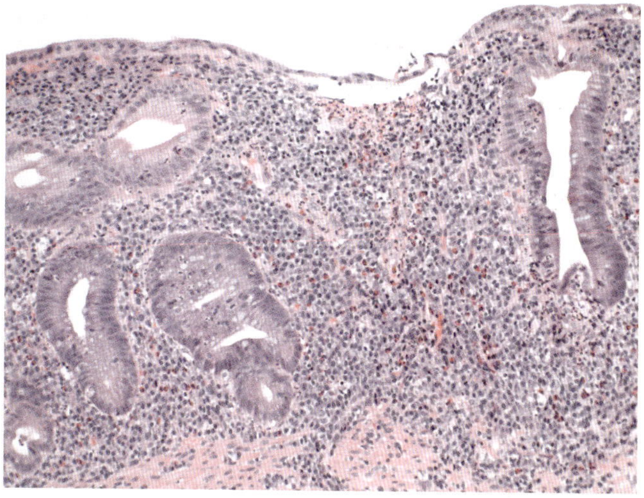

彩图 8-4

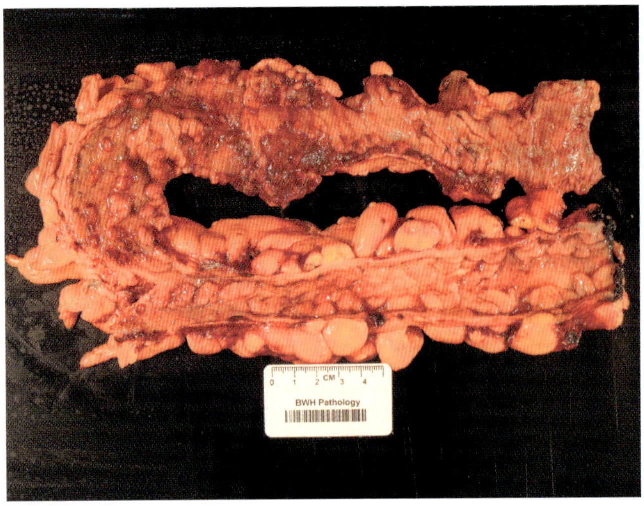

彩图 8-5

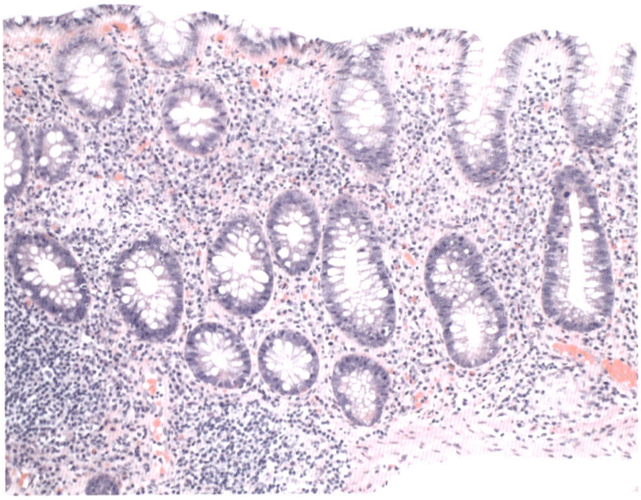

彩图 8-6

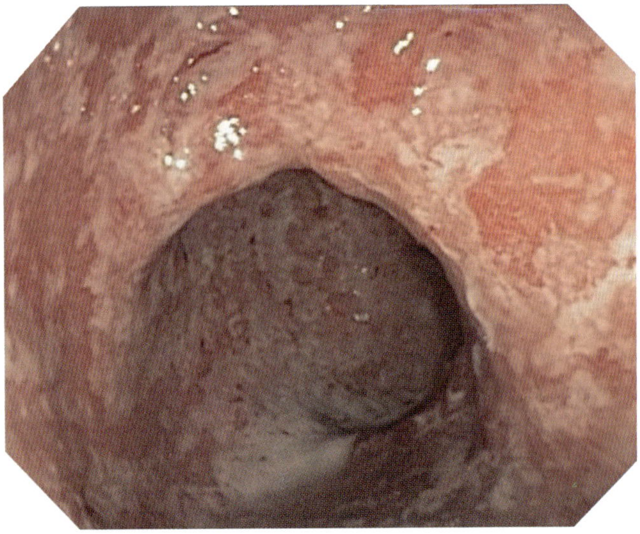

彩图 8-7

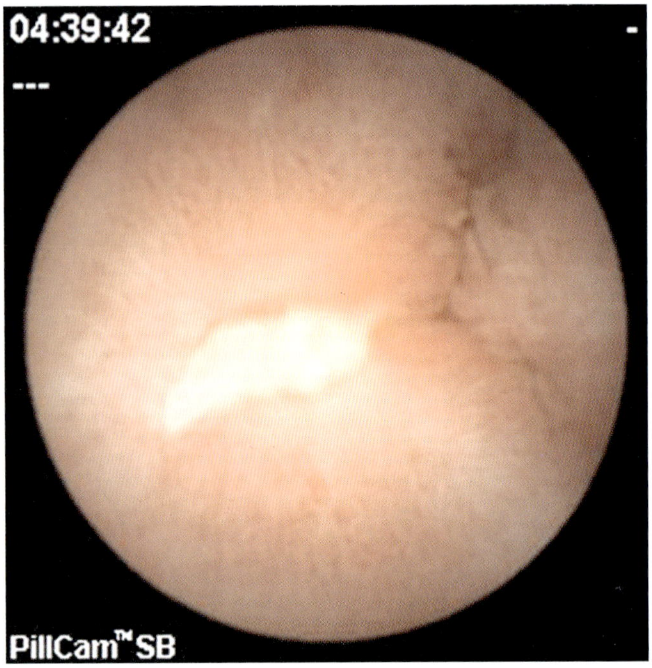

彩图 8-8

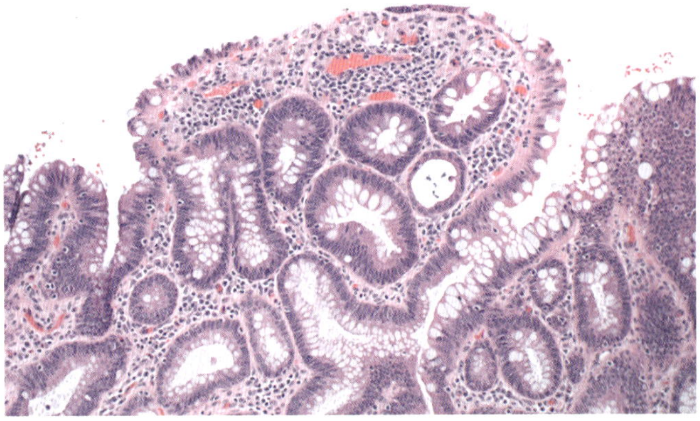

彩图 8-13

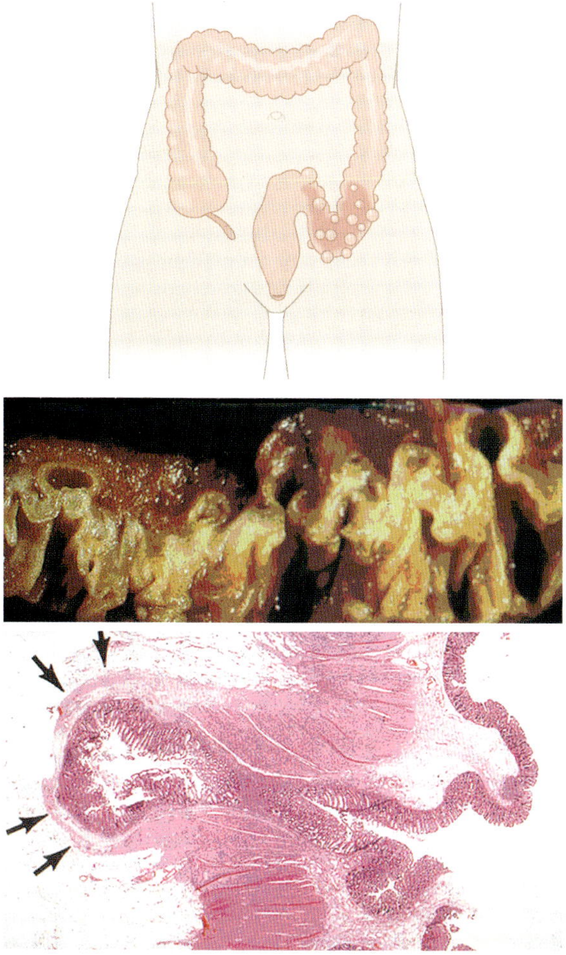

彩图 10-1

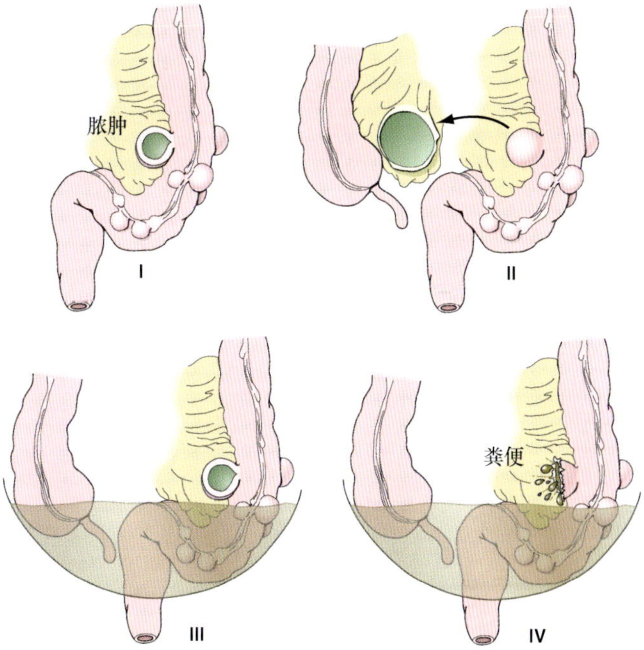

彩图 10-2

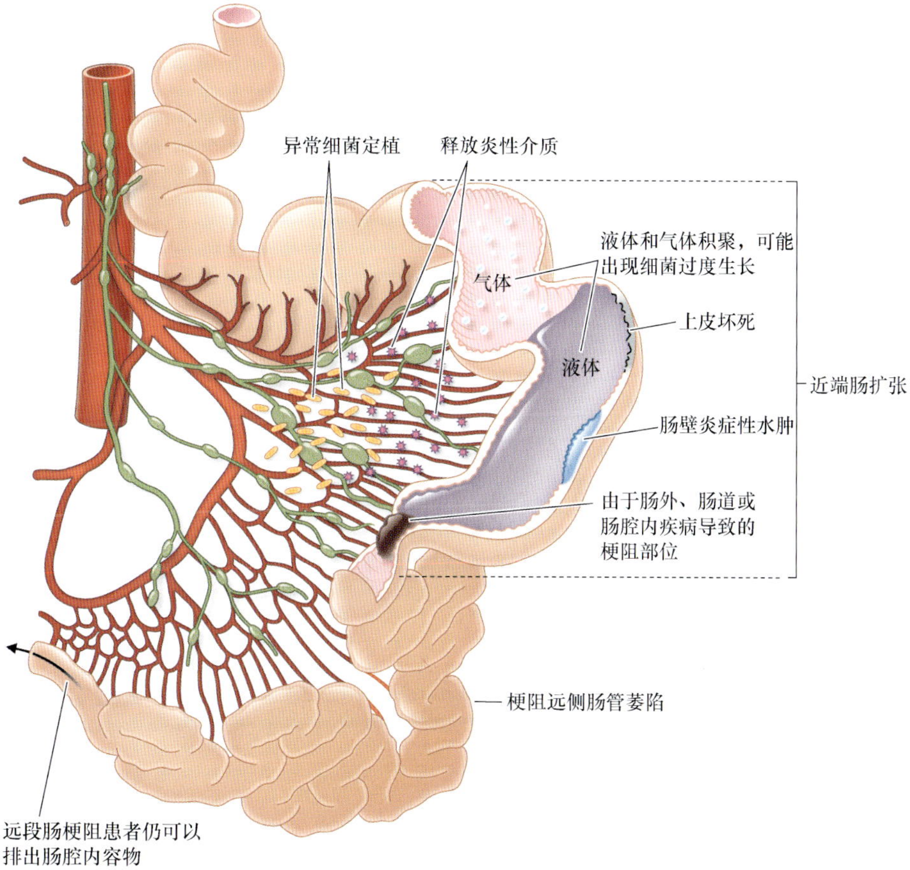

彩图 12-1

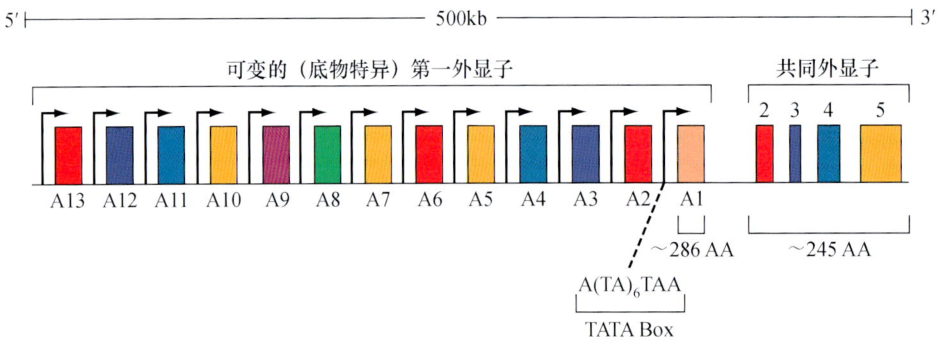

彩图 16-2

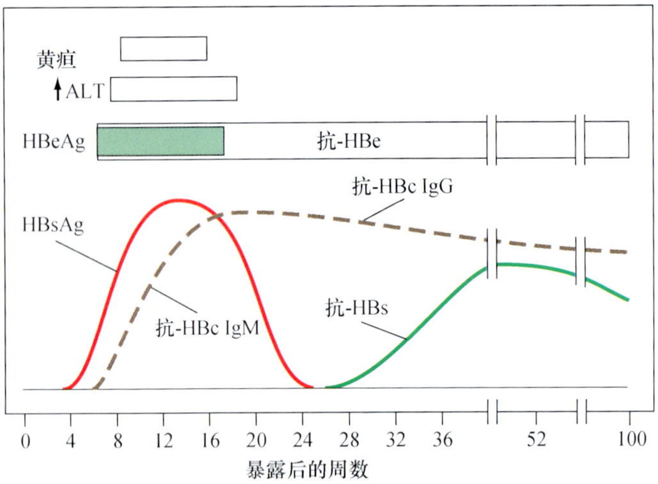

彩图 17-4

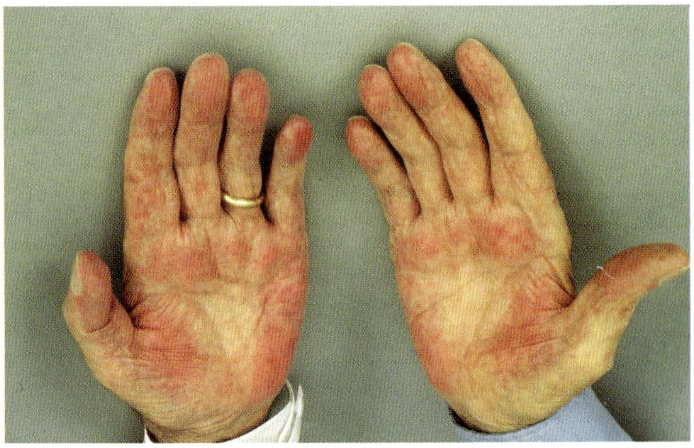

彩图 22-1

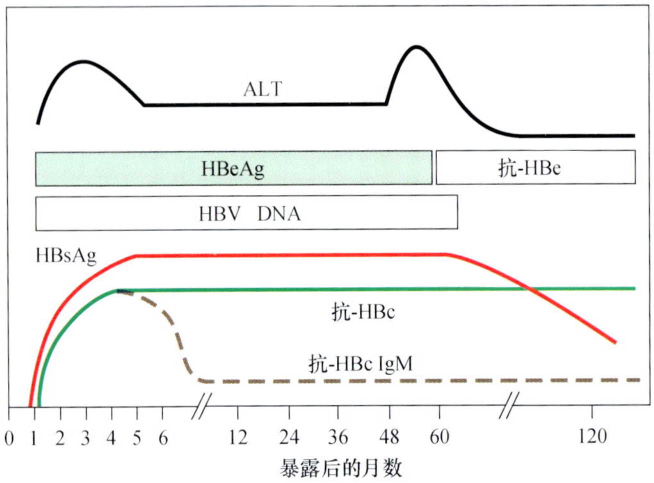

彩图 17-5

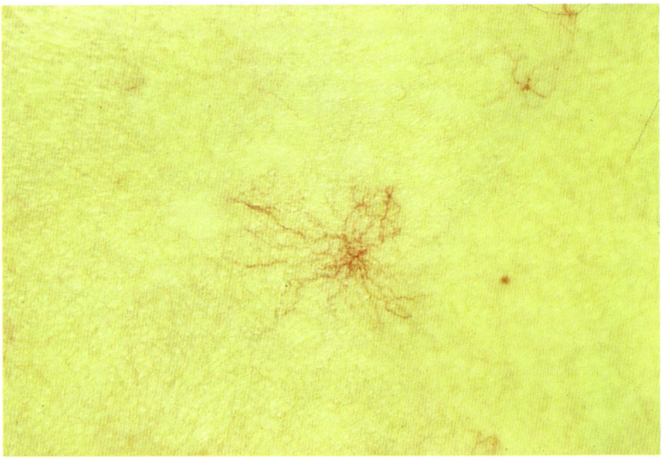

彩图 22-2

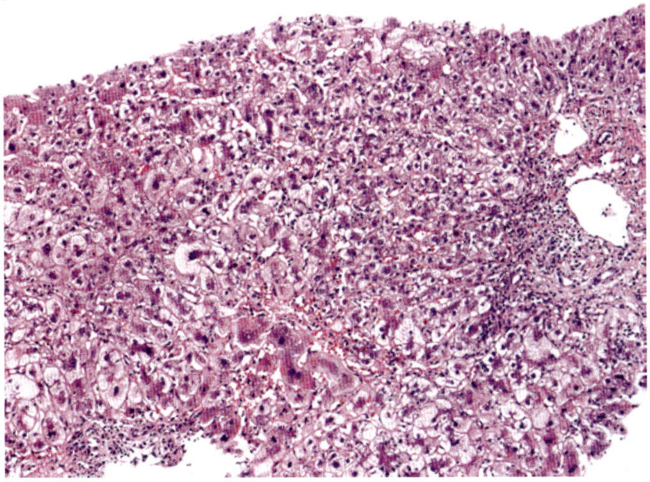

彩图 23-1

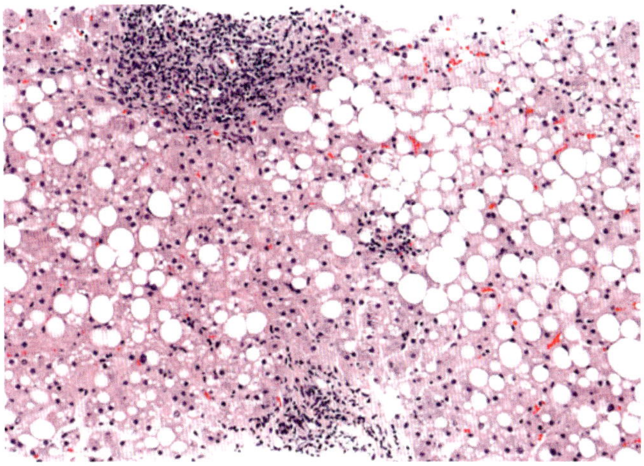

彩图 23-4

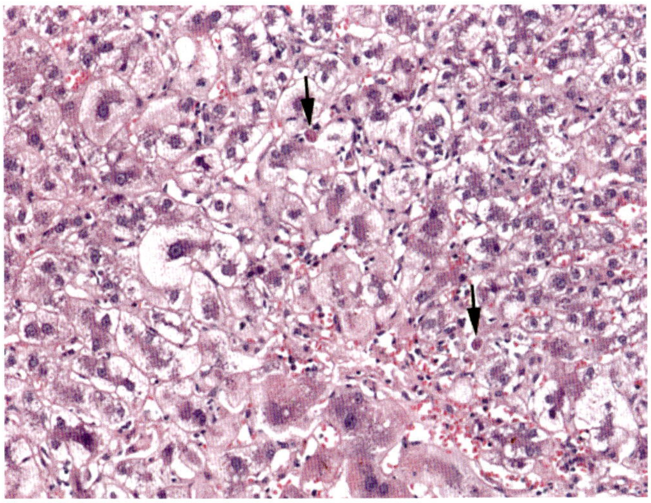

彩图 23-2

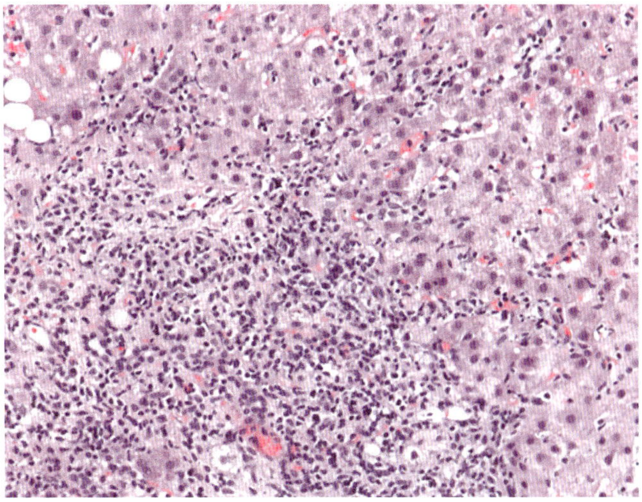

彩图 23-5

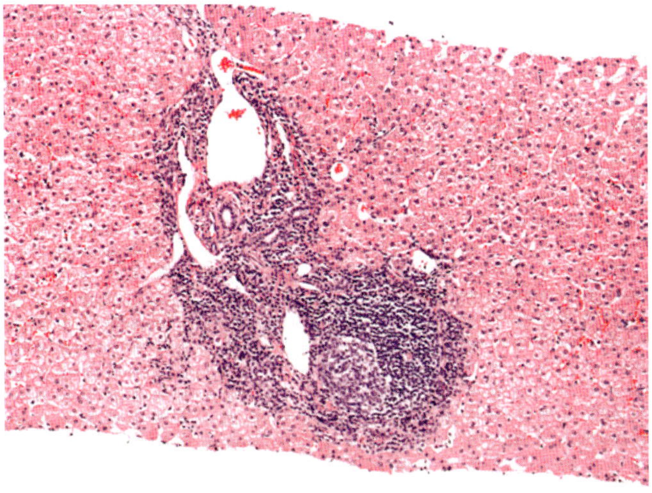

彩图 23-3

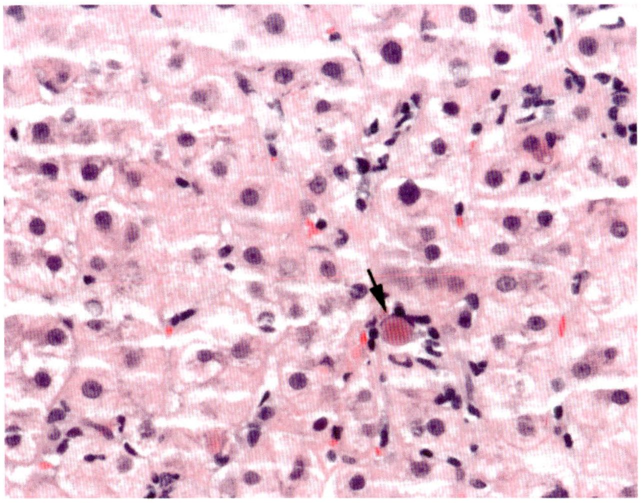

彩图 23-6

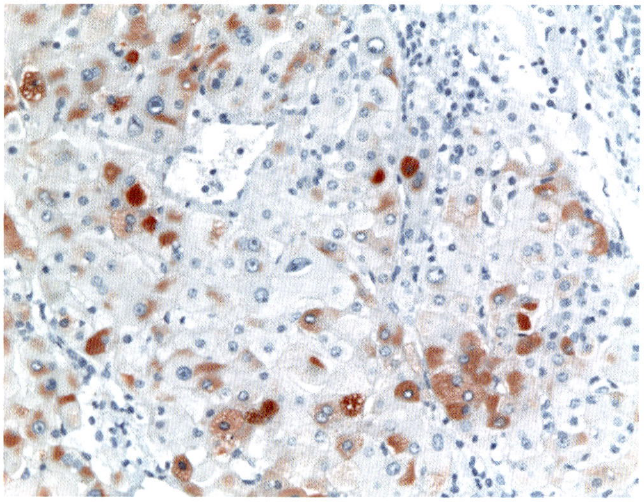

彩图 23-7

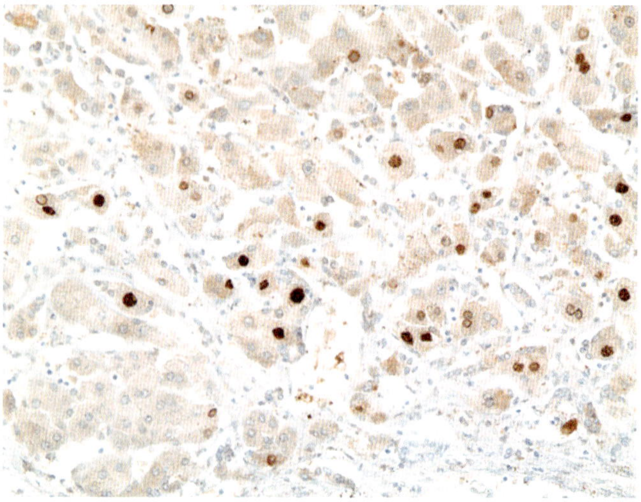

彩图 23-8

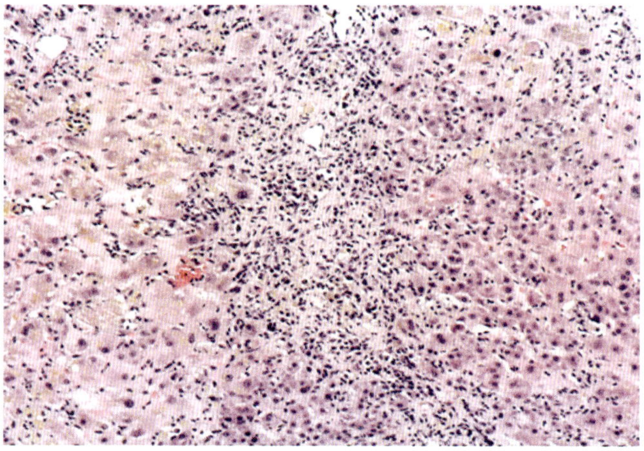

彩图 23-9

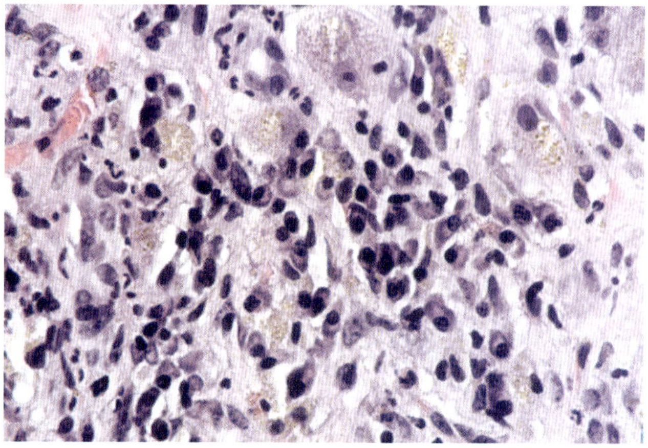

彩图 23-10

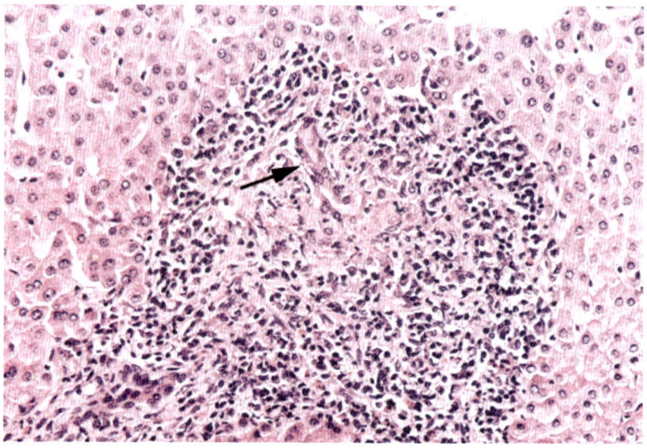

彩图 23-11

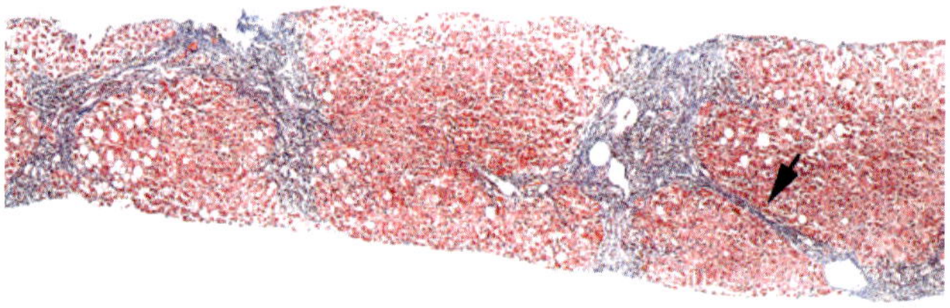

彩图 23-12

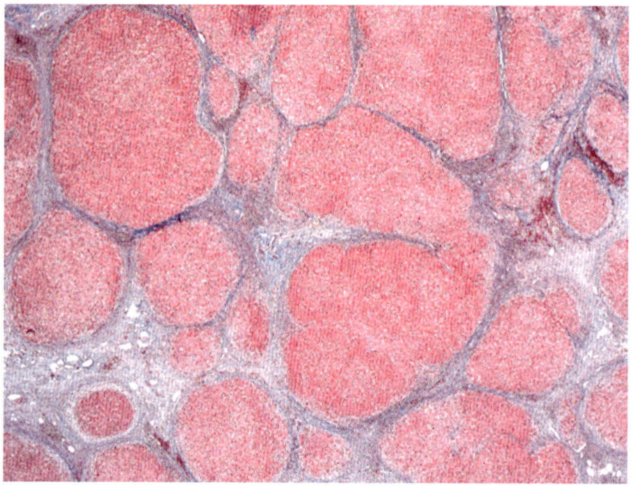

彩图 23-13

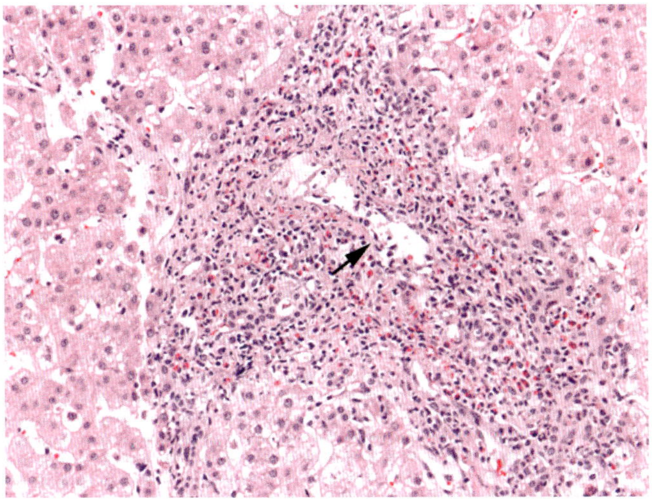

彩图 23-14

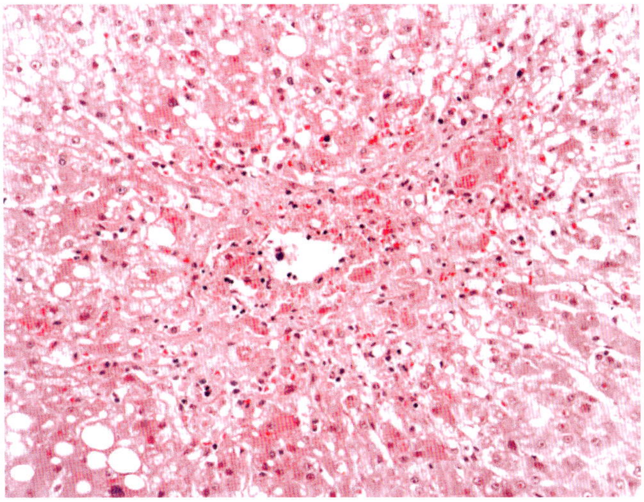

彩图 23-17

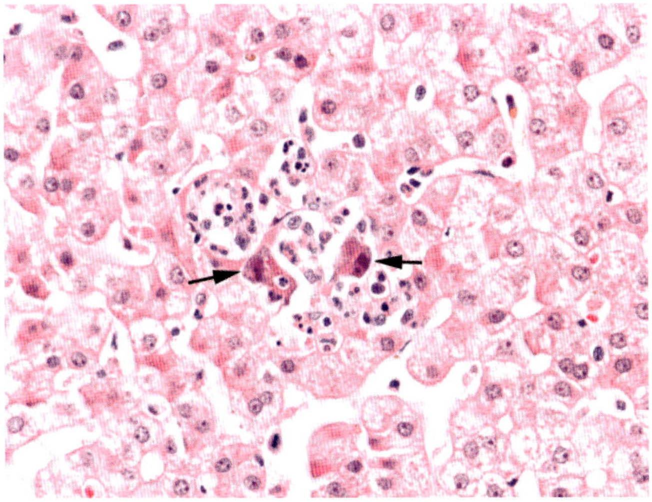

彩图 23-15

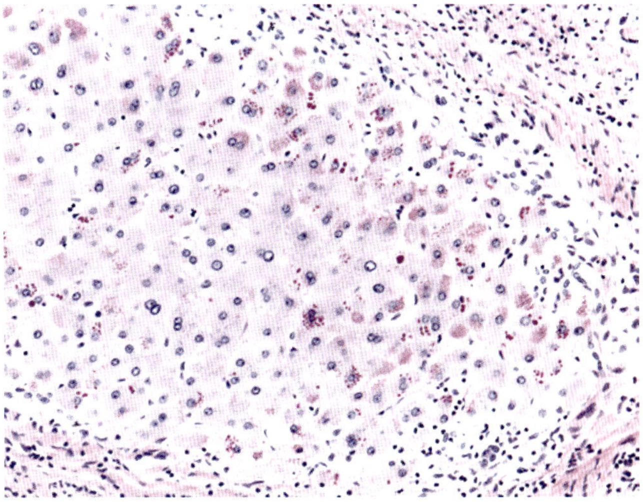

彩图 23-18

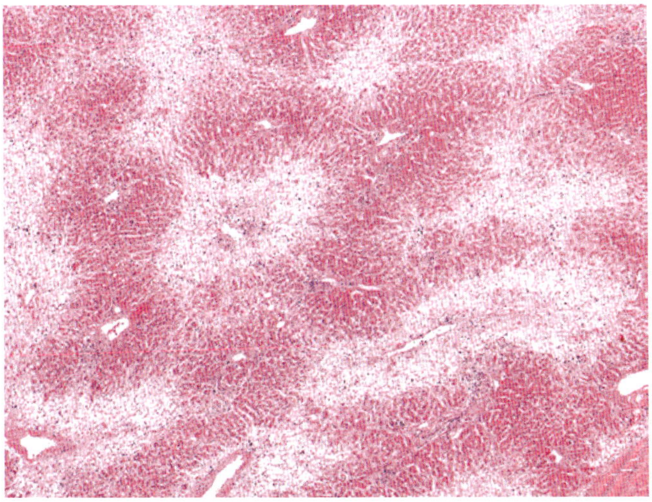

彩图 23-16

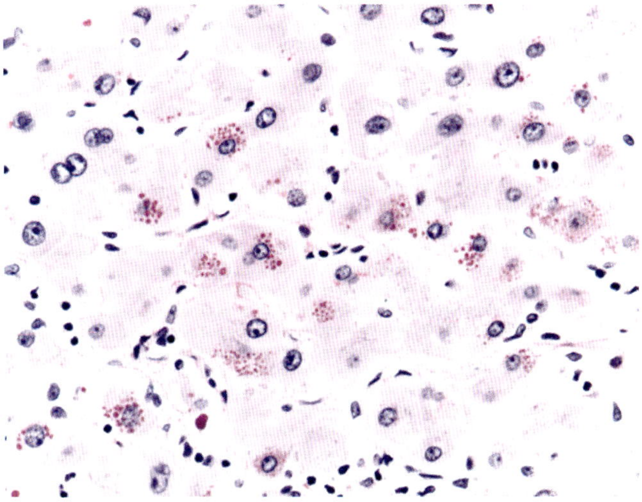

彩图 23-19

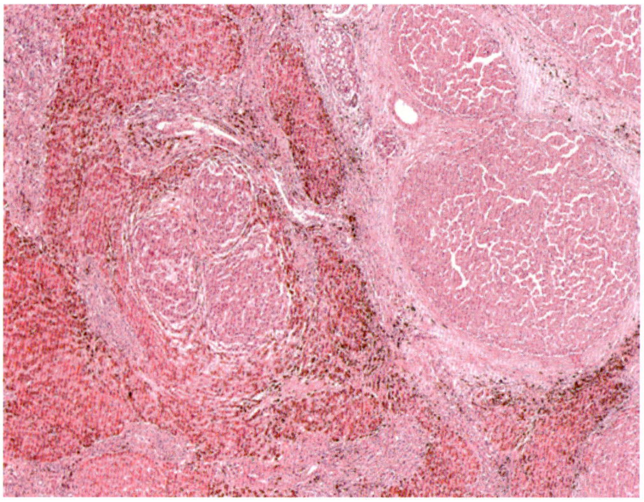

彩图 23-20

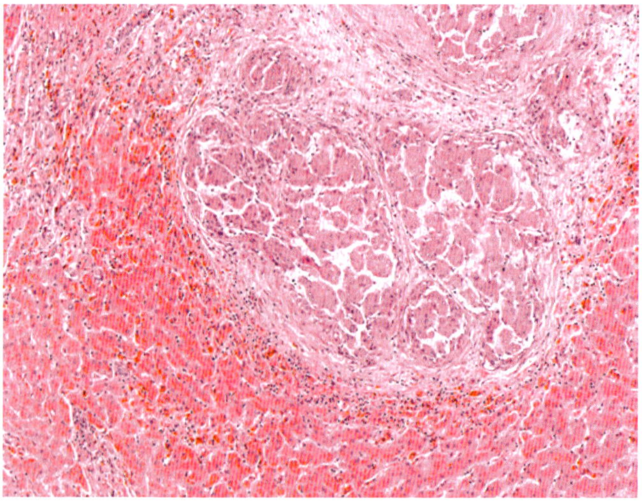

彩图 23-21

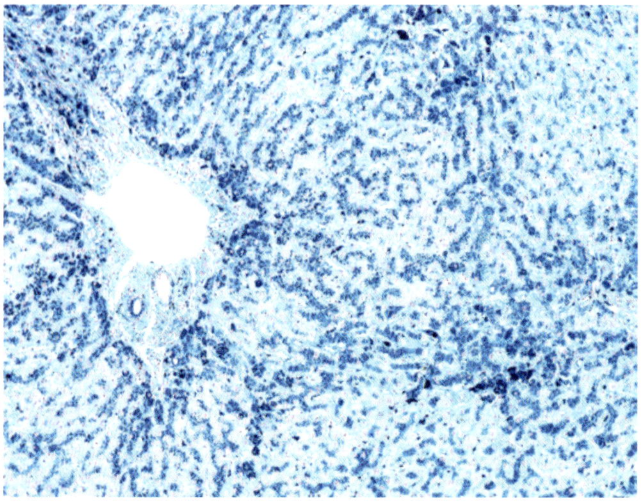

彩图 23-22

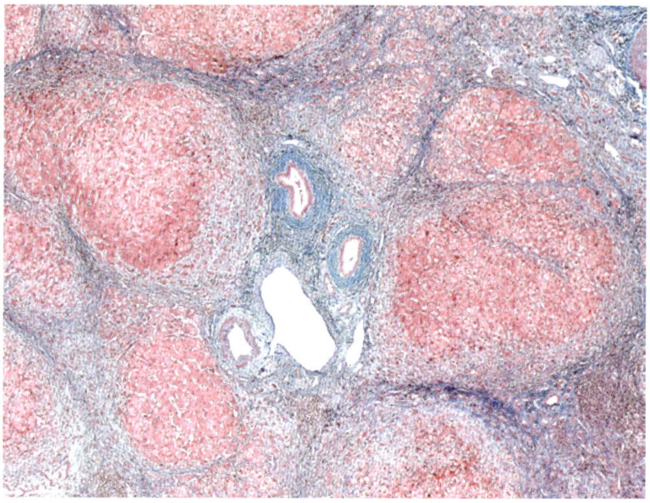

彩图 23-23

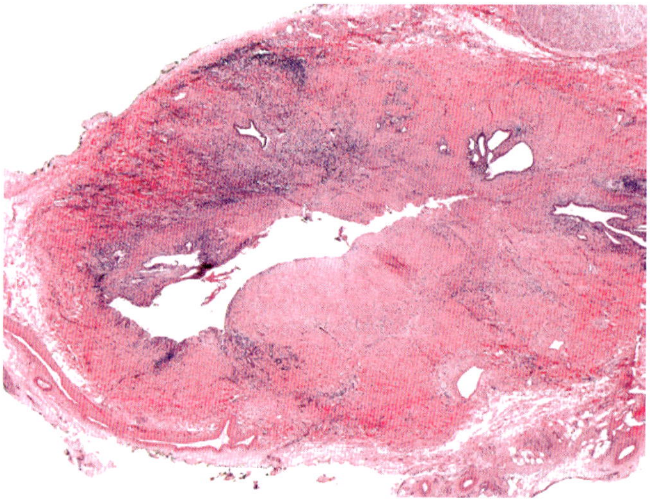

彩图 23-24

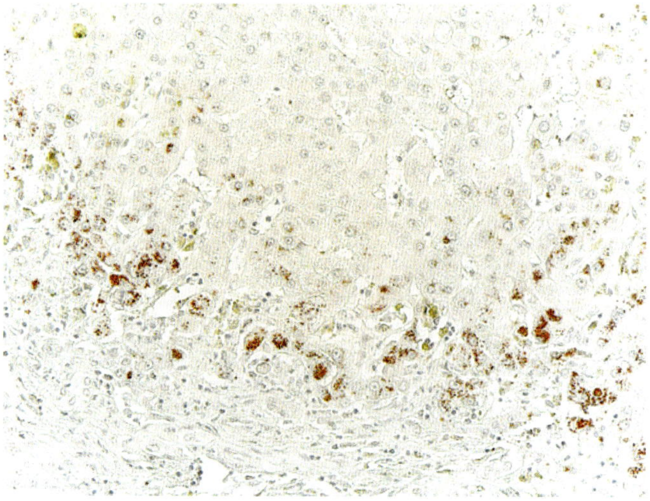

彩图 23-25

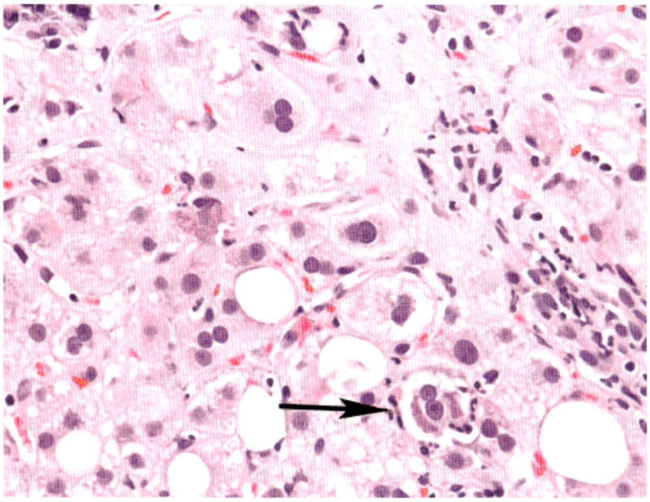

彩图 23-26

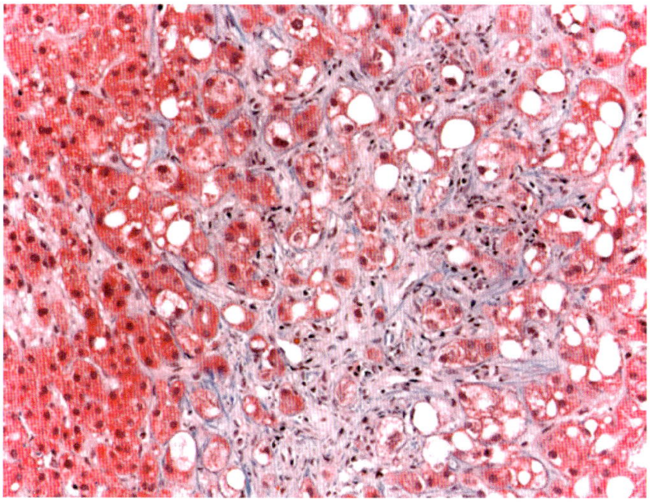

彩图 23-27

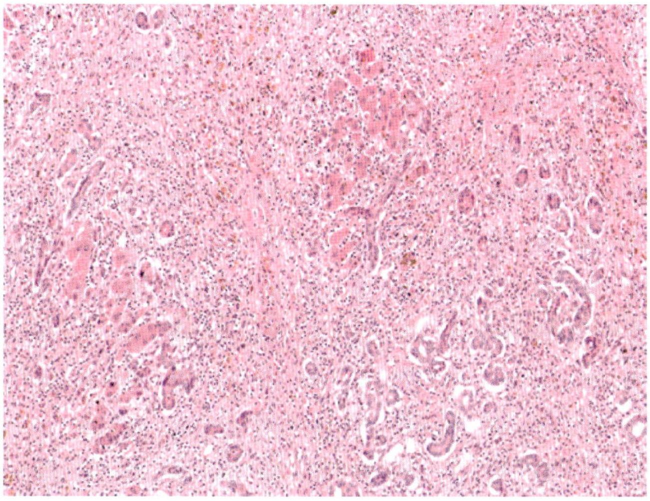

彩图 23-28

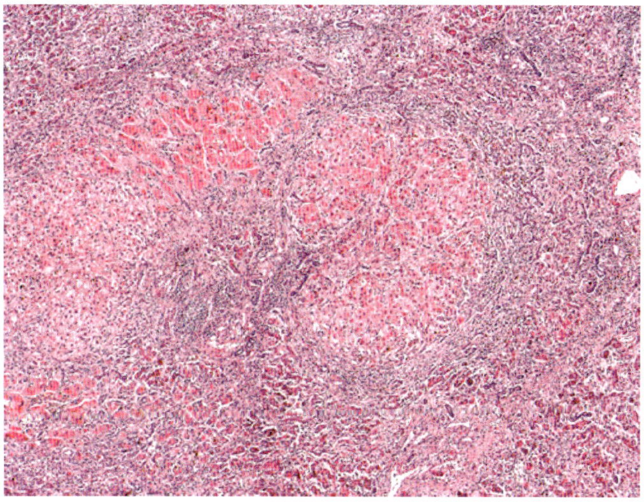

彩图 23-29

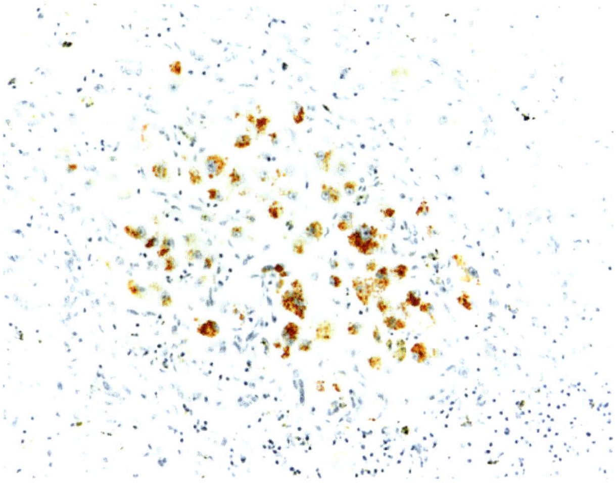

彩图 23-30

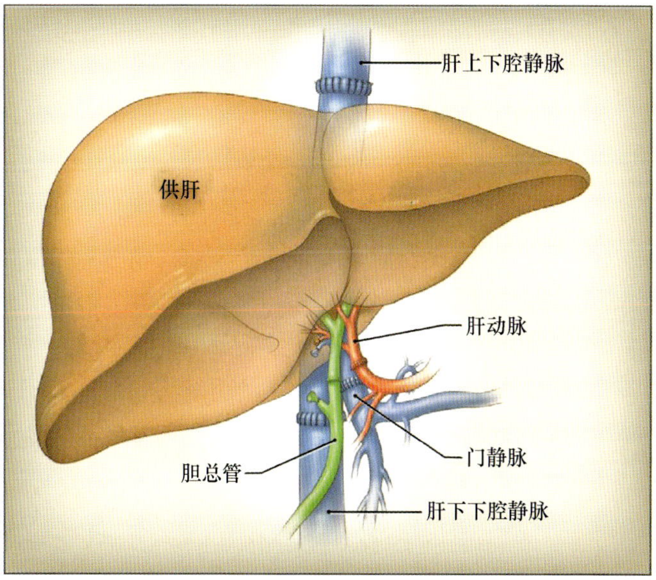

彩图 25-1

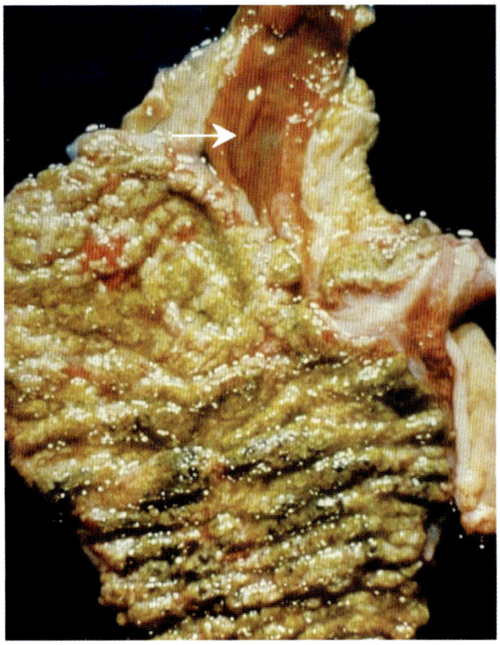

彩图 31-1

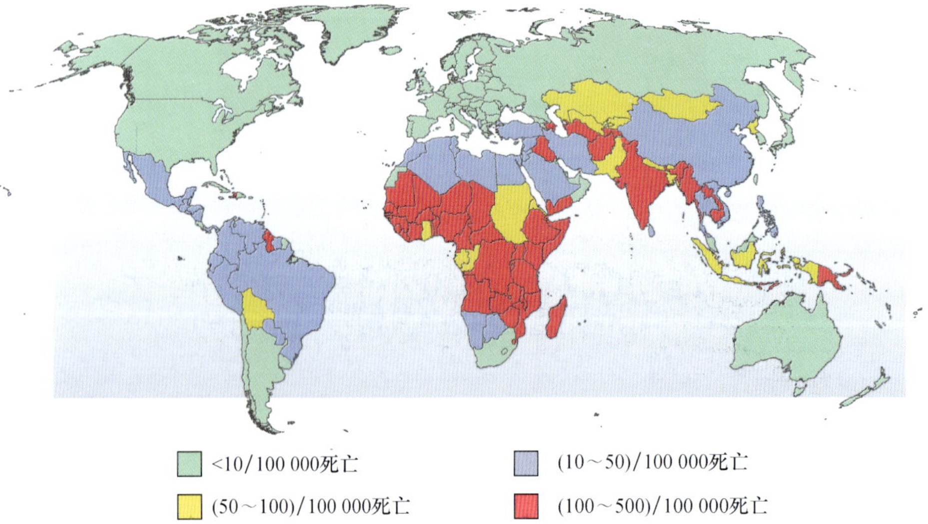

彩图 32-2

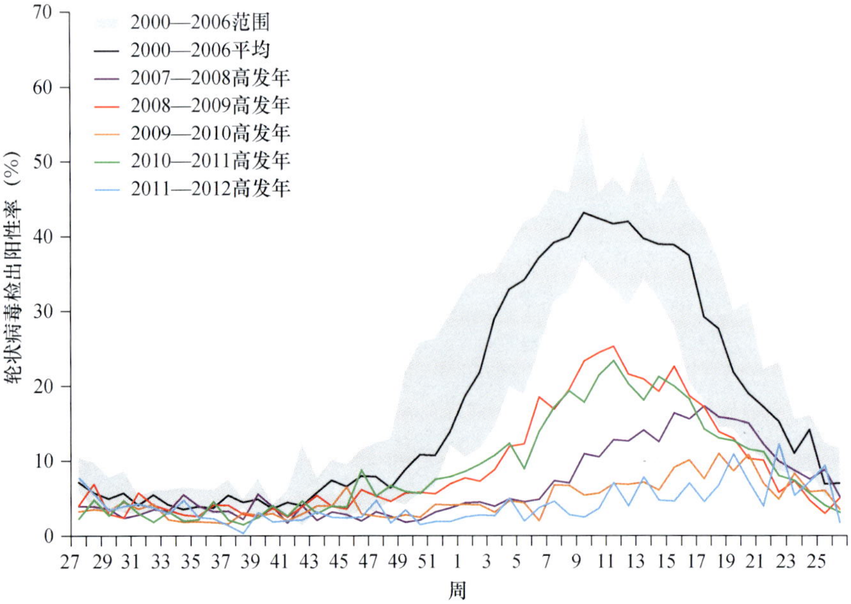

彩图 32-3